今釋 黃帝內經

素問

傳統醫學研究所 裵秉哲 譯

成輔社

序　文

黃帝內經은 현존하는 한의학 서적 중 가장 오래된 것으로서《素問》과《靈樞》로 이루어져 있다.《素問》은 저자와 저작 년대는 분명하지 않지만 秦·漢時代에 많은 著者들에 의하여 차례차례 편찬된 것을 唐의 王氷이 脫簡된 부분을 보완하여 編輯한 것이라 전해지고 있다. 그러나 그 書冊의 원형이 春秋戰國時代에 있었는지에 대해서는 아직까지 밝혀지지 않고 있다.

原書의『天元紀大論篇』第六十六에서『至眞要大論篇』第七十四까지의 아홉 篇 중에서『刺法論』第七十二와『本病論』第七十三篇은 대부분 缺本이 되어 있는데, 간혹 이 두 篇을 보완하여 수록한 책도 있다. 그러나 이는『運氣論』의 저자인 宋代의 劉溫舒가 竄入한 것이며, 나머지 七篇은 王氷이 다른 서적에서 竊取하여 編入한 것이라고 한다. 그것은《素問》의 다른 篇과 비교할 때 그 취지와 문맥이 크게 다르다고 한다.

이 九篇은 주로 運氣를 다루고 있다. 運氣라고 함은 五運六氣를 말하는 것으로 天氣의 변화를 5년·6년·10년·12년·30년·60년의 리듬으로 통계를 잡아 規律울 발견한 것이다. 이러한 天氣의 변화규율에 따라 森羅萬象이 구석구석 빠짐없이 영향을 받게 되는데, 그 현상을 묶어 종합한 것으로서 그 중에서도 인체에 야기되는 질병과 그 치료방법을 집중적으로 논술하고 있다. 이러한 五運六氣의 방대한 이론을 현대인들은 荒唐無稽한 것으로 무조건 배척하고 있지만 최근 外信을 보면 우주공학자들이 이에 시각을 돌리고 있다고 하니, 우리들도 새로운 시각으로 연구해야 할 것이다.

《靈樞》도《素問》과 같이 저자와 저작연대는 분명하지 않지만 그 성립에 관해서는 여러 가지 說이 있다. 漢·隋·唐 시대에는 기록이 없으나 宋代에 某家藏書籍에서 발견된 일이 있다고 한다. 그러나 그 원형이 春秋戰國時代에 있었는지에 대해서는 아직까지 규명되지 않고 있다.

《素問》은 인간의 生理·衛生(養生) 등에 관하여 의학의 原理를 논한 면이 많은 반면에《靈樞》는 針灸의 실제적인 응용면을 논하였다. 주로 黃帝와 그의 신하인 岐伯·伯高·雷公·少兪·少師 등과의 問答形式으로 집필된 두 책은 상호 表裏가 되어 黃帝內經이 성립되었다.

한의사라면 黃帝內經을 처음부터 끝까지 빠짐없이 讀破하여야만 한의학의 始發과 原

形에 대한 정확한 개념을 터득할 것인데, 이미 수천 년이 지난 시대에 사용하던 醫古文과 難澁한 述語 때문에 內經을 읽고 싶어도 읽을 수가 없으니, 그 속에 담긴 심오한 내용을 어찌 알겠는가? 이러한 까닭에 현재 한의학도들은 번역판이 나오기를 渴求하던 차제에 傳統醫學硏究所 裵秉哲 사장이 손수 번역하여《今釋黃帝內經》이란 題號로 출간하게 되었다고 하니 반가운 일이 아닐 수 없다.

裵秉哲 사장은 1971년 출판사업을 시작한 지 25년 동안 오로지 한의학 서적만을 취급해 오면서 黃帝內經 번역판을 출판하고 싶다는 욕구가 생겨 이미 15년 전부터 內經에 관련된 자료를 수집하기 시작한 결과 內經에 관련되는 각종 서적과 사전류를 비교적 많이 수집하였고, 이어서 漢文學·中文學을 전공한 우수한 연구원을 모집하여 상호 결함을 보충하며 실력을 쌓았으며, 1991년부터 본격적으로 번역에 착수하였다고 한다. 그는 오로지 하루 속히 번역하여 한의학의 始發이요 源流인 內經을 읽게 하여 보다 깊이 있게 한의학을 연구하고 이로 인해 한의학이 한층 더 발전되기 바라는 사명감에서 용기를 갖고 일을 시작하였으나 어려운 문장에 부딪칠 때에는 하루에도 몇 번씩 주저앉은 것이 헤아릴 수 없었다고 回顧한다.

그는 또 이러한 어려움이 있을 때마다 험준한 산악을 오를 때에는 말못할 고난이 따르지만 이를 극복하여 정상에 올라 맑은 공기를 대하는 순간 모든 것이 잊혀지는 상쾌한 기분을 연상하면서 멍해진 머리를 默想으로 달래고, 다시 용기를 내어 도전에 도전을 거듭한 결과 우선《素問》번역을 끝냈다고 한다.

이에 번역된 내용을 살펴보니 各篇의 要旨·原文·解釋·註·參考 등으로 구성하였으며, 註 부분에는 현대인들에게 생소한 고대의 病名 및 用語·述語를 알기 쉽게 현대문으로 풀었고, 또한 원문과 거리가 먼 해석이 나올 때는 그 이유를 설명하였다. 먼저 원문을 싣고 그 밑에 알기 쉽게 해석함으로써 첫 줄을 읽으면 벌써 다음 줄에 눈이 가서 줄줄 읽는 가운데 원문이 절로 납득이 되게끔 하였으니, 그 企劃이 세심하면서도 치밀함을 이루 다 말 할 수가 없다.

이와 같이 이번에 새롭게 편성된《今釋黃帝內經》이란 寶書가 세상에 나왔다 함은 斯學界에 새로운 欣快之事로서 한의학에 뜻을 가진 모든 분들이 備置하여 讀破할 것을 권하고 싶다. 끝으로 飜譯과 製作에 勞苦한신 裵秉哲 사장에게 위로와 앞날에 大成하기를 비는 바이다.

1994년 立夏

裵 元 植 識

序

요즘 한의학에 대하여 국내외로 관심이 높아지고 있는 차제에 그 原理·原論의 기본적인《黃帝內經》의 중요성이 고조되는 것은 필연적인 사실이다.

《黃帝內經》은 동양문화에서 보는 宇宙·自然의 원리, 인생의 원리, 건강의 원리, 그리고 保健·養生과 질병치료의 원리들을 意味深長하게 적어 놓은 寶書이다.

또한 동양의학의 원리로서 뿐만 아니라 東洋文化의 자연과학서로서 또는 보건 양생의 필독서로서 가장 오래된 문헌이다. 이러한 까닭에 한의학자는 물론 한문학자 및 古代文火研究家가 의례히 읽고자 하는 名書이다. 그것은 이 문헌이 담고 있는 내용들이 한의학의 원리뿐만 아니라 자연과 인간관계를 설명하는 등 고대 동양에서의 문화적 유산으로서 현대에도 그대로 적용되는 내용이 많고, 또한 장차 연구해야 할 귀중한 사실들이 실려 있기 때문이다.

어떤 분야의 학문이든지 학문을 탐구하고자 할 때 그 뿌리를 찾아보는 것이 그 학문을 이해하는 가장 빠른 捷徑이다. 한의학은 수천 년의 전통을 지닌 傳承醫學이다. 그러면서도 著草에나 지금이나 변함없이 古今에 통용되는 진리를 담고 있는데, 그 가장 기본이 되는 原書가 바로 이《黃帝內經》인 것이다.

그러나 漢文學의 보급이 잘 안되어 있는 까닭에 오늘날에는 그 難解性 때문에 이를 涉獵하고자 하여도 올바르게 읽지 못하여 古典에 대한 이해도가 적어지는 것이 현실이다. 이미 中國이나 日本에서는《黃帝內經》을 현대문으로 註釋飜譯하여 관심 있는 학자들에게 보급해 온지 오래이며,《黃帝內經》에 관하여 전문적으로 연구하고 있는 학자들도 많다. 우리 나라에는 한의학의 전문가들이 많고, 또한 11개의 한의과 대학이 있으며, 일반인들도 한의학의 원리를 알고 싶어하는 경향이 많음에도 불구하고 권위있는 번역본이 출판되지 않아 아쉬움이 많은 터였다.

이러한 차제에 수십 종의 한방문헌을 번역하여 출판한 바 있는 成輔社 부설 傳統醫學研究所에서 다년간 심혈을 기울인 끝에 이번에는《黃帝內經》을 읽기 편하고 이해하기 쉽도록 번역하여 발간하기에 이르렀다고 한다. 이 소식을 듣고 한의학에 몸담고 있는 한 사람으로서 매우 흔쾌함을 금할 수 없어 서문의 한 페이지를 장식함으로써 그 노고를 致賀하는 바이다.

본서의 번역내용을 보니 原文과 대조하여 하나하나 충실히 번역하였을 뿐만 아니라 고대 문장을 현대인들이 이해하기 쉽도록 述語나 字句에 대해서도 일일이 현대감각에 맞는 註釋을 달아 훌륭한 飜譯書로 완성하여 놓았음이 특히 돋보인다. 이 귀중한 古典文獻을 평이하게 현대문으로 읽을 수 있게 번역함으로써《黃帝內經》이 담고 있는 한의학의 원리가 누구에게나 전달될 수 있게 되었으니, 그 기쁨을 이루 다 말할 수 없다.

모름지기 大自然과 人生과 醫學에 관한 지식으로서 뿐만 아니라, 현대인이 동양문화의 자연관을 이해하는 첫 걸음으로서, 그리고 인류가 왜 이 원리를 연구하고 실천해야 하는지를 깨닫게 하는 기본 思想書로서 작용되기를 바란다.

20여년 전 세일즈맨으로 출발한 成輔社 裵秉哲 사장이 여러 가지 어려움에도 불구하고 우리 나라 한방문화 발전을 위해 傳統醫學硏究所를 설립하고 심혈을 기울여 譯經事業을 실천하고 있는 데 대해 진심으로 감사한다.

1994년 4월

李 種 馨 識

序　文

한의학이라고 하면 바로《黃帝內經》을 연상하게 되는 것은 한의학의 기본 규율이 모두 여기에서 發源하기 때문이다. 그러나 한의학을 하는 사람들이 모두 이《黃帝內經》을 즐겨 보지는 않는다. 왜냐하면 문장이 古漢文으로 되어 있어 난해하기 때문이다. 더욱이 宋·金 이래로 유학자들의 힘에 의하여 논리가 정연한 새로운 학설의 출현으로 內經을 통하지 않고서도 인체의 신비를 이해하기가 쉬워졌고 또한 診斷과 處方이 발전함에 따라 內經의 연구 없이도 臨床家가 될 수 있기 때문이다. 그런데 역대로 內經에 대한 註釋書가 수 없이 나왔음에도 불구하고 우리는 아직도《黃帝內經》을 더욱더 심도 있게 연구해야 할 분야라는 생각을 떨쳐 버리지 못하고 있다.

經絡의 흐름과 穴의 위치를 알려면 明堂圖나 經穴學書가 너무나도 훌륭히 나와 있고, 질병이나 처방을 이해하는 데는 후세의 醫書가 얼마든지 있다. 그러나 經絡의 본질을 알려고 하거나 五臟六腑의 비밀을 알려면 우리는 다시 內經으로 눈을 돌리지 않을 수 없다. 더욱이 陰陽五行의 본질적 의미와 그 무한한 응용을 터득하기 위해서라도 內經의 역할은 지대하다 할 것이다.

內經이 이처럼 그 가치를 잃지 않는 것은 우리가 사물을 더욱 분석하고 논리적으로 설명하면 할수록 더욱 그러할 것이다. 즉 현대 과학이 발전하면 할수록 內經의 가치는 비례하여 높아질 수 있다는 것이다. 과학은 사물의 생성변화를 연구 분석함으로써 인류 문명의 발전에 많은 공헌을 하였다. 그러나 또한 엄청난 부작용으로 인해 과학 자체에 대한 회의론까지 불러 일으켰으며, 과학으로 인간이 터득한 지식의 양만큼 모르는 것의 양이 그 만큼 더 늘어나게 되었고 과학의 힘으로 해결한 문제, 즉 에너지·교통·통신 등은 우리들에게 해결하기 어려운 문제를 그 만큼 늘려 놓았다. 즉 과학적인 방법으로 자연을 탐구한 결과 한계에 도달한 과학자들이 먼저 과학의 한계를 인식하고 새로운 방법을 모색하게 된 것이다. 현대과학은 지금까지 자연을 정복의 대상으로 삼아 왔고 또한 인간의 능력이 지구상의 모든 문제 예컨대 식량·의복은 물론 질병이나 행복까지도 모두 해결할 것으로 생각했고 지금도 그렇게 생각하고 있는 사람이 다수를 차지한다고 본다.

그러나 現今에 이르러 질병과 인간의 행복에 대하여는 과학이 이미 손을 든 것 같다. 그렇기에 合成藥에서 生藥으로 돌아오고 치료의학에서 예방의학으로 방향이 전환되고 있는 것이다.

이에 비하여 內經은 애초에 자연에 대해 비굴하지도 오만하지도 않았으며, 있는 그대로의 현상을 陰陽五行이라는 도구로써 담담하게 서술하였던 것이다. 물론 內經의 저작자가 이를 모두 알았고 실험과 검증을 거친 것은 아니나, 사람이 맑은 마음을 가지고 쓴 글은 꼭 이러한 절차를 밟지 않는다 할지라도 사리에 어긋나지 않을 것이다.

모든 古典이 그러하듯이 內經을 읽을 때마다 새로운 의미를 던져 주고 있다. 이는 아마도 그 저작자들의 遠志가 우리 凡人들에 비하여 훨씬 높았기 때문일 것이다. 內經의 번역은 국내에서도 한 두 차례 나온 바 있다. 그러나 새로운 번역이 얼마든지 나와도 좋다고 본다. 즉 內經에 대한 해석은 사람마다 다를 수 있으므로 별문제가 없을 뿐만 아니라, 오히려 국내의 內經 연구를 진작한다는 면에서 권장할 만하다.

이번에 한방서적을 전문으로 출판하고 있는 成輔社 부설 傳統醫學硏究所에서 연구의 일환으로 3년여에 걸친 노력 끝에 內經을 完譯했다는 소식을 듣고 한편으로는 반갑고 한편으로는 미안한 마음도 있었던 차에, 직접 번역을 주도한 裵秉哲 사장으로부터 序文을 부탁 받게 되었다. 이에 그 내용을 살펴보니 원문에 주석까지 붙여서 原本 본래의 의미에 충실하였고 이해하기 쉽게 해석한 것으로 생각되어 감히 평소 內經에 대하여 품고 있었던 바를 써서 序文을 대신하게 되었다.

1993년 12월 18일

朴 贊 國

譯者의 辯

한의학을 연구함에 있어서《黃帝內經 素問·靈樞》가 기본적 원리가 된다는 것을 모르는 한의학도는 아마도 없을 것이다. 그러나 애석하게도 內經을 처음부터 끝까지 읽었다는 사람을 불과 몇 사람밖에 보지 못하였다. 이것은《內經》이 쓰여진지가 이미 2천여 년이나 된 古漢文이며 더욱이 여기에 등장하는 黃帝와 岐伯 등의 대화 내용은 그 의미가 고도로 함축되어 심오한 뜻을 담고 있어서 21세기를 살고 있는 현대인들이 이해하기가 매우 어렵기 때문이다.

물론 유구한 세월 동안 張景岳의《類經》을 비롯한 수많은 학자들의 注釋書가 現今에 이르기까지 전해져 漢文 해독능력이 있으면 內經을 섭렵해 볼 수 있겠으나, 한글세대인 우리들은 대부분 정확한 漢文 해독능력을 갖추지 못하고 있을 뿐만 아니라 설령 한문 해독능력이 있다 하더라도 原文과 注釋을 하나하나 대조해 가며 탐독해야 하는 등 많은 시간을 필요로 하는 까닭에 결국은 끝까지 보는 것을 포기하고 마는 것이 현실이다. 따라서 후학들의 이러한 문제점을 해결하는 방법은 飜譯밖에 없다는 것이 주지의 사실이다.

이에 10여 년 전부터 출판계획을 세우고 학계 전문학자들의 훌륭한 번역이 나오기를 기다렸으나, 여로 모로 마땅치가 못해 주도면밀한 계획을 세우고 직접 번역에 착수하게 되었다. 나는 한의학을 전공한 한의사는 아니지만 25년 동안 오로지 한의학 서적만을 전문적으로 출판해 온 출판인으로서 틈나는 데로 內經을 비롯한 각종 관련 문헌을 읽게 되었으며, 이로부터 內經에 대한 매력을 알게 되었다. 뜻한바 있어 이미 10여 년 전부터 內經에 대한 각종 注釋書 및 辭典 등 관계서적을 수집하여 왔으며, 1991년부터는 成輔社 부설 傳統醫學硏究所라는 이름하에 中文學과 漢文學을 전공한 우수한 인력을 연구원으로 확보하여 번역에 一助하도록 하였다.

오로지 內經을 누구나 알기 쉽게 해석하여 많은 사람들이 이 책을 끝까지 通讀함으로써 보다 깊이 있게 한의학을 연구하고 이로 인해 한의학이 한층 더 발전되기를 바라는 마음이 사명감으로 자리잡고 있었기 때문이다. 그러나 內經을 번역한다는 것은 결코 쉬운 일이 아니었다. 뜨거운 정열만 있었을 뿐, 漢文 해독에 한계가 있어 하루에도 몇 번씩 주저 물러앉은 적이 한두 번이 아니었다. 나는 어려움에 직면할 때마다 각종

辭典과 注釋書를 보며 문장·단어 하나하나 마다 심도 있게 분석하여 어려운 고비를 넘겼으며, 이 때마다 적지 않은 희열감을 맛보곤 하였다.

일찍이《傷寒論譯詮》을 펴내신 一默 蔡仁植 선생님은 이 책의 서문에서 "나는 儒學者의 가문에서 태어나 어려서부터 한문을 배워 四書六經을 섭렵하고 性理學 이론 중에서 四七說·湖洛說 등을 배우고 24세부터 한의학에 뜻을 두어 內經素問靈樞·醫學入門·東醫寶鑑·金元四大家學說 등을 읽은 후에 15년 동안 대학에서 傷寒論을 강의하였으나 막상 이를 번역하여 한글로 옮기려고 하니……. 번역이란 창작보다 더 어렵다. 이는 학문에 대한 전문지식은 물론 그 시대에 사용되던 어휘·풍습·사상·생활양식 등을 알아야 하기 때문이다"라고 회고하셨다. 번역이란 그 만큼 어렵고 또한 譯者로서의 책임이 있어야 하기 때문이다.

나는 평소에 아무리 험난하고 높은 산이라 할지라도 오르려고 하면 반드시 그 길을 찾게 되고, 길을 찾으면 반드시 오를 수 있으며, 올라 보면 힘들었던 만큼의 기쁨과 용기를 얻게 됨을 터득하였고 이를 생활 신조로 삼아 왔다. 이러한 인내력은 이미 60여권의 한의서를 출판하게 하였고, 누구도 선뜻 손대지 못하는 內經 앞에 나서게 한 계기가 되었으며, 번역을 시작한지 3년여만에 드디어 완성을 보게 된 것이다.

역자는 서문을 쓰는 이 순간 누군가가 꼭 해야 할 일을 스스로 해내고 말았다는 성취감이 가슴 가득 전해 옴을 느낀다. 그러나 막상《今釋黃帝內經》이라 이름하여 독자들 앞에 내놓으려니 자랑보다는 오히려 오류를 범하지 않았을까 하는 두려움이 앞선다. 나는 이 책이 결코 완벽한 번역이라고는 생각하지 않으며, 앞으로 더 훌륭한 번역서가 나오기를 진심으로 바란다. 또한 이 책을 보시는 보든 同學諸賢들께서 오류를 교정해 주시기를 간절히 바란다.

끝으로 시작한지 3년여 동안 분골쇄신의 고락을 같이한 郭東烈 연구원과 校閱을 도와준 趙順南 연구원에게 깊은 감사를 표한다.

또한 본《今釋黃帝內經》출판에 즈음하여 귀중한 玉稿로써 序文을 써 주신 裵元植 회장님과 李種馨 교수님 및 朴贊國 교수님께 머리 숙여 감사드리는 바이다.

1994년 5월

譯者 裵秉哲

凡 例

1. 본서는 1994년판《今釋黃帝內經》을 訂正하고, 註를 보충한 것이다.

2. 본서의 제목을《今釋黃帝內經》이라 하였는데,"今釋"이란 "요즘 말로 풀이하였다"는 뜻이다.

3. 본서는 1993년 上海科學技術出版社에서 발행한《黃帝內經素問譯釋》, 1980년 人民衛生出版社에서 발행한《黃帝內經素問校釋》, 1982년 人民衛生出版社에서 발행한《素問注釋匯粹》, 1992년 人民衛生出版社에서 발행한《黃帝內經素問校注》, 1991년 天眞科學技術出版社에서 발행한《黃帝內經詞典》을 주로 참고하였으며, 이 밖에도 張介賓의《類經》·《類經圖翼》, 楊上善의《黃帝內經太素》, 丹波元簡·丹波元堅 父子의《素問識》·《素問紹識》, 皇甫謐의《針灸甲乙經》, 人民衛生出版社의《內經語言硏究》등 여러 注釋書를 참고하여 해석하였다.

4. 각 篇은 크게 要旨·原文·解釋·註·參考 등의 네 가지 항목으로 구성되어 있다. 각 篇의 요지에서는 해당 篇의 개요와 취지를 설명하였고, 原文 중에 錯簡이나 脫字·誤字·衍文이 있을 경우는 독자들이 파악하기 쉽도록 밑줄로 표시하거나 脚註를 달았다.

5. 原文 해석에 있어서는 直譯을 위주로 하되, 直譯으로 文義가 충분히 전달되지 않을 경우는 별도로 ( ) 속에 보충 설명함으로써 난해한 문장의 이해를 도왔다. 또한 의미 전달이 제대로 되지 않는 고투(즉 文語體)의 사용을 최대한 줄이고 현대어를 사용하여 기존의 고전 번역서에서 느껴지는 어색함을 최대한 줄이도록 하였다.

6. 본서는 기존의 注釋書를 두루 참고하여 原典에 대한 시각의 폭을 넓히고자 노력하였고, 脫字·誤字·錯簡·衍文이 있을 경우는 각종 注本에 근거하여 과감하게 교정하였다.

7. 본서는 해당편의 내용을 보다 일목요연하게 전달하기 위해 필요한 경우에는 그림과 도표를 작성하였다.

8. 참고 항에서는 原典의 내용이나 논리가 서로 부합하지 않는 까닭을 여러 注家들의 說과 현대의 연구 결과에 근거하여 설명하였다.

9. 본서에서는 王氷이 注釋을 달기 전에 失傳된 것을 後人들이 보충한(淸代의 周學海는 '헤아려 보건대 王氷 이후 劉溫舒 이전에 나온 것이지 결코 劉溫舒가 自作한 것

이 아니다.'라고 하였다) 〈刺針論〉과 〈本病論〉의 내용을 번역하였다.

10. 본서의 運氣七篇(《天元紀大論》·《五運行大論》·《六微旨大論》·《氣交變大論》·《五常政大論》·《六元正紀大論》·《至眞要大論》)은 《黃帝內經素問·運氣七篇講解》을 주로 참고하였다.

11. 본서의 첫머리에 《內經》의 학술사상을 정리함으로써 초학자들이 《內經》의 기본 원리를 한층 파악하기 쉽도록 하였다.

目 次

內經을 읽기 전에 (1)

《內經》에 대하여

《內經》은 한의학의 기초가 되는 著作으로서 현존하는 최고의 한의학 이론서이다. 정식명칭은《黃帝內經》이라 하며 모두 18권 162편인데,《素問》과《靈樞》(각 9卷)로 구성되어 있다.《黃帝內經》이란 명칭은 劉向《七略》과 班固가 지은《漢書·藝文志》에 처음 보인다. 이를 黃帝의 저작이라 하나, 그 저술자를 稽考하기 어렵다. 明代의 醫家인 呂復은《黃帝內經》에 대하여 "그 의미를 살펴보면 아마도 한 시대의 말이 아니고, 그 지은이 또한 한 사람이 아니다."라고 하였는데, 이러한 견해는 후대의 醫家들도 공감하는 바이다. 저술 연대에 대해서는 몇 가지 說이 있으나, 대다수의 학자들은《內經》의 기본 내용이 戰國時代 후기에 만들어졌으며, 漢代에 이루기까지 지속적으로 보충·수정되었다고 여긴다. 그러나《素問》중에 散失된 "天元紀大論"·"五常政大論" 등의 7篇은 唐代에 이르러서 王冰이《黃帝內經素問》에 주석을 달 때 보충한 것이므로 唐 이후에야 비로소 완전한 모습을 갖추게 되었다.

《內經》이란 명칭에 대해서 明代의 張介賓(張景岳)은 "內란 性命의 道요, 經이란 道를 담은 책이다. 평소에 묻고 이야기하던 것이 바로 '素問'이다."라고 하였고,《靈樞》의 含意에 관해서는 "神靈의 樞要(요점)"라 하여 그 중요성을 나타내 보였다. 이밖에 몇몇 저작에서도 이와 유사한 견해를 표명하였다. 예컨대 明代의 吳崑은 "五內(五臟)의 陰陽을 '內'라 하고, 萬世의 宗法을 '經'이라 한다."고 하였고, 馬蒔는《素問》을 黃帝가 岐伯·鬼臾區 등의 여섯 신하와 "평소에 문답하던 내용을 적은 것이다."라고 하였다. 또한 어떤 학자는《漢書·藝文志》에《外經》이란 책명(전해지지 않음)이 있음을 볼 때《內經》이란 명칭에는 별다른 뜻이 없고 단지 內外를 구분하여 불렀을 뿐이라고 하였다.

《內經》은 내용이 다채롭고 범위가 넓어 당시의 의학 이론을 두드러지게 반영하였다. 뿐만 아니라 醫藥 외에도 여러 부분, 예컨대 天文·曆法·物候·地理·氣象 등에 관해 수준 높게 기술하고 있다.

《素問》은〈上古天眞論〉에서부터〈解精微論〉에 이르기까지 모두 81篇으로 되어 있고,《靈樞》(靈樞經이라고도 함)는〈九針十二原〉에서〈癰疽〉에 이르기까지 모두 81篇으로 구성되어 있다. 이들이 포괄하는 내용은 크게는 攝生(양생·예방)·陰陽·臟象(臟腑의 생리 병리를 반영하고, 五臟六腑의 기능을 포괄함)·經絡(十二經·奇經八脈)·證治(치료 원칙과 방법, 예컨대 針·뜸·湯藥·藥酒·안마·기공·溫熨 등)·藥性理論·運氣學說 등이다. 이러한 내용들은 한의학의 이론적 바탕이 되었을 뿐만 아니라, 후세의 임상의학 발전에 결정적인 작용을 하였다. 결론적으로《黃帝內經》은 戰國時代부터 秦·漢에 이르기까지 장구한 세월동안 醫家들이 쌓아 올린 학술경험을 총체적으로 반영한 것이다.

《內經》의 판본은 매우 많다. 현존하는 최고의 판본은 元刻本이며, 이밖에도 宋刻本·明刻本·日刻本·明淸刻本·朝鮮刻本 등이 있다.《素問》(王氷 注本)에는 明 嘉靖年間에 宋刻本을 覆刻한 것과 四庫叢刊本 등이 있다.《靈樞》에는 元刻本(殘本)·明淸刻本 등이 있다.

《素問》과《靈樞》에 대한 注를 살펴보면 최초의 注本인《內經訓解》(隋代의 全元起가 지음)가 있었으나, 애석하게도 지금은 전하지 않는다. 唐代의 王氷은 全元起의 注文에 자신의 견해를 보태고 運氣學說을 보충하였는데, 이는 현존하는 最古의 注本이다.《靈樞》에 대한 최초의 注釋書로는 明代의 馬蒔가 編한《靈樞注證發微》(1580년)가 있다.

역대 醫家들은 상이한 측면에서《內經》을 注釋·硏究하였는데, 현존하는 것을 열거하면 다음과 같다.

①《內經》校勘 : 宋代의 林億이 지은《新校正》, 淸代의 胡澍가 지은《素問校義》, 兪樾의《讀書餘錄》, 顧觀光의《素問校勘記》《靈樞校勘記》, 沈祖綿의《讀素問臆斷》, 馮承熙의《校餘偶識》, 江有誥의《先秦韻讀》등이 있다.

②《內經》注釋 : 王氷의《黃帝內經素問》, 吳崑의《素問吳注》, 馬蒔의《素問注證發微》《靈樞注證發微》, 張志聰의《素問集注》《靈樞集注》, 高世栻의《素問直解》, 張琦의《素問釋義》등이 있다.

③《內經》연구 : 楊上善의《黃帝內經太素》, 滑壽의《讀素問鈔》, 張介賓의《類經》《類經圖翼》《類經附翼》, 李中梓의《內經知要》, 汪昂의《素問靈樞類纂約注》, 沈又彭의《醫經讀》, 黃元御의《素問懸解》등이 있다.

④《內經》의 분야별 연구 : 秦越人의《難經》, 皇甫謐의《針灸甲乙經》, 駱龍吉의《內經拾遺方論》, 劉溫舒의《素問入式運氣論奧》, 劉河間의《宣明方論》《素問病機氣宜保命集》등이 있다.

內經을 읽기 전에 (2)

《內經》의 학술사상

一. 陰陽五行說

春秋時代에 이미 소박한 유물주의 元素論이 있어, 陰陽五行으로써 만물이 생성된 원인을 설명하였다. 《內經》의 작자는 이러한 사상을 흡수하여 한편으로는 소박한 유물주의 정신을 관철하고, 다른 한편으로는 자발적인 辨證法 사상을 구현하였다. 《素問·金匱眞言論》에서 "사람의 陰陽을 말하면 밖은 陽이고 안은 陰이다. 인체의 陰陽을 말하면 등은 陽이고 배는 陰이며, 인체의 臟器로 陰陽을 말하면 臟은 陰이고 腑는 陽이다. 肝·心·脾·肺·腎은 모두 陰이고, 膽·胃·大腸·小腸·膀胱·三焦는 모두 陽이다."[1]라고 하였는데, 몸밖과 몸안은 상대적이므로 안이 있으면 반드시 밖이 있다.

陽經의 脈은 모두 등으로 순행하므로 등은 陽이고, 陰經의 脈은 모두 복부로 순행하므로 복부는 陰이다. 등과 배는 상대적이므로 등(背)이 있으면 반드시 배(腹)가 있다. 五臟은 精을 생성하여 내부에 저장하고, 六腑는 水穀(음식물)을 소화·흡수하여 精微物質은 臟으로 보내 저장하고 찌꺼기는 외부로 배설한다.

陰臟과 陽腑 역시 상대적이므로 臟이 있으면 반드시 腑가 있다. 이처럼 몸의 안과 밖, 등과 배, 臟과 腑는 陰陽이 상호 대립하는 두 가지 측면이 있음에도, 서로 통일되어 相反相成(서로 대립되면서도 일정한 조건하에서는 조화를 이루는 것)한다. 陰陽이 대립·통일되면서 협조하면 인체의 건강을 유지할 수 있는데, 이것이 이른바 "陰陽이 평형을 이루면 정신이 내부에서 다스려진다."[2]고 하는 것이다. 만약 陰陽의 상대적인 대립·통일관계가 파괴되면 병이 발생하는데, 이것이 이른바 "陰陽의 평형 관계가 파괴되면 精氣가 끊어진다."[3]고 하는 것이다.

陰陽의 대립은 상대적인 것이지 절대적인 것이 아니다. 따라서 양자는 항상 서로 조

---

1) 夫言人之陰陽, 則外爲陽, 內爲陰. 言人身之陰陽, 則背爲陽, 腹爲陰. 言人身之臟腑中陰陽, 則臟者爲陰, 腑者爲陽. 肝心脾肺腎皆爲陰, 膽胃大腸小腸膀胱三焦皆胃陽.

2) 陰平陽秘, 精神乃治.

3) 陰陽離決, 精氣乃絶.

화를 이루어 끊을래야 끊을 수 없는 불가분의 관계로 나타난다. 즉《素問·金匱眞言論》에서 "陰 중에 陽이 있고 陽 중에 陰이 있다. 해가 뜰 때부터 정오까지는 하늘의 陽이되 陽 중의 陽이고, 정오에서 황혼 무렵까지는 하늘의 陽이되 陽 중의 陰이며, 저녁부터 새벽에 닭이 울 때까지는 하늘의 陰이되 陰 중의 陰이고, 닭이 울 때부터 해가 뜰 때까지는 하늘의 陰이되 陰 중의 陽이다. 그러므로 인체 역시 이와 상응한다.……背部는 陽에 속하는데 陽 중의 陽은 心이고, 背部는 陽에 속하는데 陽 중의 陰은 肺이다. 腹部는 陰에 속하는데 陰 중의 陰은 腎이고, 腹部는 陰에 속하는데 陰 중의 陽은 肝이며, 腹部는 陰에 속하는데 陰 중의 至陰은 脾이다. 이는 모두 陰陽·表裏·內外·雌雄이 서로 연계되어 상응한 것이다."[4]라고 한 것이 그 예이다. 이것은 곧 우리들에게 陰과 陽의 대립을 절대화해서는 식별할 수 없다는 것을 말해 준다.

陰陽의 두 측면은 결국 서로 뿌리를 같이하는 것인데, 만약 갈라놓을 수 있다면 곧 그 대립 통일의 의미를 잃게 된다. 낮이 陽이면 밤은 곧 陰이다, 그러나 오전은 陽氣가 가장 왕성한 시간이고, 오후는 陽氣가 점차 쇠퇴하는 시간이므로 전자는 陽 중의 陽이 되고, 후자는 陽 중의 陰이 된다. 자정 전은 陰氣가 가장 왕성한 시간이고 자정 이후는 陰氣가 점차 쇠퇴하는 시간이므로 전자는 陰 중의 陰이고 후자는 陰 중의 陽이다. 등(背)과 배(腹)를 陰陽으로 나눈다면 五臟은 背部 쪽에 위치하므로 모두 陰에 속한다고 해야 할 것이다. 그러나 心과 肺臟은 모두 胸膈의 상부에 위치하여 背部와 연계되어 있으므로 陽臟이라 하는데, 실제로 인체의 생리적인 기능면에서도 陽의 작용을 한다. 다만 心은 離火[5]를 쓰임으로 하고 폐는 전신의 氣를 주관하고 心을 도와 전신의 기능을 조절하므로 다시 陽 중의 陽과 陽 중의 陰으로 구분한다. 脾·肝·腎은 모두 胸膈의 하부에 위치하여 복부와 연계되어 있으므로 陰臟이라 하며 실제 기능면에서도 陰의 작용을 한다. 다만 脾는 중앙의 土에 속하여 運化를 주관하고 陰陽·上下의 문지도리 역할을 하므로 "至陰"이라 한다. "至"란 상하 왕복의 뜻이다. 예컨대 冬至에는 陽이 다시 시작되므로 "至"라 하고, 夏至에는 陰이 다시 생겨나므로 역시 "至"라 하는데 그 뜻은 모두 같다. 腎은 水에 속하고 陰精을 저장하므로 陰 중의 陰이라 하며, 肝은 木에 속하고 少陽과 같으므로 陰 중의 陽이라 한다. 이처럼 陰陽 속에서 다시 陰陽을 나누는 것은 자

---

4) 陰中有陰, 陽中有陽, 平旦至日中, 天之陽, 陽中之陽也. 日中至黃昏, 天之陽, 陽中之陰也. 合夜至鷄鳴, 天之陰, 陰中之陰也. 鷄鳴至平旦, 天之陰, 陰中之陽也. 故人亦應之.……背爲陽, 陽中之陽, 心也. 背爲陽, 陽中之陰, 肺也. 腹爲陰, 陰中之陰, 腎也. 腹爲陰, 陰中之陽, 肝也. 腹爲陰, 陰中之至陰, 脾也. 此皆陰陽表裏內外雌雄相輸應也.

5) 離火(이화) :《周易·說卦》에서 "離, 爲火, 爲日"이라 한데서 비롯된 말로서, 離와 火 모두 불이란 뜻이 있다.

연계는 물론이고 인체 역시 마찬가지이므로 절대적인 陰陽이라 존재하지 않는다.

"陰과 陽은 운동과정에서 상호전화한다". 예를 들면 《靈樞 · 營衛生會》에서 "手太陰肺經은 營氣를 주관하고, 足太陽膀胱經은 衛氣를 주관하여 각각 25바퀴씩 운행하는데 주야로 나뉘어진다. 한밤중은 陰氣가 성한 때이고 한밤중이 지나면 陰氣가 쇠퇴하며, 동틀 무렵이 되면 陰氣가 완전히 쇠퇴하고 陽氣가 점차 성해진다. 정오는 陽氣가 성한 때이며 해가 서쪽으로 기울면 陽氣가 점차 쇠퇴하여 해질녘이 되면 陽氣가 완전히 쇠퇴하고 陰氣가 점차 성해진다.……이처럼 끝없이 반복하는 것은 天地陰陽의 이치와 같다."[6]고 한 것과 같다. 이것은 인체의 營氣와 衛氣의 운행이 낮과 밤, 陰經과 陽經으로 상호 전화됨을 말한다. 營氣의 운행은 手太陰肺經에서 시작되어 여섯 陰經을 모두 거친 다음 다시 手太陰肺經에서 회합하는데 모두 야간에 행해지므로 "太陰主內"라고 한다. 衛氣의 운행은 足太陽膀胱經에서 시작되어 여섯 陽經을 모두 거친 다음 다시 足太陽膀胱經에서 회합하는데, 모두 주간에 행해지므로 "太陽主外"라 한다. 동틀 무렵에는 陰에서 陽으로 전화되고, 해질 무렵에는 陽에서 陰으로 전화된다. 인체의 營氣와 衛氣가 운행하는 이러한 陰陽의 전화규율은 대자연의 陰陽 전화규율과 조금도 다를 바가 없으므로 "如天地同紀"라고 하는 것이다.

자연계의 陰陽轉化 가운데서 가장 뚜렷한 것은 기후변화이다. 예를 들면 《靈樞 · 論疾診尺》에서 "四時의 변화는 추위와 더위가 번갈아 勝하며, 陰이 지나치게 성하면 반드시 陽이 되고, 陽이 지나치게 성하면 陰이 된다. 그러므로 陰은 寒을 주관하고 陽은 熱을 주관하며, 寒이 극에 달하면 熱이 되고 熱이 극에 달하면 寒이 된다. 그러므로 寒이 熱을 생성하고 熱이 寒을 생성한다고 하는 것이다"[7]라고 하였다. 陰이 차고 陽이 뜨거운 것은 陰陽의 정상적인 氣이다. 단 寒이 극에 달하면 熱이 발생하는데 이것은 陰에서 陽으로 전변하는 징후로서, 四季에 있어서 가을과 겨울이 지나면 봄과 여름이 오는 것과 같다. 熱이 극에 달하면 寒이 발생하는데, 이것은 陽에서 陰으로 전변하는 징후로서, 四季에 있어서 봄 여름이 가면 가을 겨울이 오는 것과 같다. 이처럼 寒暑가 陰陽으로 바뀌는 것을 "物極爲之變"이라 한다.

邵康節은 "움직이기 시작하면 陽이 생기고, 움직임이 극에 달하면 陰이 생긴다. 고요해지면 부드러움이 생기고 고요함이 극에 달하면 강함이 생긴다"[8]고 하였는데, 이것은

---

6) 太陰主內, 太陽主外, 各二十五度, 分爲晝夜. 夜半爲陰隴, 日西而陽衰, 日入陽盡而陰受氣矣.……如是無已, 與天地同紀.

7) 四時之變, 寒暑之勝, 重陰必陽, 重陽必陰, 故陰主寒, 陽主熱, 故寒甚則熱, 熱甚則寒, 故曰寒生熱, 熱生寒, 此陰陽之變也.

8) 動之始則陽生, 動之極則陰生; 靜之始則柔生, 靜之極則剛生.

모두 사물이 극에 달하면 반전되고, 陰陽의 두 가지 상대되는 국면의 움직임이 극에 달하면 반드시 전화되어 상반되는 현상이 나타남을 설명한 것이다.

《內經》은 元素論과 소박한 유물주의 陰陽學說을 바탕으로 하여 당시의 자연과학을 결합시킨 것이다. 특히 醫科學은 陰陽으로써 사물의 대립·통일되는 두 가지 측면을 충분하게 설명할 수 있다. 이 두 가지 상대적인 국면은 또한 서로 조화되는 것으로서, 언제나 상대적인 것이지 절대적인 것은 아니다. 두 가지 상대되는 국면이 발전하는 과정에서 일정한 한도에 도달하면 반드시 상호 전화되어 상반되는 국면이 나타난다. 이러한 자발적인 辨證法 사상을 원래의 元素論과 비교하면 상당히 진보된 것이다. 五行說에 이르러《內經》에서는 주로 "生治"와 "承制"의 두 가지 측면에서 사물은 모두 연계되어 있고, 각 사물은 서로 떼어놓을 수 없는 整體임을 설명하고 있다.《素問·六微旨大論》에서 "春分(顯明)의 오른쪽은 少陰君火가 주관하는 위치이다. 君火의 오른쪽으로 一步 물러나면 少陽相火가 주관하는 위치이다. 다시 一步 물러나면 太陰濕土가 주관하는 위치이고, 다시 一步 물러나면 陽明燥金이 주관하는 위치이며, 다시 一步 물러나면 太陽寒水가 주관하는 위치이고, 다시 一步 물러나면 厥陰風木이 주관하는 위치이며, 다시 一步 물러나면 少陰君火가 주관하는 위치이다. 相火 아래는 水氣가 받들고 있고, 水位 아래는 土氣가 받들고 있으며, 土位 아래는 風氣가 받들고 있고, 風位 아래는 金氣가 받들고 있으며, 金位 아래는 火氣가 받들고 있고, 君火 아래는 陰精이 받들고 있다.……이들이 亢盛하면 폐해가 발생하므로 상응하는 氣가 와서 이를 제약해야 하며, 정상적인 제약이 있으면 정상적인 생화가 유지된다. 만약 氣가 亢盛하여 해를 끼치면 生化가 문란해져 큰 병이 발생한다."[9]고 하였는데, "顯明之右"에서 "君火治之"까지는 五行의 相生, 즉 "生治"를 설명한 것으로서 그 순서는 木은 火를 생하고, 火는 土를 생하며, 土는 金을 생하고, 金은 水를 생하며, 水는 木을 생하고, 木은 다시 火를 生하는 등 끊임없이 반복된다.

왜 이처럼 相生하는 순서가 있고, 또한 그들 간에는 어떻게 相生하는가에 대해《內經》에서는 春·夏·長夏·秋·冬의 다섯 계절이 순서에 따라 변천하는 것에 비추어 설명하였다. 예를 들면《素問·玉機眞藏論》에서 "봄의 맥은 肝과 상응하고 동방의 木에 속하는데, 봄은 만물이 생하는 계절이다.……여름의 맥은 心과 상응하고 남방의 火

---

9) 顯明之右, 君火之位也; 君火之右, 退行一步, 相火治之; 復行一步, 土氣治之; 復行一步, 金氣治之; 復行一步, 水氣治之; 復行一步, 木氣治之; 復行一步, 君火治之. 相火之下, 水氣承之; 水位之下, 土氣承之; 土位之下, 風氣承之; 風位之下, 金氣承之; 金位之下, 火氣承之; 君火之下, 陰精承之.……亢則害, 承乃制, 制則生化, 外列盛衰, 害則敗亂, 生化大病.

에 속하는데, 여름은 만물이 무성해지는 계절이다.……가을의 맥은 肺와 상응하고 서방의 金에 속하는데, 가을은 만물이 거두어 들여지는 계절이다.……겨울의 맥은 腎과 상응하고 북방의 水에 속하는데, 겨울은 만물이 閉藏되는 계절이다.……脾는 孤臟으로서 중앙의 土에 속하여 사방에 灌漑한다."[10]고 하였다. 토에 대해서는 비록 명확한 설명은 없으나, 《素問·臟氣法時論》에서 "脾는 長夏를 주관한다"고 명확하게 제시하였고, 全元起는 그의 注에서 "脾는 중앙을 주관한다. 六月은 열두 달의 중간이고 일년의 반이므로 六月을 주관하는 것이다"[11]라고 하였으며, 王冰은 그의 注에서 "長夏는 六月을 말한다. 夏는 土의 어머니이고 土는 중앙에서 자라 夏를 다스리므로 長夏라 한다."[12]고 하였다. 이로써 土生火란 곧 봄으로부터 여름이 온다는 것이고, 火生土란 여름으로부터 長夏가 온다는 것이며, 土生金이란 長夏로부터 가을이 온다는 것이고, 金生水란 가을로부터 겨울이 온다는 것이며, 水生木이란 겨울로부터 봄이 온다는 것임을 알 수 있다. 이처럼 다섯 계절이 순서에 따라 相生하는 것은 자연 변화의 규율이 있기 때문이다.

"生"은 "奉養"의 뜻이다. 따라서 《素問·四氣調神大論》에서 가을에 겨울을 위하여 양생하는 것을 "奉藏"이라 하고, 겨울에 봄을 위하여 양생하는 것을 "奉生"이라 하며, 봄에 여름을 위하여 양생하는 것을 "奉長"이라 하는데, 이것은 곧 相生의 뜻이다. 일년 五季節, 즉 春木·夏火·長夏土·秋金·冬水가 순서에 따라 相生하면 春生·夏長·長夏化·秋收·冬藏의 생화가 질서정연하므로 "治"라 한다.

"從相火之下"에서 "火氣承之"까지는 五行의 "承制" 관계를 설명한 것인데, 일반적으로 相剋이라 일컫는다. 그 규율은 金은 木을 克하고, 木은 土를 克하며, 土는 水를 극하고, 水는 火를 克하며, 火는 金을 克하는 것인데, 克이란 "克制" 또는 "制約"을 뜻한다. 따라서 王履는 《醫經溯洄集》에서 이를 풀이하길 "'承'은 '隨'와 같다. 그런데도 隨라 하지 않고 承이라 하는 것을 다음에서 말하면 위를 받드는 象이 있으므로 承이라 하는 것이다. 비록 承이라고는 하나 그것에 견줄 만한 뜻이 그곳에 있다. '亢'이란 지나쳐 극에 달하는 것을 말하며, 극에 달하지 않으면 그것에 따를 뿐이므로 비록 承하더라도 보이지 않는다. 이미 극에 달하면 제약하여 그것을 바로잡으니, 承하는 것이 곧 나타난다."[13]고 하였다.

---

10) 春脈者, 肝也, 東方木也, 萬物之所始生也.……夏脈者, 心也, 南方火也, 萬物之所以盛長也. 秋脈者, 肺也, 西方金也, 萬物之所以收成也.……冬脈者, 腎也, 北方水也, 萬物之所以合藏也.……脾爲孤臟, 中央土以灌四傍.

11) 脾主中央, 六月是十二月之中, 一年之半, 故主六月也.

12) 長夏謂六月也, 夏爲土母, 土長右中, 以長而治, 故云長夏.

13) 承, 猶隨也. 然而不隨, 而曰承者, 以下言之, 則有上奉之象, 故曰承. 雖謂之承, 而有防之之意存焉.

왜 이들 五行 간에는 이러한 상호제약 관계가 존재하는가? 黃元御는《四聖心源·五行相克》에서 "相克이란 太過함을 제약하는 것이다. 木은 발산하는 성질이 있는데, 金氣가 이를 수렴함으로써 木이 지나치게 發散하지 않도록 하고, 火는 위로 치솟아 오르는 성질이 있는데 水氣가 이를 누그러뜨림으로써 火가 지나치게 치솟지 않도록 하며, 土는 濕潤한 성질이 있는데 木氣가 이를 疏導함으로써 土가 지나치게 濕하지 않도록 하고, 金氣는 收斂하는 성질이 있는데 溫氣가 따뜻하게 함으로써 金氣가 지나치게 收斂하지 않도록 하며, 水는 가라앉아 적시는 성질이 있는데 土氣가 이를 滲泄함으로써 水氣가 지나치게 적시지 못하도록 하니, 모두 자연의 오묘한 氣化이다."[14]라고 하였다. 이로써 五行 간의 상호제약은 주로 그 太過함을 막아 정상을 유지하는 것임을 알 수 있다. 만약 이미 太過한 정황이 발생했다 하더라도 제약하는 작용을 통하여 그 太過한 것을 억제하여 정상으로 회복시킬 수 있다. 이로써 相生과 相克은 모두 사물의 정상적인 발전을 유지하는 불가분의 두 가지 측면임을 알 수 있다.

黃元御는 또한 "그 相生相克은 모두 氣로써 말한 것이지 물질로써 말한 것은 아니다. 물질이 이루어지면 相生相克할 수 없다."[15]고 하였는데, 이는 相生·相克하는 五行은 이미 사물의 본질과 추상을 인식한데서 오는 이성적인 지식으로서 사물의 상호관계를 분석하는 일종의 방법이며, 다섯 가지 실물의 본체를 가리키는 것이 아님을 말한다. 즉《素問·至眞要大論》에서 "(司天在泉의 六步로써) 六氣를 명명하고, 六氣로써 상응하는 부위를 명명한 뒤에 질병을 설명한다."[16]고 한 것과 같다. 예컨대 肝은 柔和한 것을 아름다움으로 삼고 生發의 氣機를 가지고 있으므로 능히 굽고 능히 곧을 수 있는 木으로써 肝을 지칭하였으며, 脾는 運化를 주관하고 精氣를 生化하는 원천이므로 만물을 化生하는 "土"로써 脾를 지칭하였다. 따라서 비록 肝木이라 하나 절대로 "나무"와 함께 말할 수 없고, 脾土라고 하나 절대로 "흙"과 함께 말할 수 없다. 이러한 관점은 매우 중요한 것으로서 五行만 알고 이것을 모른다면 반드시 牽强附會하여 이를 그릇되게 말할 것이며, 끝내 그 相生相克의 참뜻을 깨닫지 못할 것이다.

亢者, 過極也. 其不亢則隨之而已, 故雖承而不見. 旣亢, 則克勝而平之, 承斯見矣.

14) 相克者, 制其太過也. 木性發散, 斂之以金氣, 則木不過散; 火性升炎, 伏之以水氣, 則火不過炎; 土性潤濕, 疏之以木氣, 則土不過濕; 金氣以斂, 溫之以氣, 則金不過收; 水性降潤, 滲之以土氣, 則水不過潤. 皆氣化自然之妙也.

15) 其相生相克, 皆以氣而不以質也, 成質則不能生克矣.

16) 以名命氣, 以氣命處, 而言其病.

二. 統一整體觀

統一整體觀 역시《內經》의 중요한 학술 내용이다.《內經》은 인체를 체내의 모든 조직이 서로 연계되어 있는 하나의 통일된 "整體"로 본다. 예컨대《素問·陰陽應象大論》에서 "상고 시대의 聖人들은 인체에 대한 이치를 논하고 臟腑를 나열하여 분별하였으며, 經絡을 단락짓고 六合을 會通하였으며, 각 經脈을 따라 氣血이 發하는 곳에 각기 그곳에 해당하는 이름이 있고, 谿谷과 屬骨에 모두 일어나는 곳이 있으며, 배속 부위의 順·逆에 각기 조리가 있고 四時陰陽에는 모두 일정한 규율이 있다."[17]고 하여 사람의 形體·臟腑·經絡·氣穴·谿谷[18] 등이 나오는 곳, 속하는 곳, 시작되는 곳을 이해해야 할뿐만 아니라, 그들 피차간의 內外相應·交合貫通·順逆·表裏 관계를 파악해야 한다고 제시하였다.

인체의 臟·腑·經·氣穴·谿谷 등은 모두에 고유한 기능이 있는데, 그들 간의 관계가 정상적으로 유지되어야만 비로소 고유한 기능활동을 진행할 수 있다. 그러므로《素問·靈蘭秘典論》에서 "十二臟의 상호작용 및 그 主次 관계는 어떠합니까?……心은 君主之官으로서 神明이 여기에서 나오고, 肺는 相傅之官으로서 治節이 여기에서 나오며, 肝은 將軍之官으로서 謀慮가 여기에서 나오고, 膽은 中正之官으로서 決斷이 여기에서 나오며, 膻中은 臣使之官으로서 喜樂이 여기에서 나오고, 脾胃는 倉廩之官으로서 五味가 여기에서 나오며, 大腸은 傳導之官으로서 變化가 여기에서 나오고, 小腸은 受盛之官으로서 化物이 여기에서 나오며, 腎은 作强之官으로서 伎巧가 여기에서 나오고, 三焦는 決瀆之官으로서 水道가 여기에서 나오며, 膀胱은 州都之官으로서 津液을 저장하고 氣化 작용을 통해 소변을 체외로 배출한다. 이상의 열 두 臟器는 서로 조화를 잃어서는 안된다. 군주가 현명하면 아랫사람이 편안하니, 이것에 근거하여 양생하면 장수하여 종신토록 위태롭지 않으며, 이것에 근거하여 천하를 다스린다면 크게 昌盛할 것이다. 만약 군주가 현명하지 못하면 十二官이 모두 위태로워지고 十二臟이 연계되어 있는 통로가 막혀서 통하지 못하므로 형체가 크게 손상되는데, 이에 근거하여 양생하면 재앙이 있을 것이다."[19]라고 하였다.

---

17) 上古聖人, 論理人形, 列別臟腑, 端絡經脈, 會通六合, 各從其經, 氣穴所發, 各有處名, 谿谷屬骨, 各有所起, 分部逆從, 各有條理, 四時陰陽, 盡有經紀, 外內之應, 皆有表裏.

18) 谿谷(계곡) : 인체의 근육이 서로 만나는 틈 혹은 함몰부를 가리킨다.

19) 十二臟之相使, 貴賤如何?……心者, 君主之官也, 神明出焉. 肺者, 相傅之官, 治節出焉. 肝者, 將軍之官, 謀慮出焉. 膽者, 中正之官, 決斷出焉. 膻中者, 臣使之官, 喜樂出焉. 脾胃者, 倉廩之官, 五味出焉. 大腸者, 傳導之官, 變化出焉. 小腸者, 受盛之官, 化物出焉. 腎者, 作强之官, 伎巧出焉. 三焦者, 決瀆

따라서 세 가지 문제가 명확해졌는데, 첫째는 十二臟腑는 각기 주관하는 바가 있어서 각각의 기능이 다르고 직책도 다르다는 것이다. 둘째, 十二臟腑 간이 상호작용을 "相使"라고 하는데 그 相使들 사이에는 각각 "貴賤(즉 大·小, 직접·간접, 主·次)"이 있다는 점이다. 셋째, 十二臟腑의 각기 다른 기능이 배합되어 하나의 통일된 整體를 이루는데 주로 "氣化"라는 공동작용, 특히 陽氣를 바탕으로 한다. 이른바 "主明"·"主不明"이란 陽氣의 성쇠를 가리키는 말이다.

心은 離火로서 陽 중의 陽에 속하는데, 陽이 성하면(主明) 氣化가 정상적이어서 十二臟腑의 작용이 정상을 유지하며 "相使"가 쇠퇴하지 않는다. 陽이 쇠약해지면(主不明) 氣化가 부족하여 十二臟腑의 기능에 장애가 오므로 "相使"가 항상 어긋난다. 이러한 점에 관해 趙獻可는 "君主는 命門일 따름이다."라고 강조하였다.

또한 인체는 외부의 환경과도 밀접한 관련이 있다. 외부의 환경이 시시각각으로 변화하는 가운데 체내의 기능은 한편으로는 외부의 변화가 체내의 기능활동에 도움이 되도록 하고, 만약 외부의 변화가 기능활동에 이롭지 못한 경우가 있으면 체내에서 상응하는 각종 활동을 일으켜 이것과 대응한다. 예를 들면《素問·六節臟象論》에서 "하늘은 사람에게 五氣를 공급하고, 땅은 사람에게 五味를 공급한다. 五氣는 코로 들어가 心肺에 저장되는데, 그 氣가 상승하면 안색이 붉고 음성이 크고 낭랑하다. 五味는 입으로 들어가 腸胃에 저장되는데 腸胃의 소화흡수를 거쳐 五臟의 氣를 濡養한다. 五臟의 氣와 水穀의 氣가 결합하면 津液이 생성되고 神氣 역시 저절로 생겨난다."[20]고 하였다.

자연계의 五氣 변화를 臊(누린내)·焦(탄내)·香(향내)·腥(비린내)·腐(썩은내)라 하는데, 臊氣는 肝으로 들어가고, 焦氣는 心으로 들어가며, 香氣는 脾로 들어가고, 腥氣는 肺로 들어가며, 腐氣는 腎으로 들어간다. 五味의 변화를 酸·苦·甘·辛·鹹이라 하는데, 酸味는 肝으로 들어가고, 苦味는 心으로 들어가며, 甘味는 脾로 들어가고, 辛味는 肺로 들어가며, 鹹味는 腎으로 들어간다.

五氣·五味가 인체에 들어가면 혹은 肺로부터 여러 臟腑로 퍼지거나 혹은 胃로부터 여러 臟腑로 퍼져 생리활동의 정상적인 진행을 돕는다. 이른바 "神"이란 고도로 민감한 臟腑機能의 활동을 가리킨다.

상술한 것뿐만 아니라 자연계의 기후변화도 人體臟腑의 기능활동에 대하여 각기 다

之官, 水道出焉. 膀胱者, 州都之官, 津液藏焉, 氣化則出矣. 凡此十二官者, 不得相失也. 故主明則下安, 以此養生則壽, 歿世不殆, 以爲天下則大昌. 主不明則十二官危, 使道閉塞而不通, 形乃大傷, 以此養生則殃.

20) 天食人以五氣, 地食人以五味, 五氣入鼻, 藏於心肺, 上使五色修明, 音聲能彰. 五味入口, 藏於腸胃, 味有所藏, 以養五氣, 氣化而生, 津液相成, 神乃自生.

른 영향을 미친다. 예를 들면《素問·六節臟象論》에서 "心은 생명의 근본으로서 精神이 머무는 곳이며, 그 精華는 얼굴에 나타나고 그 충실함은 血脈에 있으며, 陽 중의 太陽이고 夏氣와 통한다. 肺는 전신 氣의 근본으로서 魄이 소재하는 곳이며, 그 精華는 솜털에 나타나고 그 충실함은 肌膚表面에 있으며 陽 중의 太陰이고 秋氣와 상응한다. 腎은 蟄居를 주관하는 封藏의 근본으로서 精이 저장된 곳이며, 그 精華는 毛髮에 나타나고 그 충실함은 骨에 있으며 陰 중의 少陰이며 冬氣와 통한다. 肝은 피로를 견디는 근본으로서 魂이 소재하는 곳이며, 그 精華는 爪甲에 나타나고 그 충실함은 筋에 있으며, 血氣를 생하고 그 味는 신맛이며 그 색은 청색이고 陽 중의 少陽이며 春氣와 통한다. 脾·胃·大腸·小腸·三焦·膀胱은 水穀을 저장하는 근본으로서 영기가 소재하는 곳이며, (그 기능과 모양이 음식물을 담는 그릇과 같으므로) 器라 하는데 (음식물을) 糟粕으로 변화시키고 五味를 轉化하여 흡수·배설한다. 그 精華는 입술 주위의 白肉에 나타나고 그 충실함은 肌肉에 있으며, 그 味는 단맛이고 그 色은 황색이며 至陰의 類로서 土氣와 통한다."[21]고 하였다.

여름철에는 火熱이 성하여 心의 陽宣을 돕고, 가을철에는 金氣가 성하여 肺의 肅降을 도우며, 겨울철에는 水寒이 응결하여 腎의 封藏을 돕고, 봄철에는 木氣가 通暢하여 肝의 生發을 도우며, 長夏(土)는 일년 중 만물이 가장 성한 계절로서 脾胃 등의 消化·傳導作用을 돕는데, 이처럼 적절하게 돕는 것을 "通"이라 한다. 또한《靈樞·五癃津液別》에서 "여름철에 옷을 두껍게 입으면 腠理가 열리므로 땀이 난다.……날씨가 추우면 腠理가 닫혀 氣의 흐름이 원활하지 못하므로 水液이 膀胱으로 흘러가 小便과 氣로 변한다."[22]고 하였다. 기후변화가 暑熱과 嚴寒에 치우치면 인체에 반드시 해를 미친다. 단 체내의 기능, 특히 陽氣의 활동에 두 가지 상이한 적응성 변화가 발생한다. 지나치게 무더우면 陽氣가 충분히 발산되므로 肌表腠理가 이완되어 많은 땀이 배출되고, 지나치게 추우면 陽氣가 내부에 쌓여 肌表腠理가 치밀해지고 땀이 적게 나므로 반드시 배출시켜야 하는데, 대부분 小便을 통해 배출된다. 이것은 곧 인체가 항상 일정한 체온을 유지하는 것과 같으므로 발병하지 않는다. 심지어는 하루동안의 기온변화 속에서도 체내의 생리기능은 시시각각으로 기온변화와 상응하여 변화한다. 예컨대《素問·生氣

---

21) 心者, 生之本, 神之變也, 其華在面, 其充在血脈, 爲陽中之太陽, 通於夏氣. 肺者, 氣之本, 魄之處也, 其華在毛, 其充在皮, 爲陽中之太陰, 通於秋氣. 腎者, 主蟄封藏之本, 精之處也, 其華在髮, 其充在骨, 爲陰中之少陰, 通於冬氣. 肝者, 罷極之本, 魂之居也, 其華在爪, 其充在筋, 以生血氣, 其味酸, 其色蒼, 此爲陽中之少陽, 通於春氣. 脾胃大腸小腸三焦膀胱者, 倉廩之本, 營之居也, 名曰器, 能化糟粕, 轉味而入出者也, 其華在脣四白, 其充在肌, 其味甘, 其色黃, 此至陰之類, 通於土氣.

22) 天暑衣厚則腠理開, 故汗出.……天寒則腠理閉, 氣澁不行, 水下留於膀胱, 則爲溺與氣.

通天論》에서 "陽氣는 낮에 주로 인체의 외부를 보호하는데, 동틀 무렵에 陽氣가 발생하여 정오에 陽氣가 가장 성하고 해질 무렵에는 陽氣가 점차 쇠약해지며 땀구멍도 이를 따라 닫힌다. 그러므로 저녁 무렵에는 陽氣가 收藏될 때……"[23]라고 하여 하루 중에 陽氣는 항상 衛外(인체의 외부를 보호)하는 작용을 하는데 동틀 무렵에서 정오까지는 陽氣가 성해지는 단계이고, 해질녘에서 저녁 무렵까지는 陽氣가 점차 쇠약해지는 단계이다. 따라서 사람들은 대부분 낮에 일을 하고 저녁에는 휴식하는 것이다. 자연계의 변화와 인체의 생리는 밀접한 관계가 있는데, 불완전한 자연계의 변화에 적응하는 것은 주로 인체 기능이 자연계에 잘 적응하기 때문이다.

三. 恒動觀

恒動觀念은《內經》도처에서 볼 수 있다. 恒動觀念이란 모든 물질, 즉 자연계와 모든 인체를 포함한 것들은 영구적으로 운동하며 쉬지 않는다고 보는 것이다. 예를 들면《素問·天元紀大論》에서 "그러므로 천지의 陰陽을 알고자 한다면 반드시 六氣와 상응하는 五運이 쉬지 않고 운동하며 이로 인해 五年이 지나면 오른쪽으로 一步 옮겨감을 알아야 하고, 五運과 상응하는 六氣가 비교적 靜的이어서 제 위치를 지키므로 六年이 경과하면 한 바퀴 돈다는 것을 알아야 한다. 天地의 氣에는 동적인 것과 정적인 것이 있어서 상하로 상응하고 陰陽이 교차하니 변화가 이로부터 발생한다."[24]고 하였다.

動과 靜은 모두 물체운동의 두 가지 각기 다른 형식이다. 즉 動은 당연히 활발하게 움직이는 것이고, 靜은 고요하다는 것이지 움직이지 않는다는 것은 아니다. 따라서 宋의 朱熹는 일찍이 "靜은 動을 일으키는 근본이요, 動하는 까닭에 그 靜이 행해진다."[25]고 하였다.

하늘은 陽에 속하고 五行의 氣가 상부에서 운행하는데, 一年에 一運씩 운행한다. 예를 들어 甲年이 土運일 경우 乙·丙·丁·戊를 지나 己年에 이르면 다시 土運이 시작되고, 庚·申·壬·癸를 지나면 다시 土運인 甲運이 된다. 이처럼 끊임없이 운행하는 것이 바로 "五歲右遷, 動而不息"이다.

땅은 陰에 속하고 六節의 氣는 하부에서 운행하는데 大寒에서 春分까지가 初氣인

23) 陽氣者, 一日而主外, 平旦人氣生, 一中而陽氣隆, 日西而陽氣已虛, 氣門乃閉. 是故暮而收拒…….

24) 所以欲知天地陰陽者, 應天之氣, 動而不息, 故五歲而右遷; 應地之氣, 定而守位, 故六朞而環會. 動靜相召, 上下相臨, 陰陽相錯, 而變由生也.

25) 靜者養動之根, 動所以行其靜.

厥陰風木이고, 春分에서 小滿까지가 二氣인 少陰君火이며, 小滿에서 大暑까지가 三氣인 少陽相火이고, 大暑에서 秋分까지가 四氣인 太陰濕土이며, 秋分에서 小雪까지가 五氣인 陽明燥金이고, 小雪에서 大寒까지가 六氣인 太陽寒水이며, 다시 둘째 年이 온다. 매년 이처럼 하여 조금도 틀리지 않으니 이것이 바로 "六氣環會, 定而守位"이다.

하늘의 運과 땅의 氣가 이처럼 영원히 변하지 않고 규칙적인 운동을 하는 것은 바로 우주가 무궁무진하게 변화하는 원인이다. 자연계의 운동은 升과 降의 두 가지 측면에서 가장 두드러지게 나타난다. 예를 들면《素問·陰陽應象大論》에서 "地氣가 상승하여 구름이 되고 天氣가 하강하여 비가 되니, 비는 地氣에서 나온 것이고 구름은 天氣에서 나온 것이다.……淸陽之氣는 하늘로 올라가고 濁陰之氣는 땅으로 돌아가니, 이런 까닭에 天地의 변화는 神明이 그 綱紀가 된다. 그러므로 만물이 生·長·收·藏하고 끝나면 다시 시작된다."[26]고 하였으며,《素問·六微旨大論》에서는 "地氣가 상승하여 극에 달하면 하강하는데, 하강하는 것은 天氣의 작용이다. 천기가 하강하여 극에 달하면 상승하는데, 상승하는 것은 地氣의 작용이다. 天氣가 하강하면 그 氣가 땅에 흘러 넘치고, 地氣가 상승하면 그 氣가 하늘에서 蒸騰한다. 아래 위에서 서로 감응하고 상승하강하는 인과관계가 있으므로 변화가 발생한다."[27]고 하였다.

升과 降은 말할 것도 없이 모두 각기 다른 형식의 운동인데, 승과 강은 또한 서로 영향을 미치므로 끊임없이 升降하고 운동한다. 사람도 天地의 氣와 마찬가지로 쉼 없이 움직인다. 그러므로《素問·脈要精微論》에서 "四變之動, 脈與之上下"라고 하여, 일년 四季의 陰陽變動은 인체에 영향을 미치므로 血脈 역시 이를 따라 上下로 운동한다고 제시하였다.

체내의 혈맥은 본래 규칙적으로 운동한다. 예를 들면《素問·平人氣象論》에서 "보통 사람은 숨을 한 번 내쉴 때 맥이 두 번 뛰고, 한 번 들이쉴 때도 맥이 두 번 뛰며, 息間(호흡과 호흡 사이)에도 한 번 뛰어 모두 다섯 번 뛰며, 이따금 여분의 숨을 몰아쉬는데, 이를 平人이라 한다."[28]고 하였다. 그러나 외계의 기후가 변화하여 영향을 미치면 血脈의 운동규율에도 상응하는 변화가 발생한다. 예를 들면《素問·脈要精微論》에서 "봄철에는 맥이 떠 있어 물고기가 물결 위에서 헤엄치는 것과 같고, 여름철에는 맥이 皮膚에 충만하여 마치 만물이 무성하여 넘치는 것과 같으며, 가을철에는 맥이 皮膚 아래에 있

26) 地氣上爲雲, 天氣下爲雨; 雨出地氣, 雲出天氣.……淸陽上天, 濁陰歸地, 是故天地之動靜. 神明爲之綱紀, 故能以生長收藏, 終而復始.

27) 升已而降, 降者謂天; 降已而升, 升者謂地. 天氣下降. 氣流於地; 地氣上升, 氣騰於天. 故高下相召, 升降相因, 而變作矣.

28) 人一呼脈再動, 一吸脈亦再動, 呼吸定息脈五動, 閏以太息, 命曰平人.

어 마치 벌레가 겨울잠에 들어가려는 것 같고, 겨울철에는 맥이 骨에 가라앉아 마치 동면하는 벌레가 숨어서 나오지 않고 사람이 내실에 칩거하는 것과 같다."[29]고 하였다.

봄철에는 陽氣가 소생하고 여름철에는 陽氣가 왕성하므로 血脈의 파동에도 각기 다른 浮象이 나타난다. 가을철에는 陽氣가 쇠약해지고 겨울에는 陽氣가 더욱 쇠약해지므로 血脈의 파동 역시 이로 인해 각기 다른 沈象이 나타난다. 이 밖에도 체내의 각종 활동을《內經》에서는 "神機"라고 하였다.

《素問·五常政大論》에서 "사물의 내부에 근원을 둔 것을 神機라 하는데 神機가 빠져나가면 生化의 氣가 멈춘다."[30]고 하였고,《素問·六微旨大論》에서도 "出入運動이 없으면 神機가 소멸된다."[31]고 하였다. 여기서 "根于中"이란 인체의 생명이 존재하는 까닭은 체내 각종 기능의 운동에서 비롯된다는 말과 같은데, 이러한 운동이 바로 생명의 근원이다. 이것은 어떻게 운동하는가? 주로 호흡출입 방면에서 나타난다. 만약 부분적인 기능이 실조되면 발병하고 전체기능이 정지하면 사망하는데, 이것이 이른바 "神機化滅"이다. 움직이는 것이 생명의 근원이라면 잠시도 움직이지 않아서는 안된다. 즉 사람으로 말하면 "故非出入, 則無以生·長·老·已"이고, 사물로 말하자면 "非升降, 則無以生·長·化·收·藏"이다. 왜냐하면 氣化升降은 물체운동의 주요 형식이기 때문이다. 사람과 사물을 막론하고 그들의 운동은 모두 영구적인데, 예를 들면《素問·六微旨大論》에서 "생성과 쇠퇴 과정 속에 존재하는 인과관계는 (六氣의) 운동으로부터 발생하고, 끊임없는 운동은 변화를 발생시킵니다. 黃帝가 이르길 '(운동과 변화가 멈추는) 시기가 있는가'라고 묻자, 岐伯이 이르길 '生化하지도 變化하지도 않을 때가 바로 정지하는 시기입니다'"[32]라고 한 것과 같다. 운동은 영구적이고 무한한 것인데, 영구적인 운동이 있어야만 끊임없이 변화한다. 만약 정지하여 움직이지 않으면 발생도 변화도 없을 것이며, 생성 역시 이로 인해 소멸될 것이다.

이상의 五行學說·統一整體觀·恒動觀念論은《內經》의 각 부분을 꿰뚫는 총괄적인 내용이다. 따라서 臟象·病機·診法·治療原則 등의 이론 속에서 두드러지게 반영된 것은 물론이고 2,000여 년간 줄곧 醫家들의 규범으로 받들어져 왔으며, 장기간에 걸친 실제 임상에서도 검증되었다.《內經》을 연구하는데 먼저 이러한 학술사상을 알지 못하면 그 오묘함을 탐구할 수 없을 것이다.

---

29) 春日浮, 如魚之游在波; 夏日在皮, 泛泛乎萬物有餘; 秋日下膚, 蟄虫將去; 冬日在骨, 蟄虫固密, 君子居室.

30) 根於中者, 命曰神機, 神去則機息.

31) 出入閉, 則神機滅.

32) 成敗倚伏生乎動, 動而不已, 則變作矣. 帝曰 : 有期乎? 岐伯曰 : 不生不化, 靜之期也.

內經을 읽기 전에 (3)

《內經》의 이론체계

역대 醫家들이 각종 분류방법을 통해 《內經》을 연구한 주요 목적은 《內經》에 존재하는 이론체계를 탐구하기 위함이다. 각 醫家들의 인식이 완전히 일치하지 않을 뿐만 아니라 때로는 조잡하고, 때로는 상세하며, 때로는 복잡하고, 때로는 간략하기도 한데, 가장 복잡한 것은 楊上善이 18가지로 분류한 것이고, 가장 간략한 것은 沈又彭이 4가지로 분류한 것이다. 그 가운데 각 醫家들의 견해가 비교적 일치하는 것은 臟象(經絡을 포괄함)·病機·診法(四診을 포괄함)·治療原則의 네 가지 학설이다.

이에 네 가지 학설을 다음과 같이 기술한다.

一. 臟象學說

臟象學說은 인체의 조직과 형태에 대하여 세밀하게 관찰하여 묘사했을 뿐만 아니라, 인체 각부의 생리적 특징 및 그들 상호간의 관계를 비교적 적절하게 분석하였다. 예를 들면 《靈樞·經水》에서 "보통 사람의 皮膚色脈은 그가 살았을 경우는 재어 보거나 손으로 만져서 가늠할 수 있고, 죽었을 경우는 해부를 통하여 관찰할 수 있다. 五臟의 견실함과 허약함, 六腑의 크고 작음, 水穀의 많고 적음, 脈의 길고 짧음, 血의 淸濁, 氣의 많고 적음 및 十二經脈 중에 血이 많고 氣가 적은지, 血이 적고 氣가 많은지, 氣와 血이 모두 많은지 아니면 氣血이 모두 적은가 하는 데에는 모두 일반적인 규율이 있다."[1]고 하였는데, 그들이 인체의 구조를 이해하였던 것은 일찍이 시체를 해부하였음을 의미한다. 그러나 더욱 중요한 것은 무수한 실제임상을 통하여 끊임없이 인식하고 논증하여 당시의 부족한 해부지식을 보충함으로써, 학설의 내용 또한 점차 풍부해져 의학수준이 높아졌다는 점이다. 예를 들면 《靈樞·本臟》에서 "외부에 상응하여 나타나는

---

1) 若夫八尺之士, 皮肉在此, 外可度量切循而得之, 其死可解剖而視之, 其藏之堅脆, 府之大小, 穀之多少, 脈之長短, 血之淸濁, 氣之多少, 十二經之多血少氣, 與其少血多氣, 與其皆多血氣, 與其皆少血氣, 皆有大數.

증상을 관찰함으로써 그 內臟의 변화를 예측하면 발생하는 질병을 알 수 있다."[2]고 하였다.

臟象學說의 이러한 이론체계는 臟腑, 經絡, 精·氣·神의 세 부분으로 나눌 수 있다. 臟腑의 내용은 五臟·六腑·奇恒之府의 세 부분으로 구성되어 있다.

五臟은 肝·心·脾·肺·腎을 말한다.《素問·五臟別論》에서는 "이른바 五臟은 精氣를 저장하여 瀉하지 않으므로 비록 충만하다 하더라도 實하지 않다."[3]고 하였고,《靈樞·本臟》에서는 한 걸음 더 나아가 "五臟은 精·神·氣·血·魂·魄을 저장한다."[4]고 하였다. 精·血·氣는 五臟 속에 존재하는 가장 귀중한 물질이므로 비록 충만하다 하더라도 그 實함을 꺼려하지 않는다. 神·魂·魄은 五臟의 기능이자 활동이다. 精·氣·血의 세 가지 중 精과 血은 굳이 나눌 필요가 없고, 氣는 五臟마다 그 특성이 있으므로 나누지 않을 수 없다.

六腑는 膽·胃·小腸·大腸·三焦·膀胱을 말한다.《素問·五臟別論》에서 "六腑는 음식물을 傳化하여 저장하지 않으므로 비록 實하다 하더라도 충만하지 않다."[5]고 하였는데, 奇恒之府인 膽을 제외하고 음식물이 胃로 들어가면 소화를 거친 후 小腸에서 大腸으로, 大腸에서 三焦로, 三焦에서 膀胱을 거쳐 吸收 혹은 運化 혹은 分泌되는데 이를 實이라 한다. 또한 淸濁을 泌別하여 맑은 것은 諸經으로 보내고 탁한 것은 小腸과 大腸을 거쳐 膀胱으로 傳導하여 체외로 배출한다. 이것을 "滿"이라 하지 않는 까닭은 "滿"은 반드시 傳導되어 소실되는 바가 있기 때문이다.

奇恒之府는 腦·髓·脈·女子胞 및 膽을 가리킨다. "奇"란 "다르다"는 뜻이고, "恒"은 "항상"의 뜻이다. 이 여섯 가지를 비록 腑라고 하나 실은 脾胃 등의 정상적인 腑와는 다르다. 그러므로《素問·五臟別論》에서 "이 여섯 가지는 地氣를 받아 이루어진 것으로서 인체의 陰精을 저장하며, 이들의 기능 또한 대지가 만물을 감싸는 것과 같이 저장하되 瀉(出)하지 않으므로 奇恒之府라 일컫는 것이다."[6]라고 하였다. "地氣"란 陰氣와 같은 말이다. 臟은 陰이고 腑는 陽이다. 奇恒之府는 비록 腑라고 하나 실제로는 陽에도 陰에도 속하지 않는데, 이는 그것이 정상적인 腑와 다른 첫 번째 이유이다. 臟과 腑를 기본적으로 구별하는 것은 五臟은 저장하되 瀉하지 않는 것이고, 六腑는 瀉하되 저장하지 않는 것이다. 그러나 奇恒之府는 비록 腑라고 불리나 그 작용은 도리어

2) 視其外應, 以知內藏, 則知所病矣.

3) 所謂五臟者, 藏精氣而不瀉也, 故滿而不能實.

4) 五臟者, 所以藏精·神·血·氣·魂·魄也.

5) 六腑者, 傳化物而不藏, 故實而不能滿也.

6) 此六者, 地氣之所生也, 皆藏於陰而象於地, 故藏而不瀉, 名曰奇恒之府.

五臟과 같아 저장을 주관하는데, 이는 정상적인 腑와 다른 두 번째 이유이다.

臟과 腑는 비록 기능이 달라 나눌 수는 있으나, 각기 고립된 것이 아니고 피차간에 서로 의지하는 관계가 있다. 따라서《素問·五臟生成論》에서 "心은 血脈과 배합되고 그 精華는 안색으로 나타나며 腎의 제약을 받는다. 肺는 皮膚와 배합되고 그 精華는 毫毛(솜털)에 나타나며 心의 제약을 받는다. 肝은 筋과 배합되고 그 精華는 爪甲(손발톱)에 나타나며 肺의 제약을 받는다. 脾는 肌肉과 배합되고 그 精華는 입술에 나타나며 肝의 제약을 받는다. 腎은 骨과 배합되고 그 精華는 머리카락에 나타나며 脾의 제약을 받는다. ……그러므로 心은 쓴맛을 좋아하고, 肺는 매운 맛을 좋아하며, 肝은 신맛을 좋아하고, 脾는 단맛을 좋아하며, 腎은 짠맛을 좋아하는데, 이것이 바로 五味와 五臟의 배합관계이다."[7]라고 하였다.

《素問·陰陽應象大論》에서 "肝은 筋을 生하고 竅에 있어서는 눈이며, 心은 血脈을 生하고 竅에 있어서는 혀이며, 脾는 肌肉을 生하고 竅에 있어서는 입이며, 肺는 皮毛를 生하고 竅에 있어서는 코이며, 腎은 骨髓를 生하고 竅에 있어서는 귀이다."[8]라고 하였으며, 또한《靈樞·本輸》에서 "肺와 大腸은 서로 배합되며, 大腸은 傳導의 腑이다. 心과 小腸은 서로 배합되며, 小腸은 受盛의 腑이다. 肝과 膽은 서로 배합되며, 膽은 中精의 腑이다. 脾와 胃는 서로 배합되며, 胃는 水穀을 받아들이는 腑이다. 腎과 膀胱은 서로 배합되며, 膀胱은 津液을 저장하는 腑이다.……三焦는 中瀆의 腑로서 水道가 이곳에서 나오고 膀胱과 연계되어 있으며, 孤腑라 한다. 이는 六腑가 五臟과 배합하는 것이다."[9]라고 하였다. 이처럼 五臟을 중심으로 하여 臟腑와 臟腑, 臟腑와 形體, 臟腑와 經脈 등의 각 조직기관을 유기적으로 연계시킨 整體觀念은 매우 중요하다.

經絡系統은 經脈·絡脈·腧穴의 세 부분으로 구성되어 있다.

經脈은 체내 깊숙이 있어 臟·腑·筋·骨·肌肉 사이를 출입하며 전신의 상하부와 頭面·四肢에 고루 분포되어 있다. 그 작용은《靈樞·本臟》에서 "經脈은 氣血을 소통시키고 체내외(즉 陰陽)에 영양물질을 공급하며, 筋骨을 濡潤하고 關節의 활동을 원활하게 한다."[10]고 한 것과 같다.

---

7) 心之合脈也, 其榮色也, 其主腎也. 肺之合皮也, 其榮毛也, 其主心也. 肝之合筋也, 其榮爪也, 其主肺也. 脾之合肉也, 其榮脣也, 其主肝也. 腎地合骨也, 其榮髮也, 其主脾也.……故心欲苦, 肺欲辛, 肝欲酸, 脾欲肝, 腎欲鹹, 此五味之所合也.

8) 肝生筋, 在竅爲目; 心生血, 在竅爲舌; 脾生肉, 在竅爲口; 肺生皮毛, 在竅爲鼻; 腎生骨髓, 在竅爲耳.

9) 肺合大腸, 大腸者, 傳導之腑. 心合小腸, 小腸者, 受盛之官. 肝合膽, 膽者, 中精之腑. 脾合胃, 胃者, 五穀之腑. 腎合膀胱, 膀胱者, 津液之腑也.……三焦者, 中瀆之腑也, 水道出焉, 屬膀胱, 是孤之腑也. 是六腑之所與合也.

正經脈은 12갈래가 있는데, 예를 들면 手太陰肺經・手陽明大腸經・足陽明胃經・足太陰脾經・手少陰心經・手太陽小腸經・足太陽膀胱經・足少陰腎經・手厥陰心包經・手少陽三焦經・足少陽膽經・足厥陰肝經이다. 十二經脈이 순행하는 기점과 종점 및 서로 연결되는 것에 대해《靈樞・順逆肥瘦》에서 "手三陰經은 胸部에서 手指로 순행하고, 手三陽經은 手指에서 頭部로 순행한다. 足三陽經은 頭部에서 足部로 순행하고, 足三陰經은 足部에서 腹部로 순행한다."11)고 하였다.

이 밖에 正經脈과는 다른 奇經脈이 8갈래 있으니, 즉 督脈・任脈・衝脈・帶脈・陰蹻脈・陽蹻脈・陰維脈・陽維脈이다. 督脈은 背部로 순행하여 모든 陽脈을 통괄하고, 任脈은 腹部로 순행하여 모든 陰脈을 자양한다. 衝脈은 腹側으로 순행하고 十二經脈의 원천이며, 帶脈은 腰腹部를 횡으로 돌아 모든 經脈을 묶어 주는 작용을 한다. 陰蹻脈・陽蹻脈・陰維脈・陽維脈은 모두 足部에서 시작되는데, 蹻脈은 陰陽二氣가 교차하는 통로이고, 維脈은 전신의 陰陽表裏를 묶어 준다는 의미를 가지고 있다. 단 奇經八脈이란 명칭은《內經》에서 비롯된 것이 아니고,《難經・二十七難》에서 비롯된 말이다.

絡脈 중에서 작은 것을 孫絡이라 하는데 헤아릴 수 없이 많으며, 큰 것만도 15갈래가 된다. 즉 手太陰肺經의 列缺, 手少陰心經의 通里, 手厥陰心包經의 內關, 手太陽小腸經의 支正, 手陽明大腸經의 偏歷, 手少陽三焦經의 外關, 足太陽膀胱經의 飛陽, 足少陽膽經의 光明, 足陽明胃經의 豊隆, 足太陰脾經의 公孫・大包, 足少陰腎經의 大鐘, 足厥陰肝經의 蠡溝, 任脈의 尾翳, 督脈의 長强이다. 이들 15絡脈은《靈樞・經脈》에 상세하게 기술되어 있다.

腧穴은 經氣가 出入하는 곳으로서 "輸穴"이라고도 하는데, 마치 運輸하는 것과 같다는 의미에서 붙여진 이름이다.《內經》에서 말하는 腧穴은《素問・氣穴論》에서 처음 보이고,《素問・氣府論》에서도 보인다. 두 篇에서는 모두 365穴을 언급하였는데, 실제는《氣穴論》에서 342穴을 언급하였고,《氣府論》에서는 386穴을 언급하였다.《氣穴論》은 주로 體表 각 부위에 분포된 것으로부터 계산한 것이고,《氣府論》은 주로 經脈의 순행으로부터 계산한 것인데, 이미 오래 전의 것이고 전해지면서 유실된 것이 많으므로 그 상세한 것을 고증하기 어렵다.

精・氣・神을 옛사람들은 人身의 三寶라고 하였다. 精은 精・血・津・液을 포괄하고, 氣는 宗氣・營氣・衛氣를 가리키며, 神은 곧 神・魂・魄・意・志이다.《靈樞・本臟》에서 "인체의 血・氣・精・神은 생명체를 길러 性命에 부합하도록 하는 것이다."12)라고

10) 經脈者, 所以行氣血而營陰陽, 濡筋骨, 利關節者也.

11) 手之三陰, 從臟走手; 手之三陽, 從手走頭. 足之三陽, 從頭走足; 足之三陰, 從足走腹.

하였는데, 精과 氣는 인체의 가장 기본적인 물질이고, 氣와 神은 인체생리의 가장 복잡한 기능을 나타내는 것이다. 《內經》의 精·氣·神에 대한 해석으로부터 그 일반적인 것을 알 수 있다. 精은 有形의 물질로서 生氣에 의지하므로 《靈樞·本神》에서 "생명의 來源이 되는 물질을 精이라 한다."[13]고 하였다. 血은 水穀의 精微로서 臟腑·筋骨·肌肉을 자양하므로 《靈樞·決氣》에서 "中焦는 氣를 받고 汁을 취하여 적색 액체로 변화시키는데 이것을 血이라 한다."[14]고 하였다.

津 역시 水穀이 변화한 것으로 인체 조직에 없어서는 안되는 것이다. 《靈樞·決氣》에서 "腠理가 열리면 땀이 줄줄 흐르는데, 이를 津이라 한다"[15]고 하였다. 液은 촉촉하고 厚重한 것으로서 骨節과 筋에 모여 그 關節의 屈伸을 원활하게 하므로 《靈樞·決氣》에서 "음식물을 섭취하여 氣가 충만해지면 骨로 들어가 濡潤함으로써 關節의 屈伸케 하고, 그 윤택함으로써 骨髓를 補益하고 피부를 윤택하게 하는데 이를 液이라 한다"[16]고 하였다. 이상은 모두 "精"에 속한다.

衛氣는 命門에서 비롯되어 三焦에 도달함으로써 肌肉·筋骨·皮膚를 溫養하며, 날쌔고 빨라 구속되는 바가 없다. 營氣는 脾胃에서 나와 臟腑·肌肉을 濡養하며, 血脈 속에서 충만하고 변화한다. 宗氣는 營氣와 衛氣가 머무는 곳으로 肺에서 나와 氣海에 쌓이는데, 이 宗氣의 작용으로 호흡한다. 이는 마치 《靈樞·客邪》에서 "음식물이 胃에 들어가면 그 糟粕·津液·宗氣는 각기 나누어져 세 통로로 간다. 대저 宗氣는 胸中에 쌓여 있다가 喉嚨으로 나와서 心肺를 관통함으로써 (氣를) 호흡한다. 營氣는 津液을 분비하여 經脈으로 들어가 血液으로 化生하여 (밖으로는) 四肢를 영양하고 안으로는 五臟六腑를 적셔 주며, 晝夜 100刻과 상응한다. 衛氣는 그 흐름이 빠르고 매끄러운 氣로써 먼저 四肢末端·分肉·皮膚 사이로 쉬지 않고 운행한다."[17]고 한 것과 같다.

肝魂·心腎·脾意·肺魄·腎志는 五臟의 神이자, 다섯 가지 각기 다른 정신의식 思惟活動이다. 그러므로 《靈樞·本神》에서 "(남녀의) 兩精이 결합하여 형성된 생명력을 '神'이라 하고, 神을 따라 왕래하는 것을 '魂'이라 하며, 精과 함께 드나드는 것을 '魄'이

12) 人之血氣精神者, 所以奉生而周於性命者也.

13) 故生之來謂之精.

14) 中焦受氣取汁, 變化而赤, 是謂血.

15) 腠理發泄, 汗出溱溱, 是謂津.

16) 穀入氣滿, 淖澤注於骨, 骨屬屈伸, 泄澤, 補益骨髓, 皮膚潤澤, 是謂液.

17) 五穀入於胃也, 其糟粕·津液·宗氣分爲三隧. 故宗氣積而胸中, 出於喉嚨, 以貫心脈, 以行呼吸焉. 營氣者, 泌其津液, 注之於脈, 化以爲血, 以榮四末, 內注五臟六腑, 以應刻數焉. 衛氣者, 出其悍氣之慓疾, 而先行於四末分肉皮膚之間而不休者也.

라 하고, 사물을 주재하는 것을 '心'이라 하며, 마음속에 기억하여 남겨 두는 것을 '意'라 한다."[18]고 하였다.

요컨대 氣는 精이 제어하는 것이고, 精은 神이 머무는 곳이며, 神은 氣와 精의 쓰임으로서 각기 五臟에서 나오며 五臟 또한 각기 주관하는 바가 있다. 氣는 命門에서 주관하고, 精은 腎에서 주관하며, 神은 心에서 주관한다.《內經》속의 精·氣·神은 대략 이와 같다.

二. 病機學說

질병의 발생과 변화에는 모두 그 내재적인 메커니즘이 있는데, 이것이 바로 病機이다.《素問·至眞要大論》에서 "病機를 잘 살펴서 六氣가 주관하는 계절의 마땅함을 잃지 않아야 한다.……病機 이론을 잘 준수하여 병리과정 속에서 五臟六腑의 病機가 귀속되는 바를 분석해야 한다."[19]고 하였는데, 그 구체적인 내용은 아래의 세 가지를 포괄한다.

1. 발병 : 체력이 강하고 正氣가 충실한 사람은 비록 발병요인이 있다고 하더라도 발병을 면할 수 있으며, 반대로 체력이 약하고 正氣가 쇠약하면 病邪가 이를 틈타 침입하므로 발병을 면할 수 없다.《靈樞·百病始生》에서 "風雨나 寒暑는 (체질이) 허약할 경우가 아니고서는 邪氣 단독으로 인체를 손상시키지 못한다. 갑자기 疾風이나 暴雨를 만나도 발병하지 않는 것은 모두 (체질이) 허약하지 않기 때문에 邪氣가 단독으로 인체를 손상시키지 못한 것이다. 이는 반드시 賊風邪氣와 형체의 허약함이 결합하는 등 兩虛가 결합해야만 인체에 침입한다."[20]고 하였는데, "虛邪"란 疾風·暴雨 따위가 발병요인으로 작용한 것이기는 하나, 이것이 발병을 결정하는 조건이 아니다. 발병을 결정하는 작용을 하는 것은 인체 正氣의 허약 여부에 달려 있다. 그러므로《素問·上古天眞論》에서 "정신이 내부에서 지키는데 질병이 어떻게 침입하겠는가."[21]라고 하였고,《素問·評熱論》에서 "邪氣가 인체에 침입하면 그 사람의 正氣가 반드시 허약해진다."[22]고

18) 兩精相搏謂之神, 隨神往來謂之魂, 幷精出入謂之魄, 所以任物謂之心, 心有所憶謂之意, 意有所存謂之志.

19) 審察病機, 無失氣矣.……謹守病機, 各司其屬.

20) 風雨寒熱, 不得虛, 邪不能獨傷人. 卒然逢疾風暴雨而不病者, 蓋無虛, 故邪不能獨傷人. 此必因虛邪之風, 與其身形, 兩虛相得, 乃客其形.

21) 精神內守, 病安從來?

하였다.

2. 病因 :《素問・調經論》에서 "대저 邪氣의 발생은 陽 혹은 陰에서 발생한다. 陽에서 발생하는 것은 風雨・寒暑 등의 침입에서 비롯되고, 陰에서 발생하는 것은 음식이나 起居의 실조・과도한 房事・喜怒가 無常한 데서 비롯된다."[23]고 하였는데, 이는 후대에 三因의 기원이 되었다. "風雨寒暑"는 六淫을 개괄한 것이고, "陰陽喜怒"는 七情을 개괄한 것이며, "飮食起居"는 飮食勞倦 등을 말한다.

3. 病變 : 질병의 변화는 매우 복잡하다, 그러나《內經》은 陰陽・中外・寒熱・虛實의 몇 가지 측면으로부터 복잡한 병변을 개괄하여 후세 사람들이 질병을 인식하는 데 편리한 조건을 제공하였다.

陰陽 :《素問・太陰陽明論》에서 "陽經은 쉽게 風邪의 침입을 받고, 陰經은 쉽게 濕邪의 침입을 받는다."[24]라고 한 것은 病邪의 성질을 말한 것이고, "陽經의 病邪는 먼저 상행하여 극에 달하면 하행하고, 陰經의 病邪는 먼저 하행하여 극에 달하면 상행한다."[25]고 한 것은 病變의 추세를 말한 것이며, "陽分에 邪氣가 침입하면 六腑로 들어가고, 陰分에 邪氣가 침입하면 五臟으로 들어간다"[26]고 한 것은 병변이 소재하는 부위를 말한 것이다.《素問・宣明五氣篇》에서 "邪氣가 陽分에 들어가면 狂病이 발생하고, 邪氣가 陰分에 들어가면 痹病이 발생하며, 邪氣가 陽分에서 엉기면 癲疾이 발생하고, 邪氣가 陰分에서 엉기면 音啞 증상이 발생하며, (邪氣가) 陽分에서 陰分으로 들어가면 진정되고, (邪氣가) 陰分에서 陽分으로 들어가면 화를 잘 낸다."[27]고 한 것은 병변의 임상증상을 말한 것이다.

中外 : 즉 表裏를 가리키는 것으로서 병변이 있는 부위를 나타내는 것이자, 병변의 추세를 나타내는 것이다. 병이 內・外에 있는 것은 그 변화 역시 복잡하다. 때로는 "從內之外(내부에서 외부로 영향을 미치는 것)", 혹은 "從外之內(외부에서 내부로 영향을 미치는 것)", 혹은 "從內之外而盛於內"(내부에서 외부로 영향을 미쳐 외부에서 성한 것), 혹은 "從外之內而盛於內(외부에서 내부로 영향을 미쳐 내부에서 성한 것)", 혹은 "中外不相及(내부와 외부가 서로 영향을 미치지 않는 것)" 등의 변화가 발생하는데, 이러한 內外表裏 변화는 모두《素問・至眞要大論》에 기재되어 있다.

---

22) 邪之所湊, 其氣必虛.

23) 夫邪之生也, 或生於陰, 或生於陽. 其生於陽者, 得之風雨寒暑, 其生於陰者, 得之飮食居處, 陰陽喜怒.

24) 陽受風氣, 陰受濕氣.

25) 陽病者上行極而下, 陰病者下行極而上.

26) 陽受之則入六腑, 陰受之則入五臟.

27) 邪入於陽則狂, 邪入於陰則痹; 搏陽則爲癲疾, 搏陰則瘖; 陽入之陰則靜, 陰出之陽則怒.

寒熱 : 가장 흔히 나타나는 병변이다. 그 원인은 대개 陰陽이 지나치게 성한 결과인데, 예를 들면《靈樞·刺節眞邪論》에서 "陽이 성하면 熱이 발생하고, 陰이 성하면 寒이 발생한다."[28]고 하였다. 陰陽이 지나치게 성해지는 원인은 虛와 實인데 內外의 구분이 있으며, 그 寒熱의 변화 역시 內外의 구분이 있다. 그러므로《素問·調經論》에서 "陽이 虛하면 外寒이 발생하고, 陰이 虛하면 內熱이 발생하며, 陽이 성하면 外熱이 발생하고, 陰이 성하면 內寒이 발생한다."[29]고 한 것이다. 寒熱의 변화는 또한 相互消長(소멸과 성장)으로 나타난다. 예를 들면《靈樞·論疾診尺》에서 "陰은 寒을 주관하고, 陽은 熱을 주관하며, 寒이 극에 달하면 熱이 되고 熱이 극에 달하면 寒이 된다. 그러므로 寒이 熱을 生하고 熱이 寒을 生한다고 하는 것이다"[30]라고 하였다. 대저 만물의 이치는 극에 달하면 반드시 反象이 나타나기 마련이다. 즉 寒에 손상되면 熱象이 나타나고, 熱이 심하면 厥冷 역시 반드시 심하게 된다.

虛實 :《素問·通評虛實論》에서 "邪氣가 성한 것을 實이라 하고, 精氣가 부족한 것을 虛라 한다."[31]고 하였다. 虛는 正氣가 부족한 것이고, 邪는 병변이 존재함을 가리킨다. 그러므로 질병의 변화는 正氣가 虛하고 邪氣가 實한 경우, 邪氣는 實하되 正氣가 虛하지 않은 경우, 正氣는 虛하나 邪氣가 實하지 않은 경우, 正氣가 虛하고 虛邪가 있는 경우 등은 있으나, 이른바 正氣가 實한 경우만은 없다. 왜냐하면 正氣가 허약하지 않은 것은 인체가 정상적인 상태에 있는 것으로서 實이라 일컬을 수 없기 때문이다.

三. 診法學說

望·聞·問·切은《內經》診法의 구체적인 내용으로서, 후세에서 말하는 四診의 기원이다. 사진을 운용할 때는 증상을 반영해야 한다. 단 一診 혹은 二診만 운용하면 전면적이지 못하여 질병의 전모를 파악하기 어렵다. 예컨대《素問·陰陽應象大論》에서 "진찰을 잘하는 의원은 환자의 안색을 살피고, 脈을 짚어 먼저 질병의 陰陽 속성을 분별하며, 色澤의 明暗을 분석하여 병변 부위를 알아내고, 환자의 호흡과 음성을 듣고 病苦가 소재하는 부위를 알아내며, 四季의 脈象을 진찰하여 어느 臟腑에 병이 있는 지를 알아내고, 寸口脈의 浮沈滑澁을 진찰하여 질병이 발생하는 원인을 알아낸다. 진단이 명

28) 陽盛者, 則爲熱; 陰盛者, 則爲寒.

29) 陽虛則外寒, 陰虛則內熱; 陽盛則外熱, 陰盛則內寒.

30) 陰主寒, 陽主熱, 故寒甚則熱, 熱甚則寒. 故曰寒生熱, 熱生寒.

31) 邪氣盛則實, 精氣奪則虛.

확하면 치료 역시 착오가 있을 수 없으니, 이러한 진단 방법을 운용하면 만에 하나라도 실수가 없다."[32]고 하였고, 《靈樞·邪氣臟腑病形》에서 "환자의 안색을 관찰하여 그 病情을 아는 것을 '明'이라 하고, 환자의 脈을 짚어 그 病情을 아는 것을 '神'이라 하며, 환자의 病情을 물어 병의 소재를 아는 것을 '工'이라 한다고 들었습니다. 바라건대 (안색을) 관찰하여 (病情을) 알고, (脈을) 짚어서 (病情을) 파악하며, (病情을) 물어서 (病이 소재하는 바를) 자세히 알려면 어떻게 해야 합니까?"[33]라고 하였다.

진찰하는 방법은 전면적이면 전면적일 수록 좋다. 만약 단지 안색을 살피는 데만 능하거나 혹은 脈象을 살피는 데만 뛰어나거나 혹은 病情을 묻는 데만 능한 것은 결국 望·聞·問·切을 모두 적절하게 활용하는 것만 못하다.

1. 望診 : 神色을 살피고 형태를 관찰하며 舌苔를 변별하는 등의 세 가지 내용을 포괄한다.

⑴ 望顏色 : 즉 《靈樞·五色》에서 "五色은 각기 일정한 부위에 나타나는데 五色의 浮沈을 관찰함으로써 病邪의 깊고 얕음을 알 수 있고, 五色의 밝음과 어두움을 관찰함으로써 예후의 吉凶을 알 수 있으며, 五色의 集散을 관찰함으로써 病程의 길고 짧음을 알 수 있고, 五色의 上下 위치를 관찰함으로써 병이 있는 곳을 알 수 있으며, 정신을 집중하면 질병의 과거와 현재를 알 수 있다. 그러므로 氣色의 변화를 세밀하게 관찰하지 않으면 病情의 虛實을 알 수 없으며. 정신을 집중하면 질병의 과거와 현재를 알 수 있다."[34]고 한 것이 그 예이다. 질병 과정에서는 顏色·面目·絡脈 등 몇 가지 부분의 神色 변화가 뚜렷하다. 예를 들면 《靈樞·五閱五使》에서 "肺에 병이 있으면 숨이 차고 鼻孔이 확장되며, 肝에 병이 있으면 눈언저리에 푸른빛이 돌고, 脾에 병이 있으면 입술이 황색을 띠며, 心에 병이 있으면 혀가 말려들어 짧아지고 양 뺨이 붉어지며, 腎에 병이 있으면 뺨과 이마에 검은 색이 나타난다"[35]고 하였다. 이러한 것들은 모두 임상에서 상당한 실용가치가 있다.

⑵ 望形態 : 《素問·經脈別論》에서 "질병을 진단함에 있어서 체질의 강약과 骨肉皮膚 등의 상태를 관찰하면 病情을 알 수 있다."[36]고 하였다. 따라서 그 형체가 건강한지

---

32) 善診者, 察色按脈, 先別陰陽; 審淸濁, 而知部分; 視喘息, 聽音聲, 而知所苦; 觀權衡規矩, 以知病所主; 按尺寸, 觀浮沈滑澁, 而知病所生. 以治則無過, 以診則不失矣.

33) 見其色, 知其病, 命曰明; 按其脈, 知其病, 命曰神; 問其病, 知其處, 命曰工. 余願聞見而知之, 按而得之, 問而極之, 謂之奈何?

34) 五色各見其色, 察其浮沈, 以知淺深, 察其澤夭, 以觀成敗, 察其散摶, 以知遠近, 察色上下, 以知病處, 積神於心, 以知往今. 故相氣不微, 不知是非, 屬意勿去, 乃知新故.

35) 肺病者, 喘息鼻張; 肝病者, 眦靑; 脾病者, 脣黃; 心病者, 舌卷短, 顴赤; 腎病者, 顴與顏黑.

의 여부로 내재한 氣血의 성쇠를 알 수 있다. 그러므로《素問·刺志論》에서 "正氣가 實하면 형체도 건실하고, 正氣가 虛하면 형체도 허약한데 이것이 일반적인 규율이며, 이것과 반대이면 病態이다."[37]라고 하였다. 만약 氣가 충실한데 형체가 虛하면 邪氣 때문이고 형체가 實한데 氣가 虛한 것은 假象이다. 이러한 虛實의 복잡한 현상을 진찰시에 주의해야 한다.

⑶ 辨舌苔 :《內經》에서는 舌苔의 변별이 후대처럼 완비되지는 않았으나, 舌苔의 윤택함과 메마름·色澤·舌質·형태 등의 여러 가지 측면으로부터 이미 상당한 경험을 축적하였다. 예를 들면《素問·熱論》에서 "寒邪에 손상되어 발병한지 5일이 되면 입과 혀가 건조하고 갈증이 난다."[38]고 하였는데 이는 熱邪가 裏에 들어간 징후이고,《靈樞·熱病》에서 "舌根이 진무르고 熱이 물러가지 않는 것은 死證이다."[39]라고 하였는데 이는 熱毒이 熾盛한 소치이다.

2. 聞診 : 먼저 음성을 듣는다. 예를 들면《素問·陰陽應象大論》에서 "환자의 음성을 듣고서 질병이 소재하는 곳을 안다."[40]고 하였다. 무릇 五臟의 병변은 모두 그 소리를 들어 알 수 있는데, 예를 들면《素問·刺熱論》에서 "肝에 熱이 있는 병은……熱邪와 正氣가 다투면 미친 듯이 헛소리를 하거나 잘 놀란다"[41],《素問·調經論》에서 "神氣가 남아돌면 웃음이 그치지 않고, 神氣가 부족하면 슬퍼한다"[42],《素問·陰陽應象大論》에서 "그 변동에 있어서는 呃逆이다"[43],《素問·逆調論》에서 "起居는 평소와 다름없으나, 호흡할 때 소리가 나는 것은 肺絡의 脈氣가 치솟은 것이다"[44],《素問·脈解篇》에서 "精氣가 내부에서 소모되어 厥逆이 발생하면 말을 하지 못하는데, 이는 腎이 虛한 것이다"[45]라고 하였다.

다음을 냄새를 맡는 것이다. 예를 들면《素問·金匱眞言論》에서 "肝病이 있으면 환자에게 누린내가 나고, 心病이 있으면 탄내가 나며, 脾病이 있으면 향기가 나고, 肺病이 있으면 비린내가 나며, 腎病이 있으면 썩은 내가 난다"고 하였다.

---

36) 診病之道, 觀人勇怯骨肉皮膚, 能知其病
37) 氣實形實, 正虛形虛, 此其常也, 反此者病.
38) 傷寒五日, 口燥舌乾而渴.
39) 舌本爛, 熱不已者死.
40) 聽聲音而知所苦.
41) 肝熱病者,……熱爭則狂言及驚.
42) 神有餘則笑不休, 神不足則悲.
43) 在變動爲噦.
44) 起居如故, 而息有音者, 此肺之絡脈逆也.
45) 內奪而厥, 則爲瘖俳, 此腎虛也.

3. 問診 : 어떤 질병이 있을 때 오직 환자만이 느끼는 고통이 있다. 그러므로《內經》에서는 환자에게 病情을 묻는 것을 매우 중시하였다. 예를 들면《素問·八正神明論》에서 "문과 창문을 잘 닫고 환자에게 연관된 것을 물어서 환자의 의지에 따라야 한다"[46),《素問·八正神明論》에서 "환자의 질병을 묻고 經脈을 자세하게 살피면 명백하게 눈앞에 나타난다"[47)고 한 것과 같다. 그렇다면 어떻게 질문해야 하는가?《素問·三部九候論》에서 "必審問其所始病, 與今之所方病"이라 하여 병이 처음 발생했을 때와 현재의 증상을 반드시 상세하게 질문해야만 질병의 식별에 도움이 된다고 하였다. 특히《素問·疏五過論》와《素問·徵四失論》은 問診에 대해 상세하게 기술하였으므로 참고할 만하다.

4. 切診 : 切脈·切膚의 두 부분으로 나누어지는데,《內經》은 切脈에 대해 매우 상세하게 언급하고 있어 모두 기술하기 어려우므로 그 중요한 것만을 소개한다.

(1) 三部九候診法 : 즉 頭·手·足의 세 부분으로 나누어 진맥하는 것으로서 각 부분은 다시 天·地·人의 三候로 나누어진다. 이것은 전신 切脈法인데 상세한 것은《素問·三部九候論》을 참고하기 바란다.

(2) 人寸診脈法 : 人迎·寸口脈을 함께 진맥하는 것인데 상세한 것은《靈樞》終始·四時氣·禁服·五色篇을 참조하기 바란다.

(3) 調息法 :《素問·平人氣象論》에서 "(診脈時에는) 항상 병이 없는 자를 기준으로 하여 환자의 맥박과 호흡을 헤아리는데, 의원은 병이 없을 것이니 환자를 위하여 (자신의) 호흡을 가다듬어 이를 헤아리는 방법으로 삼는다."[48)고 하였는데, 調息의 원칙은 대략 다음과 같다. 숨을 한 번 내쉴 때 맥이 두 번 뛰고, 한 번 들이쉴 때도 맥이 두 번 뛰며 (다시 숨을 쉬기까지의 중간에 한 번 맥이 뛰어서) 호흡하고 숨을 멈추는 사이에 다섯 번 뛰며, 이따금 여분의 숨을 몰아쉬는데, 이를 平人이라 한다. 平人이란 병이 없는 사람이다"[49), "환자가 한 번 내쉬고 한 번 들이쉴 때 脈이 각각 한 번 뛰는 것을 少氣라 한다. 한 번 내쉬고 한 번 들이쉴 때 脈이 각각 세 번씩 뛰어 맥박이 매우 빠르고 尺部의 피부에 熱이 나면 溫病이고, 尺部의 피부에 熱이 나지 않고 脈이 滑하면 風病이며, 脈이 澁하면 痹證이다. 한 번 내쉴 때 脈이 네 번 이상 뛰면 이는 死脈이고, 脈이 끊어져서 이르지 않아도 역시 死脈이며, 脈이 갑자기 느리거나 갑자기 빨라져도 死脈

46) 閉戶塞牖, 系之病者, 數問其情, 以從其意.

47) 問其所病, 索之於經, 慧然在前.

48) 常以不病調病人, 醫不病, 故爲病人平息以調之爲法.

49) 人一呼脈再動, 一吸脈亦再動, 呼吸定息脈五動, 閏以太息, 命曰平人. 平人者, 不病也.

이다”[50]. 이러한 調息法은 한의학에서 줄곧 운용되고 있다.

(4) 診胃氣脈 : 脈象의 변화는 복잡다단하지만 결국 胃氣를 수반하면 吉象이고 胃氣가 없으면 凶象이다. 왜냐하면 胃氣는 後天의 근본이기 때문이다. 즉《素問·玉機眞藏論》에서 “五臟은 모두 胃로부터 精微之氣를 받으므로 胃를 五臟의 근본이라 한다. 五臟의 氣는 혼자서는 手太陰脈(寸口)에 도달할 수 없고 반드시 胃氣에 의존하여 手太陰脈에 도달한다.”[51]고 한 것과 같다.

脈에 胃氣가 있는지의 여부는 어떻게 변별하는가? 예컨대《素問·平人氣象論》에서 “봄의 脈象은 胃氣가 있어서 (부드러우면서도) 약간 弦해야 하는데, 이를 平脈이라 한다. 만약 弦象은 뚜렷하나 胃氣가 부족하면 肝에 병이 있는 것이고, 弦脈만 나타나고 胃氣가 없으면 死證이다.……여름의 脈象은 胃氣가 있어서 (부드러우면서도) 약간 鉤해야 하는데, 이를 平脈이라 한다. 만약 鉤象은 뚜렷하나 胃氣가 부족하면 心에 병이 있는 것이고, 鉤脈만 나타나고 胃氣가 없으면 死證이다.……長夏의 脈象은 胃氣가 있어 (부드러우면서도) 약간 연약해야 하는데 이를 平脈이라 한다. 만약 弱脈은 뚜렷하나 胃氣가 부족하면 脾에 병이 있는 것이고, 代脈만 나타나고 胃氣가 없으면 死證이다.……가을의 脈象은 胃氣가 있어 (부드러우면서도) 약간 毛해야 하는데 이를 平脈이라 한다. 만일 毛脈은 뚜렷하나 胃氣가 부족하면 肺에 병이 있는 것이고, 毛脈만 나타나고 胃氣가 없으면 死證이다.……겨울의 脈象은 胃氣가 있어 약간 沈石해야 하는데, 이를 平脈이라 한다. 만약 石脈은 뚜렷하나 胃氣가 부족하면 腎에 병이 있는 것이고, 石脈만 나타나고 胃氣가 없으면 死證이다.”[52]라고 한 것과 같다. 胃氣에 속하는 맥은 때로는 많고 때로는 적은데 모두 일종의 넉넉하고 조화로운 기상으로 나타난다. 반대로 조급하고 柔和·有力하지 않은 脈만 나타나는 것은 모두 胃氣가 없는 것에 속하는데, 전자는 대부분 吉象이고 후자는 대부분 凶象이다. 이는 언제나 변함이 없다.

(5) 六綱脈 :《內經》에서는 脈象을 상세하게 분류하였다. 예를 들면 浮·沈·遲·數·虛·實·滑·澁·長·短·弦·緊·細·微·濡·軟·弱·散·緩·牢·動·洪·伏·芤·革·促·結·代·大·小·急·堅·盛·躁·疾·搏·鉤·毛·石·營·喘 등의 수십가지가 있는데, 여기서는 흔히 볼 수 있는 몇 가지 脈象을 개괄하고자 한다. 예컨대《

50) 人一呼脈一動, 一吸脈一動, 曰少氣. 人一呼脈三動, 一吸脈三動而躁, 尺熱曰病溫, 尺不熱脈滑曰病風, 脈澁曰痹. 人一呼脈四動以上曰死, 絶脈不至曰死, 乍疎乍數曰死.

51) 五臟者, 皆稟氣於胃, 胃者五臟之本也, 臟氣者, 不能自致於手太陰, 必因於胃氣, 乃至於手太陰也.

52) 春胃微弦曰平, 弦多胃少曰肝病, 但弦無胃曰死,……夏胃微鉤曰平, 鉤多胃少曰心病, 但鉤無胃曰死,……長夏胃微軟弱曰平, 弱多胃少曰脾病, 但代無胃曰死,……秋胃微毛曰平, 毛多胃少曰肺病, 但毛無胃曰死,……冬胃微石曰平, 石多胃少曰腎病, 但石無胃曰死.

靈樞 · 邪氣臟腑病形》에서 "五臟에서 발생하는 질병과 그 변화 형태는 어떠한가?…… 脈象의 緩 · 急 · 大 · 小 · 滑 · 澁 등을 진찰하면 病變을 확정할 수 있다.……대저 脈이 急하면 대부분 寒邪가 있고, 완만하면 대부분 熱邪가 있으며, 크게 뛰면 氣가 많고 血이 부족하며, 작게 뛰면 氣와 血이 모두 부족한 것이고, 매끄러운 것은 陽氣가 성한 것으로서 약간이 熱이 있으며, 澁한 것은 血과 氣가 모두 부족한 것으로서 약간의 寒이 있다."[53]고 하여 六脈을 개괄하였는데, 이것은 반드시 합당하다고는 할 수 없으나 복잡한 것을 간략하게 한 것이므로 매우 요긴한 것이다.

그 다음으로 설명해야 할 것은 切膚이다. 즉 上肢의 尺澤穴에서 寸口 부위에 이르는 일단의 肌膚를 눌러 진맥하는 것이므로 "調尺"이라고도 한다. 즉《靈樞 · 論疾診尺》에서 "저는 望色이나 診脈을 통하지 않고 尺膚만을 진찰하여 그 병을 설명하고 외부에서 내부의 변화를 알고자 하는데, 어떻게 해야 합니까?……尺膚의 緩急 · 大小 · 滑澁, 肌肉의 견실함과 연약함을 자세히 살피면 그 病形을 확정할 수 있습니다."[54]라고 한 것과 같다. 그러나 당시에는 尺膚를 진맥할 때 切脈法을 배합하였으므로《靈樞 · 邪氣臟腑病形》에서 "맥이 急하면 尺部의 피부 역시 팽팽하고, 맥이 완만하면 尺部의 피부 역시 느슨하며, 맥이 작으면 尺部의 피부 역시 왜소하고, 맥이 크면 尺部의 피부 역시 커서 돌출하며, 맥이 매끄러우면 尺部의 피부 역시 매끄럽고, 맥이 거칠면 尺部의 피부 역시 거칠다. 대저 이러한 변화들은 명확하지 않을 때도 있고 명확할 때도 있다."[55]고 하였고, 단독으로 진맥하는 경우도 있었으므로 "尺膚를 잘 진찰하는 자는 寸口의 脈象에 의지하지 않는다."[56]고 하였다.

四. 治則學說

치료의 원칙은 진찰과 辨證을 통하여 확정한 것으로《素問 · 移情變氣論》에서 "질병을 치료하는 요체는 色脈을 관찰하는 데 실수가 없고 色脈을 운용하는 데 조금도 의혹

53) 五臟之所生, 變化之病形如何?……調其脈之緩急大小滑澁, 而病變定矣.……諸急者多寒, 緩者多熱, 大者多氣少血, 小者血氣皆少, 滑者陽氣盛, 微有熱, 澁者多血少氣, 微有寒.

54) 余欲無視色持脈, 獨調其尺, 以言其病, 從外知內, 爲之奈何?……審其尺之緩急大小滑澁, 肉之堅脆, 以病形定矣.

55) 脈急者, 尺之皮膚亦急; 脈緩者, 尺之皮膚亦緩; 脈小者, 尺之皮膚亦減而少氣; 脈大者, 尺之皮膚亦賁而起; 脈滑者, 尺之皮膚亦滑; 脈澁者, 尺之皮膚亦澁. 凡此變者, 有微有甚

56) 善調尺者, 不待於寸.

이 없게 하는 것이 치료의 가장 중요한 원칙이다."[57]라고 하였다.

무엇을 치료의 원칙이라 하는가? 결론적으로 말하면 다음의 일곱 가지를 벗어나지 않는다.

1. 질병을 미연에 방지해야 한다 : 이는 질병을 미연에 방지하는 것과 질병의 轉變을 방지하는 두 가지 내용을 포괄한다. 발병을 미연에 방지하는 것은 예방 위주의 견해에 해당한다. 예컨대《素問·上古天眞論》에서 "음식을 절제하고 起居가 일정하며 과로하지 않으므로 형체와 정신이 모두 건강하여 천수를 누리고 백살이 넘어야 세상을 떠난다."[58]고 한 것처럼 飮食과 起居에 주의하고 체력을 증진하면 각종 질병을 막을 수 있다.

질병의 轉變을 방지하는 것을 치료할 때 일종의 예방 조치를 취하는 것이다. 예컨대《素問·陰陽應象大論》에서 "虛邪賊風의 邪氣가 이를 때는 마치 질풍폭우와 같으므로 치료를 잘 하는 자는 邪氣가 皮毛에 있을 때 치료하고, 의술이 그 다음인 자는 邪氣가 肌膚에 있을 때 치료하며, 의술이 그 다음인 자는 邪氣가 筋脈에 있을 때 치료하고, 의술이 그 다음인 자는 邪氣가 六腑에 있을 때 치료하며, 의술이 그 다음인 자는 邪氣가 五臟에 있을 때 치료한다. 邪氣가 五臟에 있을 때 치료하면 절반은 죽고 절반이 산다."[59]고 하여 시기적절하게 치료해야 병변의 확산을 방지할 수 있다고 설명하였다. 병변이 뚜렷하면 응당 이처럼 해야 하나, 병변이 뚜렷하지 않을 경우에도 시기적절한 때에 자세하게 관찰하는 것을 조금도 게을리 해서는 안된다.

2. 三因에 따라 알맞게 치료해야 한다 : 즉 계절적 요인·지리적 요인·인적 요인에 따라 치료하는 것이다.《素問·六元正紀大論》에서 "기후가 무더울 때는 熱性 약물의 사용을 피하고, 기후가 한랭할 때는 寒性 약물의 사용을 피해야 하며, 기후가 서늘할 때는 凉性 약물의 사용을 피하고, 기후가 따뜻할 때는 溫性 약물의 사용을 피해야 한다."[60]고 하였는데, 사계절의 기후가 다르고 이들이 질병에 미치는 영향 역시 각기 다르므로 질병을 치료할 때는 반드시 계절의 변화에 맞게 해야지, 熱로써 熱을 범하고 寒으로써 寒을 범하는 오류를 피해야 한다, 그러나 이것은 절대적인 것이 아니다. 따라서 "이러한 원칙을 어겨야 할 경우는 어떻게 해야 하는가?……天氣와 主氣가 부합하지 않으면 主氣에 근거하고, 客氣가 太過하여 主氣를 제약하면 이 원칙을 어길 수 있는데,

57) 治之要極, 無失色脈, 用之不惑, 治之大則.

58) 飮食有節, 起居有常, 不妄作勞, 故能形與神俱, 而盡終其天年, 度百歲乃去.

59) 風邪之至也, 疾如風雨, 故善治者治皮毛, 其次治肌膚, 其次治筋脈, 其次治六腑, 其次治五臟. 治五臟者, 半生半死也.

60) 司氣以熱, 用熱無犯, 司氣以寒, 用寒無犯, 司氣以凉, 用凉無犯, 司氣以溫, 用溫無犯.

평형을 유지하는 것을 목적으로 삼아 太過하지 않도록 해야 한다."[61]고 하였다. 이것은 계절적인 요인에 근거하여 치료하는 것이다.

지리적 요인으로 말하면 동서남북·고지대·저지대의 기후는 확연하게 다르다. 예를 들면《素問·六元正紀大論》에서 "지대가 높은 곳은 항상 冬氣(寒氣)가 존재하고, 지대가 낮은 곳은 항상 春氣(溫氣)가 존재한다."[62]고 한 것과 같다. 사람들은 각기 다른 지역에 거주하고 생활습관이 달라, 그들의 체질과 병변에 영향을 미치므로 하나로 개괄하여 설명할 수 없다. 상세한 것은《素問·異法方宜論》을 참고하라.

인적 요인으로 말하면 체질과 성격이 각기 달라 동일한 질병에 걸리더라도 그 반영이 완전히 일치하지 않는다. 따라서 일률적으로 치료할 수 없다. 예를 들면《靈樞·勇論》에서 "대저 사람이 통증을 참느냐 못 참느냐 하는 것은 피부의 얇고 두꺼움, 근육의 견실함과 연약함, 긴장 정도에 따라 구분되는 것이지 용감하거나 나약한 성격 때문은 아니다."[63]라고 하였는데, 통증은 병과 같은 것이니 통증을 참느냐 못 참느냐 하는 것은 병을 견뎌 내느냐 못하느냐 하는 말과 같다. 이것은 바로 체질의 강약과 관계 있는 것이다. 따라서 치료 과정에서 반드시 구분하여 대처해야 하는데, 예를 들면《素問·五常政大論》에서 "극렬한 성미의 약물을 견딜 수 있으면 氣味가 厚한 약을 사용하고, 극렬한 성미의 약을 견뎌 낼 수 없으면 氣味가 薄한 약을 사용해야 한다."[64]고 하였다.

생활환경과 성격의 변화는 치료에 지대한 영향을 미치므로 참고하지 않을 수 없다.《素問·徵四失論》에서 "빈부귀천, 생활환경의 좋고 나쁨, 형체의 寒溫 등을 이해하지 못하고 환자의 음식기호를 알지 못하며, 성격의 용감함과 怯弱함을 구별하지 못하고 比類方法을 알지 못하면 스스로 혼란스러워지기에 족하고 명확하게 판단하기에 부족하니, 이것이 치료 상의 세 번째 실패원인이다."[65]라고 하여 단지 병만 치료할 줄 알고 환자를 치료할 줄 모르면 좋은 효과를 거둘 수 없다고 하였다.

3. 標本의 先後 : 標本이란 곧 主次를 말한다. 예컨대 六氣와 六經을 상대하여 말하면 六氣는 本이고 六經은 標이며, 臟腑와 經絡을 상대하여 말하면 臟腑는 本이고 經絡은 標이며, 病因과 病症을 상대하여 말하면 病因은 本이고 病症은 標이며, 먼저 생긴

61) 其犯者何如?……天氣反時, 則可依時, 及勝其主, 則可犯, 以平爲期, 以不可過.

62) 至高之地, 冬氣常在; 至下之地, 春氣常在.

63) 夫忍痛與不忍痛者, 皮膚之薄厚, 肌肉之堅脆緩急之分也, 非勇怯之謂也.

64) 能毒者, 以厚藥; 不勝毒者, 以薄藥.

65) 不適貧富貴賤之居, 坐之厚薄, 形之寒溫, 不適飮食之宜, 不別人之勇怯, 不知此類, 足以自亂, 不足以自明, 此治之三失也.

병과 나중에 생긴 병을 상대하여 말하면 먼저 생긴 병은 本이고 나중에 생긴 병은 標이다. 이와 같은 여러 가지 사항은 반드시 고려해야 한다.《內經》은 이러한 점을 매우 중시하였으므로《素問·至眞要大論》에서 "標本의 이치는 간략하면서도 넓고 작으면서도 매우 커서 한가지로써 百病의 危害를 알 수 있다. 따라서 標와 本을 알면 질병을 쉽게 치유하되 손상시키지 않으며, 標에 속하는지 本에 속하는지를 관찰하면 病氣를 조화시킬 수 있다."[66]고 하였다.

병변에 主次가 있음을 알고 또한 병변의 主次를 파악하면 치료 시에 그 중요한 것을 치료하거나 혹은 그 부차적인 것을 치료하여 병변의 객관적 수요를 결정할 수 있다. 標本은 물론 상대적인 것이나, 원칙적으로는 本을 치료하는 것이 중요하다. 따라서《素問·陰陽應象大論》에서 "질병을 치료할 때는 반드시 本에서 救해야 한다."[67]고 한 것이다. 本은 중요한 것이므로 本을 치료하면 標도 이를 따라 즉시 낫거나 혹은 쉽게 낫는다. 요컨대 本과 標를 치료하는 이치는《素問·標本病傳論》에 상세하게 기재되어 있는데, 연구 분석할 가치가 있다.

4. 逆正從反 : 逆治와 從治는 완전히 다른 치료 방법이다. 逆治는 正治法을 가리키는데 寒病은 熱藥으로, 熱病은 寒藥으로, 實한 것은 瀉하고, 虛한 것은 補하는 방법으로 치료하는 것으로서 병증의 성질과 상반되게 치료하는 것이므로 "正治"라 한다. 從治는 反治法을 가리키는데 寒으로 말미암은 것은 寒性 약물로, 熱로 말미암은 것은 熱性 약물로 치료하고, 막힌 것은 막고 통한 것은 통하게 함으로써 치료하는 것으로 藥性과 증상을 같게 한 것을 "反治"라 한다. 反治法과 正治法은 상반되는 뜻이다. 따라서《素問·至眞要大論》에서 "病이 가벼우면 逆治法을 사용하고, 병이 위중하면 從治法을 사용해야 한다.……逆은 正治法이고, 從은 反治法이다. 反治法에 쓰이는 약물의 多少는 病情을 살펴서 정해야 한다."[68]고 하였다.

5. 辨證立法 : 증후를 판별하는 것은 임상 증상을 치료하는 데 있어서 먼저 해결해야 할 문제이다.《靈樞·師傳》에서 "작은 것을 다스리거나 큰 것을 다스리거나,……간에 순리에 역행하여 잘 다스려진 것이 없으니, 오직 순리에 따라야 한다."[69]고 하였는데, "順"은 객관과 주관이 일치하는 것으로서, 이것에 따라 治法을 정해야만 확실한 효과가 있다. 그러므로《素問·陰陽應象大論》에서 "병세가 가벼울 때는 發散시키고, 병

66) 夫標本之道, 要而博, 小而大, 可以言一而知百病之害, 言標與本, 易而勿損, 察本與標, 氣可令調.

67) 治病必救於本.

68) 微者逆之, 甚者從之.……逆者正治, 從者反治, 從少從多, 觀其事也.

69) 夫治小與治大,……未有逆而能治之也, 夫唯順而已矣.

세가 重할 때는 攻下시키며, 氣血이 虛衰할 때는 補하고, 형체가 쇠약할 때는 氣分을 溫養益氣하며, 陰精이 부족할 때는 厚味한 약물로 陰分을 보양해야 한다. 邪氣가 상부에 있으면 吐法을 사용하고, 邪氣가 하부에 있으면 (대소변을 통하게 하여) 邪氣를 제거하며, 腹部가 脹滿하면 내부에서 이를 瀉해야 한다. 邪氣가 肌膚에 있으면 湯藥에 몸을 담궈 發汗하고, 邪氣가 皮毛에 있으면 (辛溫한 약물을 사용하여 가볍게) 땀을 내어 邪氣를 발산하며, 병세가 급박한 경우는 按摩法으로 邪氣를 억눌러야 한다."[70]고 하였다.

결론적으로 陰陽·表裏·寒熱·虛實은 辨證의 강령으로서, 각종 치료법은 모두 이 강령에 근거하여 설정되었다. 즉《素問·陰陽應象大論》에서 "陽病은 陰을 치료하고, 陰病은 陽을 치료해야 한다."[71]고 한 것은 陰陽을 치료하는 것이고, "邪氣가 皮膚에 있으면 發汗하여 外泄시키고,……病邪가 中焦에 있어 脹滿한 경우는 瀉下法으로 치료해야 한다."[72]고 한 것은 表裏를 동시에 치료하는 것이다. 또한《素問·至眞要大論》에서 "寒邪로 말미암은 것은 熱性 약물로 치료하고, 熱邪로 말미암은 것은 寒性 약물로 치료해야 한다."[73]고 한 것은 寒熱을 치료하는 것이고, "盛하면 瀉하고 虛하면 補해야 한다."[74]고 한 것은 虛實을 치료하는 것이다.

6. 遣藥製方：《內經》에는 본래 方藥이 많지 않으나, 遣藥製方의 大法은《素問·至眞要大論》에서 비롯되었다. 즉 "五味의 陰陽 속성과 작용은 어떠한가?……辛·甘味는 발산하므로 陽에 속하고, 酸·苦味는 涌吐·瀉下하므로 陰에 속하며, 鹹味는 涌泄하므로 陰에 속하고, 淡味는 滲濕通陽하므로 陽에 속한다. 이 여섯 가지는 때로는 收斂하고 때로는 발산하며 때로는 느리고 때로는 빠르며 때로는 건조하고 때로는 濕潤하며 때로는 부드럽고 때로는 견실한데 病情에 따라 이를 사용하면 氣機를 조화롭게 하여 陰陽의 평형을 유지해 준다."[75]고 한 것은 用藥의 大法이다. 또한 "方劑 원칙에서 군신은 무슨 뜻인가?……질병을 치료하는 主藥을 君이라 하고, 主藥을 보조하는 것을 臣이라 하며, 臣藥과 상응하는 것을 使라 한다.……독성이 있는 약물과 독성이 없는 약물은 어

---

70) 故因其輕而揚之, 因其重而減之, 因其衰而彰之, 形不足者, 溫之以氣; 精不足者, 補之以味. 其高者, 因而越之; 其下者, 因而竭之; 中滿者, 瀉之於內. 其有邪者, 漬形而爲汗. 其在皮者, 汗而發之; 其慓悍者, 按而收之.

71) 陽病治陰, 陰病治陽.

72) 其在皮者, 汗而發之.……中滿者, 邪之於內.

73) 寒因熱用, 熱因寒用.

74) 盛者瀉之, 虛者補之.

75) 五味陰陽之用何如?……辛甘發散爲陽, 酸苦通泄爲陰, 鹹味用泄爲陰, 淡味滲泄爲陽. 六者或收或散, 或緩或急, 或燥或潤, 或軟或堅, 以所利而行之, 調其氣使其平也.

느 것을 먼저 사용해야 하는가?……약물에 독성이 있거나 없거나 간에 질병의 치료를 위주로 해야 하며, 病情에 근거하여 방제의 大小를 결정해야 한다. 君藥 하나에 臣藥 둘은 小方을 만드는 원칙이고, 君藥 하나에 臣藥 셋·佐藥 다섯은 中方을 만드는 원칙이며, 君藥 하나에 臣藥 셋·佐藥 아홉은 大方을 만드는 원칙이다."[76]라고 하여 君臣佐使를 설명하였는데 줄곧 후대의 본보기가 되고 있다.

7. 刺針大法 :《內經》에서는 刺針法을 方藥보다 훨씬 자세하게 논하였다. 그 중 가장 중요한 것은 補瀉法이다. 예를 들면《素問·離合眞邪論》에서 呼吸補瀉法에 대하여 기술하였고,《素問·八正神明論》과《靈樞·官能》에서는 方員補瀉法에 대하여 기술하였으며,《靈樞·九針十二原》에서는 輕重補瀉法에 대하여 기술하였다. 이러한 각종 수법은 모두 임상에서 효용성이 있으므로 이를 잘 숙지하여 임상에 운용한다면 탁월한 효과를 볼 수 있을 것이다.

76) 方製君臣何謂也?……主病謂之君, 佐君謂之臣, 應臣謂之使, 有毒無毒, 何先何後?……有毒無毒, 所治爲主, 適大小爲製也. 君一臣二, 製之小也; 君一臣三佐五, 製之中也, 君一臣三佐九, 製之大也.

一. 上古天眞論

"天眞"이란 經文에서 말하는 始生의 근본으로서, 腎氣·精氣를 가리킨다. 본편에서는 상고 시대의 사람들이 중시하였던 養生方法, 즉 섭생방법에 관하여 논하고 있다.

(1) 정신보양, 음식과 起居의 조절, 四時 기후와 주위환경의 적응, 체력단련 등의 養生方法에 관하여 논술하였다. 일정한 방법에 따라 養生의 道를 행하면 질병을 예방하고 건강을 유지하여 장수할 수 있으나, 그렇지 않으면 병들고 노쇠해짐을 강조하였다.

(2) 인체의 정상적인 발전 과정과 남녀의 生育機能, 특히 腎氣의 성쇠에 관하여 논하였다.

(3) 眞人·至人·聖人·賢人을 예로 들어 養生方法과 그 효과를 설명함으로써 실천에 참고하도록 하였다.

昔在黃帝[1)], 生而神靈[2)], 弱而能言, 幼而徇齊[3)], 長而敦敏[4)], 成而

1) 黃帝 : 상고시대의 제왕으로 성은 公孫이다. 軒轅에 都邑하였으므로 軒轅氏라고도 하며, 有態國에서 태어났으므로 有態氏라고도 한다. 史記에 의하면 당시 蚩尤(치우)라는 제후가 천하를 어지럽혔는데 黃帝가 제후들을 모아 涿鹿(탁록)의 들판에서 蚩尤의 군대와 싸워 蚩尤를 참하였으므로 제후들이 천자로 추대하여 神農氏의 대를 잇게 하였다고 기록하고 있다. 土德의 상서로움이 있었으므로 黃帝라고 칭하였으며, 蒼頡(창힐)로 하여금 역사를 쓰게 하고 六書를 짓게 하였으며, 風侯로 하여금 陣法을 고안케 하고, 隷首로 하여금 숫자와 도량형을 제정케 하였으며, 伶倫으로 하여금 律呂를 정하고 五音을 만들도록 하였으며, 岐伯에게 醫術과 政治를 묻는 것으로 만년을 보냈다고 한다.

登天.

옛날에 黃帝라는 이가 있었는데 태어나면서부터 매우 총명하여 갓난아기 때에 능히 말을 하였고 어려서부터 사물을 이해하는데 매우 빨랐으며, 자라면서 성실하고 靈敏하였으며, 성년이 된 후에는 天子에 등극하였다.

◀참고▶ 이상은 黃帝에 대한 稱頌이다.

乃問於天師[5)]曰 : 余聞上古之人, 春秋皆度百歲, 而動作不衰. 今時之人, 年半百而動作皆衰者, 時世異耶? 將人失之耶[6)]?

黃帝가 天師인 岐伯[7)]에게 물었다 : 제가 듣기에 상고 시대 사람들은 나이가 모두 백 살이 넘어서도 동작에 노쇠함이 없었다고 하였습니다. (그러나) 지금 사람들은 오십 살만 되어도 동작이 모두 노쇠해지는데, 이는 시대가 다르기 때문입니까? 아니면 사람들이 養生의 법도를 잃었기 때문입니까?

岐伯對曰 : 上古之人, 其知道者, 法於陰陽[8)], 和於術數[9)], 食飮有

---

2) 神靈 : 張介賓은 "聰明함이 지극한 것이다"라고 하였고, 張志聰은 "지혜로움이다"라고 하였다. 따라서 매우 총명하고 영리하다는 뜻이다.

3) 幼而徇齊 : "幼"는 어린 시절 즉 10세 미만을 뜻하고, "徇"은 "疾"로서 빠르다는 뜻이며, "齊"는 "速"의 뜻으로 역시 빠르다는 뜻이다. 黃帝가 어린 시절부터 智力이 뛰어나 사물을 보는 시각이 유달리 민첩했다는 뜻이다.

4) 敦敏 : "敦"은 성실하다는 뜻이고, "敏"은 총명하여 통하지 않는 것이 없음, (通達)을 뜻함.

5) 天師 : 岐伯에 대한 존칭. 黃帝는 岐伯을 부를 때 天師라고 높여 불렀다.

6) 將人失之耶 : 原文에는 "人將失之也"로 되어 있었으나, 《備急千金要方》 卷二十七第一과 뒷 문장 "將天數然也"에 근거하여 교정하였다. "將"은 선택을 나타내며 "耶"와 連用되어 "~아니면 ~인가?"·"또는~인가?"로 해석한다.

7) 岐伯 : 歧伯이라고도 하는데 黃帝의 신하이다. 뛰어난 의사로 항상 黃帝와 醫術에 관하여 토론했다고 전해진다. 《漢書·藝文志》에는 "태곳적에는 岐伯과 兪拊가 있었고, 中世에는 扁鵲과 秦和가 있었는데, 이들은 모두 질병과 국정에 대하여 논하였고 그 바탕을 살핌으로써 정치의 得失을 알도록 하였다."고 하였다.

8) 陰陽 : 天地自然의 변화규율을 가리킨다.

9) 和於術數 : "和"는 조화롭다는 뜻이고, "術數"은 養生方法을 가리킨다. 王冰은 注에서 "術數란 生을 보전하는 大論이므로 修養하는 자들은 반드시 삼가 우선해야 한다."고 하였다. 養生方法에 대한 상세한 내용은 《素問》 四氣調神論·生氣通天論·陰陽應相大論과 《靈樞》 本神篇을 참조하라.

節, 起居有常, 不妄作勞, 故能形與神俱, 而盡終其天年[10], 度百歲乃去. 今時之人不然也, 以酒爲漿[11], 以妄爲常, 醉以入房, 以欲竭其精, 以耗[12]散其眞, 不知持滿, 不時御神[13], 務快其心, 逆於生樂, 起居無節, 故半百而衰也.

岐伯 : 상고 시대 사람들은 養生의 법도를 아는 사람들로서 陰陽을 본받고 養生의 방법에 화합하였으며 음식물의 섭취에 절제가 있고 起居에도 일정함이 있었으며 함부로 과로하지 않았으므로 신체와 정신이 고루 갖추어져 天壽를 모두 누릴 수 있었고 백 살이 넘어서야 세상을 떠났던 것입니다. (그러나) 지금의 사람들은 그렇지 못하여 술을 물처럼 마시고 망령됨을 일상으로 삼으며, 술에 취하여서도 入房(성교)하여 欲情으로써 精氣를 고갈시키고 좋아하는 것으로써 眞氣를 흩트리니, 精氣를 충만하게 유지할 줄 모르고 정신을 잘 다스리지 못하며, 그 마음을 유쾌하도록 하는 데만 힘써서 양생의 즐거움에 거스르고 起居에 절도가 없습니다. 그러므로 오십 살만 되어도 노쇠합니다.

夫上古聖人[14]之敎下也, 皆謂之虛邪賊風[15], 避之有時, 恬惔[16]虛無[17], 眞氣從之[18], 精神內守, 病安從來. 是以志閑而少欲, 心安而

---

10) 天年 : 인간의 자연 壽命을 가리킨다.

11) 以酒爲漿 : 과도한 음주를 가리킨다. "漿"은 미음 등의 마시는 음식을 가리킨다.

12) 耗 : 여기서는 "호"音으로 읽고, "좋아하다"로 해석해야 한다. 《新校正》에서 이르길 "'耗'字가 《甲乙經》에는 '好'로 되어 있다"고 하였으나 지금의 《甲乙經》을 살펴보니 여전히 '耗'로 되어 있다. 胡澍는 注에서 "'耗'는 좋아하다의 好로 읽어야 하는데, '好' 역시 '欲'이다"라고 하였다. 于鬯은 《香草讀校》에서 "好는 耗와 동일한 韻으로 전해지니 王冰本에 '耗'로 되어 있더라도 '好'로 읽는 것이 옳다"고 하였는데, 그 說이 옳다. 만약 이를 消耗·消費의 뜻으로 해석한다면 윗글의 "酒"·"妄"·"醉"·"欲"과 文義와 文法이 일치하지 않는다.

13) 不時御神 : "時"는 "善"의 뜻이고, "御"는 "다스리다"는 뜻이다.

14) 聖人 : 여기서는 養生의 법도를 깨우친 사람을 가리킨다.

15) 虛邪賊風 : 高世栻은 注에서 "四時의 부정한 기운을 모두 일컬어 虛邪賊風이라 한다."고 하였다. 상세한 것은 《靈樞·九宮八風篇》을 참조하라.

16) 惔 : 《胡本》《趙本》《吳本》《藏本》《熊本》에는 "惔"이 "憺"으로 되어 있다. 《音釋》에는 "憺"으로 되어 있어 《胡本》과 부합하며, 《明綠格抄本》에는 "澹"으로 되어 있다. "惔"은 본래 "倓"으로 되어 있었는데, "倓"은 "憺"·"澹"과 통용된다.

17) 恬惔虛無 : 이는 마음을 깨끗하고 고요하게 비운다는 뜻이다. "恬"은 고요하다는 뜻이고, "惔"은 "안정되다"는 뜻이다.

18) 眞氣從之 : "眞氣"란 元氣를 가리킨다. "從"이란 "따르다"·"순응하다"는 뜻이다.

不懼, 形勞而不倦[19], 氣從以順, 各從其欲, 皆得所願. 故美其食, 任其服[20], 樂其俗, 高下不相慕, 其民故日朴[21]. 是以嗜欲不能勞其目, 淫邪不能惑其心, 愚智賢不肖不懼於物, 故合於道. 所以能年皆度百歲, 而動作不衰者, 以其德全不危也.

대저 상고 시대의 聖人들이 백성들을 가르칠 때 모두에게 "四時의 不正한 기운(虛邪賊風)을 피하는 데 때를 두고 마음을 깨끗하고 고요하게 비우면 眞氣가 이를 따라 이르고 정신이 내부를 지키는데, 病邪가 어디로부터 들어오겠는가?"라고 하였습니다. 이런 까닭에 心志가 한가롭고 욕심이 적으며 마음이 안정되어 두려움이 없으니, 몸이 고단하여도 힘든 것을 모르고 眞氣가 이를 따라 순조로워져 각기 하고자 하는 것을 좇더라도 모두 원하는 바를 얻을 수 있었습니다. 그러므로 그 음식이 감미롭고 그 옷을 아무것이나 편안하게 입었으며, 그들의 풍속을 즐기고 高下가 서로 부러워하지 않았으니, 그 백성들이 이로 인해 나날이 순박해졌습니다. 이런 까닭에 향락(嗜欲)이 그들의 눈을 피곤하게 할 수 없었고, 음란하고 사악한 것이 그들의 마음을 현혹할 수 없었으며, 우매하거나 지혜롭거나 어질거나 못난 사람이거나 간에 사물에 대한 두려움이 없었으니, 養生의 道에 부합할 수 있었습니다. 따라서 나이가 모두 백 살이 넘어도 거동이 노쇠하지 않았던 것은 그 德이 완전하여 위태로움이 없었기 때문입니다.

帝曰 : 人年老而無子者, 材力盡耶[22]? 將天數[23]然也?

岐伯曰 : 女子七歲, 腎氣盛, 齒更髮長. 二七而天癸[24]至, 任脈通,

---

19) 形勞而不倦 : "倦"은 "싫증나다"는 뜻이다. 몸이 고단하여도 권태롭지 않다. 즉 이는 "생기가 충만하여 피로를 느끼지 않는다"는 의미로 이해해야 한다.

20) 任其服 : "任"은 "아무것이나"라는 뜻이고, "服"은 의복을 가리킨다. 馬蒔는 注에서 "飮食을 먹음에 있어 달게 먹고 지나친 맛을 구하지 않으며, 衣服을 입음에 있어 아무것이나 입되 화려함을 추구하지 않는다."라고 하였다.

21) 其民故日朴 : "朴"은 순박하다 · 소박하다는 뜻이다. 馬蒔는 注에서 "그 백성들이 성실한 것을 朴이라 한다."고 하였다. "日"은 원래 "曰"로 되어 있었는데《新校正》에 근거하여 교정하였다. 唐代에는 "日"과 "曰"의 書法이 동일하였는데, 이것이 잘못 전해진 것이다. 상세한 것은 顧炎武의《金石文字記》를 참조하라. 여기서의 "日"은 "나날이"의 뜻이다.

22) 材力盡耶 : 張介賓은 "材力은 精力이다"라고 하였다. "盡"은 "다하다"는 뜻이다.

23) 天數 : 하늘이 부여한 壽命을 가리킨다.

24) 天癸 : "天"은 始生의 眞元을 뜻하고, "癸"는 十干의 하나로서 水, 즉 "腎水"를 뜻한다. 인체의 眞陰으로서 생식기능을 촉진시키는 물질을 天癸라고 한다. 天癸의 발생은 腎氣가 作用한 결과이며, 陰精이 그 물질기초를 이룬다. 따라서 이것은 腎氣와 다르고 陰精과도 다르지만 양

太衝脈盛, 月事以時下, 故有子. 三七, 腎氣平均[25], 故眞牙[26]生而長極. 四七, 筋骨堅, 髮長極[27], 身體盛壯. 五七, 陽明脈衰, 面始焦, 髮始墮. 六七, 三陽脈衰於上[28], 面皆焦, 髮始白. 七七, 任脈虛, 太衝脈衰少, 天癸竭, 地道不通[29], 故形壞[30]而無子也.

黃帝 : 사람이 나이가 들면서 자식을 낳을 수 없는 것은 精力이 고갈되었기 때문입니까? 아니면 天壽가 그러하기 때문입니까?

岐伯 : 여자는 7세에 이르면 腎氣가 차오르기 시작하여 치아가 새롭게 나고 머리카락이 무성해집니다. 14세에 이르면 天癸가 이르고 任脈이 순조롭게 통하며 太衝脈이 盛해져서 月經이 주기적으로 도래하므로 자식을 가질 수 있습니다. 21세에 이르면 腎氣가 충만해지므로 사랑니가 나고 (치아의) 성장이 극에 이릅니다. 28세에 이르면 뼈와 근육이 견실해지고 모발의 생장이 극에 달하며 신체가 壯大해집니다. 35세가 되면 陽明脈이 쇠약해져 얼굴이 초췌해지기 시작하고 머리카락이 빠지기 시작합니다. 42세에 이르면 三陽脈의 氣血이 상부에서 쇠퇴하여 얼굴이 온통 초췌해지고 흰머리가 나기 시작합니다. 49세에 이르면 任脈이 공허해지고 太衝脈이 衰微해져 天癸가 고갈되며 月經이 통하지 않으므로 形體가 노쇠해져 자식을 가질 수 없습니다.

丈夫八歲, 腎氣實, 髮長齒更. 二八, 腎氣盛, 天癸至, 精氣溢瀉[31], 陰陽和[32], 故能有子. 三八, 腎氣平均, 筋骨勁强, 故眞牙生而長極. 四八, 筋骨隆盛, 肌肉滿壯. 五八, 腎氣衰, 髮墮齒槁. 六八, 陽氣衰

자와 밀접하게 관련되어 있다. 실제로는 腎精, 즉 생식기능을 가진 물질을 가리킨다.

25) 平均 : "충만하다"는 뜻이다. 張介賓은 注에서 "平均이란 充滿함을 가리킨다."고 하였다.

26) 眞牙 : "智齒"라고도 하는데, "사랑니"를 가리킨다.

27) 長極 : 生長이 왕성하여 極에 달함.

28) 三陽脈衰於上 : 高世栻은 注에서 "三陽이란 太陽·陽明·少陽이다. 三陽經의 脈은 모두 面部에서 시작되므로 脈이 상부에서 쇠퇴하며, 처음에는 얼굴이 초췌해지기 시작하다가 여기에 이르면 전체가 초췌해진다. 처음에는 머리털이 빠지기 시작하다가 여기에 이르면 희어지기 시작한다. 35세에는 陽明脈이 쇠약해지고 42세가 되면 三陽脈이 모두 쇠약해진다."고 하였다.

29) 地道不通 : "地道"는 月經을 가리킨다. 즉 閉經을 의미한다.

30) 形壞 : 형체가 무너지다. 즉 몸이 노쇠해지는 것을 가리킨다.

31) 精氣溢瀉 : 精氣가 충만하여 밖으로 넘친다는 뜻.

32) 陰陽和 : 陰陽은 남녀를 가리키고, 和는 性交를 의미한다.

於上[33)], 面焦, 髮鬢頒白[34)]. 七八, 肝氣衰, 筋不能動. 八八, 天癸竭, 精少, 腎臟衰, 形體皆極[35)], 則齒髮去.

남자는 8세에 이르면 腎氣가 충실해지기 시작하여 머리카락이 길게 자라고 치아가 새롭게 납니다. 16세에 이르면 腎氣가 盛해져 天癸가 이르고 精氣가 충만하여 넘치며 男女가 和合할 수 있으므로 자식을 가질 수 있습니다. 24세에 이르면 腎氣가 충만해져 근육과 뼈가 단단해지므로 사랑니가 나고 (치아의) 성장이 극에 달합니다. 32세에 이르면 근육과 뼈가 隆盛하고 肌肉이 풍만하면서 튼튼해집니다. 40세에 이르면 腎氣가 쇠약해져 머리카락이 빠지고 치아가 건조해집니다. 48세에 이르면 陽氣(三陽經의 氣)가 상부에서 쇠퇴하여 얼굴이 초췌해지고 머리카락과 귀밑머리가 반백이 됩니다. 56세에 이르면 肝氣가 쇠약해져 근육을 (마음대로) 움직이지 못합니다. 64세에 이르면 天癸가 고갈되어 精氣가 부족해지고 腎臟이 쇠약해져 形體가 모두 (노쇠하여) 한계에 이르며, 치아와 머리카락이 빠집니다.

腎者主水, 受五臟六腑之精而藏之[36)], 故五臟盛, 乃能瀉[37)]. 今五臟皆衰, 筋骨解墮[38)], 天癸盡矣, 故髮鬢白, 身體重, 行步不正, 而無子耳.

腎은 (인체의) 水氣를 주관하고 五臟六腑의 精을 받아 저장하므로 五臟이 충실해야

---

33) 陽氣衰於上 : 원문에는 "陽氣衰竭於上"으로 되어 있었으나,《甲乙經》卷六第十二에 근거하여 "竭"字를 刪去하였다. 윗 문장의 "三陽脈衰於上"에 비추어 보더라도 "竭"字가 없는 것이 옳다.

34) 髮鬢頒白 : "髮"은 머리카락을, "鬢"은 귀밑머리를 가리킨다. "頒(반)"은 뒤섞인 것을 가리키므로 "頒白"이란 흰머리와 검은머리가 섞여 희끗희끗한 것을 가리킨다.

35) 天癸竭, 精少, 腎臟衰, 形體皆極 : 이 12字는 원래 "七八, 肝氣衰, 筋不能動" 아래에 있던 것인데, 丹波元簡이《素問識》에서 "상하의 문맥으로 미루어 보건대 '天癸竭……' 운운한 네 句는 八八 아래로 옮겨가야 할 것 같다."고 하였다. 七八(56세)에 이미 형체가 모두 한계에 이른다고 하여 놓고, 八八(64세)에 치아와 머리카락이 모두 빠진다고 하였으니 이치에 맞지 않다. 또한 윗글에서 女子의 天癸가 다하는 시점이 七七(49세)인 것에 근거한다면 男子의 天癸가 다하는 시점도 응당 八八(64세)이 되어야 한다. 따라서 본서는 이 12字를 "七八, 肝氣衰, 筋不能動"에서 이곳으로 옮겼다.

36) 受五臟六腑之精而藏之 : "五臟"은 心·肝·脾·肺·腎을 가리키고, "六腑"는 膽·胃·大腸·小腸·膀胱·三焦를 가리킨다. 五臟六腑의 精氣가 충만하면 腎에 저장되어 先天의 精氣를 充養한다.·

37) 五臟盛, 乃能瀉 : 五臟의 精氣가 盛하면 生殖의 精을 배설할 수 있다는 뜻이다.

38) 解墮(해타) : "解"는 "懈"와 같으며, "墮"는 "惰"와 같으므로 "늘어져 無力하다"는 뜻이다.

(精을) 배출할 수 있습니다. 지금 五臟이 모두 쇠약해져 근육과 뼈가 연약무력해지고 天癸가 모두 고갈되었으므로 머리카락과 귀밑머리가 반백이 되고 몸이 무거워져 걸음걸이가 바르지 못하며 자식을 낳을 수 없는 것입니다.

帝曰 : 有其年已老而有子者, 何也?

岐伯曰 : 此其天壽過度, 氣脈常通, 而腎氣有餘也. 此雖有子, 男不過盡八八, 女不過盡七七, 而天地[39]之精氣皆竭矣.

帝曰 : 夫道者[40], 年皆百數, 能有子乎?

岐伯曰 : 夫道者, 能却老[41]而全形, 身年雖壽, 能生子也.

黃帝 : 나이가 들어 이미 늙었는데도 자식을 가질 수 있는 사람이 있는데, 이는 어째서입니까?

岐伯 : 이는 타고난 수명이 보통 사람보다 뛰어나서, 氣血經脈이 오래도록 통하고 腎氣가 남아 있기 때문입니다. 이러한 경우는 비록 자식을 가질 수 있다 하더라도 남자는 64세를 다 넘기지 못하고, 여자는 49세를 다 넘기지 못하고서 남녀의 精氣가 모두 고갈됩니다.

黃帝 : 養生의 道를 깨달은 사람은 나이가 모두 100세가 넘어도 자식을 가질 수 있습니까?

岐伯 : 대저 養生의 道를 깨달은 사람은 노화를 지연시켜서 몸을 온전하게 유지할 수 있으니, 몸이 비록 나이를 먹더라도 자식을 낳을 수 있습니다.

黃帝曰 : 余聞上古有眞人[42]者, 提挈天地[43], 把握陰陽, 呼吸精氣, 獨立守神[44], 肌肉若一[45], 故能壽敝天地[46], 無有終時, 此其道生[47].

---

39) 天地 : 여기서는 男女를 가리킨다.

40) 道者 : 養生의 道를 깨우친 사람을 가리킨다.

41) 却老 : "却"은 "물리치다"·"그치다"의 뜻이다. 따라서 "却老"란 老化를 멈추게 하다 혹은 노화를 지연시키다로 해석해야 한다.

42) 眞人 : 天地陰陽의 변화 규율을 파악하여 정신과 眞氣를 보존하는 사람으로 養生의 수준이 가장 높은 사람을 말한다. 고대에는 養生의 道를 깨우친 사람을 眞人·至人·聖人·賢人의 순서로 구분하였다.

43) 提挈天地(제설천지) : "提挈"이란 본래 "손에 쥐다"는 뜻인데, 轉義되어 "파악하다"는 뜻으로 쓰였다. 따라서 提挈天地란 "자연계의 규율을 파악하다"는 뜻이다.

44) 獨立守神 : 張介賓은 "道가 있어 홀로 존재할 수 있으므로 능히 獨立할 수 있고, 精神이 밖으로 내달리지 않으므로 守神이라 한다"고 하였다.

黃帝 : 제가 듣건대 상고 시대에는 "眞人"이라고 불리는 사람들이 있어 天地의 변화 규율을 파악하고 陰陽의 변화를 파악하였으며, (天地의) 精氣를 呼吸하고 (보통사람들과는 다르게) 홀로 서서 정신을 안으로 지키고 肌肉을 한결같이 유지하였으므로 그 수명이 天地가 다하도록 끝이 없었다고 하였는데, 이는 養生의 道와 더불어 사는 것입니다.

中古之時, 有至人48)者, 淳德全道49), 和於陰陽, 調於四時50), 去世離俗, 積精全神51), 游行天地之間, 視聽八達之外52), 此蓋益其壽命而强者也, 亦歸於眞人.

中古 시대에는 "至人"이라 불리는 사람들이 있어, 德을 두텁게 하고 (養生의) 道를 온전히 하여 陰陽의 변화에 화합하고 사계절의 변화에 순응하였으며, 세속을 벗어나 精을 쌓고 神을 온전히 함으로써 (그 정신이) 天地 사이를 왕래하고 八方의 밖까지 보고들을 수 있었다고 하는데, 이는 그 수명을 보태고 (몸을) 强健하게 한 것이니 역시 "眞人"에 귀속됩니다.

其次有聖人者, 處天地之和, 從八風53)之理, 適54)嗜欲於世俗之間,

---

45) 肌肉若一 : "若一"이란 시종 한결같음을 말한다. 따라서 "肌肉若一"이란 단련을 통해서 肌肉을 영원히 청년기와 같게 유지하여 늙지 않는 것을 말한다.

46) 壽敝天地 : "敝"는 "다하다(盡)"의 뜻으로 해석해야 한다. 王冰은 注에서 "몸이 道에 합쳐지고 목숨이 道와 같으므로 끝나는 시기가 없고 목숨이 天地와 같이 끝이 없다."고 하였다.

47) 此其道生 : 張介賓은 注에서 "眞人은 몸이 道에 합치하고……形體는 떠나가도 마음은 남아 있으며, 氣가 흩어져도 精神은 남아 있으므로 수명이 천지가 다하도록 끝이 없고 道와 더불어 함께 살아갈 수 있는 것이다."라고 하였다.

48) 至人 : 眞人에 버금가는 사람이다. 《莊子 · 天下篇》에 "眞에서 벗어나지 않는 자를 至人이라 한다."고 하였다.

49) 淳德全道 : "淳"은 "도탑다"는 뜻이다. 따라서 "淳德全道"는 德이 두텁고 道가 온전하다는 뜻이다.

50) 和於陰陽, 調於四時 : 張介賓은 注에서 "'和'는 화합의 뜻으로서 陰陽의 변화에 화합하는 것이고, '調'는 순응하다는 뜻으로서 四時의 변화에 순응하는 것이다."라고 하였다.

51) 去世離俗, 積精全神 : 王冰은 注에서 "마음으로 世俗의 어지러움을 멀리하고, 몸이 世俗의 오염에서 벗어나므로 精을 쌓고 神을 온전하게 회복시킬 수 있다."고 하였다.

52) 游行天地之間, 視聽八達之外 : 張志聰은 注에서 "精을 쌓고 神을 기르므로 神氣가 天地 사이에 가득차고, 耳目이 八達의 밖까지 보고들을 수 있다."고 하였다. 따라서 "游行天地之間, 視聽八達之外"이란 보고 듣는 것이 넓어서 八方의 밖에까지 미칠 수 있다는 뜻이다.

53) 八風 : 八方의 비정상적인 기후로서, "大弱風 · 謀風 · 剛風 · 折風 · 大剛風 · 凶風 · 嬰兒風 · 弱風"을 포괄한다.

54) 適 : "알맞게 하다" · "편안하게 하다"는 뜻이다.

無恚嗔[55]之心, 行不欲離於世, 被服章[56], 擧不欲觀[57]於俗, 外不勞形於事, 內無思想之患, 以恬愉[58]爲務, 以自得爲功, 形體不敝, 精神不散, 亦可以百數.

그 다음으로는 "聖人"이라 불리는 사람이 있어, 天地의 조화 속에 살면서 八風變化의 이치에 순응하고, 世俗에서 좋아하고 바라는 바(嗜欲)를 적절하게 하여 노여워하는 마음을 갖지 않았으며, 행동은 世俗을 벗어나려고 하지 않으나 거동은 世俗에서 본받으려 하지 않으며, 밖으로는 고된 일로 몸을 힘들게 하지 않고 안으로는 (과도한) 생각으로 인한 근심이 없도록 하였으며, 마음이 편안하고 즐겁도록 힘쓰고 스스로 얻는 것을 공으로 삼으니, 形體가 쇠약해지지 않고 精神이 흩어지지 않아 역시 100세 이상 살 수 있었다고 합니다.

其次有賢人者, 法則天地[59], 象似[60]日月, 辯別星辰, 逆從陰陽, 分別四時, 將[61]從上古合同於道, 亦可使益壽而有極時.

그 다음은 "賢人"이라 불리는 사람들이 있어, 天地의 변화를 본받고, 해와 달(의 차고 기움)을 본떴으며, 星辰을 변별하여 나열하였고, 陰陽(의 盛衰)에 따라 거역 혹은 순종하였으며, 사계절을 분별하여 상고시대의 眞人들을 따라 養生의 법도에 부합하려 하였으니, 또한 수명을 더할 수는 있었으나 한계에 달하는 때(죽는 때)가 있었다고 합니다.

---

55) 恚嗔(에진) : "恚" 는 성낼 에, 성내다, 화내다. "嗔"은 성낼 진, 꾸짖을 진. 성내다.

56) 被服章 : 《新校正》에서 "이 3字를 헤아려 보건대 아마도 衍文인 듯하다. 이 3字는 上下文과 이어지지 않는다"고 하였다. "行不欲離於世"와 "擧不欲觀於俗"은 서로 對句를 이룬 문장으로서 아래의 "外不勞形於事, 內無思想之患"과 동일한 句法이다. 그러므로 丹波元簡《素問識》에서 "이 3字를 新校正에서 衍文이라 한 것은 마땅하다."라고 하였다. 이에 근거하여 본서는 "被服章"을 錯簡으로 보아 해석하지 않았다.

57) 觀 : "法"과 통하며, "본받다"는 뜻이다.

58 恬愉(념유) : "恬"은 "편안하다"는 뜻이고, "愉"는 "즐겁다"는 뜻이다. 따라서 "恬愉"란 마음이 편안하고 즐거운 것을 말한다.

59) 法則天地 : "法"은 "본받다"는 뜻이고, "則"은 "式"과 같아 역시 "본받다"는 뜻이다. 따라서 이는 天地가 변화하는 이치를 본받는다는 뜻이다.

60) 象似 : "象"과 "似"는 모두 "본뜨다"는 뜻이다.

61) 將 : "欲"과 같으며, "~하고자 한다"로 해석한다. 예를 들면 《管子・大匡》에서 "그대가 社稷을 평정하지 않으면 누가 할 수 있겠는가?(非子定社稷, 其將誰也)"라고 하였다.

二. 四氣調神大論

"四氣"는 春夏秋冬 사계절의 기후를 말하고, "調神"은 정신의식을 調養하는 방법을 말한다. 본편에서는 주로 四時의 기후변화에 순응하면서 정신을 조양하면 건강을 유지하고 질병을 예방할 수 있음을 설명하고 있다.

(1) 春生·夏長·秋收·冬藏의 기후의 변화 규율을 기술하고, 養生함에 있어서 반드시 四時의 변화에 따라 정신을 조양하면 인체의 기능활동이 외부 환경의 변화에 적응하여 건강을 유지할 수 있음을 논하였다.

(2) 극심한 기후 변화는 생물과 인간에게 危害를 초래하여 인체의 건강과 수명에 영향을 미친다. 변화하는 기후에 순응하여 체내의 陰陽과 四時의 陰陽을 조화롭게 하는 것이 養生의 목적임을 설명하였다.

(3) 자연계 陰陽의 변화 규율을 위배하면 이에 상응하는 질병이 발생하므로 봄과 여름에는 陽을 자양하고, 가을과 겨울에는 陰을 자양할 것을 강조하였다.

春三月[1), 此謂發陳[2), 天地俱生, 萬物以榮. 夜臥[3)早起, 廣步[4)於庭, 被髮緩形[5), 以使志生, 生而勿殺, 予而勿奪, 賞而勿罰, 此春氣

1) 春三月 : 음력 正·一·二月을 가리키는데, 節氣로는 立春에서 穀雨까지이다.

2) 發陳 : "生機勃發, 推陳生新" 즉 生機가 일어나서 묵은 것을 밀어내고 새로운 것이 生한다는 뜻이다. 봄에 陽氣가 상승하여 만물이 새롭게 발육을 시작하므로 "發陳"이라 한다.

3) 夜臥 : 여기서의 "夜"는 늦은 밤을 가리킨다.

4) 廣步 : 이는 보폭을 넓게 하여 걷는다는 뜻으로서 천천히 걷는 것을 말한다.

之應, 養生之道也. 逆之則傷肝, 夏爲寒變, 奉長者少[6].

봄철의 3개월을 "發陳"이라 하는데, 天地(의 氣)가 모두 生하고 만물이 이로써 무성해집니다. (이때 사람들은) 저녁 늦게 잠자리에 들고 아침 일찍 일어나서 정원에서 산보하며, 머리를 풀어헤치고 신체를 편안하게 함으로써 志가 생기게 하며, 살리되 죽이지 말고 주되 빼앗지 말며 상을 주되 벌하지 말아야 하니, 이것은 봄철의 氣에 상응하여 生함을 기르는 이치입니다. (만약) 이를 거스르면 肝이 손상되어 여름철에 寒性病變이 발생하고 (여름철의) 長하는 氣(長氣 : 즉 火氣)를 받들 힘이 부족하게 됩니다.

夏三月[7], 此謂蕃秀[8], 天地氣交, 萬物華實. 夜臥早起, 無厭於日[9], 使志無怒, 使華英成秀[10], 使氣得泄, 若所愛在外[11], 此夏氣之應, 養長之道也. 逆之則傷心, 秋爲痎瘧[12], 奉收者少, 冬至重病[13].

여름철의 3개월을 "蕃秀"라 하는데, 天地의 氣가 교류하여 만물 꽃을 피우고 열매 맺습니다. (이때에 사람들은) 저녁 늦게 잠자리에 들고 아침 일찍 일어나야 하며 해가 길

---

5) 被髮緩形 : "被髮"은 "披髮"이라고도 하는데 머리를 풀어헤치는 것을 말한다. "緩形"은 "몸을 느슨하게 한다"는 뜻으로서 衣服으로 몸을 속박하지 않는 것을 가리킨다.

6) 逆之則傷肝, 夏爲寒變, 奉長者少 : 春生은 冬藏을 전제로 하고, 冬藏은 秋收를 전제로 하며, 秋收는 夏長을 전제로 하고, 夏長은 春生을 전제로 한다. 만약 봄에 養生의 道를 거스르면 肝氣가 손상되어 長夏를 봉양하기 어려우므로 여름이 되면 長養의 氣가 부족해져 寒性病變이 발생한다. "長"은 여름철의 長氣(火氣)를 가리키고, "少"는 부족하다는 뜻이다.

7) 夏三月 : 음력 四·五·六月을 가리키는데, 節氣로는 立夏에서 大暑까지이다.

8) 蕃秀 : "蕃"이란 무성함을 뜻하고, "秀"는 열매맺는 것을 가리킨다. 따라서 "蕃秀"란 만물이 무성하고 열매맺는 것을 뜻한다.

9) 無厭於日 : 張介賓은 注에서 "해가 긴 것을 싫어하지 않는 것이다."라고 하였다.

10) 華英成秀 : 王氷은 注에서 "陽氣가 조화를 이루면 만물이 化生하는데,……만물이 化生하면 꽃피고 열매 맺는다."고 하였고, 張介賓은 注에서 "'華英'은 神氣를 말한다."고 하였다. 張志聰 역시 "華란 마음의 꽃이니 神氣를 말한다."고 하였다. 따라서 "華英成秀"는 만물이 꽃을 피우고 무성하게 자라는 것을 빌어 사람의 神氣가 充實함을 비유한 것이다. 아래의 "秋三月" 문장에서 "使志安寧, 以緩秋刑, 收斂神氣"라고 한 것을 보더라도 이를 神氣로 보는 것이 타당하다.

11) 若所愛在外 : 馬蒔는 注에서 "화를 내지 않으면 氣가 쉽게 울결되니, 또한 반드시 이 氣를 發泄시켜야 하는데, 아끼는 것이 밖에 있는 듯이 하면 울결됨이 없다."고 하였다.

12) 痎瘧(해학) : 여기서는 넓은 의미의 瘧疾을 가리킨다.

13) 冬至重病 : 丹波元簡은《素問識》에서 "상하 文例에 비추어 보건대 이 4字는 아마도 군더더기 글인 듯하다."라고 하였고, 沈祖緜은《讀素問臆斷》에서 "上下文과 비교해 보건대 이 4字는 注文이 正文으로 잘못 들어간 듯하다."라고 하였다. 諸家들의 說이 타당하므로 본서도 이를 해석하지 않았다.

어 무더운 것을 싫어하지 말고, 마음에 화를 냄이 없도록 하여 만물이 꽃피고 무성하게 자라는 것처럼 神氣를 충실하게 해야 하며, 氣를 發泄케 하여 마치 아끼는 것이 밖에 있는 듯이 해야 합니다. 이것은 여름철의 氣에 상응하여 長함을 기르는 이치입니다. (만약) 이를 거스르면 心이 손상되어 가을철에 瘧疾이 발생하고, (가을의) 收斂하는 氣(收氣 : 즉 金氣)를 받들 힘이 부족하게 됩니다.

秋三月[14], 此謂容平[15], 天氣以急, 地氣以明[16]. 早臥早起, 與鷄俱興, 使志安寧, 以緩秋刑[17], 收斂神氣, 使秋氣平, 無外其志, 使肺氣淸[18], 此秋氣之應, 養收之道也. 逆之則傷肺, 冬爲飧泄[19], 奉藏者少.

가을철의 3개월을 "容平"이라 하는데, 天氣는 急해지고 地氣는 청명해집니다. (이 때에 사람들은) 저녁 일찍 잠자리에 들고 아침 일찍 일어나 닭이 활동하는 것과 같게 하며, 마음을 편안하게 함으로써 가을의 형벌(肅殺하는 기운)을 누그러뜨리고, 神氣를 收斂하여 가을철의 기후와 조화를 이루도록 하고, 그 志가 외부로 흩어지지 않도록 하여 肺氣를 맑게 해야 합니다. 이것은 가을철의 氣에 상응하여 收함을 기르는 것입니다. (만약) 이를 거스르면 肺가 손상되어 겨울에 飧泄이 발생하고, (겨울의) 封藏하는 氣(藏氣 : 즉 水

14) 秋三月 : 음력 七・八・九月을 가리키는데, 節氣로는 立秋에서 霜降까지 이다.

15) 容平 : 만물의 形態가 안정되어 더 이상 번성하여 생장하지 않는 것을 가리킨다. 王玉川은 注에서 "'容'은 받아들여 가득 채운다는 뜻이고, '平'은 풍성하게 거둔다는 뜻이니, 수확물을 그릇에 가득 채우는 것을 '容平'이라 한다. 이 容平은 풍성하게 수확하는 계절의 별칭이다.《說文解字》에 '容은 담는 것이다'라고 하였는데, 지금 물건을 담는 도구 역시 容器라 한다.《漢書・食貨志》에는 '생업에 종사하여 거두어들이는 것을 登이라 하고, 다시 登(수확)하는 것을 平이라 하며, 세 번 登(수확)하는 것을 泰平이라 한다.'고 하였다. 이로 볼 때 平에는 풍성하게 수확한다는 뜻이 있음을 알 수 있다. 가을은 만물이 성숙하여 수확하는 계절이므로 가을철 3개월을 容平이라 한 것이다."라고 하였다.

16) 天氣以急, 地氣以明 : 張介賓은 注에서 "風氣가 굳세고 급한 것을 急이라 하며, 만물의 색이 淸明한 것을 明이라 한다."도 하였고, 高世栻은 注에서 "天氣가 急해지는 것은 肅殺의 氣가 도래하려고 함이요, 地氣가 밝아지는 것은 草木이 시들려는 것이다."라고 하였다. 가을의 기운이 다가오므로 天氣가 급해지고, 暑濕이 이미 물러갔으므로 地氣가 淸明해지는 것이다.

17) 以緩秋刑 : "秋刑"이란 가을의 收斂하는 기운, 즉 肅殺之氣를 가리킨다.

18) 無外其志, 使肺氣淸 : 馬蒔는 注에서 "그 志를 밖으로 내달리지 않도록 하여 肺氣가 내 몸안에 저장되도록 하는 것이 淸潔함이다."라고 하였고, 張志聰은 注에서 "神氣를 收斂하여 그 志를 밖으로 내달리지 않도록 함은 모두 가을의 收斂하는 氣에 순응하여 肺氣가 맑아지도록 하는 것이다."라고 하였다.

13) 飧泄 : 소화되지 않은 음식물을 설사하는 것을 말한다. 가을철에 養生의 道를 거역하면 肺가 손상되고, 肺가 손상되면 腎에 영향을 미치기 때문에 寒性 병증인 飧泄이 발생한다.

氣)를 받들 힘이 부족하게 됩니다.

冬三月[20), 此謂閉藏[21), 水氷地坼[22). 無擾乎陽, 早臥晩起, 必待日光, 使志若伏若匿, 若有私意, 若已有得[23), 去寒就溫, 無泄[24)皮膚, 使氣亟奪[25), 此冬氣之應, 養藏之道也. 逆之則傷腎, 春爲痿厥[26), 奉生者少.

겨울철의 3개월을 "閉藏"이라 하는데, 물이 얼고 땅이 갈라집니다. (이 때에는 함부로 房事하거나 망령되게 행동하여) 陽氣를 어지럽히지 말아야 하니, 저녁 일찍 잠자리에 들고 아침 늦게 일어나되 반드시 햇빛이 비칠 때까지 기다려야 하며, 志로 하여금 마치 엎드려 숨어 있는 것같이 하고 私的인 뜻이 있는 것같이 하며 이미 얻은 것이 있는 것처럼(뜻이 밖으로 새어 나가지 않도록 해야) 하고, 寒氣를 피하고 따뜻함을 유지하되 皮膚가 성글어져 陽氣가 자주 빠져나가지 않도록 해야 하니, 이것은 겨울철에 상응하여 藏함을 기르는 이치입니다. (만약) 이를 거스르면 腎이 손상되어 봄에 痿厥이 발생하며, (봄철의) 生發하는 氣(生氣 : 즉 木氣)를 받들 힘이 부족하게 됩니다.

天氣, 淸淨光明者也, 藏德不止[27), 故不下也[28). 天明則日月不

---

20) 冬三月 : 음력 十・十一・十二月을 가리키는데, 節氣로는 立冬에서 大寒까지 이다.

21) 閉藏 : "封藏"이라고도 하는데, 生機가 잠복하고 陽氣가 內藏되는 것을 뜻한다. 馬蒔는 注에서 "陽氣가 이미 잠복하고 만물이 潛藏되었으므로 이러한 氣象을 閉藏이라 한다."고 하였다.

22) 坼(탁) : 이는 땅이 얼어 갈라지는 것을 말한다.

23) 使志若伏若匿, 若有私意, 若已有得 : 張志聰은 注에서 "'엎드려 숨어 있는 것같이 함'은 뜻이 밖으로 새 나가지 않도록 함이고, '私的인 뜻이 있는 듯하고, 이미 얻은 것이 있는 듯함'은 神氣가 내부에 저장되어 있는 것이다."라고 하였다. 馬蒔는 注에서 "이 모두는 陽을 어지럽혀서는 안된다는 뜻이다."라고 하였다.

24) 泄 : 여기서는 "성글어지다"는 뜻으로 해석해야 옳다. "泄"은 원래 구멍이나 틈새로 흘러나오는 것을 가리킨다.

25) 使氣亟奪 : 여기서의 "氣"는 陽氣를 가리킨다. "亟(기)"는 "자주・여러 번"의 뜻이다. 따라서 "使氣亟奪"이란 "陽氣로 하여금 자주 빠져나가게 하다"는 뜻으로 해석해야 한다.

26) 痿厥 : 팔다리가 연약무력해지는 것을 "痿"라 하고, 四肢末端 부위가 차가워지는 것을 "厥"이라 한다.

27) 藏德不止 : "德"이란 자연에 함축되어 있으면서 만물과 인류의 生化作用을 촉진하는 力量(에너지)를 뜻한다. "藏"은 저장하여 드러내지 않는다는 뜻이다. 張介賓은 "하늘의 德은 드러나지 않으므로 '藏德'이라 하고, 쉬지 않고 운행하므로 '不止'라 한다."고 하였다.

28) 故不下也 : "下"는 "去"의 뜻이다. 따라서 "不下"란 "없어지지 않는다", 즉 "영원하다"로 해석해야 한다.

明[29], 邪害空竅, 陽氣者閉塞, 地氣者冒明[30], 雲霧不精[31], 則上應白露[32]不下. 交通不表, 萬物命故不施, 不施則名木多死. 惡氣不發, 風雨不節[33], 白露不下, 則菀槀不榮. 賊風數至, 暴雨數起, 天地四時不相保[34], 與道相失, 則未央絶滅[35]. 唯聖人從之, 故身無奇病[36],

---

29) 天明則日月不明 : 王冰은 注에서 "하늘이 德을 감추는 까닭은 그 큰 밝음을 숨기기 위함이다. 그러므로 큰 밝음이 드러나면 작은 밝음은 사라지며, 큰 밝음의 德은 감추지 않으면 안된다. 하늘이 만약 스스로 밝힌다면 日月의 밝음은 감추어질 것이다. 이것이 비유하는 것은 무엇인가? 사람의 眞氣 역시 發泄하여 드러내서는 안되며, 淸淨한 법도로써 天眞을 보전해야 한다."고 하였고, 吳考槃은 注에서 "諸家의 註釋은 王冰이 '大明見則小明滅'이라 한 것에 근거하여 說往說來하면서 모두 이것만 파고드니 매우 적절하지 못하다. 經文에서 '天'字 아래에 '不'字 하나가 빠졌음을 알아야 하는데, 天氣가 淸明하지 않으면 日月이 그 빛을 잃는다는 말이다. 어째서 이를 아는가? 上文에서 이르길 '天氣는 맑고 밝은 것이다'라고 하였기 때문이다. 天氣가 맑고 밝은 까닭은 陽氣가 떠올라 어둡게 가로막은 공기가 없기 때문이다. 그러므로 낮에는 日光이 나타나고, 밤에는 月光이 나타난다."고 하였다. 또한 任應秋는 "'明'은 옛날에는 '萌'과 통했으니 움직이지 않는 것이다. '天萌'이란 하늘의 德은 고요하여 운행・변화하지 않는다는 말이다."라고 하였다. 이러한 의견은 모두 일리가 있으나 본서는 王冰의 注를 따랐다. 즉 天氣가 그 德을 감추지 못하는 것은 사람에게 있어서 그 本元의 氣가 간직되지 않고 밖으로 드러나는 것과 같다는 말이다.

30) 地氣者冒明 : 여기서 "明"은 光明 즉 日月을 가리킨다. 따라서 이는 地氣가 상승하여 하늘의 해와 달을 가린다는 뜻이다.

31) 雲霧不精 : "精"은 "晴"과 통한다. 《史記・天官書》에 이르길 "하늘이 맑아서 景星이 보인다(天精而景星見)."고 하였는데, 그 注에서 "'精'은 '晴'이다"라고 하였다. 따라서 "雲霧不精"이란 "雲霧가 개이지 않다"는 뜻으로 해석해야 한다.

※ 여기서 "景星"이란 곧 "慶星"으로서 경사스런 조짐을 나타내는 별을 말한다.

32) 白露 : 楊上善은 注에서 "'白露'라 한 것은 아마도 후대에 잘못 쓰여진 것으로 보인다."고 하였는데, 참고할 만하다. 《老子》에서 "天地의 氣가 서로 화합하면 甘露가 내린다."고 하였는데, 이 글은 天地의 氣가 조화를 잃은 것을 설명하는 대목이므로 "白露"라고 하는 것보다 文義가 뛰어나다.

33) 交通不表, 萬物命故不施, 不施則名木多死. 惡氣不發, 風雨不節 : 郭靄春은 《黃帝內經素問校注語譯》에서 "'交通不表'에서 '風雨不節'까지의 25字는 衍文이 아닌가 한다. 이미 '名木多死'라 하였는데 다시 '菀槀不榮'이라 하였으니 상하가 중복되며, 이미 '惡氣不發'이라 하였는데 다시 '風雨不節'이라 하였으니 상하의 뜻이 어긋난다. 《史載之方》 卷下 《爲醫總論》에서 본문을 인용하여 '交通不表……'의 25字가 없이 '雲霧不精, 則上應白露不下, 白露不下, 則菀槀不榮'이라 하였으니, 文義가 비교적 타당하고 순조롭다."고 하였다.

34) 天地四時不相保 : "保"란 "保持"・"維持"의 뜻이니, "不相保"란 天地의 升降과 四時寒暑가 정상적인 규율을 유지하지 못하는 것을 가리킨다.

萬物不失, 生氣不竭.

天氣는 맑고 밝은 것으로서, 德을 감추어 끊임없이 운행하므로 영원합니다. 날이 밝으면 日月이 밝지 못한데, (만약) 邪氣가 (天地의) 空間에 가득 차면 陽氣(하늘의 淸陽한 氣)는 막히고 地氣(땅의 陰濁한 氣)는 상승하여 해와 달(明)을 가리며, 雲霧가 개이지 않아 이슬이 내리지 않습니다.

이슬이 (마땅히 내려야 하는데) 내리지 않으므로 만물은 시들고 빛이 없어집니다. 해로운 바람(邪風)이 끊임없이 불어와 항상 폭우가 자주 내리고 天地와 四時(四季)가 서로 (정상적인 규율을) 유지하지 못하여 道(정상적인 생장 법칙)와 어긋나면 (만물이 그 수명을) 다하지 못하고 죽게 됩니다. 오직 聖人만이 자연계의 변화를 따를 수 있으므로 몸에 큰 병이 생기지 않고, 만물의 이치에 어긋남이 없었으므로 生氣가 마르지 않습니다.

逆春氣, 則少陽不生, 肝氣內變[37]. 逆夏氣, 則太陽不長, 心氣內洞[38]. 逆秋氣, 則太陰不收, 肺氣焦滿[39]. 逆冬氣, 則少陰不藏, 腎氣獨沈[40].

春氣(生發하는 氣)를 거스르면 少陽의 氣가 生하지 않으므로 肝氣가 (울결되어) 내부에서 변하고, 夏氣(養長하는 氣)를 거스르면 太陽의 氣가 자라지 않으므로 心氣가 내부에서 부족해지며, 秋氣(收斂하는 氣)를 거스르면 太陰의 氣가 수렴되지 못하므로 肺에

---

35) 未央絶滅 : 張介賓은 注에서 "반도 못되어서 滅絶한다"고 하였고, 《詩經 · 小雅》 "夜未央"의 注에서 "夜未半"이라 하였다. 《楚辭 · 離騷》의 注에 "央은 盡이다"라고 하였는데, 그 의미가 뛰어나므로 본서는 "央"을 "盡(다하다)"로 풀이하였다. 따라서 "未央滅絶"은 "(만물이) 그 수명을 다하지 못하고 죽는다."는 뜻이다.

36) 奇病 : 重病을 가리킨다. "奇"란 보통과는 다른 것을 말한다.

37) 逆春氣, 則少陽不生, 肝氣內變 : 張介賓은 注에서 "봄의 令은 木에 속하고 肝膽이 이에 상응한다. 《臟氣法時論》에서 이르길 '肝은 봄을 주관하는데, (肝이 병들면) 足厥陰과 足少陽을 위주로 치료한다.'고 하였다. 그러므로 春氣를 거스르면 少陽의 令이 生發하지 않고 肝氣가 울결되어 내부에서 변하여 병이 된다. 여기에서 膽을 언급하지 않고 肝만 언급한 것은 臟氣를 위주로 하였기 때문이다. 뒤도 이와 같다.

38) 內洞 : "內洞"은 내부에서 空虛(부족)하다는 뜻이다.

39) 肺氣焦滿 : 丹波元簡은 注에서 "肺가 脹滿하고 숨이 차는 등의 증상을 가리키니, 王氷이 '焦'를 上焦라 한 것은 잘못된 것이다."라고 하였다. 張介賓은 注에서 "가을의 令은 金에 속하며, 肺 · 大腸과 상응한다. 《臟氣法時論》에서 이르길 '肺는 가을을 주관하는데, (肺가 병들면) 手太陰 · 手陽明을 위주로 치료한다'고 하였다. 따라서 秋氣를 거스르면 太陰의 令이 수렴되지 못하여 肺에 熱이 나면서 肺葉이 타고 脹滿하게 된다."고 하였다.

40) 腎氣獨沈 : 여기서의 "獨"은 "乃"로 해석해야 한다. "沈"은 "消沈"으로서 쇠약하다는 뜻이다.

熱이 생겨 숨이 차고 가슴이 답답해지며, 冬氣(封藏하는 氣)를 거스르면 少陰의 氣가 潛藏되지 못하므로 腎氣가 쇠약해집니다.

夫四時陰陽[41]者, 萬物之根本也. 所以聖人春夏養陽, 秋冬養陰, 以從其根, 故與萬物沈浮於生長之門[42]. 逆其根[43], 則伐其本[44], 壞其眞矣. 故陰陽四時者, 萬物之終始也, 死生之本也. 逆之則災害生, 從之則苛疾[45]不起, 是謂得道. 道者, 聖人行之, 愚者佩之[46].

사계절의 陰陽 변화(生・長・收・藏)는 만물의 근본입니다. 따라서 聖人은 봄과 여름에는 陽氣를 보양하고, 가을과 겨울에는 陰氣를 보양함으로써 그 근본에 순종하였으며, 이런 까닭에 만물과 더불어 生長의 門(四時陰陽의 변화 속)에서 浮沈할 수 있었습니다. 그 근본을 거스르면 생명의 근본이 파괴되어 眞氣(元氣)가 손상됩니다. 그러므로 자연계의 四時陰陽 변화는 만물의 끝과 시작이자, 生死의 근본입니다. 이러한 법칙을 거역하면 재해가 발생하고, 이러한 법칙을 따르면 重病이 발생하지 않으니, 이를 일러서 "得道(養生의 道를 체득함)"라고 합니다. (이러한 養生의) 道를 聖人은 행하지만 어리석은 자는 어깁니다.

從陰陽則生, 逆之則死, 從之則治, 逆之則亂. 反順爲逆, 是謂內格. 是故聖人不治已病治未病, 不治已亂治未亂, 此之謂也. 夫病已成而後藥[47]之, 亂已成而後治之, 譬猶渴而穿井, 鬪而鑄錐[48], 不亦晚乎.

---

41) 四時陰陽 : 四時는 봄・여름・가을・겨울의 사계절을 가리키는데, 봄과 여름은 陽에 속하고 가을과 겨울은 陰에 속하여 陰陽의 氣가 사계의 변화를 따라 消長하므로 四時陰陽이라 한다.

42) 沈浮於生長之門 : "沈浮"란 生・長・收・藏의 규율을 따라 운동하는 것을 가리키며, "生長之門"이란 生・長・收・藏하는 四時陰陽의 변화를 가리킨다.

43) 逆其根 : 四時陰陽의 규율을 거스르는 것을 말한다.

44) 其本 : 여기서는 生・長・收・藏하는 氣를 가리킨다.

45) 苛疾 : 혹독한 병, 즉 重病을 가리킨다.

46) 愚者佩之 : 丹波元簡은 李治의 《古今黈》를 인용하여 이르길 "'佩'는 '背'이다. 옛날에 통용되었다."고 하였고, 吳崑 또한 "'佩'는 '悖'와 같다."고 하였으며, 《荀子・大略》 王先謙의 注에서 "佩는 倍라고도 한다."고 하였다. "佩"・"背"・"佩"・"倍"는 音이 같아 고대에 서로 통용되었다. "背"・"悖"・"倍" 모두 "이치에 어긋나다"・"위배하다"는 뜻이 있다.

47) 藥 : 여기서는 동사로 쓰여 "치료하다"는 뜻이다.

48) 鑄錐 : 《說文解字》에서 "'鑄'는 쇠를 녹여 그릇을 만드는 것이고, '錐'는 예리한 무기이다."라고 하였다. 따라서 "鑄錐"란 무기를 만드는 것을 가리킨다.

陰陽의 법칙에 따르면 살고, 陰陽의 법칙을 위반하면 죽으며, 이를 따르면 다스려지고, 이를 거스르면 문란해집니다. (四時陰陽의 변화에) 순응하지 않고 위반하면 (四時陰陽의 변화에) 거역하는 것이 되니, 이를 "內格"[49]이라 합니다. 그러므로 聖人은 이미 발생한 병을 치료하지 않고 병이 발생하기 전에 미리 치료하였으며, 이미 어지럽혀진 國事를 다스리지 않고 어지럽혀지기 전에 다스렸으니, 바로 이를 말함입니다. 무릇 병이 이미 발생한 뒤에 이를 치료하고, (나라가) 어지럽혀진 뒤에 안정시키려 한다면 이는 바로 목마른 뒤에야 샘물을 파고, 전쟁이 난 뒤에야 무기를 만드는 것과 다를 바가 없는 것이니 어찌 늦은 것이 아니겠습니까!

---

49) 內格 : 체내의 생리기능과 외부의 환경이 격리되어 서로 적응하지 못하는 것을 말한다.

三. 生氣通天論

"生氣"는 인간의 생명 활동을 말하고, "天"은 자연계를 뜻한다. 본편에서는 인간의 생명 활동과 자연계의 陰陽變化가 끊임없이 통하고 있음을 설명하고 있다.

(1) 인간은 자연계의 陰陽氣와 밀접한 관계가 있으므로 반드시 자연계 질서인 陰陽의 변화에 순응할 것을 당부하고 있으며, 또한 風寒을 피하여 起居에 신중하고 욕심을 절제하며 음식물을 조절하여 질병을 예방해야 함을 강조하고 있다.

(2) 陽氣의 생리 기능 및 그 중요성을 논술하였다. 陽氣가 손상됨으로써 야기되는 병리 변화·증상 및 陽氣를 보호하는 방법에 대해서 상세하게 논하였다.

(3) 인체의 陰精과 陽氣는 서로 의존하면서 서로에게 작용한다. "陰平陽秘, 精神乃治" "陰陽離決 精氣乃絶"이라는 重要論点을 강조하였다.

(4) 四時기후와 음식물의 五味는 모두 五臟機能에 영향을 미침을 설명하였다.

黃帝曰 : 夫自古通天者生之本, 本於陰陽. 天地之間, 六合之內[1], 其氣九州[2]·九竅[3]·五臟[4]·十二節[5], 皆通乎天氣. 其生五, 其氣

1) 六合之內 : 《淮南子·時則訓》에서 "六合"이란 孟春과 孟秋가 부합하고, 仲春과 仲秋가 부합하며 季春과 季秋가 부합하고, 孟夏와 孟冬이 부합하며, 仲夏와 仲冬이 부합하고, 季夏와 季冬이 부합한다고 하였는데, 여기서 "부합"이란 상대적인 개념으로 이해해야 한다. 또한 六合을 공간(東·西·南·北·上·下)으로 보는 견해도 있는데, 《淮南子·時則訓》에서 말한 시간개념으로 보는 것이 옳다. 왜냐하면 시간개념은 四時陰陽의 변화를 포함하고 있기 때문이다. "天地之間"과 "六合之內"는 서로 對句가 되므로 天地之間은 空間을 의미하고, 六合之內는 時間을 의미한다고 보는 것이 합당하다.

三[6]. 數犯此者, 則邪氣傷人, 此壽命之本也.

黃帝 : 자고로 天氣와 통하는 것은 생명의 근본인데, (이 생명의 근본은) 陰陽에 근본을 둡니다. 天地의 사이, 六合의 안에서 그 氣는 (땅의) 九州와 (인체의) 九竅·五臟·十二關節에 있으니, 모두 天氣와 통합니다. 天地陰陽은 "五行(金·木·水·火·土)"을 화생하고, 그 氣는 (盛衰消長에 따라) 三陰三陽이 됩니다. 만약 이를(陰陽의 변화 규율) 자주 거역하면 邪氣가 인체를 손상시키니, 이는(陰陽의 변화 규율에 잘 순응하는 것) 長壽하는 근본입니다.

蒼天之氣[7]淸淨則志意治[8], 順之則陽氣固, 雖有賊邪, 不能害也. 此因時之序[9]. 故聖人傳精神[10], 服天氣, 而通神明[11]. 失之則內閉九竅, 外壅肌肉, 衛氣[12]散解, 此謂自傷, 氣之削也[13].

---

2) 九州 : 고대의 행정구역. 즉 冀·兗·靑·徐·揚·荊·豫·梁·雍州를 가리킨다.

3) 九竅 : 인체에 있는 아홉 개의 구멍을 말한다. 얼굴부위에 눈·귀·코·입의 일곱 구멍이 있고, 前陰(尿道)·後陰(항문)을 합하면 모두 아홉이 된다.

4) 五臟 : 王冰은 注에서 "五臟이란 五臟이 저장하고 있는 神을 가리킨다. 五臟이 저장하고 있는 神이란 肝이 저장하는 魂, 心이 저장하는 神, 脾가 저장하는 意, 肺가 저장하는 魄, 腎이 저장하는 志로서 이들이 형체를 이룬다."고 하였다.

5) 十二節 : 四肢의 열 두 大關節을 가리킨다. 예를 들면 두 손목, 두 팔꿈치, 양어깨, 두 발목 등을 말한다.

6) 其生五, 其氣三 : "五"는 五行의 氣를 가리키고, "三"은 三陰三陽, 즉 太陰·少陰·厥陰과 太陽·少陽·陽明을 가리킨다. 《素問·天元紀大論》에서 "陰陽之氣, 各有多少, 故曰三陰三陽也(陰陽의 氣는 각기 많고 적음이 있으므로 三陰三陽이라 한다)"고 하였으며, 張景岳은 "사람의 生은 비록 陰陽을 근본으로 하나, 그 稟賦를 나누면 五行이 되므로 '其生五'라 하였고, 陰陽之氣의 盛衰는 많고 적음에 세 가지가 있으므로 '其氣三'이라 한다."고 하였다.

7) 蒼天之氣 : 푸른 하늘의 氣, 즉 天氣를 가리킨다.

8) 淸淨則志意治 : 淸淨의 "淨"을 《太素》에서는 "靜"으로 보았다. "淸靜"이란, "淸而不濁, 靜而不亂(맑고 흐리지 않으며, 고요하여 搖亂하지 않다)"를 줄인 말이다. "治"는 "理"의 뜻으로 다스리다. 따라서 "志意治"는 의지가 다스려져 조화를 이룬다는 뜻.

9) 此因時之序 : 이는 衍文으로서, 아래의 "弗之能害, 此因時之序"와 문장 구조가 비슷하여 생긴 착오이다. 해로운 邪氣가 사람을 해치지 못하는 것은 陽氣가 외부를 굳게 지키기 때문이지, 四時의 변화 규율에 순응한 것과는 직접적인 관련이 없다. 따라서 이 5字를 해석하지 않았다.

10) 傳精神 : 兪樾은 《內經辯言》에서 "'傳'은 '摶(단)'으로 읽어야 하며, '聚(모으다)'는 뜻으로 해석해야 한다."고 하였다. 따라서 "傳精神"은 精神을 집중하다로 해석해야 한다.

11) 服天氣, 而通神明 : 여기서의 "服"은 順從하다는 뜻이고, "神明"은 陰陽의 변화를 가리킨다. 따라서 "服天氣, 而通神明"이란 "天氣에 순응하고, 陰陽의 변화에 통달하다."는 뜻이다,

天氣가 맑으면 사람의 의지가 다스려지고, (天氣의 변화에) 순응하면 (인체의) 陽氣가 튼튼해지므로 비록 해로운 邪氣가 있더라도 (사람을) 해치지 못합니다. 그러므로 聖人들은 정신을 집중하여 天氣에 순응함으로써 陰陽의 변화에 통달하였습니다. (만약) 이를 거역하면 안으로는 九竅가 막히고 밖으로는 肌肉이 막히며 衛氣가 흩어지니, 이를 "自傷(스스로 초래한 손상)"이라 하며, (이로 인해) 正氣를 빼앗겨 쇠약해집니다.

陽氣者若天與日, 失其所[14], 則折壽[15]而不彰[16]. 故天運當以日光明, 是故陽因而上, 衛外[17]者也. 欲如運樞[18], 起居如驚[19], 神氣乃浮. 因於暑, 汗, 煩則喘喝[20], 靜則多言. 因於寒[21], 體若燔炭, 汗出而散. 因於濕, 首如裹[22], 濕熱不攘[23], 大筋緛短, 小筋弛長, 緛短爲拘, 弛長爲痿. 因於氣[24], 爲腫, 四維相代[25], 陽氣乃竭.

---

12) 衛氣 : 衛氣란 陽氣의 일종으로서 인체를 가장 바깥쪽에서 保衛하므로 衛氣라 한다.

13) 氣之削也 : "氣"는 正氣를 뜻하고, "削"은 빼앗기다는 뜻이다.

14) 失其所 : 楊上善의《太素》에는 "所"가 "行"으로 되어 있는데, 그 의미가 뛰어나므로 본서는《太素》에 근거하여 "所"를 "行"으로 해석하였다.

15) 折壽 : 여기서의 "折"은 "덜다 · 줄이다"의 뜻으로 해석해야 한다.

16) 不彰 : "彰"은 "章(드러내다)"와 통하며, "드러내다"는 뜻이다. 즉 인체의 생명활동을 외부로 드러내지 못한다는 말이다.

17) 衛外 : 인체의 陽氣는 항상 위로 떠올라 인체의 外部를 보호하는 작용을 한다. 姚止庵은 "陽氣는 가볍고 맑아서 위로 떠오르는데 이를 잘 자양하면 氣가 저절로 固密해져 인체를 굳게 지키기에 족하나, 이를 잘 자양하지 않으면 寒暑濕의 각종 邪氣가 그 허를 틈타 침입한다."고 하였다.

18) 欲如運樞 : "運樞"란 陽氣가 마치 문둔테 내에서 문지도리가 움직이듯 내부에서 운행하여 외부로 빠져나가서는 안된다는 뜻이다.

19) 起居如驚 : "驚"은 "문란하다 · 일정하지 않다"로 해석해야 文義가 순조롭게 통한다.

20) 喘喝 : 숨이 차서 거친 호흡 소리가 나는 증상을 가리킨다.

21) 因於寒 : 이 3字는 원래 "欲如運樞" 앞에 있었으나,《素問釋義》,《吳注素問》,《格致餘論 · 生氣通天論病因章句辨》에 근거하여 "體若燔炭" 앞으로 옮겼다.

22) 首如裹 : 머리를 무엇으로 싸맨 듯한 것을 말한다. 머리가 무겁고 상쾌하지 않다는 뜻이다.

23) 濕熱不攘 : "攘"은 "제거하다"의 뜻이다.

24) 因於氣 : 高世栻은 注에서 "氣는 風과 같다.《陰陽應象大論》에서 '陽之氣, 以天地之疾風名之'라 하였으므로 風이라 하지 않고 氣라 하였다."고 하였다.

25) 四維相代 : "四"는 상술한 風 · 寒 · 暑 · 濕邪를 가리키고, "維"는 매여져 벗어나지 않는 것으로서 "連續"을 의미하며, "代"는 "번갈아 · 교대"의 뜻이다. 따라서 "四維相代"는 風 · 寒 · 暑 · 濕의 네 邪氣가 번갈아 인체를 손상시킨다는 뜻이다. 한편 張介賓은 注에서 "'四維'는 四肢이

(인체의) 陽氣는 하늘의 태양과 같아서, (그 정상적인) 운행규율을 잃으면 수명을 덜게 되어 (인체의 생명활동을 외부로) 드러내지 못하게 됩니다. 그러므로 하늘의 운행은 마땅히 태양으로 인해 밝게 빛나며, 때문에 (인체의) 陽氣도 위로 떠올라 외부를 보호하는 작용을 하는 것입니다. (陽氣는) 문에서 문지도리가 움직이는 것처럼 해야 하는데, 起居함에 (일정한 절도가 없어) 문란하면 神氣가 위로 떠오릅니다.

暑邪로 인해 (인체가) 손상되면 땀이 흐르고 가슴이 답답해지면서 喘喝 등이 나타나며, (발작이) 진정되면 말을 많이 합니다. 寒邪로 인해 (인체가) 손상되면 몸이 불덩이와 같아지는데, 땀을 내어야 熱邪가 흩어집니다. 濕邪에 의해 (인체가) 손상되면 마치 머리를 무엇으로 싸맨 것처럼 무겁게 느껴집니다. 濕熱邪를 제거하지 않으면 大筋은 오그라들고 小筋은 늘어지는데, 오그라들면 근육이 땅겨서 펴지지 않고 늘어지면 힘이 없어집니다. 風邪로 인해 (인체가) 손상되면 浮腫이 발생합니다. (이처럼) 風·寒·暑·濕 네 종류의 邪氣가 번갈아 인체를 손상시키면 陽氣가 고갈됩니다.

陽氣者, 煩勞則張[26], 精絶[27], 辟積[28]於夏, 使人煎厥[29]. 目盲不可以視, 耳閉不可以聽, 潰潰乎若壞都[30], 汨汨乎[31]不可止.

(인체의) 陽氣는 과로하면 亢盛해져서 陰精을 소모하게 되는데, (이것이) 누적되어 여름철에 이르면 사람에게 "煎厥"이 발생합니다. (煎厥이 발생하면) 눈이 어두워 (사물을) 볼 수 없고, 귀가 어두워 듣지 못하는데, (병세의) 급박함이 마치 둑이 무너지는 것 같고, 물이 급하게 흐르는 것 같아서 막을 수가 없습니다.

陽氣者, 大怒則形氣絶, 而血菀[32]於上, 使人薄厥[33]. 有[34]傷於筋,

다. '相代'란 번갈아 가며 병드는 것이다."라고 하였는데, 본서는 이를 따르지 않았다.

26) 煩勞則張 : "張"은 "盛하다·亢盛하다"의 뜻이다. "煩勞"는 "과로하다"는 뜻이다.

27) 精絶 : "精"은 陰精을 가리키고, "絶"은 "소모하다·쇠갈되다"로 해석해야 한다.

28) 辟積 : "辟"은 "襞"과 같다. "襞積"은 "누적되다"는 뜻이다.

29) 煎厥 : 고대의 병명이다. 주된 증상은 귀에서 소리가 나고 들리지 않으며, 눈이 어둡고, 심하면 기절하여 人事不省이 된다.

30) 潰潰乎若壞都 : "潰潰乎"는 물이 흘러내리는 모양을 형용한 것이다. "都"는 堤防을 가리킨다. "都"는 고대에 "渚"·"瀦"는 통용되었으며, 물을 모아 놓은 곳을 의미하였다.

31) 汨汨乎 : 《方言·六》에서 "汨은 떠나가는 모양으로서 빠르기가 물과 같은 것이다."라고 하였다. 煎厥은 병세가 신속하게 발전하므로 "汨汨乎"라 하였는데, "潰潰乎"와 의미가 같다.

32) 菀(울) : "울결되어 쌓이다"는 뜻이다.

33) 薄厥 : 정신적인 자극으로 말미암아 氣血이 급작스럽게 항진하는 것으로서, 심하면 昏厥·人事不省이 된다. 張介賓은 "서로 핍박하는 것을 '薄'이라 하고, 氣가 上逆하는 것을 '厥'이라 한다. 氣血이 모두 逆亂하므로 薄厥이라 한다."고 하였다.

縱, 其若不容35), 汗出偏沮36), 使人偏枯. 汗出見濕, 乃生痤疿37). 高梁之變38), 足生大丁39), 受如持虛40). 勞汗當風, 寒薄爲皶41), 鬱乃痤.

陽氣는 크게 화를 내면 形體와 氣를 손상시키는데, 血이 (逆亂하는 氣를 따라 올라가) 상부에서 울결되면 사람에게 "薄厥"이 발생합니다. 만약 筋이 손상되면 (四肢의 筋이) 이완되어 마음먹은 대로 움직이지 못하게 되는데, 땀이 (몸의) 한쪽에서만 흘러 축축하게 적시면 사람에게 偏枯(半身不遂)가 발생합니다. 땀을 흘린 데다가 濕邪를 만나면 痤疿가 발생합니다. 지나치게 기름진 음식물을 많이 먹어 생기는 害로는 큰 疔瘡이 많이 생기는 것인데, 마치 빈 그릇에 물건을 채우는 것처럼 쉽게 발병합니다. 일하여 땀을 흘리면서 바람을 쐬면 寒邪가 肌膚에 뒤엉켜 피부에 땀띠가 생기고, (이것이 오래되어) 울결되면 부스럼이 됩니다.

陽氣者, 精則養神42), 柔則養筋. 開闔不得43), 寒氣從之, 乃生大僂. 陷脈爲瘻44); 留連肉腠45), 腧氣化薄46), 傳爲善畏, 及爲驚駭. 營

---

34) 有 : 여기서는 "만약"으로 해석해야 한다.

35) 其若不容 : 여기서의 "若"은 "乃"와 같은 뜻이며, "容"은 "用"의 뜻이다. 예를 들면《釋名·釋姿容》에서 "容은 用이다."라고 하였다.

36) 汗出偏沮 : "偏"은 半身을 가리키고, "沮"는 "적시다"로 해석해야 한다. 王冰은《廣雅》에 근거하여 "沮"를 "적시다"로 풀었는데, 그는 注에서 "대저 사람의 몸에 항상 한쪽에서만 땀이 나서 축축하게 적시는 것이 오랫동안 지속되면 몸의 한쪽을 쓰지 못하는 半身不遂가 온다."고 하였다.

37) 痤疿 : 끝이 뾰족하게 생긴 작은 뾰루지를 말하는데, 여기서는 "땀띠"를 가리킨다.

38) 高梁之變 : "高梁"은 "膏粱"과 통하며 기름진 음식을 가리킨다. "變"에는 "害"의 뜻이 있다.

39) 足生大丁 : 여기서 "足"은 "多"의 뜻으로 해석해야 한다. "丁"은 "疔"과 같으며, 악성 腫氣를 가리킨다. 전체적인 뜻은 "큰 疔瘡이 많이 생긴다."는 뜻이다.

40) 受如持虛 : 쉽게 발병함을 형용한 말이다. 즉 빈 그릇을 들고 물건을 담듯이 병이 쉽게 발생한다는 뜻이다.

41) 寒薄爲皶 : 여기서 "薄"은 "搏(뒤엉키다)"의 뜻으로서 寒氣가 肌部表面에서 뒤엉키는 것을 말한다. "皶(사)"는 땀띠를 가리킨다.

42) 精則養神 : 王冰이 이르길 "陽氣는 내부에서 精微 물질을 化生하여 神氣를 자양하고, 외부에서는 그 부드러움으로써 筋을 튼튼하게 한다."고 하였다. 그러므로 여기서는 "精"을 "精微"로 해석해야 한다.

43) 不得 :《莊子·大宗師》에서 "'得'이란 '時'이다."라고 하였으니, "不得"은 "失時(때를 잃다)"의 뜻이다. 즉 "腠理가 열리고 닫히는 시기를 잃는다"는 뜻이다.

44) 陷脈爲瘻 : "陷脈"은 邪氣가 經脈으로 陷入된 것을 가리키고, "瘻"는 瘻瘡을 가리킨다.

45) 留連肉腠 : "留連"이란 邪氣가 오랫동안 머물러 있는 것을 가리키고, "肉腠"란 肌肉의 틈을

氣不從47), 逆於肉理, 乃生癰腫48). 魄汗49)未盡, 形弱而氣爍50), 穴腧以閉, 發爲風瘧51).

陽氣는 精微로움으로써 精神을 자양하고, 부드러움으로써 筋脈을 자양합니다. (陽氣가 부족하여 腠理의) 開闔機能이 실조되어 寒邪가 이를 따라 인체에 침입하면 大僂52)가 발생합니다. 邪氣가 經脈에 침입하면 瘺瘡53)이 발생하고, (寒邪가) 肌肉 사이에 오랫동안 머물러 腧穴을 거쳐 (내부에서) 轉化하여 (五臟을) 핍박하면 잘 두려워하거나 잘 놀랍니다. (寒邪가 제거되지 않음으로 인해) 營氣가 순조롭게 운행되지 않고 肌肉과 腠理 사이로 逆亂하여 머물면 癰腫이 발생합니다. 땀이 멈추지 않고 흐르면 형체가 허약해지고 正氣가 소모되는데, (이때 風邪를 感受하면) 腧穴이 막혀 "風瘧"이 발생합니다.

故風者, 百病之始也. 淸靜則肉腠閉拒, 雖有大風苛毒, 弗之能害, 此因時之序也.

風邪는 온갖 병의 근원입니다. (그러나 정신과 육체를) 고요하게 안정시키면 腠理가 조밀해져서 (外邪의 침입을) 막으므로 비록 大風이나 극렬한 病毒이 있을 지라도 해를 입히지 못하니, 이는 四時의 변화에 순응하였기 때문입니다.

故病久則傳化, 上下不幷54), 良醫弗爲55). 故陽畜56)積病死, 而陽

가리킨다.

46) 腧氣化薄 : 腧穴을 통하여 침입한 寒邪가 내부에서 傳化하여 五臟을 핍박함을 가리킨다. "化"는 傳化를 뜻하고, "薄"은 핍박을 의미한다.

47) 不從 : "從"은 "順"과 통한다. 따라서 "不從"은 "不順(순조롭지 못하다)"의 뜻이다.

48) 營氣不從, 逆於肉理, 乃生癰腫 : 樓英은《醫學綱目》에서 "'營氣' 이하 12字는 마땅히 '乃生大僂' 아래로 옮겨야 한다. 대저 陽氣가 외부를 지키지 못함으로 인해 寒邪가 이를 틈타 침입하면 僂病이 발생하고, 그런 연후에 營氣가 逆亂하여 癰腫이 발생하며, 癰腫을 잘못 치료한 연후에 邪氣가 經脈으로 들어가 瘻瘡이 발생한다."고 하였다. 이 說 또한 참고할 만하다.

49) 魄汗 : 땀(汗)은 피부의 毛孔과 관계가 있고, 皮毛를 주관하는 것은 肺이다. 肺는 또한 魄을 저장하므로, 땀을 魄汗이라고 한 것이다.

50) 爍 : "消"와 통하며, "소모되다"는 뜻이다.

51) 風瘧 : 瘧疾의 일종으로서, 煩躁·頭痛·惡寒·自汗·먼저 熱이 난 뒤에 추위를 타는 등의 증상이 나타난다.

52) 大僂(대루) : 몸이 구부정하게 굽어져 곧게 서지 못하는 병을 가리킨다. "僂"란 등과 허리가 구부러지는 것을 가리킨다.

53) 瘺瘡(누창) : 瘡口 속에 管道(瘺管)가 생겨서 膿이 계속 흘러나오는 것을 "瘺瘡"이라 하는데, 邪氣가 肌肉과 腠理 사이에 오랫동안 정체됨으로 인해 발생한다.

54) 上下不幷 : 王冰이 이르길 "'幷'은 氣가 서로 통하는 것이다."라고 하였다. 따라서 "上下不幷"

氣當隔[57)], 隔者當寫[58)], 不亟[59)]正治, 粗乃敗之[60)]. 故陽氣者, 一日而主外, 平旦人氣生, 日中而陽氣隆, 日西而陽氣已虛, 氣門乃閉. 是故暮而收拒, 無擾筋骨, 無見霧露, 反此三時[61)], 形乃困薄[62)].

병이 오랫동안 치유되지 않고 轉化되어 상하가 통하지 않는다면 훌륭한 의사라도 치료할 수 없습니다. 陽氣가 (통하지 않아) 積聚病에 걸리면 죽게 되니, (이때는 통하지 않고 쌓인) 陽氣를 消散해야 하는데, (陽氣를) 消散하려면 마땅히 瀉法을 사용해야 하며, 신속 정확하게 치료하지 않으면 하루만에 죽습니다.

陽氣는 낮 동안에 외부를 주관하는데, 새벽에 陽氣가 발생하기 시작하여 한낮이 되면 陽氣가 가장 왕성해지며, 해가 서쪽으로 기울 무렵에는 陽氣도 이미 쇠약해져 땀구멍(氣門)도 이에 따라 닫히게 됩니다. 그런 까닭에 저녁이 되면 (휴식을 취하여) 陽氣가 수렴되도록 하고 (邪氣가 침입하는 것을) 막아야 하며, 筋骨을 (불필요하게) 擾動하거나 이슬을 맞아서는 안됩니다. 이러한 三時(새벽·낮·저녁)의 법칙을 어기면 형체가 초췌하고 손상됩니다.

岐伯曰 : 陰者, 藏精而起亟[63)]也; 陽者, 衛外而爲固也. 陰不勝其

이란 上下의 氣가 통하지 않는 것을 말한다.

55) 弗爲 : 병을 치료할 수 없다는 뜻이다. 《廣雅·釋詁》에서 "'爲'는 '愈'의 뜻이다."라고 하였고, 《說文解字》에서는 "愈는 병이 낫는 것이다."라고 하였다.

56) 畜 : "蓄"과 통한다.

57) 隔 : "隔"에는 "消散하다"는 뜻이 있다. 《史記·秦始皇本紀》 集解에 따르면 "隔"은 "融"과 통하며, "融"에는 "제거하다·삭이다"의 뜻이 있다.

58) 寫 : "寫"는 "瀉"와 통한다.

59) 亟 : "急"과 통한다.

60) 粗乃敗之 : 《太素》에는 "旦乃敗亡"으로 되어 있다. 蕭鱗長은 校語에서 이르길 "다른 板本에는 '旦'이 '且'로 되어 있다."고 하였다. 이에 근거하면 "旦"을 처음에는 "且"로 誤記하였는데, 후에 "米" 字가 보태어져 "粗"로 변한 것이 분명하다. "之"는 "亡"을 草書로 쓴데서 비롯된 착오이다. 혹자는 "粗"를 서툰 의사로 해석하였으나, 이는 글자에만 얽매여 字形의 변화를 살피지 못한 것이다. 본서는 《太素》에 근거하여 "粗乃敗之"를 "旦乃敗亡"으로 해석하였다. 여기서의 "旦"은 "하루"를 가리킨다.

61) 三時 : 아침·점심·저녁을 가리킨다. 즉 이는 위에서 "새벽에 陽氣가 발생하기 시작하고, 한낮이 되면 陽氣가 가장 왕성해지며, 해가 서쪽으로 기울 무렵에는 陽氣가 이미 쇠약해진다."고 한 것을 가리킨다.

62) 困薄 : 초췌하고 손상되는 것을 가리킨다. 《廣雅·釋言》에서 "困은 悴의 뜻이다."라고 하였고, 《呂氏春秋·仲夏》 高注에서 "薄은 損과 같다."고 하였다.

陽, 則脈流薄疾[64], 幷[65]乃狂. 陽不勝其陰, 則五臟氣爭, 九竅不通. 是以聖人陳[66]陰陽, 筋脈和同, 骨髓堅固, 氣血皆從. 如是則內外調和, 邪不能害, 耳目聰明, 氣立如故[67].

岐伯 : 陰은 精氣를 저장하고 陽氣를 일으키며, 陽은 외부(體表)를 호위하여 견고하게 합니다. (陰과 陽은 서로 조화를 이룸으로써 평행 상태를 유지해야 하는데) 陰이 陽을 제약(勝)하지 못하면 맥박의 흐름이 빨라지고, 가중되면 (陽氣가 偏盛하여) 狂症이 발생합니다. 陽이 陰을 제약(勝)하지 못하면 五臟의 氣가 서로 싸워 (五臟의 氣機가 실조되므로) 九竅가 통하지 않습니다.

그런 까닭에 聖人들은 陰陽을 다스림으로써 筋脈이 조화롭고 骨髓가 견고하며 氣와 血이 모두 순조롭게 하였습니다. 이렇게 하면 내부와 외부가 조화를 이루어 邪氣가 침해하지 못하고 귀와 눈이 밝아지며, 氣機의 운행이 정상을 유지합니다.

風客淫氣[68], 精乃亡, 邪傷肝也[69]. 因而飽食, 筋脈橫解[70], 腸澼爲痔. 因而大飮[71], 則氣逆. 因而强力, 腎氣乃傷, 高骨[72]乃壞.

---

63) 起亟 : 이에 대해서는 諸家들의 說이 분분하다. ① 張介賓은 注에서 "'亟'이란 '氣'이다. 《陰陽應象大論》에서 '精化爲氣(精이 변하여 氣가 된다)'라고 한 것은 곧 여기의 '藏精而起氣'를 말한다. 또한 《本神篇》에서 '陰虛則無氣'라고 한 것도 그 뜻이다. 그러므로 여기서는 마땅히 '氣'字로 풀이함으로써 陽이 陰을 生하고 陰 역시 陽을 生한다는 것을 보여주어야 한다. ……여러 注本에서 "亟"을 "數(자주)"으로 풀이한 것은 아무런 의미가 없다."고 하였다. ② 吳崑은 "起亟"을 "爲守"로 고쳐서 아래의 "爲固"와 對句가 되도록 하였는데, 陰은 내부를 지키고 陽은 외부를 견고히 한다는 뜻이다. ③ 汪機는 注에서 "'起'란 일어나서 應함이다. 외부에서 부르는 것이 있으면 내부에서 자주 일어나서 應한다."고 하여 "亟"을 "數(자주)"으로 풀이 하였다. 본서는 張介賓의 注에 근거하여 해석하였는데, 吳崑의 注도 일리가 있으므로 참고하기 바란다.

64) 脈流薄疾 : 脈中의 氣血 운행이 빨라지는 것을 가리킨다. "薄"은 "迫"과 통하며, "급박하다 · 빠르다"의 뜻이 있다.

65) 幷 : 여기서는 "가중되다"의 뜻으로 해석해야 한다.

66) 陳 : 여기서의 "陳"은 "다스리다 혹은 조절하다"로 해석해야 한다.

67) 氣立如故 : 여기서의 "立"은 "行"으로 해석해야 한다. 《呂氏春秋 · 貴因》 高誘 注에 "立은 行과 같다."고 하였다. 따라서 "氣立如故"는 氣機의 운행이 정상적이다는 뜻이다.

68) 風客淫氣 : "客"이란 邪氣가 외부에서 침입하여 인체에 머무는 것을 가리키고, "淫氣"란 元氣를 손상시키는 것을 말한다.

69) 邪傷肝也 : 風氣는 肝과 통하므로 風邪가 肝을 손상시킨다고 하였다.

70) 筋脈橫解 : "橫"은 "제 멋대로"의 뜻이고, "解"는 "懈"와 같으며 "이완되다"의 뜻이다.

71) 大飮 : 술을 지나치게 마시다. 飮酒過度.

風邪가 인체에 침입하면 元氣를 손상시켜 精氣가 소모되는데, (이는) 邪氣가 肝을 손상시켰기 때문입니다. (肝이 손상된) 까닭에 음식물을 지나치게 많이 먹으면 (胃腸의) 筋脈이 제멋대로 이완되어 "腸澼[73]" 혹은 "痔瘡[74]"이 발생합니다. (肝이 손상된) 까닭에 술을 많이 마시면 肺氣가 上逆하며, (肝이 손상된) 까닭에 무리하게 힘을 쓰면 腎氣가 손상되어 高骨이 손상됩니다.

凡陰陽之要, 陽密乃固[75]. 兩者不和, 若春無秋, 若冬無夏[76]; 因而和之, 是謂聖度[77]. 故[78]陽强不能密, 陰氣乃絶; 陰平陽秘, 精神乃治; 陰陽離決, 精氣乃絶.

무릇 陰陽의 요체는 "陰氣가 (내부에서) 치밀하고, 陽氣가 (외부에서) 堅固한가"에 달려 있습니다. 陰과 陽이 조화를 이루지 못하면, 마치 봄은 있으나 가을이 없고, 겨울은 있으나 여름이 없는 것과 같습니다. 따라서 陰陽의 조화를 유지하는 것은 聖人이 調養하는 법도라고 하겠습니다.

陽氣가 강하기만 하고 固密하지 못하면 陰氣가 끊어지고, 陰氣가 平順하고 陽氣가 固密하면 精神이 곧 다스려지며, 陰陽이 떨어져 (서로 교류하지 않으면) 精氣가 곧 끊어집니다.

因於露風[79], 乃生寒熱. 是以春傷於風, 邪氣留連, 乃爲洞泄[80]; 夏

---

72) 高骨 : 腰部 사이의 脊骨로서 제 13節에서 16節까지를 말한다.

73) 腸澼 : 痢疾을 말한다. 주증으로는 복통이 오고 대변 횟수가 증가하며 급하게 배출될 것 같지만 막상 배변하려고 하면 잘 나오지 않는다.

74) 痔瘡 : 肛門의 내부와 외부에 생긴다. 자극성이 강한 음식물을 과식하여 대장에 濕熱이 쌓여 변비가 생기거나 혹은 오랫동안 앉아서 일을 함으로 인해 血脈의 순환이 순조롭지 않거나 혹은 부녀자가 출산 시에 과도하게 힘을 주어 발생한다.

75) 陽密乃固 : 《太素》에는 "陰密陽固"로 되어 있는데 이렇게 하는 것이 옳다. 바로 앞에서 "陰陽之要"라 하였는데, 陽에 대한 설명만 있으니 옳지 않다. 楊上善은 注에서 "내부에서 치밀한 것은 陰의 힘이요, 외부에서 굳게 지킴은 陽의 힘이다."라고 하였다.

76) 若春無秋, 若冬無夏 : 高世栻은 注에서 "만약 陰이 陽을 제약하지 못하여 陽氣가 盛하면 봄은 있으나 가을이 없는 것과 같고, 陽이 陰을 제약하지 못하여 陰氣가 盛하면 겨울은 있으나 여름이 없는 것과 같다."고 하였다.

77) 聖度 : 聖人이 행한 養生의 법도.

78) 故 : 여기서는 "夫"와 통하며, 일반적으로 해석하지 않는다.

79) 因於露風 : 孫鼎宜가 이르길 "《文選·長楊賦》의 李善 注에 따르면 '露'는 '비바람 따위에 노출되다'라고 하였다. '露'는 '冒(무릅쓰다·感受하다)'의 뜻이다. 風氣가 내부를 핍박하므로 寒熱이 발생하는 것이다."라고 하였다. 여기서의 "露"는 "노출되다"로 해석하는 것이 옳다.

傷於暑, 秋爲痎瘧; 秋傷於濕, 上逆而咳, 發爲痿厥[81]; 冬傷於寒, 春必溫病[82]. 四時之氣, 更傷五臟.

風邪에 (몸이) 노출됨으로 인해 (손상되면) 寒熱이 발생합니다. 그러므로 봄에 風邪에 손상되어 邪氣가 물러가지 않고 머무르면 洞泄이 발생하고, 여름에 暑邪에 손상되면 (邪氣가 내부에 잠복하여 있다가) 가을에 瘧疾이 발생하며, 가을에 濕邪에 손상되면 肺氣가 上逆하여 기침(咳嗽)이 나고 더욱 발전하면 痿厥이 되며, 겨울에 寒邪에 손상되면 봄에 반드시 溫病이 발생합니다. (이처럼) 四時의 邪氣(風·暑·濕·寒)는 번갈아 가며 五臟을 손상시킬 수 있습니다.

陰之所生, 本在五味[83], 陰之五宮[84], 傷在五味. 是故味過於酸, 肝氣以津, 脾氣乃絶[85]. 味過於鹹, 大骨氣勞, 短肌, 心氣抑[86]. 味過於甘, 心氣喘滿, 色黑, 腎氣不衡. 味過於苦, 脾氣不濡, 胃氣乃厚[87]. 味過於辛, 筋脈沮弛[88], 精神乃央[89]. 是故謹和五味, 骨正筋柔, 氣血以流, 腠理[90]以密, 如是則骨氣以精[91], 謹道如法[92], 長有天命.

---

80) 洞泄 : "飧泄"이라고도 하며, 소화되지 않은 음식물을 설사하는 것을 가리킨다.

81) 痿厥 : 氣機가 순조롭게 소통되지 못함으로 인해 四肢가 위축되고 힘이 없어 잘 쓰지 못하는 병증을 가리킨다.

82) 溫病 : 사계절의 상이한 溫邪에 감수되어 나타나는 각종 急性熱病을 가리킨다.

83) 五味 : 단맛(甘味)·신맛(酸味)·매운맛(辛味)·쓴맛(苦味)·짠맛(鹹味)을 가리킨다.

84) 陰之五宮 : 즉 五臟을 가리킨다. 陰精은 五臟에 저장되므로 五臟을 "陰之五宮"이라 하였다.

85) 肝氣以津, 脾氣乃絶 : "津"은 "溢(넘치다)"의 뜻이다. 신맛은 肝으로 들어가는데, 지나치게 시면 肝氣가 넘쳐 實해지며, 肝氣가 實해지면 脾土를 억제하므로(木克土) 脾氣가 끊어진다.

86) 大骨氣勞, 短肌, 心氣抑 : 張介賓은 注에서 "짠맛(鹹味)을 과식하면 腎이 손상되므로 骨氣가 쇠약해지고, 이로 말미암아 水邪가 盛하면 脾土를 업신여기게 되므로 肌肉이 오그라들고, 水氣가 上逆하여 心氣를 침범하므로 心氣가 억눌려 울결된다."고 하였다.

87) 胃氣乃厚 : 여기서 "厚"는 "脹滿"으로 해석해야 한다. 張介賓은 "苦味는 心으로 들어가는데, 苦味를 과도하게 섭취하면 心陽이 손상되어 脾를 유양하지 못하므로(火生土) 氣가 이에 적셔지지 않는다. '潤'이란 적셔 주는 것이다. 脾氣가 濡養받지 못하면 胃氣가 정체되므로 '厚'라 한다. '厚'는 脹滿을 말한다."고 하였다.

88) 筋脈沮弛 : "沮"는 손상되는 것을, "弛"는 근육이 이완되는 것을 가리킨다.

89) 央 : 張志聰은 "央은 殃과 통한다."고 하였다.

90) 腠理 : 皮膚·肌肉·臟腑의 紋理 및 皮膚·肌肉이 만나는 부위를 말한다. 일반적으로 後者를 가리키는 경우가 대부분이다. 腠理는 땀을 배출하고 氣血이 흐르고 病邪가 침입하는 門戶로서

陰精이 생성되는 근본은 五味에 있으므로 陰精을 저장하는 五臟이 손상되는 것도 五味에 있습니다. 그러므로 신맛(酸味)의 음식물을 과식하면 肝氣가 넘쳐 (왕성해지고 肝氣의 억제를 받는) 脾氣가 끊어집니다. 짠맛(鹹味)의 음식물을 과식하면 (腎氣에 영향을 미치므로) 骨氣가 손상되고 肌肉이 오그라들며 心氣가 울결됩니다. 단맛(甘味)의 음식물을 과식하면 가슴이 답답하고 숨이 차며 안색이 검어지고 腎氣 역시 평형을 잃게 됩니다. 쓴맛(苦味)의 음식물을 지나치게 과식하면 脾가 濡潤받지 못하여 (소화가 되지 않으므로) 胃氣가 (응체되어 胃가) 脹滿해집니다. 매운맛(辛味)의 음식물을 과식하면 筋脈이 손상되어 늘어지고 정신에도 해롭습니다.

그러므로 음식물의 五味가 조화를 이루도록 주의해야만 골격이 바르고 筋脈이 부드러워지며 氣血이 순조롭게 흘러 腠理가 치밀해집니다. 이와 같이 하여 骨氣를 튼튼하게 하고, 신중하게 養生의 법도대로 행하면 오래도록 天壽(天命)를 누릴 수 있습니다.

外邪의 침입을 방어하는 작용이 있다.

91) 骨氣以精 : 여기서의 "精"은 "强" 혹은 "剛"으로 해석해야 한다.

92) 謹道如法 : "道"에는 "行(행하다)"의 뜻이 있다. 따라서 "謹道如法"은 "신중하게 養生의 법도대로 행하다"로 해석해야 한다.

四. 金匱眞言論

"金匱"란 고대에 귀중한 서적들을 보관하던 궤짝이고, "眞言"이란 진귀하고 중요한 논술을 말한다. 본편은 陰陽·五行을 중심으로 인체의 臟腑와 외부 환경의 상호관계를 설명하고 있는데, 구체적인 내용은 다음과 같다.

(1) 四時의 비정상적인 기후로 인해 經脈에 영향을 미치고 臟腑가 손상되어 질병이 유발될 수 있음을 논술하였고, 계절성 多發病症 및 그 부위에 관하여도 설명하였다. 인체의 근본인 陰精과 陽氣를 보호해야 하는 중요성을 강조하였다.

(2) "陽中에 陰이 있고 陰中에 陽이 있다"는 논점으로써 인체 부위 및 臟腑機能을 설명하고 또한 밤과 낮의 陰陽 변화와 인체의 생리·병리 관계를 설명하였다.

(3) 五行의 규율을 모든 사물에 배속시킴으로써 인체의 臟腑·四肢百骸·經脈氣血과 자연계 만물이 서로 연계되어 끊임없이 상호 영향을 미침을 설명하였다.

黃帝問曰 : 天有八風[1], 經有五風[2], 何謂?

岐伯對曰 : 八風發邪, 以爲經風, 觸五臟[3], 邪氣發病. 所謂得四時之勝[4]者, 春勝長夏, 長夏勝冬, 冬勝夏, 夏勝秋, 秋勝春, 所謂四時

1) 八風 : 大弱風(남풍)·謀風(서남풍)·剛風(서풍)·折風(서북풍)·大剛風(북풍)·凶風(동북풍)·嬰兒風(동풍)·弱風(동남풍)을 말한다.

2) 五風 : 肝風·心風·脾風·肺風·腎風을 가리킨다. 馬蒔는 注에서 "五風은 八風에 손상된 것이다. 특별히 손상되는 臟이 다르므로 명칭 역시 다르다."고 하였다.

3) 觸五臟 : "觸"은 觸犯, 즉 침범으로 보아야 한다.

4) 四時之勝 : "四時"는 春·夏·長夏·秋·冬의 五季를 가리킨다. "勝"은 억제한다는 의미이다. 五

之勝也[5].

黃帝 : 하늘(자연계의 기후)에는 "八風"이 있고, (인체의) 經脈에는 "五風"이 있다고 하는데, 무엇을 말함입니까?

岐伯 : 八風은 (병을 발생시키는 여덟 가지) 邪氣를 발생시켜 經脈의 風病을 일으키며, (經脈을 통해) 五臟에 침범하면 邪氣가 病變을 일으킵니다. 이른바 "四時의 勝하는 氣를 얻었다"고 함은 春이 長夏를 勝하고, 長夏가 冬을 勝하며, 冬이 夏를 勝하고, 夏가 秋를 勝하며, 秋가 春을 勝하는 것으로서 이른바 四時가 勝하는 규율입니다.

東風生於春, 病在肝, 腧在頸項[6]; 南風生於夏, 病在心, 腧在胸脇; 西風生於秋, 病在肺, 腧在肩背; 北風生於冬, 病在腎, 腧在腰股; 中央爲土, 病在脾, 腧在脊.

東風은 봄에 발생하고, 그 병변은 肝에 있으며, 그 腧穴은 頸項部에 있습니다. 南風은 여름에 발생하고, 그 병변은 心에 있으며, 그 腧穴는 胸脇에 있습니다. 西風은 가을에 발생하고, 그 병변은 肺에 있으며, 그 腧穴은 肩背에 있습니다. 北風은 겨울에 발생하고, 그 병변은 腎에 있으며, 그 腧穴은 腰股에 있습니다. 중앙은 (五行 중의) 土에 속하고, 그 병변은 脾에 있으며, 그 腧穴은 脊背에 있습니다.

故春氣[7]者病在頭, 夏氣者病在臟[8], 秋氣者病在肩背, 冬氣者病在

季와 五行의 배속관계를 살펴보면 春은 木에 속하고, 夏는 火에 속하며, 長夏는 土에 속하고, 秋는 金에 속하며, 冬은 水에 속한다. 五行의 勝克 관계로 인해 계절간에는 相勝 관계가 생기는데, 春은 長夏를 勝하고(木克土), 長夏는 冬을 勝하며(土克水), 冬은 夏를 勝하고(水克火) 夏는 秋를 勝하며(火克金), 秋는 春을 勝한다(金克木). 이들 五季는 또한 인체의 五臟과도 상응한다. 예컨대 봄은 肝과 상응하고, 여름은 心과 상응하며, 長夏는 脾와 상응하고, 가을은 肺와 상응하며, 겨울은 腎과 상응한다. 따라서 어떤 계절을 억제하는 기후가 해당 계절에 나타나면 상응하는 臟器가 발병한다. 예컨대 長夏에 봄 기후가 나타나면(春勝長夏) 長夏와 상응하는 脾가 쉽게 병들며(木克土), 나머지도 이와 같이 유추할 수 있다.

5) 所謂得四時之勝者, ……所謂四時之勝也 : 柯逢時가 이르길 "所謂得四時之勝者 이하 32字는 錯簡으로서, 《六節臟象論》에서도 중복하여 나온다."고 하였는데, 참고할 만하다. 이 32字는 衍文인 듯하며, 또한 上下 문장과 文義가 순조롭게 이어지지 않는다.

6) 病在肝, 腧在頸項 : 東風은 봄철에 발생하여 인체의 肝을 손상시키므로 병변이 肝에 있는 것이다. 봄에는 만물이 生發하여 퍼지고 氣는 위를 향하므로 그 腧穴은 頸項에 있는 것이다. 나머지도 이와 같이 유추할 수 있다.

7) 春氣 : 여기서의 "春氣"는 봄철의 비정상적인 기후변화를 뜻한다. 아래의 夏氣·秋氣·冬氣도 같은 의미이다.

8) 臟 : 여기서는 五臟의 으뜸인 心을 말한다. 張介賓은 注에서 "臟은 心臟을 말하는데, 心은 夏

四肢.

그러므로 春氣에 손상되면 병이 머리에 있고, 夏氣에 손상되면 병이 心臟에 있으며, 秋氣에 손상되면 병이 肩背에 있고, 冬氣에 손상되면 병이 四肢에 있습니다.

故春善病鼽衄[9), 仲夏善病胸脇, 長夏善病洞泄[10)]寒中[11)], 秋善病風瘧, 冬善病痺厥[12)].

따라서 봄에는 鼽衄病이 잘 발생하고, 여름에는 胸脇部의 病이 잘 발생하며, 장마철(長夏)에는 泄瀉 등의 裏寒證이 발생하고, 가을에는 瘧疾이 잘 발생하며, 겨울에는 寒痺와 寒厥이 잘 발생합니다.

故冬不按蹻[13)], 春不鼽衄, 不[14)]病頸項, 仲夏不病胸脇, 長夏不病洞泄寒中[15)], 秋不病風瘧, 冬不病痺瘧, <u>飧泄, 而汗出也</u>[16)].

그러므로 (四時의 기후변화에 순응하여) 겨울에 과도한 활동을 삼가하여 陽氣를 보양하면 봄이 되어도 鼽衄이나 목(頸項) 부위에 병변이 발생하지 않고, 여름에 胸脇部에 병이 발생하지 않으며, 장마철에 泄瀉 등의 裏寒證 발생하지 않고, 가을에 瘧疾이 발생하지 않으며, 겨울에 寒痺·寒厥이 발생하지 않습니다.

氣와 통하고 모든 臟의 으뜸이 된다."고 하였다.

9) 鼽衄(구뉵) : "鼽"는 코가 막히고 콧물이 흐르는 것을, "衄"은 코피가 흐르는 것을 말한다.

10) 洞泄 : "濡泄"이라고도 하며, 脾가 虛하여 水濕을 조절하지 못하여 발생한다. 몸이 무겁고 가슴이 답답하며 갈증은 없고 복통이 없거나 약간 있으며, 대변이 묽고 소변의 색깔이 황적색을 띠며, 번들거리면서 기름기가 도는 舌苔가 끼고, 脈은 濡緩한 등의 증상이 나타난다.

11) 寒中 : 寒氣가 속에 있다는 뜻으로서, 여기서는 裏寒證을 뜻한다.

12) 痺厥 : 吳崑은 "痺와 厥은 다르다. 여기서 말하는 痺는 '寒痺'이고, 厥은 '寒厥'이다."라고 하였다. "寒痺"란 痺證의 일종으로서 팔다리와 몸이 쑤시고 통증이 비교적 격렬하며 차게 하면 통증이 심해지고 따뜻하게 하면 감소되는 증상을 말한다. "寒厥"이란 陽氣가 부족하고 陰氣가 盛하여 발생하는 四肢厥冷을 가리킨다.

13) 按蹻 : "按蹻"란 원래 導引按摩함으로써 陽氣를 四肢에 퍼지게 하는 것이나, 여기서는 陽氣를 요동하는 과도한 활동으로 해석해야 한다.

14) 不 : 원문에는 "不" 앞에 "春"字가 있었으나, 衍文이므로 《吳注素問》에 근거하여 刪去하였다.

15) 洞泄寒中 : 즉 "中寒"이다. 寒邪가 침입하여 발생하는 병증. 평소에 陽氣가 부족하여 추위를 만나기만 하면 泄瀉가 발생하는 것을 말한다.

16) 飧泄, 而汗出也 : 《新校正》에서 "'飧泄, 而汗出也'의 여섯 字는 上文에 비추어 볼 때 군더더기인 듯하다."고 하였고, 張琦도 "'飧泄' 句는 衍文이 아닌가 의심스럽다."고 하였으며, 《類說》에 인용한 것에도 "飧泄" 이하의 여섯 字가 없다. 본서도 이를 衍文으로 보아 해석하지 않았다.

夫精[17]者, 身之本也. 故(冬)[18]藏於精者, 春不病溫. 夏暑汗不出者, 秋成風瘧. 此平人脈法也[19].

무릇 精氣는 인체의 근본입니다. 그러므로 겨울에 精氣를 (보양하여) 저장하면 봄이 되어도 溫熱病이 발생하지 않습니다. 만약 여름에 (땀을 흘려야 하는데) 땀을 흘리지 않으면 가을에 瘧疾이 발생합니다.

故曰陰中有陰, 陽中有陽. 平旦至日中[20], 天之陽, 陽中之陽也; 日中至黃昏[21], 天之陽, 陽中之陰也; 合夜至鷄鳴[22], 天之陰, 陰中之陰也; 鷄鳴至平旦[23], 天之陰, 陰中之陽也. 故人亦應之.

그러므로 "陰 중에도 陰이 있고, 陽 중에도 陽이 있다."고 합니다. (하루 중에서 낮은 陽이고 밤은 陰인데) 새벽에서부터 정오까지는 하늘의 陽으로서 陽 중의 陽이고, 정오에서부터 황혼까지는 하늘의 陽으로서 陽 중의 陰이며, 저녁부터 자정까지는 하늘의 陰으로서 陰 중의 陰이고, 자정부터 새벽까지는 하늘의 陰으로서 陰 중의 陽입니다. 그러므로 인체 역시 이에 상응합니다.

夫言人之陰陽, 則外爲陽, 內爲陰; 言人身之陰陽, 則背爲陽, 腹爲陰; 言人身之臟腑中陰陽, 則臟者爲陰, 腑者爲陽; 肝・心・脾・肺・腎五臟皆爲陰, 膽・胃・大腸・小腸・膀胱・三焦六腑皆爲陽.

무릇 사람의 陰陽을 말하면 외부는 陽이고 내부는 陰이고, 몸통의 陰陽을 말하면 등(背)은 陽이고 배(腹)는 陰이며, 인체 臟腑의 陰陽을 말하면 臟은 陰이고 腑는 陽인데,

---

17) 精 : 이는 두 가지 의미를 내포하고 있다. 하나는 生殖에 필요한 기본물질(先天之精)이고, 다른 하나는 음식물에서 化生한 精微物質(後天之精)을 가리킨다.

18) 冬 : 원문에는 없었으나, 상하 문맥에 근거하여 보충하였다. 于鬯(우창)이 이르길 "藏 위에 '冬' 字가 빠진 것이다. 아래에서 '夏暑汗不出者, 秋成風瘧'이라 하였으니, '冬'과 '夏'는 對句가 된다."고 하였다.

19) 此平人脈法也 : 이 여섯 字는 윗글과 의미가 통하지 않는 衍文이므로 해석하지 않았다. 《新校正》에서도 이 여섯 字는 윗글과 관련이 없는 衍文이라 하였다.

20) 平旦至日中 : 卯時~午時까지, 즉 06時~12時까지를 말한다.

21) 日中至黃昏 : 午時~酉時까지, 즉 12時~18時까지를 말한다.

22) 合夜至鷄鳴 : 酉時~子時까지, 즉 18時~24時까지를 말한다. "合夜"란 해가 져서 어둠이 깔리기 시작하는 때를 가리키고, "鷄鳴"은 子時(23~24時 사이)를 가리킨다.

23) 鷄鳴至平旦 : 子時~卯時까지, 즉 24時~06時까지를 말한다.

肝・心・脾・肺・腎 五臟은 모두 陰이고, 膽・胃・大腸・小腸・膀胱・三焦 六腑는 모두 陽입니다.

所以欲知陰中之陰・陽中之陽者, 何也? 爲冬病在陰[24], 夏病在陽[25], 春病在陰[26], 秋病在陽[27], 皆視其所在, 爲施針石也. 故背[28]爲陽, 陽中之陽, 心也; 背爲陽, 陽中之陰, 肺也; 腹爲陰, 陰中之陰, 腎也; 腹爲陰, 陰中之陽, 肝也; 腹爲陰, 陰中之至陰, 脾也. 此皆陰陽・表裏・內外・雌雄相輸應[29]也, 故以應天之陰陽也.

陰中의 陰과 陽中의 陽에 대한 이치를 알아야 하는 까닭은 무엇인가? 겨울의 병은 陰에 있고, 여름의 병은 陽에 있으며, 봄의 병은 陰에 있고, 가을의 병은 陽에 있는데, 모두 질병이 소재한 부위를 살펴서 針石을 사용하여 치료해야 합니다.

등(背)은 陽인데 (五臟 중에서) 陽中의 陽은 心이고, 등(背)은 陽인데 陽中의 陰은 肺이며, 배(腹)는 陰인데 陰中의 陰은 腎이고, 배(腹)는 陰인데 陰中의 陽은 肝이며, 배(腹)는 陰인데 脾는 陰中의 至陰입니다[30]. 이는 모두 (인체의) 陰陽・表裏・內外・雌雄의 대응 관계로서, 자연계의 陰陽과 상응합니다.

帝曰 : 五臟應四時, 各有收受[31]乎?

---

24) 冬病在陰 : 前文에 "北風生於冬, 病在腎"이라 하여 冬病은 腎에 있다고 하였는데, 腎은 陰中之陰으로서 四季 가운데 겨울에 속하므로 "冬病在陰"이라 한다.

25) 夏病在陽 : 前文에 "南風生於夏, 病在心"이라 하여 夏病은 心에 있다고 하였는데, 心은 陽中之陽으로서 四季 중에서 여름에 속하므로 "夏病在陽"이라 한다.

26) 春病在陰 : 前文에 "東風生於春, 病在肝"이라 하여 春病은 肝에 있다고 하였는데, 肝은 陰中之陽으로서 四季 중의 봄에 속하므로 "春病在陰"이라 한다.

27) 秋病在陽 : 前文에 "西風生於秋, 病在肺"라 하여 秋病은 肺에 있다고 하였는데, 肺는 陽中之陰으로서 四季 중에서 가을에 속하므로 "秋病在陽"이라 한다.

28) 背 : 여기서의 "背"는 아래의 "腹"과 상대적인 의미에서 쓴 말이므로 "背"는 胸腔 부위로 이해해야 하며, "腹"은 腹腔 부위로 이해해야 한다.

29) 輸應 : 여기서는 "연계와 대응 관계를 가리킨다.

30) 등(背) 부위와 배(腹) 부위를 陰과 陽으로 나누면 등은 陽, 배는 陰에 속한다. 五臟을 陰과 陽으로 나누면 心과 肺는 陽臟이고, 肝・腎・脾는 陰臟인데, 그 중에서도 비교적 등 부위에 가깝게 위치한 心은 陽 중의 陽에 속하고, 肺는 陽 중의 陰에 속하며, 비교적 배 부위에 가깝게 위치한 肝은 陰 중의 陽이고, 腎은 陰 중의 陰이며, 脾는 陰 중에서도 至陰에 속한다.

31) 收受 : 張介賓은 注에서 이르길 "'收受'란 같은 氣끼리 서로 구하여 각기 귀속되는 바가 있음을 말한다."고 하였다. "收"에는 "모으다"는 뜻이 있고, "受"에는 "받아들이다"는 뜻이 있으니,

岐伯曰：有. 東方靑色, 入通於肝, 開竅於目, 藏精[32]於肝, 其病發驚駭(故病在頭)[33]；其味酸, 其類草木[34], 其畜鷄[35], 其穀麥, 其應四時, 上爲歲星[36], 是以知病之在筋也[37]；其音角[38], 其數八[39], 其臭臊.

黃帝 : 五臟이 四時와 상응함에, 각기 귀속되는 바가 있습니까?

岐伯 : 있습니다. 동쪽은 청색에 해당하는데, 肝과 通하고, (肝은) 눈으로 竅를 열며, 그 精氣는 肝에 저장되고, 그 병은 잘 놀라는 것으로 나타납니다(頭部에 있습니다). 五味 중에서는 신맛(酸味)이고, 五行 중에서는 木이며, 五畜 중에서는 닭(鷄)이고, 五穀

"收受"는 같은 類끼리 모아서 분별하여 귀납시킴을 말한다. 郭靄春은《朝鮮本》에 "收"가 "攸"로 되어 있는 것에 근거하여 "'收'는 마땅히 '攸'로 보아야 한다. '攸'에는 '所'의 뜻이 있고, '受'는 '用'으로 해석해야 한다.《呂氏春秋》高注에 '攸受'는 '所用'이라 했다."고 하였으니, 이 역시 참고할 만하다.

32) 精 : 본문 및 아래의 "藏精於心"·"藏精於脾"·"藏精於肺"·"藏精於腎"의 "精"은 모두 五臟의 精氣를 가리킨다.《五臟別論》에서 이르길 "이른바 五臟은 精氣를 저장하되 瀉하지 않는다."고 하였다.

33) 其病發驚駭 : 南方·中央·西方·北方에는 모두 부위 명칭이 나와 있지, 이처럼 증상명이 나와 있지 않다. 살피건대《五常政大論》에서 '委和之紀, 其病發驚駭'라 하였으니, 아마도 이는 衍文이 아닌가 한다. 위에서도 "春氣者病在頭"라 하였으므로 衍文임이 분명하여, 아래 문장에 근거하여 "故病在頭"로 교정해야 옳다. "驚駭"란 두려움이 많아 잘 놀라는 것을 말한다.

34) 其類草木 : 여기서 "類"란 "五行"을 말한다. "草"는 衍文이므로 해석하지 않았다.

35) 鷄 : 張介賓은 注에서 "《周易》에서 이르길 '巽'은 '鷄'인데, (鷄는) 동방의 木에 속하는 가축이다."라고 하였다.

36) 歲星 : 지금의 木星을 말한다.《五行大義》에서 이르길 "歲星은 木의 精으로서 동방에 위치하는데, 봄을 주관하고 해(歲)를 주관하므로 歲星이라 한다."고 하였다.

37) 是以知病之在筋也 : 원문에는 "上爲歲星" 아래에 "是以春氣在頭也"의 7字가 있었으나, 아래의 문장 형식에 비추어 볼 때 衍文임이 분명하므로《素問識》에 근거하여 删去하고, "其數八" 아래의 "是以知病之在筋也"를 이곳으로 옮겨왔다.

38) 角·徵·宮·商·羽 : 고대 五聲音階의 명칭. 옛 사람들은 五音이 인체의 氣血과 五臟의 기능활동에 일정한 영향을 미치므로 五臟과 五音에는 대응관계가 있다고 보았다. 예를 들면《史記》에서 太史公이 이르길 "宮音은 脾를 動하고, 商音은 肺를 動하며, 角音은 肝을 動하고, 徵音은 心을 動하며, 羽音은 腎을 動한다."고 하였다.

39) 其數八 : "八"은 木의 成數이고, "七"은 火의 成數이며, "五"는 土의 生數이고, "九"는 金의 成數이며, "六"은 水의 成數이다. 옛사람들은 숫자를 사용하여 水·火·木·金·土 五行의 生成을 표시하였는데, 그 生數를 살펴보면 水는 一, 火는 二, 木은 三, 金은 四, 土는 五이다. 五行은 土가 아니면 이루어질 수 없어 이러한 生數는 孤陰 혹은 孤陽에 불과할 뿐이므로 반드시 土의 生數인 五가 더해져야 生化作用을 할 수 있다.

중에서는 보리(麥)이며, 四時에 (봄과) 상응하고, 하늘에 있어서는 歲星(木星)입니다. (木은 肝과 상응하고 肝은 筋을 주관하니) 이로써 병변이 筋에 있음을 알 수 있습니다. 五音 중에서는 角音이고, 그 數는 八이며, 五臭 중에서는 누린내(臊氣)입니다.

南方赤色, 入通於心, 開竅於耳(舌)[40], 藏精於心, 故病在五臟[41]; 其味苦, 其類火, 其畜羊, 其穀黍, 其應四時, 上爲熒惑星[42], 是以知病之在脈也; 其音徵, 其數七, 其臭焦.

남쪽은 적색에 해당하는데 心과 通하며, (心은) 혀(舌)로 竅를 열고, 그 精氣는 心에 저장되며, (心은 五臟 중에서 君主와 같아 心病이 발생하면 五臟에 영향을 미치므로) 病은 五臟에 있습니다. 五味 중에서는 쓴맛(苦味)이고, 五行 중에서는 火이며, 五畜 중에서는 양(羊)이고, 五穀 중에서는 찰기장(黍)이며, 四時에 (여름과) 상응하고, 하늘에서는 火星(熒惑星)입니다. (心은 血脈을 주관하니) 이로써 병변이 血脈에 있음을 알 수 있습니다. 五音 중에서는 徵音이고, 그 數는 七이며, 五臭 중에서는 탄내(焦氣)입니다.

中央黃色, 入通於脾, 開竅於口, 藏精於脾, 故病在舌本[43]; 其味甘, 其類土, 其畜牛, 其穀稷[44], 其應四時, 上爲鎭星[45], 是以知病之在肉也; 其音宮, 其數五, 其臭香.

중앙은 황색에 속하는데 脾와 通하며, (脾는) 입으로 竅를 열고, 그 精氣는 脾에 저장

40) 開竅於耳 : 張介賓은 注에서 "《陰陽應象大論》에서 '心의 竅는 舌이고, 腎의 竅는 耳이다.'라고 하였으니, 이로 볼 때 舌本은 心에 속하고, 耳는 心·腎과 두루 통함을 알 수 있다."고 하였다. 郭靄春은 "'耳'는 誤字이므로 마땅히 '舌'로 교정해야 한다. 《陰陽應象大論》에서 '南方生熱, ……在竅爲舌'이라 한 것이 그 증거이다."라고 하였다. 張介賓의 說은 설득력이 부족하므로 본서는 郭靄春의 견해를 따라 "耳"를 "舌"로 해석하였다.

41) 病在五臟 : 心은 五臟 중에서 君主와 같으므로 心病은 五臟에 영향을 미친다. 그러므로 병이 五臟에 있다고 한 것이다.

42) 熒惑星 : 지금의 火星을 말한다. 《五行大義》에서 "熒惑星은 火의 精으로서 남방에 위치하는데, 여름을 주관하고 그 出入이 無常하므로 熒惑星이라 한다."고 하였다.

43) 病在舌本 : 丹波元簡은 《素問識》에서 "앞 문장에 비추어 볼 때 '病在脊'이라 해야 옳다."고 하였다.

44) 稷 : "稷"과 앞 단락에서 말한 "黍"는 서로 구분되어야 하는데, 그 경계가 애매하다. 一說에 "稷"은 "黍"의 變種이라 하였고, 李時珍은 《本草綱目》에서 "'稷'과 '黍'는 一類二種으로서, 찰진 것이 黍이고, 메진 것이 稷이다."라고 하였다. 一說에는 "稷"을 지금의 "수수(膏粱)"라고 한다.

45) 鎭星 : 지금의 土星을 가리킨다. 《五行大義》에서 "鎭星은 土의 精으로서 중앙에 위치하며, 四季를 주관하고 눌러 앉아 옮겨가지 않으므로 鎭星이라 한다."고 하였다.

되며, (脾의 脈은 舌本에 이어져 있으므로) 병은 舌本(舌根)에 있습니다. 五味 중에서는 단맛(甘味)이고, 五行 중에서는 土이며, 五畜 중에서는 소(牛)이고, 五穀 중에서는 메기장(稷)이며, 四時에 (長夏와) 상응하고 하늘에서는 土星(鎭星)입니다. (脾는 肌肉을 주관하니) 이로써 병변이 肌肉에 있음을 알 수 있습니다. 五音 중에서는 宮音이고, 그 數는 五이며, 五臭 중에서는 향내음(香氣)입니다.

西方白色, 入通於肺, 開竅於鼻, 藏精於肺, 故病在背; 其味辛, 其類金, 其畜馬, 其穀稻, 其應四時, 上爲太白星[46], 是以知病之在皮毛也; 其音商, 其數九, 其臭腥.

서쪽은 백색에 해당하는데 肺와 通하며, (肺는) 코로 竅를 열고, 그 精氣는 肺에 저장되며, (肺는 胸中에 있으면서 背에 달려 있는데, 배는 胸中의 府이므로) 병은 背部에 있습니다. 五味 중에서는 매운맛(辛味)이며, 五行 중에서는 金이고, 五畜 중에서는 말(馬)이며, 五穀 중에서는 벼(稻)이고, 四時에 (가을과) 상응하며, 하늘에서는 金星(太白星)입니다. (肺는 皮毛를 주관하니) 이로써 병변이 皮毛에 있음을 알 수 있습니다. 五音 중에서는 商音이고, 그 數는 九이며, 五氣 중에서는 비린내(腥氣)입니다.

北方黑色, 入通於腎, 開竅於二陰, 藏精於腎, 故病在溪[47], 其味鹹, 其類水, 其畜彘[48], 其穀豆, 其應四時, 上爲辰星[49], 是以知病之在骨也, 其音羽, 其數六, 其臭腐.

북쪽은 흑색에 속하는데 腎과 通하며, (腎은) 二陰[50]으로 竅를 열고, 그 精氣는 腎에 저장되며, 병은 谿(四肢關節)에 있습니다. 五味 중에서는 짠맛(鹹味)이고, 五行 중에서는 水이며, 五畜 중에서는 돼지(彘)이고, 五穀 중에서는 콩(豆)이며, 四時에 (겨울과) 상응하

46) 太白星 : 지금의 金星을 말한다. 《五行大義》에서 "太白星은 金의 精으로서 서방에 위치하며 가을을 주관한다. 金은 백색이므로 太白星이라 한다."고 하였다.

47) 溪(계) : "溪"는 "谿"와 통한다. 張志聰이 이르길 "谿는 작은 分肉으로서 筋骨 사이에 붙어 있다. 腎은 骨을 주관하므로 谿는 骨氣에서 생겨난 分肉이다."라고 하였다. 여기서의 "谿"는 四肢의 팔꿈치(肘)·손목(腕)·발목(踝)·무릎(膝) 관절을 가리킨다. 《五臟生成論》에서 王冰은 "冬氣의 병은 四肢에 있으므로 병이 谿에 있다고 한 것이다."라고 注하였다.

48) 其畜彘 : "彘"는 돼지를 가리킨다. 楊雄은 《方言》에서 "돼지를 북쪽의 燕나라와 朝鮮 사이에서는 '豭'라 하고, 關東과 西域에서는 '彘'라 한다."고 하였다.

49) 辰星 : 지금의 水星을 말한다. 《五行大義》에서 "辰星은 水의 精으로서 북방에 위치하며 겨울을 주관하는데, 하늘을 바르게 다스리고 새벽에 出入하므로 辰星이라 한다."

50) 二陰 : 前陰과 後陰을 가리키는데, 前陰은 외생식기·尿道口를, 後陰은 항문을 가리킨다.

고, 하늘에서는 水星(辰星)입니다. (腎은 骨을 주관하니) 이로써 腎病은 骨에 있음을 알 수 있습니다. 五音 중에서는 羽音이며, 그 數는 六이고, 五氣 중에서는 썩은내(腐氣)입니다.

五行과 상응하는 事物表

		木	火	土	金	水
天	方 位	東	南	中	西	北
	季 節	春	夏	長夏	秋	冬
	氣 候	風	熱	濕	燥	寒
	星 宿	木星	火星	土星	金星	水星
	生成數	3+5=8	2+5=7	5	4+5=9	1+5=6
地	品 類	木	火	土	金	水
	五 畜	鷄	羊	牛	馬	彘
	五 穀	麥	黍	稷	稻	豆
	五 音	角	徵	宮	商	羽
	五 色	靑	赤	黃	白	黑
	五 味	酸	苦	甘	辛	鹹
	五 臭	臊	焦	香	腥	腐
人	五 臟	肝	心	脾	肺	腎
	九 竅	目	耳	口	鼻	二陰
	五 體	筋	脈	肉	皮毛	骨
	五 聲	呼	笑	歌	哭	呻
	五 志	怒	喜	思	憂	恐
	病 變	握	憂	噦	咳	慄
	病 位	頸項	胸脇	脊	肩背	腰股

◉ 상기 表는《金匱眞言論》과《陰陽應象大論》에 근거한 것이다.

故善爲脈者, 謹察五臟六腑, 一逆一從, 陰陽・表裏・雌雄之紀, 藏之心意, 合心於精[51]. 非其人[52]勿敎, 非其眞勿授, 是謂得道.

그러므로 診脈을 잘하는 자는 신중하게 五臟六腑의 順・逆 및 陰陽・表裏・雌雄의 규율(綱紀)을 살펴서 마음속에 간직하고, 마음을 깊고 오묘한 이치에 부합하도록 합니다. (이는 매우 귀중한 것이므로) 적합한 사람이 아니면 가르치지 말고, 참된 것이 아니면 전수하지 말아야 하니, 이를 "得道(의학의 이치를 터득한 것)"라 합니다.

51) 合心於精 : "精"이란 깊고 오묘한 것을 말한다.

52) 其人 : 학식과 品德을 지님은 물론 성심껏 배우려는 자세가 되어 있는 사람을 가리킨다.

五. 陰陽應象大論

"陰陽學說"은 동양의 고대 철학이론으로서, 고대인들이 자연계 사물의 성질 및 그 발전·변화 규율을 인식한 방법이다. 한의학에서는 陰陽의 대립과 통일·消長과 轉化로써 인체와 자연과의 관계를 설명하고, 의학 영역에 속하는 여러 가지 문제들을 개괄하였다. 본편에서는 사물의 陰陽屬性과 운동 변화 규율을 제시하고, "取象比類"의 방법으로써 인체의 생리·병리·치료 등을 설명하였다.

본편에서는 陰陽·五行學說을 운용하여 天地·四時·寒熱 등의 자연현상 및 인체 臟腑의 생리 기능과 병리 변화를 분석하여 인체와 자연 환경간의 밀접한 관계를 설명하였다.

(1) 陰陽의 기본 개념과 주요 내용을 다루었다.

(2) 陰陽·五行을 운용하여 天·地·人의 연관 관계를 다루고 귀납시켰다.

(3) 陰陽이 의학에 어떻게 운용되는지에 관하여 구체적으로 설명하였다.

黃帝曰：陰陽者, 天地之道也, 萬物之綱紀[1], 變化之父母[2], 生殺

1) 綱紀："綱領"과 같은 말이다. 徐灝는《說文解字注箋》에서 이르길 "총괄하여 바로 잡는 것을 '綱'이라 하고, 분류하여 계통을 잡은 것을 '紀'라 한다. 그물을 예로 들면 굵은 줄은 '綱'이고, 그물눈은 '紀'이다."라고 하였다. 張介賓은 "큰 것을 '綱'이라 하고, 작은 것을 '紀'라 한다. …… 만물은 크고 작음을 막론하고 陰陽에서 말미암지 않는 것이 없으므로 만물의 綱紀가 된다."고 하였다.

2) 父母：여기서는 "根源"으로 해석해야 한다. 朱熹는 "'變'이란 점진적으로 化하는 것이고, '化'란 변하여 이루어지는 것이다. 陰은 變하여 陽이 될 수 있고, 陽은 化하여 陰이 될 수 있다.

之本始, 神明之府[3]也, 治病必求於本.

黃帝 : 陰陽은 자연계의 규율이고, 만물의 강령이며, 변화의 근원이고, 生死의 근본으로서, 神明(만물이 발생·운동·변화하는 역량)이 모여 있는 곳입니다. (따라서) 병을 치료할 때는 반드시 근본(陰陽)에서 찾아야 합니다.

故[4]積陽爲天, 積陰爲地. 陰靜陽躁, 陽生陰長, 陽殺陰藏[5]. 陽化氣, 陰成形[6]. 寒極生熱, 熱極生寒. 寒氣生濁, 熱氣生淸. 淸氣在下, 則生飧泄; 濁氣在上, 則生䐜脹. 此陰陽反作[7], 病之逆從[8]也.

변화가 비록 많으나 陰陽에서 생겨나지 않은 바가 없으므로 '父母'라 한다."고 하였다.

3) 神明之府 : "神明"이란 만물이 발생·운동·변화하는 내재적인 역량을 가리킨다.《淮南子·泰族訓》에서 "만물을 生함에 있어 길러 주는 것이 보이지 않는데도 만물이 자라고, 만물을 죽임에 있어 죽이는 것이 보이지 않는데도 만물이 죽는 것을 '神明'이라 한다."고 하였다. "府"란 모아서 갈무리해 두는 곳을 가리킨다.

4) 故 : 여기서는 "夫"와 같은 語氣詞로 쓰였으므로 해석하지 않는다.

5) 陽生陰長, 陽殺陰藏 : "陽生陰長"은 陰陽이 서로 의존하며 돕는 것을 가리키고, "陽殺陰藏"은 陰陽이 서로 분리되어 사물이 소멸되는 것을 가리킨다. 이 두 句에 대한 注를 개괄하면 다음과 같은 두 가지를 벗어나지 않는다. ① "陽生陰長"은 陰陽이 다스려짐(정상적인 변화)을 말하고, "陽殺陰藏"은 陰陽이 어지러워짐(비정상적인 변화)을 말한다. 즉 陽이 조화로우면 만물이 發育하고, 陰이 조화로우면 만물이 결실을 맺으며, 陽이 亢盛하면 만물이 타서 메마르고, 陰이 엉기면 만물이 막힘을 말한다. ② 張介賓이《類經·陰陽類》에서 "陽生陰長이란 陽中의 陰陽을 말하고, 陽殺陰藏이란 陰中의 陰陽을 말한다. 만물이 태양에 의존하여 발생하고 雨露에 의하여 생장하듯이 陽은 홀로 독립할 수 없으며 반드시 陰을 얻은 후에 생성되므로 '陽生陰長'이라 하며, 추위로 기운이 약해지고 風霜으로 인해 소멸하듯이 陰 역시 독립할 수 없고 반드시 陽이 있어야 자라므로 '陽殺陰藏'이라 한다. 이렇듯 陰陽이 상대적으로 대응하는 과정에서 반복하여 상호 영향을 미치므로 陽은 홀로 발생할 수 없고 陰은 홀로 생장할 수 없다."고 한 것이다. 본서는 張介賓의 견해가 옳다고 보아 後者를 따랐다.

6) 陽化氣, 陰成形 : 張介賓은 注에서 "陽은 움직여 흩어지므로 氣로 변하고, 陰은 고요하여 엉기므로 形體를 이룬다."고 하였다. '氣'와 '形'은 물질의 두 가지 상태로서 각기 陽과 陰에 속한다. 따라서 馬蒔는 注에서 "陽은 만물의 氣로 변화하니, 사람의 氣는 陽에서 변화한 것이다. 陰은 만물의 形體를 이루니, 사람의 形體는 陰으로부터 이루어진 것이다."라고 하였다.

7) 陰陽反作 : "反"은 "違"와 통하며, "作"에는 "行"의 뜻이 있다. 따라서 이는 陰陽이 반대로 운행된다는 뜻이다.

8) 逆從 : 이는 두 개의 글자 중에서 한 글자의 의미만 작용하고 나머지 한 글자는 받쳐 주는 역할만 하는 偏義的 합성어로서, 여기서는 "從"만 본래의 뜻대로 쓰인다. 비슷한 예를 들면《史記·文帝記》에서 "罵其妻曰 : 生子不生男, 有緩急, 非有益也(자기 처를 욕하여 말하기를 '아이를 나아도 사내아이를 낳지 못했으니 급한 일이 있어도 쓸모가 없겠다')."라는 구절이 있는데,

陽氣가 쌓여 하늘이 되고, 陰氣가 쌓여 땅이 됩니다. 陰은 靜的이고 陽은 動的이며, 陽이 生하면 陰이 자라고 陽이 쇠퇴하면 陰도 潛藏됩니다. 陽은 氣로 변하고, 陰은 形體를 이룹니다. 寒이 극에 달하면 (轉化하여) 熱이 발생하고, 熱이 극에 달하면 (轉化하여) 寒이 발생합니다. 寒氣는 (응체되므로) 濁陰을 생성하고 熱氣는 (상승하여 퍼지므로) 淸陽을 생성합니다. (만약) 淸氣가 (상승하지 않고) 하부에 있으면 飱泄이 발생하고, 濁氣가 (하강하지 않고) 상부에 있으면 복부가 脹滿하고 답답한 증상(䐜脹)이 발생합니다. 이는 陰陽이 뒤바뀌어 질병이 이를 따라 발생한 것입니다.

故[9]淸陽爲天, 濁陰爲地. 地氣上爲雲, 天氣下爲雨; 雨出地氣, 雲出天氣[10]. 故淸陽出上竅, 濁陰出下竅[11]; 淸陽發腠理, 濁陰走五臟[12]; 淸陽實四肢, 濁陰歸六腑.

맑은 陽은 (상승하여) 하늘이 되고, 濁한 陰은 (하강하여) 땅이 됩니다. 地氣는 상승하여 구름이 되고, 天氣는 하강하여 비가 되는데, 비는 地氣(가 상승하여 형성된 구름으)로부터 나오고, 구름은 天氣(가 하강하여 형성된 구름으)로부터 나옵니다. 그러므로 (인체의) 淸陽은 상부의 竅로 배출되고, 濁陰은 하부의 竅로 배출되며, 淸陽은 腠理에 퍼지고, 濁陰은 五臟으로 갑니다. 淸陽은 四肢를 충실하게 하고, 濁陰은 六腑로 돌아갑니다.

水爲陰, 火爲陽. 陽爲氣, 陰爲味[13]. 味歸形, 形歸氣[14]. 氣歸精,

여기서는 "急"자만 뜻대로 쓰이고, "緩"자는 아무런 뜻도 없다.

9) 故 : 語氣詞로서 "夫"와 같은 뜻이다.

10) 地氣上爲雲, 天氣下爲雨; 雨出地氣, 雲出天氣 : 지면의 수분은 하늘의 太陽力(熱에너지)에 의해 氣化 증발된 후 하늘의 구름이 되므로 "地氣上爲雲"이라 하였고, 지면의 수분이 상승하여 구름이 되지만 비가 되어 하강하려면 반드시 하늘의 찬 공기에 의존하므로 "天氣下爲雨"라고 하였다. 또한 地氣가 상승하여 구름이 되려면 반드시 하늘의 熱에너지에 의해 증발되므로 "雲出天氣"라 하였으며, 비는 지면의 수분에서 비롯된 것이므로 "雨出地氣"라고 하였다.

11) 淸陽出上竅, 濁陰出下竅 : 여기에서 "淸陽"이란 발성·시각·청각·후각·미각 등의 기능을 발휘케 하는 精微物質을 가리키고, "濁陰"이란 음식물의 찌꺼기와 혼탁한 水液을 말한다.

12) 淸陽發腠理, 濁陰走五臟 : 여기서의 "淸陽"은 體表에 퍼져 皮膚肌肉을 溫煦하는 陽氣를 가리키고, "濁陰"은 五臟이 저장하는 陰精을 가리킨다.

13) 陽爲氣, 陰爲味 : 張介賓은 注에서 "氣는 형체가 없으면서 상승하므로 陽이 되고, 味는 質이 있으면서 하강하므로 陰이 된다."고 하였다.

14) 味歸形, 形歸氣 : "歸"는 물질의 轉化過程을 가리키므로 여기서는 生成 혹은 滋養으로 해석해야 한다. 음식의 五味는 轉化하여 사람의 形體를 생성하고, 形體는 滋養을 얻으면 元氣를 생성한다. "味"란 음식물의 五味를 가리키고, "氣"란 元氣를 가리킨다. 張介賓은 注에서 "五味는 精血을 생성함으로써 形體를 이루므로 味는 形을 생성하며, 形體의 존망은 氣가 모이고 흩

精歸化; 精食氣[15], 形食味, 化生精, 氣生形. 味傷形, 氣傷精; 精化爲氣, 氣傷於味.

水는 陰이고 火는 陽입니다. (음식물과 藥物의 氣味로 말하면) 陽은 氣이고, 陰은 味입니다. 五味는 形體를 滋養하고, 形體는 (五味의 滋養을 받은 후) 元氣를 충실하게 합니다. 元氣는 陰精을 생성하고, 陰精은 (끊임없이 元氣를) 化生합니다. 精은 元氣에 의존하고 形體는 五味(의 滋養)에 의존하는데, (음식물은) 生化作用을 통해 陰精을 생성하고 (더 나아가) 氣化作用을 통해 形體를 滋養합니다. (그러나 음식물을 절제하지 않으면) 味는 형체를 손상시키고, 氣 또한 陰精을 손상시킵니다. 陰精은 轉化하여 元氣가 되는데, (五味를 조절하지 않으면) 元氣가 味에 의에 손상됩니다.

陰味出下竅, 陽氣出上竅. 味厚者爲陰, 薄爲陰之陽. 氣厚者爲陽, 薄爲陽之陰[16]. 味厚則泄, 薄則通; 氣薄則發泄, 厚則發熱. 壯火之氣衰, 少火之氣壯[17]. 壯火食氣, 氣食少火[18]. 壯火散氣, 少火生氣. 氣味辛甘發散爲陽, 酸苦涌泄爲陰.

陰에 속하는 味는 (하강을 주관하므로) 하부의 竅로 나가고, 陽에 속하는 氣는 (상승을 주관하므로) 상부의 竅로 나갑니다. 味 중에서 厚한 것은 純陰이고, 薄한 것은 陰 중의 陽입니다. 氣 중에서 厚한 것은 純陽이고, 薄한 것은 陽 중의 陰입니다. 味가 厚하면 泄下시키고 薄하면 (腸胃를) 疏通시키며, 氣가 薄하면 發泄하고 厚하면 (陽을 도와) 熱을 발생시킵니다. 壯火(亢盛한 陽氣)는 元氣를 (손상시켜) 쇠약하게 하고, 少火(정상적인 陽氣)는 元氣를 튼튼하게 합니다. 壯火는 元氣를 손상시키지만 元氣는 少火에 의해 길러집니다. 壯火는 氣를 흩어지게 하지만 少火는 氣를 생성합니다. 氣味가 辛·甘한 것은 發散作用을 하므로 陽에 속하고, 酸·苦한 것은 배설작용을 하므로 陰에 속합니다.

어지는 것에서 비롯되므로 形은 精氣에 의존한다."고 하였다.

15) 精食氣 : 여기서의 "食(사)"는 "飼"와 같은 뜻인데, 引伸되어 "구하다·給養받다"는 뜻이다. 따라서 "精食氣"란 "陰精의 생성은 元氣에 의존한다"는 뜻이다. 아래의 "食" 字도 이와 동일하다.

16) 味厚者爲陰, 薄爲陰之陽. 氣厚者爲陽, 薄爲陽之陰 : "陰之陽"은 陰 중의 陽을 말하고, "陽之陰"은 陽 중의 陰을 말한다.

17) 壯火之氣衰, 少火之氣壯 : "壯火"란 亢盛한 陽氣 혹은 火를 가리키고, "氣"는 元氣를 가리키며, "少火"란 정상적인 陽氣 혹은 火를 가리킨다.

18) 壯火食氣, 氣食少火 : 壯火는 元氣를 손상시키나, 元氣는 少火에 의해 길러진다는 뜻이다. 앞의 "食"은 "먹어 치우다·없애다"의 뜻이고, 뒤의 "食"은 "먹이다·기르다"의 뜻이다.

氣 (陽) ----	厚(陽) --- 純陽, 陽中之陽 ---	發熱 (예 : 附子)	
	薄(陰) --- 陽中之陰 --------	發泄 (예 : 麻黃)	
味 (陰) ----	厚(陰) --- 純陰, 陰中之陰 ---	泄瀉 (예 : 大黃)	
	薄(陽) --- 陰中之陽 --------	疏通 (예 : 澤瀉)	

陰勝[19]則陽病, 陽勝則陰病. 陽勝則熱, 陰勝則寒. 重[20]寒則熱, 重熱則寒. 寒傷形, 熱傷氣, 氣傷痛, 形傷腫. 故先痛而後腫者, 氣傷形也; 先腫而後痛者, 形傷氣也. 風勝則動[21], 熱勝則腫, 燥勝則乾, 寒勝則浮, 濕勝則濡瀉[22].

(陰陽은 상대적인 평형 상태를 유지해야 하는데) 陰氣가 지나치게 盛하면 陽氣가 손상되어 병들고, 陽氣가 지나치게 盛하면 陰氣가 손상되어 병듭니다. 陽氣가 지나치게 盛하면 熱象이 나타나고, 陰氣가 지나치게 盛하면 寒象이 나타납니다. 寒이 極에 달하면 (반대로) 熱象이 나타나고, 熱이 極에 달하면 (반대로) 寒象이 나타납니다. 寒邪는 형체를 손상시키고 熱邪는 氣를 손상시키는데, 氣가 손상되면 통증이 발생하고 形體가 손상되면 (몸이) 붓습니다. 그러므로 먼저 통증이 있은 후에 붓기 시작하면 (이는) 氣의 손상이 形體에 영향을 미친 것이며, 먼저 몸이 부은 후에 통증이 나타나면 (이는) 形體의 손상이 氣에 영향을 미친 것입니다. 風氣가 지나치게 盛하면 (四肢가) 떨리고, 熱氣가 지나치게 盛하면 (肌肉이 벌겋게) 부어 오르며, 燥氣가 지나치게 盛하면 (津液이 고갈되어 몸이) 건조해지고, 寒氣가 지나치게 盛하면 浮腫이 발생하며, 濕氣가 지나치게 盛하면 泄瀉(濕瀉)가 발생합니다.

天有四時五行[23], 以生長收藏; , 以生寒暑燥濕風. 人有五臟, 化五氣[24], 以生喜怒悲憂恐. 故喜怒傷氣, 寒暑傷形. 暴怒傷陰, 暴喜傷

---

19) 勝 : "勝"은 "盛"과 통한다.

20) 重 : "중첩되다"는 뜻이나, 여기서는 引伸되어 점차 발전하여 極에 달하다는 의미로 쓰였다.

21) 動 : 四肢가 떨리는 것을 말한다.

22) 濡瀉 : "濕瀉"라고도 하는데, 濕邪에 脾가 손상되어 발생하는 것으로서 大便이 물처럼 묽은 증상을 특징으로 한다.

23) 五行 : 郭靄春은 "五行은 寒·暑·燥·濕·風 五氣를 生한다."고 한 王冰의 注에 근거하여 "五行"을 "以生寒暑燥濕風" 앞으로 옮겨 해석하였는데, 참고할 만하다.

陽[25]. 厥氣上行, 滿脈去形[26]. 喜怒不節, 寒暑過度, 生乃不固. 故重陰必陽, 重陽必陰[27]. 故曰冬傷於寒, 春必溫病; 春傷於風, 夏生飧泄; 夏傷於暑, 秋必痎瘧; 秋傷於濕, 冬生咳嗽.

하늘(자연계)에는 四時(春·夏·秋·冬)와 五行(木·火·土·金·水)이 있어 (만물을) 生·長·收·藏하고, 寒·暑·燥·濕·風의 기후변화를 일으킵니다. 인체에는 五臟이 있어 五氣를 化生함으로써 喜·怒·悲·憂·恐의 五志가 생기도록 합니다. 그러므로 (지나친) 기쁨과 노여움은 氣를 손상시키고, (지나친) 추위와 더위는 形體를 손상시킵니다. 지나치게 노여워하면 陰이 손상되고, 지나치게 기뻐하면 陽이 손상됩니다. 氣가 逆亂하여 위로 치솟음으로 인해 經脈에 가득 차면 (神氣가 떠올라) 形體를 벗어나게 됩니다. 喜怒를 절제하지 못하거나, 寒暑가 과도하면 (인체가 손상되어) 生氣가 튼튼하지 못하게 됩니다.

陰이 極에 달하면 반드시 陽이 生하고, 陽이 極에 달하면 반드시 陰이 生합니다. 그러므로 겨울에 寒邪에 손상되면 봄에 반드시 溫熱病이 발생하고, 봄에 風邪에 손상되면 여름에 飧泄이 발생하며, 여름에 暑邪에 손상되면 가을에 반드시 瘧疾이 발생하고, 가을에 濕邪에 손상되면 겨울에 咳嗽가 발생합니다.

帝曰 : 余聞上古聖人, 論理人形, 列別臟腑[28], 端絡經脈[29], 會通六合[30], 各從[31]其經; 氣穴所發, 各有處名; 谿谷屬骨[32], 皆有所起;

---

24) 化五氣 : 張介賓은 注에서 "五氣란 五臟의 氣인데, 五氣에서 五志가 생긴다."고 하였다. 五志란 喜·怒·悲·憂·恐을 가리키는데, 心은 기쁨(喜), 肝은 분노(怒), 肺는 슬픔(悲), 脾는 근심(憂), 腎은 두려움(恐)을 주관한다.

25) 暴怒傷陰, 暴喜傷陽 : 張介賓은 注에서 "氣는 陽이고, 血은 陰이며, 肝은 血을 저장하고, 心은 神을 저장한다. 지나치게 노여워하면 肝氣가 逆亂하여 藏血機能이 문란해지므로 陰이 손상되고, 지나치게 기뻐하면 心氣가 완만해져 神이 安逸해지므로 陽이 손상된다."고 하였다.

26) 厥氣上行, 滿脈去形 : 王冰은 注에서 "'厥'이란 氣가 逆亂한 것이다. 氣가 逆亂하여 위로 치솟아 經絡에 가득 차면 神氣가 떠올라 形體를 벗어나게 된다."고 하였다. 이 8字는 상하의 文義와 순조롭게 이어지지 않으므로 《太素》 卷三에서처럼 刪去하는 것이 옳은 듯하다. 張介賓은 寒暑·喜怒의 氣로 인해 氣가 上逆한다고 하였으나, 이 역시 명쾌하지 않다.

27) 重陰必陽 重陽必陰 : 陰이 極에 달하면 陽이 生하고, 陽이 極에 달하면 陰이 生한다는 뜻이다. 陰陽은 일정한 조건하에서 상호 轉化된다.

28) 列別臟腑 : 臟腑의 성질과 위치를 분별하여 나열하다는 뜻이다.

29) 端絡經脈 : "端"은 "상세하게 살피다"는 뜻이다(상세한 것은 《辭源》《漢語大詞典》을 참고하라). "絡" "왕래·연계"를 의미한다. 전체적인 뜻은 "經脈의 연계 관계를 살피다"는 뜻이다.

30) 會通六合 : "會"는 經脈이 서로 만나는 것을, "通"은 經脈이 관통하는 것을 가리킨다. "六合"

分部逆從, 各有條理; 四時陰陽, 盡有經紀[33]; 外內之應, 皆有表裏, 其信然乎?

黃帝 : 내가 듣기로 상고 시대의 聖人들은 사람의 形體에 대한 이치를 논하여 臟腑(의 성질과 위치)를 분별하여 나열하였고, 經脈의 연계 및 會合·貫通·表裏相合 관계를 자세하게 관찰하여 각각 해당 經脈에 귀속시켰으며, 氣穴(腧穴·孔穴)이 시작되는 부위는 각기 정해진 명칭이 있고, 肌肉의 谿谷과 關節의 연결 부위에 모두 일정한 起点이 있으며, 分屬된 부위의 順行함과 逆行함에 각기 條理가 있고, 四時陰陽 변화에는 모두 일정한 規律이 있으며, 외계의 환경과 인체 내부가 서로 상응함에 모두 表裏 관계가 있다고 하였는데, 그것이 참으로 그러합니까?

岐伯對曰 : 東方生風, 風生木[34], 木生酸, 酸生肝, 肝生筋, 筋生心[35], 肝主目. <u>其在天爲玄, 在人爲道, 在地爲化. 化生五味, 道生智, 玄生神</u>[36]. 神[37]在天爲風, 在地爲木, 在體爲筋, 在臟爲肝, 在色爲

은 十二經脈의 表裏相合 관계를 가리킨다. 즉 足太陽經과 足少陰經이 一合이고, 足少陽經과 足厥陰經이 二合이며, 足陽明經과 足太陰經이 三合이고, 手太陽經과 手少陰經이 四合이며, 手少陽經과 手厥陰經이 五合이고, 手陽明經과 手太陰經이 六合이다.

31) 從 : "聚合하다"·"歸屬시키다"의 뜻이 있다.

32) 溪谷屬骨 : "溪谷"은 근육과 근육이 맞닿는 곳, "屬骨"은 근육과 뼈가 이어지는 곳을 가리킨다. 여기서의 "屬"은 "이어지다, 연계되다"는 뜻이다.

33) 經紀 : 四時陰陽變化의 일반적인 規律(常規)을 가리킨다.

34) 고대인들은 천체가 동쪽에서부터 남쪽·서쪽·북쪽으로 운행한다고 보았다. 태양이 떠오를 때 남쪽을 향해 서면 좌측은 동쪽이고, 우측은 서쪽이며, 하늘은 남쪽이고, 땅은 북쪽이다. 그러므로 방위를 정함에 있어 東을 처음으로 삼고, 四時에서는 春을 처음으로 삼으며, 기후에 있어서는 風을 처음으로 삼고, 五行에서는 木을 처음으로 삼았다. 五行學說을 운용하여 귀납하면 東·春·風·木이 서로 연계된다. 아래의 南·中央·西·北도 모두 이처럼 유추할 수 있다.

35) 筋生心 : 筋은 肝木에 속하며, 心은 火에 속한다. 그러므로 "筋生心"은 "木生火"로 보아야 한다. 張志聰은 注에서 "체내의 五臟은 五行의 氣와 결합하여 서로 資生한다."고 하였다.

36) 其在天爲玄, ……玄生神 : 이 23字는《天元紀大論》에 나오는 것으로 여기서는 마땅히 刪去해야 한다. 丹波元簡은《素問識》에서 "아래의 文例에 근거하면 '在天' 이하 23字는 衍文에 속하며, 肝臟과도 무관한 것으로서 마땅히 없애야 한다."고 하였다. 따라서 本書도 이를 衍文으로 보아 해석하지 않았다. 이 구절에 대한 해석은《天元紀大論》을 참조하라.

37) 神 : 沈祖緜이 이르길 "'神' 字는 誤字이므로 마땅히 '其'로 고쳐야 한다. 아래 문장에서 모두 '其天爲熱'·'其天爲濕'·'其天爲燥'·'其天爲寒'이라 하여 '其' 字로 해야 옳음을 증명하고 있다."고 하였다. 따라서 본서도 이를 대명사인 "其"로 해석하였다.

蒼[38]，在音爲角，在聲爲呼，在變動爲握，在竅爲目，在味爲酸，在志爲怒. 怒傷肝，悲勝怒；風傷筋，燥勝風；酸傷筋，辛勝酸[39].

岐伯 : 동쪽은 (봄과 상응하여 陽氣를 生하므로) 風을 일으키고, 風은 木氣를 生하며, 木은 신맛을 생성하고, 신맛은 肝을 자양하며, 肝은 筋을 자양하고 (肝木에서 비롯된) 筋은 心火를 자양하며(木生火), 肝氣는 눈(目)을 주관합니다. 그 변화는 하늘에 있어서는 風이고, 땅에 있어서는 木이며, 인체에 있어서는 筋이고, 臟에 있어서는 肝이며, 色에 있어서는 청색이고, 音에 있어서는 角音이며, 소리에 있어서는 고함(呼)이고, 病變에 있어서는 握(근육이 땅기는 拘急 증상)이며, 竅에 있어서는 눈(目)이고, 味에 있어서는 신맛이며, 情志에 있어서는 노여움(怒)입니다. 노여움이 과도하면 肝을 손상하는데, 슬픔(悲)은 노여움(怒)을 억누릅니다. 風은 筋을 손상시키나 燥는 風을 억누르고, 신맛(酸)을 과식하면 筋을 손상시키나 매운맛(辛)은 신맛을 억누릅니다.(金克木)

南方生熱，熱生火，火生苦，苦生心，心生血，血生脾，心主舌. 其在天爲熱，在地爲火，在體爲脈，在臟爲心，在色爲赤，在音爲徵，在聲爲笑，在變動爲憂[40]，在竅爲舌，在味爲苦，在志爲喜. 喜傷心，恐勝喜；熱傷氣[41]，寒勝熱；苦傷氣，鹹勝苦.

남쪽은 (여름과 상응하고 陽氣가 왕성한 곳이므로) 熱을 생성하고, 熱은 火氣를 생성하며, 火氣는 쓴맛을 생성하고, 쓴맛은 心을 자양하며, 心은 血을 생성하고, (心火에서 비롯된) 血은 脾를 자양하며(火生土), 心은 혀(舌)를 주관합니다. 그 변화는 하늘에 있어서는 熱이고, 땅에 있어서는 火이며, 인체에 있어서는 血脈이고, 臟에 있어서는 心臟이며, 色에 있어서는 적색이고, 音에 있어서는 徵音이며, 소리에 있어서는 웃음(笑)이고, 病變에 있어서는 氣逆이며, 竅에 있어서는 혀(舌)요, 味에 있어서는 쓴맛이며, 情志에 있어서는 기쁨(喜)입니다. 기쁨(喜)이 과도하면 心을 손상하나 두려움(恐)은 기쁨(喜)을 억누르고, 熱은 氣를 손상하나 寒은 熱을 억누르며, 쓴맛은 氣를 손상하나 짠맛은 쓴맛을 억누릅니다(水克火).

---

38) 蒼 : 청색을 가리킨다.

39) 怒傷肝, 悲勝怒; 風傷筋, 燥勝風; 酸傷筋, 辛勝酸 : "悲"·"燥"·"辛"은 모두 五行의 金에 속하는데, 金은 木을 억제한다(金克木). 아래의 단락들도 이와 같이 유추하여 해석할 수 있다.

40) 在變動爲憂 : 于鬯은 《香草續校書》에서 "여기서의 '憂' 字는 마땅히 '嚘'로 해석해야 한다. 心의 병변은 '嚘'로서 아래에서 肺의 병변이 '憂'라 한 것과는 다르다. 우는 폐의 병변으로서 심의 병변과 중복되어서는 안된다. ……《玉篇·口部》에서 '嚘는 氣가 上逆한 것이다.'라고 하였다. 따라서 본서는 '憂'를 '嚘'로 해석하였다.

41) 熱傷氣 : 이는 앞에서 "壯火가 氣를 손상시킨다."고 한 것과 같은 의미이다.

中央生濕, 濕生土, 土生甘, 甘生脾, 脾生肉, 肉生肺[42], 脾主口. 其在天爲濕, 在地爲土, 在體爲肉, 在臟爲脾, 在色爲黃, 在音爲宮, 在聲爲歌, 在變動爲噦[43], 在竅爲口, 在味爲甘, 在志爲思. 思傷脾, 怒勝思; 濕傷肉, 風勝濕; 甘傷肉[44], 酸勝甘.

중앙은 (長夏와 상응하고) 濕을 생성하고, 濕은 土氣를 생성하며, 土氣는 단맛을 생성하고, 단맛은 脾를 자양하며, 脾는 肉을 생성하고, (脾土에서 비롯된) 肉은 肺를 자양하고(土生金), 脾氣는 입(口)을 주관합니다. 그 변화는 하늘에 있어서는 濕이고, 땅에 있어서는 土이며, 인체에 있어서는 肌肉이고, 臟에 있어서는 脾이며, 色에 있어서는 황색이고, 音에 있어서는 宮音이며, 소리에 있어서는 노래(歌)요, 病變에 있어서는 딸꾹질이며, 竅에 있어서는 입(口)이고, 味에 있어서는 단맛이며, 情志에 있어서는 생각(思)입니다. 생각(思)이 과도하면 脾가 손상되나 노여움(怒)은 생각(思)을 억누르고, 濕은 肌肉(脾)을 손상하나 風은 濕을 억누르며, 단맛은 肌肉을 손상시키나 신맛은 단맛을 억누릅니다(木克土).

西方生燥, 燥生金, 金生辛, 辛生肺, 肺生皮毛, 皮毛生腎, 肺主鼻. 其在天爲燥, 在地爲金, 在體爲皮毛, 在臟爲肺, 在色爲白, 在音爲商, 在聲爲哭, 在變動爲咳, 在竅爲鼻, 在味爲辛, 在志爲憂. 憂傷肺, 喜勝憂; 燥傷皮毛, 熱勝燥[45]; 辛傷皮毛, 苦勝辛.

서쪽은 (가을과 상응하고) 燥氣를 생성하고, 燥氣는 金氣를 생성하며, 金氣는 매운맛(辛味)을 생성하고, 매운맛은 肺氣를 생성하며, 肺는 皮毛를 자양하고, (肺金에서 비롯된) 皮毛는 腎을 자양하며(金生水), 肺氣는 코(鼻)를 주관합니다. 그 변화는 하늘에 있어서는 燥요, 땅에 있어서는 金이며, 인체에 있어서는 皮毛요, 臟에 있어서는 肺이며, 色에 있어서는 백색이고, 音에 있어서는 商音이며, 소리에 있어서는 울음(哭)이고, 病變에 있어

42) 肉生肺 : 肉은 土에 속하고, 肺는 金에 속하며, 土는 金을 生하므로 "肉生肺"라고 한 것이다.

43) 噦 : 呃逆(딸꾹질)을 가리킨다.

44) 甘傷肉 : 《五運行大論》에는 "肉"이 "脾"로 되어 있다.

45) 燥傷皮毛, 熱勝燥 : 원문에는 "熱傷皮毛, 寒勝熱"이라 되어 있었으나, 《太素》에 근거하여 "燥傷皮毛, 熱勝燥"로 校正하였다. 상하의 문장에서 "東方生風, 風傷筋, ……南方生熱, 熱傷氣, ……中央生濕, 濕傷肉, ……北方生寒, 寒傷骨"이라 하였다. 西方은 燥氣를 生하는데 어떻게 熱이 皮毛를 손상시키겠는가? 따라서 《太素》에 근거하여 "熱傷皮毛"를 "燥傷皮毛"로 校正하였으며, 또한 五行의 相生相克 원리에 의하면 "熱(火)"은 燥(金)를 억제하므로 "寒勝熱" 역시 《太素》에 근거하여 "熱勝燥"로 校正하였다.

서는 기침(咳)이며, 竅에 있어서는 코(鼻)요, 味에 있어서는 매운맛이며, 情志에 있어서는 근심(憂)입니다. 근심(憂)이 과도하면 肺를 손상하나 기쁨(喜)은 근심(憂)을 억누르고, 燥는 皮毛를 손상하나 熱은 燥를 억누르며, 매운맛은 皮毛를 손상하나 쓴맛은 매운맛을 억누릅니다(火克金).

北方生寒, 寒生水, 水生鹹, 鹹生腎, 腎生骨髓, 髓生肝, 腎主耳. 其在天爲寒, 在地爲水, 在體爲骨, 在臟爲腎, 在色爲黑, 在音爲羽, 在聲爲呻, 在變動爲栗46), 在竅爲耳, 在味爲鹹, 在志爲恐. 恐傷腎, 思勝恐; 寒傷骨47), 濕勝寒48); 鹹傷骨49), 甘勝鹹.

북쪽은 (겨울과 상응하고) 寒을 생하고, 寒은 水氣를 생하며, 水氣는 짠맛을 생성하고, 짠맛은 腎氣를 자양하며, 腎은 骨髓를 생성하고, (腎水에서 비롯된) 骨髓는 肝을 자양하며(水生木), 腎氣는 귀(耳)를 주관합니다. 그 변화는 하늘에 있어서는 寒이고, 땅에 있어서는 水이며, 인체에 있어서는 骨髓요, 臟에 있어서는 腎이며, 色에 있어서는 흑색이고, 音에 있어서는 羽音이며, 소리에 있어서는 신음(呻)이고, 病變에 있어서는 戰慄이며, 竅에 있어서는 귀(耳)이고, 味에 있어서는 짠맛이며, 情志에 있어서는 두려움(恐)입니다. 두려움(恐)은 腎을 손상하나 생각(思)은 두려움(恐)을 억누를 수 있고, 寒은 骨을 손상하나 濕은 寒을 억누르며, 짠맛은 骨을 손상하나 단맛은 짠맛을 억누릅니다(土克水).

◀參考▶ 상술한 내용 가운데 五行의 相生相克 원리에 부합하지 않아 校正한 부분을 정리하면 아래와 같다. 그 까닭은 본문의 해당 注를 참고하시오.

熱傷皮毛, 寒勝熱 ⇨ 燥傷皮毛, 熱勝燥

寒傷血, 燥勝寒; 鹹傷血 ⇨ 寒傷骨, 濕勝寒; 鹹傷骨

46) 栗 : "栗"은 "慄"과 통하는데, 여기서는 "戰慄"을 가리킨다. 즉 惡寒 증상이 있으면서 몸을 떠는 것을 가리킨다.

47) 寒傷骨 : 원문에는 "寒傷血"로 되어 있었으나, 腎이 주관하는 것은 "血"이 아니고 "骨"이므로 《太素》에 근거하여 "骨"로 교정하였다.

48) 濕勝寒 : 원문에는 "燥勝寒"으로 되어 있으나, 五行相克 원리에 따르면 濕土가 寒水를 억누르므로 《太素》에 근거하여 "燥"를 "濕"으로 校正하였다.

49) 鹹傷骨 : 원문에는 "鹹傷血"로 되어 있었으나, 鹹味는 腎으로 들어가고 腎은 骨髓를 주관하며, 鹹味를 지나치게 많이 섭취하면 도리어 骨을 손상하므로 《太素》에 근거하여 "血"을 "骨"로 校正하였다. 張介賓은 注에서 "鹹味는 水에서 化生한 것이므로 心血을 손상시킨다고 하였는데, 水가 火를 이기기 때문이다."라고 하였으나, 명쾌하지 못하므로 따르지 않았다.

故曰天地者, 萬物之上下也[50]; 陰陽者, 血氣之男女也[51]; 左右[52]者, 陰陽之道路也; 水火者, 陰陽之徵兆也[53]; 陰陽者, 萬物之能始也. 故曰陰在內, 陽之守也; 陽在外, 陰之使也.

그러므로 "天地는 만물의 上下이고, 陰陽은 (인체) 氣血의 陰陽 속성을 대표하며, 좌우는 陰陽이 운행되는 통로이고, 水火는 陰陽의 징조이며, 陰陽은 만물의 시초"라고 합니다. 그러므로 陰은 안에 있으면서 陽의 보호를 받고, 陽은 밖에 있으면서 陰의 부림을 받는다고 하는 것입니다.

帝曰 : 法[54]陰陽奈何?

岐伯曰 : 陽勝則身熱, 腠理閉, 喘粗爲之俯仰[55], 汗不出而熱, 齒乾以煩寃[56], 腹滿死, 能冬不能夏. 陰勝則身寒汗出, 身常淸, 數栗而寒, 寒則厥, 厥則腹滿死, 能夏不能冬. 此陰陽更勝之變, 病之形能[57]也.

黃帝 : 陰陽의 이치를 본받으려면 어떻게 해야 합니까?

岐伯 : 陽氣가 지나치게 盛하면 몸에 熱이 나고 腠理가 닫히며, 호흡이 거칠어 몸을 앞뒤로 구부렸다 폈다 하고, 땀은 나지 않으면서 熱이 나며, 치아가 건조해지면서 가슴이 답답한 증상이 발생하는데, (만약) 복부가 脹滿하면 死證이며, (이러한 환자는 陽이 왕성

50) 天地者, 萬物之上下也 : 張介賓은 注에서 "하늘은 만물을 덮고 있으므로 위에 있고, 땅을 만물을 싣고 있으므로 아래에 있다."고 하였다.

51) 陰陽者, 血氣之男女也 : 孫詒讓은《札迻》에서 "마땅히 '氣血者, 陰陽之男女也'로 적어야 한다."고 하였는데, 그 의미가 뛰어나므로 본서도 孫詒讓의 견해를 따랐다. "男女"를 陰陽의 속성을 가리킨다. "男"은 陽의 속성을 대표하고, "女"는 陰의 속성을 대표한다.

52) 左右 : 동쪽과 서쪽을 가리킨다. 태양과 달은 모두 동쪽으로 떠올라 서쪽으로 지므로 고대인들은 이러한 자연 현상을 취하여 左右는 陰陽의 통로라고 하였다.

53) 水火者, 陰陽之徵兆也 : 陰陽을 직접 눈으로 볼 수는 없으나 水火의 變化로써 그 변화의 徵兆를 알 수 있다는 뜻이다.

54) 法 : 여기서는 "본받다"는 뜻이다.

55) 喘粗爲之俯仰 : 호흡이 급하여 숨소리가 거칠고 헐떡이며 몸을 뒤로 젖혔다 구부렸다 하는 모양.

56 齒乾以煩寃 : "以"는 순접을 나타내는 "而"와 같다. 여기서 "寃"은 "鬱·菀" 혹은 "鬱悶"으로 보아야 한다. 따라서 "煩寃"은 煩悶(답답한 증상)을 형용한 말이다.

57) 形能 : "能"은 "態"와 통한다. 따라서 "病能"은 "病態"로 해석해야 한다.

하므로) 겨울은 견뎌 낼 수 있으나 여름은 견뎌 내지 못합니다. 陰氣가 지나치게 盛하면 惡寒이 나고 (陰이 盛함으로 인해 陽氣가 부족해져 腠理가 열리므로) 땀이 나며, 몸이 항상 차고 자주 惡寒으로 몸을 떨며, 寒氣가 盛하면 (손발이 차가워지는) 厥證이 나타나는데, 厥證이 나타나면서 복부가 脹滿하면 死證이며 (이러한 환자는 陰이 왕성하므로) 여름은 견뎌 낼 수 있으나 겨울은 견뎌 내지 못합니다. 이러한 것들은 陰이나 陽이 번갈아 왕성하여 나타나는 변화이며, 병의 형태입니다.

帝曰 : 調此二者[58]奈何?

岐伯曰 : 能知七損八益[59], 則二者可調, 不知用此, 則早衰之節[60]也. 年四十而陰氣[61]自半也, 起居衰矣. 年五十, 體重, 耳目不聰明矣. 年六十, 陰痿, 氣大衰, 九竅不利, 下虛上實, 涕泣[62]俱出矣. 故曰知之則强, 不知則老, 故同出而名異耳[63]. 智者察同, 愚者察異[64], 愚者不足, 智者有餘; 有餘則耳目聰明, 身體輕强, 老者復壯, 壯者益治[65]. 是以聖人爲無爲之事, 樂恬憺之能, 從欲[66]快志於虛無之守,

---

58 二者 : 陰陽을 가리킨다.

59) 七損八益 : 이에 대한 역대 注家들의 說이 다양하나, 中國 湖南省 長沙의 馬王堆 漢墓(1972년~1974년 사이에 발굴)에서 발굴된 古醫書《天下至道談》에 의해 역대 注家들의 說이 모두 틀렸음이 밝혀졌다. 이에 역대 注家들의 說은 생략하고, "七損八益"의 의미에 대해서만 소개하고자 한다. 즉 "氣에는 八益과 七損이 있는데, 八益을 운용하여 七損을 제거하지 않는다면 나이가 사십이 되어 陰氣가 저절로 半이 된다. ……八益은 첫째 治氣, 둘째 致沫, 셋째 知時, 넷째 畜氣, 다섯째 和沫, 여섯째 竊氣, 일곱째 侍贏, 여덟째 定傾이다. 七損은 첫째 閉, 둘째 泄, 셋째 竭, 넷째 勿, 다섯째 煩, 여섯째 絶, 일곱째 費이다."라고 하였다.

60) 早衰之節 : "節"은 "徵"으로 보아야 한다. 즉 노쇠의 징후가 일찍 나타난다는 뜻이다.

61) 陰氣自半 : 張介賓은 注에서 "'陰'은 眞陰을 가리킨다. 40세 이후에는 精氣가 날로 쇠약해져 陰氣가 반으로 줄어든다."고 하였다.

62) 涕泣 : "涕"는 콧물을, "泣"은 눈물을 가리킨다.

63) 同出而名異 : 사람은 모두 똑같이 天地陰陽의 氣를 받고 태어나므로 "同出"이라 하고, 성장 결과 건강·수명 등에 차이가 있으므로 "名異"라고 한다. 즉 태어나는 근원은 같지만 그 결과는 다르다는 뜻이다. "同出"은 "同生"과 같다. "名"은 "功"의 뜻이나, 여기서는 引伸하여 "결과"로 해석해야 한다.

64) 智者察同, 愚者察異 : "智者察同"란 인체와 天地陰陽이 같을 때, 즉 건강할 때 미리 관찰하여 건강을 유지하는 것을 말한다. "愚者察異"란 인체와 天地陰陽이 달라질 때, 즉 질병이 발생하였을 때에야 비로소 인체를 보살핌으로써 일찍 노쇠하는 것을 가리킨다.

故壽命無窮, 與天地終, 此聖人之治身也.

黃帝 : 이 두 가지(陰陽)를 조화롭게 하려면 어떻게 해야 합니까?

岐伯 : "七損八益"의 이치를 알면 양자(즉 陰陽)를 조화시킬 수 있으나, 이러한 이치를 운용하지 못하면 노쇠의 징후가 일찍 나타납니다. 40세에 이르면 陰氣(眞陰)가 저절로 반으로 줄어들어 起居에도 노쇠 현상이 나타납니다. 50세에 이르면 몸이 무거워지고 귀와 눈이 어두워집니다. 60세에 이르면 (腎氣가 쇠약해져) 陰痿가 발생하고, 正氣가 크게 쇠약해져 九竅의 기능이 감퇴하며, 하부는 虛하고 상부는 實하므로 콧물과 눈물이 모두 나옵니다. 그러므로 "七損八益의 이치를 알면 (신체가 항상) 튼튼하지만 七損八益의 이치를 알지 못하면 노쇠해진다"고 말하는 것입니다. 그러므로 사람들은 똑같이 (天地陰陽의 氣를 받아) 태어났으나 그 결과에는 (건강함과 노쇠함의) 차이가 있는 것입니다. 지혜로운 사람은 건강할 때 (건강을) 살피나, 어리석은 사람은 병이 발생한 후에야 (건강을) 살피니, 어리석은 사람은 (항상 精氣가) 부족하고, 현명한 사람은 (항상 精氣가) 남아돕니다. (精氣가) 남아돌면 귀와 눈이 밝고 몸이 가벼우면서 튼튼하며, 나이가 들었더라도 건강을 회복할 수 있으며, (본래부터) 건강한 사람이라면 더욱 건강해집니다. 그런 까닭에 (이러한 이치를 통달한) 聖人들은 인위적인 일을 하지 않고 유유자적한 생활태도를 즐겼으며, 虛無의 상태를 지킴에 마음이 하고자 하는 바를 좇아 뜻을 유쾌하게 하였으므로 수명이 무궁하여 天地와 더불어 (생을) 마쳤으니, 이는 聖人들의 養生法입니다.

天不足西北, 故西北方陰也, 而人右耳目不如左明也. 地不滿東南, 故東南方陽也, 而人左手足不如右强也67).

天氣(陽氣)는 서북쪽에서 부족하므로 서북쪽은 陰地입니다. 사람의 (눈과 귀는 天氣와 상응하므로) 오른쪽 눈과 귀는 왼쪽보다 밝지 않습니다. 地氣(陰氣)는 동남쪽에서 부족하므로 동남쪽은 陽地입니다. 사람의 (손과 발은 地氣와 상응하므로) 왼쪽 손과 발은 오른쪽 손과 발보다 강하지 않습니다.

帝曰 : 何以然?

---

65) 益治 : "治"는 "盛"과 통하며, "盛"에는 "튼튼하다 · 강하다"는 뜻이 있다.

66) 從欲 : "從心所欲"을 가리킨다.

67) 天不足西北, ……而人左手足不如右强也 : "天"은 陽氣를 대표하고, "地"는 陰氣를 대표한다. 기후가 온난한 곳은 陽地이고, 기후가 한랭한 곳은 陰地이다. 서북방은 비교적 寒冷하며 陰寒이 많고 陽熱이 부족하므로 "天不足西北"이라 하고, 동남방은 비교적 온난하며 陽熱이 많고 陰寒이 부족하므로 "地不滿東南"이라 하였다.

岐伯曰 : 東方陽也, 陽者其精幷[68]於上, 幷於上則上盛而下虛[69], 故使耳目聰明而手足不便[70]也. 西方陰也, 陰者其精幷於下, 幷於下則下盛而上虛, 故其耳目不聰明而手足便也. 故俱感於邪, 其在上則右甚, 在下則左甚, 此天地陰陽所不能全[71]也, 故邪居之.

黃帝 : 어째서 그러합니까?

岐伯 : 동쪽은 陽에 속하는데, 陽은 精氣가 상부에서 모인 것으로서 (精氣가) 상부에 모이면 상부는 盛하지만 하부는 虛해지므로 눈과 귀는 밝지만 (하부의) 손과 발은 민첩하지가 않습니다. 서쪽은 陰에 속하는데, 陰은 精氣가 하부에서 모인 것으로서 (精氣가) 하부에 모이면 하부는 盛하지만 상부는 虛해지므로 눈과 귀는 밝지 않지만 (하부의) 손과 발은 민첩합니다. 그러므로 (상하부가) 모두 邪氣에 감수되면 상부에서는 오른쪽(의 증상)이 심하고, 하부에서는 왼쪽(의 증상)이 심합니다. 이는 天地(와 인체의) 陰陽이 온전하지 못한 까닭에 (어느 한 쪽이 부족한 틈을 타고) 邪氣가 (침입하여) 머무른 것입니다.

故天有精[72], 地有形, 天有八紀[73], 地有五理[74], 故能爲萬物之父母. 淸陽上天, 濁陰歸地, 是故天地之動靜, 神明爲之綱紀, 故能以生長收藏, 終而復始. 惟賢人上配天以養頭, 下象地以養足[75], 中傍人

68) 幷 : 張介賓은 注에서 "'幷'은 '聚'이다."라고 하였다. 따라서 "幷"은 "모이다"는 뜻이다.

69) 上盛而下虛 : 원래는 "上明而下虛"로 되어 있었으나, 아래의 "下盛而上虛"와 對句가 되어야 옳으므로《類說》에 근거하여 교정하였다.

70) 便 : 움직임이 민첩한 것을 가리킨다. "便"에는 "順 · 利"의 뜻이 있다.

71) 不能全 : 不完全하다. 즉 조화를 이루지 못하다

72) 天有精 : "精"은 맑고 가벼운 氣를 가리킨다.《春秋繁露 · 通國身》에서 이르기를 "氣가 맑은 것을 精이라 한다."고 하였다.

73) 八紀 : 立春 · 立夏 · 立秋 · 立冬 · 春分 · 秋分 · 夏至 · 冬至의 여덟 節氣를 가리킨다.

74) 五理 : 원래는 "五里"로 되어 있었으나,《太素》卷三 陰陽改에 근거하여 교정하였다. 이렇게 해야만 아래의 "地之理"와 뜻이 부합한다. 高世栻은 注에서 이를 東 · 南 · 西 · 北 · 中央, 五方의 이치라 하였고, 楊上善은 "땅에는 五行의 이치가 있다."고 하였는데, 본서는 楊上善의 견해를 따라 해석하였다.

75) 上配天以養頭, 下象地以養足 : "配"와 "象"은 모두 "본받다"는 뜻이다. 吳崑은 注에서 "'上配天以養頭'는 하늘의 맑음을 본받는 것으로서 맑으면 눈과 귀가 밝아진다. '下象地以養足'은 땅의 고요함을 본받는 것으로서 고요하면 함부로 힘을 쓰지 않아 四肢가 병들지 않는다."고 하였다. "足"은 여기서는 四肢로 해석해야 한다.

事以養五臟[76]. 天氣通於肺[77], 地氣通於嗌[78], 風氣通於肝, 雷氣通於心[79], 穀氣通於脾, 雨氣通於腎[80]. 六經爲川[81], 腸胃爲海[82], 九竅爲水[83]. 以天地爲之陰陽, 人之汗[84], 以天地之雨名之; 人之氣[85], 以天地之疾風[86]名之. 暴氣象雷, 逆氣象陽[87]. 故治不法天之紀, 不用地之理, 則災害至矣.

하늘에는 (無形의) 精氣가 있고 땅에는 (有形의) 物體가 있으며, 하늘에는 여덟 節氣가 있고 땅에는 五行의 이치가 있으므로 (天地는) 萬物의 근본입니다. 맑은 陽氣는 하늘로 올라가고, 濁한 陰氣는 땅으로 귀속됩니다. 그러므로 天地(천지간에 존재하는 氣)의 운

---

76) 中傍人事以養五臟 : "傍"은 "의지하다"는 뜻이고. "人事"는 인체의 氣機 변화를 가리킨다.《素問·氣交變大論》에 이르길 "인체의 氣機 변화와 통하는 것을 人事라 한다."고 하였다.

77) 天氣通於肺 : 楊上善은 注에서 "肺는 다른 네 臟器를 위에서 덮고 있는 인체의 하늘이므로 天氣는 肺와 통한다."고 하였다.

78) 嗌(익) : 食道의 上口로서 목구멍을 가리키며, "咽"이라고도 한다.

79) 雷氣通於心 : 張介賓은 注에서 "雷는 火氣이고, 心은 火臟이므로 서로 통한다."고 하였다.

80) 雨氣通於腎 : "雨氣"는 寒水의 氣를 말하는데, 腎은 水臟이므로 雨氣는 腎과 통한다.

81) 六經爲川 : 六經의 氣血은 쉬지 않고 흐르므로 강에 비유하였다.

82) 腸胃爲海 : 吳崑은 注에서 "腸胃는 받아들이지 않는 것이 없어 마치 바다가 모든 것을 수용하는 것과 같다."고 하였다.

83) 九竅爲水 : 원문에는 "九竅爲水注之氣"로 되어 있었으나, 衍文인 "注之氣"를 刪去하였다. 위에서 "六經<u>爲川</u>", "腸胃<u>爲海</u>"라고 하여 구의 형식이 일률적이므로 마땅히 "九竅<u>爲水</u>"로 교정해야 한다.《五行大義》와《醫說》의 인용문에도 "注之氣" 3字가 없다. 張介賓은 "水注之氣"를 "水氣之注"로 바꾸어 풀이하길 "'水注之氣'는 水氣가 주입되는 것을 말한다. 예컨대 눈의 눈물, 코의 콧물, 입의 津液, 二陰의 대소변과 같은 것이 모두 이것이다. 비록 귀는 水氣가 없으나 귀 안에는 津氣가 촉촉하여 귀지를 형성하니 이는 水氣에 의해 생긴 것이다."라고 했으나, 본서는 이를 따르지 않았다.

84) 人之汗 : 원문에는 "陽之汗"으로 되어 있었으나, 王冰의 注에 근거하여 교정하였다. 王冰은 注에서 "대저 사람의 땀은 皮膚로 나온다."고 하였으니, 王冰이 근거로 한 板本에는 "陽"이 "人"으로 되어 있었던 것으로 보인다.

85) 人之氣 : 원문에는 "陽之氣"로 되어 있었으나,《濟生拔萃》卷六과《醫學發明》《衛生寶鑑》卷八의 인용문에 근거하여 "人之氣"로 교정하였다.

86) 天地之疾風 :《太素》에는 "疾" 字가 없는데, 이렇게 하면 위의 "天地之雨"와 對句가 되므로 참고할 만하다.

87) 逆氣象陽 : "逆氣"는 치솟는 氣를 말한다. "陽"은 "暘"과 같으며, 오랫동안 맑아 비가 내리지 않음을 뜻한다. 따라서 "逆氣象陽"이란 氣가 상승하기만 하고 하강하지 않음을 비유한 것이다.

동과 정지는 神明(예측할 수 없는 陰陽變化)을 綱紀로 삼으며, 이로 인해 (만물이) 生・長・收・藏하고 끝나면 다시 시작되는 것입니다. 오직 지혜로운 사람들만이 위로는 天氣를 본받아 머리를 보양하며, 아래로는 地氣를 본받아 다리(四肢)를 보양하고, 가운데로는 人事(인체의 氣機 변화)에 의지하여 五臟을 보양하였습니다.

天氣는 肺와 통하고, 地氣는 목구멍과 통하며, 風氣는 肝과 통하고, 雷氣(火氣)는 心과 통하며, 穀氣는 脾와 통하고, 雨氣는 腎과 통합니다. 인체의 六經은 강물과 같고, 腸胃는 큰 바다와 같으며, 九竅는 水氣와 같습니다. 天地를 (인체의) 陰陽으로 본다면 사람의 땀은 천지간의 비라 할 수 있고, 사람의 氣는 천지간의 질풍이라 할 수 있습니다. (사람이) 심하게 화를 내는 것은 우레가 치는 것과 같고, (인체의) 氣가 치솟는 것은 (氣가 상승하여 하강하지 않음으로 인해) 오랫동안 날씨가 맑아 비가 내리지 않는 것과 같습니다. 그러므로 다스림(養生 혹은 治療)에 있어서 하늘의 紀綱를 본받지 않고 땅의 이치를 운용하지 않으면 재해(질병)가 이릅니다.

故[88]邪風之至[89], 疾如風雨, 故善治者治皮毛, 其次治肌膚, 其次治筋脈, 其次治六腑, 其次治五臟. 治五臟者, 半死半生也. 故天之邪氣, 感則害人五臟; 水穀之寒熱, 感則害於六腑; 地之濕氣, 感則害皮肉筋脈.

虛邪賊風이 (인체에) 침입하면 그 빠르기가 폭풍우가 몰아치는 것과 같으므로 치료를 잘 하는 자는 (邪氣가) 皮毛에 침입하였을 때 치료하고, 그 다음 수준의 醫生은 (邪氣가) 肌膚에 침입하였을 때 치료하며, 그 다음 수준의 醫生은 (邪氣가) 筋脈에 침입하였을 때 치료하고, 그 다음 수준의 醫生은 (病邪가) 六腑에 침입하였을 때 치료하며, 그 다음 수준의 醫生은 (邪氣가) 五臟에 침입하였을 때 치료합니다. (病邪가) 五臟에 침입하였을 때 치료하면 (병세가 매우 위중하므로) 반은 죽고 반은 삽니다.

그러므로 자연계의 邪氣를 感受하면 五臟이 손상되고, 음식물의 寒熱을 感受하면 六腑가 손상되며, 땅의 濕氣를 感受하면 肌肉과 筋脈이 손상됩니다.

故善用針者, 從陰引陽, 從陽引陰; 以右治左, 以左治右[90]; 以我知

88) 故 : "夫"와 같은 뜻의 語氣詞로써 해석하지 않는다.

89) 邪風之至 : "邪風"이란 외부의 발병 요인을 통칭한 것으로서, 馬蒔는 注에서 "上古天眞論의 虛邪賊風을 말한다."고 하였다. "至"는 "침입하다"는 뜻이다.

90) 從陰引陽, 從陽引陰; 以右治左, 以左治右 : 張志聰은 注에서 "무릇 陰陽氣血은 내외・좌우를 貫通하므로 침을 잘 운용하는 자는 陰分으로부터 陽分에 있는 邪氣를 끌어내고, 陽分으로부터

彼[91], 以表知裏, 以觀過與不及[92]之理, 見微得過[93], 用之不殆.

그러므로 針을 잘 사용하는 자는 (병이 陽經에 있으면) 陰經으로부터 陽經에 있는 邪氣를 끌어내고, (병이 陰經에 있으면) 陽經으로부터 陰經에 있는 邪氣를 끌어내며, 우측에 刺針함으로써 좌측의 병을 치료하고, 좌측에 刺針함으로써 우측의 병을 치료합니다. 자신의 정상적인 상태에 근거하여 환자의 비정상적인 상태를 파악하고, 외부(表)에 드러난 증상에 근거하여 내부(裏)에 있는 병변을 파악하며, (正氣와 邪氣의) 太過(實)함과 不及(虛)한 이치를 관찰함으로써 미세한 증상을 보고도 질병이 발생한 곳을 알아내니, 이러한 방법을 운용하면 (환자가) 위태로운 지경에 이르지 않습니다.

善診者, 察色按脈, 先別陰陽, 審淸濁, 而知部分; 視喘息[94], 聽聲音, 而知所苦; 觀權衡規矩[95], 而知病所主; 按尺寸, 觀浮沈滑濇[96], 而知病所生. 以治則無過, 以診則[97]不失矣.

진단을 잘하는 자는 (환자의) 안색을 관찰하고 脈象을 짚어서 먼저 (질병의) 陰陽 속성을 분별하고, (五色의) 선명함과 탁함을 살펴서 질병이 발생한 부위를 알아내며, (환자의) 숨쉬는 모습을 보고 음성을 들어서 아픈 부위를 알고, 四時의 脈象을 살펴서 병이 (어느 臟腑에) 주로 있는지를 알며, 尺部와 寸部의 浮·沈·滑·澁을 살펴 질병이 발생한 부위를 알아냅니다. 이렇게 (진단을 명확히 하여) 치료하면 과실이 없고, 이렇게 진단하면

陰分에 있는 邪氣를 끌어내며, 병이 왼쪽에 있으면 오른쪽에 침을 놓고, 병이 오른쪽에 있으면 왼쪽에 침을 놓는다."고 하였는데, 이는 繆刺法(무자법)을 가리킨다.

91 以我知彼 : 의사 자신의 정상적인 정황에 근거하여 환자의 비정상적인 정황을 파악한다는 뜻.

92) 過與不及 : "過"는 邪氣가 盛한 實證을 가리키고, "不及"은 正氣가 虛한 虛證을 가리킨다.

93) 見微得過 : "微"는 미세한 증상을, "過"는 질병을 가리킨다. 張志聰은 注에서 "질병의 미세한 증상을 보고 그 질병이 소재한 바를 파악하는 것이다."라고 하였다. 즉 질병 초기에 病邪가 있는 부위를 파악한다는 말이다.

94) 視喘息 : 여기서의 "喘息"이란 숨쉬는 모습을 말한다. 《素問經注節解》에서 이르길 "喘息 역시 소리인데 어째서 본다고 하는가? 대저 숨을 헐떡이면 반드시 몸이 흔들리는데, 가벼울 경우는 내쉬는 숨이 많고 들이쉬는 숨이 적을 따름이나, 심하면 눈을 부릅뜨고 코를 벌름거리며 옆구리와 어깨를 들썩이므로 그 호흡소리를 들어야 할뿐만 아니라, 반드시 호흡하는 모양도 상세하게 관찰해야 한다. 이는 望診과 聞診의 요체이다."라고 하였다.

95) 權衡規矩(권형규구) : 四時의 脈象을 가리킨다. 상세한 것은 본서 《脈要精微論》의 해당 注를 참조하라.

96) 按尺寸, 觀浮沈滑濇 : "尺"은 尺部를, "寸"은 寸口를 가리키며, "滑濇"은 尺脈에 속하고, "浮沈"은 寸口脈에 속한다. "濇"은 "澁(澀)"과 같다.

97) 則 : 원문에는 없었으나, 상하 文義와 《甲乙經》에 근거하여 보충하였다.

치료에 실패하는 일이 없습니다.

事物 \ 五行		木	火	土	金	水
天	方 位	東	南	中央	西	北
	季 節	春	夏	長夏	秋	冬
	氣 候	風	熱	濕	燥	寒
	星 宿	歲 星	熒惑星	鎭 星	太白星	辰 星
	生成數	八	七	五	九	六
地	品 類	木	火	土	金	水
	畜	鷄	羊	牛	馬	豚
	穀	麥	黍	稷	稻	豆
	音	角	徵	宮	商	羽
	色	蒼	赤	黃	白	黑
	味	酸	苦	甘	辛	鹹
	嗅	臊	焦	香	腥	腐
人	臟	肝	心	脾	肺	腎
	竅	目	舌	口	鼻	耳
		目	耳	口	鼻	二 陰
	體	筋	脈	肉	皮 毛	骨
	聲	呼	笑	歌	哭	呻
	志	怒	喜	思	憂	恐
	變動	握(拘急)	歎 息	噦	咳	戰 慄
	病位	頸 項	胸 脇	脊	肩 背	腰 股

※ 상기 표 중의 五臟開竅에 대해《陰陽應象大論》과《金匱眞言論》에서 밝힌 내용에 차이가 있다. 즉《金匱眞言論》에서 心의 竅는 耳이고, 腎의 竅는 二陰이라 하였는데,《陰陽應象大論》에서는 心의 竅는 舌이고, 腎의 竅는 耳라고 하였다.

故曰病之始起也, 可刺而已[98]; 其盛, 可待衰而已[99]. 故因其輕而揚之[100], 因其重而減之[101], 因其衰而彰之[102]. 形不足者, 溫之以氣;

---

98) 已 : "癒"와 통하며, "병이 낫다"는 뜻이다.

99) 其盛, 可待衰而已 : "其盛"은 邪氣가 왕성하다는 뜻이고, "可待衰"는 邪氣가 쇠약해지기를 기다린다는 뜻이다. 邪氣가 왕성할 때 刺針하면 正氣가 손상되므로 病勢가 약간 누그러지기를 기다려서 刺針해야 치유될 수 있다.

精不足者，補之以味[103].

그러므로 "병의 초기에는 침을 놓아 치료할 수 있으나, 邪氣가 왕성하면 (邪氣가) 쇠퇴하기를 기다려(서 刺針해)야 치료할 수 있다."고 합니다. 때문에 病勢가 가벼워 表에 있는 것에 근거하여 發散시키고, 病勢가 심하여 裏에 있는 것에 근거하여 攻下시키며, 氣血이 쇠약한 것에 근거하여 補해야 합니다. 形體가 쇠약할 경우는 氣로써 따뜻하게 해주고, 陰精이 부족할 때는 味로써 補해야 합니다.

其高者，因而越之[104]；其下者，引而竭之[105]；中滿者，瀉之於內[106]；其有邪者，漬形以爲汗[107]；其在皮者，汗而發之；其慓悍者，按而收之[108]；其實者，散而瀉之[109]．審其陰陽，以別柔剛[110]，陽病

---

100) 因其輕而揚之："因"은 "～에 의거하여, ～을 토대로 하여"로 해석한다. "輕"은 병세가 가벼워 邪氣가 表에 있는 것을 말하고, "揚"은 發散시켜서 邪氣를 몰아내는 방법을 말한다. 따라서 이는 病勢가 가벼운 것에 근거하여 邪氣를 發散시키는 것을 말한다.

101) 因其重而減之："重"은 병세가 위중하여 裏에 있는 것을 가리키고, "減"은 攻下 즉 瀉下法으로 邪氣를 제거하는 것을 말한다.

102) 因其衰而彰之："衰"는 正氣의 쇠약을, "彰"은 補益法을 의미한다. 張景岳은 "補益하여 氣血을 회복시키는 것을 彰이라 한다."고 하였다.

103) 形不足者，溫之以氣；精不足者，補之以味：張介賓은 注에서 "形과 精으로 말하면 形은 陽이고 精은 陰이며, 氣味로써 말하면 氣는 陽이요 味는 陰이다. ……그러므로 形體가 쇠약한 것은 陽이 부족한 것이니 氣가 아니면 表에 도달하여 따뜻하게 해줄 수 없으며, 精이 부족한 것은 陰이 부족한 것이니 味가 아니면 裏를 實하게 하여 補해 줄 수 없다."고 하였다.

104) 其高者，因而越之："其高"란 邪氣가 胸膈 이상의 상부에 있는 것을 말하고, "越之"란 "湧吐法"을 가리킨다. 邪氣가 상부에 있는 경우는 湧吐法을 사용한다.

105) 其下者，引而竭之："其下者"란 邪氣가 하부에 있는 것을 말하고, "竭之"란 "제거하다·蕩滌하다"의 뜻인데, 여기서는 大小便을 소통시켜 邪氣를 疏導하는 것을 말한다.

106) 中滿者，瀉之於內：吳崑은 이를 삭혀서 없애는 것이라 여겼다. 즉 그는 注에서 "이는 높이 있지도 않고 아래에 있지도 않으므로 吐하게 할 수도 없고 大小便을 통해 빼낼 수도 없으니, 오로지 내부에서 瀉해서 그 단단하고 그득한 것을 삭힘이 이것이다."라고 하였다.

107) 其有邪者，漬形以爲汗：張志聰은 "'漬'는 "담그다"는 뜻이다. 옛날에는 湯液에 병변 부위를 담궈 땀이 나오도록 함으로써 邪氣를 제거하였으니, 이는 邪氣가 表에 있음을 말한다."고 하였다. 馬王堆 漢墓에서 출토된《五十二病方》에 湯液 위에 두꺼운 옷을 입고 앉아 薰蒸하여 땀을 내는 방법이 기재되어 있으니, 張氏의 견해가 옳음을 알 수 있다.

108) 其慓悍者，按而收之："慓悍"은 병세가 급하고 극렬한 것을 말하고, "按而收之"란 병의 정황에 근거하여 억제하고 거두어들이는 것을 말한다. 예를 들면 表를 견고하게 하여 땀을 멎게 하거나 腸을 수렴하여 泄瀉를 멎게 하는 등의 방법을 말한다. 張介賓은 注에서 "대저 邪氣가 급하고 날래면 그 정황을 살펴서 수렴하고 억제해야 한다."고 하였다. 吳崑 등은 "按"을 按摩

治陰, 陰病治陽; 定其血氣, 各守其鄕[111]. 血實宜決之[112], 氣虛宜掣引之[113].

邪氣가 상부에 있으면 (病勢에) 근거하여 吐法을 쓰고, 邪氣가 하부에 있으면 (邪氣를) 이끌어 내어 제거해야 하며, 腹部가 脹滿한 경우는 내부에서 삭게 해야 합니다. 邪氣가 表에 있으면 (湯液에) 몸을 담궈 땀을 내고, 邪氣가 皮毛에 있으면 (辛溫한 약물을 복용하여) 땀을 내어 邪氣를 發散해야 하며, 병세가 급박한 경우는 (病情에) 근거하여 억제하고, 實證인 경우는 邪氣를 疏散 혹은 瀉下해야 합니다. 질병의 陰陽 속성을 살펴서 (邪氣의) 剛柔를 구별하고, 陽病인 경우는 (陰이 성하여 발생한 것이므로) 陰을 치료하고 陰病인 경우는 (陽이 성하여 발생한 것이므로) 陽을 치료해야 합니다. 邪氣가 氣分에 있는지 血分에 있는지를 확정하여 각기 그 위치를 고수하게 (하여 氣分의 병이 血分으로 파급되거나 血分의 병이 氣分에 파급되는 일이 없도록) 해야 합니다. 血이 瘀滯되었을 경우는 반드시 이를 터놓아 瀉血시켜야 하고, 氣가 虛한 경우는 반드시 (아래로 처진 氣를) 끌어 올려야 합니다.

로 보았으나, 의미에 있어서는 張介賓의 견해가 더 뛰어나므로 채택하지 않았다.

109) 其實者, 散而瀉之 : "實"은 實證을 가리킨다. 實證에는 表實證과 裏實證이 있는데, 表가 實하면 疏散하고, 裏가 實하면 瀉下하는 방법으로 邪氣를 제거해야 한다.

110) 以別剛柔 : 馬蒔는 注에서 "그 병이 陰에 있는지 陽에 있는지를 살펴서 邪氣의 剛과 柔를 구별해야 한다."고 하였다.

111) 各守其鄕 : "鄕"이란 "장소"를 가리키는데, 여기서는 병이 있는 부위를 말한다. 따라서 "各守其鄕"이란 병이 氣分 혹은 血分에 있을 때 각기 그 자리를 고수하게 함으로써 氣分의 병이 血分으로 파급되지 않고 血分의 병이 氣分으로 파급되지 않도록 해야 한다는 뜻이다.

112) 血實宜決之 : "血實"이란 瘀血이 壅滯된 것을 가리키고, "決"은 막힌 것을 터놓다는 뜻이나, 여기서는 活血化瘀法을 쓰거나 瘀血이 있는 곳에 針刺하여 瀉血함을 말한다.

113) 氣虛宜掣引之 : "掣"는 "提掣(끌어올리다)"의 뜻이다. 氣가 虛하면 아래로 처지므로 마땅히 끌어 올려야 한다. 즉 "補氣升陽"을 의미한다.

六. 陰陽離合論

陰과 陽은 합하면 하나의 氣이지만 나누면 둘이 되며, 다시 십・백・천・만으로 무궁무진하게 세분할 수 있다. 인체의 經絡 또한 이와 같아서 그 "合"으로 말하면 表裏가 모두 하나의 氣로 귀납되어 서로 돕는 작용을 하지만, 그 "離"로 말하면 陰經・陽經의 구분이 있고 다시 太・少・明・厥로 나뉜다. 이처럼 陰陽 사이에는 서로 떨어짐이 있고 합쳐짐이 있으므로 "陰陽離合論"이라 한다.

본편에서는 天地의 모든 사물은 하나같이 陰陽의 대립과 통일이라는 규칙이 있으며, 인체의 陰陽變化 역시 이에 상응하고 있음을 강조하였다. 내용에 있어서는 인체 三陰三陽經脈의 부위와 기능을 명확하게 분석하였다.

(1) 陰陽을 토대로 하여 만물의 변화를 모두 유추할 수 있음을 논술하였다.

(2) 經脈에는 陰經・陽經의 구분이 있는데 순행하는 부위의 차이에 따라 陽經은 다시 太陽・少陽・陽明으로 나뉘며, 陰經은 太陰・少陰・厥陰으로 나누어진다.

(3) 三陰三陽經脈은 시작되는 부위 및 순행경로가 다르고 그 생리 기능 역시 각기 상이하다. 외부에 있는 것은 "開"를 주관하고, 내부에 있는 것은 "闔"을 주관하며, 內外 사이에 있는 것은 "樞(문지도리)"의 작용을 한다. 구체적으로 말하면 太陽은 開이고 陽明은 闔이며 少陽은 樞이다. 또 太陰은 開이고 厥陰은 闔이며 少陰은 樞이다.

黃帝問曰 : 余聞天爲陽, 地爲陰, 日爲陽, 月爲陰, 大小月三百六十日成一歲, 人亦應之. 今三陰三陽, 不應陰陽, 其故何也?

黃帝 : 내가 듣기에 "하늘은 陽이고 땅은 陰이며, 해는 陽이고 달은 陰이며, 크고 작

은 달 360일이 1년을 이루는데, 인체 역시 이에 상응한다."고 하였습니다. 그런데 지금 인체의 三陰三陽이 (天地의) 陰陽과 상응하지 않는 까닭은 무엇입니까?

岐伯對曰 : 陰陽者, 數之可十, 推之可百, 數之可千, 推之可萬, 萬之大, 不可勝數, 然其要一也[1]. 天覆地載[2], 萬物方生[3], 未出地者, 命曰陰處[4], 名曰陰中之陰[5]; 則出地者[6], 命曰陰中之陽. 陽予之正, 陰爲之主[7], 故生因[8]春, 長因夏, 收因秋, 藏因冬, 失常則天地四塞[9]. 陰陽之變, 其在人者, 亦數之可數[10].

岐伯 : 陰陽이란 이를 헤아려 十을 알 수 있고, 이를 유추하여 百을 알 수 있으며, 이를 헤아려 千을 알 수 있고, 이를 유추하여 萬을 알 수 있으며, 萬의 크기에 이르면 이루 헤아릴 수가 없으나, 그 요체는 하나입니다.

---

1) 其要一也 : 張介賓은 注에서 "陰陽의 이치는 합하면 하나이고, 흩으면 헤아릴 수 없이 많으니, 陰陽의 변화가 아닌 것이 없다. ……그러나 변화가 비록 많지만 그 요체는 하나이니, 하나는 바로 (陰陽이 변화하는) 이치일 따름이다."라고 하였다.

2) 天覆地載 : 하늘은 만물의 위에서 덮고 있으므로 "覆"이라 하고, 땅은 만물의 아래에서 싣고 있으므로 "載"라고 한다.

3) 萬物方生 : "方生"은 "初生"의 뜻으로서 만물이 막 생겨난 것을 가리킨다.

4) 陰處 : 만물이 지표 아래에 있다는 뜻인데, 땅은 陰이므로 "陰處"라 한다.

5) 陰中之陰 : 아직 자라나지 않은 것은 陰이고, 땅속에 있는 것 역시 陰이므로 "陰中之陰"이라 하였다.

6) 則出地者 : 兪樾이 이르길 "'則'은 마땅히 '財'로 써야 한다.《荀子 · 勸學》의 楊注에 '則은 財로 써야 하며, 才와 같다'고 하였으니, 財出地는 未出地와 상대되는 말이다."라고 하였다. "財"에는 "비로소 · 막 · 금방"의 뜻이 있다.

7) 陽予之正, 陰爲之主 : "予"는 "與(주다 · 베풀다)"와 같고, "正"은 正氣를 가리킨다. "主"는 "주재하다"는 뜻이다. 王冰은 注에서 "陽이 正氣를 베풀면 만물이 비로소 生하고, 陰이 주재하면 뭇 形體가 확립된다."고 하였다. 張志聰은 注에서 "밝은 곳을 향하는 것이 '正'이고, '予'는 나를 말한다."고 하였는데, 丹波元簡은 이를 억지로 풀이한 것이라 하였다. 따라서 본서는 王冰의 견해를 따랐다.

8) 因 : 여기서는 "의지하다 · 의존하다"로 해석해야 한다. 아래의 "長因夏" · "收因秋" · "藏因冬"도 마찬가지이다.

9) 四塞 : 張介賓은 注에서 "四塞이란 陰陽이 막혀서 서로 통하지 않는 것이다."라고 하였으니, 곧 四時陰陽의 氣가 막혀서 통하지 않는다는 뜻이다.

10) 數之可數 : 앞의 "數"는 名詞로서 "數目"을 가리키며, 뒤의 "數"는 動詞로서 "헤아리다"로 해석해야 한다.

하늘은 (만물을) 덮고 땅은 (만물을) 싣고 있어 (하늘의 氣가 하강하고 땅의 氣가 상승해야만) 만물이 비로소 화생하는데, (만물이) 지면으로 나오기 전을 "陰處"라고 하고 "陰中之陰"이라고도 하며, 막 지면으로 나오기 시작하는 것을 "陰中之陽"이라 합니다. 陽은 正氣를 베풀(어 만물을 化生하)고, 陰은 (이를) 主持(하여 만물을 형성)합니다. 그러므로 (만물의) 발생은 春氣(의 溫暖)함에 의지하고, (만물의) 성장은 夏氣(의 炎熱)에 의지하며, (만물의) 거두어들임은 秋氣(의 收斂)에 의지하고, (만물의) 閉藏은 冬氣(의 寒冷함)에 의지합니다. (만약 四時의 氣候變化와 만물의 生·長·收·藏 규율이) 정상을 잃으면 天地間의 陰陽이 막혀서 통하지 않습니다. (이러한) 陰陽의 변화는 인체에 있어서도 그 數目을 헤아릴 수 있습니다.

帝曰：願聞三陰三陽之離合[11]也.

岐伯曰：聖人南面而立, 前曰廣明[12], 後曰太衝[13], 太衝之地, 名曰少陰, 少陰之上, 名曰太陽[14], 太陽根起於至陰[15], 結於命門[16], 名曰陰中之陽. 中身而上, 名曰廣明, 廣明之下, 名曰太陰, 太陰之前, 名曰陽明[17], 陽明根起厲兌, 名曰陰中之陽. 厥陰之表, 名曰少陽, 少陽根起於竅陰, 名曰陰中之少陽. 是故三陽之離合也, 太陽爲開, 陽明爲闔, 少陽爲樞[18]. 三經者, 不得相失也, 搏而勿浮, 命曰一

---

11) 三陰三陽之離合：인체에는 三陰經과 三陽經이 있어, 나누면 六經이 되고, 합하면 表裏가 되니, 이것이 곧 三陰三陽의 뜻이다. "離"는 "분리하다"는 뜻이고, "合"은 "結合하다"는 뜻이다.

12) 廣明：陽이 盛하다는 뜻으로서 陽에 속하는 부위를 가리킨다. 인체를 앞뒤로 나누어 말하면 앞이 廣明이고, 인체를 상하로 나누어 말하면 상반신을 廣明이라 한다.

13) 太衝：陰에 속하는 부위를 가리킨다.

14) 少陰之上, 名曰太陽：少陰과 太陽은 表裏 관계를 이루는데, 少陰은 裏이고 太陽은 表이다. 陰氣는 하부에 있고 陽氣는 상부에 있으므로 "少陰之上, 名曰太陽"이라 한다.

15) 太陽根起於至陰："根"이란 經脈의 下端을 가리킨다. 至陰이란 經穴 명칭으로서 새끼발가락 외측에 위치하며 足太陽經이 시작되는 穴이다.

16) 結於命門："結"은 "도달하다"는 뜻이고, "命門"은 눈(目)을 가리키다. 《靈樞·根結》에서 "命門이란 눈(目)이다."라고 하였으니, 睛明穴을 가리킨다.

17) 太陰之前, 名曰陽明：孫鼎宜가 이르길 "이는 곧 하반신의 앞쪽을 말하는데, 太陰의 表는 陽明胃脈이므로 '太陰之前, 名曰陽明'이라 한다."고 하였다.

18) 太陽爲開, 陽明爲闔, 少陽爲樞：太陽은 表를 주관하여 陽氣를 외부로 발산하고, 陽明은 裏를 주관하여 陽氣를 내부에 쌓이게 하며, 少陽은 表裏 사이에 위치하여 陽氣가 드나들 수 있도록 한다는 뜻이다. 張景岳은 注에서 "'太陽爲開'란 陽氣를 외부로 발산하는 三陽經의 表를 말하고, '陽明爲闔'이란 陽氣를 내부에 축적하는 三陽經의 裏를 말하며, '少陽爲樞'란 陽氣가 表裏 사이

陽19).

黃帝 : 三陰三陽의 離合에 관하여 듣고 싶습니다.

岐伯 : 聖人이 남쪽을 향하고 섰을 때 앞을 "廣明"이라 하고, 뒤를 "太衝"이라고 합니다. 太衝 부위를 지나는 經脈을 少陰經이라 하고, 少陰經의 상부에 있는 經脈을 太陽經이라 하는데, 太陽經의 하단은 至陰穴에서 시작되어 命門(目 : 睛明穴)에 모이므로 陰中의 陽이라 합니다. 인체의 中半에서 위쪽은 (陽에 속하므로) "廣明"이라 하며, 廣明의 아래는 (陰에 속하므로) 太陰이라 하고, 太陰의 전면에 있는 經脈을 陽明이라 하는데, 陽明經의 하단은 厲兌穴에서 시작되며 (陽明은 太陰의 表이므로) 陰中의 陽이라 합니다. 厥陰經의 表를 少陽經이라 하는데, 少陽經의 하단은 竅陰穴에서 시작되며 (少陽은 厥陰의 表이므로) 陰中의 少陽이라 합니다. 이런 까닭에 三陽經이 離合함에 있어 太陽은 (表를 주관하여 陽氣를 외부로 散布하므로) 開가 되고, 陽明은 (裏를 주관하고 陽氣를 수납하여 내부에 潛藏하므로) 闔이 되며, 少陽은 (表와 裏 사이를 주관하여 陽氣가 內外로 통하게 하므로) 樞가 됩니다. (이들) 三經은 (상호 작용해야지) 서로 어긋나서는 안되며, 脈搏이 有力하면서 (지나치게) 浮하지 않은 것을 "一陽"이라 합니다.

帝曰 : 願聞三陰.

岐伯曰 : 外者爲陽, 內者爲陰, 然則中20)爲陰, 其衝在下21), 名曰太陰, 太陰根起於隱白, 名曰陰中之陰. 太陰之後, 名曰少陰, 少陰根起於涌泉, 名曰陰中之少陰. 少陰之前, 名曰厥陰, 厥陰根起於大敦, <u>陰之絶陽</u>22), 名曰陰之絶陰. 是故三陰之離合也, 太陰爲開, 厥陰爲闔, 少陰爲樞23). 三經者, 不得相失也, 搏而勿沈, 名曰一陰24).

에서 나갈 수도 있고 들어올 수도 있는 樞機와 같음을 말한다."고 하였다.

19) 搏而勿浮, 命曰一陽 : 三陽經의 脈象은 비록 각기 다르나 陽脈은 대부분 浮하다. 그러나 浮함이 지나치면 病脈이며, 맥박이 有力하면서도 지나치게 浮하지 않으면 三陽이 조화를 이루어 하나가 된 징조이므로 이를 "一陽"이라 한다.

20) 中 : 내부, 즉 裏를 가리킨다.

21) 其衝在下 : 衝脈이 脾經 아래에 있음을 가리킨다.

22) 陰之絶陽 : 역대 注家들은 이를 陰만 있고 陽은 끊어져 없는 상태라 하였다. 그러나 陰陽의 消長 규율에 의하면 陰氣가 소진되어 끊어지는 시점은 곧 陽氣가 生하기 시작하는 시점이 된다. 따라서 "陰之絶陽"은 "陰之絶而生陽"으로 해야 뒷 문구 "陰之絶陰"이 성립된다. 또한《讀素問抄》에는 이 4字가 없다. 柯校가 이르길 "'陰之絶陽' 4字는 衍文이다."라고 하였는데,《傷寒九十論》의 인용문에도 이 4字가 없다. 따라서 본서는 이를 衍文으로 보고 해석하지 않았다.

黃帝 : 三陰(의 離合)에 관해 듣고 싶습니다.

岐伯 : 외부는 陽이고 내부는 陰인 까닭에 裏(에 있는 經脈) 역시 陰입니다. 衝脈은 (脾經) 아래에 있(고 아래는 陰이)으므로 太陰이라 하는데, 太陰經의 하단은 隱白穴에서 시작되며 陰中의 陰이라 합니다. 太陰經의 후면에 있는 經脈을 少陰이라 하는데, 少陰經의 하단은 (足心에 위치한) 湧泉穴에서 시작하며 陰中의 少陰이라 합니다. 少陰經의 전면에 있는 經脈을 厥陰이라 하는데, 厥陰經의 하단은 大敦穴에서 시작하며 (陰氣가 이미 끊어지고 陽氣가 발생하기 시작하므로) 陰之絶陰이라 합니다. 이런 까닭에 三陰經이 離合함에 있어 太陰經은 (三陰의 表를 주관하여 陰氣를 발산하므로) 開가 되고, 厥陰經은 (三陰의 裏를 주관하여 陰氣를 受納하므로) 闔이 되며 少陰經은 (表裏의 중간에 위치하여 陰氣의 出入을 주관하는 문지도리와 같으므로) 樞가 됩니다. (이들) 三陰經은 (상호 작용해야지) 서로 어긋나서는 안되며, 脈搏이 有力하면서도 (지나치게) 沈하지 않은 것을 "一陰"이라 합니다.

陰陽䨴䨴[25], 積傳爲一周[26], 氣裏形表[27]而爲相成也.

陰陽의 氣는 끊임없이 상하로 왕래하고 經脈을 따라 전신을 50번 순행하며, 氣는 裏에서 순행하고 形은 表에서 이루어져 서로 조화를 이룹니다.

---

23) 太陰爲開, 厥陰爲闔, 少陰爲樞 : 張介賓은 注에서 "太陰을 開라 함은 陰分의 表에 위치하기 때문이요, 厥陰을 闔이라 함은 陰分의 裏에 위치하기 때문이요, 少陰을 樞라 함은 陰分의 가운데에 위치하기 때문이다. '開'는 나감을 주관하고, '闔'은 들어옴을 주관하며, '樞'는 들어가고 나감을 주관한다."고 하였다.

24) 搏而勿沈, 名曰一陰 : 張介賓은 注에서 "이들 三經은 모두 陰脈인데, 陰脈은 모두 沈하여 서로 어긋남이 없어야 한다. 만약 지나치게 沈하면 病脈이다. 그러므로 沈하게 박동하되 神이 있어야 하며, 각기 陰脈의 조화로움을 얻어야 한다. 이것은 三陰이 하나가 되는 이치이므로 一陰이라 한다."고 하였다. 즉 맥박에 神이 있으면서도 지나치게 沈하지 않으면 三陰이 조화를 이루어 하나가 된 징조이므로 이를 "一陰"이라 한다.

25) 陰陽䨴䨴(음양중중) : "䨴"은 陰陽의 氣가 끊임없이 상하로 왕래함을 형용한 말이다. 朝鮮刻本・元刻本・道藏本에는 모두 "䨴䨴"을 "鍾鍾"으로 썼다.

26) 傳積爲一周 : 각 經絡의 氣가 연속적으로 순환하는 것을 "傳積"이라 하며, 하루에 50회 순환하는 것을 "一周"라고 한다.

27) 氣裏形表 : 張介賓은 注에서 "形은 氣로 말미암아 형성되고, 氣는 形으로 말미암아 모이므로 氣는 裏에서 운행하고 形은 表에서 형성되어 서로 쓰임이 되니, 이는 陰陽表裏가 離合・相成하는 이치이다."라고 하였다.

◀參考(1)▶

三陰經의 "開·闔·樞" 운동

三陽經이 水穀의 흡수에 관여하는 것이라면 三陰經은 이미 흡수하여 氣血이 된 것을 어떻게 저장하고 소모하느냐 하는 것에 관여한다. 즉 太陰이 "開"가 되는 까닭은 이미 氣血로 변한 穀氣를 어떻게 소모시키느냐를 담당하는 것이 바로 足太陰脾經과 手太陰肺經이기 때문이다. 즉 脾는 胃를 위하여 津液을 운행시키는 것이 그 주된 기능이므로 "開"에 해당하는 것이 당연하고, 肺 또한 大氣를 흡수하여 氣血의 소모를 촉진하기 때문에 역시 "開"에 해당한다.

또한 厥陰이 "闔"이 된다고 하는 것은 足厥陰肝經을 가리킨 것인데, 바로 肝의 藏血機能을 말한 것이다. 肝이 저장하였던 血은 足少陰의 推動을 받아야 전신으로 퍼지므로 여기서는 少陰이 "樞"가 된다. 그런데 짚고 넘어가야 할 것은 氣血을 가지고 "開·闔·樞"를 논하였으므로 厥陰이 "闔"이 되고 少陰이 "樞"가 된다는 것이다. 만약에 氣血을 말하지 않고, 精氣를 말한다면 당연히 少陰이 "闔"이 되고 厥陰이 "樞"가 되어야 한다.

그러나 氣血만을 가지고 經絡의 생리를 논한다면, 厥陰이 "闔"이 되어야 한다. 《素問今釋》에서 方藥中이 厥陰이 "樞"가 되어야 한다고 한 이론은 經絡의 분포와 《傷寒論》의 傳變順序를 가지고 논하고 있으나, 이를 反證하면 다음과 같다.

三陰交를 지나서 보면 분명히 方氏의 말처럼 厥陰이 太陰과 少陰의 사이를 순행하고 있다. 그러나 三陰이 交하기 전에는 少陰經은 足心으로 흐르고 太陰經은 足大趾의 내측 곧 "開"의 위치로 흐르며, 厥陰은 완전하지는 못하지만 足大趾의 외측 곧 "闔"의 위치로 흐르고 있다. 少陰이 足心으로 흐르는 것은 바로 腎이 先天의 本임과 동시에 바로 衛氣가 臟과 經絡으로 출입하는 통로이기 때문이다. 즉 腎에서 足少陰으로 衛氣가 出하여야 厥陰의 血도 전신으로 出할 수 있기 때문이다.

《傷寒論》에서 厥陰을 樞라 한 것은 傷寒이 비록 經絡의 병이라고 하지만, 실상 三陰病이 되면 經絡보다는 臟이 문제가 되기 때문이다. 그러므로 三陽에서는 經絡을 중시하여 太陽·陽明·少陽의 경락순서를 택하였지만, 三陰病에서는 太陰·少陰·厥陰의 五臟精氣의 "開·闔·樞" 순서를 택하였다.

실제 《內經》을 연구함에 있어서 어떤 고정된 형식에 맞추려 하기보다는 왜 이 편에서는 이러한 형식을 취하였나를 밝히는 것이 중요하다. 이렇게 하지 않으면 《內經》의 眞意를 알기 어렵다. <경희대학교 한의과대학 朴贊國>

◀參考(2)▶

1. "陰陽離合"과 "開·闔·樞"에 대한 일반적인 개념

한의학에서는 우주 모든 사물을 陰陽 두 속성으로 분류하며, 陰陽 속에서 다시 陰陽을 나눌 수 있는 등 끝없이 나눌 수 있다고 여긴다. 예컨대 本篇에서 "陰陽者, 數之可十, 推之可百, 數之可千, 推之可萬, 萬之大不可勝數, 然其要一也."라고 한 것과 같다. 張景岳은 《類經圖翼·醫易》에서 "그런 까닭에 易의 이치는 무궁하여 一에서 萬이 생기고 一이 나누어져 二가 되며 二가 나누어져 四가 되고 四가 나누어져 八이 되며 八이 나누어져 十六이 된다. 十六에서 三十二가 나오고 三十二에서 六十四 및 三百八十四·一萬一千五百二十 가지의 卦가 나오니, 交感의 오묘함과 化生의 메커니즘 및 萬物의 수는 모두 이로부터 나온다(然易道無窮, 而萬生於一, 一分爲二, 二分爲四, 四分爲八, 八分爲十六, 自十六而三十二, 三十二而六十四, 以至三百八十四, 萬有一千五百二十策, 而交感之妙, 化生之機, 萬物之數, 皆從此出矣).”고 하였다. 이러한 관점은 인체의 생리·병리현상과 辨證論治 등을 설명하는 데 광범하게 응용되었다.

인체의 經脈은 하나로 말하면 통일된 整體이고, 나누어 말하면 陰經·陽經인데 陽經에는 太陽·陽明·少陽의 三經이 있고 陰經에는 太陰·厥陰·少陰의 三經이 있다. 이들 三陰三陽經脈은 각기 表裏相合 관계가 있다. 즉 太陽은 少陰과 相合하고 陽明은 太陰과 相合하며 少陽은 厥陰과 相合하는데, 이들은 생리활동 중에서 때로는 떨어지고(離) 때로는 결합하는(合) 등 관계가 매우 밀접하다. “離”는 각 經脈에는 자신의 순행부위와 臟腑絡屬 관계 및 생리기능이 있음을 가리키고, “合”은 經氣가 서로 연결되어 기능상에 있어서 상호 쓰임이 되고 갈라놓을 수 없는 관계를 가리킨다. 따라서 本篇에서 “陰陽霎重霎重, 積傳爲一周, 氣里形表而爲相成也.”라고 한 것이다.

“開”·“闔”·“樞”는 각 經脈의 생리작용 특징을 설명한 것이다.

三陽經의 경우는 太陽經이 “開”의 작용을 하고, 陽明經이 “闔”의 작용을 하며, 少陽經이 “樞”의 작용을 한다. 三陰經의 경우는 太陰經이 “開”의 작용을 하고, 厥陰經이 “闔”의 작용을 하며, 少陰經이 “樞”의 작용을 한다.

經脈의 “開·闔·樞” 이론은 經脈의 순행부위와 유관하다.

太陽經이 “開”의 작용을 한다는 것은 太陽經은 三陽經 속에서 淺表 부위에 위치한다는 말이고, 陽明經이 “闔”의 작용을 한다는 것은 陽明經은 裏에 위치한다는 말이며, 少陽經이 “樞”의 작용을 한다는 것은 少陽經은 전술한 兩經의 중간에 있어 마치 문지도리(樞)와 같은 작용을 한다는 말이다. 三陰經 역시 이와 같은 원리로 추론할 수 있다.

丹波元簡은 “開闔은 마치 문의 문짝과 같으며, 樞는 마치 문짝에 달린 문지도리와 같다. 문지도리(樞)를 없애면 문을 여닫을(開闔) 수 없고, 문짝(開闔)을 없애면 문지도리가 회전할 수 없다. 그런 까닭에 三陰三陽經이 조화를 잃어서는 안되는 것이다(開闔者, 如戶之扉, 樞者, 如扉之轉牡也. 舍樞不能開闔, 舍開闔不能轉樞, 是以三經者, 不得相失也.)”라고 하여 생동적으로 經脈의 기능적 특징 및 三者의 協調統一의 중요성을 비유 설명하였다.

2. “少陰爲樞” 혹은 “厥陰爲樞”에 대하여

최근에 몇몇 학자들은 三陰經의 “開·闔·樞” 문제에 대해 異意를 제기하였다. 예컨대 方藥中은 “厥陰이 樞이고 少陰이 闔이다(厥陰爲樞, 少陰爲闔).”라는 견해를 제시하였다. 즉 《內經》의 “開·闔·樞”에 관한 이론은 주로 經脈의 순행 부위와 경로 및 經氣의 전변·연계 등의 각도로부터 출발한 것이므로 “厥陰爲樞”의 이론을 제시한 이유도 반드시 다음과 같은 두 가지 관점으로부터 분석해야 한다는 것이다.

즉 三陰經의 주행 규율로부터 보면《靈樞·逆順肥瘦》에서 "手之三陰, 從臟走手"라 하여 手三陰經은 胸腹部에서 上肢(陰面)의 겨드랑이·臂部를 지나 손가락 끝으로 주행한다고 하였다. 그 분포 순서는 太陰이 앞쪽에 있고 厥陰이 가운데 있으며 少陰이 뒤쪽에 있다.《靈樞·逆順肥瘦》에서는 또한 "足之少陰, 從足走腹"이라 하여 足三陰經은 足部에서 시작하여 脛部(陰面)에 이른 다음 股部(넓적다리)를 따라 올라가 腹部로 들어가서 胸中에 이른다고 하였다. 그 구체적인 정황은 內踝 상부 8寸 부위를 경계로 하는데 8寸 이하의 분포 정황은 厥陰이 앞쪽, 太陰이 가운데, 少陰이 뒤쪽에 있으며, 8寸 이상의 분포 정황은 厥陰經과 太陰經이 교차하여 위치를 바꾸는 까닭에 太陰이 앞쪽, 厥陰이 가운데, 少陰이 뒤쪽에 있다.

手足三陰三陽經의 주행방향으로부터 분석하면 厥陰은 대체적으로 太陰과 少陰의 중간에 있다는 것이 그 첫째이다. 둘째는 三陰經氣의 많고 적음으로부터 분석하면 太陰은 三陰, 少陰은 二陰, 厥陰은 一陰이라고도 불리는데, 厥陰은 陰이 끝나고 陽이 생기는 단계이다. 이를 도표로 나타내면 아래와 같다.

	(開)	(合)	(樞)	(開)	(合)	(樞)	
→	**太陽** →	**陽明** →	**少陽** →	**太陰** →	**少陰** →	**厥陰** →	
↑	(三陽)	(二陽)	(一陽)	(三陰)	(二陰)	(一陰)	↓

이밖에도《傷寒論》의 三陰三陽 순서와 결합하면 다음과 같다.

張仲景은 비록 原文에서 "開·闔·樞"에 대해 명확하게 밝히지 않고 "傳變" 만을 언급하였으나, 역대의 注家들은 대부분《傷寒論》을 "開·闔·樞"의 이론으로 해석하였다. 傷寒病의 전변 과정을 도표로 나타내면 아래와 같다.

傷寒 — 太陽 → 陽明 → 少陽 → 太陰 → 少陰 → 厥陰 ↗ 陰에서 陽이 나옴 — 회복
↘ 陰과 陽이 고갈됨 — 사망

병이 厥陰으로 들어가면 가장 엄중한 전변 단계로서, 陰에서 陽이 나와 건강을 회복하거나 혹은 陰과 陽이 고갈되어 사망한다.

이상과 같은 분석을 근거로 하면 "厥陰爲樞"라는 견해는 三陰三陽의 離合 관계를 합리적으로 해석한 것이며, 실제임상과도 매우 근접하는 것이라 할 수 있다.

3. 임상실제에 있어서 "開·闔·樞"의 의미

(1) 證候를 귀납하고 病機를 분석한다 : 예컨대 邪氣가 三陽經에 있을 때 병이 表에 편중되어 나타나면 熱證·實證에 속하는 것이 대부분이고, 邪氣가 三陰經에 있을 때 병이 裏에

편중되어 나타나면 寒證·虛證에 속하는 것이 대부분이다. 三陽으로 말하면 太陽은 六經의 門戶(울타리)로서 外邪가 침입하면 太陽이 가장 먼저 邪氣와 맞부딪치고, 陽明은 裏를 주관하므로 熱邪가 裏에 침입하면 매번 熱邪가 熾盛하거나 혹은 "胃家實"[1]의 증상이 나타나며, 少陽은 半表半裏에 끼어 있으므로 발병하면 대부분 寒熱往來 증상이 나타난다. 三陰 역시 그 기능적 특징에 근거하여 상이한 병리변화와 증후를 반영한다. 이를 이해하면 正邪의 消長과 질병의 발전 추세를 파악하는 데 도움이 된다.

(2) 病情에 따라 치료를 진행한다 : 예컨대 太陽은 "開"의 작용이 있어 邪氣가 太陽經에 있으면 正氣가 성하고 邪氣가 淺表에 있게 되므로 發汗시켜 해소시켜야 하는데 이것이 이른바 "因其輕而揚之"[2]와 "其在皮者, 汗而發之"[3]이다. 陽明은 "闔"의 작용이 있으므로 病邪가 陽明經에 침입하면 마땅히 邪氣를 攻下함으로써 正氣를 보호해야 하는데 이것이 이른바 "中滿者瀉之於內"이다. 少陽은 "樞"의 작용이 있으므로 병이 少陽經에 침입했을 때 이를 發汗시키면 邪氣가 裏로 들어가 증상이 악화되고, 이를 瀉下시키면 正氣가 이를 따라 빠져 나오므로 오직 和解法으로 陰陽과 表裏를 조리하여 문지도리가 잘 돌아가도록 해야 한다. 이는 모두 病情에 따라 질병을 치료하는 것으로 임상실제에 자못 도움이 되며, 그 근원을 찾아보면 모두 經脈의 "開·闔·樞" 이론에서 나온 것이다.

(3) 正邪鬪爭의 형세를 정확히 파악하여 질병의 발전과 예후를 판단한다 : 《傷寒論》 중의 六經傳變·合病·幷病·欲愈候 등의 내용은 본질적으로 臟腑經絡의 陰陽表裏 관계와 기능적 특징 등을 토대로 하고 임상실제를 결합하여 立論한 것이다. 일반적으로 病邪가 陽經에서 陰經으로 들어가면 병이 엄중하고 예후가 나쁘며, 病邪가 陰經에서 陽經으로 나오면 병이 경미하고 예후가 좋다.

陰陽離合의 이론은 陰陽의 모순과 통일 규율을 총체적으로 설명한 것이다. 양자가 때로는 떨어지고 때로는 결합하며 상호의존·상호제약하는 것은 전신의 臟腑經脈이 협조해야만 정상적인 생리활동을 유지할 수 있기 때문이다. 따라서 이러한 이론을 정확하게 인식하는 것은 실제임상을 계도하는 의의가 있다.

---

1) 胃家實 : 《傷寒論》에 보인다. "胃家"는 大腸과 小腸의 약칭이다. 이는 熱邪이 陽明經에 모여 津液을 손상시키므로 나타나는 증후이다. 주요 증상은 熱이 높고 초조하며 갈증이 나고 땀을 많이 흘리며 脈이 洪大한 것 등이다.

2) 因其輕而揚之 : 《陰陽應象大論》에 보인다. "輕"은 병사가 경미하고 병이 얕은 부위에 있음을 뜻하며. "揚"은 병세를 따라 외부로 발산시켜 치료하는 것을 뜻한다. 즉 表證에는 밖으로 배설시키는 "解表法"을 써서 치료하는 것이 좋다는 뜻이다.

3) 其在皮者, 汗而發之 : "其"는 邪氣를 가리키고, "皮"는 體表 부위를 가리킨다. 즉 表證일 경우에는 發汗法을 사용하여 邪氣를 외부로 배출시켜야 한다는 뜻이다.

七. 陰陽別論

본편에서는 脈象과 질병의 陰陽을 분류함으로써 陰陽學說의 구체적 운용에 대하여 논하고, "陽脈을 변별하여 질병의 부위를 알고, 陰脈을 변별하여 生死의 시기를 안다"는 심오한 견해를 제시하였다.

(1) 먼저 四時와 상응하는 인체의 脈象과 十二經脈의 생리활동은 자연계의 四時변화와 밀접하게 연관되어 있음을 논하였다.

(2) 脈의 陰陽을 변별하는 것이 매우 중요함을 강조하였고, 脈象의 陰陽을 변별하는 기본 원칙에 대하여 설명하였다.

(3) 三陰三陽, 즉 六經疾病의 病機・症狀・脈象・預後를 열거하고, 陰陽 변별의 실제적인 의의를 논술하였다.

黃帝問曰 : 人有四經[1]十二從[2], 何謂?

---

1) 四經 : 春・夏・秋・冬 사계절을 따라 변하는 정상적인 脈象을 가리킨다. 春脈은 弦하고, 夏脈은 洪하며, 秋脈은 毛하고, 冬脈은 石(沈重)하다.

2) 十二從 : 諸家의 注가 일치하지 않는다. 吳崑은 注에서 "'十二從'은 十二支이다. 十二支는 일을 주관하지 않고 四經에 순종하므로 十二從이라 한다."고 하였고, 馬蒔는 注에서 "十二從이란 手에 三陰三陽이 있고 足에 三陰三陽이 있어 十二經脈이 순행하는데 서로 이어져 어긋나지 않는다."고 하였다. 丹波元簡은 注에서 "十二從은 王冰과 吳崑의 뜻에 좇아 十二辰・十二支로 여긴다면 '人有' 2字에 이르러 막히게 된다. 만약 馬蒔나 張志聰의 說에 근거하여 三陰三陽으로 본다면 아래의 '應十二經脈'에 이르러 막히게 된다."고 하였다. 丹波氏의 說이 일리가 있다. "從"은 "位"로 訓하기도 한다. 예를 들면《左傳・昭五年》의 "豎牛禍叔孫氏, 使亂大從"의 "從"에 대해 王念孫은 마땅히 "位"로 訓해야 한다고 하였다. 그러므로 여기서도 引伸되어 부위의

岐伯對曰：四經應四時，十二從應十二月，十二月應十二脈[3].

黃帝：사람에게는 四經·十二從이 있다고 하는데, 무엇을 말함입니까?

岐伯：四經은 四時와 상응하고, 十二從은 열두 달과 상응하며, 열두 달은 十二經脈과 상응합니다.

脈有陰陽，知陽者知陰，知陰者知陽. 凡陽有五[4]，五五二十五陽[5]. 所謂陰者，眞臟[6]也，見則爲敗，敗必死也. 所謂陽者，胃脘之陽[7]也. 別於陽者，知病處也；別於陰者，知死生之期. 三陽在頭[8]，三陰在

뜻으로 쓰인 것이 아닌가 한다. 사람의 體表에는 十二皮部가 있는데, 예를 들면《皮部論》에서 "皮膚에는 분포하는 부위가 있고, 經脈에는 縱橫으로 교차 분포하는 규율이 있으며, ……皮膚의 분포 부위를 알려면 經脈을 기준으로 삼아야 하니, 十二經脈이 모두 그러하다"고 하였다. 이로 미루어 볼 때 體表의 十二皮部는 十二經脈의 순행 부위에 근거하여 나누며, 十二皮部와 十二經脈의 부위가 일치함을 알 수 있다. 十二經脈은 일년 열두 달과 상응하므로《靈樞·五亂》에서 "十二經脈은 十二月과 상응한다."고 하였다. 따라서 "十二從"은 十二皮部로 해석하는 것이 옳은 듯하다.

3) 十二月應十二脈：手太陰은 1월, 手陽明은 2월, 足陽明은 3월, 足太陰은 4월, 手少陰은 5월, 手太陽은 6월, 足太陽은 7월, 足少陰은 8월, 手厥陰은 9월, 手少陽은 10월, 足少陽은 11월, 足厥陰은 12월과 각각 상응한다.

4) 凡陽有五：본문에 "所謂陽也, 胃脘之陽也."라고 하였듯이 "陽"은 胃氣를 가리킨다. "五"는 五臟의 脈을 가리키는데, 五臟의 脈에는 모두 胃氣가 있어야 한다.

5) 五五二十五陽：일년 중의 春·夏·長夏(장마철)·秋·冬 오계절에는 각각 五臟의 정상 脈象이 있는데, 五臟의 정상적인 脈象에 오계절의 특징을 배합하면 $5 \times 5 = 25$가 되어 25가지의 脈象이 있게 된다. 高世栻은 注에서 "肝脈은 봄과 상응하고, 心脈은 여름과 상응하며, 脾脈은 長夏와 상응하고, 肺脈은 가을과 상응하며, 腎脈은 겨울과 상응한다. 봄에는 肝·心·脾·肺·腎脈에 모두 微弦한 胃脈이 나타나고, 여름에는 모두 微鉤한 胃脈이 나타나며, 長夏에는 모두 微緩한 胃脈이 나타나고, 가을에는 모두 微毛한 胃脈이 나타나며, 겨울에는 모두 微石한 胃脈이 나타나니, 이것이 五五二十五陽이다."라고 하였다. 微弦·微鉤·微毛·微石 등의 脈象에 대해서는《平人氣象論》을 참조하라.

6) 眞臟：즉 眞臟脈으로서, 五臟의 脈에 胃氣가 없는 것을 가리킨다. 張介賓은 注에서 "陰이란 陽이 없는 것을 가리킨다. 陽이 없다 함은 足陽明胃氣가 없는 것으로서 本臟의 陰脈, 예컨대 弦脈이나 鉤脈 등만 보이는 것이 眞臟이다. 胃氣가 손상되면 반드시 죽는다."고 하였다.

7) 胃脘之陽：胃脘에서 생성된 陽氣로서 胃氣를 가리킨다. 張介賓은 注에서 "胃脘의 陽은 胃中의 조화로운 氣를 말하니, 곧 胃氣이다."라고 하였다. 胃氣가 있는 脈象은 떠오르지도 가라앉지도 않고 급하지도 느리지도 않아 평온하고 부드러우며 규칙적이다.

8) 三陽在頭："三陽"이란 太陽·少陽·陽明이고, "在"는 "살피다·관찰하다"는 뜻으로 해석해야 하며, "頭"란 人迎脈으로서 結喉 양쪽의 動脈을 말한다. 여기서의 "頭"는 "頸(목)"으로 해석해

手[9], 所謂一也[10]. 別於陽者, 知病忌時; 別於陰者, 知死生之期[11]. 謹[12]熟陰陽, 無與衆謀.

脈에는 陰脈과 陽脈이 있는데, 陽脈을 알면 陰脈을 알 수 있고, 陰脈을 알면 陽脈을 알 수 있습니다. 대저 陽脈에는 다섯 종류가 있어, (다섯 계절에 따라 나타나는 五臟의 脈이 각각 다르므로) 오오 이십오 陽脈이 됩니다. 이른바 陰脈이란 (脈에 胃氣가 없는) 眞臟脈을 말하는데, 眞臟脈만 나타나면 (五臟의 眞氣가) 손상된 것이며, (五臟의 眞氣가) 손상되면 반드시 죽습니다. 이른바 陽脈이란 胃脘의 陽(즉 胃氣가 있는 脈)을 말합니다. 陽脈을 辨別할 수 있으면 病變이 있는 곳을 알 수 있고, 陰脈을 변별할 수 있으면 죽는 시기를 알 수 있습니다. 三陽經의 虛實을 이해하려면 人迎脈을 살펴야 하고, 三陰經의 虛實을 이해하려면 寸口脈을 살펴야 하는데, (이들 三陰·三陽經은) 한결같아야 합니다. 단지 陰陽脈의 변화를 숙지하기만 한다면 (결단을 내리지 못하고) 여러 사람과 의논하는 일이 없을 것입니다.

所謂陰陽者, 去者爲陰, 至者爲陽; 靜者爲陰, 動者爲陽; 遲者爲陰, 數者爲陽.

이른바 (脈象의) 陰陽이란 가는(去) 맥은 陰이고 오는(至) 맥은 陽이며, 靜的인 맥은 陰이고 動的인 맥은 陽이며, 느린 맥은 陰이고 빠른 맥은 陽입니다.

凡持[13]眞臟之脈者[14], 肝至懸絶[15]急[16], 十八日死; 心至懸絶, 九

야지 "首(머리)"로 해석해서는 안된다. 《儀禮·士相見禮》鄭注에 "今文 頭는 脰이다."라고 하였는데, 《鄕射禮》釋文에 "脰는 頸이다."라고 하였다. "三陽在頭"란 人迎脈을 관찰하여 三陽經의 虛實을 알 수 있다는 뜻이다.

9) 三陰在手 : "三陰"이란 少陰·太陰·厥陰이고, "手"란 寸口脈을 가리킨다.

10) 所謂一也 : 三陽三陰이 한결같이 조화로워야 정상적인 생리기능이 유지된다는 뜻이다.

11) 別於陽者, 知病忌時; 別於陰者, 知死生之期 : 《明抄本》에는 이 17字가 없다. 이는 위의 "別於陽者, 知病處也; 別於陰者, 知死生之期"와 중복되는 衍文이므로 해석하지 않았다.

12) 謹 : 범위의 한정을 나타내는 副詞로서 "단지" 등으로 해석한다.

13) 持 : "持"는 "按" 字로 보아야 하며, "診脈하다"는 뜻이다.

14) 眞臟之脈者 : 원문에는 "眞脈之臟脈者"로 되어 있었으나, 文義가 통하지 않으므로 《太素》卷三 陰陽雜說과 《明抄本》에 근거하여 "眞臟之脈者"로 교정하였다.

15) 懸絶 : "懸"이란 의지할 바가 없는 것을 말하고, "絶"은 끊어지려 함을 말한다. 滑壽가 이르길 "懸絶은 매단 실이 미약하여 끊어지려 함과 같음을 말한다."고 하였다. 즉 肝·心·脾·肺·腎의 脈象에서 胃氣가 끊어지려고 하는 상태를 말한다.

16) 急 : 《讀素問抄》와 《太素》에는 "急" 字가 없다. 이는 後人이 《玉機眞藏論》의 "眞肝脈至中外

日死; 肺至懸絶 十二日死; 腎至懸絶, 七日死; 脾至懸絶, 四日死.

무릇 眞臟脈을 診脈함에 있어 肝脈이 이르는 것이 미미해서 끊어지려고 하면 18일만에 죽고, 心脈이 이르는 것이 미미해서 끊어지려고 하면 9일만에 죽으며, 肺脈이 이르는 것이 미미해서 끊어지려고 하면 12일만에 죽고, 腎脈이 이르는 것이 미미해서 끊어지려고 하면 7일만에 죽으며, 脾脈이 이르는 것이 미미해서 끊어지려고 하면 4일만에 죽습니다.

曰[17]二陽之病發心脾[18], 有不得隱曲[19], 女子不月. 其傳爲風消[20], 其傳爲息賁[21]者, 死不治.

二陽(陽明經)에 병이 있으면 心痹가 발생하고, 대소변이 순조롭지 않으며, 여자의 경우는 月經이 오지 않습니다. 이것이 轉變하면 (血이 고갈되고 형체가 마르는) 風消病이 발생하고, 이것이 轉變하면 (肺氣가 심하게 치밀어 오르는) 息賁病이 발생하는데 (이는) 치료되지

急"에 부합하도록 하기 위하여 함부로 보탠 것으로서 衍文이 분명하므로 본서는 이를 해석하지 않았다.

17) 曰 : 發語辭로서 해석하지 않는다. 《玉篇》에서 "말의 실마리"라고 하였으니, "夫"와 같은 뜻이다.

18) 二陽之病發心痹 : "二陽"은 胃經과 大腸經을 말한다. 원문에는 "痹"가 "脾"로 되어 있었으나, 《太素》에 근거하여 "痹"로 교정하였다. 이는 "脾"와 "痹"의 형태와 음이 비슷함으로 인해 생긴 착오이다. 또한 三陽·一陽 각 단락의 첫머리가 모두 해당 經脈에서 발생하는 병에 대해 기술하고 있으므로 "心痹"라고 해야 옳다. 그렇다면 陽明經에 병이 있으면 왜 心痹가 발생하는가? 陽明은 胃에 속하고 胃는 水穀의 海로서 氣와 血이 모두 많은 經이다. 만약 衛氣가 쇠약해지면 精微 물질을 化生하지 못하여 心血을 자양하지 못하며, 血이 부족하면 脈이 원활하게 소통되지 않으므로 心痹가 발생한다.

19) 不得隱曲 : 이에 대해서는 두 가지 說이 있다. 첫째는 大小便이 잘 통하지 않는 것을 말하는데, 예를 들면 《太素》에서 "隱曲이란 大小便을 가리킨다."고 한 것이다. 둘째는 陰道의 병을 가리킨다. 예컨대 王冰은 "隱曲이란 일을 숨기는 것이다. 胃腸에 병이 생기면 心脾가 그 영향을 받는데, 心이 그 영향을 받으면 血이 원활하게 운행되지 않고, 脾가 그 영향을 받으면 음식물이 五味로 化生하지 못하고 血이 원활하게 운행되지 못하므로 여자에게는 月經이 오지 않고, 五味가 化生하지 못하므로 남자는 精이 부족해진다."고 하였다. 본서는 楊上善의 견해를 따라 이를 大小便으로 해석하였다.

20) 風消病 : 肌肉이 마르는 병. 즉 二陽의 병이다. 心이 손상되면 혈의 운행이 調和를 이루지 못해 점차 精血을 손상하므로 虛熱로 인해 風이 생기며, 몸이 수척하게 된다. 바람이 물체를 소모하는 것과 같이 몸이 風에 의해 마른다고 하여 "風消"라고 한 것이다.

21) 息賁病 : 氣가 上逆하여 숨이 찬 증상을 말한다. 二陽이 병들면 脾土가 肺金을 生하지 못하는데, 오래되어 肺가 병들면 肅降機能이 실조되어 숨이 차게 된다.

않고 죽습니다.

曰三陽[22)]爲病發寒熱, 下爲癰腫, 及爲痿厥[23)]腨痟[24)]. 其傳爲索澤[25)], 其傳爲頹疝[26)].

三陽(太陽經)이 병들면 發熱과 惡寒이 나타나고, 하체에 癰腫이 발생함과 아울러 손발이 연약·무력해지고 차며, 장딴지가 시큰거리고 쑤십니다. 이것이 轉變하면 피부가 윤택함을 잃어 건조해지고, 이것이 轉變하면 "頹疝" 증상이 발생합니다.

曰一陽[27)]發病, 少氣, 善咳, 善泄. 其傳爲心掣[28)], 其傳爲隔[29)]. 二陽一陰[30)]發病, 主驚駭, 背痛, 善噫, 善欠, 名曰風厥[31)]. 二陰[32)]一陽發病, 善脹, 心滿, 善氣[33)]. 三陽三陰[34)]發病, 爲偏枯痿易[35)], 四肢不擧.

一陽(少陽經)이 병들면 기운이 없고 기침을 자주 하며 설사가 잘 납니다. 이것이 轉變하면 가슴이 땅기고 아프며, 이것이 轉變하면 음식물이 소화되지 않고 대변이 통하지 않습니다.

---

22) 三陽 : 太陽經으로서 小腸과 膀胱을 가리킨다. 太陽經은 表를 주관하므로 太陽經이 병들면 주로 寒熱病이 발생한다.

23) 痿厥 : "足膝"이란 手足이 연약 무력하고 따뜻하지 않은 것을 가리킨다.

24) 腨痟(천연) : "腨"은 腓腸肌(장딴지)이고, "痟"은 쑤시고 아픈 것을 말한다.

25) 索澤 : 피부가 윤택함을 잃고 거칠어진 것을 말한다. 여기서 "索"은 흩어져서 없어지는 것을 말하고, "澤"은 윤택함을 말한다.

26) 頹疝 : 陰囊이 腫大해지며, 때로는 아프고 때로는 아프지 않다.

27) 一陽 : 少陽으로서, 三焦經과 膽經을 가리킨다.

28) 心掣(심체) : "掣"에는 "牽(땅기다)"의 뜻이 있다. 따라서 "心掣"란 咳嗽와 泄瀉를 한 후에 氣가 虛해져 가슴이 땅기고 아픈 것을 말한다.

29) 隔 : 上下가 막혀서 통하지 않는 것으로서, 음식물이 내려가지 않고 大小便이 통하지 않는 증상을 가리킨다.

30) 一陰 : 厥陰經으로서 肝經과 心包絡經을 가리킨다.

31) 風厥 : 風木이 胃에 침범하고, 肝氣가 上逆하는 병을 가리키는데, 여기서는 잘 놀라고 등이 아프며 트림을 자주 나고 하품을 잘하는 등의 증상을 가리킨다.

32) 二陰 : 少陰經으로서 心經과 腎經을 가리킨다.

33) 善氣 : 한숨을 잘 쉬는 것을 말한다.

34) 三陰 : 太陰經으로서 肺經과 脾經을 가리킨다.

35) 偏枯痿易 : "痿"는 軟弱無力한 것, "易"은 "弛"와 통하며 이완됨을 말하는데, 모두 筋骨이 이완되어 연약무력한 것을 가리킨다. 張志聰은 注에서 "偏枯란 半身不遂를 가리키고, 痿易이란 연약무력하여 정상적으로 움직일 수 없는 것을 말한다."고 하였다.

二陽(陽明經)과 一陰(厥陰經)이 병들면 잘 놀라고, 등(背)이 아프며, 트림이 자주 나고 하품을 잘 하는데, 이를 "風厥"이라 합니다.

二陰(少陰經)과 一陽(少陽經)이 병들면 복부가 脹滿하고 가슴이 답답하며 한숨을 자주 쉽니다.

三陽(太陽經)과 三陰(太陰經)이 병들면 (四肢가 정상적인 기능을 상실하여) 偏枯(즉 半身不遂)가 발생하고, 筋骨이 이완되어 힘이 없으며, 四肢를 추스르지 못합니다.

鼓一陽曰鉤(弦), 鼓一陰曰毛36), 鼓陽勝急曰弦(鉤), 鼓陰至而絶曰石37), 陰陽相過曰溜38).

(손가락 아래서 맥박이) 鼓動할 때 약간 힘있게 (거문고의 현처럼 곧게) 뛰는 것을 "弦脈"이라 하고, (손가락 아래서 맥박이) 鼓動할 때 약간 無力하게 (털처럼 가볍고 부드럽게) 뛰는 것을 "毛脈"이라 하며, (손가락 아래서 맥박이) 鼓動할 때 힘있고 매우 급하게 뛰는 (脈이 이를 때는 왕성하지만 물러 갈 때는 쇠약하여 마치 굽은 낚시바늘 같은) 것을 "鉤脈"이라 하고, (손가락 아래서 맥박이) 鼓動할 때 無力하게 이르렀다가도 끊어지는 것을 "石脈"이라 하며, 陰陽의 氣가 조화롭게 왕래하(여 脈象이 부드럽게 느껴지)는 것을 "溜脈"이라 합니다.

陰爭於內, 陽擾於外, 魄汗未藏39), 四逆而起, 起則動肺40), 使人喘

---

36) 鼓一陽曰鉤, 鼓一陰曰毛 : "鼓"란 맥박이 손가락 아래에서 뛰는 것을 말한다. "一陽"·"一陰"의 "陽·陰"은 맥박의 형태를 말하는 것으로서 有力한 것이 陽이고, 無力한 것이 陰이다. 그러므로 약간 힘있게 뛰는 것을 "一陽"이라 하고, 약간 힘없게 뛰는 것을 "一陰"이라 한다.

※ 張志聰은 注에서 "鉤는 弦으로 적어야 하고, (아랫글의 陽勝急曰弦의) 弦은 鉤로 적어야 한다. 여기서는 四經의 脈이 四時에 상응함을 논한 것이다. ……一陽의 氣가 막 生하므로 그 脈이 弦처럼 곧아 春生之氣에 상응한다."고 하였다. 《平人氣象論》에서도 "봄에는 胃氣가 있어서 脈象이 微弦해야 정상적이고, ……여름에는 胃氣가 있어서 脈象이 微鉤해야 정상적이다."라고 하였으니, 張氏의 견해를 따라 "鼓一陽曰鉤"의 "鉤"를 "弦"으로 보고, 아랫글의 "陽勝急曰弦"의 "弦"은 "鉤"로 해석하였다.

37) 鼓陰至而絶曰石 : 원문에는 "陰"이 "陽"으로 되어 있었으나, 滑壽와 丹波元簡의 說에 근거하여 교정하였다. 이는 맥박이 無力하여 이르렀다가도 끊어지므로 "石"이라 하였다. 만약 "陽"字를 그대로 해석한다면 어떻게 "石脈"이라 할 수 있겠는가?

38) 陰陽相過曰溜 : "過"는 "왕래하다"는 뜻인데, 여기서는 陰陽의 脈氣가 조화롭게 왕래한다는 뜻으로 해석해야 한다. "溜"는 "流"와 통용되며 "滑利流暢"하다는 뜻이다. 丹波元簡은 《素問識》에서 "'鼓一陽' 이하의 29字는 上下 문장과 순조롭게 이어지지 않으니, 이는 다른 篇의 문장이 이곳에 잘못 끼여든 것이다."라고 하였는데, 참고할 만하다.

39) 魄汗未藏 : 肺는 魄을 저장하고 외부의 皮毛와 相合하는데, 肺氣가 실조되어 衛表가 견고하지 못하면 汗液이 외부로 나온다. 馬蒔는 注에서 "肺經은 안으로 魄의 저장을 주관하고, 밖으로는 皮毛를 주관하는데, 魄汗이 외부로 빠져나가 閉藏하지 못하면 燥가 극에 달하여 熱이 생

鳴41). 陰之所生, 和本曰和42). 是故剛與剛43), 陽氣破散, 陰氣乃消亡. 淖則剛柔不和, 經氣乃絶44).

(陰陽이 조화를 잃어) 陰氣는 내부에서 (亢盛하여) 다투고, 陽氣는 외부에서 요동하면 魄汗을 潛藏하지 못하므로 (陽氣가 땀과 함께 빠져나가) 손발이 차가워지고, (내부에서 盛해진 寒邪가) 肺氣를 요동하므로 喘息이 발생합니다.

陰氣가 (끊임없이 만물을) 生化하는 것은 근본(陰陽)의 조화에서 비롯되는데, 이를 "和"라고 합니다. 이런 까닭에 陽으로써 陽을 도우면 (陽만 홀로 존재하게 되어) 陽氣가 흩어지고 陰도 곧 끊겨 없어집니다. (陰陽이) 문란하면 陰과 陽이 조화를 이루지 못하여 經氣가 끊어집니다.

死陰45)之屬, 不過三日而死, 生陽46)之屬, 不過四日而已47). 所謂

하고, 熱이 극에 달하여 寒이 생기므로 四肢厥逆이 발생한다."고 하였으며, 張志聰은 "汗은 血의 液이고, 魄汗은 肺의 땀이다. ……만약 魄汗을 潛藏하지 못하면 땀이 빠져나가 그 精血을 손상시킨다."고 하였다.

40) 動肺 : 원문에는 "熏肺"로 되어 있었으나, 《太素》 卷三 陰陽雜說에 근거하여 교정하였다. 《禮記·樂記》 鄭玄 注에 "動은 勳이라고도 한다."고 하였으니, 아마도 한쪽 偏旁이 떨어져 나가 "熏"으로 변한 것이 아닌가 한다. 또한 "動"과 "熏"의 형태가 비슷하여 야기된 착오로도 볼 수 있다.

41) 陰爭於內, ……使人喘鳴 : 張琦가 이르길 "상하의 文義와 이어지지 않으니 역시 錯簡이다."라고 하였는데, 참고할 만하다.

42) 和本曰和 : "本"은 陰陽을 가리킨다. 따라서 "和本"이란 陰陽이 조화를 이루어 평형을 유지함을 말한다.

43) 剛與剛 : "剛"은 陽이고, "柔"는 陰이다. "與"에는 "돕다"는 뜻이 있다. 따라서 "剛與剛"이란 陽으로써 陽을 돕는다는 뜻이다. 高世栻은 注에서 "剛(陽)으로써 剛(陽)을 도우면 獨陽이 되므로 반드시 陽氣가 외부에서 흩어지고 陰氣가 내부에서 끊겨 없어진다."고 하였다. 그러므로 "陽强不能密, 陰氣乃絶"이라 한다.

44) 淖則剛柔不和, 經氣乃絶 : "淖(뇨)"는 "뒤섞이다·혼란스럽다"는 뜻이다. 楊上善은 "淖는 亂이다."라고 하였다. 따라서 "淖"는 陰陽이 문란함을 가리킨다. 이 문장은 《生氣通天論》에서 "陰陽離決, 精氣乃絶"이라 한 것과 같은 맥락이다.

45 死陰 : 질병이 五行의 相克 순서에 따라 轉變되는 것을 말한다.

46 生陽 : 질병이 五行의 相生 순서에 따라 轉變되는 것을 말한다.

47) 不過四日而已 : 원문에는 "已"가 "死"로 되어 있었으나, 《新校正》 및 《太素》에 근거하여 "已"로 교정하였다. 《新校正》에서 이르길 "別本에서는 '四日而生'이라 하였고, 全元起의 注本에는 '四日而已'라 적었으니 모두 통한다. 상하의 文義를 살펴보건대 '死'로 적어서는 안된다."고 하였다. 《太素》에는 "四日而已"로 되어 있다.

生陽死陰者, 肝之[48]心, 謂之生陽; 心之肺, 謂之死陰. 肺之腎, 謂之重陰[49]; 腎之脾, 謂之辟陰[50], 死不治.

死陰에 속하는 병은 3일을 넘기지 못하고 죽고, 生陽에 속하는 병은 4일이 넘지 않고 낫습니다. 이른바 生陽・死陰이란 (질병이 五行의 相生・相剋 순서에 따라 轉變하는 것을 말하는데) 肝病이 心으로 옮겨가는 것을 "生陽"이라 하고, 心病이 肺로 옮겨가는 것을 "死陰"이라 합니다. 肺病이 腎으로 옮겨가는 것을 "重陰"이라 하고, 腎病이 脾로 옮겨가는 것을 "辟陰"이라 하는데 (이는) 死證으로서 치료할 수 없습니다.

結陽者, 腫四肢[51]; 結陰者, 便血一升, 再結二升, 三結三升[52]; 陰陽結斜[53], 多陰少陽曰石水[54], 少腹腫. 二陽結謂之消[55], 三陽結謂之隔[56], 三陰結謂之水[57], 一陰一陽結謂之喉痹[58].

陽經이 (邪氣에 의해) 울결되면 四肢가 붓고, 陰經이 (邪氣에 의해) 울결되면 血便이 한

48) 之 : 動詞로서 "가다"는 뜻이다.

49) 重陰 : 이는 肺金의 병이 腎水로 옮겨가는 것으로서, 金은 水를 生하므로 본래는 生陽에 속한다. 그러나 肺와 腎은 모두 陰臟에 속하므로 "重陰"이라 하였다. "重"은 "중복"의 뜻이다.

50) 辟陰 : "辟"은 "反克"의 뜻이다. 腎은 水에 속하고, 脾는 土에 속하여 본래는 土가 水를 제약하나, 여기서는 腎水가 도리어 脾土를 손상하므로 "辟陰"이라 하였다. 이는 五行의 정상적인 제약 정도를 넘어선 것이므로 치료할 수 없다.

51) 結陽者, 腫四肢 : "結"이란 鬱結되다는 뜻이다. 《聖濟總錄》에서 "邪氣가 六腑에 있으면 陽脈이 조화롭지 못한데, 陽脈이 조화롭지 않으면 氣가 정체하여 붓는다."고 하였다.

52) 結陰者, 便血一升, 再結二升, 三結三升 : 《聖濟總錄》에서 "陰氣가 내부에서 울결되어 외부로 운행되지 못하면 血이 부여받을 바가 없어져 腸 사이로 스며들므로 便血이 발생한다."고 하였다. 張介賓은 注에서 "邪氣가 얕은 경우는 한 되의 血便이 나오면 곧 울결된 邪氣가 해소되는데, 만약 해소되지 않고 재차 울결하면 邪氣가 성한 것이므로 血便이 두 되가 나온다. 만약 또 해소되지 않으면 邪氣가 더욱 심해지므로 '三結三升'이라 한 것이다."라고 하였다.

53) 斜 : "斜"는 고대에 "邪"와 통용되었는데, 여기서는 "邪"의 뜻으로 쓰였다.

54) 石水 : 水腫病의 일종으로서, 陰寒한 水邪가 下焦에 모여 울결됨으로 인해 발생하며, 腹部脹滿이 주증이다.

55) 消 : 消渴病을 뜻한다. 여기서는 胃에 熱이 있어서 쉽게 배가 고프고 갈증으로 물을 많이 마시는 병증, 즉 中消를 가리킨다.

56) 隔 : 膀胱과 小腸에 熱이 울결되어, 대변과 소변의 배출이 순조롭지 못한 것을 가리킨다.

57) 水 : 水腫을 가리킨다. 馬蒔는 注에서 "肺에 邪氣가 울결하면 腎水를 生하지 못하여 腎水가 허약해지므로 (水氣가) 四肢로 넘친다. 脾에 邪氣가 울결하면 水氣를 이기지 못하여 水氣가 넘치므로 水腫은 이로부터 발생한다."고 하였다.

58) 喉痹 : 咽喉가 붓고 통증이 발생하며 호흡이 곤란하고 발성을 하지 못하는 병증을 말한다.

되가 나오고, (울결된 邪氣가 해소되지 않고) 재차 울결되면 두 되의 血便이 나오며, (그래도 邪氣가 해소되지 않고) 세 번째 울결되면 석 되의 血便이 나옵니다. 陰經과 陽經에 邪氣가 울결하였으되 (邪氣가) 陰經에 많고 陽經에 적으면 石水病이 발생하여 하복부가 腫脹해 집니다.

陽明經(胃・大腸)에 (熱邪가) 울결된 것을 "消"라 하고, 太陽經(膀胱・小腸)에 (邪氣가) 울결된 것을 "隔"라 하며, (邪氣가) 太陰經(肺・脾)에 울결된 것을 "水"라 하고, (邪氣가) 厥陰과 少陽經에 울결된 것을 喉痹라 합니다.

陰搏陽別[59]謂之有子. 陰陽虛, 腸澼[60]死. 陽加於陰謂之汗. 陰虛陽搏謂之崩[61].

(부녀자의) 陰脈(尺脈)이 有力하게 박동하여 陽脈(寸口脈)과 뚜렷하게 구별되면 자식이 있을 징후(有子)입니다. 陰陽脈(尺脈・寸口脈)이 모두 허하게 나타나면서 膿血便(腸澼)이 보이면 (眞氣가 끊어진 것이므로) 死證입니다. 陽脈(寸口脈)이 陰脈의 위치에 나타나면 (내부에서 심하게 熱이 나서 陰液을 熏蒸하는 것이므로) 땀이 납니다. 陰脈(尺脈)이 虛하고 陽脈(寸口脈)이 有力하게 박동하는 것을 崩이라 합니다.

◀참고▶ "陰搏陽別"에 대하여 丹波元簡은《素問識》에서 "王氷이 陰陽을 尺脈과 寸口脈으로 注한 이래 여러 醫家들은 모두 이를 따랐는데, ……脈을 尺脈과 寸口脈으로 구분한 것은《難經》에서 비롯되었으며,《素問》《靈樞》에는 없다. 그러므로 陰陽을 尺脈과 寸口脈으로 여기는 것은 터무니없다."라고 하였으니, 이 역시 참고할 만 하다.

三陰俱搏, 二十日夜半死. 二陰俱搏, 十三日夕時死. 一陰俱搏, 十日平旦[62]死. 三陽俱搏且鼓[63], 三日死. 三陰三陽俱搏, 心腹滿, 發

59) 陰搏陽別 : "陰"은 尺脈을 뜻하고, "搏"은 脈搏이 有力한 것을 뜻하며, "陽"은 寸口脈을 가리키고, "別"은 뚜렷하게 구분됨을 말한다. 따라서 이는 尺脈이 有力하게 박동하여 寸口脈과 확연하게 구분된다는 말이다.

60) 澼 : 원문에는 "辟"으로 되어 있었으나, 新校正에서 인용한 全元起本에 근거하여 교정하였다.

61) 崩 : 갑자기 많은 양의 下血을 하는 "崩漏"를 가리킨다. 체질적으로 陰이 부족한데다가 熱이 성하면 血이 熱을 따라 제멋대로 운행되므로 下血이 발생한다.

62) 平旦 : 원문에는 없었으나,《元刻本》《朝鮮本》및《太素》에 근거하여 보충하였다. 이렇게 해야만 위에 기술된 "三陰"・"二陽"의 文例와 부합한다.

63) 三陽俱搏且鼓 : "三陽"이란 膀胱과 小腸의 脈을 가리킨다. "鼓"는 "鼓動하다"는 뜻인데, 여기

盡64), 不得隱曲65), 五日死. 二陽俱搏, 其溫病, 死不治, 不過十日死66).

三陰(手太陰肺·足太陰脾脈)이 모두 급박하게 뛰면 20일이 경과한 후 밤중에 죽습니다. 二陰(手少陰心·足少陰腎脈)이 모두 급박하게 뛰면 13일이 경과한 후 저녁에 죽습니다. 一陰(手厥陰心包絡·足厥陰肝脈)이 함께 박동하면 10일이 경과한 후 아침에 죽습니다. 三陽(足太陽膀胱·手太陽小腸脈)이 모두 매우 급박하게 뛰면 3일이 경과한 후에 죽습니다. 三陰三陽(太陰脈과 太陽脈)이 모두 급박하게 뛰면 흉부와 복부가 脹滿하고 통증이 오는데, 극심해져 大小便까지 통하지 않으면 5일이 경과한 후에 죽습니다. 二陽(足陽明胃·手陽明大腸脈)이 모두 급박하게 뛰면 이는 溫熱病인데, 死證으로서 치료할 수 없으며 10일을 넘기지 못하고 죽습니다.

六經分屬簡表

<table>
<tr><td rowspan="6">三
陰</td><td rowspan="2">一陰</td><td rowspan="2">厥陰</td><td>手</td><td>心包</td></tr>
<tr><td>足</td><td>肝</td></tr>
<tr><td rowspan="2">二陰</td><td rowspan="2">少陰</td><td>手</td><td>心</td></tr>
<tr><td>足</td><td>腎</td></tr>
<tr><td rowspan="2">三陰</td><td rowspan="2">太陰</td><td>手</td><td>肺</td></tr>
<tr><td>足</td><td>脾</td></tr>
<tr><td rowspan="6">三
陽</td><td rowspan="2">一陽</td><td rowspan="2">少陽</td><td>手</td><td>三焦</td></tr>
<tr><td>足</td><td>膽</td></tr>
<tr><td rowspan="2">二陽</td><td rowspan="2">陽明</td><td>手</td><td>大腸</td></tr>
<tr><td>足</td><td>胃</td></tr>
<tr><td rowspan="2">三陽</td><td rowspan="2">太陽</td><td>手</td><td>小腸</td></tr>
<tr><td>足</td><td>膀胱</td></tr>
</table>

서는 搏動이 지나치게 뛰는 것을 말한다.

64) 發盡 : 郭靄春은 "盡"을 "疼"의 誤字로 보았는데, 晉·唐 시대에 草書로 쓴 "盡" 字는 "疼" 字와 형태가 비슷하기 때문에 생긴 착오라고 하였다. "盡" 字를 "疼" 字로 보면 文義가 더욱 명확해지므로 본서는 郭氏의 견해를 따라 "盡"을 "疼"으로 해석하였다.

65) 不得隱曲 : 大小便이 막혀서 통하지 않는 것을 가리킨다. 張介賓은 注에서 "陰道가 不利한 것이다. 四臟이 모두 병들어 오직 胃氣만이 主가 되는데, 土의 數는 五이므로 五數가 다하면 죽는다."고 하였다.

66) 死 : 本節에서만 유독 "一陽"에 대한 설명이 빠졌으니, 脫簡이 있는 듯하다. 張介賓도 注에서 "반드시 脫簡된 것이다."라고 하였다.

八. 靈蘭秘典論

"靈蘭"이란 靈臺蘭室로서, 고대 제왕들이 서적을 보관하던 장소이다. "秘典"이란 진귀한 경전 즉 秘藏된 경전을 말한다.

본편은 인체 十二臟腑의 주요 기능과 각 臟腑間의 상호관계에 관해 논하고 있다. 그 내용이 靈蘭室에 보관하여 보호해야 할 정도로 지극히 중요하기 때문에 "靈蘭秘典論"이라 한 것이다.

(1) 인체 十二臟腑의 기능 특징과 관계를 "군주가 현명해야 하부의 군신들이 안정된다."는 이론을 제시함으로써 "心"의 주요 작용을 강조하였다.

(2) 인체 각 臟腑들은 제각기 맡은 바 직분을 가지고 있으면서 상호작용을 통해 완전한 整體性과 통일성을 갖게 됨을 논술하였다.

黃帝問曰 : 願聞十二臟[1]之相使[2], 貴賤[3]何如?

岐伯對曰 : 悉乎哉問也! 請遂[4]言之.

黃帝 : 十二臟의 상호작용 및 主次 관계가 어떠한지 듣고 싶습니다.

岐伯 : 상세한 질문이십니다. 모두 말씀드리겠습니다.

心者, 君主之官也, 神明出焉[5]. 肺者, 相傅之官[6], 治節出焉[7]. 肝

1) 十二臟 : 心・肝・脾・肺・腎・膻中・膽・胃・大腸・小腸・三焦・膀胱을 가리킨다.

2) 相使 : "使"는 "用"이다. 따라서 상호 쓰임 혹은 상호 작용으로 해석해야 한다.

3) 貴賤 : 次序를 말한다. 主次 혹은 主從관계를 말한다.

4) 遂 : "遂"에는 "盡"의 뜻이 있다.

者, 將軍之官, 謀慮出焉[8]. 膽者, 中正之官, 決斷出焉[9]. 膻中者, 臣使之官, 喜樂出焉[10]. 脾胃者, 倉廩之官, 五味出焉[11]. 大腸者, 傳道之官[12], 變化出焉. 小腸者, 受盛之官, 化物出焉[13]. 腎者, 作强之官, 伎巧出焉[14]. 三焦者, 決瀆之官, 水道出焉[15]. 膀胱者, 州都之官, 津液藏焉[16], 氣化則能出矣. 凡此十二官者, 不得相失也.

心은 "君主之官"으로서 神明이 여기에서 나옵니다. 肺는 "相傳之官"으로서 治節이 여기에서 나옵니다. 肝은 "將軍之官"으로서 謀慮가 여기에서 나옵니다. 膽은 "中正之

---

5) 神明出焉 : 神明이란 사유 · 의식 등의 정신활동을 가리킨다. 心은 五臟六腑의 大主로서 精神이 머무는 곳이므로 神明, 즉 정신의식·사유활동이 여기에서 나온다고 하였다.

6) 相傅 : "相"과 "傅"는 모두 宰相을 가리킨다. 肺는 心과 함께 膈上에 있는데, 君主(心)의 가장 가까운 곳에서 君主(心)를 보좌하는 것이 마치 국가의 재상과 같으므로 이렇게 말하였다.

7) 治節出焉 : "治節"이란 肺가 心을 보좌하여 전신의 氣血運行을 조절하는 것을 말한다. 肺는 氣를 주관하는데 氣가 조화로우면 臟腑가 모두 안정되므로 治節이 여기에서 나온다고 하였다.

8) 謀慮出焉 : 肝氣는 쉽게 움직이면서 강하므로 용맹스럽고 결단력이 있는 將軍에 비유하였다.

9) 中正之官, 決斷出焉 : 膽은 가장 淸虛한 臟器로서 어느 쪽에도 치우치지 않으므로 "中正之官"이라 하며, 또한 모든 결단이 膽으로부터 이루어지므로 "決斷出焉"이라 하였다.

10) 臣使之官, 喜樂出焉 : "膻中"은 心包를 가리키는데, 心包는 心에 가장 가까이 있어 君主의 신하처럼 心의 명령을 대행하여 전하므로 "臣使之官"이라 하였으며, 心의 志는 喜이므로 喜樂이 여기에서 나온다고 하였다.

11) 倉廩之官, 五味出焉 : "倉廩"이란 곡식을 저장하는 창고인데, 脾胃가 음식물을 받아들여 소화시키고 運化를 주관함으로써 五味를 化生하는 本源이 되므로 이렇게 이름한 것이다.

12) 傳道之官 : "道"는 "導"와 같다. 大腸은 小腸에서 소화흡수를 거친 음식물을 받아 그 속의 잉여수분과 양분을 흡수하고, 糞便을 형성하여 항문을 통해 체외로 배출하므로 "傳道之官"이라 한다.

13) 受盛之官, 化物出焉 : 胃로부터 초보적인 소화를 거친 음식물을 받아들여 다시 소화시키는 역할을 하므로 "受盛之官"이라 하며, 淸濁을 분별한 후 水液은 前陰으로 배출시키고 糟粕은 後陰으로 배출시키므로 "化物出焉"이라 하였다.

14) 作强之官, 伎巧出焉 : "作强"의 "作"은 동작을 뜻하고, "强"은 負荷能力으로 이해해야 한다. "伎巧"는 정교하고 靈敏하다는 뜻이다. 腎氣가 충만하여 精과 髓가 넉넉하면 정신이 맑고 민첩하며 영민할 뿐만 아니라, 筋骨이 튼튼하고 동작에 힘이 있다.

15) 水道出焉 : "決瀆"은 水道를 소통시킨다는 뜻이다. 三焦에는 水道를 소통시켜 水液을 운행시키는 작용이 있으므로 "決瀆之官"이라 하였다.

16) 州都之官, 津液藏焉 : "州都"는 "水液이 모이다."는 뜻이다. 《禮記 · 王制》 鄭玄 注에 "州는 聚와 같다."고 하였으며, "都"는 물이 모이는 곳을 말한다. 예를 들면 《水經注》 文水 注에서 "물이 모이는 곳을 都라 한다."고 하였다. 여기서의 "津液"은 "尿液"을 가리킨다.

官"으로서 決斷이 여기에서 나옵니다. 膻中은 "臣使之官"으로서 喜樂이 여기에서 나옵니다. 脾胃는 "倉廩之官"으로서 五味가 여기에서 나옵니다. 大腸은 "傳導之官"으로서 變化가 여기에서 나옵니다. 小腸은 "受盛之官"으로서 化物이 여기에서 나옵니다. 腎은 "作强之官"으로서 伎巧가 여기에서 나옵니다. 三焦는 "決瀆之官"으로 水道가 여기에서 나옵니다. 膀胱은 "州都之官"으로서 津液(小便)을 저장하고 氣化機能을 통해 소변을 체외로 배출합니다. 이상의 열 두 臟器는 조화를 잃어서는 안됩니다.

故主明則下安, 以此養生則壽, 歿世不殆, 以爲天下則大昌. 主不明則十二官危, 使道[17]閉塞而不通, 形乃大傷, 以此養生則殃, 以爲天下者, 其宗大危[18], 戒之戒之!

그러므로 군주가 현명하면 아래의 신하들이 안정되니, 이에 근거하여 養生하면 장수하고 종신토록 위태롭지 않을 것이며, 이로써 천하를 다스린다면 크게 번창할 것입니다. (그러나) 君主가 현명하지 못하면 (그 아래에 있는) 十二官이 모두 위태롭게 되고, 각 臟器가 연계되어 있는 통로(使道)가 막혀서 통하지 않으니, 형체가 크게 손상됩니다. 이에 근거하여 養生하면 재앙이 있을 것이요, 이로써 천하를 다스린다면 宗社가 크게 위태로울 것이니, 경계하고 경계해야 합니다.

至道在微, 變化無窮, 孰知其原? 窘[19]乎哉! 肖者瞿瞿[20], 孰知其要? 閔閔之當[21], 孰者爲良? 恍惚之數[22], 生於毫氂[23], 毫氂之數, 起於度量[24], 千之萬之, 可以益大, 推之大[25]之, 其形乃制[26].

---

17) 使道 : 十二臟이 서로 연계된 통로를 가리킨다.

18) 其宗大危 : "宗"은 宗廟社稷을 뜻한다.

19) 窘(군) : "窘"은 "막히다"는 뜻이다.

20) 肖者瞿瞿 : 원문에는 "消"로 되어 있었으나, 《太素》 및 《氣交變大論》에 근거하여 "肖"로 교정하였다. "肖"는 "小"와 같으며, 미세하다는 뜻이다. "瞿瞿"는 "상세하게 살피지 못하다"는 뜻이다. 따라서 아래에서 "孰知其要(누가 그 요체를 알겠는가?)"라고 하였다.

21) 閔閔之當 : "閔閔"은 심원한 모양을 가리킨다. 여기서의 "當"은 "가리다"의 뜻이다.

22) 恍惚之數 : "恍惚"이란 있는 것도 같고 없는 것도 같음을 말한다. 즉 이는 아주 미세한 數를 의미한다.

23) 生於毫氂 : "氂"는 "釐"와 같으며, 지극히 미세한 것을 가리킨다. 馬蒔는 注에서 "毫氂는 지극히 작은 것으로서 度量이 이로부터 시작된다."고 하였다. 十毫가 一發이고, 十發이 一釐이며, 十釐가 一分이다.

24) 度量 : 사물의 크고 작음을 잴 수 있는 잣대를 가리킨다.

25) 大 : "大"에는 "廣(넓히다)"의 뜻이 있다.

지극히 심오한 (醫學의) 이치는 미묘한 데에 있어 변화가 무궁하니 누가 그 本源을 알 수 있겠습니까? 궁하도다! 미세하여 자세히 살피지 못하니 누가 그 요체를 알 수 있겠습니까? 深遠한 것이 가려 있으니 누가 (그 精華를) 잘 알 수 있겠습니까? 있는 듯 없는 듯한 數는 毫氂에서 생겨나고, 毫·氂의 數는 度量에서 시작되었으니, (이들을) 千으로 萬으로 더욱 크게 할 수 있으며, 이를 유추하고 확대하면 (만물의) 형태가 정해집니다.

黃帝曰 : 善哉! 余聞精光之道[27], 大聖之業, 而宣明大道, 非齋戒[28]擇吉日, 不敢受也.

黃帝 : 훌륭하십니다. 내가 이 자세하고 명확한 이치와 聖賢들의 업적을 듣고 보니, 명확한 이치여서 吉日을 택해 재계하지 않으면 감히 받아들일 수 없는 것입니다.

黃帝乃擇吉日良兆, 而藏靈蘭之室, 以傳保焉.

黃帝는 이에 吉日과 吉兆를 택하여 (著作들을) 靈蘭室에 보관함으로써 잘 보존하고 (후세에까지) 전하도록 하였다.

26) 其形乃制 : "形"은 만물의 형태를 말한다.

27) 淸光之道 : "淸"은 자세하다는 뜻이고, "光"은 밝고 명확하다는 뜻이다.

28) 齋戒 : 잡념이나 부정한 것을 멀리하여 몸과 마음을 깨끗이 하는 것을 말한다.

九. 六節臟象論

六節의 "節"은 일정한 度數를 말한다. 고대에는 甲子를 사용하여 天度를 계산하였는데 一甲子는 60日이고 이것이 바로 一節이다. 六節은 360日이고, 이는 바로 一年이 되므로 "六節"이라 하였다. "臟象"이란 臟腑組織의 기능활동과 병리변화가 외부의 象으로 반영되는 것을 말한다. 본편에서는 먼저 天度의 六六之節에 관하여 논하고 다시 臟象을 논함으로써 天과 人이 서로 상응한다는 이치를 설명하였다. 때문에 "六節臟象論"이라 한 것이다.

(1) "六六之節"과 "九九制會"로써 天地日月의 운행 규칙을 설명하였다.

(2) 인간과 자연의 관계로부터 출발하여, 陰陽四時의 논점으로써 각 臟腑의 기능을 설명하였으며 또한 五臟을 중심으로 체내와 체외를 연계시켜 內臟과 形體의 관계, 內臟 상호간의 기능 관계, 內臟과 四時의 상응 관계 등을 논술하였다.

(3) 三陽은 머리에 있고 三陰은 손에 있다. 人迎·寸口 脈象의 변화로써 三陰三陽의 病理變化를 논술하였다.

黃帝問曰 : 余聞天以六六之節[1), 以成一歲, 地[2)以九九制會[3),

1) 六六之節 : 고대인들은 甲子로써 일년과 하루를 계산하였는데, 天干의 시작은 甲이고, 地支의 시작은 子이다. 干支의 배열은 60日을 한 주기로 하므로 甲子의 한 주기를 一節이라 하고, 甲子 六周를 六節이라 한다. 이 六節이 여섯 번 반복되면 60×6=360이 되어 일년을 이루므로 "六六之節"이라 한다.

2) 地 : 원문에는 "人"으로 되어 있었으나, 文義에 근거하여 교정하였다. 아래 문장에서 岐伯이 이르길 "天以六六爲節, 地以九九制會"라고 하였으니, 이는 誤字임이 분명하다.

3) 九九制會 : "九九"는 九州와 九野를 가리킨다. 여기서의 "制"는 "따르다"는 뜻이고, "會"는 交

計[4]人亦有三百六十五節[5], 以爲天地[6]久矣. 不知其所謂也?

黃帝 : 나는 "하늘은 甲子가 여섯 번 돌아 일년을 이루고, 땅은 九州와 九野로써 하늘에 상응하며, 인체를 살펴보아도 역시 365節(腧穴)이 있어서 天地와 상응한 것이 오래되었다"고 들었습니다만, 그것이 말하는 바를 알지 못하겠습니다.

岐伯對曰 : 昭乎哉問也! 請遂言之. 夫六六之節, 九九制會者, 所以正天之度·氣之數[7]也. 天度者, 所以制[8]日月之行也; 氣數者, 所以紀[9]化生之用也. 天爲陽, 地爲陰; 日爲陽, 月爲陰; 行有分紀[10], 周有道理[11], 日行一度, 月行十三度而有奇焉[12], 故大小月三百六十五日而成歲, 積氣餘而盈閏[13]矣. 立端於始[14], 表正於中[15], 推餘於

感, 즉 通하다는 뜻이다. 따라서 "땅에는 九州·九野가 있어 하늘의 六六之節을 따라 通한다"는 뜻이다.

4) 計 : "고찰하다"·"살펴보다"의 뜻이다.

5) 節 : "節"은 "腧穴"을 가리키는데, 인체의 氣血이 交會하고 出入하는 곳이다.

6) 以爲天地 : 인체와 天地가 상응한다는 뜻이다.

7) 天之度·氣之度 : 즉 天度와 氣數를 말한다. "天度"란 천체가 365度 즉 한바퀴를 도는 것. 고대인들은 하늘이 하루에 1°씩 돌며 일년에 한바퀴 돈다고 인식하였다. "氣數"란 1년 24節氣의 常數를 말한다. 馬蒔는 注에서 "氣數란 24節氣의 常數이다."라고 하였다.

8) 制 : 張介賓은 注에서 "制란 조절함이요 바르게 함이다."라고 하였으니, 여기에는 "규정하다"는 뜻이 내포되어 있다.

9) 紀 : "記"와 같으며, "표기하다·나타내다"의 뜻이다.

10) 行有分紀 : "行"이 日月의 운행을 말하고, "分紀"란 天體가 運行하는 방위와 度數를 가리킨다.

11) 道理 : 여기서는 "軌道"를 가리킨다.

12) 日行一度, 月行十三度而有奇焉 : 이는 하루 동안 태양이 天球의 1° 운행하고, 달은 13° 남짓 운행함을 말한다. "奇"란 우수리를 말한다. 朔望月을 기준으로 했을 때 陰曆은 한 달이 약 29.5일인데, 이는 곧 달이 하루 동안 天球의 1/29.5을 운행한다는 뜻이다. 天球를 分劃하면 1/365이 1°이므로 이를 근거로 계산하면 약 12.4°가 된다. 만약 朔望月을 기준으로 계산하면 태양은 하루에 1°씩 운행하고, 달은 하루에 12° 남짓 운행하는 것이 되어 經文의 수치와 부합하지 않는다. 단 恒星月(즉 恒星을 배경으로 달이 지구를 도는 주기를 측정한 것)에 근거하여 계산하면 한 달이 약 27.32日이 되어 하루에 天球를 1/27.32 바퀴를 돈다. 즉 천구의 1/365을 1°로 계산하면 13.2가 되는데, 만약 이처럼 恒星月을 기준으로 계산하면 태양이 1° 운행할 때 달은 13°와 우수리가 있게 되므로 經文의 예와 부합한다.

13) 閏 : 즉 윤달을 가리킨다. 고대 중국의 曆法은 回歸로써 해(年)를 계산하고, 朔望 즉 음력 초하루와 보름날로 月을 계산하였다. 이에 따라 매월은 평균 29.5305일이지만 실제 응용에 있어서는 소수점 이하의 숫자는 계산하기 불편하므로 大月(30일)과 小月(29일)의 구분이 생

終[16]), 而天度畢矣.

岐伯 : 참으로 소상한 질문이십니다. 자세하게 말씀드리겠습니다. 대저 "六六之節"과 "九九制會"란 天度와 氣數를 바르게 하는 것입니다. "天度"란 日月의 운행을 규정한 것이고, "氣數"란 (萬物의) 化生 작용을 나타내는 것입니다. 하늘은 陽이고 땅은 陰이며, 태양(日)은 陽이고 달(月)은 陰입니다. 日月의 운행에는 일정한 방위와 度數가 있고, 그 周行에는 궤도가 있습니다. 태양은 (하루에) 1度씩 운행하고, 달은 (하루에) 13度 남짓 움직이므로 큰 달(大月)과 작은 달(小月)이 생기고, 365일이 합쳐져 일년을 이루며, 氣의 나머지가 모여서 윤달을 채웁니다. (이를 계산하는 방법은) 1년 節氣의 시작(冬至)을 歲首로 확정한 후에 圭表를 이용하여 해 그림자(의 길이와 방위 변화)를 측정하고 日月의 운행각도를 계산함으로써 (매 월의) 나머지를 끝으로 미루어 (윤달을 만듦으로써 節氣의 편차를 바로잡으면) 天度가 모두 계산됩니다.

黃帝 : 余已聞天度矣. 願聞氣數何以合之?

岐伯曰 : 天以六六爲節, 地以九九制會; 天有十日[17]), 日六竟而周甲[18]), 甲六復而終歲, 三百六十日法也.

졌다. 일년 중에서 大月과 小月이 각각 6개씩 차지하고 있으므로 이를 모두 합하면 (30×6)+(29×6)=354일이 된다. 節氣와 日影의 변화에 근거하여 계산한 回歸年은 일년이 모두 365.2422일이다. 이는 朔望月로 계산한 것보다 많으므로(365.2422−354=11.2422일) 月分은 항상 부족하고 節氣는 항상 남는 결과가 초래되었다. 남는 氣가 쌓여서 29일 정도가 되면 이것을 閏月로 하였다. 이로써 節氣와 月分사이의 차이가 해결되었다. 그러므로 3년만에 한 번 閏月이 돌아오고 약 19년 동안에 일곱 번의 閏月이 들어 있다.

14) 立端於始 : "立"은 확정하다는 뜻이고, "端"은 歲首 즉 일년의 시작을 뜻한다. "始"란 1年의 끝이면서 시작인 冬至를 가리킨다. 冬至를 1년의 시작으로 확정하여 계산한다는 뜻이다.

15) 表正於中 : "表"는 圭表 즉 고대의 해시계를 가리키는데, 《宋史·律曆志》에서 "時를 정하고 윤달을 살피는 데 있어서 圭表보다 나은 것은 없다."고 하였다. "中"은 中氣를 가리키는데, 1년 24절기에서 月初는 節이고, 月中은 氣이다. 따라서 "表正於中"이란 圭表로써 해그림자의 長短變形을 측량하고 日月의 운행 度數를 계산하여 時令·節氣를 바로잡는 것을 말한다.

16) 推餘於終 : 위에서 말한 "積氣餘盈閏"의 뜻과 같다. 매 月에 남는 날이 있으면 끝으로 미루어 누적시켜 윤달을 만든다는 뜻이다.

17) 天有十日 : "十日"이란 甲·乙·丙·丁·戊·己·庚·辛·壬·癸의 十天干을 가리킨다. 고대에는 이 十天干으로 날을 계산하였으므로 "十日"이라 하였다.

18) 日六竟而周甲 : "日"은 天干을 가리키다. "竟"은 "마치다·끝나다"의 뜻이며, 一周가 완결된 것을 의미한다. 天干을 十二地支(子·丑·寅·卯·辰·巳·午·未·申·酉·戌·亥)에 배합하면 六十日로서 甲이 다시 子를 만나게 되는데, 이를 "周甲"이라 한다.

黃帝 : 나는 이미 天度에 대해서 들었으니, 氣數가 (天度와) 어떻게 배합되는지에 들려주시겠습니까?

岐伯 : 하늘은 六六의 數로써 節이 되고, 땅은 九州·九野로써 하늘에 상응합니다. 하늘에는 十天干이 있어 十干이 (땅의 十二支와 배합되어) 여섯 번의 순환을 마치면 一周甲(60일)이 되며, 1周甲이 여섯 번 반복하면 한 해를 끝맺게 되니, (이것이) 360일의 계산법입니다.

夫自古通天者, 生之本, 本於陰陽. 其氣九州九竅, 皆通乎天氣, 故其生五, 其氣三. 三而成天, 三而成地, 三而成人, 三而三之, 合則爲九, 九分爲九野, 九野爲九藏, 故形藏四, 神藏五, 合爲九藏以應之也.

◀참조▶ 상기 단락 중에서 "夫自古通天者,……其氣三" 31字는 《生氣通天論》에도 나오는데, 상하 문장의 뜻과 무관한 錯簡이므로 본서는 이를 해석하지 않았다. 본문에 대한 해석은 《生氣通天論》을 참고하시오.

또한 "三而成天,……合爲九藏以應之也" 45자도 《三部九候論》에 나오는데, 이 역시 상하 문장의 뜻과 무관한 錯簡이므로 해석하지 않았다. 본문에 대한 해석은 《三部九候論》을 참조하시오.

帝曰 : 余已聞六六九九之會也, 夫子言積氣盈閏, 願聞何爲氣? 請夫子發蒙解惑焉!

岐伯曰 : 此上帝所秘, 先師[19]傳之也.

黃帝 : 나는 이미 "六六"과 "九九"의 會通에 대해서 들었습니다. 선생께서는 남은 氣가 쌓여 윤달(閏月)이 이루어진다고 말씀하셨는데, 무엇을 氣라고 합니까? 청컨대 선생께서 나의 몽매함을 일깨워 주시고 의혹을 풀어 주시기 바랍니다.

岐伯 : 이는 上帝께서 秘藏해 두신 것인데, 저의 스승으로부터 전수받았습니다.

黃帝 : 請遂聞之.

岐伯曰 : 五日謂之候, 三候謂之氣, 六氣謂之時[20], 四時謂之歲,

---

19) 先師 : 岐伯의 스승인 僦貸季를 가리킨다.

20) 五日謂之候, 三候謂之氣, 六氣謂之時 : 5日의 60시간(현재는 120시간)을 "一候"라고 하는데, 만물이 기후를 따라 변하는 物候를 가리킨다. 예컨대 《禮記·月令》에서 "立春節 첫 5일은 동풍이 얼음을 녹이고, 다음 5일은 겨울잠을 자던 벌레가 움직이기 시작하며, 마지막 5일은 물고기가

而各從其主治[21)]焉. 五運相襲, 而皆治之, 終朞[22)]之日, 周而復始, 時立氣布[23)], 如環無端, 候亦同法. 故曰不知年之所加[24)], 氣之盛衰, 虛實之所起[25)], 不可以爲工[26)]矣.

黃帝 : 상세하게 들려주시기 바랍니다.

岐伯 : 五日을 "候"라 하고, 三候를 "氣"라 하며, 六氣를 "時"라 하고, 四時를 "歲(一年)"라 하는데, 각기 주관하는 바를 따라 다스립니다. 五運의 氣는 서로 이어지면서 모두가 (해당 時令을) 다스리는데, 一周年이 끝나면 다시 처음부터 시작합니다. 四時가 확립되고 節氣가 분포되는 것이 마치 고리가 끝없이 이어져 있는 것과 같으며, 候 역시 같은 방법으로 추산합니다. 그러므로 "해당 년의 主氣에 客氣가 加해지는 것과 節氣의 盛衰 및 (病氣의) 虛實이 일어나는 바를 알지 못하면 훌륭한 의사가 될 수 없다"고 하는 것입니다.

帝曰 : 五運終始[27)], 如環無端, 其太過不及[28)]何如?

얼음을 등지고 水面으로 떠오른다."고 하였다. 張景岳은 注에서 "태양이 하늘에서 5度를 운행하면 5日이다. 하루에 十二時가 있으므로 五日이면 六十時間(현재 1일은 24시간이며, 이를 5일로 곱하면 120시간)이 되는데, 이는 甲子가 한번 순환한 것으로서 五行의 한 단계가 끝나고 기후가 변화하는 것이다. 따라서 五日謂之候라 한다."고 하였다. 따라서 三候 즉 15일은 한 節氣가 되고, 六氣 즉 90일은 一時(즉 한 계절)가 된다.

21) 各從其主治 : "主治"는 해당되는 節氣를 주관한다는 뜻. 즉 四時의 기후는 해당 節氣마다 변한다. 春暖은 木에 속하며 生發을 주관하고, 夏熱은 火에 속하며 長養을 주관하며, 秋凉은 金에 속하며 收斂를 주관하고, 冬寒은 水에 속하며 閉藏을 주관한다.

22) 終朞 : 一周年을 가리킨다. "朞"는 "期"와 같다.

23) 時立氣布 : "時"는 사계절을 가리키고, "氣"는 節氣를 가리킨다.

24) 年之所加 : "年之所加"란 해당 년의 主氣에 客氣가 加해지는 것을 가리키는데, 主氣와 客氣의 결합이 적절한지의 여부를 관찰함으로써 順逆을 변별한다. 客氣란 해당 年의 상이한 기후 특징을 대표하는 主氣 외에 기후변화에 직접적으로 영향을 미치는 요인을 가리키는데, 客氣의 출현은 時間과 고정적인 관계가 있으므로 時序의 天干을 근거로 추산할 수 있다. 상세한 것은 본서의 《天元紀大論》 등 運氣篇을 참조하시오.

25) 氣之盛衰, 虛實之所起 : 張介賓은 注에서 "하늘의 운행에 盛衰가 있으면 인체의 氣에도 虛實이 있으니, 의사가 이를 모르면 어찌 훌륭한 의사가 되겠는가?"라고 하였다.

26) 工 : 여기서는 "上工", 즉 고명한 의사를 가리킨다.

27) 五運終始 : 원문에는 "五運之始"로 되어 있었으나, 文義가 잘 통하지 않으므로 吳崑의 견해에 따라 "之"를 "終"으로 교정하였다.

28) 太過不及 : "太過"란 運氣가 성하여 남아도는 것이고, "不及"이란 運氣가 쇠약하여 부족한 것이다. 五運의 十干은 각각 陰陽을 갖추고 있는데, 陽干에 속하는 해는 有餘하고, 陰干에 속

岐伯曰 : 五氣更立[29], 各有所勝, 盛虛之變, 此其常也.

黃帝 : 五運의 시작과 끝은 마치 고리와 같이 끝이 없다고 하였는데, 五運의 太過와 不及은 어떻게 발생하는지요?

岐伯 : 五運의 氣가 번갈아 들어섬에 각기 勝하는 바가 있고 虛實의 변화가 있는데, 이것은 정상적인 현상입니다.

帝曰 : 平氣何如?

岐伯曰 : 無過者也.

帝曰 : 太過不及奈何?

岐伯曰 : 在經[30]有也.

黃帝 : 平氣란 무엇입니까?

岐伯 : 지나침(太過와 不及)이 없는 것입니다.

黃帝 : 太過와 不及이란 어떠한 상황입니까?

岐伯 : 經文에 있습니다.

帝曰 : 何謂所勝?

岐伯曰 : 春勝長夏, 長夏勝冬, 冬勝夏, 夏勝秋, 秋勝春, 所謂得五行時之勝, 各以氣命其藏[31].

黃帝 : 무엇을 "所勝"이라 합니까?

岐伯 : 春은 長夏를 이기고(木克土), 長夏는 冬을 이기며(土克水), 冬은 夏를 이기고(水克火), 夏는 秋를 이기며(火克金), 秋는 春을 이기니, (이는) 이른바 五行의 氣가 時에 따라 勝함을 말한 것이며, 각기 그 氣로써 해당 臟氣를 명명합니다.

하는 해는 不足하다. 예컨대 甲·丙·戊·庚·壬은 陽干으로서 運氣가 남아돌므로 太過에 속하고, 乙·丁·己·辛·癸는 陰干으로서 運氣가 부족하므로 不及에 속한다.

29) 五氣更立 : 이는 五運의 氣가 번갈아 바뀌면서 時를 주관하는 것을 말하는데, 윗글의 "五運相襲"·"時立氣布"와 같은 뜻이다.

30) 在經有也 : "經"이란 經書를 가리킨다. 一說에는 "氣交變大論"·"五常政大論" 등의 篇이라 하였다. 본편에서는 歲運의 대강을 기술하였고, 뒤의 "氣交變大論" 등의 篇에서는 運氣에 대하여 상세하게 논하였으므로 "在經有也"라고 하였다.

31) 各以氣命其藏 : "命"은 命名함이다. 이는 四時五行之氣의 특징에 근거하여 五臟을 명명한다는 뜻이다. 예컨대 봄철의 風木之氣는 肝에 속하고, 여름철의 火熱之氣는 心에 속하는 등이다.

帝曰 : 何以知其勝?

岐伯曰 : 求其至[32]也, 皆歸始春[33], 未至而至, 此謂太過, 則薄[34]所不勝, 而乘[35]所勝也, 命曰氣淫[36]; 不分邪僻內生工不能禁[37]. 至而不至, 此謂不及, 則所勝妄行, 而所生受病, 所不勝薄之也, 命曰氣迫[38]. 所謂求其至者, 氣至之時也[39]. 謹候其時, 氣可與期[40]; 失時反候, 五治不分, 邪僻[41]內生, 工不能禁[42]也.

黃帝 : 어떻게 그 勝하는 바를 알 수 있습니까?

岐伯 : 반드시 그 氣候가 이르는 시기를 관찰해야 하는데, 모두 立春으로 돌아가(氣候와 節氣의 상응 여부를 관찰하)면 됩니다. (節氣가) 아직 이르지 않았는데 (氣候가) 먼저 이른 것을 太過라고 하며, (太過하면) 곧 자기가 이기지 못하는 氣(所不勝之氣)를 침범하면서 자기가 이기는 氣(所勝之氣)를 능멸하게 되는데, 이를 "氣淫"이라고 합니다. (이와 반대로 節氣는) 이르렀는데도 (氣候가) 이르지 않는 것을 不及이라 하며, (不及하면) 곧 자기가 이기는 氣(所勝之氣)가 (제약을 받지 않는 까닭에) 제멋대로 움직이고, 자기가 生하는 氣(所生之氣)도 (滋養 받지 못하여) 병이 나므로 자기가 이기지 못하는 氣(所不勝之氣)가 침범하게 되는데 이를 "氣迫"이라 합니다. 이른바 "求其至"라 함은 氣(氣候)가 도래하는 시기를 살피는 것입니다. 신중하게 四時(春夏秋冬)에 따른 기후변화를 살피면 氣가 도래함

32) 至 : 張介賓은 注에서 "'至'란 氣가 이름이다. 예컨대 봄에는 暖氣가 이르고, 여름에는 熱氣가 이르며, 가을에는 凉氣가 이르고, 겨울에는 寒氣가 이른다."고 하였다.

33) 皆歸始春 : "歸"는 다시 돌아오다. 王氷은 注에서 "始春이란 立春日이다. 봄은 四時의 으뜸이므로 기후는 모두 立春 전으로 귀속된다."고 하였다. 張介賓은 注에서 "一說에 立春 전 15일인 大寒節이 初氣의 시작에 해당한다고 하였으니 이 역시 옳다."고 하였다.

34) 薄 : "迫"과 같으며, "침범하다"는 뜻이다.

35) 乘 : 여기서는 "능멸하다"는 뜻이다.

36) 氣淫 : 氣가 太過한 것을 가리킨다. "淫"이란 太過함을 의미한다.

37) 不分邪僻內生工不能禁 : 역대 注家들은 이를 錯簡이라 하여 해석하지 않았는데, 본서도 이에 근거하여 해석하지 않았다.

38) 氣迫 : "迫"은 궁하다는 뜻으로서, 여기서는 "不足"을 의미한다.

39) 氣至之時也 : 文義를 살펴보건대 "氣至之時也" 앞에 "求" 字가 생략된 것이 분명하다.

40) 氣可與期 : "氣"는 四時之氣 즉 "春木・夏火・長夏土・秋金・冬水" 五氣를 가리킨다. "與"는 介詞로서 "以"에 해당하며, "期"는 "예측하다"는 뜻이다.

41) 邪僻 : 부정한 氣를 가리킨다.

42) 禁 : "禁"에는 "制止하다"는 뜻이 있다.

을 예측할 수 있습니다. (만일) 기후와 時令(節氣)이 상응하지 않고 五運의 (氣가 번갈아) 다스림을 분별하지 못하면 邪氣가 내부에서 발생하는데, 훌륭한 의사라 할지라도 막지 못합니다.

> ◀참고▶
> **所不勝과 所勝** : 五行의 氣는 相生相克하는 관계가 있다. 나를 克하는 것은 所不勝이고, 내가 克하는 것은 所勝이다. 木을 예로 들면 金克木이므로 金은 木의 所不勝이 되고, 木은 金의 所勝이 된다.

帝曰 : 有不襲乎?

岐伯曰 : 蒼天之氣, 不得無常也. 氣之不襲, 是謂非常, 非常則變矣.

帝曰 : 非常而變奈何?

岐伯曰 : 變至則病, 所勝則微, 不所勝則甚[43], 因而重感於邪, 則死矣. 故非其時則微, 當其時則甚[44]也.

黃帝 : (五運의 氣가 순서에 따라) 이어지지 않는 경우도 있습니까?

岐伯 : 하늘의 氣(가 교체되고 변화하는 데)에는 일정한 법칙이 없어서는 안됩니다. (五運의) 氣가 (순서에 따라) 이어지지 않는 것을 비정상이라고 하며, 비정상이면 異變이 발생합니다.

黃帝 : (五運의 氣가) 비정상적으로 변화하면 어떻게 됩니까?

岐伯 : (五運의 氣가 비정상으로) 변하여 도래하면 질병이 발생하는데, (主氣가 비정상적으로 변하여 나타나는 氣를) 이기면(所勝) 병이 경미하지만, (主氣가 비정상적으로 변하여 나타나는 氣를) 이기지 못하면(不所勝) 병이 엄중해지며, 이로 인해 다른 邪氣를 거듭 感受하면 죽

43) 所勝則微, 不所勝則甚 : 이는 主氣와 客氣의 관계를 설명한 것인데, "微"는 병이 경미함을 뜻하고, "甚"은 병이 위중함을 뜻한다. 즉 主氣가 이기는 비정상적인 氣가 이르면 병이 비교적 가볍고, 主氣가 이길 수 없는 비정상적인 氣가 이르면 병이 엄중하다. 張志聰은 注에서 "예컨대 春木이 주관하는 시기에 變氣(정상적인 氣)가 소나기로 나타나면 이는 主氣는 風木이고 變氣는 濕土가 되어 變氣를 主氣가 이길 수 있으므로(木克土) 사람들의 질병이 경미하고, 만약 그 變氣가 肅殺로 나타나면 主氣는 風木이고 變氣는 燥金이 되어 變氣를 主氣가 이기지 못하므로(金克木) 질병이 엄중하다."고 하였다.

44) 非其時則微, 當其時則甚 : 張志聰은 注에서 "變易의 氣가 도래함에 나를 이기는 時令이 아니면 병이 경미하고, 나를 이기는 時令이면 병이 엄중하다."라고 하였다.

습니다. 그러므로 (비정상적인 기후가 도래하되) 主氣를 이기는 時令이 아니면 (병이) 가볍고, 主氣를 이기는 時令이면 (병이) 위중합니다.

帝曰 : 善. 余聞氣合而有形, 因變以正名[45]. 天地之運, 陰陽之化, 其於萬物, 孰少孰多, 可得聞乎[46]?

岐伯曰 : 悉乎[47]哉問也! 天至廣不可度, 地至大不可量, 大神靈問[48], 請陳其方[49]. 草生五色, 五色之變, 不可勝視; 草生五味, 五味之美, 不可勝極[50]. 嗜欲不同, 各有所通. 天食[51]人以五氣, 地食人以五味. 五氣入鼻, 藏於心肺, 上使五色修明[52], 音聲能彰. 五味入口, 藏於腸胃, 味有所藏, 以養五氣[53], 氣和而生, 津液相成, 神乃自生.

黃帝 : 훌륭하십니다. 제가 듣기에 (陰陽의) 氣가 결합함에 (만물의) 형체가 있게 되고, (氣의) 변화로 인해 만물의 명칭이 바르게 붙여졌다고 하였습니다. 天地의 氣運과 陰陽의 변화가 만물에 미치는 작용 중에서 어느 것이 적고 어느 것이 많은지 들려주실 수

---

45) 因變以正名 : "正名"이란 그 이름을 바르게 붙인다는 뜻이다.

46) 可得問乎 : 《新校正》에서 이르길 "자세히 헤아려 보건대 앞의 '岐伯對曰 : 昭乎哉問也'에서부터 여기까지는 全元起의 注本 및 《太素》에 모두 없으니 아마도 王冰이 보충한 것이 아닌가 한다."고 하였다. 이 단락의 내용을 살펴보면 素問의 여러 篇과 중복되는 것이 많다. 예를 들면 "自古通天者～其氣三"은 《生氣通天論》과 중복되고, "三而成天～合爲九藏"은 《三部九候論》과 중복된다. 그러므로 丹波元簡은 《素問識》에서 "지금 篇中의 내용을 살펴보건대 運氣를 논한 것이 많은 반면 다른 편에는 없다. 또한 《生氣通天論》에서 '夫自古通天者' 운운한 것에서부터 '其氣三'까지의 31字와 《三部九候論》에서 '三而成天' 운운한 것에서 '合爲九藏以應之也'까지의 45字를 취하여 이들을 합쳐 說을 이루었으니, 그 뜻을 결국 알 수 가 없다. 또한 '立端於始' 운운한 21字는 모두 《左傳 · 文公元年》의 말을 답습한 것이니 옛 經典의 글이 아님이 분명하다."라고 하였다. 다만 "不分邪僻內生, 工不能禁" 句에 대해 王冰은 古人의 錯簡임이 틀림없다고 지적함과 아울러 붉은 글씨로 식별할 수 있도록 하였으니 王冰이 보충한 것만은 아닌 듯하며, 의문의 여지가 있다.

47) 乎 : 원문에는 없었으나 元刻本 · 朝鮮刻本 및 道藏本에 근거하여 보충하였다.

48) 大神靈問 : "神靈"이란 이치가 넓고 심오함을 가리킨다.

49) 請陳其方 : "陳"은 "진술하다"는 뜻이고, "方"은 방법 · 이치를 뜻한다.

50) 不可勝極 : "極"은 "盡"과 통하며, 혹은 "窮盡"의 다하지 못하다. 즉 모두 다 규명할 수는 없다.

51) 天食 : 여기서의 "食"은 "飼"와 같은 뜻으로서 "먹이다" · "공급하다"로 해석해야 한다.

52) 修明 : 밝고 윤택함을 말한다.

53) 五氣 : 여기서는 五臟의 氣를 가리킨다.

있습니까?

岐伯 : 상세한 질문이십니다. 하늘은 지극히 넓어서 헤아릴 수 없고, 땅 역시 매우 커서 헤아릴 수 없으니, 매우 넓고 심오한 질문을 하셨습니다. 제가 그 이치를 설명해 드리겠습니다. (자연계의) 식물은 다섯 가지 色을 生하는데, 이 五色의 변화는 (무궁무진하여) 다 볼 수 없습니다. 식물은 다섯 가지 맛을 生하는데, 그 五味의 미묘함은 (무궁무진하여) 모두 헤아릴 수 없습니다. 사람들의 (五味·五色에 대한) 嗜好는 (각기) 다르나, (五色·五味와 인체의 五臟은 어울리는 것끼리) 각기 통하는 바가 있습니다.

하늘은 사람에게 五氣를 공급하고, 땅은 사람에게 五味를 공급합니다. 五氣는 코를 통해 (체내로) 들어가 心肺에 저장되는데, (心은 血을 주관하고 肺는 氣를 주관하므로 心肺의 기능이 정상적이면) 그 氣가 상승하여 (얼굴의) 五色을 밝고 윤택하게 하며 음성이 또렷하도록 합니다. 五味는 입을 통해 (체내로) 들어가서 腸胃에 저장되는데, (소화·흡수 과정을 거쳐) 五味의 精微로움이 (五臟에) 저장되는 바가 있어 五臟의 氣를 길러 줍니다. (五臟의) 氣가 조화를 이루어 生化作用을 하면 津液이 생성되며, (이로 인해 精氣가 충만해지면) 神氣가 저절로 생깁니다.

帝曰 : 藏象[54]何如?

岐伯曰 : 心者, 生之本, 神之處[55]也; 其華在面, 其充在血脈, 爲陽中之太陽, 通於夏氣. 肺者, 氣之本, 魄之處也; 其華在毛, 其充在皮, 爲陽中之少陰[56], 通於秋氣. 腎者, 主蟄[57]封藏之本, 精之處也; 其華在髮, 其充在骨, 爲陰中之太陰[58], 通於冬氣. 肝者, 能極之

---

54) 藏象 : "藏"은 "臟"과 같고, "象"은 형상을 의미한다. 王冰은 注에서 "'象'이란 외부로 드러나서 볼 수 있는 것을 말한다."고 하였고, 張介賓은 注에서 "'象'은 形象이다. 藏(臟)은 내부에 있으나 형상이 외부로 드러나므로 藏象이라 한다."고 하였다. 즉 內臟機能이 외부로 나타나는 象을 가리킨다.

55) 神之處 : 원문에는 "神之變"으로 되어 있었으나 《新校正》과 《五行大義》 및 문맥에 근거하여 "神之處"로 교정하였다.

56) 陽中之少陰 : 원문에는 "少陰"이 "太陰"으로 되어 있었으나, 《新校正》《靈樞》《太素》 등에 근거하여 교정하였다. 《新校正》에서 이르길 "太陰이 《甲乙經》과 《太素》에는 少陰으로 되어 있으니, 마땅히 太陰으로 적어야 한다. 肺는 十二經 중에서 비록 太陰에 속하나 陽分 중에서는 少陰이 된다."고 하였고, 《靈樞·日月系日月》에서 "肺는 陽中의 少陰이다."라고 하였으며, 《五行大義》에서도 본문을 인용하여 이르길 "少陰"이라 하였으니, 少陰으로 적는 것이 옳다.

57) 蟄 : 冬眠을 하기 위해 벌레가 땅속으로 숨는 것을 가리키는데, 여기서는 閉藏을 의미한다.

58) 陰中之太陰 : 원문에는 "太陰"이 "少陰"으로 되어 있으나, 《新校正》에 근거하여 교정하였다.

本[59], 魂之居也; 其華在爪, 其充在筋, 以生血氣, 其味酸, 其色蒼[60], 此爲陰中之少陽[61], 通於春氣. 脾·胃·大腸·小腸·三焦·膀胱[62]者, 倉廩之本, 營之居也, 名曰器, 能化糟粕, 轉味而入出者也; 其華在脣四白, 其充在肌, 其味甘, 其色黃[63], 此至陰[64]之類, 通於土氣. 凡十一臟, 取決於膽也[65].

《新校正》에서 이르길 "全元起本과 《甲乙經》 《太素》에서는 '少陰'을 '太陰'으로 적었는데, '太陰'으로 적는 것이 옳다. 腎은 十二經 중에서는 少陰이 되나, 陰分 중에서는 太陰이 된다."고 하였고, 《靈樞·陰陽系日月》에서 "腎은 陰中의 太陰이다."라고 하였으며, 《五行大義》에서도 본문을 인용하여 이르길 "太陰"이라 하였으니, "太陰"으로 교정함이 옳다.

59) 能極之本 : 원문에는 "能"이 "罷"으로 되어 있었으나 李今庸의 說에 근거하여 교정하였다. 李今庸은 "罷極"의 "罷"字는 "能"으로 보아야 한다고 했는데, "能" 字는 "耐(내)"로 읽어야 한다. 또한 "極"에는 "피로하다"는 뜻이 있다. 따라서 "罷極"이란 "能極"으로 보아서 "피로를 견디다"로 해석해야 한다. 사람들은 "能"을 "耐"로 읽는 것과 "能極"의 뜻이 있다는 것을 모르고 오직 옛날부터 "罷極"이란 단어가 있는 것으로 보아 "能" 字 위에 "四" 字를 더하여 "罷"로 하였으니, 마땅히 시정되어야 한다.

60) 其味酸, 其色蒼 : 《新校正》에서 이르길 "자세히 살펴보건대 이 6字는 마땅히 删去해야 한다. 《太素》를 살펴보면 '心은 味가 쓰고 색이 붉으며, 肺는 味가 맵고 색이 희며, 腎은 味가 짜고 색이 검다'고 하였는데, 지금은 肝脾 두 臟만 그 味와 色이 기재되어 있다. 《陰陽應象大論》에 따르면 이미 味와 色이 상세하게 나와 있으니, 여기에 나와 있는 것이 옳지 못하다. 지금 다시 心肺腎 세 臟의 色과 味를 첨가하지 않았으니, 肝脾 두 臟의 色과 味를 删去하는 것이 옳다."고 하였다. 본서도 《新校正》에 근거하여 이를 해석하지 않았다.

61) 陰中之少陽 : 원문에는 "陽中之少陽"으로 되어 있었으나, 《新校正》 《靈樞》에 근거하여 교정하였다. 《新校正》에서 이르길 "全元起의 注本과 《甲乙經》 《太素》를 살펴보면 '陰中之少陽'으로 되어 있는데, '陰中之少陽'으로 적는 것이 옳다."고 하였고, 《靈樞·陰陽系日月》에서도 "肝은 陰中의 少陽이다."라고 하였으니, "陰中之少陽"이라 적는 것이 옳다.

62) 胃·大腸·小腸·三焦·膀胱 : 《五行大義》 《云笈七簽》에서 본문을 인용한 것에는 胃·大腸·小腸·三焦·膀胱의 9字가 없는데, 이 9字가 없는 것이 옳다. 後人들이 十二官說에 합치하도록 "凡十一臟取決於膽"이라는 句를 끼워 넣고, "胃·大腸·小腸·三焦·膀胱" 9字를 보탬으로써 그 數를 왜곡되게 합치시켰으나, 다행히도 《五行大義》에 옛 經文을 인용한 바가 있어 이를 근거로 바로잡을 수 있었다. 따라서 본서는 이를 해석하지 않았다.

63) 其味甘, 其色黃 : 《新校正》에 근거하여 해석하지 않았다. 상세한 것은 註 60번을 참조하시오.

64) 至陰 : "至陰"이란 陰에 도달함을 뜻한다. "至"는 이르다, 지극하다는 뜻인데, 통상 脾의 대명사로 쓰인다.

65) 凡十一臟, 取決於膽也 : 이에 대해 注家들의 여러 가지 說이 있으나, 모두 억지로 끼워 맞춘 것에 불과하므로 《五行大義》 《云笈七簽》에 근거하여 해석하지 않았다. 상세한 것은 註 62번

黃帝：臟象은 어떠합니까?

岐伯：心은 생명의 근본으로서 神이 머무는 곳입니다. 그 精華는 얼굴에 나타나고, 그 충실함은 血脈에 나타나며, 陽中의 太陽으로서 夏氣와 통합니다.

肺는 氣의 근본으로서 魄이 머무는 곳입니다. 그 精華는 털에 나타나고, 그 충실함은 피부에 나타나며, 陽中의 少陰으로서 秋氣와 통합니다.

腎은 蟄居를 주관하는 封藏의 근본으로서 精이 머무는 곳입니다. 그 精華는 頭髮에 나타나고, 그 충실함은 骨에 나타나며, 陰中의 太陰으로서 冬氣와 통합니다.

肝은 피로를 견디는 근본으로서 魂이 머무는 곳입니다. 그 精華는 爪甲에 나타나고, 그 충실함은 筋에 나타나며, 血氣를 생기게 하고, 陰中의 少陽으로서 春氣와 통합니다.

脾는 倉廩의 근본으로서 營氣가 머무는 곳이며, (그 기능이 음식물을 저장하는 그릇과 같으므로) "器"라 하는데, (음식물을 받아들여) 능히 糟粕으로 변화시키고, 五味를 轉化시켜 吸收·排出시킵니다. 그 精華는 입술가의 白肉에 나타나고, 그 충실함은 肌肉에 나타나며, 至陰의 類로서 土氣(長夏)와 통합니다.

故人迎一盛[66]病在少陽; 二盛病在太陽, 三盛病在陽明, 四盛已[67]上爲格陽[68]. 寸口一盛病在厥陰, 二盛病在少陰; 三盛病在太陰, 四盛已上爲關陰[69]. 人迎與寸口俱盛四倍以上爲關格[70], 關格之脈羸[71], 不能極[72]於天地之精氣, 則死矣.

을 참조하시오.《內經》이 지금까지 전해 내려오는 동안 여러 사람들의 손에 의해 보태어졌다는 것은 주지의 사실이다. 따라서《內經》을 연구할 때는 앞뒤가 맞지 않거나 後代의 것으로 보이는 문체에 주의해야 한다.

66) 一盛："盛"은 脈搏이 평소보다 크게 뛰는 것을 말한다. "一盛"은 한 배, "二盛"은 두 배, "三盛"은 세 배, "四盛"은 네 배 크게 뛰는 것을 가리킨다.

67) 已："已"는 "以"와 통한다.

68) 格陽：보통 한의학에서는 "格陽"을 陰盛格陽, 즉 陰이 지나치게 성하여 陽氣가 밖에서 고립된 상태로 풀이한다. 이 때 내부에서는 대개 寒證이 나타나지만, 虛陽이 밖에서 고립되어 있으므로 광대뼈 부위가 홍조를 띠거나 손발을 떠는 등의 假熱 증상이 나타난다. 그러나 여기서의 "格陽"은 陰이 극성한 상태가 아닌 陽이 극성한 상태를 가리킨다. 즉 陽이 극성한 나머지 陰과 통하지 못하는 것으로서,《靈樞·終始篇》에서 "人迎四盛, 且大且數, 名曰 溢陽, 溢陽爲外格"이라고 한 것과 같은 뜻이다.

69) 關陰：陰이 몹시 성하여 陽氣와 조화되지 못하는 것이다.

70) 關格：陰陽의 氣가 모두 亢盛하여 陰陽의 조화가 깨지는 상황이 형성되는 것이다.

71) 羸：원문에는 "羸(리)"로 되어 있었으나,《新校正》에 근거하여 교정하였다.《新校正》에서 이르길 "'羸'는 마땅히 '羸'으로 적어야 한다. 脈이 4배 이상 성한 것은 羸가 아니고 盛함이 극에

대저 人迎脈이 (평상시 보다) 한 배 정도 크게 뛰면 병이 少陽에 있는 것이고, 두 배 정도 크게 뛰면 병이 太陽에 있는 것이며, 세 배 정도 크게 뛰면 병이 陽明에 있는 것이고, 네 배 이상 크게 뛰면 格陽이 발생한 것입니다.

寸口脈이 (평상시 보다) 한 배 정도 크게 뛰면 병이 厥陰에 있는 것이고, 두 배 정도 크게 뛰면 병이 少陰에 있는 것이며, 세 배 정도 크게 뛰면 병이 太陰에 있는 것이고, 네 배 이상 크게 뛰면 關陰이 발생한 것입니다.

人迎脈과 寸口脈이 모두 (평상시 보다) 네 배 이상 크게 뛰면 關格이 발생한 것인데, 關格의 脈은 陰陽이 매우 盛한 것으로 天地(先天・後天)의 精氣를 다하지 못하여 죽게 됩니다.

달한 것이다. 古文에서 '羸'은 '盈'과 통용되었다."고 하였다.

72) 極 : 張介賓은 注에서 "'極'은 '盡(다함)'이다. 精氣는 하늘이 부여해 준 것이다. 그 천수를 다 하지 못하고 요절함을 말한다."고 하였다.

十. 五臟生成

본편에서는 생리·병리·진단 등의 분야에서 나타나는 五臟·五體·五味·五色·五脈 간의 相生相克·相反相成 관계에 대해 논술하고 있다.

(1) 五臟과 五體 간의 表裏配合 관계를 논하고, 또한 五行의 生克制化 규칙으로써 五臟 간의 상호관계를 설명하였으며, 인체의 表裏內外·臟腑器官이 하나의 유기적인 整體임을 설명하고 있다.

(2) 음식물의 五味가 五臟의 생리와 병리에 미치는 영향을 논술하였다.

(3) 色·脈을 관찰하여 병을 진단해야 함을 논술하였다. 五色은 五臟의 氣가 밖으로 표출된 것이므로 그 윤택 여부에 근거하여 병의 정황 및 예후를 알 수 있는데, 여기에 脈診을 결합시켜야 전면적인 진찰을 할 수 있다.

心之合[1]脈也, 其榮色[2]也, 其主[3]腎也. 肺之合皮也, 其榮毛也, 其主心也. 肝之合筋也, 其榮爪也, 其主肺也. 脾之合肉也, 其榮脣也, 其主肝也. 腎之合骨也, 其榮髮也, 其主脾也.

1) 合 : 배합·연계 관계를 가리킨다. 張介賓은 注에서 "心은 血을 生하고 血은 脈中에서 운행되므로 脈과 배합된다."고 하였다.

2) 榮 : "華"와 같다. "色"은 안색을 가리킨다. 五臟의 精氣는 얼굴 等의 表에 나타나는데 "榮"이란 이를 말함이다.

3) 主 : 여기서는 "억제하다"는 뜻으로서, 五行의 相克 이론으로써 五臟間의 상호 제약관계를 설명한 것이다.

心은 血脈과 상합하고, 그 정화는 안색으로 나타나며, 腎의 제약을 받습니다(水克火). 肺는 皮膚와 상합하고, 그 정화는 솜털(毫毛)에 나타나며, 心의 제약을 받습니다(火克金). 肝은 筋과 상합하고, 그 정화는 손발톱에 나타나며, 肺의 제약을 받습니다(金克木). 脾는 肌肉과 상합하고, 그 정화는 입술에 나타나며, 肝의 제약을 받습니다(木克土). 腎은 骨과 상합하고, 그 정화는 머리카락에 나타나며, 脾의 제약을 받습니다(土克水).

是故多食鹹, 則脈凝泣[4]而變色. 多食苦, 則皮槁而毛拔. 多食辛, 則筋急而爪枯. 多食酸, 則肉胝腸[5]而脣揭[6]. 多食甘, 則骨痛而髮落[7]. 此五味之所傷也. 故心欲[8]苦, 肺欲辛, 肝欲酸, 脾欲甘, 腎欲鹹. 此五味之合五臟之氣也[9].

이런 까닭에 짠 음식을 많이 먹으면 (腎氣가 지나치게 왕성해져 心을 손상하게 되고, 이로 인해 血을 주관하는 心氣가 손상되어) 血脈이 원활하게 소통되지 못하므로 안색에 변화가 발생합니다.

쓴 음식을 많이 먹으면 (心氣가 지나치게 왕성해져 肺를 손상하게 되고, 이로 인해 피부와 모발을 주관하는 肺氣가 손상되어) 피부가 거칠어지면서 솜털이 빠지게 됩니다.

매운 음식을 많이 먹으면 (肺氣가 지나치게 왕성해져 肝을 손상하게 되고, 이로 인해 筋脈을 주관하는 肝氣가 손상되어) 筋脈이 땅기고 손발톱이 거칠어집니다.

신 음식을 많이 먹으면 (肝氣가 지나치게 왕성해져 脾를 손상하게 되고, 이로 인해 肌肉을 주관하는 脾氣가 손상되어) 肌肉이 주름지고 입술이 틉니다.

단 음식을 많이 먹으면 (脾氣가 지나치게 왕성해져 腎을 손상하게 되고, 이로 인해 骨髓와 頭髮를 주관하는 腎氣가 손상되어) 骨節에 통증이 오고 머리카락이 빠집니다.

---

4) 脈凝泣 : "泣"은 音과 뜻이 "澁"과 같다. 따라서 "脈凝泣"이란 血脈이 원활하게 소통되지 않는다는 뜻이다.

5) 胝腸(지추) : "胝"은 굳은살, "腸"은 "皺"와 같은 뜻으로서 주름진 것을 가리킨다.

6) 脣揭 : "揭"는 "掀"과 같은 뜻으로서 입술이 트는 것을 가리킨다.

7) 骨痛而髮落 : 단맛(甘味)은 脾로 들어가는데, 단맛을 지닌 음식물을 많이 먹으면 脾氣가 지나치게 왕성해져 脾가 腎水를 제약하게 된다(土克水). 腎은 骨을 주관하고, 그 정화는 머리카락에 나타나는데 腎水가 손상받게 되므로 뼛골이 쑤시고 아프며 머리카락이 빠지게 된다. 다른 것도 이와 같이 유추할 수 있다.

8) 欲 : 여기서는 "좋아하다"로 해석해야 한다.

9) 此五味之合五臟之氣也 : 원문에는 "此五味之所合也, 五臟之氣"로 되어 있었으나, 《太素》 및 《新校正》에 근거하여 교정하였다.

이는 五味에 의해 손상되는 바입니다. 그러므로 心은 쓴맛을 좋아하고, 肺는 매운맛을 좋아하며, 肝은 신맛을 좋아하고, 脾는 단맛을 좋아하며, 腎은 짠맛을 좋아합니다. 이는 五味가 五臟의 氣와 相合하는 것입니다.

故色見青如草茲[10]者死, 黃如枳實[11]者死, 黑如炱[12]者死, 赤如衃血[13]者死, 白如枯骨者死, 此五色之見死也.

(五臟의 精華는 얼굴에서 상응하는 色澤으로 나타납니다.) 그러므로 안색이 푸르되 말라죽은 풀과 같으면 죽고, (안색이) 누렇되 枳實과 같으면 죽으며, (안색이) 검되 그을음이 앉은 것 같으면 죽고, (안색이) 붉되 피가 응결된 것 같으면 죽으며, (안색이) 희되 마른 뼈와 같으면 죽는데, 이는 五色 중에서 죽음을 의미하는 색이 나타난 것입니다.

青如翠羽[14]者生, 赤如鷄冠者生, 黃如蟹腹者生, 白如豕膏者生, 黑如烏羽者生, 此五色之見生也. 生於心, 如以縞裹朱[15]; 生於肺, 如以縞裹紅; 生於肝, 如以縞裹紺[16]; 生於脾, 如以縞裹栝樓實; 生於腎, 如以縞裹紫. 此五臟所生之外榮[17]也.

(안색이) 푸르되 마치 물총새의 깃털처럼 윤기있는 청색을 띠면 살고, (안색이) 붉되 닭 벼슬처럼 윤기있는 붉은 색을 띠면 살며, (안색이) 누렇되 게(蟹)의 배처럼 윤기있는 황색을 띠면 살고, (안색이) 희되 돼지기름처럼 윤기있는 백색을 띠면 살며, (안색이) 검되 까마귀의 깃털처럼 윤기있는 검은 색을 띠면 살게 되니, 이는 五色 중에서 삶을 의미하는 색이 나타난 것입니다.

心에 생기가 있으면 (안색이) 마치 흰 비단으로 朱砂를 싸맨 듯하고, 肺에 생기가 있으면 (안색이) 마치 흰 비단으로 紅色을 싼 듯하며, 肝에 생기가 있으면 (안색이) 마치 흰

---

10) 靑如草茲 : "草茲"란 시들어 죽은 풀잎 색을 가리킨다.

11) 枳實 : 한약명. 여기서는 枳實의 색과 같다는 형용사로 쓰였다. 枳實의 색은 청황색으로 어두운 색이며 윤택하지가 않다.

12) 炱(태) : 이는 그을음을 가리킨다.

13) 衃血(배혈) : 瘀血을 가리킨다. 王冰은 注에서 "썩어서 고인 피는 색이 검붉다."고 하였다.

14) 靑如翠羽 : "翠"는 翡翠鳥(비취조) 즉 물총새를 가리키는데, 물총새의 깃털은 윤기가 흐르는 청색을 띠므로 이렇게 말한 것이다.

15) 如以縞裹朱 : "縞(호)"란 흰 비단을 가리킨다. 張介賓은 注에서 "비단으로 물건을 감싸면 겉은 모두 희고 淨潔하면서 五色이 은은하게 안에서 보인다."고 하였다.

16) 紺 : 《釋名·釋采帛》에서 이르길 "'紺'이란 푸르면서 붉은 색을 머금은 것이다."라고 하였다.

17) 榮 : "榮"에는 "나타나다·드러나다"의 뜻이 있다.

비단으로 紺色을 싼 듯하고, 脾에 생기가 있으면 (안색이) 마치 흰 비단으로 하늘타리(栝樓 열매)를 싼 듯하며, 腎에 생기가 있으면 (안색이) 마치 흰 비단으로 紫色을 싼 듯합니다. 이는 모두 五臟에서 生한 바(생기)가 외부로 드러난 것입니다.

五色으로 판단하는 生死의 징후

	靑	黃	赤	白	黑
正常	물총새의 깃털색(翠羽)	게의 복부색 (蟹腹)	닭의 볏색 (鷄冠)	돼지기름색 (豬膏)	까마귀의 깃털색 (烏羽)
生候	흰 비단으로 紺色을 싼 듯한 색	흰 비단으로 栝蔞를 싼 듯한 색	흰 비단으로 朱砂를 싼 듯한 색	흰 비단으로 紅色을 싼 듯한 색	흰 비단으로 紫色을 싼 듯한 색
死候	마른 풀색 (草玆)	枳實色	죽은피색 (衃血)	마른뼈의 색 (枯骨)	그을음 색 (炱黑)

色味當五臟[18]; 白當肺辛, 赤當心苦, 靑當肝酸, 黃當脾甘, 黑當腎鹹. 故白當皮, 赤當脈, 靑當筋, 黃當肉, 黑當骨.

五色·五味는 五臟과 상응합니다. 백색은 肺·매운맛과 상응하고, 적색은 心·쓴맛과 상응하며, 청색은 肝·신맛과 상응하고, 황색은 脾·단맛과 상응하며, 흑색은 腎·짠맛과 상응합니다. 그러므로 백색은 皮膚와 상응하고, 적색은 脈과 상응하며, 청색은 筋과 상응하고, 황색은 肌肉과 상응하며, 흑색은 뼈와 상응합니다.

諸脈者皆屬於目[19], 諸髓者皆屬於腦[20], 諸筋者皆屬於節[21], 諸血者皆屬於心[22], 諸氣者皆屬於肺[23], 此四肢八溪之朝夕[24]也. 故人臥

18) 色味當五臟 : "當"은 "應"또는 "相合"으로 해석해야 한다. 따라서 "色味當五臟"이란 五色과 五味는 五臟과 상응한다는 뜻이다.

19) 諸脈者皆屬於目 : "屬"은 "촉"으로 읽으며, "이어지다"로 해석한다. 눈(目)은 모든 經脈이 이어지는 곳이다. 예컨대 膀胱脈은 눈 안쪽 모서리에서 시작되고, 肝脈은 目系에 이어지며, 膽脈은 눈 바깥쪽 모서리에서 시작되고, 小腸脈은 눈 바깥쪽 모서리에 이르며, 三焦脈은 눈 바깥쪽 모서리에 이르고, 心脈은 目系에 이어지므로 각 經脈은 모두 눈으로 이어진다고 하였다.

20) 腦 : 張介賓은 注에서 "腦는 髓海이므로 전신의 骨髓는 모두 腦에 이어진다."고 하였다.

21) 節 : 關節을 가리킨다.

22) 諸血者皆屬於心 : 心은 血脈을 주관하므로 전신의 血은 모두 心으로 이어진다.

23) 諸氣者皆屬於肺 : 肺는 호흡을 주관하고 전신의 氣를 주관하므로 이렇게 말한 것이다.

24) 四肢八溪之朝夕 : "八溪"란 양쪽 겨드랑이, 팔 오금, 사타구니, 다리 오금을 가리킨다. "朝夕"에 대해서는 여러 견해가 있는데, 張介賓은 "朝夕이란 인체의 脈·髓·筋·血·氣은 이곳으로

血歸於肝, 目[25]受血而能視, 足受血而能步, 掌受血而能握, 指受血而能攝. 臥出而風吹之, 血凝於膚者爲痹[26], 凝於脈者爲泣, 凝於足者爲厥, 此三者, 血行而不得反[27]其空[28], 故爲痹厥也. 人有大谷十二分[29], 小谿[30]<u>三百五十四名</u>[31], <u>少十二腧</u>[32], 此皆衛氣之所留止, 邪氣之所客也, 針石緣[33]而去之.

모든 經脈은 다 눈으로 이어지고, 모든 骨髓는 다 腦로 이어지며, 모든 筋은 다 關節로 이어지고, 모든 血은 다 心으로 이어지며, 모든 氣는 다 肺로 이어지니, 이들(脈·

부터 출입하지 않는 것이 없으니, 아침저녁으로 운행하여 벗어나지 않는다."고 하였고, 郭靄春은 "'朝夕'은 '潮汐'의 假借字로서 밀물을 潮라 하고 썰물을 汐이라 한다."고 하였다. 양자 모두 뜻이 통하나 본서는 반복적으로 운행한다는 뜻이 강한 郭氏의 注를 따라 해석하였다. 즉 인체의 脈·髓·筋·血·氣가 밀물과 썰물처럼 四肢八谿을 왕래한다는 뜻이다.

25) 目 : 원문에는 "肝"으로 되어 있었으나, 文義가 통하지 않으므로《傷寒論》成注 卷一,《宣明論方》卷十一,《脾胃論》에 근거하여 교정하였다.

26) 血凝於膚者爲痹 : 張介賓은 注에서 "잠자리에서 일어나 외출할 때 만약 땀구멍이 닫히지 않고 魄汗이 潛藏되지 않은 경우에 바람을 맞으면 혈이 피부에서 응체되어 마비 혹은 疼痛이 발생하는 痹證이 발생한다."고 하였다. 張璐가 이르길 "이는 血痹로서 邪氣가 陰分에 침입한 것이다. 黃芪桂枝五物湯으로 치료해야 한다."고 하였다.

27) 反 : "返"과 통하며, "돌이키다·돌아오다"의 뜻이다.

28) 空 : "孔"과 같다. 이는 氣血이 순행하는 통로로서 아래의 大谷·小溪에 속한다.

29) 大谷十二分 : 張介賓은 注에서 이르길 "大谷이란 關節 중에서 가장 큰 것이다. 關節이 큰 것으로는 四肢만한 것이 없는데, 손에 있는 것으로는 어깨·팔꿈치·팔목이고, 발에 있는 것으로는 고관절·무릎·발목으로서 四肢에 각기 세 關節이 있으니, 이것이 12分이다. 分은 부위를 가리킨다. ……여러 注에서 '大谷十二分'을 十二經脈의 部分이라 한 것은 모두 그릇된 것이다."라고 하였다.

30) 小谿 : 絡脈의 氣血이 출입하는 腧穴을 가리킨다.

31) 小溪三百五十四名 : 王冰은 注에서 "작은 絡脈이 모인 곳을 小谿라 한다. 그러나 365小絡으로 말하면 12腧穴(肺腧·心腧·肝腧·脾腧·腎腧·厥陰腧·膽腧·胃腧·三焦腧·大腸腧·小腸腧·膀胱腧)를 제외하면 353名이 된다. 經에서 354라고 말한 것은 行書로 轉寫할 때 '三'을 '四'로 잘못 적은 것이다."라고 하였다. 王冰의 견해가 옳으므로 본서도 이를 "353"으로 해석하였다.

32) 少十二腧 : 十二腧, 즉 心腧·肝腧 등 背部에 있는 腧穴을 가리킨다.《黃帝內經素問譯釋》에서 이르길 "이 4자는 상하의 文義와 이어지지 않는데, 後人의 注가 정문으로 잘못 끼여든 것으로 보인다."고 하였다. 따라서 본서는 이를 해석하지 않았다.

33) 緣 : 여기서는 "循(따르다)"로 해석해야 한다.

髓・筋・血・氣)은 (인체의) 四肢八谿를 밀물과 썰물처럼 왕래합니다.

사람이 잠을 잘 때는 血液이 肝으로 돌아와 저장되는데, 눈(目)은 (肝으로부터) 血의 자양을 받아야 사물을 볼 수 있고, 다리(足)는 (肝으로부터) 血의 자양을 받아야 걸을 수 있으며, 손바닥은 (肝으로부터) 血의 자양을 받아야 (물건을) 잡을 수 있고, 손가락은 (肝으로부터) 血의 자양을 받아야 물건을 쥘 수 있습니다.

잠자리에서 일어나자마자 외출하여 바람을 쐬면 血이 피부에 응체되어 痺證이 발생하고, 經脈 부위에 응체되면 (經脈이) 막혀 소통되지 않으며, 다리에 응체되면 (下肢에) 厥冷이 발생합니다. 이 세 가지는 氣血이 운행하였다가 (조직 사이에 있는) 孔穴로 돌아오지 못함으로 인해 痺證과 厥證이 발생한 것입니다.

인체에는 大谷이 열두 부위가 있고, 小谿가 353穴이 있는데, 이들은 모두 衛氣가 머무는 곳이자 邪氣가 (침입하면 잘) 머무르는 장소이므로 (邪氣가 침입하였을 경우는) 침이나 石針으로 (邪氣가 머문 부위를) 따라 刺針함으로써 邪氣를 제거해야 합니다.

診病之始[34), 五決爲紀[35), 欲知其始, 先建其母[36). 所謂五決者, 五脈也. 是以頭痛巓疾[37), 下虛上實, 過[38)在足少陰・巨陽[39), 甚則入腎[40). 徇蒙招尤[41), 目冥耳聾, 下實上虛, 過在足少陽・厥陰, 甚則入肝. 腹滿䐜脹, 支鬲胠脇[42), 下厥上冒[43), 過在足太陰・陽明[44).

34) 始 : 여기서는 根本의 뜻이다. 《國語・晉語》 韋昭 注에 이르길 "'始'는 근본이다"라고 하였다.

35) 五決爲紀 : "五"는 五臟의 脈이고, "決"은 결단・판단이며, "紀"는 綱領을 뜻한다. 王冰은 注에서 "五臟의 脈으로써 生死를 결정하는 綱紀로 삼는다."고 하였다.

36) 先建其母 : "建"은 "확립하다", "母"는 질병의 원인을 뜻한다. "母"의 의미에 대하여 諸家의 說이 분분하다. 즉 王冰은 "應時之主氣"라 하였고, 吳崑은 "胃氣"라 하였으며, 馬蒔는 "五臟相乘之母"라 하였고, 張介賓은 "病因"이라 하였다. 단 이들은 모두 먼저 병의 시발 요인이 무엇인가를 판단하려고 한다는 점에서 일치하므로 張介賓의 注에 따라 "病因"이라 풀이하였다.

37) 巓疾 : "巓"은 정수리 부분을 말한다.

38) 過 : 과실을 뜻하는데, 여기서는 病變을 가리킨다. 馬蒔는 注에서 "過란 病이다."라고 하였다.

39) 巨陽 : "巨"는 "大"와 통한다. 따라서 "巨陽"이란 "太陽"을 가리킨다.

40) 甚則入腎 : "入"이란 經病이 臟으로 들어감을 말한다. 吳崑은 注에서 "심하면 邪氣가 腎이 虛한 틈을 타고 저절로 腎으로 들어가니 腎이 病邪를 感受하게 된다."고 하였다.

41) 徇蒙招尤 : "徇"과 "眴(현)"은 통하며, "眴"은 "眩(가물거리다)"과 고대에 통용되었다. "蒙"은 "矇"과 통하며, 사물이 흐릿하게 보이는 것을 말한다. "徇蒙"을 현재는 "眩暈"으로 쓴다. "招"는 흔들리다, "尤"는 "심하다"는 뜻이다. 따라서 "徇蒙招尤"란 "머리가 심하게 흔들려 매우 어지럽다"는 뜻이다.

42) 支鬲胠脇 : "支"는 "阻塞(막히다)"는 뜻이고, "鬲"은 "胸膈"을 뜻하며, "胠脇"은 "脇肋(옆구

咳嗽上氣, 病[45]在胸中, 過在手陽明・太陰[46]. 心煩頭痛, 病在鬲中, 過在手巨陽・少陰[47].

질병의 근본을 진단할 때는 五臟의 脈으로써 綱領을 삼아야 하고, 질병의 근본을 알려고 하면 먼저 病因을 확정해야 합니다. 이른바 "五決"이란 五臟의 脈을 말합니다. 이로써 볼 때 頭痛 등 巓頂 부위의 질병은 하부는 虛하고 상부가 實하기 때문이며, 그 병변은 足少陰腎經과 足太陽膀胱經에 있고, 심하면 (病邪가) 腎臟으로 들어갑니다.

머리가 심하게 흔들려 매우 어지럽고(徇蒙招尤), 눈앞이 아물거리며(目冥), 귀가 어두워지는(耳聾) 등의 증상은 하부는 實하고 상부는 虛하기 때문이며, 그 병변은 足少陽膽經과 足厥陰肝經에 있고, 심하면 (病邪가) 肝臟으로 들어갑니다.

복부가 脹滿하고 胸膈과 옆구리에 무엇이 막혀 있는 듯한 것은 氣血이 上逆하여 상부에 침입하였기 때문이며, 그 병변은 足太陰脾經과 足陽明胃經에 있습니다.

기침이 나고 氣가 上逆하는 것은 병이 胸中에 있기 때문이며, 그 병변은 手陽明大腸經과 手太陰肺經에 있습니다.

가슴이 답답하고 머리가 아픈 것은 병이 胸膈에 있기 때문이며, 그 병변은 手太陽小腸經과 手少陰心經에 있습니다.

◀참고▶ 윗 단락의 문장을 살펴보면 문맥이 일정하지 않아 脫字가 있는 것 같다. 예를 들면 첫째・둘째・셋째 節에는 "下虛上實"・"下實上虛"・"下厥上冒"가 있으나, 넷째・다섯째 節에는 이와 같은 유형의 단어가 없다. 또한 첫째・둘째 節에는 "入腎"・"入肝"이 있으나, 셋째・넷째・다섯째 節에는 단어가 없다.

夫脈之小大滑濇浮沈, 可以指別; 五臟之象, 可以類推; 五臟相音[48], 可以意識; 五色微診, 可以目察. 能合脈色, 可以萬全.

리)"를 뜻한다. 따라서 이는 胸膈과 옆구리에 무엇이 막힌 듯한 증상을 가리킨다.

43) 下厥上冒 : "下厥"은 氣血이 上逆하여 四肢가 차가워지는 것을 가리키고, "上冒"란 濁氣가 하강하지 않아 胸腹部가 脹滿한 것을 가리킨다.

44) 陽明 : 上文의 예에 비추어 볼 때 "陽明" 뒤에 마땅히 "甚則入脾" 4字가 있어야 한다.

45) 病 : 원문에는 "厥"로 되어 있었으나, 文義가 통하지 않으므로 《甲乙經》 卷六第九에 근거하여 교정하였다. 뒷 문장 "病在鬲中"을 보더라도 "病"으로 교정함이 옳음을 알 수 있다.

46) 太陰 : 上文의 예에 비추어 볼 때 "太陰" 뒤에 마땅히 "甚則入肺" 4字가 있어야 한다.

47) 少陰 : 上文의 예에 비추어 볼 때 "少陰" 뒤에 마땅히 "甚則入心" 4字가 있어야 한다.

48) 五臟相音 : "相"에는 "관찰하다・보다"의 뜻이 있다. 《素問・陰陽應上大論》에서 이르길 "肝

대저 맥박의 大小·滑澁·浮沈 등은 손가락으로 짚어서 구별할 수 있고, 五臟의 象은 (밖으로 나타나므로 이를 통해 五臟의 생리기능과 병변을) 유추할 수 있으며, 五臟의 소리를 관찰함으로써 (五臟의 기능상태를) 알 수 있고, (五臟의 氣는 五色의 변화로 표현되므로) 五色의 미묘한 변화를 진찰함에 있어서는 눈으로 관찰할 수 있습니다. (따라서) 色과 脈을 결합하면 (진단에) 만전을 기할 수 있습니다.

赤[49], 脈之至也, 喘而堅[50], 診曰有積氣在中, 時害於食, 名曰心痹, 得之外疾[51], 思慮而心虛, 故邪從之. 白, 脈之至也, 喘而浮, 上虛下實, 有積氣在胸中, 喘而虛驚[52], 名曰肺痹, 寒熱, 得之醉而使內[53]也. 靑, 脈之至也, 長而左右彈, 有積氣在心下, 支胠, 名曰肝痹, 得之寒濕, 與疝[54]同法, 腰痛足淸頭痛. 黃, 脈之至也, 大而虛, 有積氣在腹中, 有厥氣, 名曰厥疝[55], 女子同法, 得之疾使四肢汗出當風.

은……五音에 있어서는 角이고 소리에 있어서는 고함(呼)이며, 心은……五音에 있어서는 徵이고 소리에 있어서는 웃음(笑)이며, 脾는……五音에 있어서는 宮이고 소리에 있어서는 노래(歌)이며, 肺는……五音에 있어서는 商이고 소리에 있어서는 울음(哭)이며, 腎은……五音에 있어서는 羽이고 소리에 있어서는 신음(呻)이다."라고 하였다. 이처럼 五臟에서 나오는 소리를 관찰함으로써 병이 어디에 있는지 알 수 있다.

49) 赤 : 心의 色이다. 아래의 "白"은 肺의 색이고, "靑"은 肝의 색이며, "黃"은 脾의 색이고, "黑"은 腎의 색으로서 모두 五臟이 각기 주관하는 色들이다.

50) 喘而堅 : "喘"은 급박한 것을, "堅"은 堅實有力함을 가리킨다. 王氷은 注에서 "맥이 이르는 것이 마치 갑자기 기침하는 것과 같은 것을 말한다."고 하였다.

51 外疾 : 張介賓은 注에서 "外疾은 外邪이다."라고 하였다. 張琦는《素問釋義》에서 "이 2字는 衍文으로 의심된다."고 하였는데, 참고할 만하다.

52) 驚 : 원래는 "上虛下實" 아래에 있었으나, 郭靄春의 견해를 따라 "喘而虛" 아래로 옮겼다. 郭靄春은《黃帝內經素問校注語譯》에서 "헤아려 보건대 '驚' 字는 잘못 끼여든 것으로서, 마땅히 '喘而虛' 아래에 와야 한다.《衛生寶鑑》卷四 飮傷脾胃論의 인용문을 보더라도 이를 증명할 수 있다. 대저 '喘而浮'의 喘은 脈이 급함을 말한 것이고, '喘而虛驚'의 喘은 肺痹의 증상을 말한 것이니 뜻이 저절로 구분된다. 王氷은 '驚'이 잘못 끼여든 것임을 살피지 않고 두 '喘' 字를 모두 脈을 가리키는 것으로 보았으니 합리적이지 못하다."고 하였다.

53) 使內 : 房事, 즉 성교를 가리킨다.

54) 疝 : 疝氣를 가리키는데, 고환이나 陰囊이 커지면서 아프거나 아랫배가 땅기면서 아픈 병증이다. 주로 寒濕邪가 침범하거나 內傷으로 인하여 氣血이 제대로 운행되지 못하여 발생한다.

55) 厥疝 : 疝症의 하나로서, 脾가 虛하거나 肝氣가 위로 치밀어 발생한다. 명치끝이 쓰리고 아프며 손발이 차고 토한다. 음식물을 넘길 수 없으며 아랫배가 아프고 睾丸이 짓무른다.

黑, 脈之至也, <u>上堅而大</u>56), 有積氣在小腹與陰, 名曰腎痹, 得之沐浴淸水而臥.

(얼굴이) 적색이고 맥박의 이를 때 급하면서도 堅實하면 邪氣가 中焦에 쌓인 것으로 진단할 수 있는데, 수시로 음식물의 섭취에 방해를 받으며 "心痹"라고 합니다. 이는 外邪의 침입이나 지나친 思慮로 心氣가 허약해진 것이므로 邪氣가 이를 틈타 침입하여 발생한 것입니다.

(얼굴이) 백색이고 맥박의 이를 때 급하면서도 浮하면 상부는 虛하고 하부는 實한 것으로서, 邪氣가 胸中에 쌓여 있어 숨이 차고 기운이 부족하며 잘 놀라는데, (이를) "肺痹"라고 합니다. (여기에) 寒熱의 증상이 나타나는 것은 술에 취한 상태에서 성교를 하였기 때문입니다.

(얼굴이) 청색이고 맥박의 이를 때 길면서도 좌우의 脈이 탄력이 있으면 邪氣가 心下에 쌓인 것으로서 겨드랑이 부위에 무엇이 막힌 듯한데, (이를) "肝痹"라고 합니다. 이는 寒濕의 邪로 인해 얻은 것으로 (그 병리기전이) 疝氣와 동일하며, 腰痛·足冷·頭痛 등이 나타납니다.

(얼굴이) 황색이고 맥박의 이를 때 크면서도 空虛하면 邪氣가 腹中에 쌓인 것으로서, 氣가 上逆하는데 (이를) "厥疝"이라 합니다. 여자에게도 마찬가지 정황이 나타나는데, 이는 四肢를 과도하게 움직여 땀이 나는 상태에서 바람을 쐬었기 때문입니다.

(얼굴이) 흑색이고 맥박의 이를 때 하부가 堅實하면서 크면 邪氣가 小腹과 前陰에 쌓인 것으로서 "腎痹"라고 합니다. 이는 찬물에 목욕한 후 바로 수면을 취하(여 寒·濕邪가 침입하)였기 때문입니다.

凡相57)五色58), 面黃目靑, 面黃目赤, 面黃目白, 面黃目黑者, 皆不

---

56) 上堅而大 : "上"은 "下"의 誤記이므로 마땅히 "下"로 적어야 한다. 대저 병이 腎에 있으면 積氣가 少腹과 陰器에 있게 되니, 脈이 이에 상응하여 나타난다. 篆書의 "上" 字와 "下" 字는 형태가 비슷하여 옮겨 적을 때 혼동하기 쉽다. 역대 注家들이 "上" 字에 얽매여 "이를 해석할 수 없다"·"詳考할 수 없다"라고 하였으니, 이는 모두 書體學的으로 살펴보지 못한 까닭이다. 따라서 본서는 이를 "下堅而大"로 해석하였다.

57) 相 : 여기서는 "보다·관찰하다"의 뜻으로 해석해야 한다.

58) 凡相五色 : 원문에는 "色" 아래에 "之奇脈" 3字가 있었으나, 《甲乙經》에 근거하여 删去하였다. 《新校正》에서 이르길 "《甲乙經》에는 '之奇脈' 3字가 없다."고 하였고, 張琦도 이를 따라 注에서 "이 3자는 衍文이다."라고 하였다. 아래에서 五色에 대해서만 언급하였지 脈에 대해서는 언급하지 않았으므로 이 3字는 衍文이다.

死也. 面青目赤, 面赤目白, 面青目黑, 面黑目白, 面赤目青, 皆死也.

무릇 (얼굴의) 五色을 관찰할 때 얼굴은 황색이고 눈은 청색을 띠며, 얼굴은 황색이고 눈은 적색을 띠며, 얼굴은 황색이고 눈은 백색을 띠며, 얼굴은 황색이고 눈은 흑색을 띠면 모두 죽지 않습니다. (이와 반대로) 얼굴은 청색이고 눈은 적색을 띠며, 얼굴은 적색이고 눈은 백색을 띠며, 얼굴은 청색이고 눈은 흑색을 띠며, 얼굴은 흑색이고 눈은 백색을 띠며, 얼굴은 적색이고 눈은 청색을 띠면 모두 죽게 됩니다.

◀參考▶ 상술한 바와 같이 얼굴은 모두 황색을 띠면서 눈은 각각의 색을 띨 경우는 胃氣가 尙存함을 의미한다. 인체는 胃氣를 근본으로 삼으므로 死證이 아니다. 만약 얼굴에 황색이 보이지 않으면 눈의 색에 상관없이 胃氣가 이미 끊어진 것이므로 죽는다. 예컨대 王冰은 注에서 "황색이 보이지 않으면 모두 죽는다고 함은 胃氣가 없기 때문이다. 五臟은 胃氣를 근본으로 삼으므로 황색이 보이지 않으면 모두 죽는다고 한 것이다."라고 하였다.

十一. 五臟別論

본편에서는 주로 奇恒之府와 五臟六腑의 개념 및 그 기능에 대해 설명하였다. 篇名의 "五臟"은 臟과 腑를 함께 칭한 것이다. "別"이란 구별을 뜻한다. 여기서는 五臟·六腑·奇恒之府의 기능을 구별하였으므로 "五臟別論"이라 한 것이다.

(1) 臟과 腑를 구별하였다. 五臟은 精氣의 저장을 주관하되 배출하지 않으므로 가득차되 實하지 않고(滿而不實), 六腑는 음식물의 傳化를 주관하되 저장하지는 않으므로 實하되 가득차지 않는다(實而不滿)고 한 것이다. 奇恒之府는 음식물을 傳化하는 腑와 그 형태가 유사하지만, 精을 저장하되 瀉하지 않는 臟의 특징을 가지고 있다.

(2) 단지 寸口脈만을 짚어서 어떻게 질병을 진단할 수 있는지를 설명하고 있다. 寸口脈은 手太陰肺經에 속하는데, 肺의 經脈은 中焦의 脾胃에서 시작된다. 脾胃는 臟腑氣血을 영양하는 근원이므로 전신의 臟腑經脈氣血 상태는 모두 寸口에 반영된다. 따라서 진단 시에는 반드시 각종 정황을 세밀하게 관찰하여 四診을 종합해야 하는데, 특히 환자의 심리상태를 파악해야만 만족한 효과를 얻을 수 있음을 강조하였다.

黃帝問曰 : 余聞方士[1), 或以腦髓爲臟, 或以腸胃爲臟, 或以爲腑. 敢問更相反, 皆自謂是, 不知其道, 願聞其說.

黃帝 : 내가 듣기에 醫生 중에서 어떤 사람은 腦髓를 臟으로 보고, 어떤 사람은 腸

1) 方士 : 方術을 터득한 사람을 의미하는데, 여기서는 醫生을 가리킨다.

과 胃를 臟으로 보며, 어떤 사람은 腦髓를 腑로 보며, 어떤 사람은 腸과 胃를 腑로 본다고 들었습니다. 함부로 (그들과) 상반되는 견해로 바꾸어 물으면 모두 자신들의 의견이 옳다고 하니, (어느 것이 옳은지) 그 이치를 알지 못하겠습니다. 원컨대 그에 관한 설명을 듣고자 합니다.

岐伯對曰 : 腦·髓·骨·脈·膽·女子胞[2), 此六者, 地氣之所生也, 皆藏於陰而象於地, 故藏而不瀉, 名曰奇恒之腑[3). 夫胃·大腸·小腸·三焦·膀胱, 此五者, 天氣之所生也, 其氣象天, 故瀉而不藏, 此受五臟濁氣[4), 名曰傳化之腑, 此不能久留, 輸瀉者也. 魄門亦爲五臟使[5), 水穀不得久藏.

岐伯 : 腦·髓·骨·脈·膽·女子胞(子宮) 이 여섯 가지는 땅의 기운을 받아 化生한 것으로서 모두 陰精을 저장하고 땅(이 만물을 收藏·生化하는 것)을 본받으므로 저장은 하되 배출하지는 않으며, "奇恒之府"라고 합니다.

胃·大腸·小腸·三焦·膀胱 이 다섯 가지는 하늘의 기운에 의해 化生된 것으로서 그 氣는 (끊임없이 운행하는) 하늘을 닮았으므로 배출하되 저장은 하지 않습니다. 이들은 五臟의 濁氣를 받아들이며 (소화·흡수·운송을 주관하므로) "傳化之府"라고 합니다. 이들은 (음식물의 濁氣를 받아들인 후) 오랫동안 (체내에) 머물지 않도록 하며, (精微 물질은 五臟에) 轉

2) 女子胞 : 張介賓은 注에서 "子宮이 이것이다."라고 하였다. 胞宮이라고도 한다.

3) 奇恒之腑 : 高世栻은 注에서 "'奇'는 '다르다'는 뜻이고, '恒'은 '일반적인·보통의'란 뜻으로서 일반적인 腑와는 다르다는 말이다."라고 하였다.

4) 五臟濁氣 : 여기서 濁氣란 糟粕(음식물의 찌꺼기)·水分 등을 가리킨다.

5) 魄門亦爲五臟使 : "魄門"이란 "肛門"을 가리킨다. 丹波元簡은 《素問識》에서 "'魄'은 '粕'과 통한다. 《莊子·天道》에서 '古人之糟魄已夫(옛사람들의 찌꺼기일 뿐이라오)'라고 하였고, 司馬는 《音義》에서 '썩은 음식을 魄이라 한다'고 하였다. 一說에는 '찌꺼기가 섞은 것을 魄이라고 하며. 粕이라고도 적는다'고 하였다. 대저 肛門은 糟粕을 내보내는 곳이므로 魄門이라 한다. 王冰은 說은 억측일 따름이다."라고 하였다. 王冰은 注에서 "肛門은 안으로 肺와 통하므로 魄門이라 한다."고 하였으나, 이는 丹波氏의 견해처럼 牽强附會에 불과하다. 또한 孫鼎宜는《孫氏醫學叢書》에서 "'五臟' 2字는 마땅히 '六腑'로 적어야 하니, 上文을 그릇 받아 쓴 것이다. 方士들 중에는 魄門을 보태어 六腑로 삼은 자들이 있었으니, 아마도 水穀으로 하여금 오랫동안 저장되게 해서는 안되는 까닭을 말한 것이리라. 옛날에는 '使' 字를 위에 붙여 읽었으나 잘못된 것이다."라고 하였다. 孫鼎宜의 견해에 따라 해석하면 "魄門亦爲六腑使, 水穀不得久藏(肛門 또한 六腑이니, 水穀으로 하여금 오랫동안 저장되지 않도록 한다)"이 되는데, 이 또한 참고할 만하다.

送하고 (찌꺼기는 외부로) 배출하는 것들입니다. 肛門 역시 五臟의 부림을 받아 (찌꺼기를 배출하는 기관으로서) 水穀이 (체내에) 오래 머물지 않도록 합니다.

所謂五臟者, 藏精氣而不瀉也, 故滿而不能實[6]. 六腑者, 傳化物而不藏, 故實而不能滿也, 所以然者, 水穀入口, 則胃實而腸虛; 食下, 則腸實而胃虛. 故曰實而不滿, 滿而不實也.

이른바 五臟이란 精氣를 저장하되 배출하지는 않는 까닭에 (陰精이) 충만한 상태를 유지하되 (六腑처럼 水穀이 그 속에) 가득 차는 것은 아닙니다. 六腑는 음식물을 소화·운송하지만 저장하지는 않으므로 (음식을 먹으면 일시적으로) 가득차지만 (五臟처럼 항상) 충만하지는 않습니다. 이러한 까닭에 음식물이 입을 통해 들어가면 胃는 충만해지지만 腸은 비어 있고, 음식물이 아래로 내려가면 腸은 충만해지지만 胃는 비게 됩니다. 그러므로 "(六腑는 음식물로) 가득차되 (精氣로) 충만해지지는 않으며, (五臟은 精氣로) 충만해지되 (음식물로) 가득차지는 않는다(滿而不實)"고 하는 것입니다.

奇恒之府와 傳化之府의 區別表

	臟　　器	屬性	應象	기 능 특 징
奇恒之府	腦·髓·骨·脈·膽·女子胞	陰	地	陰氣를 저장. 저장하되 배출하지는 않는다.
傳化之府	胃·大腸·小腸·三焦·膀胱	陽	天	水穀을 傳化. 배출하되 저장하지는 않는다.

帝曰 : 氣口[7]何以獨爲五臟主?

岐伯曰 : 胃者, 水穀之海, 六腑之大源[8]也. 五味入口, 藏於胃, 以

---

6) 滿而不能實 : "滿"은 精氣를, "實"은 水穀을 가리킨다. 王冰은 注에서 "(臟은) 精氣를 저장하므로 充滿하되 實하지 않다."고 하였고, 張介賓은 注에서 "精氣는 質이 淸하므로 저장되기만 하고 배출되지는 않으므로 오로지 充滿함만 있으며 實함이 없다."고 하였다.

7) 氣口 : "寸口·脈口"라고도 한다. 양 손목이 굽혀지는 곳. 즉 橈骨 안쪽 동맥 부위(經渠穴)를 가리킨다. 이곳의 脈搏 변화를 살핌으로써 氣血의 盛衰 정황을 알 수 있다.

8) 六腑之大源 : 郭靄春은 "《類說》의 인용문에는 '大' 字가 없다. 헤아려 보건대 '大'가 없는 것이 옳다. 이를 '六腑之源'으로 적으면 위의 '水穀之海'와 댓구가 된다."고 하였다.

養五臟氣, 氣口亦太陰也. 是以五臟六腑之氣味, 皆出於胃, 變見於氣口. 故五氣入鼻, 藏於心肺, 心肺有病, 而鼻爲之不利也[9]. 凡治病必察其下[10], 適[11]其脈, 觀其志意, 與其病也[12]. 拘於鬼神者, 不可與言至德[13]; 惡於針石者, 不可與言至巧[14]; 病不許治者, 病必不治, 治之無功矣.

黃帝 : 寸口脈은 어째서 홀로 五臟[15]의 병변을 주로 반영합니까?

岐伯 : 胃는 水穀의 바다이자, 六腑의 큰 원천입니다. 五味(음식)가 입으로 들어가면 胃에 저장되어 (脾의 소화·흡수·운화를 거쳐서) 五臟의 氣를 자양하는데, 氣口(寸口) 역시 太陰經에 속합니다. 그러므로 五臟六腑의 氣味는 모두 胃에서 나오며, 그 변화가 氣口(寸口)에 반영됩니다.

무릇 질병을 다스릴 때에는 반드시 환자의 大小便 상태를 살피고, 맥박을 살펴야 하며, 환자의 의식 상태와 病態를 관찰해야 합니다. (만약 환자가) 鬼神에 얽매여 있는 자라면 함께 至高한 醫學의 이치를 논할 수 없고, 針石을 싫어하는 자라면 함께 針石의 오묘한 의료 기술에 대해 논할 수 없으며, 치료를 허락하지 않는 자라면 병이 반드시 치료되지 않을 것이며 (억지로) 치료한다 해도 효과가 없을 것입니다.

---

9) 故五氣入鼻,……而鼻爲之不利也 : 丹波元堅《素問紹識》에서 "張琦가 이르길 이는 윗 문장의 뜻과 이어지지 않으니, 脫字가 있을 것이다."라고 하였다. 이는 본문의 "氣口何以獨爲五臟主"라는 질문과 동떨어진 錯簡이므로 해석하지 않았다.

10) 下 : 大小便을 가리킨다.

11) 適 : 여기서는 "관찰하다"로 해석해야 한다. 《呂氏春秋·明理》 高注에서 "'適'은 '時'이다."라고 하였으며, 《廣雅·釋言》에서 "'時'는 '伺'이다."라고 하였는데, "伺"에는 "察(관찰하다)"의 뜻이 있다.

12) 與其病也. : 楊上善의 《太素》에는 "病也"가 "病能"으로 되어 있는데, 이렇게 하면 文義가 순조롭게 통한다. "病能"은 "病態"를 의미한다.

13) 至德 : 至高한 의학의 이치를 가리킨다.

14) 至巧 : 지극한 기술. 즉 針石 등의 의료기술을 말한다.

15) 五臟 : 이를 五臟으로만 한정시켜 보아서는 안되며, 六腑를 포괄한 것으로 보아야 文義가 통한다. 이렇게 보아야만 아래의 "是以五臟六腑之氣味, 皆出於胃, 變見於氣口" 句의 뜻이 완전해진다.

十二. 異法方宜論

본편에서는 상이한 곳에서 생활하는 사람들이 자연환경과 생활조건의 영향을 받아 생리·체질적으로 각기 다른 특징을 형성하기 때문에 질병 또한 각기 다르므로 반드시 치료 방법을 달리 해야 함을 논술하고 있다. 지역이나 개인에 따라서 치료법이 각각 다르기 때문에 "異法方宜論"이라 한 것이다.

(1) 지리 환경과 기후의 차이는 인간의 생활습관에 차이를 가져오고, 인체의 생리 활동과 질병의 발생에도 밀접한 영향을 미친다. 그러므로 같은 질병이라 하더라도 치료법이 각각 다른 것이다.

(2) 의술이 뛰어난 의원이라면 반드시 각종 치료 방법을 파악하여 알맞게 치료할 수 있어야 함을 강조하였다.

(3) 실제 경험에서 얻어진 砭石·毒藥·灸焫·九針·導引·按蹻 등 각종 치료방법의 발전에 대해 논하였다.

黃帝問曰：醫之治病也, 一病而治各不同, 皆愈何也?

岐伯對曰：地勢使然也. 故[1]東方之域, 天地之所始生也[2], 魚鹽之地, 海濱傍水[3]. 其民食魚而嗜鹹, 皆安其處, 美其食. 魚者使人熱中,

1) 故：夫와 같은 語氣詞이다.

2) 天地之所始生也：張介賓은 注에서 "天地의 氣는 동쪽으로부터 상승하여 陽氣를 생성하기 시작하므로 生發의 氣는 동방에서 시작하며, 계절에 있어서는 봄에 해당한다."고 하였다.

3) 海濱傍水：《太素》《知方地篇》《醫心方》에는 모두 "濱海"로 되어 있는데, 이것이 옳다. "濱海

鹽者勝血4), 故其民皆黑色踈理, 其病皆爲癰瘍5), 其治宜砭石6). 故砭石者, 亦7)從東方來.

黄帝 : 의원이 질병을 치료함에 있어서, 동일한 질병을 각기 다르게 치료하는데도 모두 치유되는 것은 어째서입니까?

岐伯 : 地勢가 그렇게 만드는 것입니다. 대저 동방 지역은 天地의 氣가 처음 생겨난 곳으로서, 생선과 소금이 생산되는 지역이며 바다를 끼고 있습니다. 그곳 사람들은 물고기를 주로 먹고 짠것을 좋아하는데, 모두 그곳에 사는 것을 편안하게 여기고, 그곳에서 나는 음식물을 즐깁니다. 물고기라는 것은 (많이 먹으면) 사람으로 하여금 中焦에 熱邪가 쌓이도록 하고, 소금이란 것은 (많이 먹으면) 血을 손상시킵니다. 그러므로 그곳 사람들은 모두 피부가 검고 腠理가 성글며, 그들에게 발생하는 병은 대부분 癰瘍인데, 그것을 치료할 때는 砭石(돌침)을 사용해야 합니다. 그러므로 砭石은 동방에서 전래되었습니다.

西方者, 金玉8)之域, 沙石9)之處, 天地之所收引也10). 其地陵居11)而多風, 水土剛强, 其民不衣而褐荐12), 其民13)華食14)而脂肥, 故邪

傍水"와 같은 문장형식은 고대 漢語에서 자주 보이는 것으로서, 이를 해석할 때는 "濱傍海水"의 순서로 풀어야 한다. 따라서 "濱海傍水"란 바다를 끼고 있다는 뜻이다.

4) 鹽者勝血 : 소금은 짜고 짠맛은 血分으로 들어가는데, 과식하면 血을 응체하므로 "鹽者勝血"이라 한 것이다. "勝"에는 "과도하다"는 뜻이 있는데 여기에서 "손상하다"는 뜻이 파생되었다.

5) 癰瘍 : 腫瘍이 벌겋게 부어오르면서 그 부위에 열이 나고 아프며, 주변과의 경계가 뚜렷하다. 곪기 전에는 瘡頭가 없으며 쉽게 가라앉고, 일단 곪으면 쉽게 터지며 터진 후에는 걸쭉한 고름이 흐르고 瘡口가 쉽게 아무는 것을 모두 "癰"이라고 한다.

6) 砭石 : 砭·石針이라고도 한다. 가장 오래된 의료도구이다. 이것은 膿疱를 절개하고, 皮下血管을 째서 피를 빼내는 등의 용도에 광범위하게 사용되었다. 이는 그후 금속제의 醫療用針이 발명될 때까지 오랜 기간에 걸쳐 민간에서 사용되었다.

7) 亦 : 여기서는 語中助詞로서 句의 중간에 쓰이며, 실제적인 뜻이 없으므로 해석하지 않는다.

8) 金玉 : 여기서는 "鑛物"로 해석해야 한다.

9) 沙石 : 孫鼎宜가 이르길 "沙石이란 흐르는 모래를 가리키는데, 오늘날에는 이를 沙漠이라 한다."고 하였다.

10) 天地之所收引也 : 張介賓은 注에서 "天地의 氣는 서쪽으로부터 하강하므로 天地의 氣가 收斂되며, 계절에 있어서는 가을과 상응한다."고 하였다.

11) 其地陵居 : 원문에는 "其民陵居"로 되어 있었으나, 于鬯의 說에 근거하여 교정하였다. 于鬯은 《香草續校書》에서 이르길 "여기의 '其民'은 마땅히 '其地'로 적어야 한다. 아래에 비로소 '其民不衣而褐荐'이라 하였으니, 이곳에서는 '其民' 2字가 나와서는 안된다."고 하였다.

不能傷其形體, 其病生於內, 其治宜毒藥15), 故毒藥者, 亦從西方來.

서방은 金玉이 나는 지역이자 모래와 돌이 많은 곳으로서, 天地의 氣가 收斂되는 곳입니다. 그 지역은 구릉지대에 자리잡아 바람이 많고 물과 토양의 성질이 억세므로 그곳 사람들은 의복에 신경을 쓰지 않아 털옷을 아무렇게나 걸치고 멍석을 깔고 생활하며, 乳製品과 肉類를 즐겨 먹어서 살찌고 기름지기 때문에 外邪에 의해 그들의 형체가 손상되지 않으며, 병은 (內傷·飮食·七情 등에 의해) 내부에서 발생하는데, 이러한 질병을 치료하는 데는 藥物療法이 적당합니다. 그러므로 藥物療法은 서방에서 전래되었습니다.

北方者, 天地所閉藏之域也, 其地高陵居, 風寒氷冽. 其民樂野處而乳食16), 臟寒生滿病, 其治宜灸焫17). 故灸焫者, 亦從北方來.

북방은 天地의 氣가 閉藏되는 지역으로서, 그 지세는 높은 山丘陵이 자리잡고 있으며, 바람이 차고 얼음이 얼어 춥습니다. 그곳 사람들은 광야에 거주하길 좋아하고 牛乳

---

12) 不衣而褐荐 : "不衣"란 衣服의 착용에 신경을 쓰지 않는 것을 말한다. "褐(갈)"은 털옷 혹은 거친 천으로 만든 옷 따위를 가리키고, "荐(천)"은 풀로 엮은 자리, 즉 "멍석"을 가리킨다. 따라서 "不衣而褐荐"이란 의복 따위에 신경을 쓰지 않고 털옷 등을 아무렇게나 입고 멍석을 깔고 생활함을 말한다.

13) 其民 : 이 2字는 衍文이므로 해석하지 않았다.

14) 華食 : 王冰은 注에서 "華란 맛이 좋은 것으로서 乳製品이나 肉類를 말한다. 맛이 좋은 것을 먹으므로 인체가 살찌고 기름지게 된다."고 하였다.

15) 毒藥 : 이에 대해서는 다음과 같은 여러 가지 견해가 있다. ① 모든 藥物을 가리킨다는 견해 : 예컨대 張介賓은 "병이 내부에서 생기면 針灸·안마·導引 등으로 치료할 수 없으니 마땅히 毒藥을 사용해야 한다.毒藥이란 藥餌를 모두 포괄하여 말한 것으로 병을 제거할 수 있는 것은 모두 毒藥이라 한다."고 하였다. ② 毒性이 있는 藥物을 가리킨다는 견해 : 예를 들면 張志聰은 "毒藥이란 毒性이 있는 약물이다. ……대저 상고시대의 神農氏는 上品은 毒이 없는 것으로서 오랫동안 복용하면 장수하는 것이라 하였고, 中品·下品은 毒이 있는 약물로서 병을 치료하고 질병을 물리치는 것이라 하였다."고 했다. ③ 약물의 氣가 重하고 味가 厚한 것이라는 견해 : 예컨대 姚止庵은 注에서 "臟腑의 병은 가볍고 엷은 약물로는 치료할 수 없으므로 마땅히 毒藥을 써야 한다. 毒藥이란 氣가 重하고 味가 厚한 것이다."라고 하였다. 諸家의 說은 각기 일리가 있으나, 본편에서는 지역에 따라 상이한 치료법이 생겨났음을 논하고 있으므로 ①의 견해가 타당하다고 본다.

16) 樂野處而乳食 : "野處"란 광야에 거주하는 것을 말한다. 張介賓은 注에서 "광야에 거주하면서 乳食하는 것은 북방인의 품성이니, 胡地는 지금도 여전히 그렇다. 地氣가 차서 우유의 성질도 차므로 사람의 臟을 차게 한다. 臟이 차가우면 대부분 체하므로 脹滿病 등이 발생한다."고 하였다.

17) 灸焫(구설) : "焫"은 "태우다"는 뜻이다. 따라서 "灸焫"이란 灸法을 가리킨다.

로 만든 음식을 주로 먹는지라 臟이 차가워져 脹滿病이 잘 발생하는데, 이를 치료하는 데에는 쑥뜸이 마땅합니다. 그러므로 쑥뜸 요법은 북방에서 전래되었습니다.

南方者, 天地所長養, 陽之所盛處也[18], 其地下, 水土弱[19], 霧露之所聚也. 其民嗜酸而食胕[20], 故其民皆[21]疏理[22]而赤色, 其病攣痹, 其治宜微針[23]. 故九針者, 亦從南方來.

남방은 天地의 氣가 길러지는 陽氣가 왕성한 곳으로서, 그 지세가 낮아 토양이 卑濕하며 안개와 이슬이 많은 곳입니다. 그곳 사람들은 신맛을 좋아하고 발효시킨 음식을 먹으므로 (피부) 腠理가 성글면서 붉으며, 그들에게는 (주로) 筋脈이 땅기고 肢體가 저려오는 병이 발생하는데, 이를 치료하는 데에는 微針(九針)이 마땅합니다. 그러므로 九針 요법은 남방에서 전래되었습니다.

中央者, 其地平以濕, 天地所以生萬物也衆[24]. 其民食雜[25]而不勞[26], 故其病多痿厥[27]寒熱, 其治宜導引按蹻[28]. 故導引按蹻者, 亦

---

18) 陽之所盛處也 : 張志聰은 注에서 "南方은 여름철의 長氣를 주관하는 까닭에 陽熱이 성한 곳이다."라고 하였다.

19) 水土弱 : 孫鼎宜가 이르길 "토양이 얇고 물이 얕아 풍토가 卑濕함을 말한다."고 하였다. 여기서 "弱"은 引伸되어 "卑濕하다"는 뜻으로 쓰였다.

20) 胕 : "腐"와 같은 뜻으로서 발효시킨 음식물을 말한다. 張介賓은 注에서 "'胕'는 '腐'이다. 발효시킨 음식물로는 메주·젓갈·누룩·醬 따위가 이것이다."라고 하였다. 지금도 동남아 등의 무더운 남쪽 지방에서는 상하기 쉬운 음식을 발효시켜 먹는다. 우리 나라 해안지방에서 즐겨먹는 젓갈류도 동남아에서 전래된 것이다.

21) 其民皆 : 이 3字는 衍文이므로《甲乙經》卷六第二에 근거하여 해석하지 않았다.

22) 疏理 : 원문에는 "緻理"로 되어 있었으나, 張琦의 견해를 따라 교정하였다. 張琦는 注에서 "'緻理'라 함은 잘못인 듯하다."라고 하였는데, 地勢와 風土로 볼 때 西·北 지방과 東·南 지방은 서로 대비된다. 위에서 서방은 풍토가 억세어서, ……邪氣가 그들의 형체를 손상시키지 못한다고 하였고, 북방은 臟이 차가워져 裏病이 생긴다고 하였는데 이 역시 邪氣가 皮膚腠理로 침입하지 못하기 때문이다. 동방과 남방은 모두 陽에 속하는데, 동방의 사람들은 腠理가 성글다고 하였으니, 이로 볼 때 남방도 "疏理"라 하는 것이 옳다.

23) 微針 : 孫鼎宜가 이르길 "微針이란 아랫 글의 九針이다. 砭石에 비해 가늘고 작으므로 微針이라 한 것이다."라고 하였다.

24) 衆 : "多"와 통한다. 중앙 지역은 평원에 위치하여 기후가 적당하므로 物産이 풍부하다.

25) 食雜 : "雜"은 종류가 많은 것을 가리킨다.

26) 不勞 : "勞"란 힘든 일을 뜻한다. 따라서 "不勞"란 힘든 일을 하지 않는다는 뜻이다.

27) 痿厥 : 四肢가 연약무력하여 늘어지고, 말단 부위가 차가워지는 증상을 말한다.

從中央出29)也.

중앙은 그 지세가 평탄하면서 濕하며, 天地의 氣가 만물을 생성하는 바가 풍부합니다. 그곳 사람들은 (섭취하는) 음식물의 종류가 많고 힘든 일을 하지 않으므로 그들의 병은 痿厥·惡寒發熱 등이 많은데, 이를 치료하는 데에는 導引·按蹻가 마땅합니다. 그러므로 導引·按蹻 요법은 중앙에서 나왔습니다.

故聖人雜合以治30), 各得其所宜. 故31)治所以異而病皆愈者, 得病之情32), 知治之大體33)也.

그러므로 (의학의 이치를 터득한) 聖人은 여러 가지 방법을 결합하여 치료하되, 각기 (그 病情에 따라) 마땅한 치료 방법을 터득하였습니다. 대저 치료법이 (각기) 다른데도 병이 모두 낫는 것은 病情을 파악하여 치료의 大法을 알았기 때문입니다.

---

28) 導引按蹻 : 고대에 보건과 질병 치료에 사용하던 방법으로서, 지금의 氣功·按摩·보건체조 등에 해당한다. 王冰은 注에서 "'導引'이란 筋骨과 肢節을 움직이는 것을 말하고, '按'이란 皮肉을 누르는 것을 말하며, '蹻'란 手足을 민첩하게 들어올리는 것을 말한다."고 하였다.

29) 出 : 위의 네 단락에서는 모두 "來"라 하였는데, 유독 여기서만 "出"이라 한 까닭에 대해《集韻》에서는 "가운데에서 바깥으로 나가는 것을 '出'이라 한다."고 하였고, 高世栻은 注에서 "사방에서 모이므로 '來'라 하고, 중앙에서 사방으로 퍼지므로 '出'이라 한다."고 하였다.

30) 雜合以治 : 여러 가지 방법을 결합하여 치료하는 것을 말한다.

31) 故 : "夫"와 같은 語氣詞이다.

32) 得病之情 : 여기서 "得"은 "파악하다"는 뜻이다.

33) 知治之大體 : "大體"란 大法(큰 원칙)을 가리킨다. "體"는 "法"과 통한다.

十三. 移精變氣論

"移精變氣"란 각종 치료방법을 운용하여 환자의 정신을 변화시키고 逆亂한 氣機를 조정하여 질병을 치료하는 것이다. 사람은 처한 조건·생활환경·정신활동 등에 따라 질병의 원인도 다르므로 치료방법도 끊임없이 변화·발전해야 함을 논하고 있다. 아울러 질병의 조기치료와 정신치료·問診과 色診의 종합에 관해 논하고, 神氣의 得失이 질병의 치유와 생사의 관건임을 강조하였다.

(1) 정신적인 안정과 평안·활동과 휴식을 적절히 안배해야만 건강을 유지하고 질병을 예방할 수 있다. 이 때에는 질병이 발생하였더라도 심하지 않으므로 쉽게 치유할 수 있다. 만약 정신적으로 불안하거나, 피로 등으로 인해 육체가 손상되면 神氣가 소모되는데, 이 때에는 작은 병이 발생하여도 반드시 깊어지고, 큰 병이 발생하면 죽음에 이르게 된다.

(2) 色과 脈이 상응하고, 인체의 色脈과 자연계가 밀접하게 연관됨을 논술하여 진단에 있어서 色脈의 중요성을 강조하였다.

(3) 질병의 조기 치료를 강조하고, 四時에 상응하는 脈象의 順逆을 고려하지 않는 과오를 비판하였다.

黃帝問曰 : 余聞古之治病, 惟其移精變氣[1)], 可祝由[2)]而已[3)]. 今世

1) 移精變氣 : 환자의 精神을 움직이고 氣機紊亂 상태를 변화시킨다는 뜻이다.

2) 祝由 : 고대에 呪文을 외어 질병을 치료하는 방법으로서 오늘날의 굿이 이에 해당한다. 馬蒔는 注에서 "'祝由'란 병이 由來된 바를 말하여 神에게 알리는 것이다. 상고시대에 毒藥이 아직 늘리 사용되지 않고 石針이 아직 생겨나지 않았을 때는 ……祝由로 그 병을 치료할 수 있었

治病, 毒藥[4)]治其內, 針石治其外, 或愈或不愈, 何也?

黃帝 : 내가 듣기에 고대에는 질병을 치료할 때 오로지 환자의 精神과 氣機를 바꾸는 정도였으니, 祝由로도 (질병을) 낫게 할 수 있었다고 들었습니다. (그러나) 지금은 질병을 치료할 때 藥物로 그 내부를 치료하고 針石으로 그 외부를 치료하여도 때로는 낫고 때로는 낫지 않으니 어째서입니까?

岐伯對曰 : 往古人居禽獸之間, 動作以避寒, 陰居以避暑, 內無眷慕[5)]之累, 外無伸官之形[6)], 此恬憺之世, 邪不能深入也. 故毒藥不能治其內, 針石不能治其外, 故可移精[7)]祝由而已. 當今之世不然, 憂患緣[8)]其內, 苦形傷其外, 又失四時之從, 逆寒暑之宜, 賊風數至, 虛邪朝夕, 內至五臟骨髓, 外傷空竅肌膚, 所以小病必甚, 大病必死, 故祝由不能已也.

岐伯 : 고대인들은 짐승들 틈에서 (함께) 살면서 (겨울에는 몸을) 움직여 추위를 피하고, (여름에는) 음지에서 기거함으로써 더위를 피하였으며, 안으로는 욕심으로 (정신을) 번거롭게 하는 일이 없고, 밖으로는 名利를 추구하기 위해 形體를 수고롭게 하는 일도 없

다."고 하였다.

3) 已 : "已"에는 병이 낫다는 뜻이 있다.

4) 毒藥 : 여기서는 일반적인 治療藥物을 가리킨다.

5) 眷慕(권모) : "眷"은 "그리워하다"는 뜻이고, "慕"는 "사모하다"는 뜻으로서 무엇을 추구함을 말한다. 그러나 앞뒤 문맥에 근거하여 "慾心"으로 해석하는 것이 타당하다.

6) 外無伸官之形 : 이는 難解한 구절로서, 역대 注家들 중 어느 누구도 명확하게 해석하지 못하였다. 《太素》에는 "伸官"을 "伸宦"으로 적고 있고, 張文虎는 《素問隨筆》에서 林億이 인용한 全元起本에 "伸"이 "臾"로 적혀 있는 것에 근거하여 "臾"는 "貴"의 變形字라고 하였다. 그러나 "伸官"·"伸宦" 혹은 "貴宦"으로 적든 간에 모두 해석할 수 없다. 吳崑은 注에서 "'伸官'이란 벼슬을 구해서 나감이다."라고 하였고, 丹波元簡 역시 《素問識》에서 "吳崑의 注가 옳은 듯하다"고 하였다. 그러나 벼슬을 구하기 위해 매진하는 것 역시 名利에 마음이 취한 것이니, 이 역시 "眷慕之累"에 속하며, "外"字와는 무관하다. 본서에서는 잠정적으로 吳崑의 說에 따라 "名利를 얻기 위해 몸(形體)을 수고롭게 하다."로 해석하였다. 이에 대한 諸賢들의 진일보한 연구와 성과를 기대한다.

7) 移精 : "移精" 아래에 "變氣" 2字가 빠진 듯하다. 楊上善과 王氷의 注에는 모두 "變氣" 2字가 있다. 따라서 본서는 "變氣" 2字가 있는 것으로 보고 해석하였다.

8) 緣 : 《太素》 卷十九에는 "琢"으로 되어 있는데, 이렇게 적는 것이 옳다. "琢"과 아래의 "傷"은 글자는 다르지만 뜻이 같다.

었으니, 이렇게 편안하고 고요한 시대에는 外邪가 (인체에) 깊숙이 침입할 수가 없었습니다. 그러므로 藥物을 사용하여 그 내부를 치료할 필요가 없고, 針石을 사용하여 그 외부를 치료할 필요도 없었으며, (환자의) 精神을 바꾸고 氣機를 변화시키는 祝由로 (질병을) 낫게 할 수 있었습니다.

(그러나) 지금 세상은 그렇지 않습니다. (사람들은) 우환으로 그 내부(마음)를 손상시키고, 형체를 고달프게 하여 그 외부(몸)를 손상시키며, 또한 四時(의 기후변화)에 순응하지 못하고 寒暑에 알맞게 대처함을 어기니, 賊風이 끊임없이 이르고 虛邪가 朝夕으로 침입하여 안으로는 五臟과 骨髓에 이르고, 밖으로는 空竅·肌膚를 손상시킵니다. 따라서 작은 병에 걸려도 반드시 심해지고, 큰 병을 얻으면 반드시 죽게 되므로 祝由로는 치료할 수 없습니다.

帝曰 : 善. 余欲臨病人, 觀死生, 決嫌疑9), 欲知其要, 如日月光, 可得聞乎?

黃帝 : 잘 알겠습니다. 저는 환자를 대함에 있어 生死를 관찰하고 의심나는 것을 판단하고자 하며, 그 요령을 알고자 함에 마치 해와 달처럼 명확히 하고자 하는데, (이에 대해) 들려주실 수 있겠습니까?

岐伯曰 : 色脈者, 上帝之所貴也, 先師之所傳也. 上古使僦貸季10), 理色脈而通神明11), 合之金木水火土四時八風六合12), 不離其常, 變化相移, 以觀其妙, 以知其要. 欲知其要, 則色脈是矣. 色以應日, 脈以應月13), 常求其差14), 則其要也. 夫<u>色之變化, 以應四時之脈</u>15), 此

9) 決嫌疑 : "決"은 "판단하다"는 뜻이고, "嫌"과 "疑"는 "의심하다"는 뜻이다.

10) 僦貸季(추대계) : 상고시대의 名醫로서, 岐伯의 三代祖 스승이다. 《六節臟象論》에서 王冰이 이르길 "《八素經》 서문에서 天師가 黃帝에게 이르길 '내가 僦貸季에게서 色脈을 진찰하는 이치를 전수받은 지가 이미 3대가 되었다.'고 하였다."

11) 理色脈而通神明 : 吳崑은 注에서 "'理色脈'이란 色脈으로부터 이치를 구함이다. '通神明'이란 色脈의 徵驗이 神明에 부합함이다."라고 하였다.

12) 八風六合 : "八風"은 東·南·西·北·東北·東南·西北·西南에서 부는 바람을 가리키고, "六合"은 東·南·西·北·上·下를 가리킨다.

13) 色以應日, 脈以應月 : 張介賓은 注에서 "色이 오행으로 나누어져 밝아졌다 어두워졌다 함은 색의 변화이고, 하루에 十干이 있어 흐려졌다 개었다 함은 日의 변화이므로 色은 日과 상응한다. 脈에 十二經이 있어 虛해졌다 實해졌다 함은 脈의 변화이고, 달에 十二建이 있어 찼다 이지러졌다 함은 달의 변화이므로 脈은 月과 상응한다."고 하였다.

上帝之所貴，以合於神明也. 所以遠死而近生，生道以長，命曰聖王.

岐伯 : 色脈을 관찰하는 방법은 上帝께서 귀히 여기신 것으로서, 先師께서 전수하여 주신 것입니다. 上古時代에는 "僦貸季"로 하여금 色과 脈의 이치를 연구하여 神明(陰陽의 변화 규율)에 통하도록 하였고, 여기에 金·木·水·火·土 및 四時·八方·六合을 결합하여 그 常規를 벗어나지 않도록 하였으며, 이들이 변화하면서 옮겨가는 것으로부터 그 오묘함을 관찰하고 그 요령을 파악하였습니다. (黃帝께서) 그 요령을 알고자 하신다면 色脈을 연구하셔야 합니다.

色은 태양과 상응하고, 脈은 달과 상응하므로 항상 色脈의 차이를 연구하는 것이 그 요령입니다. 대저 色脈의 변화는 四時의 조화로운 氣와 상응하니, 이는 上帝께서 귀하게 여기신 바이며, 神明(陰陽의 변화규율)에 부합되는 것입니다. 따라서 죽음을 멀리하고 삶을 가까이할 수 있었으며, 養生의 이치로써 장수하였으므로 "聖王"이라 하는 것입니다.

中古之治病，至而治之[16]，湯液[17]十日，以去八風五痹[18]之病，十日不已，治以草蘇草荄之枝，本末爲助[19]，標本已得[20]，邪氣乃服[21].

---

14) 常求其差 : 원문에는 "常求其差要"로 되어 있었으나, 王冰의 注本에 근거하여 교정하였다. 王冰은 注에서 "常求色脈之差忒"라고 하였는데, 이는 王冰이 근거한 原本에는 "差"로 적혀 있었음을 의미한다. 胡樹도《素問校義》에서 "王冰의 注에 따르면 마땅히 '常求其差'로 적어야 한다."고 하였다.

15) 色之變化, 以應四時之脈 :《太素》에는 "色" 아래에 "脈" 字가 있으며, "四時之脈"이 "四時之勝"으로 되어 있다. 楊上善은 "勝"에 대한 注에서 "四時의 조화로운 氣를 勝이라 한다."고 하였다. 본서는 楊上善의 견해를 따랐다.

16) 至而治之 :《太素》에는 "至" 앞에 "病" 字가 있다.

17) 湯液 : 張介賓은 注에서 "'湯液'이란 五穀으로 만든 것으로서 藥이 아니다."라고 하였다. 상세한 것은《湯液醪醴論》을 참조하시오.

18) 五痹 : 皮(肺)痹·肉(脾)痹·筋(肝)痹·骨(腎)痹·脈(心)痹를 가리킨다.

19) 草蘇草荄之枝, 本末爲助 : 馬蒔는 注에서 "'蘇'는 잎이고, '荄'는 뿌리며, '枝'는 줄기이다. 뿌리는 本이고, 줄기와 잎은 末에 해당하니, 후세의 煎劑이다."라고 하였다. "之"는 "與"와 같으며, "~와"로 해석한다.

20) 標本已得 : 일반적으로 질병이 먼저 발생한 臟腑나 원인을 "本"이라 하고, 이것이 한 단계 발전하여 轉化된 질병과 증상을 "標"라 하는데, 여기서는 환자가 "本"이고, 진단·치료하는 의사가 "標"이다. "得"에는 "合(합당하다)"의 뜻이 있다. 따라서 "標本已得"이란 의원의 진단과 치료가 환자의 病情과 부합한다는 뜻이다.

21) 標本已得, 邪氣乃服 : "의사의 진단과 치료가 病情에 부합되면 사기가 消散되어 병이 낫는다"는 뜻. 여기서 "服"은 "다스리다, 정복하다, 바르게 처리하다"의 의미로 쓰였다.

暮世[22]之治病也則不然，治不本四時[23]，不知日月[24]，不審逆從，病形已成，乃欲微針[25]治其外，湯液治其內，粗工兇兇[26]，以爲可攻[27]，故病[28]未已，新病復起.

中古時代에 병을 치료할 때는 (병이) 이른 다음에야 치료하였는데, (먼저) 湯液을 열흘간 복용하여 八風·五痹 병을 제거하였으며, (만약) 10일이 지나도 낫지 않으면 (다시) 각종 草藥의 잎·뿌리와 줄기를 사용하여 치료하였으니, 本末이 협조하고 標와 本이 부합해야 邪氣가 비로소 정복되었습니다.

(그러나) 후세에 병을 치료함에 있어서 그렇지 않습니다. (질병을) 치료함에 四時의 기후변화에 근거하지 않고, 色脈을 파악하지 못하며, 色脈의 逆과 從을 살피지 못하니, 질병이 이미 형성된 후에 비로소 九針을 사용하여 외부를 치료하고, 湯液으로 내부를 치료합니다. (게다가) 서투른 의사들(粗工)이 경솔하게 시술하면서도 치료할 수 있다고 여기니 원래의 병도 낫지 않을 뿐더러 새로운 병이 거듭 발생합니다.

帝曰：願聞要道.

岐伯曰：治之要極，無失色脈，用之不惑，治之大則. 逆從到行[29]，標本不得，亡神失國[30]. 去故就新[31]，乃得眞人.

---

22) 暮世："暮"는 "古"와 반대되는 말이니, "暮世"란 後世와 같다.

23) 治不本四時："本"에는 "근거하다"의 뜻이 있고, "四時"란 四時의 기후변화를 가리킨다.

24) 不知日月：앞 문장에서 "色以應日, 脈以應月"이라 하였으니, "日"은 色이고, "月"은 脈이다. 따라서 "日月"이란 色脈을 가리킨다.

25) 微針：이는 "九針"으로 해석해야지 가느다란 침으로 해석해서는 안된다. "微針"은 뒷 문장의 "湯液"과 호응하여 각기 針과 藥物을 대표한다. 孫鼎宜는《異法方宜論》注에서 微針이란 九針을 말한다고 하였다.

26) 粗工兇兇："粗工"이란 의술이 서투른 의사를 말한다. "兇兇"이란 효과를 고려하지 않고 경솔하게 행동함을 말한다.

27) 攻："攻"에는 병을 치료하다는 뜻이 있다.

28) 故病："故"는 "舊"와 통한다. 즉 원래부터 있던 병을 가리킨다.

29) 到行："到"는 "倒"와 통한다. 따라서 "到行"이란 "반대로 시행하다"는 뜻이다.

30) 亡神失國：이 句는 상하의 文義가 통하지 않는다. 王冰이 注에서 "대저 반대된 이론으로 거꾸로 시행하여 치료하는 것은 순리롭지 못하니, 어찌 오직 사람을 치료함에 神氣만을 손상시키겠는가? 만약 그로 하여금 君主를 보좌하도록 한다면 역시 국가의 안녕을 보전하지 못할 것이다."라고 한 이래 대부분의 책들이 이를 따르고 있는데, 억지로 해석한 감이 없지 않다. 이를 살펴보건대 "失國"은 "失身"으로 해야 옳은 듯하다. "失身"의 "身"과 "去故就新"의 "新",

黃帝 : 원컨대 (질병을 치료하는) 중요한 이치에 관해 듣고 싶습니다.

岐伯 : (질병) 치료에 있어 가장 중요한 것은 色脈을 관찰함에 실수가 없어야 하고, 色脈을 운용함에 있어서 의혹이 생기지 않도록 하는 것이 치료의 큰 법칙입니다. (만일 병을 치료함에 있어서) 逆과 順을 반대로 치료하여 標(의사의 치료)와 本(환자의 病情)이 부합하지 않으면 (환자의) 죽음을 초래하게 됩니다. (그러므로 치료 시에는) 구태의연한 것을 버리고 새로운 것으로 나아가야만 비로소 眞人의 道를 터득할 수 있습니다.

帝曰 : 余聞其要於夫子矣, 夫子言不離色脈, 此余之所知也.

岐伯曰 : 治之極於一[32].

帝曰 : 何謂一?

岐伯曰 : 一者因得之[33].

黃帝 : 제는 치료의 요체를 선생으로부터 들었는데, 선생께서는 (진단 시에) 色과 脈을 떼어놓아서는 안된다고 하셨으니, 이는 제가 알고 있는 것입니다.

岐伯 : 질병을 치료할 때는 하나(神)에서 구해야 합니다.

黃帝 : 하나란 무엇을 말합니까?

岐伯 : 하나란 問診을 통해 "神"을 파악하는 것입니다.

帝曰 : 奈何?

岐伯曰 : 閉戶塞牖, 繫之病者[34], 數問其情, 以從其意[35]. 得神者

"乃得眞人"의 "人"은 모두 叶韻이다. 따라서 본서는 "亡神失國"을 "亡神失身"으로 해석하였다. "亡身失身"이란 정신과 몸을 잃게 된다는 뜻이니, 곧 죽음을 의미한다.

31) 去故就新 : 張介賓은 注에서 "'去故'란 구습의 폐단을 버림이요, '就新'이란 날로 새로워지지는 功으로 나아감이다. 새롭고 또 새롭게 하면 聖賢의 경지에도 배워서 이를 수 있으며, 眞人의 道를 터득할 수 있다."고 하였다.

32) 治之極於一 : "極"은 근본 바탕을 추구한다는 뜻이다. "一"은 여기서 "神"을 가리킨다. 張志聰은 注에서 "'一'이란 '神'이다. 神을 얻으면 色·脈·精·氣를 모두 얻을 수 있다."고 하였다. "一"은 一致·統一을 뜻하는데, 사람은 자연환경과 일치해야 하는데, 일치하면 "神"을 얻고, 일치하지 않으면 "神"을 잃게 된다.

33) 因得之 : "因" 아래에 "問" 字가 빠진 듯하다. 王氷은 注에서 "因問而得之"라고 하였으니, 王氷이 근거한 원본에는 "問" 자가 있었던 것으로 보인다. 따라서 본서는 이를 "因問得之"로 해석하였다. "因問得之"란 問診을 통하여 "神"의 존재 여부를 파악하는 것이다.

34 繫之病者 : 환자에게 주의를 기울이다는 뜻이다. "繫"에는 "屬"의 뜻이 있고, "屬"에는 "注(주의하다·주목하다)"의 뜻이 있다. 예컨대《漢書·文帝紀》顔師古 注에서 "'屬意'란 '注意'와 같은 말이다."라고 하였다.

昌, 失神者亡[36].

帝曰 善.

黃帝 : 어떻게 해야 합니까?

岐伯 : (환자가 거리낌없이 얘기할 수 있도록) 문과 들창을 닫고 환자에게 주의를 기울여 그 病情을 자주 물음으로써 환자의 뜻에 따라야 합니다. (이러한 과정 속에서 色脈을 관찰하여) 환자에게 神氣가 있으면 살고, 神氣가 없으면 죽습니다.

黃帝 : 훌륭하십니다.

---

35) 閉戶塞牖, ……以從其意 : 張介賓은 注에서 "문과 들창을 닫고 환자에게 주의를 기울임은 안정시켜 요란하지 않도록 함이다. 그런 후에 조용하고 부드럽게 병의 정황을 묻고, 자신을 낮추어 환자의 뜻에 따르는 것은 반드시 환자의 환심을 얻고자 함이니, 곧 묻는 사람은 번거로움이 없고 환자는 싫증을 느끼지 않으면 아마도 그 本末의 원인을 모두 알 수 있어서 치료에 오류가 없게 된다."고 하였다.

36) 得神者昌, 失神者亡 : "神"은 精神意識을 말하는데, 이는 생명의 근본이요 생명활동의 총체적 표현이다. 비록 환자라고 하더라도 정신의식이 또렷하면 살고, 쇠약하면 반드시 죽는다.

十四. 湯液醪醴論

"湯液"과 "醪醴"는 모두 酒類로서 고대인들이 질병을 치료하기 위해 사용한 것들이다. 그 중에서 맛이 싱겁고 농도가 옅은 것을 "湯液"이라 하고, 맛이 진하고 농도가 짙은 것을 "醪醴"라고 한다. 본편에서는 湯液과 醪醴의 제조와 응용에 관하여 논하였으므로 이렇게 명명한 것이다.

(1) 湯液과 醪醴의 製法과 사용에 관하여 논술하였다.

(2) 질병을 치료하는 결정적인 요인은 인체의 神氣에 달려 있으므로 침과 약물로 치료할 때는 반드시 正氣를 일으켜야 함을 강조하였다.

(3) 水腫의 발병 機轉 · 치료 원칙과 방법에 관하여 논하였다.

黃帝問曰 : 爲五穀[1)]湯液及醪醴[2)]奈何?

岐伯對曰 : 必以稻米, 炊之稻薪[3)], 稻米者完, 稻薪者堅.

帝曰 : 何以然?

---

1 五穀 : 보리(麥) · 찰기장(黍) · 메기장(稷) · 쌀(稻) · 콩(豆)을 가리킨다.

2) 湯液醪醴 : "湯液"은 증류한 술이고, "醪"는 탁주이며, "醴"는 甘酒이다. 모두 곡식을 사용하여 만든 술이다. 고대인들은 일상생활에서 이를 사용하여 질병을 치료하였다.

3) 必以稻米, 炊之稻薪 : 《聖濟經》 卷十第二 吳注의 인용문에는 "必"이 "醞"으로 적혀 있다. 이를 "醞"으로 적으면 아래의 "炊"와 對句가 되어 文義가 순조로워진다. 또한 吳本 · 明抄本 · 藏本 등에는 "之"가 "以"로 되어 있는데, 이렇게 하면 앞의 "必以稻米"와 對句를 이루어 의미가 순조롭게 된다. 따라서 본서는 이를 "醞以稻米, 炊以稻薪"으로 해석하였다.

岐伯曰 : 此得天地之和, 高下之宜, 故能至完; 伐取得時, 故能至堅[4]也.

黃帝 : 五穀으로 湯液과 醪醴를 만들 때는 어떻게 합니까?

岐伯 : 쌀로 술을 빚고, 볏짚을 연료로 해야 하는데, 쌀은 (氣味가) 완전하고, 볏짚은 견실하기 때문입니다.

黃帝 : 어째서 그렇습니까?

岐伯 : 벼는 하늘과 땅의 조화로운 氣를 얻고, 高下(높낮이)가 적당한 지방에서 자라므로 (氣味가) 가장 완벽하고, (볏짚은) 베어서 취하는 시기가 적당하므로 가장 견실한 것입니다.

帝曰 : 上古聖人作湯液醪醴, 爲而不用[5]何也?

岐伯曰 : 上古[6]聖人之作湯液醪醴者, 以爲備耳. 夫上古作湯液, 故爲而弗服[7]也. 中古之世, 道德[8]稍衰, 邪氣時至, 服之萬全.

帝曰 : 今之世不必已何也?

岐伯曰 : 當今之世, 必齊[9]毒藥攻其中, 鑱石[10]針艾治其外也.

黃帝 : 상고시대의 聖人은 비록 湯液과 醪醴를 만들었으나 사용하지는 않았으니, 어

---

4) 天地之和, 高下之宜, 故能至完; 伐取得時, 故能至堅 : 벼는 天地陰陽의 조화로운 氣를 얻어 이루어지고 또한 평지에서 자라므로 "天地之和, 高下之宜"라 하였고, 굳센 秋氣가 이르렀을 때 볏짚을 거두어들이므로 "伐取得時, 故能至堅"이라 하였다.

5) 爲而不用 : "爲"는 "作"으로 訓하며, 위의 "作"과 글자는 다르나 뜻이 같다. 따라서 "爲而不用"이란 "作而不用"을 뜻한다.

6) 上古 : 원문에는 "自古"로 되어 있었으나, 문의가 통하지 않으므로 《太素》 卷十九에 근거하여 교정하였다.

7) 故爲而弗服 : 孫鼎宜는 注에서 "《說文解字》에 이르길 '服은 用이다'라고 하였다. 상고시대에는 그 氣가 淳厚하여 질병이 없었으니, 어찌 약을 복용할 필요가 있었겠는가?"라고 하였다.

8) 道德 : 王弼은 《老子》 注에서 "道란 만물이 유래된 바이고, '德'이란 만물이 얻는 바이다."라고 하였다. 여기서 "道德"이란 건강을 유지하는 생활규율과 양생방법을 가리킨다.

9) 齊 : 兪樾이 이르길 "'齊'는 마땅히 '資'로 풀이해야 한다. '資'는 '用(사용하다)'이니, 이는 반드시 毒藥 및 鑱石 · 針 · 艾灸로써 그 안팎을 치료해야 한다는 말이다."라고 하였다.

10) 鑱石 : 여기서는 "砭石"을 가리킨다. 본서 《寶命全形論》에서 林億은 全元起의 注를 인용하여 이르길 "砭石이란 고대의 外治 요법으로서 세 가지 이름이 있다. 첫째는 針石이고, 둘째는 砭石이며, 셋째는 鑱石인데, 그 실질은 하나이다."라고 하였다.

째서입니까?

岐伯 : 상고시대에 聖人이 湯液과 醪醴를 만든 것은 (만에 하나의 경우에) 대비하기 위함이었습니다. 대저 상고시대에는 湯液을 만들었으나 (사람들의 氣가 淳厚하여 질병이 거의 없었으므로) 만들어 놓고도 복용할 필요가 없었습니다. 中古時代에는 養生의 道가 점차 쇠퇴하여 邪氣가 수시로 이르렀으므로 湯液과 醪醴를 (미리) 복용하여 만전을 기하였던 것입니다.

黃帝 : 오늘날에는 (병이 발생하여 湯液과 醪醴를 복용하여도) 반드시 다 낫지는 않으니, 어째서입니까?

岐伯 : 오늘날에는 반드시 藥物을 사용하여 그 내부를 치료하고, 砭石·針·艾灸(쑥뜸)로 그 외부를 치료해야 합니다.

帝曰 : 形弊血盡[11]而功不立者何?

岐伯曰 : 神不使也[12].

帝曰 : 何謂[13]神不使?

岐伯曰 : 針石, 道也[14]. 精神不進, 志意不治, 故病不可愈. 今精壞神去, 榮衛不可復收. 何者? 嗜欲無窮, 而憂患不止, 精神弛壞, 榮泣衛除[15], 故神去之而病不愈也.

---

11) 形弊血盡 : "形"은 형체를, "弊"는 "疲弊하다"는 뜻인데, 여기서는 형체가 야위고 힘이 없는 것을 가리킨다. "血"은 血氣을, "盡"은 "소진되다"는 뜻이다.

12) 神不使 : "神"은 神氣을 가리키고, "使"는 "부린다"는 뜻인데 여기서는 작용을 의미한다. 張介賓은 注에서 "대저 질병을 치료하는 이치에 있어 邪氣를 제거하는 것은 침과 약에 있고, 약기운을 운행시키는 것은 神氣에 있다. 그러므로 외부에서 치료를 시행하면 神氣가 내부에서 응하여, 이로 하여금 상승하게 하면 상승하고 하강하게 하면 하강하니, 이는 神氣를 부릴 수 있음이다. 만약 藥劑로 그 내부를 치료하여도 臟氣가 상응하지 않고, 針灸로 그 외부를 치료하여도 經氣가 상응하지 않으면 이는 神氣가 이미 빠져나가 부릴 수 없는 것으로서, 비록 모든 힘을 기울여 치료한다 할지라도 끝내는 헛수고가 될 따름이니, 이것이 이른바 '不使'이다."라고 하였다.

13) 何謂 : 여기서의 "謂"는 "爲"로 해석해야 한다. 이렇게 해야만 아래에서 岐伯이 답한 것과 의미가 연결된다. 胡天雄은《素問補識》에서 "古文에서 '謂'와 '爲' 2자는 항상 통용되었다. 예를 들면《左傳·僖公五年》條에서 '一之謂甚, 其可再乎?'이라 하였는데, 여기서 '謂甚'이란 곧 '爲甚'이다."라고 하였다. 따라서 본서는 이를 "어떻게 해서"라고 해석하였다.

14) 針石, 道也 : 針石은 질병을 치료하는 하나의 방법이란 뜻이다. 吳崑은 注에서 "針石을 사용하는 것은 질병을 치료하는 道이다. '道'란 방법을 말한다."고 하였다.

黃帝 : (어떤 환자는 여러 가지 방법으로 치료했음에도 낫지 않고) 형체가 야위고 氣血이 소진되기만 할 뿐 효과를 볼 수 없는 것은 어째서입니까?

岐伯 : (환자의) 神氣가 작용하지 않기 때문입니다.

黃帝 : 어떻게 해서 神氣가 작용하지 않는 것입니까?

岐伯 : 針石은 (질병을 치료하는 한 가지) 방편에 불과합니다. (환자의) 精神이 진작되지 않고 意志가 다스려지지 않으므로 병을 치료할 수 없습니다. 지금의 환자들은 精神이 망가지고 빠져나가며 營氣와 衛氣를 다시 수습할 수 없는 지경에 이르렀습니다. (이렇게 된 것은) 어째서이겠습니까? (사람들의) 욕심이 끝이 없고 근심・걱정이 그치지 않아서 精神이 이완되어 쇠약해지고, 營氣가 잘 소통되지 않고 衛氣가 흩어진 까닭에 神氣가 인체를 떠나고 (이로 인해) 질병이 낫지 않는 것입니다.

帝曰 : 夫病之始生也, 極微極精[16], 必先入結於皮膚. 今良工皆稱曰病成, 名曰逆, 則針石不能治, 良藥不能及也. 今良工皆得其法, 守其數[17], 親戚兄弟遠近[18], 音聲日聞於耳, 五色日見於目, 而病不愈者, 亦[19]何暇不早乎?

岐伯曰 : 病爲本, 工爲標, 標本不得, 邪氣不服[20], 此之謂也.

黃帝 : 무릇 병이 발생하기 시작할 때는 매우 미약하고 매우 단순하여 (病邪가) 반드시 먼저 피부에 침입하여 울결되기 마련입니다. (그런데도) 지금의 훌륭한 의사들은 (한번만 보고도) 모두 (이를) 병이 형성되었다고 하며, (치료할 수 없는) "逆證"이라고 말하니, 砭石으로 치료할 수 없고 좋은 약물을 사용하여도 (효과가) 미치지 않습니다. 지금 훌륭한 의사들이 모두 치료 방법을 터득하고 치료기술을 준수하며, 환자를 친척이나 형제처럼 가까이하고, 목소리를 매일 귀로 들으며, 五色을 매일 눈으로 관찰함에도 병이 낫지 않는데, 또한 어째서 기일을 끌기만 하고 빨리 치료되지 않는 것입니까?

---

15) 榮泣衛除 : "泣"은 "澁"과 같고, "除"는 "빠져나가다"는 뜻이다. 즉 營氣의 흐름이 불량하고, 衛氣가 흩어져 體表를 호위하지 못함을 말한다.

16) 極微極精 : "極"은 "지극히・매우"의 뜻이고, "微"은 경미한 것, "精"은 단순함을 가리킨다.

17) 數 : 이는 治療技術을 가리킨다. 《廣雅・釋言》에서 "數는 術이다"라고 하였다.

18) 遠近 : 이는 두 개의 글자 중에서 한 글자의 의미만 작용하고 나머지 한 글자는 받쳐 주는 역할만 하는 偏義的 합성어인데, 여기서는 "近"의 뜻만 있다.

19) 亦 : 여기서는 접속사로서 "그렇다면"으로 해석해야 한다.

20) 服 : "服"에는 "다스리다"는 뜻이 있다.

岐伯 : (환자의) 질병은 本이고, 의사(의 치료)는 標인데, 標와 本이 부합하지 않으면 (아무리 가벼운 병일지라도) 邪氣를 다스릴 수 없으니, 이를 말함입니다.

帝曰 : 其有不從毫毛而生, 五臟陽以竭也, 津液充郭[21], 其魄獨居[22], 精孤於內, 氣耗於外[23], 形不可與衣相保[24], 此四極急而動中[25], 是氣拒於內, 而形施於外[26], 治之奈何?

岐伯曰 : 平治於權衡[27], 去宛陳莝[28], 微動四極, 溫衣, 繆刺[29]其處, 以復其形. 開鬼門, 潔淨府[30], 精以時服[31], 五陽已布, 踈滌五

21) 津液充郭 : 여기서의 "津液"은 "水氣" 즉 水邪를 가리킨다. "郭"은 "廓"과 통하며 여기서는 胸腹腔을 가리킨다.

22) 其魄獨居 : "魄"은 陰에 속한다. 따라서 "魄獨居"란 陰氣가 홀로 있어 陽氣가 쇠약한 것을 말한다.

23) 精孤於內, 氣耗於外 : 원문에는 "孤精"으로 되어 있었으나, 《聖濟總錄》과 문맥에 근거하여 교정하였다. "精孤"는 "氣耗"와 對句가 된다. 陰氣가 성하면 이와 비례해서 陽氣가 쇠약해지기 마련이므로 이렇게 말한 것이다.

24) 形不可與衣相保 : "保"는 "近"과 통하며, "近"에 "들어맞다·부합하다"의 뜻이 있다.

25) 四極急而動中 : "四極"은 四肢를, "急"은 浮腫이 매우 심한 것을 말하며, "動"은 變動이고, "中"은 中焦의 氣를 가리킨다. 즉 四肢의 浮腫이 매우 심하여 中焦의 氣를 요동한다는 뜻이다.

26) 氣拒於內, 而形施於外 : "氣拒於內"란 氣가 내부에서 막혀 원활하게 운행되지 않는 것을 말한다. "施"는 "易"과 통하며 "變易"을 의미한다. "形施於外"란 형체가 외부에서 변화한다는 뜻인데, 여기서의 변화란 浮腫을 가리킨다.

27) 權衡 : "權衡"은 저울추와 저울대를 의미하나, 여기서는 질병의 輕重緩急을 헤아리는 것을 가리킨다.

28 去宛陳莝 : 沈祖綿이 이르길 "이 句는 마땅히 '去菀莝陳'으로 적어야 한다. 《說文解字》에서 '莝는 썰어 놓은 여물이다.'라고 하였다. '去'와 '莝'는 對句가 되고, '宛'과 '陳' 역시 對句이다."라고 하였는데, 沈氏의 견해가 옳다. 본서 《針解篇》에서 "菀陳則除之者, 出惡血也"라고 한 것이 그 증거이다. "宛"은 "菀"은 고대에 통용되었다. "去宛"이란 울결된 것을 제거하다는 뜻이고, "莝陳"이란 水液積滯를 제거하다는 뜻이다.

29) 繆刺 : 병이 왼쪽에 있으면 오른쪽의 穴을 取하고, 병이 오른쪽에 있으면 왼쪽의 穴을 取하여 치료하는 刺針法을 가리킨다.

30) 開鬼門, 潔淨府 : "鬼門"은 땀구멍을, "淨府"는 膀胱을 가리킨다. 즉 이는 땀을 내어 노폐물을 제거하고 小便을 잘 나오게 하여 水氣를 제거한다는 뜻이다. 郭靄春이 이르길 "'鬼'는 '魄'의 變形字인 듯하다. 본서 《生氣通天論》에서 '魄汗未盡'이라 하였으니, 땀구멍 역시 '魄汗'이라 한다. 단 이는 《五臟別論》에서 말한 '魄汗'과는 다르니, 그곳에서 말하는 魄門은 肛門을 가리킨다."고 하였는데, 참고할 만하다.

31) 精以時服 : "服"은 "운행시키다"의 뜻이다. 《左傳·文公十八年》 杜注에서 "服은 行이다."라고

臟, 故精自生, 形自盛, 骨肉相保, 巨氣乃平[32].

帝曰 : 善.

黃帝 : 어떤 질병은 外表(毫毛)에서부터 발생하지 않고 五臟의 陽氣가 고갈되어 발생하는데, (五臟의 陽氣가 소모되면 陰液이 氣化되지 않아) 水氣가 胸腹腔에 가득차고, 그 陰氣만 홀로 머물게 되어 精이 내부에 홀로 있고 陽氣는 외부에서 소모되므로 (몸이 심하게 부어) 형체가 (기존의) 옷과 맞지 않으며, 이에 四肢가 급작스럽게 부어 中氣를 요동하게 됩니다. 이는 氣機가 내부에서 막혀서 (氣化作用이 실조됨으로 인해) 形體가 외부에서 변화한 것인데, 이를 치료하려면 어떻게 해야 합니까?

岐伯 : 질병의 輕重緩急을 헤아려 고르게 치료하고, (체내에) 울결되어 있는 水液積滯를 제거하며, 四肢를 가볍게 움직이고 옷을 따뜻하게 입도록 하(여 陽氣를 보존하)며, 水腫이 있는 부위에 繆刺法으로 刺針함으로써 형체를 원상으로 회복시켜야 합니다. (또한) 땀구멍을 열어 주고 소변을 잘 나오게 하며, 精氣가 때맞춰 운행되고 五臟의 陽氣가 이미 (전신에) 퍼지면 五臟의 氣가 소통되므로 精氣가 저절로 생성되고 형체도 저절로 튼튼해지며, 筋骨과 肌肉이 서로 보존되고 正氣가 정상으로 회복됩니다.

黃帝 : 잘 알겠습니다.

하였다. 張介賓은 注에서 "水氣가 제거되면 眞精이 服하는데, 服은 行이다. 陰邪가 제거되면 五陽이 퍼지는데, 五陽이란 五臟의 胃氣이다."라고 하였다.

32 巨氣乃平 : "巨氣"는 "大氣"를 가리킨다. 馬蒔는 注에서 "'巨氣'는 大氣, 즉 正氣이다."라고 하였는데, 丹波元簡은《素問識》에서 "마땅히 馬蒔의 注를 따라야 한다."고 하였다.

十五. 玉版論要

옛날 사람들은 진귀한 문헌들을 玉石에 새겨서 영구히 보존하였는데, 이를 "玉版"이라 한다. 色脈의 진찰・揆度와 奇恒의 중요한 이치를 논술하였으므로 "論要"라고 하였다.

본편에서는 色脈을 변별하여 揆度・奇恒의 운용방법을 논술하고, 질병을 진찰하여 逆從의 과정을 辨別함에 있어서 반드시 神・色・脈을 파악하여 종합해야 함을 제시하였다.

(1) 질병을 진단하는 요점은 色脈의 관찰에 있으며, 色脈의 관찰이 揆度・奇恒의 근본임을 논하였다.

(2) 病色의 부위와 깊이에 근거하여 病情을 파악하고 치료해야 함을 논하였다.

(3) 手太陰 寸口脈의 逆從 변화를 예로 들어 揆度・奇恒의 이치를 설명하였다.

黃帝問曰：余聞揆度奇恒[1), 所指不同, 用之奈何?

岐伯對曰：揆度者, 度病之淺深也. 奇恒者, 言奇病也. 請言道之至數[2), 五色脈變, 揆度奇恒, 道在於一[3). 神轉不回, 回則不轉, 乃

1) 揆度・奇恒：“揆度”란 “헤아리다”의 뜻이고, “奇”는 특수하다는 뜻이며, “恒”은 정상적인 것을 뜻하므로 “奇恒”이란 정상일 때와는 다른 질병을 가리킨다. 馬蒔는 注에서 “五色・脈變・揆度・奇恒은 모두 옛 經典의 篇名이다.”라고 하였으나, 아래에서 “揆度란 병의 깊이를 헤아리는 것이고, 奇恒이란 기이한 병이다.”라고 하였으니, 馬蒔의 견해는 잘못된 것이다.

2) 至數：《老子》 注에서 “‘數’는 理數를 말한다.”고 하였다. 따라서 至數란 매우 중요한 理數(이치)를 뜻하는데, 여기서는 色脈을 가리킨다.

失其機[4]. 至數之要, 迫近以微[5], 著之玉版, 命曰合玉機[6].

黃帝 : 제가 듣기에 "揆度"와 "奇恒"은 가리키는 바가 다르다고 하였는데, 이를 운용하려면 어떻게 해야 합니까?

岐伯 : "揆度"란 질병의 깊이를 헤아리는 것이고, "奇恒"이란 기이한 질병을 말하는 것입니다. 삼가 (질병을 진찰하는) 道의 지극한 이치를 말씀드리고 하는데, 五色·脈象의 변화, 揆度·奇恒의 이치는 하나에 있습니다. (인체의) 神氣는 (四時·五氣의 순서에 따라) 운행해야지 역행해서는 안되는데, (만약) 역행하면 (神氣가 정상적으로) 운행하지 못하여 生機를 잃게 됩니다. (질병을 진단하는) 지극한 이치의 요체는 가까이 다가갈 수록 오묘하니 玉版에 새기시어 "玉機"라 칭하여 주십시오.

容色[7]見上下左右, 各在其要[8]. 其色見淺者, 湯液主治, 十日已. 其見深者, 必齊[9]主治, 二十一日已. 其見大[10]深者, 醪酒主治, 百日已. 色夭面脫[11], 不治, 百日盡已[12]. 脈短氣絶死[13]; 病溫虛甚死.

---

3) 五色脈變, 揆度奇恒, 道在於一 : 五色……의 모든 道理(法度)는 하나로 귀납된다는 뜻.

4) 神轉不回, 回則不轉, 乃失其機 : 王氷은 注에서 "氣血이란 神氣이다. 《八正神明論》에서 '血氣란 인체의 神으로서 조심해서 기르지 않으면 안된다.'고 하였으니, 무릇 氣血은 四時에 순응하여 번갈아 왕성하고, 五氣를 따라 돌면서 질서를 어지럽히지 않는데, 이것이 곧 '神轉不回'이다. '回'란 逆行하는 것이다. 그러나 血氣는 四時에 따라 왕성하므로 역행함에 합치되지 않는데, (만약) 역행하면 常規를 어기게 되고 常規를 어기면 '回而不轉'하게 되어 生氣의 실마리를 잃게 된다."고 하였다.

5) 迫近以微 : "迫"과 "近"에는 모두 "가까이하다"는 뜻이 있다. 따라서 "迫近以微"란 "가까이할수록 오묘하다"로 해석해야 한다.

6) 著之玉版, 名曰合玉機 : "合" 字는 衍文이므로 해석하지 않았다. 兪樾이 이르길 "'合'은 衍文이다. 《玉機眞藏論》에도 '合' 字가 없다."고 하였다.

7) 容色 : "容"은 마땅히 "客"으로 교정해야 한다. 王氷은 注에서 "客色은 他氣이다. 예컨대 肝木의 색(청색)이 나타나는 부위에 赤·黃·白·黑色이 나타나는 것을 모두 他氣라 한다."고 하였다. 본 단락은 病色의 변화에 따른 病情의 輕重을 살피는 것에 대해 논하고 있으므로 "客色"으로 교정함이 옳다. 여기서 "客色"이란 病色으로 해석하는 것이 순조롭다.

8) 各在其要 : "在"는 "察(살피다)"로 해석해야 한다. 丹波元簡은 《素問識》에서 "'在'는 살피다는 뜻인데, 《爾雅·釋詁》에 보인다."라고 하였다. "要"란 상하·좌우에 나타나는 五色의 깊고 얕음을 가리킨다.

9) 齊 : "齊"는 "劑"와 통하며, 藥劑를 가리킨다. 위의 "湯液"은 五穀으로 빚은 술이고, 아래의 "醪醴"는 오늘날의 甘酒 혹은 藥酒를 가리킨다. 《湯液醪醴論》 참고.

10) 大 : "大"에는 "甚(매우)"의 뜻이 있다.

11) 色夭面脫 : "色夭"란 안색이 초췌한 것을 가리키고, "面脫"이란 얼굴이 야위는 것을 말한다.

病色은 상하·좌우의 부위에 나타나는데 각각 그 요체(色의 깊고 얕음)를 관찰해야 합니다. 病色이 얕은 부위에서 나타나면 (病情이 가벼움을 의미하므로) 湯液으로 치료하여도 10일이면 낫습니다. 病色이 깊은 부위에서 나타나면 (病情이 비교적 심한 것이므로) 반드시 藥劑로 치료해야 하는데, 20일이면 낫습니다. 病色이 매우 깊은 부위에서 나타나면 (病情이 매우 심한 것이므로) 醪醴(藥酒)로 치료해야 하는데 100일이 지나면 낫습니다. 얼굴이 초췌하여 화색이 없고 수척하면 (이미 神氣가 빠져나간 것이므로) 치료할 수 없으며, 100일이 지나면 죽습니다. 맥박이 짧고 脈氣가 (무력하여 곧) 끊어질 듯한 것은 (陽氣가 虛脫한 것으로서) 죽습니다. 溫熱病으로 인해 元氣가 극도로 허해진 경우도 죽습니다.

色見上下左右, 各在其要. 上爲逆, 下爲從[14]. 女子右爲逆, 左爲從; 男子左爲逆, 右爲從. 易[15], 重陽死, 重陰死[16]. 陰陽反作[17], 治在權衡相奪[18], 奇恒事也, 揆度事也[19].

---

12) 百日盡已 : 여기서 "盡"과 "已"는 "死(죽다)"로 해석해야 한다. "已"는 "終"과 통하며, "終"에는 "죽다"는 뜻이 있고, "盡"에도 "죽다"는 뜻이 있다.

13) 脈短氣絶死 : "脈短"은 맥이 짧고 무력하게 오는 것으로서 關脈과 尺脈은 뛰지 않고 寸脈만 뛰는 것을 말하고, "氣絶"이란 元氣(陽氣)가 虛脫한 것을 가리킨다.

14) 上爲逆, 下爲從 : 馬蒔는 注에서 "病色이 위에서 나타나면 병세가 바야흐로 심한 것이므로 '逆'이라 하고, 病色이 아래에서 나타나면 병세가 이미 쇠퇴한 것이므로 '從'이라 한다."고 하였다. 간혹 "上"과 "下"를 동사로 보아 "병색이 위로 올라가면 逆이고, 아래로 내려오면 從이다."라고 해석하는 경우도 있으나, 앞의 "色見上下左右"라는 문구를 볼 때 이를 동사로 해석해서는 안된다.

15) 易 : 變易을 의미한다.

16) 重陽死, 重陰死 : 王冰은 注에서 "남자의 병색이 좌측에 나타나는 것을 '重陽'이라 하고, 여자의 병색이 우측에 나타나는 것을 '重陰'이라 한다."고 하였다. 남자의 경우는 病色이 우측에 나타나는 것이 從인데, 만약 좌측에 나타나면 이는 陽人(남자 : 남자는 陽에 속한다)의 병색이 陽의 부위(왼쪽은 陽에 속한다)에 나타난 것이므로 "重陽"이라 하며, 여자의 경우는 病色이 좌측에 나타나는 것이 從인데, 만약 우측에 나타나면 이는 陰人(여자 : 여자는 陰에 속한다)의 병색이 陰의 부위(오른쪽은 陰에 속한다)에 나타난 것이므로 "重陰"이라 한다. 重陽과 重陰은 모두 死證에 속한다.

17) 陰陽反作 : 원문에는 "陰陽反他"로 되어 있었으나, 문의가 통하지 않으므로 《新校正》과 《類經》에 근거하여 교정하였다. "陰陽反作"이란 陰陽이 반대로 나타나는 것을 말한다.

18) 權衡相奪 : "權衡"은 질병의 경중을 헤아린다는 뜻이다. "相奪"이란 지나친 것을 제거하여 비정상적인 변화를 안정시킨다는 뜻이다. 張介賓은 注에서 "그 경중을 헤아려서 (지나친 것을) 제거하여 평형을 이룸이 마치 저울질하는 것과 같아야 한다."고 하였다.

19) 奇恒事也, 揆度事也 : 여기서 "事"는 운용하다로 해석해야 한다. 《國語·魯語下》 韋昭 注에서 "'事'는 '使'이다"라고 하였는데, "使"에는 운용하다는 뜻이 있다.

病色은 (얼굴의) 상하좌우에 나타나는데, 각각의 요체를 관찰해야 합니다. (病色이) 상부에서 나타나면 (病勢가 발전함을 의미하므로) 逆이고, 하부에서 나타나면 (病勢가 쇠퇴함을 의미하므로) 從입니다. 여자인 경우는 (病色이) 우측에 나타나면 逆이고 좌측에 나타나면 從이며, 남자인 경우는 (病色이) 좌측에 나타나면 逆이고 우측에 나타나면 從입니다. (만약 남녀의 病色에 상반되는) 변화가 발생하여 남자의 病色이 왼쪽에서 나타나면(重陽) 죽고, 여자의 病色이 오른쪽에서 나타나면(重陰) 죽습니다. (이처럼) 陰陽이 상반되게 작용하면 (반드시 질병이 발생하므로) 치료 시에는 그 輕重을 헤아려서 바로 잡아야 하는데, (이것이 바로) 奇恒의 운용이자 揆度의 운용입니다.

搏脈痹躄, 寒熱之交[20]. 脈孤爲消氣[21], 虛泄爲奪血[22]. 孤爲逆, 虛爲從[23]. 行奇恒之法, 以太陰始[24]. 行[25]所不勝曰逆, 逆則死; 行所勝曰從, 從則活[26]. 八風四時之勝, 終而復始, 逆行一過, 不復可數[27]. 論要畢矣.

맥박이 (손가락 아래에서) 강하게 뛰면 (邪氣가 성하고 正氣가 쇠약한 것을 반영하므로) 痹證이

---

20) 搏脈痹躄, 寒熱之交 : 張介賓은 注에서 "搏脈이란 손가락 아래에서 고동치는 것으로서 邪氣가 성하고 正氣가 쇠약하여 陰陽이 逆亂하는 脈象이다. 그러므로 痹證과 躄證이 발생하거나 寒熱이 교차하는 증상이 발생한다. '痹'란 頑痹를 가리키고, '躄'이란 걷지 못하는 것이다."라고 하였다.

21) 脈孤爲消氣 : "脈孤"란 胃氣가 없이 眞臟脈만 나타나는 것을 말하고, "消氣"란 陽氣가 손상된 것을 말한다.

22) 虛泄爲奪血 : "虛泄"이란 맥이 허약하여 박동이 무력한 것을 말하며, "奪血"이란 陰血이 손상되었다는 뜻이다..

23) 孤爲逆, 虛爲從 : 胃氣가 없는 孤脈이 보이면 陽氣가 이미 쇠미해진 것인데, 陽氣가 쇠미해지면 쉽게 회복되지 않으므로 "逆"이라 하고, 맥이 虛한 것은 陰血이 손상된 것인데 陰血이 손상되었을 경우는 점차 생성되므로 "從"이라 한다.

24) 以太陰始 : "以"는 마땅히 "從"으로 교정해야 한다. "從"의 古字가 "以"와 형태가 비슷함으로 인해 야기된 착오이다. "太陰"이란 手太陰肺經의 寸口脈을 가리키는데, 이를 통해 邪氣와 正氣의 성쇠 및 氣血의 虛實을 진찰할 수 있다.

25) 行 : 奇恒의 診法을 시행함을 말한다.

26) 所不勝曰逆, 逆則死; 行所勝曰從, 從則活 : 이는 四時·脈象과 五行의 관계를 설명한 것이다. "所不勝"이란 나를 克하는 것으로서 예를 들면 肝病에 肺脈(金克木)이 나타나고, 肺病에 心脈(火克金)이 나타나면 이는 逆이므로 사망한다. "所勝"이란 내가 克하는 것으로서 예를 들면 肝病에 脾脈(木克土)이 나타나고, 脾病에 腎脈(土克水)이 나타나면 이는 從이므로 치유된다. "活"은 "生"의 뜻이다.

27) 不復可數 : 四時의 기후가 정상적인 규율을 잃어 발생하는 변화를 헤아릴 수 없다는 말이다.

발생하거나 걸음을 걷지 못하고 寒熱의 왕래하는 증상이 발생한 것입니다. (胃氣가 없는) 孤脈이 보이면 陽氣가 손상된 것이며, 맥박이 虛弱無力하면 陰血이 손상된 것입니다. (胃氣가 없는) 孤脈이 보이면 逆이고, 虛脈이 나타나면 從입니다. 奇恒의 방법을 운용할 때는 手太陰(의 寸口脈)으로부터 시작해야 합니다. (奇恒의 診法을) 시행함에 所不勝의 脈象이 보이는 것을 逆이라 하는데 逆이면 (병이 위중하여) 죽고, (奇恒의 診法을) 시행함에 所勝의 脈象이 보이는 것을 從이라 하는데 從이면 (正氣가 邪氣를 이길 수 있으므로) 삽니다. (자연계의) 八風과 四時의 왕성한 氣는 끝나면 다시 시작되는데, (만약 정상적인 순환 법칙에) 逆行하여 한번이라도 그릇됨이 있게 되면 (그로 인해 파생되는 변화를) 다시 헤아릴 수가 없습니다. (이로써 揆度·奇恒에 대한) 요체를 모두 논하였습니다.

十六. 診要經終論

> 본편에서는 질병을 진단하는 요령을 제시하였다. 진단은 十二經脈의 氣가 四時陰陽의 消長變化에 따라 순응함을 파악해야 하고, 또한 이를 刺針의 중요원칙으로 삼을 것을 강조하였다.
>
> (1) 天地人은 상응한다는 整體觀念을 제기하면서 診治時에는 반드시 四時를 근거로 하여 질병의 深淺과 輕重을 변별하고, 적절하게 刺針하여야 함을 논술하였다.
>
> (2) 四時의 규율을 거역하여 刺針하였을 때 나타나는 病理變化를 논하였다.
>
> (3) 胸腹에 刺針할 때 주의할 점과 刺針으로 五臟이 손상되어 야기되는 결과를 설명하였으며, 臟器의 부위를 알고 刺針手法을 정확하게 파악해야만 의료사고를 방지할 수 있음을 강조하고 있다.
>
> (4) 十二經脈의 氣가 끊어지려 할 때의 증상을 논술하였다.

黃帝問曰：診要何如?

岐伯對曰：正月二月，天氣始方，地氣始發[1)]，人氣在肝[2)]. 三月四月，天氣正方[3)]，地氣定發[4)]，人氣在脾[5)]. 五月六月，天氣盛，地氣高,

1) 天氣始方, 地氣始發 : "天氣"는 자연계의 陽氣를 가리킨다. "方"은 "放(펴지다)"과 같은 뜻으로서 地氣始發의 "發"과 같은 의미이다. "地氣"는 자연계의 陰氣를 가리킨다.

2) 人氣在肝 : 고대 曆法에 따르면 正月의 月建은 寅이고, 二月의 月建은 卯인데, 寅과 卯는 木에 속하며, 체내의 肝과 상응하므로 "人氣在肝"이라 하였다.

人氣在頭[6]. 七月八月, 陰氣始殺, 人氣在肺[7]. 九月十月, 陰氣始氷, 地氣始閉, 人氣在心[8]. 十一月十二月, 氷復[9], 地氣合[10], 人氣在腎[11].

黃帝 : 질병을 진단하는 요령은 어떠한지요?

岐伯 : (인체의 氣는 자연계와 상응하므로) 正月과 二月에는 天氣(陽氣)가 퍼지기 시작하고 地氣(陰氣)가 發하기 시작하며, (肝은 春氣와 상응하므로) 인체의 氣는 肝에 있습니다.

三月과 四月에는 天氣가 (성해져 사방으로) 막 퍼지고, 地氣 역시 막 發하며, 인체의 氣는 脾에 있습니다.

五月과 六月에는 天氣는 왕성하고, 地氣는 높이 상승하며, 인체의 氣는 머리에 있습니다.

七月과 八月에는 (기후가 점차 서늘해져) 陰氣가 (陽氣를) 肅殺하기 시작하며, (肺氣는 淸肅을 주관하여 이와 상응하므로) 인체의 氣는 肺에 있습니다.

九月과 十月에는 (기후가 점차 寒冷해져) 陰氣가 응결되기 시작하고, 地氣는 閉藏되기 시작하며, 인체의 陽氣는 心에 있습니다.

十一月과 十二月에 (기후가 매우 寒冷하여 陰氣는 매우 성하고 陽氣는 閉藏되는 시기로서) 얼음이 두터워지고 地氣는 閉藏되어 固密해지며, 인체의 氣는 腎에 있습니다.

---

3) 天氣正方 : 여기서 "正"이란 "바로・막"의 뜻으로서, 三月과 四月의 氣는 처음 생겨나는 것도 아니고, 또한 크게 왕성한 것도 아니어서 왕성하기는 하되 아직 극에 달한 시기가 아님을 가리킨다.

4) 定發 : "定"은 위의 "正"과 뜻이 같다.《爾雅・釋天》郭注에서 "定은 正이다."라고 하였다.

5) 人氣在脾 : 三月의 月建은 辰이고, 四月의 月建은 巳로서 만물의 생장이 왕성하여 脾氣와 상응하므로 "人氣在脾"라고 하였다.

6) 人氣在頭 : 五月의 月建은 午이고, 六月의 月建은 未인데, 이때는 陽氣가 가장 성하고, 地氣는 상승하여 陽氣와 교체된다. 이때 天地의 氣는 火의 성질과 같아 위로 상승하므로 "人氣在頭"라고 하였다.

7) 人氣在肺 : 七月의 月建은 申이고, 八月의 月建은 酉인데, 申과 酉는 金에 속하고, 인체의 肺와 상응하므로 "人氣在肺"라고 하였다.

8) 人氣在心 :이는《金匱眞言論》《四時刺逆從論》에서 인체의 氣가 소재하는 곳에 대해 설명한 것과 다르다. 이에 대해서는 보다 많은 연구가 필요하다. 자세한 것은 참고 항을 참조하시오.

9) 氷復 : 孫詒讓이 이르길 "'復'은 '腹'과 통한다.《禮記・月令》의 鄭玄 注에 '腹'은 '厚'이다."라고 하였다. 따라서 본서는 "復"은 두텁다로 해석하였다.

10) 地氣合 : 吳崑은 注에서 "合은 閉藏되어 固密해진 것이다."라고 하였다.

11) 人氣在腎 : 馬蒔는 注에서 "十二月은 子丑月로서 月建이 水에 속하는데, 水는 북방을 다스린다. 水가 이미 두텁게 얼고 地氣가 이미 閉合되며, 인체의 氣는 腎에 있으니, 이는 腎이 북방의 水에 속하기 때문이다."라고 하였다.

◀參考▶ 윗 단락에서 말한 人氣의 소재는《金匱眞言論》과《四時刺逆從論》등에서 논한 것과 다르다. 沈祖綿이 이르길 "이 節은 열두 달을 五臟에 배합함에 있어 두 달을 하나의 臟에 배합하였으니, 달은 열둘인데 臟은 다섯에 불과하다. 오월과 유월을 '인체의 氣가 머리에 있다(人氣在頭)'는 구절에 배합시켰으니, 그 說이 잘못되었다. 또한 오월과 유월에는 인체의 氣가 머리에 있다고 한 것은《金匱眞言論》에서 '春氣者, 病在頭'라고 한 것과도 다른데, 오월·유월은 여름이지 春氣가 아니다. 또한 '九月十月, 人氣在心'이라 한 것도 誤謬이다. 대저 心은 여름을 주관하는데, 지금 가을과 겨울의 교체기라 하였으니 그 說 역시 부합하지 않는다. 아마도 이는 모두 어리석은 자가 改竄한 것으로 보인다. 이 節은 마땅히 '正月·二月·三月, 人氣在肝. 四月·五月·六月, 人氣在心. 七月·八月·九月, 人氣在肺. 十月·十一月·十二月, 人氣在腎. 四季土王十八日, 人氣在脾'라고 해야 한다. 아마도 이 篇의 문장에는 잘못이 있는 것 같다.《靈樞·陰陽繫日月篇》에서 '正月·二月·三月에는 인체의 氣가 좌측에 있고,……四月·五月·六月에는 인체의 氣가 우측에 있으며,……七月·八月·九月에는 인체의 氣가 우측에 있고,……十月·十一月·十二月에는 인체의 氣가 좌측에 있다'고 한 것을 보더라도 나의 說이 빈말이 아님을 증명할 수 있다."고 하였다. 이에 대한 보다 나은 연구를 기대한다.

故春刺散腧[12], 及與[13]分理, 血出而止, 甚者傳氣, 間者環也[14]. 夏刺絡腧[15], 見血而止, 盡氣閉環[16], 痛病必下[17]. 秋刺皮膚, 循理, 上下同法[18], 神變[19]而止. 冬刺腧竅於分理[20], 甚者直下, 間者散下[21].

---

12) 春刺散腧 : "散腧"란 經脈의 腧穴, 즉 經脈에 散布되어 있는 腧穴을 가리킨다.《新校正》에서 이르길 "《四時逆從論》에서 '春氣在經脈'이라 한 것에 비추어 보면 여기서 말한 散腧란 곧 經脈의 腧穴이다."라고 하였다.

13) 及與分理 : "於"와 같다. "分理"란 分肉과 腠理를 가리킨다.

14) 甚者傳氣, 間者環也 : "甚"은 병이 심한 것을, "間"은 병이 경미한 것을 가리킨다. "傳"은 刺針한 후에 經氣가 전신에 散布되기를 기다리는 것을 말하고, "環"은 순환을 의미한다. 張介賓은 "傳은 布散이고, 環은 周行이다. 병이 심하면 오랫동안 꽂아 두어야 하므로 반드시 그 氣가 전달되기를 기다려야 한다. 병이 다소 가벼우면 氣가 전신을 한바퀴 돌기를 기다려야 하는데, 약 2刻(하루가 100刻이므로 2刻은 8분 48초이다) 가량 지나면 刺針을 멈추어야 한다."고 하였다.

15) 夏刺絡腧 : 絡脈 사이에 있는 腧穴을 가리킨다.

16) 盡氣閉環 : "盡氣"란 邪氣가 모두 제거된 것을 가리키고, "閉"이란 침을 뽑은 후 침구멍을 손가락으로 눌러 막는 것을 가리키며, "環"이란 經氣가 전신을 한바퀴 도는 것을 말한다.

17) 痛病必下 : 통증이 반드시 제거된다는 뜻이다. "下"에는 제거되다의 뜻이 있다.

18) 上下同法 : "上下"는 手經과 足經을 가리킨다.

19) 神變 : 神色의 변화를 가리킨다.

20) 冬刺腧竅於分理 : 林億이 이르길 "腧竅란 骨髓의 腧竅이다."라고 하였고, 張介賓은 注에서

봄에는 (邪氣가 經脈에 있으므로 각 經脈에 분포된) 腧穴과 分肉・腠理에 침을 놓되, 피가 나오면 刺針을 멈추어야 합니다. (만약) 병이 심하면 (오랫동안 침을 꽂아 두어) 氣가 퍼지도록 해야 하며, 병이 가벼우면 (留針시간을 짧게 하여 經脈의 氣가) 한 바퀴 순환한 후에 침을 뽑습니다.

여름에는 (邪氣가 孫絡에 있으므로) 絡脈 사이의 腧穴에 침을 놓되, 血이 보이면 刺針을 멈추어야 하며, 침을 놓아 邪氣를 다 몰아낸 뒤에 손가락으로 침구멍을 막아 氣가 인체를 한바퀴 돌도록 하면 통증이 반드시 제거됩니다.

가을에는 (邪氣가 피부에 있으므로) 피부에 침을 놓되, 肌肉의 紋理를 따라서 침을 놓아야 하는데, 手經과 足經의 針法이 동일하며, (환자의) 神色이 변하면 刺針을 멈추어야 합니다.

겨울에는 (邪氣가 骨髓에 있으므로) 分肉・腠理 사이에서 (깊숙이) 腧竅를 取해야 하는데, 병이 심하면 수직으로 깊게 침을 놓고, 병이 가벼우면 (피부에 침을 찌른 후) 상하・좌우로 散刺합니다.

春夏秋冬, 各有所刺, 法其所在22). 春刺夏分, 脈亂氣微, 入淫23)骨髓, 病不能愈, 令人不嗜食, 又且少氣. 春刺秋分, 筋攣, 逆氣環爲咳嗽, 病不愈, 令人時驚, 又且哭. 春刺冬分, 邪氣著臟, 令人脹, 病不愈, 又且欲言語.

봄・여름・가을・겨울에는 각기 刺針하는 부위가 있는데, 인체의 氣가 소재한 부위에 근거해야 합니다. 봄에 여름의 부위에 침을 놓으면 (心氣가 손상되어) 脈氣가 逆亂하여 미약해지고, (그 허를 틈타) 邪氣가 骨髓에 침입하면 병이 낫지 않으며, (火에 속하는 心氣가 손상되어 土에 속하는 胃氣를 길러 주지 못하므로) 환자가 음식을 잘 먹으려 하지 않고, 또한 氣가 부족해집니다. 봄에 가을의 부위에 침을 놓으면 (肺氣가 손상되어 肝氣를 제약하지 못하므로) 筋肉痙攣이 발생하고, (하강해야 할) 氣가 上逆하여 (肺로) 되돌아가므로 咳嗽가 발생하며, 병이 낫지 않고 (肝은 驚을 주관하고 肺는 悲를 주관하는데 肝과 肺에 동시에 병들었으므로)

"孔穴 중에서 깊은 것을 竅라 한다. 冬氣는 骨髓 속에 있으므로 마땅히 分肉・腠理 사이에서 깊숙이 腧竅를 취해야 한다."고 하였다.

21) 甚者直下, 間者散下 : "直下"란 침을 수직으로 깊숙이 찌르는 것을, "散下"는 침을 피부에 놓은 후 상하좌우로 각각 다른 방향으로 놓는 것을 말한다.

22) 法其所在 : "法"은 "～에 의거하다"로 해석해야 하며, "其"는 대명사로서 인체의 氣를 가리킨다. 馬蒔는 注에서 "인체의 氣가 소재한 부위에 근거하여 刺針해야 할 따름이다."라고 하였다.

23) 淫 : 여기서는 "邪氣"를 가리킨다. 《國語・晉語七》 韋昭 注에서 "淫은 邪이다."라고 하였다.

환자가 수시로 놀라고 또한 哭을 합니다. 봄에 겨울의 부위에 침을 놓으면 (腎氣가 손상되므로) 邪氣가 (깊숙이) 內臟에 머물러 환자로 하여금 脹滿해지게 하며, 병이 낫지 않고 또한 말을 많이 합니다.

夏刺春分, 病不愈, 令人解墮[24]. 夏刺秋分, 病不愈, 令人心中欲無言, 惕惕如人將捕之. 夏刺冬分, 病不愈, 令人少氣, 時欲怒.

여름에 봄의 부위에 침을 놓으면 병이 낫지 않으며, (肝氣가 손상되어) 筋脈이 늘어져 힘이 없습니다. 여름에 가을의 부위에 침을 놓으면 병이 낫지 않으며, (肺氣가 손상되어) 가슴속에 간직한 것을 말하지 않으려 하고, (肺病은 腎病을 야기하는데(金生水) 腎의 情志는 恐이므로 腎病이 발생하면) 마치 누가 자신을 잡으러 오는 것처럼 두려워합니다. 여름에 겨울의 부위에 침을 놓으면 병이 낫지 않으며, (腎氣를 손상시키므로) 氣가 부족하고 (腎水가 肝木을 자양하지 못하므로) 수시로 화를 냅니다.

秋刺春分, 病不已, 令人惕然欲有所爲, 起而忘之. 秋刺夏分, 病不已, 令人益[25]嗜臥, 又且善夢. 秋刺冬分, 病不已, 令人洒洒時寒.

가을에 봄의 부위에 침을 놓으면 병이 낫지 않고 (오히려 肝氣를 손상시키는데, 肝氣가 손상되면 魂을 지키지 못하므로) 환자가 불안하여 무엇을 하려 하다가도 잊어버립니다. 가을에 여름의 부위에 침을 놓으면 병이 낫지 않고 (오히려 心氣를 손상시키는데, 心火가 부족하면 脾土를 生하지 못하므로) 환자가 갈수록 눕기를 좋아하고 또한 꿈을 잘 꿉니다. 가을에 겨울의 부위에 침을 놓으면 병이 낫지 않고 (오히려 腎氣가 손상되어 肝木을 滋養하지 못하므로 衛陽이 부족해져) 환자로 하여금 수시로 으슬으슬 惡寒이 들게 합니다.

冬刺春分, 病不已, 令人欲臥不能眠, 眠而有見[26]. 冬刺夏分, 病不愈, 令人[27]氣上, 發爲諸痹. 冬刺秋分, 病不已, 令人善渴.

겨울에 봄의 부위에 침을 놓으면 병이 낫지 않고 (오히려 肝氣를 손상시켜 魂을 저장하지 못하므로) 사람으로 하여금 누워도 잠을 이루지 못하게 하고, (설령) 잠을 이루더라도 (꿈

---

24) 解墮 : "解"는 "懈"와 같고, "墮"는 "惰"와 같다. "懈惰"란 전신의 근육이 늘어져 무력한 것을 말한다.

25) 益 : 副詞로서 "점점 · 갈수록"의 뜻이 있다.

26) 眠而有見 : 張介賓은 注에서 "肝은 魂을 저장하는데, 肝氣가 손상되면 神魂이 散亂해지므로 사람으로 하여금 누워도 잠을 이루지 못하게 한다. 또한 '잠들면 보이는 것이 있다(眠而有見)'고 함은 괴이한 여러 물건이 나타남을 말한다."고 하였다.

27) 令人 : 원문에는 없었으나, 상하 문맥과 《甲乙經》에 근거하여 보충하였다.

에서) 괴이한 것이 보입니다. 겨울에 여름의 부위에 침을 놓으면 병이 낫지 않고 (오히려 心氣를 손상시켜 血의 흐름을 저해하므로) 각종 痹證이 발생합니다. 겨울에 가을의 부위에 침을 놓으면 병이 낫지 않고 (오히려 肺氣를 손상시켜 津液의 輸布를 저해하므로) 사람으로 하여금 갈증이 자주 나게 합니다.

凡刺胸腹者, 必避五臟. 中心者環死[28], 中肝者五日死[29], 中脾者五日死, 中腎者七日死, 中肺者五日死, 中鬲[30]者, 皆爲傷中, 其病雖愈, 不過一歲必死. 刺避五臟者, 知逆從[31]也. 所謂從者, 鬲[32]與脾腎之處, 不知者反之. 刺胸腹者, 必以布憿著之[33], 乃從單布上刺, 刺之不愈復刺. 刺針必肅, 刺腫搖針, 經刺勿搖, 此刺之道也.

무릇 胸腹部에 침을 놓을 때는 반드시 五臟을 피해야 합니다. (만약 침을 잘못 놓아) 心臟을 찌르면 곧 바로 죽고, 肝臟을 찌르면 5일만에 죽으며, 脾臟을 찌르면 5일만에 죽고, 腎臟을 찌르면 7일만에 죽고, 肺臟을 찌르면 5일만에 죽으며, 橫膈膜을 찌르면 모두 "傷中"이라 하는데, 그 병은 비록 (일시적으로) 낫지만 (膈膜이 손상되어 五臟의 氣가 역란하므로) 일년을 넘기지 못하고 죽습니다. 침을 놓을 때에 五臟을 피하려면 "逆從"을 알아

---

28) 中心者環死 : "中"은 "적중하여 닿다"는 뜻이다. "環"에 대해 여러 注家들은 "氣가 인체를 한 바퀴 도는 시간"이라 풀었는데, 이는 억지로 끼워 맞춘 것에 불과하다. 孫詒讓이 이르길 "헤아려 보건대 '環'과 '還'은 통한다. 대저 心을 찌르면 가장 빨리 죽는데, '環死'란 곧바로 죽는다는 말이다. 《史記·天官書》에서 '殃環至'라고 하였는데, 《史記索隱》에서 '環은 旋과 통하며, 旋은 卽(즉시)이다'라고 하였다."고 했다.

29) 中肝者五日死 : 원문에는 없으나, 《素問》 "刺禁論"·"四時刺逆從論" 및 《甲乙經》에 모두 "刺中肝, 五日死"라고 적혀 있는 것을 참고하여 보충하였다. 《新校正》에 이르기를 "이 經文에는 肝을 찌르므로 인해 죽는 일자가 빠졌다."고 하였고, "刺禁論"과 "四時刺逆從論"에는 모두 "中肝五日死, 其動爲語"라고 하였다. 張介賓도 "이 구절에서는 네 臟만 언급하고, 유독 肝간 언급하지 않았으니, 반드시 脫簡이 있을 것이다."라고 하였다. 따라서 본서는 이들 자료와 상하 문맥을 근거로 하여 "中肝者五日死" 6字를 보충하였다. 〈譯者〉

30) 鬲 : "膈"과 같은 뜻으로 橫膈膜을 가리킨다. 이는 胸部와 腹部를 격리시켜 줌으로 인해 붙여진 이름이다.

31) 知逆從 : 張介賓은 注에서 "알아서 피하는 것은 從이고, 모르는 것은 逆이다."라고 하였다.

32) 鬲 : "鬲" 위에 "知" 字가 탈락된 것으로 보인다. 王冰은 "知者爲順"이라 하였으니, 王冰이 근거로 삼았던 板本에는 "知" 字가 있었던 듯하다. 문맥상으로 볼 때도 "知"가 있어야 한다.

33) 必以布憿著也 : 원문에는 "憿(교)"가 "憿(격)"로 되어 있었으나, 文義가 통하지 않으므로 《新校正》에서 인용한 別本에 근거하여 교정하였다. 馬蒔 또한 注에서 "憿는 마땅히 憿으로 적어야 한다. 憿는 수건이다."라고 하였다. "布憿"란 종아리에 동여매는 수건을 가리킨다.

야 합니다. 이른바 "從"이란 胸膈과 脾·腎 등의 위치를 아는 것을 말하는데, (만약) 이를 알지 못하면 반대로 五臟이 손상됩니다.

胸腹 부위에 침을 놓을 때는 반드시 (胸腹部에) 천을 덮어 (寒邪의 침입을 막은 후에) 홑수건 위로 침을 놓아야 하는데, 침을 놓은 후에도 병이 낫지 않으면 다시 침을 놓아야 합니다. 침을 놓을 때에는 반드시 정숙해야 하며, 종기에 침을 놓을 때는 針을 (좌우로) 흔들어(침구멍이 커지게 함으로써 邪氣를 몰아내)야 하며, 經脈에 침을 놓을 때는 (침을) 흔들어서는 안되는데, 이는 침을 놓는 원칙입니다.

黃曰：願聞十二經脈之終[34)]奈何?

岐伯曰：太陽之脈其終也[35)]，戴眼[36)]，反折瘈瘲[37)]，其色白，絶汗[38)]乃出，出則死矣. 少陽終者，耳聾，百節皆縱[39)]，目瞏絶系[40)]，絶系[41)]一日半死；其死也，色先靑，白乃死矣. 陽明終者，口目動作[42)]，善驚妄言，色黃，其上下經盛[43)]，不仁則終矣. 少陰終者，面黑齒長

34) 終：여기서는 經脈의 氣가 끊어지는 것을 가리킨다.

35) 太陽之脈其終也：《傷寒明理論》卷三 第三十八에서 인용한 것에는 "太陽終者"로 적혀 있다. 헤아려 보건대 "太陽終者"로 하는 옳다. 이렇게 해야 아래의 "少陽終者·陽明終者·少陰終者" 등과 문장 형식이 부합한다.

36) 戴眼：눈을 치켜 뜨고 눈동자를 움직이지 않는 증상을 가리킨다.

37) 反折瘈瘲："反折"은 角弓反張을 가리킨다. "瘈"는 筋脈이 땅기는 것을 말하고, "瘲"은 筋脈이 늘어져 힘을 쓰지 못하는 증상을 가리킨다.

38) 絶汗：氣가 끊어지려 하는 자는 구슬 같은 땀이 몸에 방울방울 들러붙어 흐르지 않고, 氣가 이미 흩어졌으면 기름방울 같은 땀이 나오는데 이 때는 호흡이 급하고, 四肢가 차며 맥이 끊기는 등의 증상이 수반되는데, 이는 모두 死證이다. 따라서 "絶汗"이란 죽음에 임박해서 "마지막으로 흘리는 땀"을 名詞化한 것이다.<譯者>

39) 百節皆縱："百節"이란 전신의 관절을 가리키고, "縱"은 늘어지다는 뜻이다.《說文解字·系部》에 "縱은 緩이다."라고 하였다.

40) 目瞏絶系：《甲乙經》卷二第一上 校注에는 "瞏"이 없다.《靈樞·終始篇》에서 "目系絶"이라 한 것에 근거하면《甲乙經》의 校注가 정확하다. 柯琴은 校注에서 이르길 "'瞏'은 아마도 '系'字의 誤字인 듯하다. 여기서는 마땅히 '目系絶'로 적어야 한다."고 하였다. 따라서 본서는 "目瞏絶系"를 "目系絶"로 해석하였다.

41) 絶系：《甲乙經》卷二第一에는 "系絶"로 되어 있는데, 이렇게 하는 것이 옳다.

42) 口目動作：입과 눈이 일그러지는 것을 가리킨다. 手陽明·足陽明의 經脈은 모두 입(口)을 끼고 눈(目)으로 이어지므로 이곳이 서로 땅겨 일그러진다.

43) 其上下經盛：陽明經脈은 위로는 面目·頸項까지, 아래로는 足跗 등으로 순행하는데, 이들 순

而垢, 腹脹閉, 上下不通而終矣. 太陰終者, 腹脹閉不得息, 善噫善嘔, 嘔則逆, 逆則面赤, 不逆則上下不通, 不通則面黑皮毛焦而終矣. 厥陰終者, 中熱嗌乾, 善溺心煩, 甚則舌卷卵上縮[44]而終矣. 此十二經之所敗也.

黃帝 : 十二經脈의 氣가 끊어지려 할 때는 어떠합니까?

岐伯 : 太陽經脈의 氣가 끊어지려 할 때는 두 눈을 위로 치켜 뜨고 눈동자를 움직이지 못하며, 몸이 활처럼 뒤로 젖혀지고, 四肢의 筋脈이 땅기거나 늘어지며, 얼굴이 창백하고 絶汗이 나오는데, 絶汗이 나오면 죽습니다.

少陽經脈의 氣가 끊어지려 할 때는 귀가 먹고, 전신의 骨節이 모두 늘어지며, 目系[45]가 끊어지는데, 目系가 끊어지면 하루 반나절만에 죽습니다. 죽을 때 얼굴이 먼저 푸른색을 띠다가 백색으로 변하면 곧 죽습니다.

陽明經脈의 氣가 끊어지려 할 때는 입과 눈이 땅기면서 일그러지고 잘 놀라며, 헛소리를 하고 얼굴은 황색을 띠며, 陽明經脈이 순행하는 모든 上下 부위가 盛하면서 (肌膚가) 마비되어 무감각하면 죽습니다.

少陰經脈의 氣가 끊어지려 할 때는 얼굴이 검어지고, (잇몸이 주저앉아) 이(齒)가 길게 보이고 때가 끼며, 腹部가 脹滿해지는데, (만약) 上下가 막혀 통하지 않으면 죽습니다.

太陰經脈의 氣가 끊어지려 할 때는 腹部가 脹滿하고 호흡이 곤란하며, 트림과 구토가 잘 나고, 구토를 하면 氣가 위로 치솟고, 氣가 치솟으면 얼굴이 붉어집니다. 氣가 上逆하지 않으면 上下가 막혀 통하지 않고, (上下가 막혀) 통하지 않으면 얼굴이 검어지고 피부와 모발이 거칠어지면서 죽습니다.

厥陰經脈의 氣가 끊어지려 할 때는 中焦의 熱로 인해 咽喉가 건조해지고, 소변이 잦아지며 가슴이 답답하여 안절부절못하는데, 심하면 혀가 말리고 睾丸이 오그라들면서 죽습니다.

이는 十二經脈을 흐르는 氣가 끊어질 때 나타나는 것들입니다.

행 부위의 脈이 모두 盛하게 나타나는 것을 말한다. 이는 胃氣가 이미 끊어졌음을 의미한다. 《難經 · 二十四難》 楊注에는 "盛" 아래에 "而" 字가 있다.

44) 舌卷卵上縮 : 舌卷은 혀가 말려서 펴지 못하는 것을 말하고, 卵上縮은 睾丸이 오그라드는 것을 말한다. 足厥陰肝經은 아래로는 陰氣에 이어지고, 위로는 舌本에 이어진다. 그러므로 厥陰經의 氣가 끊어지면 혀가 굳어 말을 못하고, 睾丸이 오그라든다.

45) 目系 : 眼球內의 腦에 이어지는 脈絡을 말한다.

十七. 脈要精微論

본편에서는 診脈의 요령을 중점적으로 논술하였는데, 診脈部位・診脈方法・脈象主病을 포괄하고, 또한 脈象의 변화가 매우 미묘함을 밝히고 있다. 診脈時에는 반드시 四時를 결합하고, 또한 神色을 살피고 소리를 들으며 病情을 묻는 등 四診을 함께 참고해야 生死를 판단할 수 있음을 강조하였다.

본편에서 脈에 관해 중점적으로 논술하고 있으나, 실제로는 望・問・聞・切 四診의 내용을 포괄하여 診斷의 초보적인 규모를 보여주고 있다.

(1) 脈・色・精明・形體・聲音 등을 살피는 원칙과 방법을 논하였다.

(2) 四時脈象의 常變과 脈을 파악하는 大法을 논술하였다.

(3) 五臟氣가 太過하고 不及할 때의 脈象과 주된 병증에 관해 설명하였다.

(4) 色脈의 관계 및 脈의 分部와 主病을 논술함과 아울러 각종 脈象에 반영되는 病變을 열거하였다.

黃帝問曰：診法[1)]何如?

岐伯對曰：診法常以平旦, 陰氣未動, 陽氣未散, 飮食未進, 經脈未盛, 絡脈調勻, 氣血未亂, 故乃可診有過之脈[2)]. 切脈動靜而視精明[3)], 察五色, 觀五臟有餘不足, 六腑强弱, 形之盛衰, 以此參伍, 決

1) 診法：張介賓은 注에서 "'診'은 봄이요 살핌이요 脈을 살핌이다. 脈을 짚고 色을 관찰하며 물어서 病因을 살피는 것은 모두 '診'이라 할 수 있다. 이 節에서는 診脈을 말했다."고 하였다.

2) 有過之脈："過"는 이상이 있다는 뜻이므로 "有過之脈"이란 病脈을 가리킨다.

死生之分.

黃帝 : 診脈은 어떻게 해야 합니까?

岐伯 : 診脈은 항상 새벽에 해야 하는데, (이 때는 인체의) 陰氣가 요동하지 않고 陽氣가 발산되지 않았으며, 아직 음식을 먹지 않아 經脈의 氣가 성하지 않고 絡脈이 조화로워 氣血이 문란하지 않을 때이므로 (쉽게) 병이 있는 脈을 진찰할 수 있습니다. 脈을 짚어서 (맥박의) 動靜을 파악하면서 (환자의) 눈에 나타나는 神氣를 살피고, 五色을 관찰하여 五臟의 남음과 부족·六腑의 강약 및 形體의 盛衰를 파악하며, 이들을 서로 결합함으로써 生死의 구분을 결정합니다.

夫脈者, 血之府[4)]也. 長則氣治[5)], 短則氣病[6)], 數則煩心[7)], 大則病進, 上盛則氣高, 下盛則氣脹[8)], 代則氣衰, 細則氣少, 濇則心痛, 渾渾革革至如涌泉[9)], 病進而危[10)], 獘獘綿綿其去如弦絶[11)]者, 死.

---

3) 精明 : 눈의 神氣를 가리킨다. 五臟六腑의 精氣는 모두 눈에 이어지므로 眼神(瞳神)의 변화를 통하여 인체 臟腑·氣血의 상태를 알 수 있다. 張介賓은 注에서 "눈의 精明을 살피는 것은 神氣를 살피는 것이다."라고 하였다.

4) 血之府 : 王冰은 注에서 "'府'는 '모이다'는 뜻으로서 血의 많고 적음이 모두 經脈 중으로 보여 나타남을 말한다."고 하였다.

5) 長則氣治 : "治"는 "다스리다"는 뜻이나, 여기서는 引伸되어 "순조롭다"는 의미이다.

6) 氣病 : 여기서는 "氣虛"로 해석해야 한다.

7) 數則煩心 : "數"이라 함은 한번 호흡할 때 맥박이 5회 이상 뛰는 것을 말하며, "煩心"이란 心에 煩熱이 있는 것을 말한다.

8) 上盛則氣高, 下盛則氣脹 : 林億이 인용한《全元起本》에는 "高"가 "鬲"으로 적혀 있다. 詳考해 보건대 "鬲"으로 적는 것이 옳다. 이는 "高"와 "鬲"의 형태가 비슷함으로 인해 발생한 착오이다. "鬲"은 "隔"과 같은데, "隔"에는 "막히다"는 뜻이 있다. "鬲"은 아래의 "脹"과 對句이다. "鬲"은 氣가 胸部에서 막힌 것을 말하고, "脹"은 氣가 腹部에서 그득한 것을 말한다. 따라서 본서는 "氣高"를 "氣鬲"으로 해석하였다.

9) 渾渾革革至如涌泉 : 원문에는 "渾渾革至如涌泉"으로 되어 있었으나.《甲乙經》《脈經》에 근거하여 "革"을 보충하였다. "渾渾"은 샘물이 솟구쳐 흐르는 모양을 형용한 말이고, "革革"은 急하다는 뜻이다. 전체적인 뜻은 脈이 올 때 마치 샘물이 용솟음치듯 급하게 치솟는 것을 말하는데, 이는 邪氣가 매우 亢盛하여 질병이 엄중함을 의미한다.

10) 病進而危 : 원문에는 "病進而色弊"로 되어 있었으나, 文義가 명확하지 않으므로《甲乙經》《脈經》《備急千金要方》에 근거하여 "弊"는 아래 단락에 붙이고, "色"은 "危" 字로 교정하였다. "色"과 "危"는 형태가 비슷하여 혼동하기 쉽다.

11) 獘獘綿綿其去如弦絶 : 원문에는 "獘"字가 한 字밖에 없었으나, 이는 아래의 "綿綿"과 對句이므로《備急千金要方》《甲乙經》에 근거하여 "獘" 字를 보충하였다. "獘"는 "弊"로 쓰기도 한다.

대저 脈은 血의 府입니다. 脈이 길면 氣血이 순조로운 것이고, 맥이 짧으면 氣血이 부족한 것이며, 脈이 數하면 心에 煩熱이 있는 것이고, 脈이 크면 (邪氣가 亢盛하여) 病情이 발전되고 있는 것이며, 上部의 脈이 성하면 氣가 (胸部에서) 막힌 것이고, 下部의 脈이 성하면 氣가 (腹部에서 정체되어) 脹滿한 것이며, 脈이 代하면 元氣가 쇠약한 것이고, 脈이 細하면 元氣가 부족한 것이며, 脈이 澁하면 (氣血의 흐름이 순조롭지 않아 心을 자양하지 못하므로) 心痛이 나타납니다. 脈이 올 때 마치 샘물이 솟구치는 것과 같이 급하면 病情이 발전하여 위중함을 나타내며, 脈이 올 때는 있는 듯 없는 듯하여 실낱같이 가늘고 갈 때 마치 활시위가 끊어지는 것 같으면 죽습니다.

夫<u>精明</u>12)五色者, 氣之華也. 赤欲如帛13)裹朱, 不欲如赭者; 白欲如鵝羽, 不欲如鹽; 靑欲如蒼璧之澤, 不欲如藍; 黃欲如羅裹雄黃, 不欲如黃土; 黑欲如重漆色, 不欲如地蒼14). 五色精微15)象見矣, 其壽不久也. 夫精明者, 所以視萬物, 別白黑, 審短長. 以長爲短, 以白爲黑, 如是則精衰矣.

대저 五色은 五臟의 精氣의 精華입니다. 적색은 흰 비단에 싼 朱砂와 같아야지, (黑紫色이면서 어두운 회색을 띠는) 赭石과 같아서는 안됩니다. 백색은 거위 깃털과 같아야지, (회되 灰暗色을 띠는) 소금과 같아서는 안됩니다. 청색은 (푸르면서 연하고 밝은 빛이 나는) 벽옥(碧玉)과 같아야지, (어둡고 윤기가 없는) 남색과 같아서는 안됩니다. 황색은 명주에 싼 雄黃과 같아야지, (어둡고 광택이 없는) 黃土와 같아서는 안됩니다. 흑색은 거듭 칠한 옻색과 같아야지, (검푸른 색을 띠면서 먼지가 쌓인 듯한) 석탄과 같아서는 안됩니다. (만일) 五色이 매우 어렴풋하게 나타나면 (이는 五臟의 氣가 극도로 쇠약해진 것이므로) 수명이 얼마 남지 않

"獘獘"란 脈이 있는 듯 없는 듯하여 잘 나타나지 않는 것을 형용한 것이고, "綿綿"은 脈이 올 때 실낱같이 가늘어 금방 끊어질 것 같음을 형용한 것이며, "去如弦絶"은 맥이 갈 때는 마치 활시위가 끊어지는 것 같음을 형용한 말이다.

12) 精明 : 이 2字는 아래의 "夫精明者"의 영향으로 잘못 끼여든 것이므로 마땅히 刪去해야 한다. 따라서 본서는 이 2字를 해석하지 않았다.

13) 帛 : 원문에는 "白"으로 되어 있었으나, 의미가 통하지 않으므로 《太素》《脈經》《備急千金要方》에 근거하여 교정하였다.

14) 地蒼 : 검푸른 색의 토양을 "地蒼"이라 하는데, 여기서는 석탄같은 색깔을 가리킨다.

15) 精微 : 여기서의 "精微"는 다른 篇에서 말하는 "精微"와 뜻이 확연하게 다르다. "精"에는 "甚"의 뜻이 있고, "微"는 "어렴풋하다"로 해석해야 한다. 따라서 이는 五色이 매우 어렴풋하다는 뜻이다.

았음을 의미합니다.

대저 눈에 나타나는 神氣는 만물을 관찰하는 것으로서, 黑白을 구별하고 長短을 살핍니다. (만약) 긴 것을 짧다고 하고 흰 것을 검다고 하면 이는 (五臟의) 精氣가 이미 쇠퇴한 것입니다.

五臟者, 中之守也[16], 中盛臟滿, 氣勝傷恐者[17], 聲如從室中言[18], 是中氣之濕也. 言而微, 終日乃復言者, 此奪氣[19]也. 衣被不斂, 言語善惡不避親疏者, 此神明之亂也. 倉廩[20]不藏者, 是門戶不要[21]也. 水泉[22]不止者, 是膀胱不藏[23]也. 得守者生, 失守者死.

五臟은 내부에서 (각기 맡은 바의 직분을) 지키는데, (만약) 中焦에서 (邪氣가) 熾盛하면 臟氣가 막혀 그득해지며, 목소리가 (무겁고 탁하여) 마치 실내에서 말하는 것 같으면, 이는 中焦의 氣가 濕邪에 의해 손상된 것입니다. 목소리가 미약하고 종일토록 했던 말을 거듭하면, 이는 正氣가 빠져나간 것입니다. 옷을 여미지 않고, 말을 좋게 하고 나쁘게 함에 있어 親疏를 가리지 못하면, 이는 神明이 어지럽혀진 것입니다. 脾胃가 음식물을 저장하지 못하(고 泄瀉를 하)면, 이는 항문(門戶)을 조이지 못하였기 때문입니다. 소변을 멎지 않(고 찔끔찔끔 나오)는 것은 膀胱이 (津液을) 저장하지 못하기 때문입니다. (그러므로 五臟이 맡은 바의 직분을) 지키면 살고, 지키지 못하면 죽습니다.

夫五府[24]者, 身之强也. 頭者精明之府[25], 頭傾視深[26], 精神將[27]

---

16) 中之守也 : "中"이란 "體內"를 가리키고, "守"란 직분을 지키는 것을 말한다.

17) 氣勝傷恐者 : 이 5字는 상하의 문장과 의미가 통하지 않는 衍文이므로《張琦》와《三因極一病症方論》에 근거하여 해석하지 않았다.

18) 中言 :《三因極一病症方論》의 인용문에는 "言" 아래에 "者" 字가 있다. 아래의 "終日乃復言者", "不避親疏者"의 경우를 비추어 보더라도 "者" 字를 보충하는 것이 옳다.

19) 奪氣 : 겁에 질려 기운이 빠짐. 지쳐서 기운이 빠짐.

20) 倉廩(창름) :《素問·靈蘭秘典論》에서 "脾胃者, 倉廩之官"이라 하였으니, 이는 脾胃를 가리킨다. "倉廩"은 원래 곡물의 저장하는 창고를 가리키나, 한의학에서는 이를 脾胃에 비유하였다.

21) 門戶不要 : "門戶"는 항문을 가리킨다. "要"는 "約(조이다)"의 뜻이다.

22) 水泉 : 소변을 가리킨다. 楊上善은 注에서 "水泉이란 小便이다."라고 하였다.

23) 膀胱不藏 : 張介賓은 注에서 "膀胱은 腎과 表裏를 이루는 까닭에 津液을 저장한다. 소변이 멎지 않고 찔끔찔끔 나오는 것은 腎臟이 직분을 지키지 못함이다."라고 하였다.

24) 五府 : 원문에는 "五臟"으로 되어 있었으나,《明綠格抄本》《五注本》에 근거하여 교정하였다. 이를 "五府"로 적어야만 아래의 "精明之府"·"胸中之府"·"腎之府"·"筋之府"·"髓之府"와 부합한다.

奪矣. 背者胸中之府, 背曲肩隨[28], 府將壞矣. 腰者腎之府, 轉搖不能, 腎將憊[29]矣. 膝者筋之府, 屈伸不能, 行則僂附[30], 筋將憊矣. 骨者髓之府, 不能久立, 行則振掉, 骨將憊矣. 得强則生, 失强則死.

대저 五府는 몸을 튼튼하게 해줍니다. 머리는 精明의 府인데, (만일) 머리를 아래로 숙이며 두 눈이 움푹 들어가고 광채가 없으면 精神이 거의 빠져나간 것입니다. 등(背)은 (胸中의 氣가 모여드는) 胸中의 府인데, (만일) 등이 굽고 양어깨가 처지면 胸中의 氣가 거의 쇠약해진 것입니다. 허리(腰)는 腎의 府인데, (허리를 마음대로) 돌리지 못하면 腎氣가 거의 쇠약해진 것입니다. 무릎(膝)은 (筋脈이 모이는) 筋의 府인데, (만약) 무릎을 屈伸하지 못하고 걸을 때 등이 구부러지고 머리가 숙여지면 筋脈이 거의 쇠약해진 것입니다. 뼈(骨)는 (骨髓가 모여드는) 髓의 府인데, 오랫동안 서 있지 못하고 걸으면 몸이 흔들거리는 것은 (骨髓가 부족하여) 뼈가 거의 쇠약해진 것입니다. (결론적으로 五府가) 强健하면 살고, 强健함을 잃으면 죽습니다.

岐伯曰 : 反四時者, 有餘爲精, 不足爲消[31]. 應太過, 不足爲精; 應不足, 有餘爲消[32]. 陰陽不相應, 病名曰關格[33].

---

25) 頭者精明之府 : 인체의 精氣는 머리로 모여들어 그 神明이 눈으로 나오므로 "頭者精明之府"라고 한다. <高士宗>

26) 頭傾視深 : 張介賓은 注에서 "頭傾이란 머리를 숙여서 들지 못하는 것이고, 視深이란 눈이 움푹 들어가 광채가 없는 것이다."라고 하였다.

27) 將 : "將"에는 여러 가지 뜻이 있는데, 여기서는 "거의"라고 해석해야 한다.

28) 肩隨 : 樓英의 《醫學綱目》에는 "肩垂"로 적혀 있는데, "髓"는 "垂"와 같다.

29) 憊(비) : "쇠약해지다"는 뜻이다.

30 行則僂附 : "僂"는 등이 굽어지는 것을 말하고, "附"는 "俯"의 假借字로서 "머리를 숙이다"는 뜻이다. 林億이 인용한 別本《素問》에는 "附"가 "俯"로 되어 있다.

31) 有餘爲精, 不足爲消 : 王玉川이 이르길 "有餘·不足은 모두 脈을 가리켜서 한 말로서, '有餘'는 脈이 큰 것을 말하고, '不足'은 脈이 작은 것을 말한다. '消'는 正氣가 쇠약한 것을 말하고, '精'은 邪氣가 盛한 것을 말한다."고 하였다. 《呂氏春秋》勿躬 注에 "精은 甚이다."라고 하였다.

32) 應太過, 不足爲精; 應不足, 有餘爲消 : 張介賓은 注에서 "봄·여름에는 人迎脈이 太過하고, 寸口脈이 不足해야 하나 도리어 有餘한 것은 邪氣가 성하기 때문이고, 가을·겨울에는 寸口脈이 太過하고 人迎脈이 不足해야 하는데 도리어 有餘한 것은 邪氣가 盛하기 때문이다. ……봄·여름에는 寸口脈이 부족하고 人迎脈이 有餘해야 하나 도리어 부족한 것은 正氣가 쇠약하기 때문이고, 가을·겨울에는 人迎脈이 부족하고 寸口脈이 有餘해야 하나 도리어 不足한 것은 正氣가 쇠약하기 때문이다."라고 하였다.

33) 岐伯曰……病名曰關格 : 이 앞에 黃帝가 묻는 말이 없는데도 "岐伯曰"이라 하였으니, 文義가

岐伯 : (脈氣가) 四時와 상반되면서 有餘(太過)한 것은 邪氣가 왕성하기 때문이고, 不足한 것은 正氣가 소모되었기 때문입니다. (時令에 비추어 볼 때) 응당 (脈象이) 太過해야 함에도 不足하면 邪氣가 盛한 것이고, 응당 不足해야 함에도 有餘하면 正氣가 쇠약한 것입니다. (이처럼) 陰陽이 상응하지 못하여 발생하는 병을 "關格[34]"이라 합니다.

帝曰 : 脈其四時動奈何? 知病之所在奈何? 知病之所變奈何? 知病乍[35]在內奈何? 知病乍在外奈何? 請問此五者, 可得聞乎?

黃帝 : 脈象은 四時의 변화에 따라 어떻게 움직입니까? (또한 脈象을 보고) 病이 있는 것을 알려면 어떻게 하고, 질병이 변해 가는 것을 알려면 어떻게 하며, 병이 갑자기 내부에서 발생하는 것을 알려면 어떻게 하고, 병이 갑자기 외부에서 발생하는 것을 알려면 어떻게 해야 합니까? 이상의 다섯 가지에 대해 들려주실 수 있겠습니까?

岐伯曰 : 請言其與天運轉大[36]也. 萬物之外, 六合之內[37], 天地之變, 陰陽之應, 彼春之暖, 爲夏之暑, 彼秋之忿, 爲冬之怒[38]. 四變之動, 脈與之上下[39], 以春應中規, 夏應中矩, 秋應中衡, 冬應中權[40].

통하지 않는다. 상고해 보건대 "岐伯曰……病名曰關格"의 39字는 앞 문장과 뜻이 부합하지 않는 錯簡으로서, 아마도《玉機眞藏論》"五臟受氣" 앞에 와야 될 듯하다. 丹波元簡 역시 "헤아려 보건대 이 39字는 앞뒤 문장과 순조롭게 이어지지 않으니, 아마도 다른 篇의 錯簡인 듯하다."라고 하였다.

34) 關格 : 病名이다. 위로 吐逆함을 "格"이라 하고, 아래로 대소변이 통하지 않는 것을 "關"이라 한다. 위에서는 三焦의 氣가 소통되지 않고 寒邪가 胸中을 막으므로 格이 발생하고, 아래에서는 熱이 下焦에 맺혀 津液이 고갈되고 氣化機能이 장애를 받아 關이 발생한다.

35) 乍 : 여기서는 "갑자기·홀연히"로 해석해야 한다.

36) 其與天運轉大 : "其"는 脈象을 가리키고, "天運"은 天氣, 즉 陰陽升降運動을 가리키며, "轉"은 "運行"을 가리킨다. "大"는 楊上善의《太素》에 근거하여 해석하지 않았다.

37) 萬物之外, 六合之內 : 만물은 六合 안에 있다는 뜻. 그러나 여기서는 상하문장과 관계가 없는 내용이므로 《甲乙經》의 注에 근거하여 본문에서 해석을 생략하였다.

38) 秋之忿, 冬之怒 : "忿"은 勁急함으로서 가을의 肅殺之氣를 가리키고, "怒"는 기세가 충만하여 제지할 수 없는 것으로서 겨울의 嚴寒을 가리킨다. 즉 "忿"·"怒"는 秋氣와 冬氣를 비유한 것이다.

39) 四變之動, 脈與上下 : 四時의 변화에 따라 脈도 升降浮沈한다는 뜻이다. 馬蒔는 注에서 "대저 四時에 변화가 있으면 우리 몸의 脈도 이를 따라 오르내린다. '上下'란 浮沈이다."라고 하였다.

40) 以春應中規, 夏應中矩, 秋應中衡, 冬應中權 : "規"는 동그라미를 그리는 도구로서, 봄의 脈象이 軟弱輕虛하면서 원활하게 느껴지는 것을 비유하고, "矩"는 네모를 그리는 도구로서, 여름의 脈象이 洪大滑數하면서 왕성한 것을 비유하였으며, "衡"은 저울대처럼 가을의 脈象이 浮毛

是故冬至四十五日, 陽氣微上, 陰氣微下; 夏至四十五日, 陰氣微上, 陽氣微下[41]. 陰陽有時, 與脈爲期[42], 期而相失, 知脈所分, 分之有期, 故知死時. 微妙在脈, 不可不察, 察之有紀, 從陰陽始, 始之有經[43], 從五行生, 生之有度[44], 四時爲數[45], 循數勿失[46], 與天地如一[47]. 得一之情[48], 以知死生. 是故聲合五音, 色合五行, 脈合陰陽.

岐伯 : 脈象이 天氣의 운행과 함께 하는 것에 대해 말씀드리겠습니다. 만물의 밖과 六合의 안에서 天地의 변화는 陰陽이 상응하니, 저 봄의 따뜻함이 (발전하여) 여름의 더위가 되고, 저 가을의 肅殺之氣가 (발전하여) 겨울의 추위가 됩니다. 四時의 변동에 따라 脈도 升降沈浮하는 까닭에 봄(의 脈象)은 마땅히 "規(규)"와 부합해야 하고, 여름(의 脈象)

輕澁하면서 흩어지는 것을 비유하고, "權"은 저울추로서, 겨울의 脈象이 돌이 물 속에 가라앉은 듯 깊게 만져지면서도 매끄러워 저울추와 같음을 말한다. "中"은 "合(부합하다)"의 뜻이다.

41) 冬至四十五日, 陽氣微上,……陽氣微下 : 楊上善은 注에서 "冬至 이후에는 陽氣가 점차 자라므로 '微上'이라 하고, 陰氣가 점차 하강하므로 '微下'라 한다. ……夏至 이후에는 陰氣가 점차 자라므로 '微上'이라 하고, 陽氣가 점차 하강하므로 '微下'라 한다."고 하였다. "微"에는 "稍"의 뜻이 있고, "稍"에는 "점차·서서히"라는 뜻이 있다.

42) 期 : 여기서는 "合(일치하다)"으로 해석해야 한다.

43) 始之有經 : "經"은 常道를 뜻한다. 《廣雅·釋詁一》에서 이르길 "經은 常이다."라고 하였는데, 이는 "常道"과 같은 말이다. 예컨대 冬至에는 陽이 발생하기 시작하고, 夏至에는 陰이 발생하기 시작하는 것 등이다.

44) 從五行生, 生之有度 : 十二經脈은 五行과 밀접한 관계가 있음을 말한다. 《太素》에서 이르길 "脈은 五行으로부터 生하는데, 木은 二經 즉 足厥陰·足少陽을 生하고, 火는 四經 즉 手少陰·手太陽·手厥陰·手少陽을 生하며, 土는 二經 즉 足太陰·足陽明을 生하고, 金은 二經 즉 手太陰·手陽明을 生하며, 水는 二經 즉 足少陰·足太陽을 生한다. 이는 五行이 十二經脈을 生함이다."라고 하였다.

45) 四時爲數 : 원문에는 "四時爲宜"로 되어 있었으나, 《太素》 卷十四 四時脈診에 근거하여 교정하였다. 兪樾이 이르길 "'數'와 '度'는 叶韻이다"라고 하였다.

46) 循數勿失 : 원문에는 "補瀉勿失"이라 되어 있었으나, 《太素》 卷十四 四時脈診에 근거하여 교정하였다. 여기서는 脈에 대하여 논한 것이지 針에 대하여 논한 것이 아니므로 補瀉라 함은 옳지 않다.

47) 始之有經,……與天地如一 : 丹波元簡은 《素問識》에서 "'始之' 이하 33字는 《甲乙經》에 없다. 또한 (아래의) '是知陰盛則夢' 이하 78字도 마찬가지이다. 《新校正》에 위치가 잘못되었다는 說이 있으니, 지금 이 101字를 刪去하면 文義가 통한다."고 하였는데, 참고할 만하다.

48) 得一之情 : "一"이란 인체와 天地의 陰陽이 하나가 되는 것을 말하며, "情"에는 "이치"의 뜻이 있다.

은 마땅히 "矩(구)"와 부합해야 하며, 가을(의 脈象)은 마땅히 "衡(형)"과 부합해야 하고 겨울(의 脈象)은 마땅히 "權(권)"과 부합해야 합니다. 그러므로 冬至로부터 (立春까지의) 45일 동안은 陽氣가 점차 상승하고 陰氣는 점차 하강하며, 夏至로부터 (立秋까지의) 45일 동안은 陰氣가 점차 상승하고 陽氣는 점차 하강합니다. 陰陽(의 升降)에는 일정한 시기가 있어 脈象의 변화와 일치하는데, (만약) 일치함이 서로 어그러지면 (곧 病態로서) 脈象이 나누어지는 바(五臟의 脈이 四時에 상응하여 나누어지는 것)를 알 수 있으며, 脈象이 나누어짐에도 (일정한) 시기가 있으므로 사망 시기를 알 수 있습니다. (陰陽變化의) 미묘함은 脈象에 있어 관찰하지 않을 수 없습니다. 이를 관찰함에는 (일정한) 紀綱이 있어 陰陽으로부터 시작해야 하는데, 그 시작에는 常道가 있습니다. (또한 인체의 十二經脈은) 五行으로부터 生하는데, 그 生함에도 常度가 있어 四時를 기준으로 하며, (四時陰陽의) 규율을 따름에 어긋남이 없어서 天地의 陰陽變化와 일치합니다. 이 (인체와 자연이) 하나가 되는 이치를 터득하면 生死를 예측할 수 있습니다. 그러므로 音聲은 五音과 부합해야 하고, 五色은 五行과 부합해야 하며, 脈象은 陰陽과 부합해야 합니다.

是知[49]陰盛則夢涉大水恐懼; 陽盛則夢大火燔灼; 陰陽俱盛則夢相殺毁傷. 上盛則夢飛; 下盛則夢墮; 甚飽則夢予; 甚飢則夢取. 肝氣盛則夢怒; 肺氣盛則夢哭; 短蟲[50]多則夢聚衆; 長蟲[51]多則夢相擊毁傷[52].

陰氣가 盛하면 큰물을 건너면서 두려워하는 꿈을 꾸고, 陽氣가 盛하면 큰 화재로 불길이 타오르는 꿈을 꾸며, 陰과 陽이 모두 盛하면 서로 죽이고 상해를 입히는 꿈을 꿉니다. 上部가 盛하면 날아다니는 꿈을 꾸고, 下部가 盛하면 (높은 곳에서) 추락하는 꿈을 꾸며, 지나치게 배가 부르면 (음식물을 다른 사람에게) 주는 꿈을 꾸고, 지나치게 배가 고프면 음식물을 마구 먹는 꿈을 꿉니다. 肝氣가 盛하면 화를 내는 꿈을 꾸고, 肺氣가 盛하면 우는 꿈을 꾸며, (腹內에) 短蟲이 많으면 군중들이 모이는 꿈을 꾸고, 長蟲이 많으면 서로 싸워 다치는 꿈을 꿉니다.

---

49) 是知 : 《明抄本》에는 "知"가 "故"로 되어 있는데, 이렇게 적는 것이 옳다. 여기서 "是故"는 구의 첫머리에 쓰이며, "夫"와 같은 작용을 하므로 해석하지 않는다.

50) 短蟲 : 蟯蟲을 가리킨다. 《說文解字》에서 이르길 "蟯는 腹中의 短蟲이다."라고 하였다.

51) 長蟲 : 蛔蟲을 가리킨다. 《說文解字》에서 "蛕(회)는 腹中의 長蟲이다."라고 하였다. "蛕"는 즉 "蚘(회)"로서 "蛔"라고도 적는다.

52) 短蟲多則夢聚衆; 長蟲多則夢相擊毁傷 : 《新校正》에서 이르길 "이 두 句를 詳考해 보건대 이 곳에 나와서는 안되니, 다른 經에서 脫簡된 문장이다."라고 하였다.

是故持脈有道，虛靜爲保. 春日浮，如魚之游在波；夏日在膚，泛泛乎萬物有餘；秋日下膚，蟄蟲將去；冬日在骨，蟄蟲周密，君子居室. 故曰知內者，按而紀之[53]，知外者，終而始之[54]. 此六者[55]，持脈之大法.

脈을 진찰하는 데에는 道가 있으니, 마음을 비우고 안정된 상태를 유지해야 합니다. 봄의 脈象은 (가볍게) 떠올라서 마치 고기가 물결 위에서 헤엄을 치는 듯해야 하고, 여름의 脈象은 피부에 있어 물이 넘치듯 충만하여 마치 만물이 (여름에 무성하여) 남아도는 듯해야 하며, 가을의 脈象은 피부 아래에 있어 곤충이 장차 (겨울잠을 자러) 들어가는 듯해야 하고, 겨울의 脈象은 骨에 있어 곤충이 (땅속에 틀어박혀) 겨울잠을 자는 것처럼 빈틈이 없고 君子가 방에 거처하(여 출입을 삼가하)는 것과 같아야 합니다. 그러므로 "내부(臟氣)를 알려면 (脈을 세게) 눌러서 실마리를 파악하고, 외부를 알려면 (먼저 脈을) 깊게 눌러보고 나서 얕게 눌러보아야 한다."고 하는 것입니다. 이 여섯 가지는 脈을 짚는 큰 원칙입니다.

心脈搏堅而長，當病舌卷，不能言[56]；其耎而散者，當病消環自已[57]. 肺脈搏堅而長，當病唾血；其耎而散者，當病灌汗[58]，至令不

53) 知內者, 按而紀之 : 張介賓은 注에서 "'內'는 臟氣를 말한다. 臟象에는 부위가 있으므로 세게 눌러서 그 綱紀를 세워야 한다."고 하였다. 내부에 있는 五臟의 虛實은 세게 누르지 않으면 그 실상을 파악할 수 없다. 따라서 "知內者, 按而紀之"라고 한 것이다. "按"은 세게 누른다는 뜻이며, "紀"란 "실마리를 파악하다."라는 뜻이다.

54) 知外者, 終而始之 : "外"는 經脈을 가리키고, "終"은 脈을 깊게 取하는 것이며, "始"는 脈을 얕게 取하는 것이다. 吳崑은 注에서 "맥을 짚는 방법에는 終과 始가 있는데, '始'는 얕게 脈을 取함이요, '終'은 脈을 깊게 取하는 것이다. 얕게 取함으로써 외부를 살필 수 있고, 깊게 取함으로써 내부를 살필 수 있다. '終而始之'란 이미 脈을 깊게 취했으면 다시 脈을 얕은 부위에서 관찰하여 깊은 것과 얕은 것을 서로 비교하는 것이니, 만약 病邪가 외부에 있으면 脈이 올 때 얕은 부위에서는 盛하나 깊은 부위에서는 盛하지 않다."고 하였다.

55) 此六者 : 春·夏·秋·冬·內·外를 가리킨다.

56) 當病舌卷, 不能言 : 手少陰心經은 心系에서 나와 咽喉部를 끼고 지나가므로 혀가 말려 말을 하지 못하는 증상이 나타난다.

57) 當病消渴, 環自已 : 원문에는 "病" 字가 없었으나 상하 文例에 근거하여 보충하였다. "消"는 消渴을 가리키고, "環"은 "순환하다"는 뜻이다. 張志聰은 注에서 "《靈樞》에서 '心脈이 微小하면 消癉이 발생한다'고 하였는데, 무릇 心液이 부족하면 火가 울결하여 消渴病이 발생한다."고 하였고, 楊上善은 注에서 "消渴이 있으나 胃氣가 있는 까닭에 저절로 낫는다."고 하였다.

復散發也59). 肝脈搏堅而長, 色不靑, 當病墜若搏, 因血在脇下, 令人喘逆; 其耎而散色澤60)者, 當病溢飮, 溢飮者, 渴暴多飮, 而易入肌皮腸胃之外61)也. 胃脈搏堅而長, 其色赤, 當病折髀62); 其耎而散者, 當病食痹63). 脾脈搏堅而長, 其色黃, 當病少氣; 其耎而散色不澤者, 當病足骱腫, 若水狀也. 腎脈搏堅而長, 其色黃而赤者, 當病折腰; 其耎而散者, 當病少血, 至令不復也.

心脈의 박동이 견실하면서 길면 (心經에 邪氣가 亢盛한 것이므로) 틀림없이 舌體가 말려들어 말을 하지 못하는 병이 발생하며, 心脈이 연약하면서 흩어지면 (心氣가 부족하므로) 틀림없이 消渴病이 발생하나 (經氣가) 순환하면 (胃氣가 회복되어) 저절로 낫습니다.

肺脈의 박동이 견실하면서 길면 (肺經에 邪氣가 盛하여 血絡을 손상시키므로) 틀림없이 침에 피가 섞여 나오는 병이 발생하며, 肺脈이 연약하면서 흩어지면 (肺氣가 虛하므로) 틀림없이 땀을 줄줄 흘리는데, (이는 氣가 외부로 빠져나간 것이므로) 회복할 수 없습니다.

肝脈의 박동이 견실하면서 길며 안색이 푸르지 않으면 (병이 내부에서부터 발생된 것이 아

---

58) 灌汗 : "灌汗" 땀이 줄줄 흐르는 것을 가리킨다.

59) 至令不復散發也 : 喜多村直寬은《素問札記》에서 "'散發' 2字는 衍文으로 보인다."라고 하였는데, 아래의 腎脈 條에서 "當病少血, 至令不復也"라고 하여 句法이 동일하므로 喜多村直寬의 說이 옳다. "散發" 2字가 衍文임이 틀림없는 이유는 다음과 같은 세 가지이다. ① 楊上善의 注에 "散發" 2字가 없는 점. ② 문장형식이 동일한 아래의 "腎脈" 條에 이 2字가 없는 점. ③ "不復"은 위의 "自已(저절로 낫다)"와 對句를 이루는 말로서, "不復"이란 즉 저절로 회복되지 않는 것을 말한다. 땀이 물처럼 흐르는 것은 氣가 외부에서 消盡된 것이므로 회복시킬 수 없다. 따라서 본서는 "散發" 2字를 해석하지 않았다.

60) 其耎而散色澤 : 顔色이 선명한 것을 가리킨다. 이는 水濕이 피부로 흘러 넘쳐 발생하는 浮腫을 형용한 것이다.

61) 易入肌皮腸胃之外 : 滑壽는 주에서 "'易'는 마땅히 '溢'로 적어야 한다."고 하였고, 林億이 인용한《甲乙經》에도 "易"가 "溢"로 되어 있다. 文義에 비추어 볼 때 "易入"은 마땅히 "溢於"로 교정해야 한다. 또한 丹波元簡은《素問識》에서 이르길 "이치로 따져 볼 때 마땅히 '肌皮之中, 腸胃之外'라고 해야 한다."고 하였는데, 그 의미가 뛰어나다. 따라서 본서는 이를 "溢於肌皮之中, 腸胃之外(肌肉·皮膚 사이, 腸胃의 바깥에서 넘쳤기 때문이다)"라고 해석하였다.

62) 折髀 : "髀"는 넓적다리를 가리키는데, 이는 足陽明胃經이 순행하는 부위이다. "折髀"이란 넓적다리 부위에 부러진 듯한 통증이 온다는 뜻이다.

63) 食痹 : 古代의 병명으로서, 대부분 肝氣가 脾胃를 침범하거나 痰飮 등의 實邪가 胃脘部에 積滯하여 발생한다. 식사를 하면 上腹部가 더부룩한 증상이 오는데, 이는 胸脘이 막혀서 통하지 않기 때문이며, 토하면 시원한 감을 느낀다.

니라) 틀림없이 (높은 곳에서) 떨어지거나 혹은 부딪쳐서 瘀血이 脇下에 정체되었기 때문이며, 환자로 하여금 喘逆이 발생케 합니다. 肝脈이 연약하고 흩어지면서 안색이 윤택하면 틀림없이 溢飮病인데, 溢飮은 갈증으로 음료를 과다하게 마심으로 인해 (脾胃가 水濕을 運化하지 못하여 水分이) 肌肉 · 皮膚 사이와 腸胃의 바깥에서 넘쳤기 때문입니다.

胃脈의 박동이 견실하고 길면서 안색이 적색이면 틀림없이 넓적다리 부위에 부러진 듯한 통증이 발생하며, 胃脈이 연약하면서 흩어지면 틀림없이 食痺病입니다.

脾脈의 박동이 견실하고 길면서 안색이 황색이면 틀림없이 氣가 부족한 병이 발생하며, 脾脈이 연약하고 흩어지면서 안색이 윤택하지 않으면 (脾가 虛하여 水濕을 運化하지 못한 것으로서) 틀림없이 정강이에 浮腫이 발생하는데, 마치 水腫의 형상과 같습니다.

腎脈의 박동이 견실하고 길면서 안색이 황적색을 띠면 (心脾의 邪氣가 腎을 손상시킨 것이므로) 틀림없이 허리가 끊어지는 듯이 아프며, 腎脈이 연약하면서 흩어지면 틀림없이 精血이 부족한 병을 앓게 되는데, (이러한 경우는) 회복할 수가 없습니다.

帝曰 : 診得心脈而急, 此爲何病? 病形何如?

岐伯曰 : 病名心疝[64], 少腹當有形也.

帝曰 : 何以言之?

岐伯曰 : 心爲牡臟[65], 小腸爲之使, 故曰少腹當有形也.

帝曰 : 診得胃脈, 病形何如?

岐伯曰 : 胃脈實則脹, 虛則泄.

黃帝 : 診脈時에 心脈이 急하면 이는 무슨 병이며, 병의 형태는 어떠합니까?

岐伯 : 병명을 心疝이라 하는데, 小腹部에 덩어리가 있습니다.

黃帝 : 어째서 그렇게 말할 수 있습니까?

岐伯 : 心은 陽臟(牡臟)으로서 (서로 表裏를 이루는) 小腸을 부리므로 少腹部에 덩어리가 생기는 것입니다.

黃帝 : 진찰하여 胃脈에 병이 있으면 病의 형태는 어떠합니까?

岐伯 : 胃脈이 實하면 (복부가) 脹滿하고 虛하면 泄瀉를 합니다.

帝曰 : 病成而變何謂?

---

64) 心疝 : 寒邪가 心經에 침입하여 발생하는 일종의 疝症이다. 증상으로는 급작스럽게 하복부가 단단하게 불러오고 통증이 매우 심하다.

65) 牡臟 : "牡"는 陽을 가리킨다. 心은 陽 중의 太陽이므로 이렇게 말한다.

岐伯曰：風成爲寒熱[66]，癉[67]成爲消中，厥成爲巓疾[68]，久風爲飧泄，脈風成爲癘[69]，病之變化，不可勝數.

黃帝：질병의 형성과 변화는 어떠합니까?

岐伯：風邪는 寒熱病을 일으키고, 內熱은 (아무리 먹어도 배가 쉽게 고파지는) 消中病을 일으키며, 上逆하여 하강하지 않는 氣는 巓疾을 일으키고, 오래 머물러 있는 風邪는 (肝을 손상시키는데 肝木이 울결되면 脾土를 업신여기므로) 飧泄을 일으키며, 血脈에 침입한 風邪는 (오랫동안 머물면) 癘風病이 일으키는데, 질병의 변화는 (매우 복잡하여) 헤아릴 수 없습니다.

帝曰: 諸癰腫筋攣骨痛, 此皆安[70]生?

岐伯曰：此寒氣之腫[71]，八風之變也.

帝曰：治之奈何？

岐伯曰：此四時之病，以其勝[72]治之愈也.

黃帝：각종 癰腫·筋脈痙攣·骨節疼痛들은 모두 어떻게 발생합니까?

岐伯：이는 寒氣가 모이고, 八風이 변화하여 발생한 것입니다.

黃帝：이를 치료하려면 어떻게 해야 합니까?

---

66) 風成爲寒熱：甲乙經에는 "風感則寒熱"로 교정하였다. 본서 역시 이에 따라 해석하였다.

67) 癉(단)：內熱을 가리킨다. 吳崑은 注에서 "癉은 熱邪이다. 熱이 쌓여 오래되면 배불리 잘 먹어도 배가 고픈데, 이를 '消中'이라 한다."고 하였다.

68) 厥成爲巓疾：巓疾이란 巓頂部의 질병으로서, 頭痛·頭暈 등이 이것이다. 張介賓은 注에서 "'厥'이란 氣가 上逆함이다. 氣가 위로 치솟으면 疼痛이 오거나 혹은 眩仆하여 巓頂의 질병이 된다. 一說에 氣가 上逆하면 神이 어지러워져 巓狂病이 발생한다고 하였는데, 이 역시 통한다."고 하였다.

69) 癘：“癘”란 癘風, 즉 痲風病을 가리킨다.《素問·風論》에서 "癘風은 (風邪가 血脈에 침입하여) 營氣와 다투어 熱이 발생함으로 인해 (그곳의) 肌肉이 썩는데, 그 氣가 깨끗하지 못하므로 환자의 코가 문드러지고 색이 변하며 皮膚潰瘍이 발생한다. (이처럼) 風寒邪가 血脈에 침입하여 제거되지 않은 것을 癘風이라 한다."고 하였다.

70) 安生："安"은 "何"와 같다.

71) 腫：詳考해 보건대 "腫"은 마땅히 "鍾"으로 교정해야 한다. "腫"과 "鍾"은 音과 形이 같아 혼동하기 쉽다. "鍾"에는 "聚(모이다)"의 뜻이 있다. 또한《釋名·釋疾病》에서 "'腫'은 '鍾'이다. 寒熱의 氣가 모여서 발생한 것이다."라고 하였다.

72) 勝：王冰은 注에서 "勝이란 勝剋인데, 예를 들면 金이 木을 이기고, 木이 土를 이기며, 土가 水를 이기고, 水가 火를 이기며, 火가 金을 이기는 것이니, 이것이 곧 相勝이다."라고 하였다.

岐伯 : 이는 四時의 邪氣로 인해 발생한 질병이므로 (五行의) 相勝 원칙으로 치료하면 낫습니다.

帝曰 : 有故病五臟發動[73], 因傷脈色, 各何以知其久暴至之病乎?

岐伯曰 : 悉乎哉問也! 徵[74]其脈小色不奪[75]者, 新病也. 徵其脈不奪其色奪者, 此久病也. 徵其脈與五色俱奪者, 此久病也. 徵其脈與五色俱不奪者, 新病也. 肝與腎脈幷至, 其色蒼赤, 當病毁[76]傷, 不見血, 已見血, 濕若中水也[77].

黃帝 : 宿疾이 있거나 五臟에 外邪가 침입하여 (새롭게) 발병하면 脈과 色을 손상시키는데, 각기 어떻게 그것이 묵은 병인지 갑자기 발생한 병인지를 알 수 있습니까?

岐伯 : 상세한 질문이십니다. 환자를 살펴보건대 脈象이 小하면서 안색이 정상을 벗어나지 않으면 新病입니다. 환자를 살펴보건대 脈象은 정상을 벗어나지 않으나 안색이 정상을 벗어나면 이는 舊病입니다. 환자를 살펴보건대 脈象과 五色이 모두 정상을 벗어나면 이는 舊病입니다. 환자를 살펴보건대 脈象과 五色이 모두 정상을 벗어나지 않으면 新病입니다. 肝脈(弦脈)과 腎脈(沈脈)이 함께 나타나면서 안색이 青赤色을 띠면 반드시 부딪혀 손상된 병으로서 瘀血이 보이지 않거나 이미 瘀血이 보이거나 간에 (그 氣와 血이 정체되어 형체가) 濕(腫滿)하게 되는데, 마치 水腫에 걸린 것과 같습니다.

尺內[78]兩傍, 則季脇也, 尺外[79]以候腎, 尺裏[80]以候腹. 中附上, 左

---

73) 故病五臟發動 : "故病"이란 宿疾, 즉 오래된 병을 가리키고, "五臟發動"이란 五臟이 邪氣를 感受하여 새로운 병이 생기는 것을 가리킨다.

74) 徵 : 여기서는 "살피다"로 해석해야 한다.

75) 奪 : 여기서는 "정상을 벗어나다"로 해석해야 한다.

76) 毁 : 《太素》에는 "擊"으로 되어 있는데, 그 의미가 뛰어나므로 본서는 《太素》에 근거하여 "毁"를 "擊"으로 해석하였다.

77) 當病毁傷, 不見血, 已見血, 濕若中水也 : 張介賓은 注에서 "무릇 筋骨이 毁傷당하였을 경우는 血이 보이거나 血이 보이지 않거나 간에 그 血이 반드시 응결하고, 그 經氣가 반드시 停滯하는데, 氣血이 凝滯되면 형태가 반드시 腫滿해지므로 濕氣가 經脈에 있는 것 같으며, 水腫에 걸린 형상과 같다."고 하였다. 여기서 "濕"은 "腫滿", 즉 "붓다"로 풀어야 의미가 순조롭다. 《素問校釋》과 《素問譯釋》에서는 "若"을 "或"으로 풀이하여 "濕邪로 인한 것이거나 혹은 水邪에 손상된 것이다"라고 해석하였다. 張琦는 《素問釋義》에서 "'不見血, 已見血' 6字는 衍文이다."라고 하였는데, 참고할 만하다.

78) 尺內 : 여기서의 "尺"이란 팔꿈치 關節 아래에서 寸口 부위까지를 말하는 것으로서, 寸·關·尺의 "尺"이 아니다. 王冰은 注에서 "'尺內'는 尺澤의 안쪽을 말한다."고 하였다. 따라서 "尺"

外以候肝, 內以候鬲; 右[81]外以候胃, 內以候脾. 上附上[82], 右外以候肺, 內以候胸中; 左外以候心, 內以候膻中. 前以候前, 後以候後[83]. 上竟上者, 胸喉中事也; 下竟下[84]者, 少腹腰股膝脛足中事也.

尺膚의 안쪽 양측에서 季脇(의 질병)을 살피고, 尺膚의 바깥쪽에서 腎(의 질병)을 살피며, 尺膚의 중간에서 腹部(의 질병 여부)를 살핍니다.

尺膚의 中段 · 왼손의 바깥쪽에서 肝(의 질병)을 살피고, 안쪽에서 膈部(의 질병 여부)를 살피며, 오른손의 바깥쪽에서 胃(의 질병 여부)를 살피고, 안쪽에서 脾(의 질병 여부)를 살핍니다.

尺膚의 上段 · 오른손의 바깥쪽에서 肺(의 질병 여부)를 살피고, 안쪽에서 胸中(의 질병)을 살피며, 왼손의 바깥쪽에서 心(의 질병)을 살피고, 안쪽에서 膻中(의 질병)을 살핍니다.

尺膚의 前面에서 신체의 앞쪽(胸腹部)을 살피고, 後面에서 신체의 뒤쪽(背部)을 살핍니다.

"上竟上(魚際部)"이란 胸部 · 喉部 중의 질병을 살피는 곳이고, "下竟下(尺澤穴 부위)"란 小腹 · 腰 · 股 · 膝 · 脛 · 足部 중의 질병을 살피는 곳입니다.

◀參考▶ 本節에 대해서는 두 가지 견해가 있다. 즉 楊上善과 王冰 · 丹波元簡 등은 尺膚 부위를 진맥하는 것으로 보았고, 馬蒔와 張介賓 등은 寸口(寸口脈의 寸關尺) 부위를 진맥하는 것으로 보았다. 丹波元簡은《素問識》에서 "王冰의 注에 이르길 '尺內를 尺澤部의 內側이다. 이는 尺膚를 진맥하는 부위이다'라고 하였다. 平人氣象論에서 '尺濇脈滑, 尺寒脈細'라 하였는데, 王冰은 注에서 '이는 尺膚를 가리키는 것이다'라고 하였으며, 王冰은

이란 尺膚, 즉 尺部의 皮膚를 가리킨다.

79) 尺外 : 尺膚의 외측을 가리킨다.

80) 尺裏 : 尺澤部의 중간을 가리킨다.

81) 左……右 : 좌우의 손을 가리킨다.

82) 中附上,……上附上 : 尺膚(팔꿈치 관절에서 손목 관절까지의 피부)를 3단계로 나누어 손바닥 쪽을 上段이라 하고, 팔꿈치 관절 쪽을 下段이라 하며, 중간을 中段이라 한다. 따라서 "中附上"이란 中段을, "上附上"이란 尺膚의 上段을 가리킨다. 중단 부위에는 肝 · 鬲 · 脾 · 胃가 속해 있으며, 상단 부위에는 肺 · 胸 · 心 · 膻中이 속해 있다.

83) 前以候前, 後以候後 : "前以候前"이란 尺膚의 前面, 즉 팔뚝의 안쪽 陰經 부분으로써 신체의 前面, 즉 胸腹部의 병을 살피는 것을 말하며, "後以候後"란 尺膚의 後面, 즉 팔뚝의 바깥쪽 陽經 부분으로써 신체 後面, 즉 背部의 병을 살피는 것을 말한다.

84) 上竟上者,……下竟下者 : "竟"에는 "끝"이란 뜻이 있다. 따라서 "上竟上"이란 尺膚의 上端 끝부분 즉 魚際部를 가리키고, "下竟下"란 尺膚의 下端 끝부분 즉 尺澤穴 부위를 가리킨다.

또한 邪氣臟腑病形篇의 '善調尺者, 不待於寸'이란 구절의 注에서 '대저 色脈과 尺膚의 상응관계는 마치 북채로 북을 치면 소리가 나는 것과 같다'고 하였다. 그는 또한 論疾診尺篇의 '尺膚澤'에 대한 注에서도 '尺膚의 肌肉이 연약한 것이다'라고 하였다. 《難經 · 十三難》에서는 '脈이 數하면 尺部의 皮膚 역시 數하고, 脈이 急하면 尺部의 皮膚 역시 急하다'고 하였다. 尺이란 팔 안쪽의 1尺 부분이지 결코 寸 · 關 · 尺의 尺을 가리키는 것이 아니다. 寸口를 寸 · 關 · 尺의 寸口로 나눈 것은 《難經》을 모방한 것이다. 馬蒔 · 張介賓 등은 이를 寸 · 關 · 尺의 尺으로 해석하였는데, 이는 經典의 취지와 어긋나는 것이다."라고 하였다. 이로 볼 때 丹波氏의 견해가 옳다.

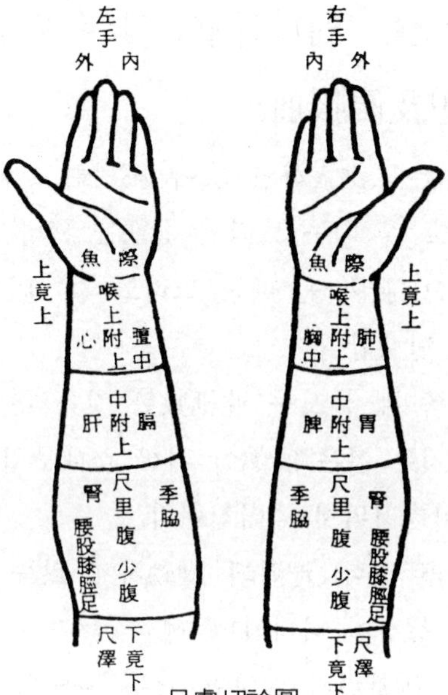

尺膚切診圖

麤大[85]者, 陰不足陽有餘, 爲熱中也[86]. 來疾去徐, 上實下虛, 爲厥巓疾; 來徐去疾, 上虛下實, 爲惡風[87]也. 故中惡風者, 陽氣受也[88]. 有脈[89]俱沈細數者, 少陰厥[90]也. 沈細數散者, 寒熱也. 浮而散者爲眴仆[91]. 諸浮不躁者皆在陽, 則爲熱; 其有躁者在手[92]. 諸細而沈者

85) 麤大(추대) : 脈이 洪大한 것을 가리키는데, 이는 陽熱 有餘한 脈象이다. "麤"는 "粗"와 같다.

86) 熱中 : 여기서는 陰虛火旺으로 발생하는 內熱을 가리킨다.

87) 上虛下實, 爲惡風 : "上虛下實"은 肝木이 하부에서 鬱結되고 虛風이 상부를 요동하여 야기된 것이므로 반드시 眩暈 증상이 있어야 한다. 따라서 "惡風"이란 "內風"을 가리킨다. 《五臟生成篇》에서 "徇蒙招尤, 目冥耳聾, 下實上虛, 過在足少陽 · 厥陰(머리가 심하게 흔들려 매우 어지럽고, 눈앞이 아물거리며, 귀가 어두워지는 것은 하부는 實하고 상부는 虛하기 때문인데, 그 병변은 足少陽膽經과 足厥陰肝經에 있다)."이라 한 것이 그 증거이다.

88) 故中惡風者, 陽氣受也 : 《太素》 卷十五 五臟脈診에는 이 9字가 없다. 이 9字는 上文 "惡風"의 旁注가 正文에 잘못 끼여든 것이므로 마땅히 刪去해야 한다. 따라서 본서는 이 9字를 해석하지 않았다.

89) 有脈 : 上下文例에 비추어 볼 때 이 2字는 衍文이므로 마땅히 刪去해야 한다.

90) 少陰厥 : "少陰"이란 足少陰腎經을 가리킨다. 姚止庵이 이르길 "脈이 沈細하면서 數한 것은 陰虛水虧하여 火가 上逆한 것인데, 이를 少陰厥이라 한다. 厥이란 거꾸로 치솟은 것이다. 이른바 陰虛火動이 이것이다."라고 하였다.

皆在陰, 則爲骨痛; 其有靜者在足. 數動一代[93]者, 病在陽之脈也, 洩[94]及便膿血.

(脈象이) 洪大하면 陰이 不足하고 陽이 有餘하니 內熱이 발생합니다. (脈이) 올 때는 빠르고 갈 때는 느리면 上部는 實하고 下部는 虛한 것으로서 氣가 厥逆하여 癲疾이 발생하고, 脈이 올 때는 느리고 갈 때는 빠르면 上部는 虛하고 下部는 實한 것으로서 內風이 발생합니다.

양쪽 脈이 모두 沈細數한 것은 足少陰經의 氣가 厥逆한 것이고, (脈이) 沈細數하면서 흩어지는 것은 寒熱이 뒤섞인 때문입니다. (脈이) 浮하면서 흩어지면 (氣血이 부족한 것이므로) 어지러워서 넘어집니다.

여러 (脈이) 浮하되 躁動하지 않는 것은 모두 (病邪가) 足三陽經에 있기 때문이니 곧 發熱 증상이 나타나며, (脈이 浮하면서) 躁動하면 (病邪가) 手三陽經에 있는 것입니다. 여러 (脈이) 細하면서 沈하면 모두 (病邪가) 手三陰經에 있는 것이니 곧 骨節疼痛이 발생하며, (脈이 沈細하면서) 안정되면 (病邪가) 足三陰經에 있는 것입니다. 脈이 빠르게 뛰면서도 간헐적으로 멈추는 것은 病邪가 三陽經脈에 있는 것이니, 泄瀉 및 膿血便이 나타납니다.

諸過者切之[95], 濇[96]者陽氣有餘也, 滑者陰氣有餘也. 陽氣有餘爲身熱無汗, 陰氣有餘爲多汗身寒, 陰陽有餘則無汗而寒[97]. 推而外之,

---

91) 浮而散者爲眴仆 : "眴(현)"은 "眩"과 통하며 현기증이 나는 것을 말하고, "仆"는 현기증으로 인해 넘어지는 것을 말한다. 王冰은 注에서 "脈이 浮한 것은 氣가 虛한 것이고, 흩어지는 것은 血이 부족한 것이다. 氣가 虛하고 血이 부족하므로 현기증이 나면서 쓰러진다."고 하였다.

92) 諸浮不[1]躁者皆在陽, 則爲熱; 其有躁者在手 : 張介賓은 注에서 "脈이 浮한 것은 陽이고, 躁한 것은 陽 중의 陽이다. 그러므로 浮하기만 하고 躁하지 않은 것은 모두 陽脈에 속하며 熱病을 면할 수 없다. 만약 浮하면서 겸하여 躁하면 陽이 極에 달한 것이므로 마땅히 손(手)에 있어야 한다. 손(手)에 있는 것은 陽 중의 陽인 手三陽經을 말한다. 이것은 《終始篇》에서 '人迎脈이 한 번 盛하면 병이 足少陽에 있고, 한 번 盛하면서 躁動하면 병이 手少陽에 있다'고 한 것과 같은 뜻이다."라고 하였다.

93) 數動一代 : "數動"은 맥이 빠르게 뛰는 것을 가리키고, "代"란 맥이 뛰다가 간헐적으로 멈추는 것을 가리킨다.

94) 洩 : "洩"은 "泄"과 同字이다.

95) 諸過者切之 : "過"란 太過한 脈을, "切"이란 切脈을 가리킨다.

96) 濇(색) : "澀(澁)"과 같다.

97) 陰陽有餘則無汗而寒 : 王冰은 注에서 "陽氣가 남으면 땀이 나지 않고, 陰氣가 남으면 몸이 차가운데, 만약 陰陽이 모두 남아돌면 응당 땀이 나지 않고 몸이 차다."고 하였다. 張琦는 注에서 "이는 그 의미를 상세히 알 수 없으니, 아마도 잘못이 있는 듯하다."라고 하였다.

內而不外, 有心腹積也[98]. 推而內之, 外而不內, 身有熱也. 推而上之, 下而不上, 腰足淸[99]也. 推而下之, 上而不下[100], 頭項痛也. 按之至骨, 脈氣少[101]者, 腰脊痛而[102]身有痹也.

각종 太過한 脈을 진맥함에 있어서, (脈이) 澀하면 陽氣가 남아도는 것이고, 滑하면 陰氣가 남아도는 것입니다. 陽氣가 남아돌면 몸에서 熱이 나되 땀은 나지 않고, 陰氣가 남아돌면 땀이 많이 나면서도 몸이 차며, 陰氣와 陽氣가 (모두) 남아돌면 땀이 나지 않고 몸이 찹니다.

(病態가 表證을 띠고 있어) 浮脈(外)을 求하였으나 沈(內)하기만 하고 浮(外)하지 않으면 心腹에 積聚病이 있는 것입니다. (病態가 裏證을 띠고 있어) 沈脈(內)을 求하였으나 浮(外)하기만 하고 沈(內)하지 않으면 몸에 內熱이 있는 것입니다.

(병이 상부에 있는 것으로 보아) 上部(寸脈)에서 脈을 求하였으나, 下部(尺脈)에서만 나타나고[103] 上部(寸脈)에서는 나타나지 않으면 (이는 陰氣가 하부에 盛한 것이므로) 허리와 다리

---

98) 推而外之, 內而不外, 有心腹積也 : "推"는 "求"·"取"이고, "外"·"內"는 脈의 浮·沈을 가리킨다. 張介賓은 注에서 "병이 表에 있는 것 같아 외부에서 求하려 했으나, 脈이 沈遲하면서 浮하지 않으니, 이는 병이 내부에 있는 것이지 외부에 있는 것이 아니므로 心腹에 積이 있음을 알 수 있다."고 하였다. 즉 "內而不外"의 "內"는 脈이 沈遲한 것을, "外"는 脈이 浮한 것을 가리킨다. 첫 번째는 句는 診法을, 두 번째 句는 脈象을, 세 번째 句는 病證을 가리킨다. 아래의 문장도 이와 같은 형식이다.

99) 淸 : "淸"에는 "寒"의 뜻이 있다.

100) 推而上之, 下而不上,……推而下之, 上而不下 : 원문에는 "推而上之, 上而不下,……推而下之, 下而不上"으로 되어 있었으나,《甲乙經》《素問補識》에 근거하여 교정하였다. 胡天雄은《素問補識》에서 "尤怡가 이를 일러《甲乙經》이 그르다고 하였으나, 내가 보기에는《甲乙經》이 옳으니, 이를 그르다고 한 자가 틀렸다. 앞에서 '推而外之, 內而不外'·'推而內之, 外而不內'라고 한 文例에 비추어 보면 마땅히 '推而上之, 下而不上'·'推而下之, 上而不下'로 적어야 한다. 위에서 '諸過者切之'라고 함은 그 脈을 짚어 보면 太過한 부위를 알 수 있음을 말한 것이다. 예컨대 병이 내부에 있으면 脈이 마땅히 沈해야 하고, 병이 외부에 있으면 脈이 마땅히 浮해야 하는데, 지금 '內而不外' 즉 脈이 沈하되 浮하지 않으니 병이 내부에 있어 心腹에 積이 있는 裏證임을 알 수 있고, '外而不內' 즉 脈이 浮하되 沈하지 않으니 병이 외부에 있어 몸에 熱이 있는 表證임을 알 수 있다. 따라서 '下而不上'하면 병이 하부에 있어 腰部와 足部가 차가움을 알 수 있고, '上而不下'하면 병이 상부에 있어 頭項部에 통증이 옴을 알 수 있다."고 하였다.

101) 少 : "少"는 "微(미약하다)"와 통한다.

102) 而 : 여기서는 "또한"·"아울러"로 해석해야 한다.

103) "上部의 寸脈으로 신체 상부의 질병을 살피고, 下部의 尺脈으로 신체 하부의 질병을 살핀다(上寸脈以候上, 下尺脈以候下)"는 원칙에 비추어 볼 때 "上部"라 함은 寸脈을 가리키고, "下部"

에 淸冷한 증상이 나타납니다. (병이 하부에 있는 것으로 보아) 下部(尺脈)에서 脈을 求하였으나, 上部(寸脈)에서만 나타나고 下部(尺脈)에서는 나타나지 않으면 (이는 陽氣가 상부에서 盛한 것이므로) 頭項疼痛이 나타납니다.

診脈時에 骨에 이르도록 세게 눌렀으나 脈氣가 미약하면 (陽氣가 부족하고 陰寒이 내부에서 盛한 것으로서) 腰脊部에 疼痛이 오거나 전신에 痹症이 나타납니다.

라 함은 尺脈을 가리킨다.

十八. 平人氣象論

"平人"이란 정상인을 의미한다. "氣"는 經脈의 氣를 뜻하고, "象"은 脈象을 가리킨다. 본편에서는 "平人의 정상적인 氣는 胃에서 來源한다"는 이치에서 출발하여 脈은 胃氣를 근본으로 삼고 있음을 강조하였다. 또한 四時와 五臟의 平脈·病脈·死脈을 비교·분석하여 질병을 진단하고 預後를 추측하는 근거로 삼았다.

(1) 호흡과 맥박의 관계를 논술하였다.

(2) "平人의 정상적인 氣는 胃에서 來源"하므로 脈에 胃氣가 있으면 平脈이고 胃氣가 없으면 死脈이다. 四時와 五臟의 平脈·病脈·死脈의 임상특징을 자세하게 논술하였다.

(3) 胃의 大絡 즉 "虛里"의 切診意義를 논술하였다.

(4) 水腫·黃疸 등 각종 질병의 脈象과 임상특징 및 姙娠의 脈象을 논술하였다.

黃帝問曰 : 平人1)何如?

岐伯對曰 : 人一呼脈再動, 一吸脈亦再動, 呼吸定息2)脈五動, 閏以太息3), 命曰平人. 平人者, 不病也. 常以不病調4)病人, 醫不病,

1) 平人 : 병이 없고 氣血이 조화로운 사람을 가리킨다.

2) 呼吸定息 : 한번 들이쉬고 한번 내쉬는 것을 "一息"이라 한다. "呼吸定息"이란 호흡을 하고 나서 다음 호흡을 시작하기 전에 잠깐 쉬는 것을 가리킨다. 張介賓은 注에서 "'呼吸定息'이란 一息이 이미 끝나고 교체되는 息이 아직 시작되지 않은 틈을 말하는데, 그 사이에 脈이 또 한 번 이르므로 다섯 번 뛴다고 한 것이다."라고 하였다.

故爲病人平息[5])以調之爲法.

黃帝 : 정상인의 脈象은 어떠합니까?

岐伯 : 사람이 숨을 한 번 내쉴 때 脈이 두 번 뛰고, 숨을 한 번 들이쉴 때도 두 번 뛰며, (한번 호흡을 하고 다음 호흡이 오는 사이에 脈이 다시 한번 뛰므로) 呼吸을 하고 숨을 고르는 사이에 맥박이 다섯 번 뛰고 간간이 숨을 길게 내쉬는데, 이를 "平人"이라 합니다. "平人"이란 병이 없는 사람을 말합니다. 일반적으로 病이 없는 사람을 기준으로 하여 환자의 맥박과 호흡을 헤아리는데, 의원은 병이 없으므로 환자를 위하여 (자신의) 숨을 가다듬어 그것(즉 환자의 호흡맥박)을 헤아리는 방법으로 삼습니다.

人一呼脈一動, 一吸脈一動, 曰少氣[6]). 人一呼脈三動, 一吸脈三動而躁, 尺熱[7])曰病溫; 尺不熱脈滑曰病風; 脈濇曰痹. 人一呼脈四動以上曰死[8]), 脈絶不至曰死, 乍疎乍數[9])曰死.

사람이 숨을 한 번 내쉴 때 脈이 한 번 뛰고, 숨을 한 번 들이쉴 때 脈이 한 번 뛰는 것을 "少氣"라 합니다. 사람이 숨을 한 번 내쉴 때 맥이 세 번 뛰고, 숨을 한 번 들이쉴 때 脈이 세 번 뛰면서 빠르며 尺膚에 熱이 나는 것을 "病溫(溫病)"이라 합니다. 尺膚에 열이 나지 않고 맥이 매끄러운 것을 "病風(風病)"이라 하고, 脈이 澁한 것을 "痹"라 합니다. 사람이 숨을 한 번 내쉴 때 맥이 네 번 이상 뛰는 것을 "死證"이라 하고, 맥이 끊어져서 이르지 않는 것도 "死證"이라 하며, 맥이 갑자기 느려지거나 갑자기

---

3) 閏以太息 : "閏"은 "짬 · 여유"의 뜻이다. 張介賓은 注에서 "平人은 정상적으로 숨쉬는 외에 간간이 한번 매우 길게 숨을 쉬는데, 이것이 '閏以太息'이다."라고 하였다. 여기서는 "太息"을 한숨으로 해석해서는 안된다.

4) 調 : 여기서의 "調"는 "헤아리다"로 해석해야 한다.

5) 平息 : "平"은 "고르게 하다"의 뜻이다.

6) 少氣 : 脈은 血과 氣의 통로이고, 脈의 운행은 정상적인 氣에 의존한다. 一呼와 吸에 맥이 각각 두 번 뛰는 것은 氣血이 정상적으로 운행되는 것이고, 이에 미치지 못하면 正氣가 부족한 것으로서 이름하여 "少氣"라 한다.

7) 尺熱 : "尺"은 尺膚의 略稱이다. 尺膚에 熱이 있는 것을 가리킨다.

8) 人一呼吸四動以上曰死 : 張介賓은 注에서 "숨을 한 번 내쉴 때 맥이 네 번 이상 뛴다면 한 번 呼吸할 때 여덟 번 이상 뛰는 것이니, 하물며 그 이상임에랴? 《難經》에서 '네 번 이르는 것을 脫精이라 하고, 다섯 번 이르는 것을 死라 한다.……'고 했으니, 이는 모두 숨을 한 번 내쉴 때 네 번 이상 脈이 뛰는 것이므로 죽는다."고 하였다.

9) 乍疎乍數 : "乍"는 "갑자기"란 뜻이고, "踈"는 "疏"와 同字로서 "느리다"라는 뜻이며, "數(삭)"은 "빠르다"는 뜻이다.

빨라져도 "死證"이라 합니다.

平人之常氣[10]稟於胃，胃氣[11]者，平人之常氣也[12]；人無胃氣曰逆，逆者死.

건강한 사람의 정상적인 脈氣는 胃로부터 부여받는데, (胃는 水穀의 海로서 인체의 氣血을 生化하는 근본이므로) 胃氣는 건강한 사람의 정상적인 脈氣입니다. 인체에 胃氣가 없는 것을 "逆證"이라 하는데, 逆證이 발생하면 죽습니다.

春胃微弦曰平[13]，弦多胃少曰肝病，但弦無胃曰死，胃而有毛[14]曰秋病[15]，毛甚曰今病. 臟眞[16]散於肝，肝藏筋膜之氣也.

봄에는 胃氣가 있어서 (脈이 부드러우면서도) 약간 팽팽(弦)해야 정상적인 脈인데, (만일 팽팽한) 弦脈은 뚜렷하나 胃氣가 부족하면 (肝에 병이 있는 것이므로) "肝病"이라 하며, 팽팽(弦)하기만 할 뿐 胃氣가 없으면(眞臟脈[17]) "死證"이라 합니다. 胃氣가 있으면서 (가을의 脈象인) 毛脈이 나타나면 (가을에 병이 발생함을 예측할 수 있으므로) "秋病"이라 하고, (만약) 毛脈이 뚜렷하게 나타나면 (곧바로 병이 발생할 수 있으므로) "今病"이라 합니다. (봄에는 肝氣가 왕성하므로) 五臟의 眞氣가 肝에 의해서 散布되고, 肝은 筋膜의 氣를 저장합니다.

夏胃微鉤曰平，鉤多胃少曰心病，但鉤無胃曰死，胃而有石[18]曰冬

---

10) 常氣：이는 정상적인 脈氣를 가리키는데, 곧 아래의 胃氣를 말한다.

11) 胃氣：원문에는 "氣" 字가 없었으나, 《玉機眞藏論》에서 王氷이 인용한 글에 근거하여 보충하였다.

12) 胃者平人之常氣也：《甲乙經》에 이르기를 "인체의 稟賦의 氣는 胃로부터 來源한다. 胃氣는 脈의 本으로써 胃氣가 없는 것을 逆이라 하며, 逆하면 죽는다."라고 하였다.

13) 春胃微弦曰平："春胃"는 脈에 胃氣가 있는 것인데, 脈에 胃氣가 있으면 부드럽다. 봄에는 木氣가 왕성하므로 脈이 당연히 팽팽(弦)하다. 그러나 胃氣가 있으면 脈이 약간 팽팽하면서도 부드러운데, 太過함도 不及함도 없어야 "平脈"이라 한다. 아래에 나오는 "夏胃微鉤"·"長夏胃微耎"·"秋胃微毛"·"冬胃微石"의 경우도 동일하다.

14) 胃而有毛：《脈經》卷三 第一에는 "有胃而毛"로 되어 있는데, 이것이 옳다. "有胃"는 위의 "無胃"와 對句이다. 따라서 본서는 《脈經》에 근거하여 해석하였다.

15) 胃而有毛曰秋病："胃"는 脈에 胃氣가 있는 것을 가리키고, "毛"는 毛脈을 가리키며 이는 가을에 나타나는 脈象이다. 봄에 秋脈이 보이면 가을에 이르러 발병한다.

16) 臟眞：五臟의 眞氣를 가리킨다.

17) 眞臟脈：五臟의 眞氣가 심하게 노출된 脈象을 가리킨다. 五臟의 병이 위중한 단계에 이르면 해당 臟器의 精氣가 쇠약해지고 胃氣가 끊어지게 되므로 각기 특수한 脈象을 나타내며, 모두 胃·神·根의 脈氣가 없는데, 특히 부드러운 脈象이 나타나지 않는다.

18) 胃而有石：註 14번과 마찬가지 이유로 "有胃而石"으로 해석함이 옳다.

病, 石甚曰今病. 臟眞通於心, 心藏血脈之氣也.

여름에는 胃氣가 있어서 (脈이 부드러우면서도) 약간 굽어야(鉤) 정상적인 脈인데, 鉤脈은 뚜렷하나 胃氣가 부족하면 (心에 병이 있는 것이므로) "心病"이라 하며, 鉤하기만 할 뿐 胃氣가 없으면(眞臟脈) "死證"이라 합니다. 胃氣는 있으나 (여름에 겨울의 脈象인) 石脈이 나타나면 (병이 겨울에 발생함을 예측할 수 있으므로) "冬病"이라 하고, 石脈이 매우 뚜렷하면 (곧바로 병이 발생할 수 있으므로) "今病"이라 합니다. (여름에는 心氣가 왕성하므로) 五臟의 眞氣가 心에 의해 통하고, 心은 血脈의 氣를 저장합니다.

長夏胃微耎弱曰平, 弱多胃少曰脾病, 但弱無胃[19]曰死. 耎弱有石曰冬病, 弱甚曰今病[20]. 臟眞濡於脾, 脾藏肌肉之氣也.

長夏에는 胃氣가 있어서 (脈이 부드러우면서도) 약간 軟弱해야 정상적인 脈인데, 弱脈은 뚜렷하나 胃氣가 부족하면 (脾에 병이 있는 것이므로) "脾病"이라 하고, 弱脈만 나타나고 胃氣가 없으면(眞臟脈) "死證"이라 합니다. 軟弱하면서 (겨울의 脈象인) 石脈이 나타나면 (겨울에 병이 발생함을 예측할 수 있으므로) "冬病"이라 하고, 弱脈이 매우 뚜렷하면 (곧바로 병이 발생할 수 있으므로) "今病"이라 합니다. (長夏에는 脾氣가 왕성하므로) 五臟의 眞氣가 脾에 의해서 濡養되고, 脾는 肌肉의 氣를 저장합니다.

---

19) 但弱無胃 : 원문에는 "弱"이 "代"로 되어 있었으나, 상하 文例에 근거하여 "弱"으로 교정하였다. 예컨대 "春胃微弦" 뒤에 "但弦無胃"라 하였고, "夏胃微鉤" 뒤에 "但鉤無胃"라고 하였으며, "秋胃微毛" 뒤에 "但毛無胃"라고 하였고, "冬胃微石" 뒤에 "但石無胃"라고 하였다. 이에 비추어 볼 때 앞 문장에서 "長夏胃微耎弱"이라 하였으니 마땅히 "但弱無胃"라 해야 한다. 예로부터 유명한 醫家들 중에는 黃老之學(道敎)에 심취한 사람들이 많았는데, 대표적인 인물로는 葛洪·王冰 등이다. 이들은 "柔弱"한 것을 귀하게 여겼는데, "軟弱"한 것을 "死"로 표현하기 싫어서 "代" 字로 대신하였던 것이다. 道敎에서 柔弱함을 숭상했다는 것은 《老子》를 보면 한 눈에 알 수 있다.

20) 耎弱有石曰冬病, 弱甚曰今病 : 丹波元簡은 《素問識》에서 "앞의 文例에 비추어 볼 때 '石'은 마땅히 '弦'으로 해야 옳고, '冬病'은 마땅히 '春病'으로 해야 옳다."고 하였다. 이 說이 옳기는 하나, 王冰은 注에서 "'石'은 겨울의 脈으로서 水氣이다. 그것이 克勝하는 순서로 본다면 '石'을 마땅히 '弦'으로 해야 하나, 長夏의 土氣가 끊어졌으므로 '石'이라 한 것이다."라고 하였고, 姚止庵은 注에서 "대저 사람의 병은 그것이 이기지 못하는 것에서 흔히 나타나므로 肝·心 二臟은 모두 (자신이 이기지 못하는) 毛·石에 의해 병들었지만, 脾·肺·腎은 도리어 자신이 이기는 것에 의해 병들었으니 어째서인가? 五臟의 氣는 無常하여 盛하면 족히 자신이 이기지 못하는 것에 대항할 수 있고, 쇠약해지면 자신이 이기는 것에 의해 모멸당한다. ……자신이 이기지 못하는 것에 의해 억제 당하는 것은 '常'이고, 자신이 이기는 것에 의해 모멸당하는 것은 '變'이다. 岐伯은 그 이치를 함께 나타내고자 하여 肝·心을 '常'에 짝짓고, 脾·肺·腎을 모두 '變'에 짝지었으니, 독자들은 글에 얽매여 뜻을 억지로 끌어내지 말기를 바란다."고 하였다.

秋胃微毛[21)]曰平, 毛多胃少曰肺病, 但毛無胃曰死, 毛而有弦曰春病, 弦甚曰今病. 臟眞高於肺[22)], 以行榮衛陰陽[23)]也.

가을에는 胃氣가 있어서 (脈이 부드럽고) 약간 가볍게 떠오르면서 깃털을 만지는 것 같아야(毛) 정상적인 脈인데, 毛脈은 뚜렷하나 胃氣가 부족하면 (肺에 병이 있는 것이므로) "肺病"이라 하며, 毛脈만 나타나고 胃氣가 없으면(眞臟脈) "死證"이라 합니다. 毛脈과 함께 (봄의 脈인) 弦脈이 나타나면 (봄에 병이 발생함을 예측할 수 있으므로) "春病"이라 하고, 弦脈이 매우 뚜렷하면 (곧바로 병이 발생할 수 있으므로) "今病"이라 합니다. (가을에는 肺氣가 왕성하므로) 五臟의 眞氣가 肺에 의해서 상승하고, 이로써 (전신) 營衛陰陽의 氣를 운행시킵니다.

冬胃微石曰平, 石多胃少曰腎病, 但石無胃曰死, 石而有鉤曰夏病, 鉤甚曰今病. 臟眞下於腎, 腎藏骨髓之氣也[24)].

겨울에는 胃氣가 있어서 (脈이 부드러우면서도) 약간 가라앉아야(石) 정상적인 脈인데, 石脈은 뚜렷하나 胃氣가 부족하면 (腎에 병이 있는 것이므로) "腎病"이라 하며, 石脈만 나타나고 胃氣가 없으면(眞臟脈) "死證"이라 합니다. 石脈과 함께 (여름철의 脈象인) 鉤脈이 나타나면 (여름에 병이 발생함을 예측할 수 있으므로) "夏病"이라 하고, 鉤脈이 뚜렷하면 (곧바로 병이 발생할 수 있으므로) "今病"이라 합니다. (겨울에는 腎氣가 왕성하므로) 五臟의 眞氣가 腎으로 내려가며, 腎은 骨髓의 氣를 저장합니다.

胃之大絡, 名曰虛里[25)]. 貫鬲絡肺, 出於左乳下, <u>其動應手</u>[26)], 脈宗

---

21) 毛 : 脈이 올 때 가볍게 떠오르고, 깃털을 만지는 것 같은 脈象을 가리킨다.

22) 臟眞高于肺 : "高"는 "升"의 뜻이다. 즉 이는 五臟의 眞氣가 肺에 의해 상승한다는 뜻이다.

23) 以行榮衛陰陽 :《金匱眞言論》에서 "入通于肺, 是知病之在皮毛也"라 하고,《經脈別論》에서 "肺朝百脈, 輸精于皮毛"라 한 것에 비추어 볼 때 "以行榮衛陰陽"는 마땅히 "肺藏皮毛之氣"로 교정해야만 "肝藏筋膜之氣"·"心藏血脈之氣"·"脾臟肌肉之氣"·"腎藏骨髓之氣"라고 한 상하의 文例와 부합한다.

24) 臟眞下于腎, 腎藏骨髓之氣也 : 腎은 骨髓를 주관하고, 閉藏을 주관하므로 겨울에는 五臟의 眞氣가 腎으로 하강하는데, 腎은 이를 저장함으로써 骨髓를 充養한다.

25) 虛里 : 좌측 乳房 아래 心尖部에 박동이 느껴지는 곳을 말한다. 胃氣는 인체의 근본이며, 宗氣 역시 胃氣를 근원으로 하는데, "虛里"는 宗氣가 모여드는 곳이므로 十二經脈의 우두머리가 된다. 그러므로 虛里의 박동은 胃氣와 氣血源流의 변화를 직접적으로 반영한다.

26) 其動應手 : 원문에는 "其動應衣"로 되어 있었으나,《素問識》에 근거하여 교정하였다. 丹波元簡은《素問識》에서 "'應衣'는《甲乙經》을 따라 '應手'로 교정해야 한다. 만약 '應衣'라 한다면 아래의 '應衣'와 어떻게 구별하겠는가?"라고 하였다.

氣[27]也. 盛喘數絶者, 則病在中[28]; 結而橫[29], 有積矣; 絶不至曰死. 乳之下, 其動應衣, 宗氣泄也[30].

胃經의 大絡을 "虛里"라고 합니다. (그 絡脈은) 횡격막을 뚫고 올라가 肺와 이어지고 좌측 乳房 아래로 나오므로 그 박동이 손에서 느껴지는데, (이는) 脈 중의 宗氣입니다. (虛里의 박동이) 盛하여 마치 숨을 헐떡이는 듯하거나 빠르면서 잠시 끊어지면 (中焦의 氣가 지켜지지 않은 것으로서) 병이 中焦에 있는 것이고, (虛里의 脈이) 느리고 때때로 멈추며 脈氣가 길면서도 견실하면 (氣機가 鬱滯되어 소통되지 않는 것으로) 積病이 있는 것이며, (虛里의 脈이) 끊어져 이르지 않으면 死證이라 합니다. 乳房 아래(虛里)에서 박동하는 것이 옷을 입은 상태에서도 느껴지면 宗氣가 빠져나간 것입니다.

欲知寸口[31]太過與不及. 寸口之[32]脈中手[33]短者, 曰頭痛. 寸口脈中手長者, 曰足脛痛. 寸口脈中手促上擊者, 曰肩背痛. 寸口脈沈而堅者, 曰病在中. 寸口脈浮而盛者, 曰病在外. <u>寸口脈沈而弱, 曰寒熱及疝瘕少腹痛</u>[34]. 寸口脈沈而橫[35], 曰脇下有積, 腹中有橫積痛. 寸

---

27) 宗氣 : 《廣雅·釋詁三》에서 "宗은 聚이다."라고 하였다. 胃는 十二經脈의 海인데, 虛里는 여러 經脈의 氣가 모이는 곳이므로 宗氣라 하였다.

28) 盛喘數絶者, 則病在中 : 張介賓은 注에서 "虛里의 박동이 심하여 마치 숨을 헐떡이는 듯하거나, 혹은 빠르면서 간간이 끊어지는 것은 中焦의 氣가 지켜지지 않기 때문이므로 병이 中焦에 있는 것이다."라고 하였다.

29) 結而橫 : "結"이란 맥이 느리게 오고 때때로 멈추는 것을 말하고, "橫"이란 脈氣가 길고 견실하여 마치 나무막대가 손가락 아래에 가로막힌 듯한 것을 말한다. 혹자는 "橫"을 "斷"으로 해석하여 脈이 올 때 간간이 끊어지는 것이라 해석하였는데, 이 역시 通한다.

30) 乳之下, 其動應衣, 宗氣泄也 : 《新校正》에서 이르길 "全元起本에는 이 11字가 없고, 《甲乙經》에도 없다. 상하의 文義를 살펴보건대 이 11字가 많으니 마땅히 刪去해야 한다."고 하였고, 于鬯은 "이 11字는 윗 문장 '左乳下其動應衣, 脈宗氣也'의 注語이다."라고 하였다. 그러나 田晉蕃은 "대저 박동이 미약하면 손에 느껴지고, 박동이 심하면 옷을 입은 상태에서도 느껴지는데, 미약하면 정상이고, 심하면 病이다. 王冰은 반드시 근거한 바가 있었을 것이니, 衍文으로 단정할 수 없다. 지금에 옛것을 검증해 보니 믿을 만하고 효험이 있었다."고 하였다.

31) 寸口 : "氣口" 혹은 "脈口"라고도 하는데, 寸·關·尺 세 부위를 개괄하여 말한 것이다.

32) 之 : 아래의 文例에 비추어 볼 때 衍文임이 확실하다.

33) 中手 : "應手"와 같은 뜻으로서, 脈이 손가락에 應하여 오는 것을 말한다. 《禮記·月令》 鄭玄注에 "'中'은 '應'과 같다."고 하였다.

34) 寸口脈沈而弱, 曰寒熱及疝瘕少腹痛 : 이 구절에 대해서는 衍文이라는 견해와 그렇지 않다는 견해가 병존하고 있다.

口脈沈而喘[36], 曰寒熱. 脈盛滑堅者, 曰病在外. 脈小實而堅者, 病在內. 脈小弱以[37]濇, 謂之久病. 脈滑浮而疾者, 謂之新病. 脈急者, 曰疝瘕少腹痛. 脈滑曰風; 脈濇曰痹. 緩而滑曰熱中. 盛而緊曰脹.

(질병을 변별하려면) 寸口脈의 太過와 不及을 알아야 합니다. 寸口脈이 손가락에 應해 옴이 짧으면 (陽氣가 不足한 것으로서) 頭痛이 옵니다. 寸口脈이 손가락에 應해 옴이 길면 (陰氣가 太過한 것으로서) 足脛痛이 옵니다. 寸口脈이 손가락에 應해 옴이 促急하면서 위로 치받으면 (邪氣가 상부에 정체된 것으로서) 肩背痛이 옵니다. 寸口脈이 가라앉으면서 견실하면 병이 속(裏)에 있는 것입니다. 寸口脈이 떠오르면서 盛하면 병이 바깥(表)에 있는 것입니다. 寸口脈이 가라앉으면서 弱하면 寒熱 및 疝瘕[38]·小腹疼痛이 옵니다. 寸口脈

---

① 衍文이라는 견해 : 王冰은 注에서 "脈이 沈하면 寒하고, 弱하면 熱하므로 寒熱이 발생한다고 한 것이다. 또한 脈이 沈하면 陰이 盛하고, 弱하면 陽이 남아돌아 陰陽이 서로 핍박하므로 寒熱이 발생한다고 함은 옳으나, 疝瘕·少腹痛이 발생한다 함은 옳지 않다. 마땅히 옛날의 錯簡일 따름이다."라고 하였다. 《新校正》에서 이르길 "《甲乙經》에는 이 15字가 없다. 더욱이 아래에 이미 '寸口脈沈而喘, 曰寒熱. ……脈急者, 曰疝瘕少腹痛'이라는 구절이 있으니, 이 글은 衍文으로서 마땅히 刪去해야 한다."고 하였다.

② 衍文이 아니라는 견해 : 李笠이 이르길 "《太素》에도 이 15字가 있으니, 隋代에 볼 수 있었던 《素問》에는 이미 이와 같았다. 林億은 校訂本에서 이 15字는 마땅히 제거해야 한다고 했으나 자세히 살피지 않은 것이다. 여기서는 疝瘕로 인한 寒熱인 까닭에 脈이 沈弱한 것이고, 아래의 글에서는 陰陽이 서로 다투어 寒熱이 발생한 까닭에 脈이 沈하면서 喘한 것이다. 또한 아래의 疝瘕少腹痛은 脈이 急하니 또한 이것과 다르다. 앞뒤를 비교분석해 보면 寒熱·疝瘕의 脈이 다름을 볼 수 있다. 이 篇의 주안점은 脈에 있으므로 《太素》에서 제목을 '尺寸診'이라 하였으며, 錯簡이 아닌 것 같다."고 하였다.

35) 橫 : 脈氣가 길고 堅實한 것을 가리킨다. 상세한 것은 註 29번을 참조하라.

36) 沈而喘 : "沈"은 "浮"로 교정해야 하고, "喘"은 "揣(단)"과 같으며 심하게 박동하는 것을 의미한다. 胡天雄은 《素問補識》에서 "《甲乙經》에는 '浮而喘'으로 되어 있다. 내가 보기에 아래에서 '曰寒熱'이라 한 것에 근거하면 《甲乙經》이 옳다. 《內經》에서는 脈의 浮沈으로써 內外를 구분하였는데, 內外는 후세에서 말하는 表裏이며, 寒熱은 惡寒發熱을 가리키는데 후세에서 말하는 表證이다. 위에서 '寸口脈浮而盛者, 曰病在外'라 한 것은 病의 부위를 말한 것이고, 여기에서 '浮而喘, 曰寒熱'이라 함은 병의 증상을 말한 것이니, 모두 表證이다."라고 하였다. 따라서 본서는 "沈"을 "浮"로 해석하였다.

37) 以 : "而"와 같은 접속사로 쓰였다.

38) 疝瘕 : 瘕疝·蠱라고도 하는데, 다음과 같은 두 가지 원인으로 인해 발병한다. ① 風邪가 熱로 변해 下焦에 傳變되어 濕邪와 결합함으로 인해 발생하는데, 少腹部에 熱痛이 오고, 尿道에서 백색 점액이 흘러나오는 증상이 나타난다. ② 風寒邪와 腹內의 氣血이 결합하여 발생하는데, 腹皮가 융기하고 밀면 이동하며, 腹痛으로 허리와 등이 땅기는 증상이 나타난다.

이 가라앉으면서 길고 堅實하면 脇下에 積塊가 있거나, 腹中에 積塊가 가로막혀 통증이 옵니다. 寸口脈이 떠오르면서 심하게 박동하면 寒熱이 옵니다.

寸口脈이 盛大하고 매끄러우면서도 견실하면 (陽證으로서) 병이 외부(表)에 있는 것이고, 寸口脈이 작고 實하면서 단단하면 (陰證으로) 병이 내부(裏)에 있는 것입니다. 脈이 작고 弱하면서 澁하면 (氣와 血이 모두 虛한) 久病이고, 脈이 매끄럽고 뜨면서 빠르면 (陽氣가 有餘하고 正氣가 아직 손상되지 않은) 新病입니다. 脈이 급하면 (陰邪가 盛한 것으로서) 疝瘕와 小腹痛이 있는 것입니다. 脈이 매끄러우면 風病이고, 澁하면 (血이 부족하여 운행이 원활하지 못한 것으로서) 痹病입니다. 脈이 완만하면서 매끄러우면 (腸胃에 熱이 있는 것으로서) "熱中"이라 합니다. 脈이 盛大하면서 긴박하면 (寒氣가 腹中에서 막힌 것으로) 腹部脹痛이 발생합니다.

脈從陰陽, 病易已; 脈逆陰陽, 病難已[39]. 脈得四時之順, 曰病無他; 脈反四時及不間臟[40], 曰難已.

脈象이 (질병의) 陰陽屬性과 상응하면 병이 쉽게 낫고, 脈象이 (질병의) 陰陽屬性과 상반되면 병이 낫기 어렵습니다. 脈象이 四時의 변화에 순응하면 발병하여도 별탈이 없으나, 脈象이 四時의 변화와 상반되거나 (病이) 不間臟으로 傳變되면 낫기 어렵습니다.

臂多青脈[41], 曰脫血. 尺緩脈濇[42], 謂之解㑊安臥[43]. 尺熱脈盛, 謂

---

39) 脈從陰陽, 病易已; 脈逆陰陽, 病難已 : 王冰은 注에서 "脈과 病이 상응하는 것을 '從'이라 하고, 脈과 病이 상반되는 것을 '逆'이라 한다."고 하였다.

40) 脈反四時及不間臟 : 張介賓은 注에서 "'間臟'이란 그 生하는 바로 傳해지는 것이다."라고 하였다. 예를 들면 肝病이 心으로 전해지고(木生火), 心病이 脾로 전해지는 것(火生土) 등으로서 비록 병이 들지라도 경미하다. "不間臟"이란 병이 相克 관계로 전해지는 것을 말한다. 예컨대 心病이 肺로 전해지고(火克金), 肺病이 肝으로 전해지며(金克木), 肝病이 脾로 전해지고(木克土), 脾病이 腎으로 전해지며(土克水), 腎病이 心으로 전해지는 것(水克火)을 말하는데, 일단 발병하면 치료가 어려우므로 "曰難已"라고 하였다. 《太素》에는 "及不間臟" 4字가 없다. "間臟"의 의미를 王冰이 注에서 언급하지 않은 것으로 볼 때 王冰이 근거한 《素問》에는 이 4字가 없었던 것으로 보인다.

41) 臂多青脈 : "脫血"이란 大失血을 가리킨다. 《素問注證發微》 卷二 注에서 "대저 筋脈 중에는 모두 血이 있는데, 血이 많으면 적색을 띠고, 血이 적으면 청색을 띠므로 血脈이 청색을 띠는 것은 脫血의 증거임을 알 수 있다."고 하였다.

42) 尺緩脈濇 : 원문에는 "尺脈緩濇"으로 되어 있었으나, 문맥에 근거하여 교정하였다. 이렇게 해야 아래의 "尺濇脈滑"·"尺寒脈細"와 句法이 일치한다.

43) 解㑊安臥 : 高世栻은 注에서 "'解㑊'은 '懈怠'와 같다. '安臥'는 '嗜臥'와 같다."고 하였다. 즉 "解㑊"이란 倦怠無力症을 가리키고, "安臥"란 자꾸 누우려는 것을 말한다.

之脫血[44]. 尺濇脈滑, 謂之多汗. 尺寒脈細, 謂之後泄[45]. 脈尺麤常熱[46]者, 謂之熱中.

팔에 청색 絡脈이 많이 드러나면 (大失血이 있다는 증거이므로) 脫血이라 합니다. 尺膚가 느슨하면서 脈이 澁하면 (氣血이 不足하여 四肢가 권태무력해지므로) 이를 解㑊·安臥라고 합니다. 尺膚에 熱이 있고 脈이 盛大하게 뛰면 (내부에 熱이 盛하여 血이 핍박받아 멋대로 흐르므로) 이를 脫血이라 합니다. 尺膚가 거칠고 脈이 매끄러우면 (陰血이 不足하고 陽氣가 有餘하여 땀을 많이 흘리게 되므로) 이를 多汗이라 합니다. 尺膚가 차갑고 脈이 가늘면 (내부에 陰寒한 氣가 盛하여 泄瀉를 하므로) 이를 後泄이라 합니다. 脈이 洪大하고 尺膚에서 항상 熱이 나면 (陽氣가 지나치게 성하여 內熱이 있는 것이므로) 이를 熱中이라 합니다.

肝見庚辛死[25], 心見壬癸死[26], 脾見甲乙死[27], 肺見丙丁死[28], 腎見戊己死[29], 是謂眞臟見皆死[30].

---

44) 尺熱脈盛, 謂之脫血 : 원문에는 "安臥脈盛"으로 되어 있었으나, 《太素》와 《素問紹識》에 근거하여 "安臥" 2字는 윗 문장에 붙이고, "尺熱" 2字를 보충하였다. 丹波元堅은 《素問紹識》에서 "이 句는 마땅히 '尺熱脈盛, 謂之脫血'로 적어야 앞뒤의 尺·脈과 對句가 되어 文例가 부합하니, 《靈樞·論診疾尺》에서 '尺炬然熱, 人迎大者, 當脫血(尺膚가 타오르는 듯이 뜨겁고 人迎脈이 크게 뛰는 것은 失血이 때문이다).'이라 한 것이 그 증거이다. 대저 《太素》에는 원래 '熱'字가 있었으나, 楊上善은 이것이 빠진 것을 몰랐고, 王冰이 보았던 《素問》에는 '尺' 字가 빠졌던 까닭에 점차 '安臥'가 '脫血' 句에 속하게 되었다."고 하였다.

45) 後泄 : 泄瀉를 가리킨다. 張介賓은 注에서 "尺膚가 차가우면 脾의 陽氣가 쇠약한 것인데, 脾는 四肢의 肌肉을 주관한다. 尺脈이 細한 것은 腎의 陽氣가 쇠약한 것인데, 腎은 하부의 二陰을 주관한다. 脾腎이 虛寒하므로 後泄이 발생한다."고 하였다.

46) 脈尺麤常熱 : 위에서 "尺澁脈滑"·"尺寒脈細"라고 한 文例에 비추어 볼 때 이 句는 마땅히 "脈麤尺常熱"이라 해야 한다. 여기서 "麤(추)"는 "粗"와 같으며, 洪大한 脈象을 가리킨다. 脈象이 洪大하면 內熱이 발생한다는 내용은 이미 《脈要精微論》에 기재되어 있는데, 예를 들면 "麤大者,……爲熱中也."라고 한 것이다. 또한 《靈樞·論診疾尺》에서 "尺膚熱甚, 脈盛躁者, 病溫也."라고 한 것을 보더라도 "尺"과 "麤"의 위치가 바뀐 것을 알 수 있다.

25) 肝見庚辛死 : 肝은 木에 속하고, 庚辛日은 金에 속하는데, 金은 木을 克하므로 肝의 眞臟脈이 나타나면 庚辛日에 죽는다.

26) 心見壬癸死 : 心은 火에 속하고, 壬癸日은 水에 속하는데, 水는 火를 克하므로 心의 眞臟脈이 나타나면 壬癸日에 죽는다.

27) 脾見甲乙死 : 脾는 土에 속하고, 甲乙日은 木에 속하는데, 木은 土를 克하므로 脾의 眞臟脈이 나타나면 甲乙日에 죽는다.

28) 肺見丙丁死 : 肺는 金에 속하고, 丙丁日은 火에 속하는데, 火는 金을 克하므로 肺의 眞臟脈이 나타나면 丙丁日에 죽는다.

肝의 眞臟脈이 보이면 庚辛日에 죽고, 心의 眞臟脈이 보이면 壬癸日에 죽으며, 脾의 眞臟脈이 보이면 甲乙日에 죽으며, 肺의 眞臟脈이 보이면 丙丁日에 죽고, 腎의 眞臟脈이 보이면 戊己日에 죽는데, 이는 眞臟脈이 나타나면 모두 죽게 됨을 말한 것입니다.

頸脈動喘疾欬[31]), 曰水. 目裹[32])微腫如臥蠶起之狀, 曰水. 溺黃赤安臥者, 黃疸. 已食如飢者, 胃疸[33]). 面腫曰風. 足脛腫曰水. 目黃者, 曰黃疸. 婦人手少陰脈動甚者, 妊子也.

頸部의 脈(人迎脈)이 급하게 뛰면서 기침을 하는 것은 水病입니다. 눈꺼풀이 조금 부어 올라 마치 누에가 엎드려 있는 모양을 띠는 것은 水病입니다. 소변의 색깔이 황적색이고 자꾸 누우려는 것은 黃疸이고, 음식을 먹었는데도 먹지 않은 것 같으면 胃疸입니다. 얼굴이 부어오르면 風水病이고, 정강이가 부으면 水腫病입니다. 눈동자가 황색을 띠는 것은 黃疸입니다. 부녀자의 手少陰心脈이 심하게 박동하면 임신입니다.

脈有逆從四時. 未有臟形[34]), 春夏而脈沈濇[35]), 秋冬而脈浮大, 命曰逆四時也. 風熱而脈靜, 泄而脫血脈實, 病在中脈虛, 病在外脈濇堅者, 皆難治, 命曰反四時也.

脈에는 四時에 순응하거나 상반되는 것이 있는데, 本臟의 脈이 나타나지 않고 봄과 여름에 (弦·洪한 脈이 나타나지 않고 반대로) 沈·澁한 脈이 나타나며, 가을과 겨울에 (毛·石脈이 나타나지 않고 반대로) 浮大한 脈이 나타나는 것을 "逆四時"라 합니다. (陽邪인) 風熱을 감수하였는데도 脈이 (浮大하지 않고 오히려 가라앉아) 고요하고, 泄利脫血이 발생하였는데도 脈이 (虛細하지 않고 오히려) 實하며, 병이 내부(裏)에 있는데도 脈이 (有力하지 않고 오히려) 虛하고, 병이 외부(表)에 있는데도 脈이 (浮滑하지 않고 오히려) 澁堅한 것은 모두 치료하기 어려우며, "反四時"라고 합니다.

---

29) 腎見戊己死 : 腎은 水에 속하고, 戊己日은 土에 속하는데, 土는 水를 克하므로 腎의 眞臟脈이 나타나면 戊己日에 죽는다.

30) 肝見庚辛死, ……是謂眞臟見皆死 : 張琦가 이르길 "이는('肝見' 이하 32字) 《三部九候論》 篇의 脫文으로서, 모두 그들이 이기지 못하는 날이 되면 죽는다."고 하였다.

31) 欬(해) : "咳"와 同字이다.

32) 目裹 : "眼瞼"·"眼胞"라고도 하며, 눈꺼풀을 가리킨다.

33) 胃疸 : 中消病을 가리킨다. 丹波元簡은 《素問識》에서 "'疸'은 '癉'과 같다."고 하였다.

34) 未有臟形 : 本臟의 정상적인 脈이 나타나지 않고 다른 臟의 脈이 나타나는 것을 말한다.

35) 沈濇 : 원문에는 "瘦"로 되어 있었으나 《玉機眞臟論》과 《甲乙經》에 근거하여 교정하였다.

人以水穀爲本, 故人絶水穀則死, 脈無胃氣亦死. 所謂無胃氣者, 但得眞臟脈, 不得胃氣也. 所謂脈不得胃氣者, 肝不弦腎不石[36]也.

사람은 水穀(음식물)을 근본으로 삼으므로 사람에게 水穀이 끊어지면 죽게 되며, 脈에 胃氣가 없어도 또한 죽습니다. 이른바 脈에 胃氣가 없다 함은 眞臟脈만 나타날 뿐 (脈에) 胃氣가 나타나지 않는 것입니다. 이른바 脈에 胃氣가 나타나지 않는다 함은 (예컨대) 肝脈이 弦하지 않고, 腎脈이 石하지 않은 것을 말합니다.

太陽脈至, 洪大以長[37]; 少陽脈至, 乍數乍疏[38], 乍短乍長[39]; 陽明脈至, 浮大而短[40].

太陽脈이 올 때는 (脈이) 洪大하면서 길고, 少陽脈이 올 때는 (脈이) 빨라졌다 느려졌다 하거나, 짧아졌다 길어졌다 하며, 陽明脈이 올 때는 (脈이) 浮大하면서 짧습니다.

夫平心脈來, 累累如連珠[41], 如循琅玕[42], 曰心平, 夏以胃氣爲本.

---

36) 肝不弦腎不石 : 봄은 肝木과 상응하므로 弦脈이 와야 하는데 맥이 조금도 팽팽하지 않고, 겨울은 腎水와 상응하므로 石脈이 와야 하는데 脈이 조금도 가라앉지 않는 것은 脈에 胃氣가 없음을 의미한다.

37) 太陽脈至, 洪大以長 : 여기서 "以"는 "而"와 같다. 太陽은 5월과 6월을 주관하여 그 氣가 가장 왕성하므로 脈도 이에 상응하여 洪大하면서 길게 뛴다.

38) 乍數乍疏 : "乍"에는 "或"의 뜻이 있고, "數"에는 "速(빠르다)"의 뜻이 있다. 《周禮·考工記》 鄭玄 注에서 이르길 "'速或'은 '乍數'라고 적는다."고 하였다. "疏(踈)"에는 "遲(느리다)"의 뜻이 있다. 《廣雅·釋詁》에서 이르길 "疏는 遲이다."라고 하였다.

39) 少陽脈至,……乍短乍長 : 少陽은 1월과 2월을 주관하며, 이 때는 陽氣가 生하기 시작하는 시기로서 陽氣는 미약하고 陰氣는 물러가지 않았으므로 脈이 올 때 빨라졌다 느려졌다 하고 짧아졌다 길어졌다 하는데, 이는 陰陽이 동시에 나타나는 脈象이다. 脈이 길면서 빠른 것은 陽脈이고, 짧고 느린 것은 陰脈이다.

40) 陽明脈至, 浮大而短 : 陽明은 3월과 4월을 주관하며, 이 때는 陽氣가 아직 왕성하지 않고, 陰氣가 아직 남아 있으므로 脈이 비록 浮大하지만 짧게 뛴다. 脈이 浮大한 것은 陽脈이고, 짧은 것은 陰脈이다. 위의 "太陽脈至, 洪大以長;……陽明脈至, 浮大而短"에 대해 林億은 《新校正》에서 "이를 살펴보건대 三陰脈이 없으니, 응당 古文에서 빠졌을 것이다. 《難經》에서 이르길 '太陰之至, 緊大而長; 少陰之至, 緊細而微; 厥陰之至, 沈短而敦'이라 했다."고 하였으니, 참고할 만하다.

41) 平心脈來, 累累如連珠 : "平"은 정상적인 것을 가리키며, "累累"은 연속되어 있는 모양을 가리킨다. 정상적인 心脈이 올 때는 여러 개의 구슬이 연이어진 것처럼 느껴진다는 뜻.

42) 如循琅玕 : 脈이 올 때 옥돌을 만지는 것처럼 부드럽고 매끄러움을 형용한 것이다. "琅玕(랑간)"은 옥돌을 가리킨다. 《尙書·禹貢》 孔傳에서 "琅玕은 玉과 같은 돌이다."라고 하였다.

病心脈來, 喘喘連屬[43), 其中微曲[44), 曰心病. 死心脈來, 前曲後居, 如操帶鉤[45), 曰心死.

대저 정상적인 心脈이 올 때는 마치 여러 개의 구슬이 연이어진 듯하고, 매끄러운 옥돌을 만지는 것 같은데 (이를) 心의 平脈(정상적인 脈)이라 하며, (이러한 脈은) 여름에 나타나고 胃氣를 근본으로 합니다. 병든 心脈이 올 때는 급박하고 연속적으로 이어지며, 그 중에 다소 굽은 脈이 나타나는데, (이는 胃氣가 부족하기 때문이며) 心의 病脈이라 합니다. 死證의 心脈이 올 때는 처음에는 굽(曲)지만 나중에는 끝이 곧아(直) 혁대의 고리(帶鉤)를 만지는 것과 같은데 (이는 胃氣가 없기 때문이며) 心의 死脈이라 합니다.

平肺脈來, 厭厭聶聶[46), 如落楡莢[47), 曰肺平, 秋以胃氣爲本. 病肺脈來, 不上不下, 如循鷄羽[48), 曰肺病. 死肺脈來, 如物之浮, 如風吹毛, 曰肺死.

정상적인 肺脈이 올 때는 空虛하면서도 떠올라 마치 느릅나무 꼬투리가 떨어지는 듯한데 (이를) 肺의 平脈이라 하며, (이러한 脈은) 가을에 나타나고 胃氣를 근본으로 합니다. 병든 肺脈이 올 때는 위도 아니고 아래도 아니어서 마치 닭의 깃털을 만지는 것과 같은데, (이는 胃氣가 부족하기 때문이며) 肺의 病脈이라 합니다. 死證의 肺脈이 올 때는 물

---

43) 喘喘連屬 : "喘喘"은 急함을 형용한 말이다. 즉 脈이 올 때 급박하게 이르고 연속적으로 이어진다는 뜻이다.

44) 其中微曲 : 脈象이 약간 굽은 듯함을 형용한 것이다. 즉 鉤脈이 약간 나타나는 것을 말한다.

45) 前曲後居, 如操帶鉤 : 이는 脈이 올 때 처음에는 굽은 상태를 띠다가 나중에는 곧아서 마치 혁대의 고리를 잡고 있는 듯함을 형용한 것이다. 여러 注家들은 "居"를 "踞"로 보아 "움직이지 않다"로 풀이하고 있어 文義와 부합하지 않는다. 단《太素》卷十五 五臟脈診 注에서 "心脈이 올 때 손가락 아래에서 처음에는 굽은 듯이 느껴지다가 나중에 곧게 느껴져 마치 혁대의 고리를 잡고 있는 듯한데, 처음에는 굽고 나중에는 곧은 것을 心의 死脈이라 한다. '居'는 '直(곧다)'이다."라고 하였으며, 이 밖에도《難經・十七難》의 呂廣 注에서 "'後居'를 '後直'이라 하는데, 마치 사람의 혁대 고리가 앞은 구부러지고 뒤는 곧은 것과 같다. 이를 일러 鉤脈만 나타나고 胃氣가 없는 것이라 한다."고 하였으니, 참고할 만하다.

46) 厭厭聶聶 : 脈이 올 때 空虛하면서 浮한 것을 형용한 것이다. 吳崑은 注에서 "펄럭펄럭 나부끼는 모양으로서 떠올라 얇으면서도 매끄러운 것이다."라고 하였다.

47) 楡莢 : 느릅나무 꼬투리를 가리킨다.

48) 如循鷄羽 : "循"은 쓰다듬는 것을 말한다. 馬蒔는 注에서 "'如循鷄羽'란 닭의 깃털은 양옆은 비록 虛하나 가운데가 자못 견실하다는 뜻이다."라고 하였다. 즉 닭의 깃털을 만지는 것같이 양옆은 비록 공허하나 가운데는 견실한 것을 가리킨다.《素問・玉機眞藏論》에서 "秋病脈, 其氣來毛而中堅, 兩傍虛"라고 하였다.

체가 떠 있는 것과 같거나 바람에 털이 날리는 것 같은데, (이는 胃氣가 없기 때문이며) 肺의 死脈이라 합니다.

平脈・病脈・死脈 歸納表

<table>
<tr><th colspan="2">脈　象</th><th>平　脈</th><th>病　脈</th><th>死　脈</th></tr>
<tr><td colspan="2">胃氣有無</td><td>有</td><td>不 足</td><td>無</td></tr>
<tr><td colspan="2">脈搏回數
(一呼吸)</td><td>5회</td><td>2회 이하 — 少氣
6회 이상 — 溫病</td><td>8회 이상이거나, 맥이 끊겨 오지 않거나, 갑자기 빨라지거나 느려져서 질서가 없다</td></tr>
<tr><td rowspan="5">四時脈</td><td>春</td><td>弦하면서 부드러움</td><td>뚜렷한 弦脈 — 肝病</td><td>弦할 뿐 胃氣가 없다</td></tr>
<tr><td>夏</td><td>鉤하면서 부드러움</td><td>뚜렷한 鉤脈 — 心病</td><td>鉤할 뿐 胃氣가 없다</td></tr>
<tr><td>長夏</td><td>弱하면서 부드러움</td><td>뚜렷한 弱脈 — 脾病</td><td>代할 뿐 胃氣가 없다</td></tr>
<tr><td>秋</td><td>毛하면서 부드러움</td><td>뚜렷한 毛脈 — 肺病</td><td>毛할 뿐 胃氣가 없다</td></tr>
<tr><td>冬</td><td>石하면서 부드러움</td><td>뚜렷한 石脈 — 腎病</td><td>石할 뿐 胃氣가 없다</td></tr>
<tr><td rowspan="5">五臟脈</td><td>肝</td><td>연약하면서 起伏이 있어 들어올린 긴 장대 끝과 같다</td><td>實하면서 매끄러워 긴 장대를 만지는 듯하다</td><td>급하고 강하여 활시위를 새로 당기는 듯하다</td></tr>
<tr><td>心</td><td>여러 개의 구슬이 연이어진 듯하고 매끄러운 옥돌을 만지는 듯하다</td><td>급박하면서 연속적으로 이어지며 다소 굽는다</td><td>올 때는 다소 굽지만 나중에는 곧아 허리띠의 고리를 만지는 듯하다</td></tr>
<tr><td>肺</td><td>空虛하면서 떠올라 느릅나무 꼬투리가 땅에 떨어지 것같다</td><td>위도 아니고 아래도 아니어서 닭의 깃털을 만지는 듯하다</td><td>물체가 떠 있거나 털이 바람에 날리는 듯하다</td></tr>
<tr><td>腎</td><td>沈石하고 매끄러워서 연속적으로 이어지며, 고리처럼 굽어지나 누르면 堅實하다</td><td>칡덩굴을 당기는 듯하며 누르면 견실하다</td><td>밧줄을 쟁탈하려는 듯하고, 손가락을 돌을 튀기는 듯하다</td></tr>
<tr><td>脾</td><td>부드럽고 균일하여 닭이 사뿐히 내딛는 듯하다</td><td>實하고 충만하면서도 빨라 닭이 질주하는 듯하다</td><td>예리하고 단단하여 새의 부리나 며느리발톱과 같고, 집에 물이 새거나 물이 흐르는 듯하다</td></tr>
</table>

平肝脈來, 耎弱招招, 如揭長竿末梢[49], 曰肝平, 春以胃氣爲本. 病肝脈來, 盈實而滑, 如循長竿, 曰肝病. 死肝脈來, 急益勁[50], 如新張弓弦, 曰肝死.

정상적인 肝脈이 올 때는 연약하면서도 起伏이 있어 마치 들어올린 긴 장대 끝과 같은데 (이를) "肝平"이라 하며, (이러한 脈은) 봄에 나타나고 胃氣를 근본으로 삼습니다. 병든 肝脈이 올 때는 충실하면서 매끄러워 긴 장대를 만지는 것과 같은데, (이는 胃氣가 부족하기 때문이며) 肝의 病脈이라 합니다. 死證의 肝脈이 올 때는 급하고 매우 굳세어 활시위를 다시 당기는 것과 같은데, (이는 胃氣가 없기 때문이며) 肝의 死脈이라 합니다.

平脾脈來, 和柔相離[51], 如鷄踐地, 曰脾平, 長夏以胃氣爲本. 病脾脈來, 實而盈數[52], 如鷄擧足[53], 曰脾病. 死脾脈來, 銳堅如烏之喙, 如烏之距[54], 如屋之漏[55], 如水之流, 曰脾死.

정상적인 脾脈이 올 때는 부드럽고 균일하여 마치 닭이 (사뿐히) 땅에 내딛는 듯한데 (이를) 脾의 平脈이라 하며, (이러한 脈은) 長夏에 나타나고 胃氣를 근본으로 합니다. 병든

---

49) 耎弱招招, 如揭長竿末梢 : 張志聰은 注에서 "손으로 서로 부르는 것을 '招'라 하니, '招招'는 起伏하는 모양이다."라고 하였다. 丹波元簡이 이르길 "張志聰의 注는《詩經 · 邶風》의 '招招舟子'의 疏를 바탕으로 하고 있어, 그 해석이 뛰어나다."고 하였다. 따라서 "耎弱招招"는 연약하여 起伏하는 것을 형용한 말이다. "揭"는 "擧"와 같은 뜻으로 "들어올리다"는 뜻이고, "末梢"는 끝을 의미한다. 張介賓은 注에서 "긴 대나무 장대를 높이 들어올리면 그 끝이 반드시 柔軟하기 마련이니, 곧 부드럽고 팽팽하면서 길다는 뜻이다."라고 하였다.

50) 急益勁 : 脈이 급박하고 더욱 굳세게 오는 것을 형용한 말이다. 張介賓은 注에서 "'勁'은 강하고 급한 것으로서, 마치 활시위를 새롭게 당기는 것처럼 매우 弦한 것이다. 이 또한 弦하기만 하고 胃氣가 없다는 뜻이므로 肝死라 한 것이다."라고 하였다.

51) 和柔相離 : "相離"는 리듬이 분명한 것을 가리킨다. 즉 부드럽고 리듬이 고른 것을 가리킨다.

52) 實而盈數 : 맥이 올 때 充實하면서도 빠른 것을 형용한 것이다.

53) 如鷄擧足 : "擧"에는 "行(걷다)"의 뜻이 있다.《禮記 · 中庸》孔穎達 疏에서 "擧는 行과 같다"고 하였다. 또한 "足"은 "促(빠르다)"으로 訓讀해야 한다. 그렇지 않고 "足"으로 訓讀하면 상술한 "鷄踐地"와 의미가 중복된다. 따라서 본서는 "鷄擧足"을 "鷄行促"으로 보아 닭이 급하게 달리는 것이라 해석하였다. 이 밖에도 王機는 注에서 "'踐地'와 '擧足'은 다르니, '踐地'는 닭이 놀라지 않아 천천히 가는 것이고, '擧足'은 놀랐을 때에 빨리 가는 것이다."라고 하였는데, 참고할 만하다.

54) 銳堅如烏之喙, 如烏之距 : "喙"는 鳥類의 부리이고, "距"는 조류의 며느리발톱을 가리킨다.

55) 如屋之漏 : 脈이 올 때 집에 물이 새어 방울방울 떨어지는 것처럼 완만하고 불규칙적인 것을 형용한 것이다.

脾脈이 올 때는 實하고 충만하면서도 빨라 마치 닭이 질주하는 것과 같은데 (이는 胃氣가 부족하기 때문이며) 脾의 病脈이라 합니다. 死證의 脾脈이 올 때는 예리하면서 단단하여 까마귀의 부리나 며느리발톱과 같고, 집에 물이 새는 것처럼 같이 불규칙하거나 물이 흐르는 것과 같은데, (이는 胃氣가 없기 때문이며) 脾의 死脈이라 합니다.

平腎脈來, 喘喘累累如鉤[56], 按之而堅, 曰腎平, 冬以胃氣爲本. 病腎脈來, 如引葛[57], 按之益堅, 曰腎病. 死腎脈來, 發如奪索[58], 辟辟如彈石[59], 曰腎死.

정상적인 腎脈이 올 때는 沈石하면서 매끄러워 연속적으로 이어지며 마치 갈고리처럼 굽어지나, 이를 누르면 堅實한데 (이를) "腎平"이라 하며, (이러한 脈은) 겨울에 나타나고 胃氣를 근본으로 합니다. 병든 腎脈이 올 때는 마치 칡덩굴을 잡아당기는 것과 같고 이를 누르면 더욱 견실해지는데, (이는 胃氣가 부족하기 때문이며) 腎의 病脈이라 합니다. 死證의 腎脈이 올 때는 (길게 당겨지면서도 단단하고 강하여) 마치 새끼줄을 쟁탈하는 것과 같고, 빠르면서 단단하여 마치 돌을 튀기는 것과 같은데 (이는 胃氣가 없기 때문이며) 腎의 死脈이라 합니다.

---

56) 喘喘累累如鉤 : 이는 脈이 올 때 沈石하면서도 매끄러워 연속적으로 이어지며, 갈고리처럼 굽는 것을 형용한 것이다. 胡天雄은 《素問補識》에서 "'如鉤'는 《太素》에 '如旬'으로 되어 있다. 楊上善은 注에서 이르길 '旬은 平이다'라고 하였다. 헤아려 보건대 '喘喘累累'는 여름철의 洪大한 脈象인데, 어째서 겨울철의 정상적인 脈이라 하는가? 그 중에 반드시 틀린 문장이 있을 것이다. 楊上善은 注에서 다시 이르길 '본래는 揣揣果果로 되어 있었다'고 하였으나, '揣揣果果' 역시 이해할 수 없다. 이곳의 文字가 訛傳된 것은 그 유래가 오래되었다."고 하였는데, 참고할 만하다.

57) 引葛 : 여기서 "葛"은 칡덩굴(葛藤)을 가리킨다.

58) 發如奪索 : "索奪"은 새끼줄을 뺏으려 하는 것이다. 吳崑은 注에서 "'奪索'은 두 사람이 새끼줄을 쟁탈하는 것으로서, 길게 당겨지면서도 단단하고 강한 것이다."라고 하였다.

59 辟辟如彈石 : 脈이 올 때 急促하면서 단단하여 마치 손가락으로 돌을 튀기는 것과 같음을 형용한 것이다. 王氷은 注에서 "'辟辟如彈石'이란 빠르면서 단단한 것을 말한다."고 하였다.

十九. 玉機眞臟論

"玉機"는 진귀하다는 의미이고, "眞藏"은 眞臟脈을 말한다.

본편에서는 四時에 따른 五臟의 平脈과 太過·不及한 病脈을 주로 논하였는데, 특히 眞臟脈의 형성 메커니즘과 임상의의 등을 중점적으로 논술하였다.

(1) 五臟의 脈이 四時의 기후변화에 순응하는 正常脈象과 太過·不及한 脈象을 계통적으로 논술하였고, 太過·不及의 脈象에 나타나는 주된 病症을 분석하였다.

(2) 五臟病變의 일반적인 傳變規律을 五行의 相生·相克·乘侮 관계를 통하여 설명함과 아울러 이러한 傳變規律에 의하지 않는 卒病·五志所病에 대해 설명하였다.

(3) 五臟 眞臟脈의 脈象·발생 機轉 및 임상 의의를 기술하였다.

(4) 질병을 치료할 때는 반드시 전면적으로 환자의 形體·神氣·色澤·脈象 등을 관찰하고, 또한 早期에 치료할 것을 강조하였다.

(5) 五實·五虛를 예를 들어 實證과 虛證의 機轉을 설명하였다.

黃帝問曰：春脈如弦[1)], 何如而弦?

岐伯對曰：春脈者肝也, 東方木也, 萬物之所以始生也. 故其氣來,

---

1) 春脈如弦：이처럼 "如"가 動詞 앞에서 조동사로 쓰일 경우는 "當"字로 해석해야 한다. 예컨대《左傳·僖公二十二年》에서 "若愛重傷, 則如勿傷; 愛其二毛, 則如服焉(만약 적이 중상을 입은 것을 불쌍히 여긴다면 마땅히 傷하게 하지 말았어야 하며, 머리가 희끗희끗한 늙은 적을 불쌍히 여긴다면 마땅히 그들에게 투항했어야 한다)."이라 하였는데, 여기서 "如"는 모두 "當"으로 해석해야 한다. 아래의 "夏脈如鉤"·"秋脈如浮"·"冬脈如營"도 이와 마찬가지이다.

※ 二毛：머리털이 희끗희끗한 반백의 노인을 뜻한다.

耎弱輕虛而滑, 端直以長, 故曰弦, 反此者病.

帝曰 : 何如而反?

岐伯曰 : 其氣來實而强, 此謂太過, 病在外; 其氣來不實而微, 此謂不及, 病在中.

帝曰 : 春脈太過與不及, 其病皆何如?

岐伯曰 : 太過則令人善怒[2], 忽忽眩冒而巓疾[3]; 其不及則令人胸痛引背, 下則兩脇胠[4]滿.

黃帝 : 봄의 脈은 마땅히 弦해야 한다고 하는데, 어떤 것이 弦한 것입니까?

岐伯 : 봄의 脈은 肝脈으로서 동방과 木과 상응하고, (봄은) 만물이 生하기 시작하는 때이므로 그 脈氣가 올 때 軟弱하고 輕虛하면서도 매끄러우며, 곧고 깁니다. 따라서 弦이라고 하는데, 이와 상반되면 病脈입니다.

黃帝 : 어떤 것이 상반되는 것입니까?

岐伯 : 脈氣가 올 때 實하면서 강한 것을 "太過"하다고 하는데, 병이 외부에 있음을 의미합니다. 脈氣가 올 때 不實하면서 미약한 것을 "不及"하다고 하는데, 병이 내부에 있음을 의미합니다.

黃帝 : 봄의 脈(肝脈)이 太過하거나 不及하면 그 병은 모두 어떠합니까?

岐伯 : (봄의 脈이) 太過하면 사람으로 하여금 화를 잘 내게 하며, 정신이 몽롱하고 目眩·頭昏不淸·癲癎 등이 발생하게 합니다. 봄의 脈이 不及하면 사람으로 하여금 胸部에 통증이 있어 背部가 땅기게 하며, 아래로는 양 옆구리가 그득해지게 합니다.

帝曰 : 善. 夏脈如鉤, 何如而鉤?

岐伯曰 : 夏脈者心也, 南方火也, 萬物之所以盛長也, 故其氣來盛

---

2) 怒 : 원문에는 "忘"으로 되어 있었으나, 王冰의 注와 《新校正》에 근거하여 교정하였다. 王冰은 注에서 "'忘'은 마땅히 '怒'의 誤字이다."라고 하였고, 《新校正》에서는 "氣交變大論에서 '木太過, 甚則忽忽善怒, 眩冒巓疾'이라 하였으니 '忘'은 마땅히 '怒'로 적어야 한다."고 하였다.

3) 忽忽眩冒而巓疾 : "忽忽"은 恍惚로서 정신이 몽롱한 것을 말하고, "眩"은 눈앞이 아찔한 것을, "冒"는 머리가 어지러워 맑지 못한 것을 말한다. "巓疾"은 癲癎 類의 질병으로서 巓頂部의 질병을 의미하는 것이 아니다.

4) 胠(협) : 이는 "脹"의 誤字이므로 마땅히 《難經·十五難》 虞注 및 《中藏經》 卷上 諸二十二에 근거하여 교정해야 한다.

去衰, 故曰鉤, 反此者病.

帝曰 : 何如而反?

岐伯曰 : 其氣來盛去亦盛, 此謂太過, 病在外; 其氣來不盛去反盛, 此謂不及, 病在中.

帝曰 : 夏脈太過與不及, 其病皆何如?

岐伯曰 : 太過則令人身熱而膚痛, 爲浸淫[5]; 其不及則令人煩心, 上見欬唾, 下爲氣泄[6].

黃帝 : 훌륭하십니다. 여름의 脈은 마땅히 鉤해야 한다고 하는데, 어떤 것이 鉤한 것입니까?

岐伯 : 여름의 脈은 心脈으로서 남방의 火와 상응하며, (여름은) 만물이 성장하여 번성하는 때이므로 脈氣가 올 때는 盛하고 갈 때는 脈은 衰微합니다. 때문에 "鉤"라고 하는데, 이와 상반되면 病脈입니다.

黃帝 : 어떤 것이 상반되는 것입니까?

岐伯 : 脈氣가 올 때 盛하고 갈 때도 盛한 것을 "太過"하다고 하는데, 병이 외부에 있음을 의미합니다. 脈氣가 올 때는 盛하지 않으나 오히려 갈 때는 盛한 것을 "不及"하다고 하는데, 병이 내부에 있음을 의미합니다.

黃帝 : 여름의 脈(心脈)이 太過하거나 不及하면 그 병은 모두 어떠합니까?

岐伯 : (여름의 脈이) 太過하면 사람으로 하여금 몸에 열이 나고 皮膚에 통증이 오며 浸淫瘡이 발생케 합니다. 여름의 脈이 不及하면 사람으로 하여금 가슴이 답답하고 불안케 하며, 위로는 (肺에 영향을 미쳐서) 咳嗽 · 吐痰이 발생케 하고, 아래로는 (腸胃에 영향을 미쳐서) 방귀와 동시에 泄瀉가 나옵니다.

帝曰 : 善. 秋脈如浮, 何如而浮?

岐伯曰 : 秋脈者肺也, 西方金也, 萬物之所以收成也, 故其氣來,

---

5) 浸淫 : 皮膚病의 일종이다. 《諸病源候論 · 浸淫瘡候》에서 이르길 "浸淫瘡이란 心에 風熱이 있어 肌肉에서 발생하는 것인데, 처음에 생길 때는 아주 작고 먼저 가려운 후에 통증이 오고 瘡이 형성되는데, 진물이 나오고 肌肉이 짓무르며 점차 커져 넓적한 모양이 된다. ……그것이 점차 자라므로 浸淫이라 이름하였다."고 하였다.

6) 氣泄 : 방귀를 따라 泄瀉가 나오는 것을 가리킨다. 尤怡가 이르길 "氣泄이란 방귀를 따라 便이 나오는 것으로서 脾腸의 병이니, 즉 氣利이다."라고 하였다.

輕虛以[7]浮, 來急去散, 故曰浮, 反此者病.

帝曰 : 何如而反?

岐伯曰 : 其氣來, 毛而中央堅, 兩傍虛, 此謂太過, 病在外; 其氣來, 毛而微, 此謂不及, 病在中.

帝曰 : 秋脈太過與不及, 其病皆何如?

岐伯曰 : 太過則令人逆氣而背痛, 慍慍然[8]; 其不及則令人喘, 呼吸少氣而欬[9], 上氣見血, 下聞病音[10].

黃帝 : 훌륭하십니다. 가을의 脈은 마땅히 浮해야 한다고 하는데, 어떤 것이 浮한 것입니까?

岐伯 : 가을의 脈은 肺脈으로서 서방의 金과 상응하며, (가을은) 만물을 수렴하는 때이므로 脈氣가 올 때 輕虛하면서 浮하고, 오는 것이 急하고 가는 것은 흩어집니다. 따라서 "浮"라고 하는데, 이와 상반되면 病脈입니다.

黃帝 : 어떤 것이 상반되는 것입니까?

岐伯 : 脈氣가 올 때 깃털을 만지는 듯 하면서도 중앙은 견실하고 양측은 空虛한 것을 "太過"하다고 하는데, 병이 외부에 있음을 의미합니다. 脈氣가 올 때 깃털을 만지는 듯하면서도 微弱한 것을 "不及"하다고 하는데, 병이 내부에 있음을 의미합니다.

黃帝 : 가을의 脈(肺脈)이 太過하거나 不及하면 그 병은 모두 어떠합니까?

岐伯 : (가을의 脈이) 太過하면 사람으로 하여금 氣가 상역하여 背部에 통증이 발생케 하고, 氣가 울결하여 가슴이 답답하게 합니다. 가을의 脈이 不及하면 사람으로 하여금 숨이 가쁘고 咳嗽가 나도록 하는데 氣가 上逆하므로 (기침을 할 때) 피가 섞여 나오고,

---

7) 以 : 여기서는 "而"와 통한다.

8) 慍慍然 : 《太素》와 《脈經》에는 "溫溫然"으로 적혀 있는데, "溫"과 "慍"은 同音假借字이다. 예컨대 《禮記・內則》 "柔色以溫之"의 釋文에 "'溫'은 본래 '蘊'이라고도 적고, '慍'이라고도 적는다."고 하였다. 이는 氣가 울결하여 가슴이 화끈거리고 답답한 것을 말한다.

9) 喘, 呼吸少氣而欬 : 《太素》와 《中藏經》에는 "呼" 아래에 "吸少氣"가 없고, "呼"가 위의 "喘"과 이어져 있다. "欬"는 "咳"와 同字이다. 姚止庵은 注에서 "肺가 허하면 氣가 떠올라 흩어지므로 숨이 차고 기침이 난다."고 하였다. 본서는 이를 《太素》와 《中藏經》에 근거하여 "喘呼而咳"로 해석하였다.

10) 下聞病音 : 楊上善은 注에서 "아래로는 胸中에서 헐떡이는 숨소리를 들을 수 있다."고 하였다. 즉 아래로는 胸中에서 喘息 소리를 들을 수 있다는 말이다.

아래로는 (胸中에서) 喘息 소리를 들을 수 있습니다.

帝曰：善. 冬脈如營[11), 何如而營?

岐伯曰： 冬脈者腎也, 北方水也, 萬物之所以合藏也, 故其氣來, 沈以搏[12), 故曰營, 反此者病.

帝曰：何如而反?

岐伯曰： 其氣來如彈石者, 此謂太過, 病在外; 其去如數者[13), 此謂不及, 病在中.

帝曰：冬脈太過與不及, 其病皆何如?

岐伯曰：太過則令人解㑊, 脊脈痛而少氣不欲言; 其不及則令人心懸如病飢[14), 眇中淸, 脊中痛, 少腹滿, 小便變赤黃[15).

帝曰：善.

黃帝：훌륭하십니다. 겨울의 脈은 마땅히 營(石)해야 한다고 하는데, 어떤 것이 營한 것입니까?

岐伯：冬脈은 腎脈으로서 북방의 水와 상응하며, (겨울은) 만물이 閉藏되는 때이므로

---

11) 營：《難經 · 十五難》에는 "石"으로 되어 있다. "營"은 "瑩"의 假借字로서 《說文解字 · 玉部》에서 "瑩은 玉色인데, 一說에는 玉에 버금가는 돌이라 한다."고 하였으니, 그 의미가 《難經》과 어긋나지 않는다. 吳崑 · 張琦 · 滑壽 등은 모두 "營"을 "營壘(兵營의 鎭)"로 풀이하여 겨울의 石脈에 비유하였으나, 적절하지 못하다. 즉 "營"은 "石"과 같은 의미로 보아야 한다.

12) 搏：《新校正》에서 이르길 "《甲乙經》에는 '搏' 字가 '濡'로 되어 있는데, 마땅히 《甲乙經》을 따라야 한다. 어째서 이렇게 말하는가? '脈沈而濡'에서 '濡'는 옛날의 '軟' 字이니, 곧 겨울의 조화로운 脈이다. 만약 脈이 沈하면서도 손가락에서 치받으면 冬脈이 太過한 것이다. 그러므로 마땅히 《甲乙經》의 '濡' 字를 따라야 한다고 말한 것이다. 본서도 이에 근거하여 해석하였다.

13) 其去如數者：張介賓은 注에서 "數脈은 본래 熱證에 속하나, 여기서는 眞陰이 손상된 脈이니 또한 반드시 緊數하다. 그러므로 虛할 수록 더욱 數해지는데, 원래 陽이 盛하여 나타나는 實熱의 數脈이 아니므로 '如數'이라 한다."고 하였다. 張琦는 이를 脈이 올 때 盛하지 않고 갈 때 빠른 것이라 여겨, 注에서 "'其去如數'이란 脈이 올 때 盛하지 않고 갈 때 도리어 盛한 것인데, 陽의 근원이 미약하므로 올 때 盛하지 않고, 腎精이 하부에 가라앉았으므로 갈 때 數한 듯한 것이다."라고 하였다.

14) 心懸如病飢：가슴이 공허하여 마치 배가 고픈 듯 한 것을 말한다.

15) 小便變赤黃：원문에는 "小便變"으로 되어 있었으나, 《脈經》《備急千金要方》《甲乙經》에 근거하여 보충하였다.

脈氣가 올 때는 가라앉으면서도 유연해야 합니다. 따라서 營(石)이라고 하는데, 이와 상반되면 病脈입니다.

黃帝 : 어떤 것이 상반되는 것입니까?

岐伯 : 脈氣가 올 때 마치 돌을 튀기는 듯한 것을 "太過"하다고 하는데, 병이 외부에 있음을 의미합니다. 脈이 갈 때 數한 듯한 것을 "不及"하다고 하는데, 병이 내부에 있음을 의미합니다.

黃帝 : 겨울의 脈(腎脈)이 太過하거나 不及하면 그 병은 모두 어떠합니까?

岐伯 : (겨울의 脈이) 太過하면 사람으로 하여금 倦怠無力하게 하고, 脊背部의 經脈에 疼痛이 오며 기력이 없어 말하기를 싫어하게 합니다. 겨울의 脈이 不及하면 사람으로 하여금 가슴이 공허하여 마치 배가 고픈 듯하고, 허구리(眇)에 싸늘한 느낌이 들게 하며, 脊骨에 疼痛이 오고 아랫배가 脹滿하며 소변이 황적색으로 변하게 합니다.

黃帝 : 훌륭하십니다.

帝曰 : 四時之序, 逆從之變異也[16], 然脾脈獨何主?

岐伯曰 : 脾脈者土也, 孤臟以灌四傍者也[17].

帝曰 : 然則脾善惡[18], 可得見之乎?

岐伯曰 : 善者不可得見, 惡者可見[19].

帝曰 : 惡者何如可見?

岐伯曰 : 其來如水之流者, 此謂太過, 病在外; 如鳥之喙者, 此謂不及[20], 病在中.

---

16) 四時之序, 逆從之變異也 : 윗글을 이어받아 肝·心·肺·腎 四臟이 四時와 더불어 바뀜에 逆과 從이 있으며, 정상적인 변화와 비정상적인 변화가 있음을 설명한 것이다. 기후변화에 따라 오는 脈象을 "從"이라 하는데 이는 정상적인 脈象이며, 四時에 순응하지 않고 太過하거나 不及한 脈象을 "逆"이라 하는데 모두 병이 있음을 나타낸다.

17) 孤藏臟以灌四傍 : 張介賓은 注에서 "脾는 土에 속하고, 土는 만물의 근본이므로 水穀(음식물)을 運化하여 津液으로 변화시킴으로써 肝·心·肺·腎 네 臟에 영양을 공급해 준다. 土는 일정한 위치가 없어 四季에 나누어져 왕성하므로 孤臟이라 한다."고 하였다.

18) 善惡 : 楊上善은 "'善'은 조화로워 병이 없는 脈을 말하고, '惡'은 病脈을 말한다."고 하였다.

19) 善者不可得見, 惡者可見 : 앞 문구와 연계하면 脾脈이 정상적인 것(善)은 알아 볼 수 없으나, 비정상적인 것(惡)은 알아 볼 수 있다는 뜻. 이 말은 즉 脾脈은 다른 장부의 脈象과 겸하여 나타나므로 정상적인 脈象은 볼 수가 없기 때문에 "善者不可得見"라 하고, 脾氣가 손상되어 四肢百骸를 영양하지 못하게 되면 비정상적인 脈이 나타나기 때문에 "惡者可見"이라 한다.

黃帝 : 四時의 순서에 따라 (脈이) "逆"과 "從"으로 變異하는 것을 말씀하셨는데, (脾脈에 관해서는 아직 논하지 않으셨으니) 脾脈은 홀로 (四時 중에서) 무엇을 주관합니까?

岐伯 : 脾脈은 土에 속하고, (다른 臟器와는 달리 四季에 모두 왕성한) "孤臟"으로서 곁의 네 臟器를 濡潤합니다.

黃帝 : 그렇다면 脾의 정상적인 脈과 비정상적인 脈은 볼 수 있는지요?

岐伯 : 정상적인 脾脈은 볼 수 없으나, 비정상적인 脾脈은 볼 수 있습니다.

黃帝 : 비정상적인 脾脈은 어떻게 볼 수 있습니까?

岐伯 : 脈氣가 올 때 마치 물이 흐르는 듯한 것을 "太過"하다고 하는데, 병이 외부에 있음을 의미합니다. (脈氣가 올 때) 마치 새의 부리처럼 단단한 것을 "不及"하다고 하는데, 병이 내부에 있음을 의미합니다.

帝曰 : 夫子言脾爲孤臟, 中央土以灌四傍, 其太過與不及, 其病皆何如?

岐伯曰 : 太過則令人四肢不擧[21]; 其不及, 則令人九竅不通, 名曰重强[22].

---

20) 其來如水之流者, 此謂太過, ……如鳥之喙者, 此謂不及 : 張琦가 이르길 "'水流'·'鳥喙'는 脾의 死脈이니, 이곳에 오류가 있는 듯하다."라고 하였고, 姚止庵 또한 "脾脈이 太過한 것을 물이 흐르는 것에 비유하였는데, 이는 마땅히 浮洪脈이어야 한다. '鳥喙'는 脾의 死脈인데 단지 '不及'하다고만 하였으니, 이를 보는 사람들은 대체적인 뜻만을 살펴야 할 따름이다."라고 하였다. 그러나 張介賓은 본편의 "水流"·"鳥喙"는 비록《平人氣象論》과 文字는 같지만 뜻이 다르다고 하였다. 즉 "물이 흐르는 듯한 것을 여기서는 太過라 하였고,《平人氣象論》에서는 물이 흐르는 듯한 것을 脾의 死脈이라 하였는데, 하나는 太過함을 말한 것이고, 하나는 위태로움을 말한 것으로서 글은 같으나 뜻이 다르니, 어찌 변별되는 바가 없겠는가? 대저 물이 흐르는 모양이 도도하여 크고 盛한 것은 太過함이고, 흩어져 돌아오지 않는 것은 장차 고갈되려 함이다. 이는 모두 물이 흐르는 것이나, 하나는 盛하고 하나는 위태로워서 확연히 다르므로 마땅히 그 모양을 상세하게 변별해야 하며, 文字로 인해 뜻을 해쳐서는 안된다."고 하였다.

21) 四肢不擧 : 尤怡가 이르길 "《靈樞·本神篇》에서 '脾氣가 虛하면 四肢를 쓰지 못한다'고 하였다. 대저 脾가 虛하면 營衛가 고갈되어 그 氣가 四肢로 운행되지 못하므로 四肢를 거동하지 못하고, 脾가 實하면 營衛가 막혀서 끊어지므로 역시 그 氣가 四肢로 운행되지 못하여 四肢를 거동하지 못한다."고 하였다.

22) 重强 : 이에 대해서는 諸家들의 說이 분분하다. 즉 楊上善은 "脾가 虛하여 病邪를 感受함에 氣가 九竅로 운행하지 못하므로 通하지 않는다. 氣가 전신으로 운행되지 못하므로 몸이 무겁고 뻣뻣해진다."고 하였고, 王冰은 "'重'이란 臟氣가 중첩되는 것이요, '强'은 氣가 조화롭지 못함이다."라고 하였으며, 吳崑은 "邪氣가 偏盛한 것이다."라고 하였고, 張介賓은 "부드럽게 조화를 이루지 못하는 모양으로서 무겁고 뻣뻣하여 땅기는 것이다."라고 하였다.

黃帝 : 선생께서 脾는 孤臟으로서 中央에 위치하고 土에 속하며 四傍을 두루 滋潤한다고 말씀하셨는데, 脾脈이 太過하거나 不及하면 그 병은 모두 어떠합니까?

岐伯 : (脾脈이) 太過하면 사람으로 하여금 四肢를 거동하지 못하게 하고, 脾脈이 不及하면 사람으로 하여금 九竅가 막혀 잘 통하지 않게 하는데, 이를 "重强"이라 합니다.

帝瞿然[23]而起, 再拜而稽首曰 : 善. 吾得脈之大要, 天下至數. 五色脈變, 揆度奇恒, 道在於一. 神轉不迴, 迴則不轉, 乃失其機. 至數之要, 迫近以微, 著之玉板, 藏之藏[24]府, 每旦讀之, 名曰玉機[25].

黃帝 (갑자기 놀란 듯이 일어나 再拜하고 머리 숙여 말하길) : 훌륭하십니다. 저는 診脈의 요체를 체득하였으니, (이는) 天下의 지극한 이치입니다. 五色 · 脈象의 변화, 揆度 · 奇恒의 이치는 하나에 있습니다. (인체의) 神氣는 (四時 · 五氣의 순서에 따라) 운행해야지 역행해서는 안 되는데, (만약) 역행하면 (神氣가 정상적으로) 운행하지 못하여 生機를 잃게 됩니다. (질병을 진단하는) 지극한 이치의 요체는 가까이 다가갈수록 오묘하니 玉版에 새기고, 府庫에 간직하여 매일 이를 읽을 것이며, "玉機"라 부르겠습니다.

五臟受氣於其所生[26], 傳之於其所勝[27]; 氣舍於其所生, 死於其所不勝[28]. 病之且[29]死, 必先傳行至其所不勝, 病乃死, 此言氣之逆行也, 故死.

五臟은 자기가 生한 臟(子臟)으로부터 邪氣를 받으면 자기가 이길 수 있는 臟으로 전해 주는데, 邪氣는 자기를 生한 臟에서 머물다가 자신이 이길 수가 없는 臟에 이르면 죽습니다. 병들어 장차 죽으려 할 때는 반드시 먼저 자신이 이기지 못하는 臟으로

---

23) 瞿然 : 놀라워하는 모양을 가리킨다.

24) 藏 : 《太素》에는 "於"로 되어 있다. 헤아려 보건대 "於"로 적는 것이 옳다.

25) 天下至數,……名曰玉機 : 이는 《玉版論要篇》과 중복되는 내용인데, 상세한 注는 해당 篇을 참고하시오.

26) 受氣於其所生 : 王冰은 注에서 "病氣를 자기가 生한 것으로부터 받는 것을 말한다."고 하였는데, 이는 病氣 즉 邪氣를 자신이 生한 臟으로부터 받는 것을 말한다. 여기서 "氣"란 邪氣를 가리키고, "所生"이란 자신이 生한 臟을 가리킨다. 즉 이는 母가 子로부터 邪氣를 받는 것으로서, 예를 들면 脾土가 자신이 生한 肺金으로부터 邪氣를 받는 것(土生金)을 말한다.

27) 所勝 : 자기가 이길 수 있는 臟을 가리킨다. 예컨대 肝木은 脾土를 이길 수 있으므로(木克土) 肝病은 脾로 전변된다.

28) 所不勝臟 : 자신이 이기지 못하는 臟을 가리킨다.

29) 且 : "且"에는 장차(將)의 뜻이 있다.

전변된 후에 환자가 죽는데, 이는 邪氣가 逆行한 것을 말한 것이므로 죽습니다.

肝受氣於心, 傳之於脾, 氣舍於腎, 至肺而死[30]. 心受氣於脾, 傳之於肺, 氣舍於肝, 至腎而死. 脾受氣於肺, 傳之於腎, 氣舍於心, 至肝而死. 肺受氣於腎, 傳之於肝, 氣舍於脾, 至心而死. 腎受氣於肝, 傳之於心, 氣舍於肺, 至脾而死. 此皆逆死[31]也. 一日一夜五分之[32], 此所以占死者[33]之早暮也.

肝은 心으로부터 邪氣를 받아 脾로 전하는데, 邪氣가 (腎으로 옮겨져) 腎에서 머무르다가 肺에 이르면 죽습니다.

心은 脾로부터 邪氣를 받아 肺로 전하는데, 邪氣가 (肝으로 옮겨져) 肝에서 머무르다가 腎에 이르면 죽습니다.

脾는 肺로부터 邪氣를 받아 腎으로 전하는데, 邪氣가 (心으로 옮겨져) 心에서 머무르다가 肝에 이르면 죽습니다.

肺는 腎으로부터 邪氣를 받아 肝으로 전하는데, 邪氣가 (脾로 옮겨져) 脾에서 머무르다가 心에 이르면 죽습니다.

腎은 肝에서부터 邪氣를 받아 心으로 전하는데, 邪氣가 (肺로 옮겨져) 肺에서 머무르다

30) 肝受氣於心, 傳之于脾, 氣舍于腎, 至肺而死 : 馬蒔는 注에서 “시험삼아 肝經으로써 이를 설명하면 心經에 병이 있으면 그 母臟(肝 : 木生火)을 업신여겨 침입하게 되니, 곧 肝의 病氣는 心으로부터 받는다. 肝木은 脾土를 克하니 곧 病氣가 脾로 전해진다. 脾土는 腎水를 克하니 곧 病氣가 腎에 머물게 된다. 腎水는 心火를 克하니 다시 病氣가 心으로 전해진다. 心火는 肺金을 克하니 다시 病氣가 肺로 전해진다. 그러므로 肺에 이르러 죽는다고 한 것이다. 대저 肝은 肺로부터 克制당하기 때문이다. 이로 미루어 보면 肝이 病氣를 받음은 心에 있고, 心이 病氣를 받음은 脾에 있다.”고 하였다.

31) 逆死 : 이는 마땅히 “逆行”으로 교정해야 한다. 그렇게 해야만 위의 “此言氣之逆行”과 상응한다. 따라서 본서는 이를 “逆行”으로 해석하였다.

32) 一日一夜五分之 : 하루의 밤과 낮을 다섯 단계로 구분하여 五臟을 배속시키는 것을 말한다. 즉 아침은 肝에 속하고, 대낮은 心에 속하며, 저녁은 肺에 속하고, 야밤은 腎에 속하며, 오후는 脾에 속한다. 예컨대 張志聰은 注에서 “昧旦(아침)은 甲乙(肝)을 주관하고, 晝(낮)는 丙丁(心)을 주관하며, 日昃(해질 무렵)은 戊己(脾)를 주관하고, 暮(저녁)는 庚申(肺)을 주관하며, 夜(야간)는 壬癸(腎)를 주관한다.”고 하였다.

33) 者 : 원문에는 “生”으로 되어 있었으나, 《甲乙經》에 근거하여 교정하였다. 《新校正》에서 이르길 “이를 헤아려 보건대 經文에서는 오로지 氣의 逆行에 대해서만 말하였으므로 죽는다고 한 것이다. 즉 生의 早暮에 대해서는 언급하지 않았으니, 王冰이 ‘者’를 ‘生’으로 고친 것은 《甲乙經》 중의 《素問》 본뜻과 다르다.”라고 하였다.

가 脾에 이르면 죽습니다.

이는 모두 邪氣가 逆行한 것입니다. 하루의 낮과 밤을 다섯 단계로 나누어 (五行의 배속 관계에 따라) 五臟을 배속시키면 이것으로 죽는 시간이 아침인지 저녁인지를 예측할 수 있습니다.

黃帝曰[34)]：五臟相通, 移皆有次. 五臟有病, 則各傳其所勝. 不治, 法[35)]三月若六月, 若三日若六日[36)], 傳五臟而當死, 是順傳所勝之次[37)]. 故曰別於陽者, 知病從來; 別於陰者, 知死生之期[38)]. 言知至其所困[39)]而死.

五臟은 서로 통하는데, (病氣의) 轉移에는 모두 일정한 순서가 있습니다. 五臟에 병이 있으면 자신이 이기는 臟으로 전변됩니다. (만약) 치료하지 않으면 (길게는) 3개월이나 6개월, (짧게는) 3일이나 6일이면 五臟에 전변되어 죽는데, 이는 자신이 이기는 臟으로 順傳되는 순서입니다. 그러므로 陽脈(胃氣가 있는 脈)을 변별할 수 있으면 병이 어디에서 발생했는지 알 수 있고, 陰脈(眞臟脈)을 변별할 수 있으면 (그 相克관계를 통해) 生死의 시기를 알 수 있다고 합니다. (이는) 그것이 곤란을 당하는 곳(克制당하는 곳)에 이르면 죽게 됨을 알아야 한다는 말입니다.

---

34) 黃帝曰 : 앞뒤 문맥을 살펴 볼 때 이3字는 岐伯의 말이 분명하다. 따라서 해석하지 않았다. 《素問釋義》에서도 이를 衍文으로 보았다.

35) 法 : 이는 誤字이다.《標本病傳論》"諸病以此是相傳" 句에 대해 王冰이 注에서 인용한 것에 따르면 "法"이 "或"으로 되어 있는데, 이것이 옳다. "或"은 "若"과 의미가 같다. 따라서 본서는 이를 "或"으로 해석하였다.

36) 法三月若六月, 若三日若六日 : 張景岳은 이 문구에 대해 "병을 조기에 치료하지 않으면 반드시 다른 臟으로 傳變되는데 길게는 3개월에서 6개월, 짧게는 3일에서 6일이면 五臟에 모두 傳變된다"고 하였다.

37) 是順傳所勝之次 :《新校正》에서 이르길 "윗 문장을 살펴보건대 '是順傳所勝之次' 7字는 앞 注의 다음 것으로서 잘못 이 經文의 아래에 자리하게 된 것이다. 의미가 없을 뿐만 아니라 全元起 本의《素問》및《甲乙經》과 함께 校勘해 보더라도 모두 이 7字는 곧바로 刪去해야 하나, 뜻에 통하지 못한 자가 의혹을 품을까 염려되어 지금 注에 남겨 놓는다."고 하였으니, 그 說이 합당하다.

38) 別于陽者, 知病從來; 別于陰者, 知死生之期 :《素問・陰陽別論》에서 "이른바 陰脈이란 眞臟脈이다. ………이른바 陽이란 胃脘의 陽이다. 陽脈을 辨別할 수 있으면 病變이 있는 곳을 알 수 있고, 陰脈을 변별할 수 있으면 죽는 시기를 알 수 있다."고 하였으니, 陰脈은 眞臟脈을, 陽脈은 胃氣가 있는 脈을 가리킨다.

39) 至其所困 : 이는 자신이 이기지 못하는 臟에 이른다는 말이다.

五臟疾病 轉變 규율표

五 臟	邪氣를 받는 곳 (其所生)	邪氣를 전해주는 곳 (其所勝)	邪氣가 머무는 곳 (所生)	邪氣가 죽는 곳 (其所不勝)
肝	心 (木生火)	脾 (木克土)	腎 (水生木)	肺 (金克木)
心	脾 (火生土)	肺 (火克金)	肝 (木生火)	腎 (水克火)
脾	肺 (土生金)	腎 (土克水)	心 (火生土)	肝 (木克土)
肺	腎 (金生水)	肝 (金克木)	脾 (土生金)	心 (火克金)
腎	肝 (水生木)	心 (水克火)	肺 (金生水)	脾 (土克水)

※ 상기 表와 같이 五臟 질병의 轉變 규율은 오행의 相生相克 원리에 근거한 것이다. 일반적으로 臟은 자신이 生한 子臟으로부터 病氣(邪氣)를 받아 자신이 이기는 臟으로 이를 전하며, 자신을 生한 母臟에 머물다가 마지막에 자신을 克制하는 臟에 이르면 죽는다.

是故[40]風者百病之長也[41]. 今[42]風寒客於人, 使人毫毛畢直, 皮膚閉而爲熱, 當是之時, 可汗而發也; 或痹不仁腫痛, 當是之時, 可湯熨[43]及火灸刺而去之.

風은 온갖 질병의 으뜸입니다. 만약 風寒邪가 인체에 침입하면 사람으로 하여금 솜털이 모두 곤두서고 肌膚가 막혀 (소통되지 않아) 熱이 나도록 하는데, 이 때는 땀을 내어서 (邪氣를) 發散시켜야 합니다. 간혹 (風寒邪가 經脈을 가로막아 氣血이 瘀滯됨으로 인해) 痹症으로 마비되어 감각이 없고 腫痛이 발생하기도 하는데, 이 때는 湯熨(熱湯薰洗・熱敷) 및 뜸이나 針으로 風邪를 제거해야 합니다.

弗治, 病入舍於肺, 名曰肺痹[44], 發欬上氣. 弗治, 肺卽傳而行之肝, 病名曰肝痹, 一名曰厥, 脇痛出食[45], 當是之時, 可按若刺耳. 弗

---

40) 是故 : "夫"와 같은 語氣詞로서 해석하지 않는다.

41) 風者百病之長也 : 風邪는 外感六淫 중에서 가장 중요한 발병 요인으로서, 寒邪・熱邪・濕邪・燥邪・火邪가 모두 風邪에 실려 인체에 침입한다. 더구나 風은 변화무상하며 잘 돌아다니는 성질이 있어서 여러 邪氣를 이끌고 다니면서 여러 가지 병증을 일으키므로 "百病의 으뜸"이라 불려진다.

42) 今 : "만약"의 뜻이 있다.

43) 湯熨(탕위) : "湯"이란 熱湯에 김을 쏘이는 것을 말하고, "熨"란 천을 뜨거운 물에 적셔 환부를 마사지하는 방법을 가리킨다.

44) 肺痹 : 여기서의 "痹"는 막혀서 통하지 않는 것을 말한다. 따라서 "肺痹"란 肺의 肅降機能이 실조된 것을 가리킨다.

治, 肝傳之脾, 病名曰脾風[46], 發癉[47], 腹中熱, 煩心出黃[48], 當此之時, 可按可藥可浴.

(이를 제 때에) 치료하지 않으면 病邪가 肺로 들어가 머무는데, (이를) "肺痹"라 하며, 咳嗽·上氣가 발생합니다. (이를 적절하게) 치료하지 않으면 肺病이 전변되어 肝으로 옮겨가는데 (이를) "肝痹" 또는 "厥"이라고 하며, 옆구리에 통증이 오고 음식물을 토하는데 이 때는 안마 혹은 침을 놓아 치료합니다. (만약) 치료하지 않으면 肝病이 脾로 전변되는데 (이를) "脾風"이라 하며, 發癉(黃疸)·腹中熱·心煩·小便黃色 증상이 발생하는데, 이 때는 안마·약물·湯浴 등의 방법으로 치료합니다.

弗治, 脾傳之腎, 病名曰疝瘕, 少腹冤熱[49]而痛, 出白[50], 一名曰蠱[51], 當此之時, 可按可藥. 弗治, 腎傳之心, 病筋脈相引而急, 病名曰瘛[52], 當此之時, 可灸可藥. 弗治, 滿十日, 法當[53]死. 腎因傳之心, 心卽復反傳而行之肺, 發寒熱, 法當三日[54]死, 此病之次也.

---

45) 出食 : 음식이 들어갔다가 나오는 것이니, 즉 嘔吐이다. 馬蒔는 注에서 "음식을 먹으면 곧바로 吐하는 것은 木이 와서 土를 능멸함이 점차 심해졌기 때문이다."라고 하였다.

46) 脾風 : 王冰은 注에서 "肝氣는 風木과 상응하고 木은 土를 克制하는데, 土가 風氣를 받은 것이므로 '脾風'이라 한다. 대저 風氣는 肝과 통하므로 이렇게 이름하였다."고 하였다.

47) 發癉 : 여기서의 "癉"은 "黃疸"을 가리킨다. 王冰은 "脾에 있는 병이 있으면 黃癉이 잘 발생하므로 '發癉'이라 한다."고 하였다.

48) 出黃 : 小便이 노란 색을 띠는 것을 말한다. 張志聰은 注에서 "熱邪가 하복부에 있으면 소변이 황색을 띠게 된다."고 하였다.

49) 少腹冤熱 : "冤"은 "宛"과 통하는데, 《方言》에서 "宛은 蓄(쌓이다)이다."라고 하였으므로 "少腹冤熱"이란 少腹에 熱邪가 쌓인 것을 말한다.

50) 出白 : 소변에 백색 혼탁물이 섞여 나오는 것을 말한다.

51) 蠱 : 일반적으로 기생충에 의한 질병을 말한다. 그러나 여기서는 熱邪가 울결하여 흩어지지 않고 계속적으로 眞陰을 손상시켜 형체가 야위고 정신이 쇠약해지는 것을 가리키는데, 마치 벌레가 음식물을 파먹어 들어가는 것과 같다고 해서 붙인 이름이다.

52) 瘛 : 筋脈이 땅겨 오그라드는 증상을 말한다.

53) 法當 : 어떤 원칙에 의해 반드시 그렇게 되는 것을 말한다.

54) 三歲 : 滑壽의 注에서 근거하여 이를 "三日"로 고쳐서 해석하였다. 또한 吳崑은 "歲"를 "噦"로 교정하여 이르길 "心은 脾의 母요, 肺는 脾의 子인데, 心氣와 肺氣가 다투면 脾가 저절로 안정되지 못하여 딸꾹질이 난다. 五臟의 氣가 쇠약해졌을 때 딸꾹질을 세 번하면 죽는다. 下篇에서 '七診을 함에 병이 있고, 그 脈候 역시 쇠약해진 경우는 죽는데 반드시 홰액 혹은 어억하는 소리를 낸다.'고 한 것이 이것이다. '三噦'을 이전에는 '三歲'로 적었으나 임의로 이를

(이 때에도) 치료하지 않으면 脾病이 腎에 전변되는데 이 병을 "疝瘕"라고 하며, 少腹에 熱이 울결되어 복통이 오고 小便에 흰색 혼탁물이 섞여 나오는데 일명 "蠱病"이라고도 하며, 이 때는 안마 혹은 약물로 치료합니다. (만약 여기서도) 치료하지 않아 腎病이 心에 전변되면 筋脈이 땅겨 오그라드는데 이 병을 "瘛"라 하며, 이 때에는 쑥뜸과 약물로 치료합니다. (만약 여기서도) 치료하지 않으면 열흘만에 반드시 죽습니다. (일반적으로 心은 君主之官으로서 邪氣를 감수하지 않음에도 불구하고) 腎에서 (邪氣를) 心으로 보낸 까닭에 心이 다시 (이를 자신이 이기는) 肺로 보내어, 惡寒과 發熱이 나타나면 반드시 3일만에 죽는데, 이상은 질병이 전변되는 순서입니다.

然其卒發者, 不必治於[55]傳, 或其傳化有不以次. 不以次入者, 憂恐悲[56]喜怒, 令不得以其次, 故令人有大病矣. 因而喜大虛則腎氣乘矣, 怒則肝氣乘矣, 悲則肺氣乘矣, 恐則脾氣乘矣, 憂則心氣乘矣[57], 此其道也. 故病有五, 五五二十五變, 及其傳化. 傳, 乘[58]之名也.

그러나 갑자기 발생하는 병은 반드시 傳變 순서에 얽매여 치료할 필요는 없는데, (급성 질환은) 간혹 (五臟의) 전변 순서에 따르지 않는 경우가 있기 때문입니다. (五臟의) 전변 순서에 따라 들어가지 않는 것으로는 憂(근심)·恐(두려움)·悲(슬픔)·喜(기쁨)·怒(분노) 즉 五志가 과도하여 발생하는 병이 있는데, 이들은 전변 순서에 따르지 않으므로

고친다."고 하였는데, 참고할 만하다.

55) 於 : 여기서는 "以"와 같은 뜻으로서 "에 의거하여"라는 뜻이다.

56) 悲 : 張志聰은 注에서 "悲는 마땅히 思로 적어야 한다."고 하였는데, 이렇게 하는 것이 옳다. "悲"는 "憂"와 함께 肺의 志에 속하는데, 앞에서 이미 "憂"가 나왔고 脾의 志인 "思"가 누락되었으므로 張志聰의 견해가 옳다.

57) 因而喜大虛則腎氣乘矣, 怒則肝氣乘矣, 悲則肺氣乘矣, 恐則脾氣乘矣, 憂則心氣乘矣 : 張志聰은 注에서 "怒則肝"은 마땅히 "怒則肺"로, "悲則肺"는 마땅히 "思則肝"으로 교정해야 한다고 하였다. 五臟의 相生相克 관계에 근거하면 張氏의 견해가 옳다. 이에 張志聰의 견해에 따라 문장을 교정하면 "因而喜(心)大虛則腎氣乘矣, (因而)怒(肝大虛)則肺氣乘矣, (因而)思(脾大虛)則肝氣乘矣, (因而)恐(腎大虛)則脾氣乘矣, (因而)憂(肺大虛)則心氣乘矣."가 되는데, 이를 해석하면 "지나친 기쁨으로 인해 心이 크게 허해지면 腎氣가 이를 틈타 心에 침입하고(水克火), 지나친 노여움으로 인해 肝이 크게 허해지면 肺氣가 이를 틈타 肝에 침입하며(金克木), 지나친 사려로 인해 脾가 크게 허해지면 肝氣가 이를 틈타 脾에 침입하고(木克土), 지나친 두려움으로 인해 腎이 크게 허해지면 脾氣가 이를 틈타 腎에 침입하며(土克水), 지나친 근심으로 인해 肺가 크게 허해지면 心氣가 이를 틈타 肺에 침입한다(火克金). ( )속은 생략된 글자를 보충한 것이다.

58) 乘 : "乘"이란 강한 것이 약한 것을 능멸하는 것을 말한다.

사람으로 하여금 큰 병에 걸리게 합니다.

지나친 기쁨(喜)으로 인해 心이 크게 허해지면 腎氣가 이를 틈타 "心"에 침입하고(水克火), 지나친 노여움(怒)으로 인해 肝이 크게 허해지면 肺氣가 이를 틈타 "肝"에 침입하며(金克木), 지나친 사려(思)로 인해 脾가 크게 허해지면 肝氣가 이를 틈타 "脾"에 침입하고(木克土), 지나친 두려움(恐)으로 인해 腎이 크게 허해지면 脾氣가 이를 틈타 "腎"에 침입하며(土克水), 지나친 근심(憂)으로 인해 肺가 크게 허해지면 心氣가 이를 틈타 "肺"에 침입(火克金)합니다. (本臟의 氣가 有餘하면 자신이 이기는 臟을 침범하고 本臟의 氣가 부족하면 자신이 이기지 못하는 臟의 침범을 받는) 이것은 (五志의 변동에 의해 질병이 발생하여 전변되는) 일반적인 규율입니다. 그러므로 (五臟에 따른) 병이 다섯이고, 五五 二十五 스물다섯 가지 병변 및 그것이 傳變이 발생합니다. (여기서 말하는) 傳은 "乘"을 지칭합니다.

五臟 질병 전변규율표

五 臟	受氣(所生)	傳(所勝)	留(所生)	死(所不勝)
肝	心	脾	腎	肺
心	脾	肺	肝	腎
脾	肺	腎	心	肝
肺	腎	肝	脾	心
腎	肝	心	肺	脾

大骨枯槁, 大肉陷下59), 胸中氣滿, 喘息不便, 其氣動形, 期60)六月死, 眞臟脈見, 乃予之期日61). 大骨枯槁, 大肉陷下, 胸中氣滿, 喘息不便, 內痛引肩項62), 期一月死, 眞臟見, 乃予之期日. 大骨枯槁, 大肉陷下, 胸中氣滿, 喘息不便, 內痛引肩項, 身熱脫肉破䐃63), 眞臟

59) 大骨枯槁, 大肉陷下 : "大骨"이란 어깨·척추·허리·무릎의 뼈를 말하고, "大肉"이란 臂部·둔부·장딴지·魚際穴 부위의 살집을 말하며, "枯槁"란 말라서 살이 없는 것을, "陷下"란 살이 없어 움푹 들어간 것을 말한다. 따라서 "大骨枯槁"란 어떤 질병으로 인해 골격이 연약무력해져 몸을 지탱할 수 없는 것을, "大肉陷下"란 살이 없고 뼈만 앙상한 것을 가리킨다.

60) 期 : 여기서의 "期"는 "예측하다"는 뜻이다. 예컨대《荀子·不苟》楊倞 注에서 "期는 그 때를 아는 것을 말한다(期, 謂知其時候)."고 하였다.

61) 乃予之期日 : "予"는 "預"와 통하며, "예측하다"는 뜻이다.

62) 內痛引肩項 : 楊上善은 注에서 "內痛이란 心內痛을 가리킨다. 心의 府인 手太陽小腸經은 肩部에서부터 心으로 絡하므로 가슴이 아프면서 어깨와 목이 땅긴다."고 하였다.

見，十日[64]之內死．大骨枯槀，大肉陷下，肩髓內消，動作益衰[65]，眞臟未見[66]，期一歲死，見其眞臟，乃予之期日．大骨枯槀，大肉陷下，胸中氣滿，腹內痛，心中不便，肩項身熱[67]，破䐃脫肉，目匡[68]陷，眞臟見，目不見人，立死；其見人者，至其所不勝之時則死[69]．

(전신의) 大骨이 연약 무력하여 몸을 지탱할 수 없고 大肉이 야위며, 胸中에 가스(氣)가 그득하고, 숨이 차고 호흡이 곤란하여 헐떡이고 몸을 들먹이면 6개월 이내에 죽는다는 것을 알 수 있는데, 眞臟脈이 보이면 죽는 날을 예측할 수 있습니다.

大骨이 연약 무력하여 몸을 지탱할 수 없고 大肉이 야위며, 胸中에 가스가 그득하고, 숨이 차고 호흡이 곤란하며 가슴이 아프고 어깨와 목이 땅기면 1개월 이내에 죽는다는 것을 알 수 있는데, 眞臟脈이 보이면 죽는 날을 예측할 수 있습니다.

大骨이 연약 무력하여 몸을 지탱할 수 없고 大肉이 야위며, 胸中에 가스가 그득하고, 숨이 차고 호흡이 곤란하며 가슴이 아프고 어깨와 목이 땅기며, 몸에 열이 나고 몸에 살이 빠지며 팔・다리・엉덩이 등 살이 풍부한 부위가 움푹 들어가고 眞臟脈이 보이면 10일 이내에 죽습니다.

大骨이 연약 무력하여 몸을 지탱할 수 없고 몸이 야위며, 骨髓가 내부에서 소모되어

---

63) 脫肉破䐃 : "脫肉"이란 전반적으로 몸에 살이 빠진 것을 말한다. "䐃"이란 팔・다리・엉덩이 등 肌肉이 풍부한 부위를 말한다. 따라서 "脫肉破䐃"이란 전반적으로 몸에 살이 없고, 팔・다리・엉덩이 등 肌肉이 풍부한 부위가 움푹 들어간 것을 말한다.

64) 十日 : 원문에는 "十月"로 되어 있으나, 《讀素問鈔》《素問注證發微》《吳注素問》에는 모두 "日"로 되어 있다. 眞臟脈이 나타났는데도 10개월만에 죽는다고 하면 의미가 통하지 않으므로 "日"로 교정하는 것이 옳다.

65) 肩髓內消, 動作益衰 : 張琦는 《素問釋義》에서 "肩髓는 아마도 骨髓로 해야 옳은 듯하다."라고 하였는데 옳다. 骨髓가 내부에서 소모되어 동작에 점점 힘이 없어지는 것은 腎氣가 쇠약해진 증상이다.

66) 未見 : 원문에는 "來見"으로 되어 있었으나 《新校正》에 근거하여 "未見"으로 교정하였다. 《新校正》에서 "《全元起本》 및 《甲乙經》에는 '眞臟來見'이 '未見'으로 되어 있는데, '來'는 '未'의 誤字이다."라고 하였다.

67) 肩項身熱 : 郭靄春은 《素問校注》에서 "'肩項'과 아래의 '身熱'은 文義가 이어지지 않는다. '肩項' 2자는 아마도 윗 단락 '內痛引肩項'에서 잘못 끼여든 듯하다."라고 하였는데, 참고할 만하다.

68) 匡 : "匡"은 "眶(광)"의 古字로서 "눈자위"를 가리킨다.

69) 其見人者, 至其所不勝之時則死 : 王冰은 "이기지 못하는 때란 庚辛月을 말한다."고 하였고, 張介賓은 "만약 사람을 알아보면 腎氣가 아직 있는 것이므로 반드시 克制당하는 날이 되어서야 죽는다."고 하였다.

동작에 점점 힘이 없어지는데, 眞臟脈이 아직 나타나지 않으면 1년 이내에 죽고, 眞臟脈이 나타나면 죽는 날을 예측할 수 있습니다.

大骨이 연약 무력하여 몸을 지탱할 수 없고 몸이 야위며, 胸中에 가스가 그득하고 뱃속이 아프며, 가슴속이 불편하고 어깨와 목 및 전신에 熱이 나며, 팔·다리·엉덩이 등 살이 풍부한 부위가 움푹 들어가고 몸에 살이 빠지며, 눈자위가 움푹 들어가고 眞臟脈이 보이면서 사람을 알아보지 못하면 (精氣가 이미 끊어진 것이므로) 즉시 죽습니다. (만약) 사람을 알아보면 자신이 이기지 못하는 날이 되면 죽습니다.

急虛身中卒至[70], 五臟絶閉, 脈道不通, 氣不往來, 譬於墮溺[71], 不可爲期. 其脈絶不來, 若[72]人一息五六至[73], 其形肉不脫, 眞臟雖不見, 猶死也.

正氣가 갑작스럽게 虛해진 까닭에 外邪가 곧바로 인체에 침입하여 순식간에 臟에 이르면 五臟의 氣가 막히고 脈道가 통하지 않아 氣가 왕래하지 못하는데, 마치 높은 곳에서 떨어지거나 물에 빠진 경우처럼 그 죽는 시기를 예측할 수 없습니다. 脈이 끊어져 오지 않거나 혹은 한번 들이쉬는데 5~6번 박동하면 형체가 야위지 않고 眞臟脈이 비록 보이지 않더라도 역시 죽습니다.

眞肝脈至, 中外急[74], 如循刀刃責責然[75], 如按琴瑟弦, 色靑白不澤[76], 毛折[77], 乃死. 眞心脈至, 堅而搏, 如循薏苡子累累然[78], 色赤

---

70) 急虛身中卒至 : 高世栻은 "'急虛'란 正氣가 갑자기 虛해지는 것이고, '身中'이란 外邪가 곧바로 인체에 침입하는 것이며, '卒至'란 邪氣가 순식간에 臟에 이르는 것이다."라고 하였다.

71) 譬於墮溺 : "墮"는 높은 곳에서 떨어지는 것을, "溺"은 물에 빠진 것을 가리킨다.

72) 若 : "若"은 "或"과 통하며, "만약"으로 해석한다.

73) 一息五六至 : 一息은 한번 숨을 들이마시고 내쉬는 것을 말하는데, 만약 한번 呼吸할 때 脈이 다섯 번 뛰면 이는 정상이므로 죽지 않는다. 그러나 한번 숨을 들이마실 때 脈이 5~6회 뛴다면 한번 呼吸할 때 맥이 10~12번 뛰는 것이 되므로 죽는다. "息"은 "吸"으로 교정해야 옳은데, 이는 "息"과 "吸"의 音이 비슷하여 착오를 일으킨 것이다. 林億은 "息은 마땅히 呼로 교정해야 한다."고 하였는데, 두 字는 音과 形이 모두 다르므로 "吸"으로 교정함이 옳다.

74) 中外急 : 孫思邈의 《千金方》과 楊上善은 "中"을 "內"로 보았다. "內"는 "沈"을, "外"는 "浮"를 가리키는데, "沈"은 맥을 세게 짚는 것을, "浮"는 맥을 가볍게 짚는 것을 말한다.

75) 責責然 : 예리하여 두려운 모양을 가리킨다.

76) 色靑白不澤 : 청색은 본래 木의 색인데, 백색이 겸해지면서 윤기가 없으면 金이 木을 제약한 것이다(金克木).

77) 毛折 : 피부의 털이 서지 않고 쓰러지거나 빠지는 것을 의미한다. 精氣敗絶을 의미한다.

黑不澤[79]，毛折，乃死. 眞肺脈至，大而虛，如以毛羽中人膚，色白赤不澤[80]，毛折，乃死. 眞腎脈至，搏而絶，如指彈石辟辟然[81]，色黑黃不澤[82]，毛折，乃死. 眞脾脈至，弱而乍數乍踈，色黃靑不澤[83]，毛折，乃死. 諸眞臟脈見者，皆死不治也.

肝의 眞臟脈이 올 때는 가볍게 짚거나 세게 짚거나 (모두) 날카롭고 急하여 마치 칼날을 어루만지는 것 같고, 거문고의 弦을 누르는 것 같은데, (肺金이 肝木을 제약하여) 안색이 청백색을 띠면서 윤기가 없고 솜털이 (메말라) 끊어지면 바로 죽습니다.

心의 眞臟脈이 올 때는 堅實하면서 (맥을 짚은 손가락에) 부딪쳐 마치 薏苡仁을 어루만지는 것처럼 (堅實하고 짧은 것이) 연속적으로 이어지는데, (腎水가 心火를 제약하여) 안색이 흑적색을 띠면서 윤기가 없고 솜털이 (메말라) 끊어지면 바로 죽습니다.

肺의 眞臟脈이 올 때는 크게 뛰면서도 공허하여 마치 새털이 사람의 피부에 닿는 것 같은데, (心火가 肺金을 제약하여) 안색이 적백색을 띠면서 윤기가 없고 솜털이 (메말라) 끊어지면 바로 죽습니다.

腎의 眞臟脈이 올 때는 뛰다 말다 하여 마치 손가락으로 돌을 튀기는 것처럼 急促하면서도 단단한데, (脾土가 腎水를 제약하여) 안색이 흑황색을 띠면서 윤기가 없고 솜털이 (메말라) 끊어지면 바로 죽습니다.

脾의 眞臟脈이 올 때는 약하면서 때로는 빠르고 때로는 느린데, (肝木이 脾土를 제약하여) 안색이 청황색을 띠면서 윤기가 없고 솜털이 (메말라) 끊어지면 바로 죽습니다.

각종 眞臟脈이 나타나면 모두 치료하지 못하고 죽습니다.

五臟의 眞臟脈表

78) 累累然 : 견실하면서 짧은 心의 眞臟脈이 연속적으로 이어지는 것을 형용한 것이다.

79) 色赤黑不澤 : 적색은 본래 心의 색인데, 흑색이 겸해지면서 윤기가 없으면 腎水가 心火를 제약한 것이다(水克火).

80) 色白赤不澤 : 백색은 본래 肺의 색인데, 적색이 겸해지면서 윤기가 없으면 心火가 肺金을 제약한 것이다(火克金).

81) 辟辟然 : 腎의 眞臟脈이 올 때 急促하면서도 단단한 것을 형용한 말이다.

82) 色黑黃不澤 : 흑색은 본래 腎의 색인데, 황색이 겸해지면서 윤기가 없으면 脾土가 腎水를 제약한 것이다(土克水).

83) 色黃靑不澤 : 황색은 본래 脾의 색인데, 청색이 겸해지면서 윤기가 없으면 肝木이 脾土를 제약한 것이다(木克土).

五 臟	脈 象	色 澤	預後
肝의 眞臟脈	勁急. 마치 칼날이나 거문고의 弦을 누르는 느낌	青白不澤	死證
心의 眞臟脈	堅而搏. 薏苡仁을 만지는 느낌.	黑赤不澤	
肺의 眞臟脈	大而虛. 새의 깃털이 신체에 닿는 느낌.	白赤不澤	
腎의 眞臟脈	搏堅硬而絶. 손가락으로 돌을 튀기는 느낌.	黑黃不澤	
脾의 眞臟脈	虛弱無力. 때로는 빠르고 때로는 느림.	青黃不澤	

黃帝曰：見眞臟曰死, 何也?

岐伯曰：五臟者, 皆稟[84]氣於胃, 胃者五臟之本也. 臟氣者, 不能自致於手太陰, 必因於胃氣, 乃至於手太陰也. 故五臟各以其時, 自爲而至於手太陰也[85]. 故[86]邪氣勝者, 精氣衰也. 故病甚者, 胃氣不能與之俱至於手太陰, 故[87]眞臟之氣獨見, 獨見者病勝臟也, 故曰死.

帝曰：善.

黃帝：眞臟脈이 보이면 죽는다고 하였는데 어째서입니까?

岐伯：五臟은 모두 胃로부터 精微之氣를 받으므로 胃는 五臟의 근본입니다. 五臟의 氣는 자력으로는 手太陰脈口(즉 寸口)에 도달할 수 없고 반드시 脾胃에 의지해야만 비로소 手太陰에 도달 할 수 있습니다. 그러므로 五臟의 氣는 각기 (왕성해지는) 시기를 따라 (胃氣에 의지하여 弦·鉤·毛·石脈 등) 스스로의 모양을 이루어 手太陰脈에 이르게 됩니다. 대저 邪氣가 성하면 精氣가 쇠약해지기 마련이므로 병이 심할 경우는 胃氣가 五臟의 氣와 함께 手太陰에 도달하지 못하여 곧 (脈에 胃氣가 없는) 眞臟氣만 홀로 나타나는데, 眞臟脈만 홀로 나타나는 것은 病邪가 臟氣를 이긴 것이므로 死證이라 합니다.

---

84) 稟："받다"는 뜻이다.《尙書·說命上》孔傳에서 "稟은 받는 것이다."라고 하였다.

85) 五臟各以其時, 自爲而至於手太陰也：張志聰은 注에서 "五臟의 弦·鉤·毛·石脈이 각기 그 時(왕성해지는 시기)에 맞추어 스스로의 모양을 이룸으로써 手太陰脈에 도달하는 것은 모두 胃氣가 自生한 바이다."라고 하였다.

86) 故：여기서는 "夫"와 같은 語氣詞로 쓰였다.

87) 故：여기서는 부사로 쓰여 조건이나 상황이 어떠하다는 것을 나타내며, "바로"·"곧"으로 해석한다.

黃帝 : 훌륭하십니다.

黃帝曰[88) : 凡治病, 察其形氣色澤, 脈之盛衰, 病之新故, 乃治之, 無後其時. 形氣相得[89), 謂之可治; 色澤以浮[90), 謂之易已; 脈從四時, 謂之可治; 脈弱以滑, 是有胃氣, 命曰易治, 取之以時[91). 形氣相失[92), 謂之難治; 色夭不澤, 謂之難已; 脈實以堅, 謂之益甚; 脈逆四時, 爲不可治. 必察四難[93)而明告之. 所謂逆四時者, 春得肺脈, 夏得腎脈, 秋得心脈, 冬得脾脈, 其至皆懸絶沈濇者[94), 命曰逆四時. 未有臟形[95), 於春夏而脈沈濇, 秋冬而脈浮大, 名曰逆四時也. 病熱脈靜, 泄而脈大, 脫血而脈實, 病在中脈實堅, 病在外脈不實堅者, 皆難治.

무릇 질병을 치료할 때는 환자의 形體·神氣 및 五色의 윤택 여부, 脈象의 盛衰, 질병의 新久를 관찰하여 제 때에 치료해야지 치료 시기를 뒤로 미뤄서는 안됩니다.

形體과 氣가 서로 부합하면 치료할 수 있으며, 안색이 윤택하면서 선명하면 (邪氣가 아직 깊숙이 침투하지 않은 것이므로) 쉽게 낫고, 脈象이 四時의 변화에 순응하면 치료할 수 있으며, 脈이 弱하면서도 滑하면 이는 胃氣가 있는 것이므로 쉽게 치유할 수 있는데 (이상의 네 가지는 반드시) 四時에 근거하여 (각기 다른 방법으로) 치료해야 합니다.

---

88) 黃帝曰 : 아래의 문장 내용을 볼 때 黃帝의 논설이 아니라 윗 문장에서 계속되는 岐伯의 논설임이 분명하므로 "黃帝曰"을 생략하고 해석하였다.<譯者>

89) 形氣相得 : 形體와 氣가 부합하는 것을 가리킨다. 예컨대 氣가 왕성하고 형체도 튼튼하며, 氣가 부족하고 形體도 쇠약한 것을 말한다.

90) 色澤以浮 : "色"은 안색을, "澤"은 윤택함을, "浮"는 밝은 것을 가리킨다. 張介賓은 "안색이 밝고 윤택하면 병이 쉽게 낫는다."고 하였다.

91) 取之以時 : 四時의 기후변화에 따라 각기 다른 방법으로 치료해야 한다는 뜻.

92) 形氣相失 : 形體와 氣가 일치하지 않은 것을 가리킨다. 예컨대 形體는 건장한데 氣가 부족하거나, 形體는 쇠약한데 氣가 왕성한 것 등이다.

93) 必察四難 : "四難"이란 "形氣相失·色夭不澤·脈實以堅·脈逆四時" 등 네 가지의 치료하기 어려운 상황을 가리킨다. 환자를 진찰할 때는 반드시 이 네 가지를 살펴서 예후가 좋고 나쁨을 판단해야 한다.

94) 懸絶沈濇者 : "懸絶"은 脈이 떠올라 뿌리가 없고 끊어져 잘 이어지지 않는 것을 말하는데, 胃氣가 없는 脈象이다.

95) 未有臟形 : 本臟의 정상적인 脈이 나타나지 않고 도리어 다른 臟의 脈이 나타나는 것을 말한다.

(만약) 形體와 氣가 일치하지 않으면 치료하기 어렵고, (氣血이 고갈되어) 안색이 윤택하지 않으면 낫기 어려우며, 脈이 實하면서도 딴딴하면 날로 병이 심해지는 것이고, 脈象이 四時와 상반되면 치료할 수 없습니다. (따라서 환자를 진찰할 때는) 반드시 이 네 가지 치료하기 어려운 상황을 살펴서 (환자에게) 명확하게 알려주어야 합니다.

이른바 四時에 어긋난다고 함은 봄에 (가을의 脈象인) 肺脈(毛脈)이 나타나고(金克木), 여름에 (겨울의 脈象인) 腎脈(石脈)이 나타나며(水克火), 가을에 (여름의 脈象인) 心脈(鉤脈)이 나타나고(火克金), 겨울에 (長夏의 脈象인) 脾脈(滑脈)이 나타나는(土克水) 것인데, 脈이 이를 때 떠올라 끊어지고 沈澁한 것을 이름하여 "逆四時"라 합니다.

本臟의 脈이 나타나지 않고 봄과 여름에 (반대로) 沈·澁한 脈이 나타나며, 가을과 겨울에 (반대로) 浮大한 脈이 나타나는 것을 "逆四時"라 합니다.

熱性病을 앓을 때 脈이 (洪大해야 하는데 오히려) 靜하고, 설사를 하면서도 (脈이 沈靜하지 않고 오히려) 洪大하며, 脫血證임에도 (脈이 虛하지 않고 오히려) 實하고, 병이 中焦에 있는데도 (脈이 虛하지 않고 오히려) 堅實하며, 病邪가 외부에 있(으면 正氣가 외부의 邪氣와 싸우므로 脈이 堅實해야 하)는데도 (오히려) 堅實하지 않은 것들은 모두 (脈과 證이 부합되지 않는 것이므로) 치료하기 어렵습니다.

黃帝曰 : 余聞虛實以決死生, 願聞其情.

岐伯曰 : 五實死, 五虛死.

帝曰 : 願聞五實五虛.

岐伯曰 : 脈盛, 皮熱, 腹脹, 前後不通, 悶瞀[96], 此謂五實. 脈細, 皮寒, 氣少, 泄利前後, 飮食不入, 此謂五虛.

黃帝 : 제가 듣기에 虛實로써 생사를 판단할 수 있다고 하였는데, 그 정황을 들려주십시오.

岐伯 : "五實"이면 죽고, "五虛"이어도 죽습니다.

黃帝 : "五實"과 "五虛"에 대해서 들려주십시오.

---

96) 脈盛, 皮熱, 腹脹, 前後不通, 悶瞀 : "悶"은 胸中煩悶을, "瞀"는 눈이 아물거리는 것을 말한다. 張志聰은 《素問集注 · 卷三》 注에서 "心은 脈을 주관하므로 脈이 盛한 것은 心氣가 (지나치게) 實하기 때문이고, 肺는 皮毛를 주관하므로 피부에 열이 있는 것은 肺氣가 (지나치게) 實하기 때문이며, 脾는 복부를 주관하므로 腹脹이란 脾氣가 (지나치게) 實하기 때문이고, 腎은 二陰으로 竅를 열므로 二陰(大小便)이 통하지 않는 것은 腎氣가 (지나치게) 實하기 때문이며, 肝은 目(눈)으로 竅를 열므로 悶瞀는 肝氣가 (지나치게) 實하기 때문이다."라고 하였다.

岐伯：脈이 盛하고 피부에 熱이 나며 복부가 脹滿하고 대소변이 통하지 않으며 가슴이 답답하고 눈이 흐릿한 것을 "五實"이라 하며, 脈이 細弱하고 피부가 차며 기운이 없고 대소변을 싸며 음식물을 먹지 못하는 것을 "五虛"라고 합니다.

帝曰：其時有生者, 何也?

岐伯曰：漿粥入胃, 泄注止, 則虛者活; 身汗得後利, 則實者活97). 此其候也.

黃帝：(五實·五虛하더라도) 그들이 때로는 (죽지 않고) 살아나는데, 어째서입니까?

岐伯：죽과 같은 종류의 음식을 먹고 泄利가 멎으면 (正氣가 점차 회복되어) 五虛 환자라도 살 수 있으며, 몸에 땀이 나(서 表邪가 해소되)고 대소변이 통하(여 實熱이 제거되)면 五實 환자라도 살 수 있습니다. 이것이 바로 그(五虛·五實 환자가 죽지 않는) 징후입니다.

◀參考▶ 本篇 중의 "病在中, 脈堅實; 病在外, 脈不實堅"은 〈平人氣象論〉의 기록과 상반된다. 이에 대해 《新校正》에서는 "〈平人氣象論〉에서 '병이 中焦에 있으면 脈이 虛하고, 병이 외부에 있으면 脈이 澁堅하다'고 한 것에 근거하면 이것과 상반되는데, 本篇이 잘못된 것이다."라고 하였다. 그러나 姚紹虞는 《素問經注節解》에서 이에 동의하지 않고 "'病在中' 두 句는 〈平人氣象論〉과 다르다. 〈平人氣象論〉에서 '病在中脈虛'라고 한 것은 내부에 實함이 있는데 도리어 虛한 것을 말하고, 本篇에서 말한 것은 本源이 이미 虛한데도 脈이 도리어 强盛한 것을 말한다. 〈平人氣象論〉에서 '病在外脈澁堅'이라 한 것은 邪氣가 성하면 脈이 마땅히 沈澁해서는 안됨을 말하고, 本篇에서 말한 것은 邪氣가 表에 있을 때는 脈이 無力해서는 안됨을 말한 것이다. 그 말이 비록 다르나 모두 虛實이 상반된다는 뜻인데, 《新校正》에서 도리어 그르다고 한 것은 참으로 잘못된 것이다."라고 하였다. 두 說 모두 일리가 있으나 《素問經注節解》의 說이 의미에 있어 뛰어나다.

97) 身汗得後利, 則實者活：땀을 흘리면 表邪가 해소되고, 대소변이 통하면 裏熱이 제거된다. 內外가 통하여 조화를 이루면 實證이 모두 제거되므로 살게 된다.

二十. 三部九候論

인체는 상·중·하 三部로 나뉘고, 각부는 다시 天·地·人 三候(脈이 나타나는 부위)로 나뉜다. 三部를 종합하면 모두 九候가 된다. 본편에서는 三部九候의 診脈方法 및 임상 운용에 대하여 설명하였으므로 "三部九候論"이 하였다.

(1) 三部九候의 病脈部位와 分屬臟腑를 논술하였다.

(2) 三部九候 사이의 조화를 강조하면서 三部九候의 조화가 상실되었을 때 나타나는 질병에 대하여 설명하였다.

(3) 병을 진찰할 때에는 반드시 먼저 발병 정황과 현재의 病情을 묻고 그에 따라 脈을 진찰해야 함을 강조하였다.

(4) 四診을 종합해야만 전면적으로 질병을 파악할 수 있고 치료 방법 및 예후를 판단할 수 있음을 강조하였다.

黃帝問曰 : 余聞九針於夫子, 衆多博大, 不可勝數. 余願聞要道, 以屬[1]子孫, 傳之後世, 著之骨髓, 藏之肝肺, 歃血而受[2], 不敢妄泄. 令合天道[3], 必有終始, 上應天光星辰歷紀[4], 下副[5]四時五行, 貴賤

1) 屬(촉) : "囑"과 통하며, "부탁하다·당부하다"는 뜻이다.

2) 著之骨髓, 藏之肝肺, 歃血而受 : "著之骨髓"는 골수에 새기는 것을, "藏之肝肺"는 가슴 속에 간직하는 것을, "歃血而受"는 피를 나누어 마시며 맹세하는 것을 말한다.

3) 令合天道 : 《新校正》에서 이르길 "全元起本에는 '令合天地'로 되어 있다."고 하였다.

4) 天光星辰歷紀 : "天光"은 日月을 가리키고, "歷紀"는 日月星辰이 하늘에서 운행되는 규율을 가

更立[6], 冬陰夏陽[7], 以人應之奈何? 願聞其方[8].

岐伯對曰 : 妙乎哉問也! 此天地之至數[9].

黃帝 : 저는 선생께 九針에 관한 이치를 들었는데 (그 내용이) 매우 많고 넓어서 이루 헤아릴 수가 없습니다. 저는 그 중요한 이치를 들어서 자손에게 당부함으로써 후세에 전하도록 할 것이고 골수에 새길 것이며, 가슴속에 간직하고 맹세코 함부로 발설하지 않겠습니다. (九針의 이치를) 天道와 부합케 하여 반드시 시작과 끝이 있도록 하며, 위로는 日月星辰이 하늘에서 운행하는 규율과 상응토록 하고, 아래로는 四時·五行에 있어서 성함과 쇠약함이 번갈아 들어서고 겨울에 陰氣가 성하고 여름에 陽氣가 성한 변화에 부합토록 하려는데, 사람이 이에 상응하려면 어떻게 해야 합니까? 원컨대 그 이치를 들려주십시오.

岐伯 : 오묘한 질문이십니다. 이것은 天地의 지극한 이치입니다.

黃帝 : 願聞天地之至數, 合於人形, 血氣通[10], 決死生, 爲之奈何?

岐伯曰 : 天地之至數, 始於一, 終於九焉[11]. 一者天, 二者地, 三者人[12], 因而[13]三之, 三三者九, 以應九野[14]. 故人有三部, 部有三

리킨다.

5) 副 : "부합하다"는 뜻이다.

6) 貴賤更立 : 원문에는 "立"이 "互"로 되어 있었으나, 《胡本》《趙本》《吳本》《周本》《藏本》《太平聖惠方》 등에 근거하여 교정하였다. 張介賓은 "五行의 이치가 왕성함을 만나는 것을 貴라 하고, 쇠약함을 만나는 것을 賤이라 한다."고 하였다. "更立"은 "번갈아 들어서다"는 뜻이다. "貴賤更立"은 《臟氣法時論》의 "更貴更賤"과 같은 의미이다.

7) 冬陰夏陽 : "冬陰"이란 겨울에 陰氣가 성함을, "夏陽"은 여름에 陽氣가 성함을 가리킨다. 여름을 "陽夏"라고도 하는데, 이 또한 여름에 陽氣가 성하기 때문에 붙여진 명칭이다.

8) 方 : "이치"를 뜻한다. 《禮記·樂記》 鄭玄 注에 "方은 道(이치)와 같다."고 하였다.

9) 至數 : "數"란 "이치"를 가리킨다.

10) 血氣通 : 이는 "通血氣"로 적어야 아래의 "決死生"과 對句가 된다.

11) 始於一, 終於九焉 : 數의 시작은 一이고, 끝은 九이다. 九에다 一을 더하면 十이지만 十 역시 一로부터 시작한다. 만사만물이 아무리 크더라도 一과 九를 벗어나지 못한다.

12) 一者天, 二者地, 三者人 : "一"은 홀수로서 陽에 속하므로 하늘과 상응하고, "二"는 짝수로서 陰에 속하므로 땅과 상응하며, "三"은 參으로서 조화를 뜻하는데 하늘과 땅의 氣를 받아 사람이 태어나므로 사람과 상응한다.

13) 因而 : 이는 "因之而"에서 "之"를 생략한 것으로서, "이에 근거하다"로 해석한다.

14) 九野 : "野"는 분야·영역을 가리킨다. 張志聰은 注에서 "九野는 九州의 영역으로서 위로는 二十八宿과 상응한다."고 하였다.

候, 以決死生, 以處[15)]百病, 以調虛實, 而除邪疾[16)].

黃帝 : 天地의 至數를 인체에 부합시켜 氣血을 통하고 생사를 결정하려면 어떻게 해야 하는지 들려주시겠습니까?

岐伯 : 天地의 至數는 一에서 시작하여 九에서 끝납니다. 一은 天이고, 二는 地이며, 三은 사람입니다. (天은 다시 天·地·人으로 나누어지고, 地와 人도 각각 天·地·人 셋으로 나누어집니다) 이에 근거하여 天·地·人을 셋으로 나누면 三三은 九가 되어 "九野"와 상응합니다. 그러므로 인체에도 (上·中·下) 三部가 있고, 각 部에도 (天·地·人) 三候가 있으니, 이로써 生死를 판단하고 이로써 온갖 질병을 진단하며 虛實을 조절하여 邪氣로 인한 질병을 제거합니다.

帝曰 : 何謂三部?

岐伯曰 : 有下部, 有中部, 有上部, 部各有三候, 三候者, 有天有地有人也, 必指而導之[17)], 乃以爲眞[18)]. 上部天, 兩額之動脈; 上部地, 兩頰之動脈; 上部人, 耳前之動脈. 中部天, 手太陰也; 中部地, 手陽明也; 中部人, 手少陰也; 下部天, 足厥陰也; 下部地, 足少陰也, 下部人, 足太陰也. 故下部之天以候肝, 地以候腎, 人以候脾胃之氣.

黃帝 : 무엇을 "三部"라 합니까?

岐伯 : (인체에는) 上部·中部·下部가 있는데, 각 部에는 天·地·人의 三候가 있습니다. 三候에도 天·地·人이 있는데, 반드시 (스승에게) 지도를 받아야 비로소 (三部九候의) 본질을 알 수 있습니다.

---

15) 處 : 《後漢書·楊球傳》賢注에서 이르길 "處는 斷이다."라고 하였는데, "斷"에는 "진단하다"는 뜻이 있다.

16) 邪疾 : 森立之는 "邪疾이란 風寒邪氣만을 가리키는 것이 아니고, 正氣를 해치는 모든 것을 邪라 한다."고 하였다.

17) 指而導之 : 張介賓은 注에서 "'指而導之'란 반드시 스승의 가르침을 받아야 그 본질에 가까워질 수 있다."고 하였고, 高世栻은 注에서 "반드시 손가락으로 어루만져 切脈하고 눌러서 이끌어 내야 三部九候의 본질을 알 수 있다."고 하였다. 양자의 견해가 비록 모두 통하나 《素問·金匱眞言論》에서 "적합한 사람이 아니면 가르치지 말고, 참된 것이 아니면 전수하지 말아야 한다."고 하였고, 《素問·徵四失論》에서 "스승에게 전수 받음을 끝마치지도 않고 망령되이 雜術을 행한다."고 한 것으로 볼 때 張介賓의 注가 적절하다. 이는 醫業을 스승으로부터 전수 받아야 함을 강조한 것이다.

18) 眞 : 여기서는 "본질"을 뜻한다.

上部의 天은 양 이마 부위의 動脈(足太陽膀胱經의 太陽穴)부위이고, 上部의 地는 양 頰(뺨)의 動脈(足陽明胃經의 巨髎·大迎穴)부위이며, 上部의 人은 양쪽 귀 앞쪽에 있는 動脈(手太陽小腸經의 耳門穴)부위입니다.

中部의 天은 手太陰肺經(經渠穴 : 寸口脈) 부위이고, 中部의 地는 手陽明大腸經(合谷穴) 부위이며, 中部의 人은 手少陰心經(神門穴) 부위입니다.

下部의 天은 足厥陰肝經(남자는 五里穴, 여자는 太衝穴) 부위이고, 下部의 地는 足少陰腎經(太谿穴) 부위이며, 下部의 人은 足太陰脾經(箕門穴) 부위입니다. 그러므로 下部의 天으로써 肝을 진찰하고, 下部의 地로써 腎을 진찰하며, 下部의 人으로써 脾胃之氣를 진찰합니다.

帝曰 : 中部之候奈何?

岐伯曰 : 亦有天, 亦有地, 亦有人. 天以候肺, 地以候胸中之氣, 人以候心.

帝曰 : 上部以何候之?

岐伯曰 : 亦有天, 亦有地, 亦有人. 天以候頭角之氣, 地以候口齒之氣, 人以候耳目之氣. 三部者, 各有天, 各有地, 各有人. 三而成天, 三而成地, 三而成人. 三而三之, 合則爲九, 九分爲九野, 九野爲九臟. 故神藏五, 形藏四[19], 合爲九臟. 五臟已敗, 其色必夭[20], 夭必死矣.

黃帝 : 中部를 진찰할 때는 어떻게 해야 합니까?

---

19) 神藏五, 形藏四 : "神藏五"는 五臟이 저장하고 있는 다섯 神을, "形藏四"는 유형을 물질을 저장하는 胃·大腸·小腸·膀胱을 말한다. 王冰은 "神藏五"에 대해 注하길 "이른바 神藏이란 肝藏魂·心藏神·肺藏魂·脾藏意·腎藏志를 말한다. 그것들에 모두 神氣가 저장되어 있으므로 神藏五라 한다."고 하였다. "形藏四"에 대해 張志聰은 注에서 "胃는 주로 水穀의 津液을 傳化하고, 大腸을 津을 주관하며, 小腸은 液을 주관하고, 膀胱은 津液을 저장하므로 四臟을 形藏이라 한다."고 하였고, 王冰은 "이른바 '形藏四'란 첫째는 頭角이고, 둘째는 耳目이며, 셋째는 口齒이고, 넷째는 胸中이다."라고 하였는데, 姚止庵 등의 注도 王冰과 같다. 丹波元簡이 이르길 "形藏四에 대해 諸家들이 모두 王冰의 뜻을 따르고 있으나, 頭角·耳目·口齒는 이치상 臟이라 할 수 없다. 상고해 보건대 《周官·天官疾醫職》에서 "參之以九藏之動"이라 하였는데, 鄭玄은 注에서 '正藏 다섯에 또 胃·膀胱·大腸·小腸이 있다'고 하였으니, 張志聰의 注가 근거 있다."고 하였다.

20) 夭 : 여기서는 "杳(묘)"와 통하며, 빛깔 따위가 칙칙하여 어두운 것을 말한다.

岐伯 : (中部도) 역시 天 · 地 · 人이 있습니다. 天으로써 肺를 진찰하고, 地로써 胸中之氣(宗氣)를 진찰하며, 人으로써 心을 진찰합니다.

黃帝 : 上部는 어떻게 진찰합니까?

岐伯 : (上部도) 역시 天 · 地 · 人이 있습니다. 天으로써 頭角의 氣를 진찰하고, 地로써 口齒의 氣를 진찰하며, 人으로써 耳目의 氣를 진찰합니다. 三部(上 · 中 · 下部)에는 각각 天 · 地 · 人이 있습니다. 三部로써 (上 · 中 · 下部의) 天을 이루고, 三部로써 (上 · 中 · 下部의) 地를 이루며, 三部로써 (上 · 中 · 下部의) 人을 이룹니다. 三이 세 번 되풀이되니 합하여 九가 되고, (이처럼) 九로 나뉘어진 것은 九野와 상응하고, 九野는 (인체의) 九臟과 상응합니다. 그러므로 (인체에는) 神을 저장하는 다섯 臟과 유형의 물질을 저장하는 네 개의 臟이 있어 합하면 九臟이 됩니다. (神을 저장하는) 五臟이 손상되면 그 안색이 반드시 어두워지고, (안색이) 어두워지면 반드시 죽습니다.

◀參考▶

三部九候 진찰법은 전신의 動脈을 진찰하는 방법이다. 三部九候가 가리키는 부위가 매우 넓어 임상에게 응용하기 불편하므로 후대에는《難經》에서 제시한 寸口 진맥법으로 대체하여 사용하였다.《難經》의 "三部九候"는 寸口部의 寸 · 關 · 尺 三部를 가리키는데, 각 部마다 浮 · 中 · 沈 三候가 있어 모두 九候가 되는데, 이것이 후세에 말하는 "三部九候"로서, 본편에서 말하는 三部九候와는 다르다.

帝曰 : 以[21]候奈何?

岐伯曰 : 必先度[22]其形之肥瘦, 以調其氣之虛實, 實則瀉之, 虛則補之. 必先去其血脈[23]而後調之, 無問[24]其病, 以平爲期[25].

---

21) 以 : 여기서는 "~에 근거하여"로 해석한다. 즉 "三部九候에 근거하여~하다"는 뜻이다.

22) 度 : 여기서는 "헤아리다"는 뜻이다.

23) 必先去其血脈 : "去其血脈"이란 血脈 속에 있는 瘀血을 제거해야 한다는 말이다. 吳崑은 주에서 "瘀血이 脈에 있는 것을 제거한다는 말이다. 대저 瘀血이 脈道를 막고 있으면 반드시 먼저 이를 제거한 후에 그 氣의 虛實을 조리해야 한다."고 하였다.

24) 無問 : "無論"이라고도 하며, "~이건 간에, ~을 막론하고"로 해석한다.

25) 以平爲期 : "以平"이란 여기서는 "氣血을 고르게 하다'는 뜻이고, "期"는 "목적으로 삼다"는 뜻이다. 예를 들면《書經 · 大虞謨》에서 "형벌을 쓰는 것을 형벌이 없어지도록 하는 데 목적이 있다(刑期於無刑)."고 하였다.

黃帝 : 三部九候에 근거하여 진찰할 때는 어떻게 해야 합니까?

岐伯 : 반드시 먼저 환자의 형체가 살쪘는지 말랐는지를 헤아린 후에 正氣의 虛實을 조절해야 하는데, 實하면 瀉하고, 虛하면 補해야 합니다. (치료 시에는) 반드시 먼저 脈중의 瘀血을 제거한 후에 (氣의 虛實을) 조리해야 하며, 그 병이 무엇이든 간에 (氣血을) 고르게 하는 것을 목적으로 삼아야 합니다.

帝曰 : 決死生奈何?

岐伯曰 : 形盛脈細, 少氣不足以息者危[26]; 形瘦脈大, 胸中多氣者死. 形氣相得者生; 參伍不調[27]者病; 三部九候皆相失者死. 上下左右之脈相應如參春[28]者病甚; 上下左右相失不可數者死. 中部之候雖獨調, 與衆臟相失者死; 中部之候相減者死[29]. 目內陷者死[30].

黃帝 : 生死를 결정할 때는 어떻게 해야 합니까?

岐伯 : 형체는 건장한데 脈이 細弱하고 氣가 부족하여 호흡하기 힘들면 위태롭고, 形體는 야위었으나 脈은 (오히려) 크게 뛰고 胸中에 氣(가스)가 많으면 죽습니다.

形體와 脈氣가 부합하면 살고, 맥박이 고르지 않은 것은 病脈이며, 三部九候의 脈이 모두 서로 어긋하면 죽습니다. 上下左右의 脈象이 (비록 病과) 상응하지만 절구질을 하듯이 크고 빠르게 뛰면 병이 심하며, 上下左右가 서로 어긋나 (脈이 이르는 횟수를) 헤아릴 수 없으면 죽습니다.

中部의 脈候가 비록 홀로 조화롭더라도 여러 臟腑의 脈과 어긋나면 죽습니다. 中部의 脈候가 (上下部에 비해) 쇠약하여도 역시 죽습니다. (눈은 臟腑의 精氣가 모이는 곳인데) 눈이 안으로 꺼지면 (臟腑의 精氣가 이미 끊어진 것이므로) 죽습니다.

---

26) 形盛脈細, 少氣不足以息者危 : 張介賓은 注에서 "形體는 왕성하나 脈이 가늘고 氣가 부족하여 숨쉬기 어려운 경우는 겉은 남아돌지만 안이 부족하고, 枝葉末端은 왕성하지만 근본이 虛한 것이다."라고 하였다.

27) 參伍不調 : "參伍"는 參差과 같으며, 들쭉날쭉한 것을 말한다. 즉 맥박이 고르지 않음을 형용한 말이다.

28) 參春 : 절구질하는 것처럼 들쭉날쭉하여 가지런하지 않은 것을 말한다. 이는 脈이 크고 빨라 조화롭지 못함을 형용한 말이다.

29) 中部之候相減者死 : 中部의 脈이 상하의 맥에 비해 細弱한 것은 中焦의 氣가 끊어진 것으로서 死證이다.

30) 目內陷者死 : 張介賓은 注에서 "五臟六腑의 精氣는 모두 눈으로 주입되어 사물을 보게 하는데, 눈이 안으로 꺼지면 陽精이 빠져나간 것이므로 죽는다."고 하였다.

帝曰：何以知病之所在?

岐伯曰：察九候, 獨小者病, 獨大者病, 獨疾者病, 獨遲者病, 獨熱者病, 獨寒者病, 獨陷下者病[31]. 以左手足上去踝五寸按之, 右手當踝而彈之[32], 其應過五寸以上, 蠕蠕然[33]者不病; 其應疾, 中手渾渾然[34]者病; 中手徐徐然[35]者病; 其應上不能至五寸, 彈之不應者死. 是以[36]脫肉身不去者死.

黃帝：어떻게 병이 소재한 곳을 알 수 있습니까?

岐伯：九候의 脈을 살펴서, (어느 부위의 脈象만) 유독 작거나 크거나 빠르거나 느리거나 뜨겁거나 차거나 가라앉으면 (상응하는 臟腑에) 병이 있는 것입니다. 왼손으로 (환자의) 발 위쪽에 있는 안쪽 복사뼈에서 五寸가량 떨어진 부위를 짚고, 오른 손으로 (환자의) 복사뼈를 두드려서, 그 반응이 (안쪽 복사뼈에서) 五寸이상 파급되고 마치 벌레가 꿈틀거리는 것처럼 부드러우면 병이 없는 것이고, 그 반응이 빠르고 손에 와 닿는 것이 심하게 요동하면 病脈이며, 손에 와 닿는 것이 느리고 무력한 것도 病脈입니다. 그 반응이

31) 獨熱者病, 獨寒者病, 獨陷下者病：丹波元簡은《素問識》에서 "뜨겁다는 것을 滑脈을 말함이고, 차갑다는 것은 緊脈을 말함이다"라고 하였다. "陷下"란 맥이 가라앉아(沈伏) 뛰지 않는 것을 말하는데, 모두 病脈이다.

32) 以左手足上去踝五寸按之, 右手當踝而彈之：원문에는 "以左手足上, 上去踝五寸按之, 庶右手足當踝而彈之"로 되어 있었으나 林億의《新校正本》에 근거하여 교정하였다.《新校正》에서 이르길 "《甲乙經》과 全元起의 注釋本에서는 모두 '以左手足上去踝五寸而按之, 右手當踝而彈之'라고 하였다. 全元起는 注에서 '안쪽 복사뼈의 위쪽은 陰交穴이 나오는 곳으로서 膀胱과 통하며 腎에 이어져 있는데, 腎은 命門이므로 이를 취하여 길흉을 알아낸다. 지금의 문장은 而字가 하나 부족하고 庶字와 足字가 하나 더 많다. 王氷은 注에서 手足을 모두 취한다고 풀이하였으니 견강부회가 심하다. 마땅히 全元起注 舊本 및《甲乙經》에 따라 바로잡아야 한다.'"고 하였다. 본서 또한 이를 따랐다.

33) 蠕蠕然：벌레가 꿈틀거리면서 기어가는 모양을 형용한 것이다. 張介賓은 注에서 "부드럽고 매끄러우며 조화로운 것을 말한다."고 하였다.

34) 渾渾然：楊上善은 "動하여 조화롭지 않은 것"이라 풀이하였고, 王氷·馬蒔·張介賓은 모두 "혼란스럽다"로 풀이하였으며, 吳崑·張志聰은 모두 "動함이 太過한 것이다"라고 풀이하였다. 위 문장의 "蠕蠕"이 "미동하다"는 뜻임을 볼 때 "심하게 요동하다"로 풀이한 吳崑·張志聰의 견해가 옳다. 즉 "渾渾然"은 빠르고 불안정한 脈象을 형용한 말이다.

35) 徐徐然：느리고 무력한 脈象을 형용한 말이다.

36) 是以：《太素》와《甲乙經》에는 이 2字가 없다. 丹波元簡 역시《素問識》에서 "'是以' 2字는 없는 것이 옳은 듯하다."라고 하였다. 본서 또한 이를 해석하지 않았다.

위로 五寸 부위까지 이르지 않고 두드려도 반응이 없으면 죽습니다. (전신의) 肌肉이 빠지고 몸을 움직일 수 없으면 (形體와 氣가 모두 쇠약해진 것이므로) 죽습니다.

中部乍疎乍數者死. 其脈代而鉤者, 病在絡脈[37]. 九候之相應也, 上下若一, 不得相失. 一候後則病, 二候後則病甚, 三候後則病危. 所謂後者, 應不俱也[38]. 察其腑臟, 以知死生之期, 必先知經脈, 然後知病脈, 眞臟脈見者, 勝死[39]. 足太陽氣絶者, 其足不可屈伸, 死必戴眼[40].

中部脈이 때로는 늦고 때로는 빠르면 (中氣가 고갈된 것이므로) 죽습니다. 脈象이 代하면서 鉤하면 병이 絡脈에 있습니다. 九候의 脈象은 서로 상응하여 上下가 일치해야 하며, 서로 어긋나서는 안됩니다. (九候 중에서 어느) 一候가 뒤쳐져서 상응하지 않으면 病態이고, 二候가 뒤쳐져서 상응하지 않으면 병이 심한 것이며, 三候가 뒤쳐져서 상응하지 않으면 병이 위중함을 의미합니다. 이른바 "後"란 脈象이 일치하지 않는 것을 말합니다. 臟腑의 脈象을 살펴서 生死의 시기를 알려면 반드시 먼저 經脈을 알고 난 후에야 病脈을 알 수 있는데, (만약) 眞臟脈이 보이면 (그것이) 이기지 못하는(所不勝) 날에 이르렀을 때 죽습니다.

(足太陽經脈은 눈 안쪽 모서리에서 시작되고 아래로 순행하여 足部에 이르므로) 足太陽經의 氣가 끊어지면 다리를 屈伸하지 못하고, 죽을 때는 반드시 눈을 위로 치켜 뜹니다.

帝曰 : 冬陰夏陽奈何?

岐伯曰 : 九候之脈, 皆沈細懸絶者爲陰, 主冬, 故以夜半死. 盛躁喘數[41]者爲陽, 主夏, 故以日中死. 是故寒熱病者, 以平旦死. 熱中

37) 其脈代而鉤者, 病在絡脈 : 鉤脈은 여름의 脈象이고 여름철의 氣는 絡脈에 있으므로 병이 絡脈에 있는 것이다. 絡脈에 邪氣가 침입하여 가로막으면 代脈이 나타난다.

38) 所謂後者, 應不俱也 : "後"는 뒤쳐져서 상응하지 않는 것을 가리킨다. "應不俱"에서 "俱"는 "同"과 통하며 "함께 하다·일치하다"는 뜻이다. 전체적인 뜻은 "이른바 後란 脈象이 일치하지 않는 것을 말한다."로 해석한다.<譯者>

39) 勝死 : 자신이 이기지 못하는(所不勝) 날에 이르면 죽는 것을 말한다.

40) 周學海가 이르길 "必先之經脈에서 死必戴眼까지는 여러 句는 상하가 이어지지 않는다."라고 하였으니, 아마도 缺文이 있는 듯하다.

41) 喘數 : "疾數"과 같으며, "빠르다"는 뜻이다.

及熱病[42]者, 以日中死. 病風者, 以日夕死[43]. 病水者, 以夜半死[44]. 其脈乍疎乍數乍遲乍疾者, 日乘四季死[45]. 形肉已脫, 九候雖調, 猶死. 七診[46]雖見, 九候皆從者不死. 所言不死者, 風氣之病及經月之病[47], 似七診之病而非也, 故言不死. 若有七診之病, 其脈候亦敗者死矣, 必發噦噫[48]. 必審問其所始病, 與今之所方病, 而後各切循其脈, 視其經絡浮沈, 以上下逆從循之[49], 其脈疾者病[50], 其脈遲者病, 脈不往來者死, 皮膚著者死[51].

---

42) 熱中及熱病 : 孫鼎宜가 이르길 "'熱中'이란 五臟에 열이 있는 것이고, '熱病'이란 경락에 邪熱이 있는 것이니 傷寒 종류이다. 하나는 表를 말한 것이고, 하나는 裏를 말한 것이다."라고 하였다.

43) 病風者, 以日夕死 : 風病은 肝經의 병인데, 肝病을 앓는 사람은 肺氣가 왕성해지는 해질녘에 죽는다. 왜냐하면 肺는 金에 속하고 肝은 木에 속하는데, 金이 木을 제약하기 때문이다.

44) 病水者, 以夜半死 : 水病은 脾土가 쇠약하고 腎水가 성한 것인데, 밤중은 水가 왕성한 때로서 水邪가 왕성해지는 것을 도우므로 밤중에 죽는다고 하였다.

45) 乍疎乍數乍遲乍疾, 日乘四季死 : "日乘四季"란 하루 중에서 土氣가 왕성하여 乘하는 四季, 즉 하루 중에서 四時가 바뀌는 시기인 辰・戌・丑・未時를 가리킨다. "乍疎・乍數・乍遲・乍疾"은 脾氣가 쇠약해진 것인데, 반드시 日乘四季에 죽는다.

46) 七診 : 두 가지 說이 있다. 하나는 王冰의 說로서 "獨小・獨大・獨疾・獨遲・獨熱・獨寒・獨陷下(맥이 가라앉는 것을 말한다)"이며, 다른 하나는 楊上善의 說로서 "沈細弦絶・盛躁喘數・寒熱病・熱中及熱病・風病・病水・形肉已脫"이다. 본서는 王冰의 說을 따랐다.

47) 風氣之病及經月之病 : 吳崑은 注에서 이르길 "風이 인체를 손상할 때는 머리가 먼저 손상되므로 곧 上部의 脈이 獨大・獨疾・獨熱한다. 月經病은 血이 운행하고 남은 것인데, 下部의 脈이 부족하면 응당 獨小・獨遲・獨寒・獨陷下한다. 그런 까닭에 모두 七診의 脈이 병든 것과 흡사하나 실제로는 아니므로 죽지 않는다고 한 것이다.

48) 噦噫 : 여기서는 병명으로 쓰인 것이 아니고 형용사로 쓰였다. 예컨대 사람이 죽는 것은 胃氣가 끊어지고 心神이 흩어졌기 때문인데, 胃氣가 끊어지면 딸꾹질하는 듯한 소리를 내고, 心氣가 쇠퇴하면 트림하는 듯한 소리를 내게 된다.<譯者>

49) 以上下逆從循之 : "上"이란 얕게 눌러서 脈을 取하는 것이고, "下"란 깊게 눌러서 脈을 取하는 것이며, "逆"이란 脈이 오는 방향에서 맞이하는 것이고, "從"이란 脈이 가는 방향으로 따라가는 것이다. "循"이란 문질러서 누르는 것이다.

50) 其脈疾者病 : 원문에는 "其脈疾者不病"으로 되어 있으나, 《素問釋義》에 근거하여 교정하였다.

51) 皮膚著者死 : "著"는 "着"과 같으며 "달라붙다"는 뜻이다. 즉 살가죽이 뼈에 달라붙으면 죽는다는 뜻이다.

黃帝 : 겨울은 陰에 속하고 여름은 陽에 속하는데, (脈象은 이와) 어떻게 상응합니까?

岐伯 : 九候의 脈이 모두 沈細하여 끊어질 듯한 것은 陰인데, (陰은) 겨울을 주관하므로 (陰氣가 왕성한) 밤중에 죽습니다. (九候의 脈이) 躁急疾數한 것은 陽인데, (陽은) 여름을 주관하므로 (陽氣가 왕성한) 낮에 죽습니다. 그런 까닭에 寒熱이 뒤섞인 병을 앓는 사람은 (陰陽이 교차하는) 새벽녘에 죽고, 내부에 熱이 있거나 外表에 熱이 있는 병을 앓는 사람은 주로 (陽氣가 왕성한) 낮에 죽으며, 風病을 앓는 사람은 (陽氣가 쇠퇴하는) 해질녘에 죽고, 水病을 앓는 사람은 (陰이 왕성한) 밤중에 죽습니다.

脈이 때로는 느리고, 때로는 빠른 환자는 (脾氣가 극도로 불안정한 것으로서) 대개 하루 중에서 土時인 辰·戌·丑·未時에 죽습니다. 形體의 肌肉이 심하게 야윈 것은 (脾胃氣가 이미 끊어진 표현으로서) 九候가 비록 조화롭다 하더라도 역시 죽습니다.

七診이 비록 나타난다 하더라도 九候의 脈象이 모두 조화로우면 죽지 않습니다. 이른바 죽지 않는다고 함은 風邪가 침입하여 발생한 병이나 月經病을 말하는데, (이들은) 七診의 병과 유사하기는 하지만 (실제로는 七診의 病이) 아니므로 죽지 않는다고 말한 것이다. 만약 七診의 병이 있고 (九候의) 脈氣 역시 쇠약해진 경우는 죽는데 (사람이 죽는 것은 胃氣가 끊어지고 心神이 흩어졌기 때문으로서 胃氣가 끊어지면 딸꾹질을 하는 소리를 하고, 心氣가 쇠퇴하면 트림하는 소리를 내므로 임종시에는) 반드시 "홰액" 혹은 "어억"하는 소리를 냅니다.

(그러므로 질병을 진단하여 치료할 때에는) 반드시 먼저 발병 정황과 현재의 증상을 상세히 問診한 후에 각 部의 脈을 切診해야 하는데, 그 經絡의 浮沈을 살피고, 上·下·逆·從으로 切診하여 脈이 빠른 것(疾)은 병이고, 맥이 느려(遲)도 병이며, 脈이 뛰지 않으면 죽고, 살가죽이 (뼈에) 달라붙은 경우도 죽습니다.

帝曰 : 其可治者奈何? 岐伯曰 : 經病者治其經, 孫絡病者治其孫絡血[52], 血病身有痛者治其經絡. 其病者在奇邪[53], 奇邪之脈則繆刺[54]之. 留瘦不移[55], 節而刺之[56]. 上實下虛, 切而從之[57], 索其結

52) 血 : 《甲乙經》과 《太素》에는 이 "血"字가 없다. 그러나 상하 문장으로 볼 때 "血"은 瘀血 혹은 出血의 의미로 봄이 옳은 듯하다. <譯者>

53) 奇邪 : 大絡에 있는 邪氣를 가리킨다. 《素問·繆刺論》에서 "邪氣가 皮毛에 침입하여 孫絡으로 들어가 머물다가 여기서 제거되지 않으면 부득이 經脈으로 들어가고, 여기서도 제거되지 않으면 大絡으로 들어가 기이한 병을 일으킨다."고 하였다.

54) 繆刺法 : 刺鍼 방법의 일종으로서 신체의 한 쪽(좌측 혹은 우측)에 병이 있을 때 반대측 穴位에 刺鍼하는 방법이다. 주로 다음의 경우에 응용된다. ① 신체의 外形에 통증이 있으나 脈象(九候)은 정상인 경우. ② 絡脈에 병이 있는 경우. 상세한 것은 《素問·繆刺論》 참조.

55) 留瘦不移 : 邪氣가 어느 한곳에 오랫동안 머물러 있어 몸이 수척해지고 증상이 轉移되지 않

絡脈, 刺出其血, 以見通之[58]. 瞳子高者, 太陽不足, 戴眼者, 太陽已絶. 此決死生之要, 不可不察也. 手指及手外踝上五指留針[59].

黃帝 : 그 치료하려면 어떻게 해야 합니까?

岐伯 : 그 經에 병이 있으면 그 經을 치료하고, 孫絡에 병이 있으면 孫絡을 치료하되 (침을 놓아) 瀉血시켜야 하며, 血病으로 몸에 통증이 있는 경우는 그 經絡을 치료해야 합니다. 病邪가 大絡에 있는 경우는 邪氣가 있는 經脈에 繆刺法으로 치료해야 합니다. 病邪가 오래도록 머물러 있어서 몸이 수척해지고 병증이 轉移되지 않으면 그 邪氣가 머물러 있는 관절 부위에 침을 놓아야 합니다. 上部가 實하고 下部가 虛한 경우는 經脈을 따라 切按하여 울결된 絡脈을 찾아 刺針하여 출혈시키면 氣가 통합니다.

눈동자를 위로 치켜 뜨면 太陽經脈의 氣가 부족한 것이고, 눈을 위로 치켜 뜨면서 눈동자를 움직이지 못하면(戴眼) 太陽經脈의 氣가 이미 끊어진 것입니다. 이는 生死를 결정하는 관건이므로 살피지 않으면 안됩니다. (이 때는) 손가락 및 손 外踝 위쪽의 다섯 번째 손가락(새끼손가락) 곁에 있는 小澤穴에 留針해야 합니다.

三部九候觀察表

는 것을 가리킨다.

56) 留瘦不移, 節而刺之 : "留瘦不移"란 邪氣가 어느 한 부위에 오랫동안 머물러 있어 몸이 수척함에도 증상이 轉移되지 않는 것을 가리킨다. "節而刺之"에 대해서는 두 가지 說이 있다. 즉 王冰은 注에서 "病氣가 머물러 있어 형체와 용모가 수척함에도 병증이 轉移되지 않으면 病情에 따라 약물이나 음식으로 조양하여 刺針해야 한다."고 하였고, 張介賓은 "節"을 骨節로 보아 "대저 病邪가 오랫동안 머물러 이동하지 않는 것은 반드시 四肢八谿 사이에 邪氣가 모여 있는 것이므로 마땅히 골절이 만나는 곳을 찾아서 刺針해야 한다."고 하였다. 본서는 王冰의 注를 따랐다.

57) 切而從之 : "切"은 切按을, "之"는 經脈을 가리키는 대명사이다. 따라서 "切而從之"란 經脈을 따라 切按하는 것을 말한다.

58) 以見通之 : 《新校正》에서 이르길 "經文의 '以見通之'를 상고해 보건대 《甲乙經》에는 '以通其氣'로 적혀 있다."고 하였다. 丹波元簡도 "《新校正》에서 《甲乙經》을 인용한 것이 옳다."고 하였다.

59 手指及手外踝上五指留針 : 이 句는 文義가 이어지지 않는데, 王冰·張介賓·馬蒔·張琦 등은 모두 錯簡으로 의심하였다. 예컨대 馬蒔가 이르길 "王冰이 注에서 錯簡으로 본 것이 옳다. 내가 보기에 제 7節 중의 '徐徐然' 아래의 錯簡이 아닌가 한다."고 하였고, 丹波元簡 또한 "이 句를 吳崑은 血이 상부에서 實할 경우에 쓰는 치법이라 하였고, 張志聰과 高世栻은 手太陰에 刺針함으로써 足太陽을 補하는 치법이라 하였으나, 모두 따를 수 없다."고 하였다. 錯簡으로 보는 것이 옳으며, 張志聰·高世栻의 注는 온당하지 못하다.

三部	九候	部　　位	穴　　位	診　病
天部	天	兩額의 動脈	太陽穴(禾髎穴)	頭額病
	地	兩頰의 動脈	巨髎穴	口齒病
	人	耳前의 動脈	耳門穴	耳目病
地部	天	寸口橈骨動脈	手太陰經의 經渠·太淵穴	肺　病
	地	엄지와 검지 橈骨 사이의 動脈	手陽明經의 合谷穴	胸中病
	人	掌後銳骨의 尺動脈	手少陰經의 神門穴	心　病
人部	天	대퇴부 내측의 上端	足厥陰經의 五里穴 (여성은 太衝穴)	肝　病
	地	內踝後跟骨側의 動脈	足少陰經의 太谿穴	腎　病
	人	대퇴부 내측의 前上方	足太陰經의 箕門穴	脾胃病

二十一. 經脈別論

본편에서는 인체의 經脈·氣血이 주위 환경이나 情志 등의 영향을 받아 변화함을 설명하였고, 또한 三陰三陽의 脈氣가 단독으로 왕성할 때의 病變과 脈象을 논술하였다.

(1) 주거환경·정서·노동과 휴식·체질의 강약 등 經脈·氣血의 변화에 영향을 미치는 각종 요인을 완전히 파악하는 것이 臨證診治의 大法임을 강조하였다.

(2) 인체에 있어서 음식물이 거치는 소화·흡수·수포·배설의 생리 과정을 비교적 상세하게 논술하였다.

(3) 六經脈의 經氣가 亢盛할 경우에 나타나는 脈證과 치료 방법을 논하였다.

黃帝問曰 : 人之居處動靜勇怯[1], 脈亦爲之變乎?

岐伯對曰 : 凡人之驚恐恚勞動靜, 皆爲變也. 是以夜行則喘出於腎, 淫氣[2]病肺[3]. 有所墮恐[4], 喘出於肝, 淫氣害脾. 有所驚恐, 喘出

1) 居處動靜勇怯 : "居處"은 주거의 환경을, "動靜"은 그 움직임이 動的인지 靜的인지를, "甬怯"은 성격이 용감한지 겁장이 인지를 가리킨다. 吳崑은 "건강한 사람은 용감하고, 허약한 사람은 겁이 많다"고 하였다.

2) 淫氣 : "淫氣"란 妄行하여 逆亂하는 氣를 가리킨다.

3) 夜行則喘出於腎, 淫氣病肺 : 밤에 먼길을 걸으면 숨이 가빠지는데, 이는 腎에서 나온 淫氣가 上逆하여 肺를 침범하기 때문이다. 腎은 本이고 肺는 末이므로 腎氣가 上逆하면 肺를 침범하게 된다. 喘은 脈象과 상응하므로 숨이 가빠지면 脈도 이를 따라 빨라진다.

於肺 淫氣傷心. 度[5]水跌仆, 喘出於腎與骨, 當是之時, 勇者氣行則已[6], 怯者則着[7]而爲病也. 故曰診病之道, 觀人勇怯骨肉皮膚[8], 能知其情, 以爲診法也.

黃帝 : 사람이 거주하는 환경 · 활동상황(動靜) · 체질의 강약(勇怯)에 따라 脈도 변합니까?

岐伯 : 대저 사람의 놀람 · 공포 · 분노 · 노동 · 움직임 등은 모두 (經脈 · 氣血에 영향을 미치는 요인으로서 인체에) 변화를 일으킵니다. 때문에 밤에 길을 걸으면 (腎氣가 潛藏되지 못하고 요동하므로) 가쁜 숨이 腎에서 나오는데, 그 淫氣가 (上逆하여) 肺를 병들게 합니다. 높은 곳에서 떨어지면 가쁜 숨이 肝에서 나오는데, 그 淫氣가 (橫逆하여) 脾를 해칩니다. 놀라고 두려워하는 바가 있으면 가쁜 숨이 肺에서 나오는데, 그 淫氣가 (逆亂하여) 心을 손상합니다. 물을 건너다가 넘어지면 (水는 腎과 상응하고 腎을 骨을 주관하므로) 가쁜 숨이 腎과 骨에서 나옵니다. 이러한 경우를 당했을 때 체질이 강한 사람은 곧 氣血이 운행되어 낫지만, 체질이 허약한 사람은 氣血의 운행이 정체되어 발병합니다. 그러므로 질병을 진단하는 방법은 환자의 勇怯(체질의 강약)과 骨肉 · 皮膚 등을 관찰하여 그 정황을 파악할 수 있어야 (훌륭한) 진단법이라 할 수 있습니다.

故[9]飮食飽甚, 汗出於胃. 驚而奪精, 汗出於心[10]. 持重遠行, 汗出於腎[11]. 疾走恐懼, 汗出於肝[12]. 搖體勞苦, 汗出於脾[13]. 故春秋冬

---

4) 墮恐 : 丹波元簡이 이르길 "'恐'은 腎의 志인데 王冰이 肝에서 生한다고 한 것은 무슨 근거인지 모르겠다. 注家들 역시 자세하지 못하다."라고 하였고, 丹波元簡은 "'墮恐' 2字는 뜻이 이어지지 않는다. 또한 아래에 '驚恐'이라는 말이 있는 것으로 보아 이 '恐'字는 아마도 잘못된 듯하다."라고 하였다. 상고해 보건대 "恐"字는 마땅히 "墜"字로 교정해야 한다. 《靈樞 · 邪氣臟腑病形》에서 "有所墮墜則傷肝"이라 한 것이 이를 증명한다. 따라서 본서 역시 이를 "墮墜"로 해석하였다.

5) 度 : "度"는 "渡"와 통하며, 물 따위를 건너는 것을 말한다.

6) 已 : 병이 낫는다는 뜻이다.

7) 着 : "著"와 같으며, "달라붙다"는 뜻이다. 여기서는 氣血이 정체하여 운행하지 않는 것을 말한다.

8) 勇怯骨肉皮膚 : "勇怯"은 臟氣가 언행과 동작으로 나타난 것이고, "骨肉皮膚"는 五臟의 盛衰가 외부로 나타난 것이다.

9) 故 : 語氣詞로서 "夫"와 통한다.

10) 驚而奪精, 汗出於心 : "精"은 精神을 가리킨다. 어떤 이유로 놀라면 정신이 울결되고, 이로 인해 心神이 浮越하므로 心液이 이를 따라 외부로 빠져나가는데, 이를 "心汗"이라 한다.

夏四時陰陽, 生病起於過用, 此爲常也.

대저 (무절제하게) 마시고 먹어 배부름이 과도하면 (胃가 가득 차서 氣가 蒸騰하므로) 땀이 胃에서 나오고, 놀라서 정신을 빼앗기면 (心神의 精氣가 빠져나가므로) 땀이 心에서 나오며, 무거운 것을 들고 먼길을 가면 (骨氣가 손상되는데, 骨은 腎에서 주관하므로) 땀이 腎에서 나오고, 빨리 달리거나 두려워하면 (筋과 魂이 손상되는데, 筋과 魂은 肝에서 주관하므로) 땀이 肝에서 나오며, 과도한 노동은 (四肢肌肉를 손상하는데, 四肢肌肉은 脾에서 주관하므로) 땀이 脾에서 나옵니다.

그러므로 春夏秋冬 四時의 陰陽이 변화함에 있어서 병이 발생하는 것은 (주로 체력·음식·노동·정신 등을 정상적인 한도를 초과하여) 過用하는 데에서 비롯되니, 이것이 (진단의) 常規입니다.

食氣[14]入胃, 散精於肝, 淫氣[15]於筋. 食氣入胃, 濁氣[16]歸心, 淫精於脈[17]. 脈氣流經, 經氣歸於肺, 肺朝百脈[18], 輸精於皮毛. 毛脈合精[19], 行氣於府[20]. 府精神明, 留於四臟[21], 氣歸於權衡[22]. 權衡以

---

11) 持重遠行, 汗出於腎 : 무거운 짐을 지고 먼길을 가면 骨氣가 손상되는데, 腎은 骨을 주관하므로 땀이 腎에서 나온다고 하며, 이를 腎汗이라 한다.

12) 疾走恐懼, 汗出於肝 : 肝은 筋을 주관하고 魂을 저장한다. 그러므로 빨리 달리면 筋을 손상되고, 놀라서 두려워하면 魂을 요동하게 된다. 이 때에 나오는 땀을 "肝汗"이라 한다.

13) 搖體勞苦, 汗出於脾 : 신체를 많이 움직여 수고롭게 하면 체력을 소모하여 땀이 나는데 脾는 四肢肌肉를 영양하므로 이 때에 나오는 땀을 脾에서 나온다고 하며, 이를 "脾汗"이라 한다.

14) 食氣 : 음식물을 가리킨다. 음식물에는 精微之氣가 들어 있으므로 "食氣"라고 한 것이다.

15) 淫氣 : 여기서의 "淫"은 "자양하다"로 해석해야 한다. "氣"는 음식물의 精微之氣를 가리킨다. 馬蒔는 注에서 이르기를 "穀氣가 胃로 들어가면 脾에서 運化되어 精微之氣로 변한 후 肝으로 散布되어 筋을 자양하는데, 이는 肝이 筋을 주관하기 때문이다."라고 하였다.

16) 濁氣 : 음식물의 氣를 가리킨다. 張介賓은 注에서 "濁이란 음식물의 氣가 진한 것이다."라고 하였다.

17) 食氣入胃, 濁氣歸心, 淫精於脈 : 張志聰은 注에서 "胃絡은 상부의 心으로 통하므로 胃로 들어온 食氣가 心으로 歸入하는 것이며, 子가 母를 충실케 함이다(火生土)."라고 하였다.

18) 肺朝百脈 : "朝"는 "모이다"는 뜻이다. 전신의 혈액은 모두 經脈을 따라 肺로 모여들므로 "肺朝百脈"이라 한다. 즉 전신의 혈액은 모두 經脈을 통해서 肺로 모이고, 肺의 호흡을 통해 氣體가 교환되며, 그 후에 다시 전신으로 散布된다.

19) 毛脈合精 : 張志聰은 注에서 "皮膚는 氣를 주관하고 經脈은 血을 주관하니, '毛脈合精'이란 血과 氣가 합쳐지는 것이다."고 하였고, 高世栻은 注에서 "皮毛의 百脈은 肺가 운반해 준 精과 결합한다."고 하였다. "毛"는 肺가 皮毛를 주관하는 것을, "脈"은 心이 血脈을 주관하는 것을 말한다. "毛脈合精"이란 氣와 血이 결합하는 작용을 가리키는데, 이는 肺脈에서 드러나므로

平, 氣口成寸[23], 以決死生.

음식물이 胃로 들어가면 (脾가 이를 運化하여) 精微物質은 肝으로 散布하고, (肝은 이) 精微之氣로써 (전신의) 筋을 자양합니다. 음식물이 胃로 들어가면 (소화된) 진한 精微物質을 心으로 보내고, (心은 다시 여기에서 化生한) 精을 血脈으로 보내어 자양합니다.

脈氣는 經脈을 따라 흐르고 經脈의 氣는 肺로 모이는데, 肺는 (전신의) 모든 脈이 모이는 곳이므로 (宣發作用을 통해 陰濁한 水氣는 膀胱으로 보내고) 精微之氣는 皮毛로 퍼뜨립니다. (전신을 운행한 氣血은 다시 肺로 모이고) 肺氣와 心血의 精이 결합하여 氣를 府(胸中)로 운행시킵니다. 府(血府, 즉 脈) 속의 精氣는 (陰陽의 상호작용을 통해) 끊임없이 변화하여 (心의 통솔하에) 四臟(肺·肝·脾·腎)으로 흘러가며, (전신의) 脈氣는 (이러한 생리 활동을 통하여) 평형을 이루게 됩니다. (氣血의) 평형 상태는 氣口(手太陰肺經의 脈口)에 나타나므로 이에 근거하여 (질병의) 生死를 판단할 수 있습니다.

飮入於胃, 游溢精氣[24], 上輸於脾. 脾氣散精, 上歸於肺, 通調水道, 下輸膀胱. 水精四布, 五經幷行[25], 合於四時五臟陰陽, 揆度[26]

"毛脈"이라 한다. 즉 肺氣와 心血이 결합하는 것을 "毛脈合精"이라 한다.<譯者>

20) 行氣於府 : "府"에 대해서는 여러 가지 說이 있다. ① 六腑로 보는 說 : 張志聰은 "六腑는 陽이므로 먼저 氣를 받는다."고 하였고, 高世栻은 "皮毛의 百脈은 肺가 운반해 준 精과 결합하여 氣를 六腑로 운행한다."고 하였다. ② 氣海로 보는 說 : 王冰은 "'府'란 氣가 모이는 곳이다. 이는 氣海로서 양 유방 사이에 있으며 膻中이라 한다."고 하였다. 馬蒔·張介賓도 이 說을 따랐다. ③ 玄府로 보는 說 : 吳崑은 "毛는 肺氣에 속하고, 脈은 心血에 속하니, 毛와 脈이 그 精을 합하면 氣가 玄府로 운행되는데, 이를 衛氣라 한다. 玄府는 腠理이다."라고 하였다. ④ 脈으로 보는 說 :《素問·脈要精微論》에서 王冰은 "'府'는 '모이다'는 뜻이다. 血의 많고 적음이 모두 經脈 중에 모여 드러남이다."라고 하였다.

역자는 王冰의 說을 따라 "府"를 氣海, 즉 胸中으로 해석하였다. 氣는 전신을 운행한 후 모두 胸中에 모였다가 다시 전신으로 흘러가는 것을 끊임없이 반복한다.

21) 府精神明, 留于四臟 : 여기서 "府"란 血府, 즉 血脈을 가리키고, "神明"이란 끊임없는 변화를 가리킨다. "留"는 "流"와 통한다. "四臟"이란 "肺·肝·脾·腎"을 가리킨다. 血脈 중의 精氣는 陰陽의 상호 작용 아래서 끊임없이 변화하면서 心의 통솔 하에 肺·肝·脾·腎 四臟으로 흘러간다.

22) 權衡 : 원래 "權"은 저울추를, "衡"은 저울대를 의미하는데, 그 의미가 확대되어 사물이 평형·균형을 이루는 것을 가리킨다.

23) 氣口成寸 : 張志聰은 注에서 "'氣口'란 手太陰肺經의 양 脈口이다. '成寸'이란 尺이 나뉘어져 寸이 된 것이다."라고 하였다.

24) 游溢精氣 : "游"는 "流"와 같고, "溢"은 넘치는 것을 가리킨다. "精氣"는 음식물로부터 얻어진 精氣이다.

以爲常也.

음식이 胃로 들어가면 그 精氣는 넘쳐서 상부의 脾로 운반되고, 脾氣는 이(胃가 운반해 준 음식물의) 精氣를 (전신으로) 散布하여 (經脈을 따라) 상부의 肺로 모여들게 하는데, (肺氣는 宣發肅降 작용을 통해) 水道를 조절하여 (水氣를) 하부의 膀胱으로 흘러가게 합니다. (이렇게 하면) 水精은 전신에 골고루 퍼져 五臟의 經脈으로 流入되고, 四時에 따른 五臟의 陰陽 변화에 부합하는데, (이러한 변화를) 헤아려 常道로 삼아야 합니다.

太陽臟[27]獨至[28], 厥喘虛氣逆, 是陰不足陽有餘也, 表裏[29]當俱瀉, 取之下腧[30]. 陽明臟獨至, 是陽氣重幷[31]也, 當瀉陽補陰, 取之下腧. 少陽臟獨至, 是厥氣[32]也, 蹻前卒大[33], 取之下腧. 少陽獨至者, 一陽之過也[34].

太陽經脈의 (脈氣가) 유독 盛하면 厥逆 · 氣喘 및 氣虛上逆 증상이 나타나는데, 이는 陰이 부족하고 陽이 남아돌기 때문이니, 表裏 兩經을 모두 瀉하되 下腧穴(足太陽經의 束骨穴과 足少陰經의 太谿穴)을 取해야 합니다.

陽明經脈의 (脈氣가) 유독 盛하면 陽氣(太陽 · 少陽의 氣)가 陽明에 모여 있기 때문이니, 陽經은 瀉하고 陰經은 補하되, 下腧穴(足陽明의 陷谷穴을 瀉하고, 足太陰의 太白穴을 補함)을

---

25) 五經幷行 : "五經"이란 五臟의 經脈을 가리킨다. 張介賓은 注에서 "水는 氣로 인해 생성되니, 氣는 水의 어머니이다. 대저 肺氣가 미치는 곳이면 水精이 散布된다."고 하였다.

26) 揆度(규탁) : "度"는 여기서 "탁"으로 읽어야 하며, "헤아리다"는 뜻이다.

27) 太陽臟 : 여기서 "臟"이란 臟腑에 속한 經脈을 가리키는 말이다. 따라서 "太陽臟"이란 足太陽膀胱經脈을 가리킨다.

28) 獨至 : 어느 한 經의 氣가 유독 盛한 것을 말한다. 張介賓은 注에서 "臟이 조화를 이루지 못하여 어느 한 臟이 太過하면 그 脈氣가 반드시 홀로 이르게 된다."고 하였다.

29) 表裏 : 여기서는 經脈의 表裏를 가리킨다. 즉 足太陽膀胱經과 足少陰腎經을 가리킨다.

30) 下腧 : 足經의 腧穴을 가리킨다.

31) 陽氣重幷 : 張志聰은 注에서 "두 陽經이 앞에서 회합한 것이므로 "陽明"이라 한다. 陽明經의 脈氣가 유독 성하게 이르면 太陽과 少陽이 陽明에 모였기 때문이며, 陽이 盛하면 陰은 虛해지게 된다."고 하였다.

32) 厥氣 : 氣가 上逆하는 것을 말한다.

33) 蹻前卒大 : "蹻"는 陽蹻脈을 가리키고, "卒"은 "갑자기"란 뜻이며, "大"는 腫大(붓는 것)를 가리킨다.

34) 一陽之過也 : 王冰은 注에서 "'一陽'은 少陽이다. '過'란 太過함을 말한다. 一陽이 太過한 까닭에 陽蹻脈 앞쪽이 갑자기 붓는다."고 하였다.

取해야 합니다.

少陽經脈의 (脈氣가) 유독 盛하면 氣가 上逆했기 때문이며, (氣가 足下에서부터 上逆하므로) 陽蹻脈 앞(의 少陽脈) 부위가 갑자기 부어오르는데, 下腧穴(足少陽脈의 臨泣穴)을 取해야 합니다.

少陽經脈의 (脈氣가) 유독 盛한 것은 一陽(少陽)의 氣의 太過하기 때문입니다.

太陰臟搏者, 用心省眞35), 五脈氣少, 胃氣不平, 三陰36)也, 宣治其下腧, 補陽瀉陰. 二陰獨嘯37), 少陰厥也38), 陽幷於上, 四脈爭張39), 氣歸於腎, 宣治其經絡, 瀉陽補陰. 一陰至40), 厥陰之治也, 眞虛痟心41), 厥氣留薄42), 發爲白汗43), 調食和藥, 治在下腧44).

35) 用心省眞 : "用心"이란 "세심하게 · 주의 깊게"란 뜻이고, "省"은 "살피다"는 뜻이며, "眞"은 "眞臟脈"을 가리킨다.

36) 三陰 : "三陰" 아래에 "之過" 2字가 빠진 듯하다. 王冰은 注에서 "是亦太陰之過"라 하였으니, 이는 王冰이 근거한 책에는 "之過" 2字가 있었음을 말한다. 王冰은 注에서 "三陰이란 足太陰脾經의 脈이다. 五臟의 脈氣가 부족하고 胃氣가 조화롭지 않은 것 역시 太陰이 太過하기 때문이다."라고 하였다.

37) 嘯 : "嘯"는 원래 "휘파람을 불다"는 뜻인데, 이에 대해 王冰은 "'嘯'란 귀속에서 마치 휘파람을 부는 듯한 소리가 나는 것을 말한다."고 하였고, 張介賓은 "'獨嘯'는 유독 치성한 것(獨熾)을 말함이다."라고 하였다. 또한 孫鼎宜는 "'嘯'는 마땅히 '肅'으로 적어야 하니, 音이 비슷한 데서 온 착오이다. '肅'은 '搏'과 같다. '獨肅'은 '獨至'와 같으니 위아래와 一律을 이룬다. '肅'은 '速'의 假借字이며, 《爾雅 · 釋詁》에서 '肅'은 '疾'이라 했다."고 하였다. 상하 문맥을 따져 볼 때 孫鼎宜의 說이 타당하므로 본서는 이를 따랐다.

38) 二陰獨嘯, 少陰厥也 : 원문에 "一陽獨嘯, 少陽厥也"로 되어 있었으나, 《新校正》에 근거하여 교정하였다. 《新校正》에서 이르길 "헤아려 보건대 이 위에서는 三陽에 대해 설명하였고, 여기서는 三陰에 대해 설명하고 있다. 지금 여기서 거듭 少陽을 언급하고 少陰을 언급하지 않는 것은 여기의 '一陽'이 '二陰'의 誤字인 때문이 아닌가 한다. 또한 全元起 本에서 이를 少陰의 厥逆이라 한 것을 보더라도 이것이 '二陰'임을 알 수 있다."고 하였다.

39) 四脈爭張 : 여기서의 "四脈"은 心 · 肝 · 脾 · 肺脈을 가리키고, "爭張"은 서로 다투는 것을 말한다.

40) 一陰至 : 앞의 文例를 볼 때 "至" 앞에 마땅히 "獨" 字가 있어야 한다. 張介賓은 注에서 "'至'는 곧 '獨至'의 뜻이다."라고 하였는데, 옳은 말이다. 따라서 본서도 "至" 앞에 "獨" 字가 있는 것으로 보고 해석하였다.

41) 眞虛痟心 : "眞虛"는 眞氣가 허약한 것을, "痟心"은 가슴에 痠痛이 있는 답답하여 불편한 것을 가리킨다. 張介賓은 注에서 "肝邪가 유독 盛하면 眞氣가 반드시 虛해지고, 木과 火가 서로 싸우므로 가슴에 痠痛이 온다."고 하였다.

42) 厥氣留薄 : "厥氣"란 氣가 끝까지 가지 않고 되돌아오는 것을 말한다. 예컨대 氣는 발가락이

太陰經脈의 박동이 有力하면 신중하게 眞臟脈이 나타나는지를 관찰해야 하며, 만일 五臟의 脈氣가 부족하고 胃氣가 순조롭지 못하면 太陰經脈이 太過하기 때문이니, 마땅히 下腧穴인 足陽明(의 陷谷穴)을 補하고, 足太陰(의 太白穴)을 瀉해야 합니다.

二陰(少陰)經脈의 (脈氣가) 유독 盛하면 足少陰의 氣가 부족하기 때문이며, 陽氣가 상부로 몰리면 (心・肝・脾・肺 네 臟에 영향을 미쳐) 四脈(心・肝・脾・肺經의 脈)이 다투는데, 그 氣가 腎으로 귀속되므로 마땅히 그 經絡을 치료하되, 足太陽經(의 經穴인 昆侖穴과 絡穴인 飛揚穴)을 瀉하고, 足少陰經(의 經穴인 復溜穴과 絡穴인 大鍾穴)을 補해야 합니다.

一陰經脈의 脈氣가 유독 盛하면 (주로) 厥陰經을 치료해야 하는데, 眞氣가 부족하면 가슴에 쑤시는 듯한 통증이 오고, 上逆한 氣가 흩어지지 않고 (正氣를) 핍박하여 自汗이 나므로 (이 때는) 음식을 잘 조절하고 약물을 배합하되, 치료는 下腧(足厥陰肝經의 腧穴인 太衝穴)에서 행해야 합니다.

帝曰 : 太陽臟何象[45]?

岐伯曰 : 象三陽而浮也[46].

帝曰 : 少陽臟何象?

岐伯曰 : 象一陽[47]也, 一陽臟者, 滑而不實也.

나 손가락까지 순행해야 하는데 중간에서 돌아오는 것, 즉 上逆하는 氣를 말한다. "留薄"이란 上逆한 氣가 흩어지지 않고 한 곳에 머물러 있으면서 正氣를 핍박하는 것을 말한다. "薄"은 "핍박하다"는 뜻이다. 예컨대《釋名・釋言語》에서 "薄은 迫이다."라고 하였다.

43) 白汗 : 이에 대해서는 여러 가지 說이 있다. ① 더위로 인하지 않고서 나는 땀을 이렇게 부른다.(《全國策》) ② 白汗을 魄汗이라고도 하는데, 고대에는 "魄"과 "白"이 통용되었다. 정서변화로 인해 나는 땀이다.(任應秋) ③ 肝이 虛하여 肺金이 침입한 것이다.(馬蒔) ④ 自汗 : "白"과 "自"의 篆書體가 비슷함으로 인해 야기된 것이다.(郭靄春) ⑤ 식은땀(冷汗) : 疼痛으로 인해 땀이 나고 四肢가 찬 것이다.(《中醫大辭典》) ⑥ 大汗出.(《黃帝內經素問譯釋》)

본서는 이를 "自汗"으로 해석하였다. 胡天雄은《素問補識》에서 "'白汗'은 통증이 극에 달하여 나오는 自汗이다. 心痛이 있으면 自汗이 나고, 腹痛이 있어도 自汗이 난다. 총체적인 病機는 眞氣虛 + 厥氣留薄 → 心痛 → 發爲白汗이다."라고 하였다.

44) 下腧 : 足厥陰肝經의 太衝穴을 가리킨다.

45) 象 : 臟象學의 관점에서 보면 五臟六腑는 모두 "臟"의 범주에 속한다. 또한 모든 經脈・精氣血液 모두 臟이라 할 수 있다. 臟腑經絡・精氣血液 등은 생리활동이 體表에서 반영(色脈을 포괄함)되는 것을 "象"이라 한다.

46) 象三陽而浮也 : "象"은 "본뜨다(像)"는 뜻이다. 이는 太陽의 脈象은 마치 盛한 陽氣가 외부로 떠오르는 것 같음을 형용한 것이다.

47) 一陽 : 少陽經을 말하는데, 여기서는 태양이 떠오르기 시작하는 것처럼 陽氣가 生함을 형용

帝曰：陽明藏何象?

岐伯曰：象大浮也. 太陰藏搏, 言伏鼓[48]也. 二陰搏至, 腎沈不浮也[49].

黃帝：太陽經脈에서는 어떤 脈象이 나타납니까?

岐伯：(가장 盛한) 三陽의 氣를 본떴으므로 (脈象이) 浮합니다.

黃帝：少陽經脈에서는 어떤 脈象이 나타납니까?

岐伯：(陽氣가 막 生하는) 一陽의 氣를 본떴으므로 一陽藏(즉 少陽經脈의 脈象)은 滑하지만 實하지 않습니다.

黃帝：陽明經脈에서는 어떤 脈象이 나타납니까?

岐伯：(陽明經脈의 脈象은 두 陽의 밝음이 합쳐져 陽熱이 성하므로) 크고 浮한 것을 본떴습니다. 太陰經脈의 박동은 (비록) 깊은 곳에 숨어 있지만 有力하다고 말할 수 있습니다. 少陰經脈의 박동이 이를 때는 腎脈이므로 가라앉아 浮하지 않습니다.

◀參考▶ 이 단란에는 脫簡이 있는 듯하다. 예컨대 이미 三陰(太陰)·二陰(少陰)의 脈象을 설명하였으면 마땅히 一陰(厥陰)의 脈象도 언급해야 하는데 一陰에 대한 언급이 없다.

한 것이다. 王冰은 注에서 "'一陽'은 少陽으로서 半表半裏를 말한다. 陽이 生하기 시작하므로 脈象이 滑하되 實하지 않다."고 하였다.

48) 伏鼓：脈象이 비록 깊은 곳에 숨어 있지만 꽉 누르면 유력함을 가리킨다.

49) 也：《新校正》에서 이르길 "앞에서는 二陰이 빠졌고, 여기서는 一陰이 없으니, 闕文임을 알 수 있다."고 하였다.

二十二. 臟氣法時論

> "臟氣"는 五臟의 氣를 뜻하고 "法時"는 四時의 규율에 따른다는 뜻이다.
> (1) 五臟疾病의 전변 · 예후 · 생사 · 補瀉 · 주의 사항 등은 모두 四時五行의 변화 규율에 따라야 함을 논술하였다.
> (2) 五臟의 虛實病證을 열거하고, 침으로 치료하는 원칙과 방법을 기술하였다.
> (3) 五色 · 五味 · 五氣 · 五穀 · 五果 · 五畜 · 五菜와 五臟의 관계를 기술하고 五臟의 질병에 따라 五味를 적절하게 운용해야 한다는 원칙을 제시하였다.

黃帝問曰 : 合人形以法四時五行而治[1], 何如而從? 何如而逆? 得失之意, 願聞其事.

岐伯對曰 : 五行者, 金木水火土也, 更貴更賤[2], 以知死生, 以決成敗, 而定五臟之氣, 間甚[3]之時, 死生之期也.

黃帝 : 인체(五臟之氣)를 (구체적으로) 결합하고 四時五行(의 변화규율)을 본받아 치료함에

---

1) 合人形以法四時五行而治 : "法"은 "본받다"는 뜻이다. 인체 五臟之氣의 구체적인 정황을 결합하고 四時五行의 변화 규율을 본받아 치료하는 것을 말한다.

2) 更貴更賤 : 五行의 盛衰 변화를 가리킨다. 해당 氣가 왕성한 것을 "貴"라 하고, 쇠약한 것을 "賤"이라 한다. 高世栻은 注에서 "'貴'란 木이 봄에 왕성하고, 火가 여름에 왕성한 것이며, '賤'이란 木이 가을에 쇠약해지고, 火가 겨울에 쇠약해지는 것이다. '更貴更賤'이란 生化가 번갈아 행해져 추위와 더위가 오고 가는 것이다."라고 하였다.

3) 間甚 : 질병의 輕重을 가리킨다. "間"은 병세가 가벼운 것을, "甚"은 병세가 重한 것을 말한다.

있어서, 어떻게 하는 것이 좇는 것이고, 어떻게 하는 것이 거역하는 것입니까? 그 得失의 의미에 관하여 듣고자 합니다.

岐伯 : 五行이란 "金·木·水·火·土"인데, (이들은) 번갈아 왕성해졌다가 쇠약해졌다 하므로, 이로써 (질병의) 生死를 파악하고 (치료의) 성패를 결정할 수 있으며, 또한 이로부터 五臟之氣의 성쇠와 질병이 가벼워지고 심해지는 시기 및 사망 시기를 확정할 수 있습니다.

帝曰 : 願卒[4]聞之.

岐伯曰 : 肝主春[5], 足厥陰少陽主治, 其日甲乙[6]; 肝苦急, 急食甘以緩之[7]. 心主夏, 手少陰太陽主治, 其日丙丁[8]; 心苦緩, 急食酸以收之[9]. 脾主長夏, 足太陰陽明主治, 其日戊己[10]; 脾苦濕, 急食苦以燥之[11]. 肺主秋, 手太陰陽明主治, 其日庚辛[12]; 肺苦氣上逆, 急食

---

4) 卒 : "盡"과 통하며 "모두"란 뜻이다. 《爾雅·釋詁》에서 "卒은 盡이다."라고 하였다.

5) 肝主春 : 봄철은 木에 속하고 風木의 氣가 始發하는 계절인데, 인체의 肝氣는 이에 호응하므로 봄에 가장 왕성하다. 인체는 四時에 순응해야 한다고 하였는데, 어떻게 인체의 肝(肝氣)이 자연계의 봄(春)을 주관할 수 있겠는가? 따라서 이는 "肝氣는 春氣가 주관한다"고 해석해야 옳다. 이하 "心主夏"·"脾主長夏"·"肺主秋"·"腎主冬"도 이와 같은 맥락에서 이해해야 한다.<譯者>

6) 其日甲乙 : 甲·乙·丙·丁·戊·己·庚·辛·壬·癸를 "十干"이라 하는데, 고대인들은 이를 사용하여 日·月·年을 기록하였다. 甲日과 乙日은 木에 속하고, 木은 또 陰陽으로 나뉘는데, 甲日은 陽木이고, 乙日은 陰木이다. 陽木은 足少陽膽經과 상응하고, 陰木은 足厥陰肝經과 상응하므로 膽氣는 甲日에 왕성하고 肝氣는 乙日에 왕성하다.

7) 肝苦急, 急食甘以緩之 : "苦"는 "싫어하다"는 뜻이다. 肝은 剛臟으로서 느슨한 것을 좋아하며, 그 志는 怒이다. 그러므로 화(怒)를 내면 肝氣가 急해져서 손상되는데, 甘味를 복용하면 急함이 늦출 수 있다.

8) 其日丙丁 : 高世栻은 注에서 "丙·丁은 火日이다."라고 하였다. "丙"은 陽火로서 小腸(手太陽小腸經)에 속하고, "丁"은 陰火로서 心(手少陰心經)에 속한다. 따라서 心과 小腸이 왕성한 날은 丙日과 丁日이다.

9) 心苦緩, 急食酸以收之 : 心의 情志는 喜(기쁨)인데, 너무 기뻐하면 氣가 완만해지며, 心氣가 지나치게 완만하면 氣가 虛해져서 흩어진다. 이 때는 收斂作用이 있는 酸味로 다스려야 한다.

10) 其日戊己 : 《說文解字·己部》의 段玉裁 注에 "戊己는 모두 中宮이므로 중앙의 土는 그 날이 戊己이다."라고 하였다. "戊"는 陽土로서 胃(足陽明胃經)에 속하고, "己"는 陰土로서 脾(足太陰脾經)에 속한다.

11) 脾苦濕, 急食苦以燥之 : 脾는 濕을 싫어하는데, 濕이 왕성하면 脾가 손상되므로 苦한 약물로써 燥濕健脾해야 한다. 그러나 丹波元堅은 《素問紹識》에서 "헤아려 보건대 肺도 苦味를 복용함으로써 發泄해야 한다고 하였으니, 이는 五臟 중에 苦味를 복용해야 할 것이 둘이고, 鹹味

苦以泄之[13]. 腎主冬, 足少陰太陽主治, 其日壬癸[14]; 腎苦燥, 急食辛以潤之. 開腠理, 致津液, 通氣也[15].

黃帝 : 모두 다 듣기를 원합니다.

岐伯 : 肝은 (木에 속하고) 春氣가 주관하므로 (肝이 병들면) 주로 足厥陰肝經과 足少陽膽經을 치료하는데, 그 (왕성한) 날은 甲日과 乙日입니다. 肝은 急한 것을 싫어하므로 급히 (肝氣가 급해져 肝을 손상하면) 甘味를 복용함으로써 이를 완화시켜야 합니다.

心은 (火에 속하고) 夏氣가 주관하므로 (心이 병들면) 주로 手少陰心經과 手太陽小腸經을 치료하는데, 그 (왕성한) 날은 丙日과 丁日입니다. 心은 완만한 것을 싫어하므로 (心氣가 완만하여 흩어질 때는) 급히 酸味를 복용함으로써 이를 수렴해야 합니다.

脾는 (中央의 土에 속하고) 長夏의 氣가 주관하므로 (脾가 병들면) 주로 足太陰脾經과 足陽明胃經을 치료하는데, 그 (왕성한) 날은 戊日과 己日입니다. 脾는 濕을 싫어하므로 (濕이 성하여 脾를 손상하면) 급히 苦味한 약물을 복용함으로써 燥濕해야 합니다.

肺는 (金에 속하고) 秋氣가 주관하므로 (肺가 병들면) 주로 手太陰肺經과 手陽明大腸經을 치료하는데, 그 (왕성한) 날은 庚日과 辛日입니다. 肺는 氣가 上逆하(여 肅降하지 못하)는 것을 싫어하므로 (肺氣가 上逆하면) 급히 苦味를 복용함으로써 泄해야 합니다.

腎은 (水에 속하고) 冬氣가 주관하므로 (腎이 병들면) 주로 足少陰腎經과 足太陽膀胱經을 치료하는데, 그 (왕성한) 날은 壬日과 癸日입니다. 腎은 건조함을 싫어하므로 (腎이 건조하

를 먹어야 할 것은 하나도 없는 것이 된다. 또한 말미에서 五臟의 色과 味를 열거할 때 바로 이 단락과 서로 발휘되어 '脾의 色은 황색이고 마땅히 鹹味를 섭취해야 한다'는 구절이 있다. 그렇다면 여기의 '苦'字는 '鹹'字'의 誤記임이 확실하다."라고 하였다. 丹波氏의 견해가 옳으나, 鹹味로써 燥濕한다는 근거가 보이지 않는다.

12) 其日庚辛 : "庚"은 陽金으로써 大腸(手陽明大腸經)에 속하고, "辛"은 陰金으로써 肺(手太陰肺經)에 속한다. 따라서 手陽明大腸經은 庚日에 왕성하고, 手太陰肺經은 辛日에 왕성하다.

13) 肺苦氣上逆, 急食苦以泄之 : 肺는 金에 속하고 肅降을 주관하며, 上逆하는 것을 싫어하는데. 肺가 병들어 氣가 逆上할 때는 泄下作用이 있는 苦味를 복용하여 치료해야 한다.

14) 其日壬癸 : "壬"은 陽水로서 膀胱(足太陽膀胱經)에 속하고, "癸"는 陰水로서 腎(足少陰腎經)에 속한다. 따라서 足太陽膀胱經은 壬日에 왕성하고, 足少陰腎經은 癸日에 왕성하다.

15) 開腠理, 致津液, 通氣也 : 森立之가 이르기를 "헤아려 보건대 이상의 五臟病은 五味食治法을 운용하면 낫는다. 대저 음식물의 五味가 胃에 들어가면 腸中으로 전해지며, 그 精微로운 氣가 上·中·下 三焦에 퍼져 이르지 않는 곳이 없다. 그러므로 여기에 緩·收·燥·泄·潤 五法을 총괄하였고, 이 아홉 字로 끝맺었다. 五法은 모두 腠理를 열어 주고, 津液을 이르게 하며, 氣를 통하게 할 수 있다. 여러 注家들은 이 아홉 字를 腎에 붙여서 해석하였고, 滑壽는 이 아홉 字가 원래 注釋文이라 하였으나, 모두 옳지 않다."고 하였다. 본서는 森立之의 견해를 따랐다.

여 손상되면) 급히 辛味를 복용함으로써 이를 적셔 주어야 합니다.

(이처럼) 腠理를 열어 주고, 津液을 이르게 하며, 氣를 통하게 해야 합니다.

病在肝, 愈於夏[16], 夏不愈, 甚於秋, 秋不死, 持於冬, 起[17]於春, 禁當風[18]. 肝病者, 愈在丙丁, 丙丁不愈, 加於庚辛, 庚辛不死, 持於壬癸, 起於甲乙. 肝病者, 平旦慧[19], 下晡甚, 夜半靜. 肝欲散, 急食辛以散之, 用辛補之, 酸瀉之[20].

병이 肝에 있으면 여름에 낫고, (만약) 여름에 낫지 않으면 가을에 더욱 가중되며(金克木), 가을에 죽지 않으면 겨울에 (병이 그대로) 지속되다가 (肝氣가 왕성해지는) 봄에 회복되는데, 肝病에는 風을 맞지 않도록 해야 합니다.

(일반적으로) 肝病 환자는 丙丁日에 낫는데(木生火), (만약) 丙丁日에 낫지 않으면 庚辛日에 (病이) 가중되며(金克木), 庚辛日에 죽지 않으면 壬癸日까지 지속되다가 (肝氣가 왕성해지는) 甲乙日에 이르면 회복됩니다. 肝病 환자는 새벽녘(寅~卯時)에는 (病情이) 가볍고, 저녁 무렵(申~酉時)에는 가중되며, 밤(亥~子時)이 되면 안정됩니다. 肝氣를 疏散시키려면 급히 辛味를 복용함으로써 疏散하며, 辛味로써 肝을 補하고 酸味로써 瀉합니다.

病在心, 愈在長夏, 長夏不愈, 甚於冬, 冬不死, 持於春, 起於夏, 禁溫食熱衣[21]. 心病者, 愈在戊己, 戊己不愈, 加於壬癸, 壬癸不死, 持於甲乙, 起於丙丁. 心病者, 日中慧, 夜半甚, 平旦靜. 心欲耎, 急

---

16) 病在肝, 愈於夏 : 肝은 木에 속하고 여름은 火에 속하는데, 五行의 相生相克 규율에 따르면 金은 木을 억제하고, 木은 火를 生하며, 火는 金을 억제한다. 여름철이 되어 火가 왕성하면 金이 火에 의해 억제 당하고, 金이 억제 당하면 木을 제약하지 못하므로 肝病(木)이 낫는다.

17) 起 : 병에서 회복되는 것을 가리킨다. 森立之가 이르길 "'起'란 起死의 '起'와 같으며, 회복되는 것을 가리킨다."고 하였다.

18) 禁風當 : 風氣는 肝으로 통하므로 肝病에는 반드시 風邪의 침입을 피해야 한다.<譯者>

19) 平旦慧 : "平旦"이란 해가 떠오르기 직전을 말한다. "慧"는 病情이 가벼워지는 것을 말한다. 《廣雅·釋詁》에서 "慧는 癒이다."라고 하였는데, "癒"는 "愈"와 같다. 王念孫이 이르길 "남쪽의 楚 지방에서는 '愈'를 '慧'라고도 한다."고 하였다.

20) 肝欲散, 急食辛以散之, 用辛補之, 酸瀉之 : 肝氣는 疏散함을 좋아하고 울결됨을 싫어하므로 肝病에는 味가 辛한 약물을 써서 肝氣를 疏散시켜야 한다. 辛味는 대개 疏散하는 작용이 있고, 酸味는 대개 收斂하는 작용이 있다. 王冰은 注에서 "辛味는 疏散하므로 補하는 작용이 있고, 酸味는 收斂하므로 瀉하는 작용이 있다."고 하였다.

21) 禁溫食熱衣 : 火氣는 心으로 통하므로 心病이 있는 자는 燥熱한 음식물을 피하고 의복 역시 너무 덥게 입어서 火邪를 자초하는 일이 없어야 한다는 뜻이다.

食鹹以耎之, 用鹹補之, 甘瀉之.

병이 心에 있으면 長夏에 낫고(火生土), (만약) 長夏에 낫지 않으면 겨울에 더욱 가중되며(水克火), 겨울에 죽지 않으면 (다음해) 봄까지 지속되다가 (心氣가 왕성해지는) 여름에 회복되는데, (心病에는) 燥熱한 음식과 지나치게 더운 옷을 금해야 합니다.

(일반적으로) 心病 환자는 戊己日에 낫는데(火生土), (만약) 戊己日에 낫지 않으면 壬癸日에 이르러 (病이) 가중되며(水克火), 壬癸日에 죽지 않으면 甲乙日까지 지속되다가 (心氣가 왕성해지는) 丙丁日에 이르면 회복됩니다. 心病 환자는 정오(午時)에는 (病情이) 가벼워지고, 밤중에는 가중되며, 새벽녘에는 안정됩니다. 心氣를 유연하게 하려면 급히 鹹味를 복용함으로써 부드럽게 하며, 鹹味로써 心을 補하고 甘味로써 瀉합니다.

病在脾, 愈在秋, 秋不愈, 甚於春, 春不死, 持於夏, 起於長夏, 禁溫食飽食濕地濡衣[22]. 脾病者, 愈在庚辛, 庚辛不愈, 加於甲乙, 甲乙不死, 持於丙丁, 起於戊己. 脾病者, 日昳[23]慧, 日出[24]甚, 下晡靜. 脾欲緩, 急食甘以緩之, 用苦瀉之, 甘補之[25].

병이 脾에 있으면 가을에 낫고(土生金), (만약) 가을에 낫지 않으면 (이듬해) 봄에 (病이) 가중되며(木克土), 봄에 죽지 않으면 여름까지 지속되다가 (脾氣가 왕성해지는) 長夏에 회복되는데, (脾病에는) 溫熱한 음식물과 과식을 금하고 습한 지역에 거주하거나 젖은

---

22) 禁溫食飽食濕地濡衣 : "溫食"에 대해서는 여러 가지 說이 있다. ① 잘 체하는 음식이라는 說 : 張介賓은 注에서 "溫이란 뜨거운 것이 아니라 막혀서 체하는 것을 말한다."고 하였다. ② "濕食"의 誤字라는 說(吳崑·高世栻) : 高世栻은 注에서 "濕食을 舊本에서는 그릇되이 溫食이라 하였는데, 지금 고쳤다. 濕食이란 물기가 있는 음식이다."라고 하였다. ③ 冷食이라는 說 : 張琦가 이르길 "溫食은 마땅히 冷食으로 해야 한다. 날 것과 찬 것은 脾를 가장 잘 손상시킨다."고 하였다. 諸家들의 說이 모두 일리가 있으나 근거가 부족하므로 본서는 이를 그대로 해석하였다. 이에 대한 諸賢들의 高見을 기대한다. 脾는 濕한 것을 싫어하고 건조한 것을 좋아하므로 脾病이 있는 자는 습한 지역에 거처하거나 젖은 옷 등을 입지 말아야 한다.

23) 日昳 : 未時로서, 오후 1시에서 3시 사이에 해당한다.

24) 日出 :《新校正》에서 이르기를 "《甲乙經》에는 '日出'이 '平旦'으로 적혀 있다. 비록 '日出'과 '平旦'은 그 時가 같기는 하나, 앞글에서 木이 왕성한 時를 모두 '平旦'이라 하였지 '日出'이라 하지 않았다. 대저 '日出'은 겨울과 여름에 빠르고 늦음이 있으니, '平旦'이라 함만 못하다."라고 하였다.

25) 脾欲緩,……甘補之 : 張介賓은 注에서 "脾는 充和溫厚함을 귀히 여기고, 완만해지려는 성질이 있으므로 마땅히 甘味를 복용함으로써 이를 완화시켜야 한다. 脾는 甘한 것을 좋아하고 苦한 것을 싫어하므로 苦味로 瀉하고 甘味로 補한다."고 하였다.

옷을 입지 말아야 합니다.

(일반적으로) 脾病 환자는 庚辛日에 낫는데(土生金), (만약) 庚辛日에 낫지 않으면 甲乙日에 (병이) 가중되며(木克土), 甲乙日에 죽지 않으면 丙丁日까지 지속되다가 (脾氣가 왕성해지는) 戊己日에 이르면 회복됩니다. 脾病 환자는 (일반적으로) 오후에 (病情이) 가볍고 새벽녘에는 가중되며, 해질 무렵에는 안정됩니다. 脾氣를 완화시키려면 급히 甘味를 복용함으로써 緩和시켜야 하며, 甘味로써 脾를 補하고 苦味로써 瀉합니다.

病在肺, 愈在冬, 冬不愈, 甚於夏, 夏不死, 持於長夏, 起於秋, 禁寒飮食寒衣[26]. 肺病者, 愈在壬癸, 壬癸不愈, 加於丙丁, 丙丁不死, 持於戊己, 起於庚辛. 肺病者, 下晡慧, 日中甚, 夜半靜. 肺欲收, 急食酸以收之, 用酸補之, 辛瀉之.

병이 肺에 있으면 겨울에 낫고(金生水), (만약) 겨울에 낫지 않으면 여름에 (病情이) 가중되며(火克金), 여름에 죽지 않으면 長夏까지 지속되다가 (肺氣가 왕성해지는) 가을에 회복되는데, (肺病에는) 찬 음식과 얇은 의복을 금해야 합니다.

(일반적으로) 肺病 환자는 壬癸日에 낫는데(金生水), (만약) 壬癸日에 낫지 않으면 丙丁日에 (病情이) 가중되고(火克金), 丙丁日에 죽지 않으면 戊己日까지 지속되다가 (肺氣가 왕성해지는) 庚辛日에 이르면 회복됩니다. 肺病 환자는 (일반적으로) 저녁 무렵에 (病情이) 가볍고, 정오에는 가중되며, 밤에는 안정됩니다. 肺氣를 收斂하려면 급히 酸味를 복용함으로써 收斂해야 하며, 酸味로써 肺를 補하고 辛味로써 瀉합니다.

病在腎, 愈在春, 春不愈, 甚於長夏, 長夏不死, 持於秋, 起於冬, 禁犯焠烪熱食溫炙衣[27]. 腎病者, 愈在甲乙, 甲乙不愈, 甚於戊己, 戊己不死, 持於庚辛, 起於壬癸. 腎病者, 夜半慧, 四季[28]甚, 下晡靜. 腎欲堅, 急食苦以堅之, 用苦補之, 鹹瀉之[29].

---

26) 禁寒飮食寒衣 : 肺는 寒氣를 싫어하므로 찬 음식을 금하고 옷을 얇게 입지 말라고 한 것이다. 《靈樞經》에서 이르길 "몸을 차갑게 하고 찬 음식을 먹으면 肺가 손상된다."고 하였다.

27) 禁犯焠烪熱食溫炙衣 : "犯"은 윗 문장의 文例로 볼 때 衍文임이 분명하므로 해석하지 않았다. "焠烪熱食"이란 볶거나 튀긴 뜨거운 음식을 가리킨다. 《荀子·解蔽》 楊注에 이르길 "'焠(쉬)'는 타오른 것이다."라고 하였고, 《廣韻·十六怡》에서 "'烪(애)'는 열이 심한 것이다."라고 하였다. "溫炙衣"란 불에 쬐어 말린 옷을 가리킨다.

28) 四季 : 여기서의 "四季"는 脾氣가 왕성해지는 시간으로서 辰·戌·丑·未時를 가리킨다. 土가 왕성한 시간에는 土가 水를 억제하므로 水에 속하는 腎病이 가중된다.

병이 腎에 있으면 봄에 낫고(水生木), (만약) 봄에 낫지 않으면 長夏에 (病情이) 가중되며(土克水), 長夏에 죽지 않으면 가을까지 지속되다가 (腎氣가 왕성해지는) 겨울에 회복되는데, (腎病에는) 지나치게 熱한 음식(볶은 것·불에 구운 것)과 불에 쬐어 말린 옷을 입는 것을 금해야 합니다.

(일반적으로) 腎病 환자는 甲乙日에 낫는데(水生木), 甲乙日에 낫지 않으면 戊己日에 (病情이) 가중되며(土克水), 戊己日에 죽지 않으면 庚辛日까지 지속되다가 (腎氣가 왕성해지는) 壬癸日에 이르면 회복됩니다. 腎病 환자는 (일반적으로) 밤중에 (病情이) 가볍고, 하루 중에서 辰·戌·丑·未時에 가중되며, 해질 무렵에 안정됩니다. 腎氣를 튼튼하게 하려면 급히 苦味를 복용함으로써 腎을 튼튼하게 해야 하며, 苦味로써 腎을 補하고 鹹味로써 腎을 瀉합니다.

夫邪氣之客於身也, 以勝相加[30], 至其所生而愈[31], 至其所不勝而甚[32], 至於所生而持[33], 自得其位而起[34]. 必先定五臟之脈[35], 乃可言間甚[36]之時, 死生之期也.

무릇 邪氣가 인체에 침입하면 강한 것이 약한 것을 업신여기는데, (질병의 발전 과정에서) 生하는 날에 이르면 낫고, 이기지 못하는 날(所不勝日)에 이르면 (病情이) 가중되며,

29) 腎欲堅,……鹹瀉之 : 腎은 精髓의 저장을 주관하며 충실하고 固密한 것을 좋아하므로 腎을 견고하게 하려면 苦한 약물을 써서 燥濕함으로써 陰을 튼튼하게 해야 한다. 苦味는 腎을 견고하게 하여 補하고, 鹹味는 견고한 것을 유연하게 하여 瀉한다.

30) 以勝相加 : "加"는 "업신여기다"는 뜻이다. 이는 강한 것으로써 약한 것을 능멸하는 것을 말한다. 예컨대 肝風이 勝하면 脾土를 능멸하여 병들게 한다.

31) 至其所生而愈 : 어떤 臟器의 질병은 그것이 生하는 시기에 이르면 낫는다는 뜻이다. 예컨대 肝病은 여름철에 이르러 낫는데(木生火) 膽經의 병이면 陽木日인 丙日에 낫고, 肝經의 병이면 陰木日인 丁日에 낫는다. 기타 四臟도 이와 같이 유추할 수 있다.<譯者>

32) 至其所不勝而甚 : 어떤 臟器의 질병이 그 臟氣가 억제 당하는 시일에 이르러 더욱 심해지는 것을 말한다. 예컨대 肝病은 가을의 庚辛日에 이르면 더욱 심해진다(金克木).

33) 至於所生而持 : 여기서의 "所生"이란 그것을 낳아진 시기를 말한다. "持"는 병이 낫지 않고 지속되는 상태를 말한다. 예컨대 肝病은 肝木이 낳아진 시기인 겨울이 되면(水生木) 병이 낫지 않고 지속된다.

34) 自得其位而起 : "自得其位"란 어떤 臟이 스스로 왕성해질 수 있는 시기를 만나는 것을 말한다. 예컨대 肝病은 肝氣가 왕성해지는 봄이 되면 낫는다.

35) 必先定五臟之脈 : 張介賓은 注에서 "四時之氣의 順逆을 알려면 반드시 먼저 歲氣를 살펴야 하고, 臟氣를 살피려면 반드시 먼저 五臟의 병든 脈을 확정해야 한다."고 하였다.

36) 間甚 : "間"은 질병이 경감되는 것을, "甚"은 질병이 가중되는 것을 말한다.

(그것이) 낳아진 날에 이르면 (病情이 비교적 안정되는) 상태를 지속하고, 스스로 왕성해지는 시기를 만나면 병이 낫습니다. (그러므로 질병을 진단·치료할 때에는) 반드시 먼저 五臟의 病脈을 확정해야만 비로소 병이 경감되고 심해지는 시기와 죽고 사는 시기를 말할 수 있습니다.

肝病者, 兩脇下痛引少腹, 令人善怒; 虛則目䀮䀮37)無所見, 耳無所聞, 善恐如人將捕之38). 取其經, 厥陰與少陽. 氣逆則頭痛·耳聾不聽39)·頰腫, 取血者40).

(肝氣가 實하여) 肝이 병들면 兩脇下에 疼痛이 오고 하복부가 땅기며 환자로 하여금 화를 잘 내게 합니다. (肝氣가) 虛하면 눈이 아물거려 사물이 (뚜렷하게) 보이지 않고, 귀가 들리지 않으며, 잘 두려워하여 마치 누가 자신을 잡으러 오는 것처럼 행동합니다. 그 經脈을 取할 때는 足厥陰肝經과 足少陽膽經의 經穴을 取해야 합니다. (만약) 肝氣가 위로 치솟으면 頭痛·耳聾不聽·뺨이 붓는데, (이 때는 足厥陰肝經과 足少陽膽經에) 針을 놓아 出血시켜야 합니다.

心病者, 胸中痛, 脇支滿, 脇下痛, 膺背肩甲間痛, 兩臂內痛. 虛則胸腹大, 脇下與腰相引而痛. 取其經, 少陰·太陽, 舌下血者. 其變病41), 刺郄中42)血者.

---

37) 目䀮䀮(목황황) : 눈이 아물거려 사물이 흐릿하게 보이는 것을 말한다.

38) 善恐如人將捕之 : 吳崑은 注에서 "肝은 魂을 저장하는데, (肝氣가 虛해져) 魂이 불안하면 쉬 두려워하고 마치 누가 자신을 잡으러 오는 것처럼 행동한다."고 하였다.

39) 頭痛·耳聾不聽 : 郭靄春은 《黃帝內經素問校注語譯》에서 이르길 "《脈經》 卷六第一에는 '頭' 아래에 '目'字가 있다. 헤아려 보건대 '不聽'은 '耳聾'의 旁注로서, 板刻에 새길 때 잘못하여 正文으로 들어간 것이다. 《雲笈七籤》의 인용문에는 '不聽' 2字가 없다."고 하였다.

40) 取血者 : "取血"이란 足厥陰經과 足少陽經에 침을 놓아 출혈시키는 것을 말한다. 馬蒔는 注에서 "이 또한 有餘한 증상이니, 兩經脈을 取함으로써 出血시켜야 할 따름이다."라고 하였다. "者"는 문장의 종결을 나타내며 "也"·"矣"와 같다.

41) 變病 : 병증이 초기와 달라지는 것이다. 姚止庵이 이르길 "'變病'이란 초기의 병과 다른 것을 말한다."고 하였다.

42) 郄中 : 이에 대해서는 두 가지 해석이 있다. ① 陰郄穴이라는 說 : 王冰은 注에서 "手少陰의 陰郄穴로서, 손바닥 뒤쪽의 脈 중에서 팔 쪽으로 半寸 가량 떨어진 곳에 있다."고 하였다. ② 足太陽經의 委中穴이라는 說 : 高世栻은 注에서 "郄中이란 足太陽經의 委中穴이다."라고 하였다. 丹波元簡은 《素問識》에서 "《刺腰痛論》에 따르면 郄中은 곧 委中이라 했으며, 《刺瘧論》에서는 '太陽經의 瘧疾에는 郄中에 刺針한다.'고 하였다. 《甲乙經》에는 '胸中'으로 되어 있다. …

(心氣가 實하여) 心이 병들면 胸中에 통증이 있고, 脇肋部가 脹滿하며, 脇下에 疼痛이 오고, 가슴・등・어깨 사이와 양쪽 팔 안쪽에 통증이 옵니다. (心氣가) 虛하면 胸腹이 脹大하고, 脇下와 腰部가 땅기면서 아픕니다. 그 經脈을 取할 때는 手少陰心經과 手太陽小腸經에 침을 놓고 (心의 竅인) 舌下(廉泉穴)에 침을 놓아 出血시킵니다. (만약) 病情이 변화하면 (足太陽膀胱經의 合穴인) 委中穴에 침을 놓아 出血시켜야 합니다.

脾病者, 身重・善飢・肉痿, 足不收, 行善瘈[43], 脚下痛[44]. 虛則腹滿腸鳴, 飧泄食不化. 取其經, 太陰・陽明・少陰血者[45].

(脾氣가 지나치게 實하여) 脾가 병들면 몸이 무겁고 배가 잘 고프며 肌肉이 늘어져 힘이 없고, 다리를 추스르지 못하며, 걸음을 걸을 때 痙攣抽搐이 잘 발생하고 다리 아래쪽에 통증이 있습니다. (脾氣가) 虛하면 복부가 脹滿하고 腸에서 소리가 나며, 소화되지 않은 음식물을 설사합니다. 그 經脈을 取할 때는 足太陰脾經과 足陽明胃經 및 足少陰腎經에 침을 놓아 出血시켜야 합니다.

肺病者, 喘咳逆氣, 肩背痛, 汗出, 尻[46]陰股膝髀腨胻[47]足皆痛. 虛則少氣不能報息[48], 耳聾嗌乾. 取其經, 太陰・足太陽之外厥陰內[49]血者[50].

…古法에는 委中을 郄中이라 여겼으니, 高氏의 注를 버려서는 안될 듯하다."라고 하였다. 본서는 高世栻의 注를 따랐다.

43) 瘈(계) : 筋脈이 땅겨 拘急痙攣이 일어나는 증상을 가리킨다.

44) 脾病者,……行善瘈, 脚下痛 : 이는 脾經에 邪氣가 實하여 발생하는 병이다. 脾는 土에 속하고, 肌肉(筋肉)과 四肢를 주관하므로 몸이 무겁고 먹어도 쉽게 배가 고프며 肌肉이 늘어지고 다리가 아픈 것은 脾經에 邪氣가 지나치게 盛하기 때문이다.

45) 太陰陽明少陰血者 : 足少陰腎經을 取하는 이유에 대해 張介賓은 注에서 "脾와 胃는 表裏이므로 응당 足太陰經과 足陽明經을 取해야 한다. 少陰은 腎脈으로서 脾가 濕을 주관하고 腎이 水를 주관하는데, 水가 濕을 도와 脾가 손상시키므로 응당 少陰經의 血을 取하여 그 寒하고 實함을 瀉해야 한다."고 하였다.

46) 尻(고) : 尾骨(꽁무니 뼈)를 가리킨다.

47) 股膝髀腨胻 : "股(고)"는 넓적다리 바깥쪽, "膝"은 무릎, "髀(비)"는 넓적다리 안쪽, "腨(천)"은 장딴지, "胻(행)"은 정강이 부위이다.

48) 不能報息 : 호흡이 짧아 숨을 헐떡거리는 것을 말한다. 張介賓은 注에서 "'報'는 '復'이다. '不能報息'이란 호흡이 짧아 잘 이어지지 않는 것이다."라고 하였다.

49) 厥陰內 : 《脈經》 卷六第七과 《甲乙經》 卷六第九에는 "厥陰內" 아래에 "少陰" 2字가 있다. 이 단락에서 언급한 증상과 經脈의 순행노선이 부합하지 않는 것으로 보아 脫簡이 있는 듯하다.

50) 足太陽之外厥陰內血者 : 王冰은 注에서 "'足太陽之外厥陰內'란 바로 장딴지 안쪽, 內踝(안

(肺氣가 實하여) 肺가 병들면 氣가 上逆하여 喘息이 발생하고, 肩背部에 疼痛이 오며, 땀이 나고, 尾骨(꼬리뼈)·陰部·股關節(넓적다리 외측)·무릎·髀關節(넓적다리 안쪽)·장딴지·정강이·足(발) 부위에 모두 疼痛이 발생합니다. (肺가) 虛하면 氣가 부족하여 숨이 잘 이어지지 않고 귀가 어두우며 咽喉가 건조해 집니다. 그 經脈을 取할 때는 手太陰肺經과 足太陽膀胱經의 바깥쪽 및 足厥陰肝經의 안쪽에 있는 (足少陰腎經의) 經穴에 침을 놓아 出血시켜야 합니다.

腎病者, 腹大脛腫, 喘咳身重, 寢汗[51]出憎風. 虛則胸中痛, 大腹·少腹痛, 淸厥[52]意不樂. 取其經, 少陰太陽血者.

(腎氣가 實하여) 腎이 병들면 (經絡의 氣가 上逆하므로) 복부가 脹滿하고 정강이가 부어오르며 喘息·咳嗽가 발생하고 몸이 무겁고 잠을 잘 때 식은땀이 나며 바람을 싫어합니다. (腎氣가) 虛하면 胸中·大腹·小腹에 통증이 오며, 四肢가 차가워지고 마음이 유쾌하지 않습니다. 그 經脈을 取할 때에는 足少陰腎經과 足太陽膀胱經의 經穴에 침을 놓아 出血시켜야 합니다.

肝色靑, 宜食甘, 粳米·牛肉·棗·葵皆甘. 心色赤, 宜食酸, 小豆·犬肉·李·韭皆酸. 肺色白, 宜食苦, 麥·羊肉·杏·薤皆苦. 脾色黃, 宜食鹹[53], 大豆·豕肉·栗·藿皆鹹. 腎色黑, 宜食辛, 黃黍·鷄肉·桃·葱皆辛. 辛散, 酸收, 甘緩, 苦堅, 鹹耎.

肝의 색은 청색이고 (肝氣는 鬱結되는 것과 急한 것을 싫어하므로 肝氣를 완화하려면) 甘味를 섭취해야 하는데, 쌀·쇠고기·대추·아욱은 모두 甘味에 속합니다.

心의 색은 적색이고 (心氣는 완만한 것을 싫어하므로 心氣를 수렴하려면) 酸味를 섭취해야 하는데, 小豆·개고기·배·부추는 모두 酸味에 속합니다.

쪽 종지뼈) 뒤쪽으로 곧바로 올라가는 곳으로서, 즉 少陰脈이다. 좌우 足脈少陰部를 살펴서 血이 그득하여 정상과 다를 때에는 즉시 이를 取해야 한다."고 하였다.

51) 寢汗 : 盜汗이라고도 하며, 잠을 자면서 땀을 흘리는 것을 가리킨다. 王冰은 注에서 "腎邪가 肺를 공격하면 心氣가 내부에서 쇠약해져 心液이 땀으로 변하므로 잠을 잘 때 땀이 나온다."고 하였다.

52) 淸厥 : 四肢厥冷을 가리킨다. 四肢는 모두 胸腹에서 氣를 받는데, 胸腹部가 병들면 陽氣가 사지말단에 도달하지 못하므로 四肢가 차가워진다.

53) 脾色黃, 宜食鹹 : 水의 味는 본래 鹹한데 腎은 胃의 關門이고, 鹹味는 潤下作用이 있어서 대소변을 通利시킴으로써 脾胃의 運化機能을 건실하게 한다. 실제로 임상에서 노인성 元氣不足에서 오는 便秘를 치료할 때 鹹味의 肉蓯蓉을 사용한다.

肺의 색은 백색이고 (肺氣는 肅降을 주관하여 上逆하는 것을 싫어하므로 肅降機能을 補하려면) 苦味를 섭취해야 하는데, 보리·양고기·살구·염교는 모두 苦味에 속합니다.

脾의 색은 황색이고 (運化를 주관하므로 潤下作用이 있는) 鹹味를 섭취해야 하는데, 大豆·돼지고기·밤·콩잎은 모두 鹹味에 속합니다.

腎의 색은 흑색이고 (腎氣는 건조한 것을 싫어하므로 이를 濡潤하려면) 辛味를 섭취하는데, 기장·닭고기·복숭아·파는 모두 辛味에 속합니다.

(五味의 작용을 살펴보면) 辛味는 發散하고, 酸味는 收斂하며, 甘味는 緩和하고, 苦味는 堅固하게 하며, 鹹味는 부드럽게 합니다.

毒藥[54]攻邪, 五穀爲養, 五果爲助, 五畜爲益, 五菜爲充, 氣味合而服之, 以補精益氣[55]. 此五者, 有辛酸甘苦鹹, 各有所利, 或散或收, 或緩或急, 或堅或耎, 四時五臟, 病隨[56]五味所宜也.

毒藥(攻下藥)으로 邪氣를 몰아내고, 五穀으로 영양하며, 五果로 補助하고, 五畜으로 補益하며, 五菜로 充養해야 하는데, 氣味를 (조화롭게) 배합하여 복용함으로써 精을 보하고 氣를 더해 주어야 합니다. 이 다섯 가지는 辛·酸·甘·苦·鹹味를 가지고 있으면서 각기 이롭게 하는 바가 있는데, 혹은 疏散하고 혹은 收斂하며 혹은 완화하고 혹은 急하게 하며 혹은 굳게 하고 혹은 연하게 하므로 (이를 운용할 때에는) 四時의 변화와 五臟之氣의 성쇠에 근거하여 五味를 적합하게 사용해야 합니다.

◀參考▶ 임상에서 肝臟에 병이 있으면 얼굴이 푸르게 변하고, 心臟에 병이 있으면 얼굴이 붉게 변하며, 肺臟에 병이 있으면 얼굴이 희게 변하고, 脾臟에 병이 있으면 얼굴이 누렇게 변하며, 腎臟에 병이 있으면 얼굴이 검게 변한다.

---

54) 毒藥 : 여기는 攻下藥을 가리킨다. 《新校正》에서 "《本草》에서 이르길 '下藥(攻下藥)은 佐使하여 주로 질병을 치료하는데 땅과 상응하며 毒性이 많으므로 오랫동안 복용해서는 안된다. 寒熱邪氣를 제거하고 積聚를 흩어 질병을 치유하려면 下經을 근본으로 삼아야 한다.'고 하였으므로 '毒藥攻邪(毒藥으로 邪氣를 攻下한다)'라고 했다."고 하였다.

55) 氣味合而服之, 補益精氣 : 《素問·陰陽應上大論》에 "陽은 氣이고, 陰은 味이며, 味는 形이 되고, 氣는 精이 된다"고 하였다. 氣味를 調和함으로써 인체의 精氣를 補益한다는 의미이다.

56) 病隨 : 《太素·調食》에는 "病" 아래에 "隨"字가 없다. 楊上善은 注에서 "四時 중에 五臟의 마땅한 바가 있고, 五味의 마땅한 바가 있다."고 하였는데, 이에 근거하면 楊上善이 근거한 책에는 "病隨" 2字가 없었던 것으로 보인다. 文義를 살펴볼 때 "病隨" 2字는 없는 것이 옳다.

二十三. 宣明五氣

> "宣明"이란 명백하게 밝힌다는 뜻이고, "五氣"란 五臟의 氣를 가리킨다.
>
> 본편에서는 五行의 이치에 근거하여 五臟의 氣와 五臟病·五脈·五惡·五液·五禁·五亂 등의 관계를 설명하였으며, 아울러 五臟을 중심으로 하여 五臟의 생리·병리 변화 특징을 설명하였다.
>
> (1) 五臟·五液·五主·五脈에서는 주로 五臟의 생리를 다루었다.
>
> (2) 五惡·五幷·五病·五發·五亂·五邪·五勞에서는 주로 五臟의 병리 변화를 다루었다.
>
> (3) 五入·五禁에서는 주로 五味와 관계되는 금기사항을 다루었다.

五味所入 : 酸入肝, 辛入肺, 苦入心, 鹹入腎, 甘入脾, 是謂五入.

五味가 (胃에 들어간 후 각기 상응하는 臟腑로) 歸入하는 바 : 酸味는 肝으로 들어가고, 辛味는 肺로 들어가며, 苦味는 心으로 들어가고, 鹹味는 腎으로 들어가며, 甘味는 脾로 들어가는데, 이를 "五入"이라 합니다.

五氣所病 : 心爲噫, 肺爲咳, 肝爲語[1], 脾爲呑[2], 腎爲欠爲嚏, 胃爲氣逆爲噦爲恐[3], 大腸·小腸爲泄, 下焦溢爲水[4], 膀胱不利爲癃[5],

---

1) 語 : 말이 많은 것을 가리킨다. 高世栻은 注에서 "'語'는 말이 많은 것이다."라고 하였다.

2) 呑 : 신물이 넘어오는 것을 말한다. 張志聰은 "脾는 胃로 그 津液을 운행하는데 脾氣가 병들어 四臟으로 灌漑하지 못하면 津液이 도리어 脾의 竅인 입(口)으로 넘치므로 呑咽 증상이 발생한다."고 하였다.

不約爲遺溺, 膽爲怒, 是謂五病.

五氣(五臟의 氣)가 병든 바 : 心氣가 병들면 트림이 나고, 肺氣가 병들면 기침이 나며, 肝氣가 병들면 말이 많고, 脾氣가 병들면 신물이 넘어오고, 腎氣가 병들면 하품과 재채기가 나며, 胃氣가 병들면 氣가 上逆하고 딸꾹질이 나며, 大腸과 小腸의 氣가 병들면 (淸濁을 泌別하지 못하여) 泄瀉가 나고, 下焦의 氣가 병들면 水氣가 넘쳐 몸이 부어오르며, 膀胱의 氣가 不利하면 소변이 순조롭게 통하지 않거나 (膀胱을) 約束하지 못하여 소변을 찔끔찔끔 지리고, 膽氣가 병들면 화를 잘 내는데, 이를 "五病"이라 합니다.

五精所幷[6] : 精氣幷於心則喜, 幷於肺則悲, 幷於肝則怒[7], 幷於脾則思[8], 幷於腎則恐, 是謂五幷, 虛而相幷者也.

五臟의 精氣가 한 곳으로 몰리는 바 : (五臟의) 精氣가 心으로 몰리면 (心氣가 지나치게 實해져) 잘 기뻐하고, 肺로 몰리면 (肺氣가 지나치게 實해져) 잘 슬퍼하며, 肝으로 몰리면 (肝氣가 지나치게 實해져) 화를 잘 내고, 脾로 몰리면 (脾氣가 지나치게 實해져) 생각이 과도해지며, 腎으로 몰리면 (腎氣가 지나치게 實해져) 잘 두려워하는데, 이를 "五幷"이라고 하며, (五臟이) 虛해져서 (精氣가) 한 臟으로 몰린 것입니다.

五臟所惡[9] : 心惡熱, 肺惡燥[10], 肝惡風, 脾惡濕, 腎惡寒[11], 是謂五

---

3) 爲恐 : 두려움은 胃病에 속하지 않는다. 《太素》와 《靈樞》에는 이 2字를 없고, 丹波元簡도 《素問識》에서 "'爲恐'에 대해 여러 注家들이 밝히지 못하는데, 《靈樞 · 九針論》에 이 2字가 없는 것으로 보아 衍文이 아닌가 한다."고 하였다. 본서는 丹波氏의 견해에 따라 이를 해석하지 않았다.

4) 水 : 여기서는 水腫을 뜻한다.

5) 癃(륭) : 小便이 잘 나오지 않는 병을 총칭하여 "癃"이라 한다.

6) 五精所幷 : "五精"이란 五臟의 精氣를 가리키며, "幷"은 한 곳으로 몰리는 것을 가리킨다. 吳昆은 注에서 "'幷'이란 합쳐서 들어가는 것이다. 五臟의 精氣는 각기 그 소속 臟腑에 있으면 발병하지 않으나, 만일 합쳐져서 어느 한 臟으로 몰리면 邪氣가 實해져 각기 그 情志로 나타난다."고 하였다. 이는 邪氣가 五臟의 精氣가 虛한 틈을 타고 침입하여 어느 한 臟의 精氣와 합쳐진 것이다.

7) 怒 : 원래는 "憂"로 되어 있었으나 "怒"로 교정하였다. 張琦는 注에서 "'憂'는 마땅히 '怒'로 적어야 한다."고 하였고, 《素問 · 陰陽應象大論》에도 "怒"로 되어 있다.

8) 思 : 원래는 "畏"로 되어 있었으나 郭靄春의 注에 근거하여 교정하였다. 郭靄春은 《黃帝內經素問校注語譯》에서 "'畏'와 '思'를 篆書로 적을 때 형태가 비슷하므로 생긴 착오이다. 만약 '畏'로 적으면 아래 글의 '幷於腎則恐'과 다를 바가 없다."고 하였다.

9) 惡(오) : 여기서는 "싫어하다"는 뜻으로 해석해야 한다.

10) 肺惡燥 : 원문에는 "肺惡寒"으로 되어 있었으나, 《素問懸解》에 근거하여 "寒"을 "燥"로 교정

惡.

五臟이 싫어하는 바 : 心은 뜨거운 것을 싫어하고, 肺는 건조한 것을 싫어하며, 肝은 風을 싫어하고, 脾는 濕한 것을 싫어하며, 腎은 寒를 싫어하는데, 이를 "五惡"이라 합니다.

◀參考▶ 본절에서 논한 "五惡"의 규율은 일정하지 않아, 세 臟은 本氣가 勝하는 바를 싫어하는 반면 肺는 腎의 寒을, 腎은 肺의 燥를 싫어한다고 하였다. 이에 대해 張志聰은 "이 또한 陰陽이 변환하는 이치로서 肺와 腎은 서로 母子가 되는 氣로서(金生水) 서로 本末이 된다."고 하였다. 楊上善은 이와는 달리 "지금 여기에서 '肺惡寒'·'腎惡燥'라고 함은 燥는 가을에 있고 寒의 시작이며, 寒은 겨울에 있고 燥의 끝이다. 肺는 가을에 있고, 肺는 寒이 심한 것을 싫어하므로 (가을의) 끝을 싫어한다고 한 것이다. 腎은 겨울에 있고, 腎은 燥가 심하지 않은 것을 싫어하므로 (겨울의) 시작을 싫어한다고 한 것이다."라고 하였다. 즉 가을(燥)은 겨울(寒)의 시작이고, 겨울은 가을의 끝인데, 肺는 가을의 燥氣와 상응하므로 가을의 끝인 "寒(겨울)"을 싫어하고, 腎은 겨울의 寒氣와 상응하므로 겨울의 시작인 "燥(가을)"를 싫어한다는 것이다. 그러나 楊上善의 終始說은 그 이치가 명확하지 않으므로 喜多村直寬은《素問札記》에서 "'燥'·'寒' 2字는 아마도 뒤바뀐 것 같으니, 楊氏의 注는 억측인 듯하다."라고 하였다.

五臟化液 : 心爲汗, 肺爲涕, 肝爲淚, 脾爲涎, 腎爲唾, 是謂五液.

五臟이 液으로 化生한 바 : 心의 液은 땀(汗)이고, 肺의 液은 콧물(涕)이며, 肝의 液은 눈물(淚)이고, 脾의 液은 涎이며, 腎의 液은 唾인데, 이를 五液이라 합니다.

◀參考▶ "涎"과 "唾"는 모두 타액에 속하지만 "涎"은 양 뺨에서 나와 口角으로 흐르고, "唾"는 舌下에서 생성되어 口中으로 나온다. 즉 "涎"은 耳下腺(귀밑샘)에서 분비되고, "唾"는 顎下腺(턱밑샘)과 舌下腺(혀밑샘)에서 분비된다는 점에서 다르다.

五味所禁 : 辛走氣, 氣病無多食辛; 鹹走血, 血病無多食鹹; 苦走骨, 骨病[12]無多食苦[13]; 甘走肉, 肉病[14]無多食甘; 酸走筋, 筋病[15]

하였다. 六淫과 五臟의 관계로 볼 때 "肺惡燥"로 교정함이 옳다.

11) 腎惡寒 : 원문에는 "腎惡燥"로 되어 있었으나,《素問懸解》에 근거하여 "燥"를 "寒"으로 교정하였다. 六淫과 五臟의 관계로 볼 때 "腎惡寒"으로 함이 옳다.

無多食酸. 是謂五禁, 無令多食16).

五味가 禁하는 바 : 辛味는 氣分으로 들어가므로 氣病 환자는 辛味를 많이 먹어서는 안되고, 鹹味는 血分으로 들어가므로 血病 환자는 鹹味를 많이 먹어서는 안되며, 苦味는 骨로 들어가므로 骨病 환자는 苦味를 많이 먹어서는 안되고, 甘味는 肌肉으로 들어가므로 肉病 환자는 甘味를 많이 먹어서는 안되며, 酸味는 筋으로 들어가므로 筋病 환자는 酸味를 많이 먹어서는 안됩니다. 이를 "五禁"이라고 하는데, 많이 먹도록 해서는 안됩니다.

◀參考▶ "五味所禁"이란 多食해서는 안된다는 뜻이다. 偏食 혹은 多食하면 질병이 발생하거나 病情이 가중된다. 《靈樞·五味論》에서 "酸味는 筋으로 들어가는데 酸味를 많이 먹으면 소변이 통하지 않고, 鹹味는 血分으로 들어가는데 鹹味를 많이 먹으면 갈증이 나며, 辛味는 氣分으로 들어가는데 辛味를 많이 먹으면 心中이 공허해지고, 苦味는 骨로 들어가는데 苦味를 많이 먹으면 嘔吐가 나며, 甘味는 肌肉으로 들어가는데 甘味를 많이 먹으면 가슴이 답답해진다(酸走筋, 多食之, 令人癃; 鹹走血, 多食之, 令人渴; 辛走氣, 多食之, 令人洞心; 苦走骨, 多食之, 令人嘔; 甘走肉, 多食之, 令人悗心)."고 하였으므로 서로 참고하기 바란다.

五病所發 : 陰病發於骨17), 陽病發於血18), 陰病發於肉19), 陽病發於冬20), 陰病發於夏21), 是謂五發.

---

12) 骨病 : 腎病을 가리킨다.

13) 鹹走血, 血病無多食鹹; 苦走骨, 骨病無多食苦 : 《新校正》에서 이르길 "皇甫士安은 '鹹先走腎'이라 하였는데, 여기에서 血分으로 들어간다고 한 것은 腎이 三焦와 相合하고 血脈이 비록 肝心에 속하나 中焦의 통로이므로 鹹味가 血分으로 들어간다고 한 것이다. 苦味는 心으로 들어가는데, 여기에서 骨로 들어간다고 한 것은 水火가 상호 작용하여 骨氣가 心으로 통하기 때문이다."라고 하였다.

14) 肉病 : 脾病을 가리킨다.

15) 筋病 : 肝病을 가리킨다.

16) 無令多食 : 《醫說》 卷五의 인용문에는 이 4字가 없다. 헤아려 보건대 위의 "氣·血·骨·肉·筋"의 각 항에서 이미 "無多食"이라는 구절이 나왔으므로 말미에서 다시 재론할 필요가 없다. 沈祖綿은 이를 注文이 正文에 끼여든 것이라 하였으니, 그 說이 매우 타당하다.

17) 陰病發於骨 : 骨은 腎에 속하고 腎은 陰臟이므로 陰病은 骨에 발생한다.

18) 陽病發於血 : 血은 心에 속하고 心은 陽臟이므로 陽病은 血에서 발생한다.

19) 陰病發於肉 : 肉은 脾에 속하고 脾는 陰中의 陰이므로 陰病은 肉에서 발생한다.

五臟의 病이 발생하는 바 : 陰病은 骨에 발생하고, 陽病은 血에 발생하며, 陰病은 肉에 발생하고, 陽病은 겨울에 발생하며, 陰病은 여름에 발생하는데, 이를 "五發"이라 합니다.

五邪所亂 : 邪入於陽則狂, 邪入於陰則痹, 搏[22]陽則爲巓疾, 搏陰則爲瘖[23], 陽入之陰則靜, 陰出之陽則怒, 是謂五亂.

五邪가 어지럽히는 바 : 邪氣가 陽分에 침입하면 狂病이 발생하고, 邪氣가 陰分에 침입하면 痹病이 발생하며, (邪氣가) 陽脈에 침범하면 (陽氣가 손상되어) 巓疾이 발생하고, (邪氣가) 陰脈에 침범하면 (陰氣가 손상되어) 音啞(벙어리)가 되며, (邪氣가) 陽分에서 陰으로 들어가면 조용해지고, 陰分에서 陽으로 나가면 화를 (잘) 내는데, 이를 五亂이라 합니다.

五邪所見 : 春得秋脈, 夏得冬脈, 長夏得春脈, 秋得夏脈, 冬得長夏脈, 名曰陰出之陽, 病善怒不治[24]. 是謂五邪, 皆同命死不治[25].

五邪가 나타나는 바 : 봄에 가을의 脈(毛脈)이 나타나고, 여름에 겨울의 脈(石脈)이 나타나며, 長夏에 봄의 脈(弦脈)이 나타나고, 가을에 여름의 脈(鉤脈)이 나타나며, 겨울에 長夏의 脈(代脈)이 나타나는 것을 "陰出之陽"이라 하는데, 화를 잘 내는 병을 앓으며 치료할 수 없습니다. 이를 "五邪"라고 하며, 모두 치료할 수 없는 死證입니다.

五臟所藏, 心藏神, 肺藏魄, 肝藏魂, 脾藏意, 腎藏志[26], 是謂五臟所藏.

---

20) 陽病發於冬 : 겨울은 陰에 속하고 陰氣가 왕성한 시기이므로 陽이 병들게 된다.

21) 陰病發於夏 : 여름은 陽에 속하고 陽氣가 왕성한 시기이므로 陰이 병들게 된다.

22) 搏 : 이는 원래 "치받다"·"싸우다"는 뜻인데, 여기서는 "침입하다"로 해석하였다.

23) 瘖(음) : "瘖"과 "瘂(啞)"는 다음과 같은 점에서 구별된다. 慧琳은《音義》에서 "'瘖'이란 소리없이 조용하면서 말하지 못하는 것이고, '瘂'란 소리는 내되 말을 하지 못하는 것이다."라고 하였다.

24) 陰出之陽, 病善怒 :《新校正》에서 이르길 "'陰出之陽, 病善怒'는 앞에서 이미 나왔었는데 여기에서 다시 언급하여 文義에 조리가 없으니, 반드시 古文의 錯簡일 것이다."라고 하였다. 馬蒔의 견해 또한 이 說과 같으며, 張琦도 "'命曰'에서부터 11字는 衍文이다."라고 하였으니, 이 說을 따르는 것이 옳은 듯하다.

25) 皆同命死不治 :《黃帝內經素問校釋》에서 "상하의 文例에 비추어 볼 때 이 6字는 衍文인 듯하다."라고 하였고,《素問注釋滙粹》에서는 "이는 後人의 옆에 注를 달았던 것이 베껴 쓰면서 正文으로 잘못 끼여든 것 같다."고 하였는데, 일리가 있다.

26) 腎藏志 :《新校正》에서 이르길 "楊上善의 말에 따르면 '腎은 두 개가 있는데, 왼쪽은 腎으로서 志를 저장하고, 오른쪽은 命門으로서 精을 저장한다'고 했다."고 하였다.

五臟이 저장하는 바 : 心은 神을 저장하고, 肺는 魄을 저장하며, 肝은 魂을 저장하고, 脾는 意를 저장하며, 腎은 志를 저장하는데, 이를 "五臟所藏"이라 합니다.

五臟所主 : 心主脈, 肺主皮, 肝主筋, 脾主肉, 腎主骨, 是謂五主.

五臟이 주관하는 바 : 心은 血脈을 주관하고, 肺는 皮毛를 주관하며, 肝은 筋을 주관하고, 脾는 肉을 주관하며, 腎은 骨을 주관하는데, 이를 "五臟所主"라고 합니다.

五勞所傷 : 久視傷血, 久臥傷氣, 久坐傷肉, 久立傷骨, 久行傷筋, 是謂五勞所傷.

五勞(다섯 가지 과도한 피로)로 손상되는 바 : 오랫동안 보면 血이 손상되고, 오랫동안 누우면 氣가 손상되며, 오랫동안 앉아 있으면 肉이 손상되고, 오랫동안 서 있으면 骨이 손상되며, 오랫동안 걸으면 筋이 손상되는데, 이를 "五勞所傷"이라 합니다.

五脈應象[27] : 肝脈弦, 心脈鉤, 脾脈代, 肺脈毛, 腎脈石, 是謂五臟之脈.

五臟의 脈이 (四時五行의) 象에 상응하는 바 : 肝脈은 弦脈이고, 心脈은 鉤脈이며, 脾脈은 代脈이고, 肺脈은 毛脈이며, 腎脈은 石脈인데, 이를 "五臟의 脈"이라 합니다.

27) 五脈應象 : 여기서 "象"은 四時五行의 象을 가리킨다. 張志聰은 注에서 "五臟의 脈은 四時五行의 象에 상응한다."고 하였다.

二十四. 血氣形志

본편에서는 血氣를 중점적으로 논술하였다.

(1) 인체의 三陰三陽經脈의 氣血은 그 量에 多少가 있으므로 치료 시에는 마땅히 虛實補瀉를 구별해야 한다.

(2) 인체는 形志苦樂의 특수성이 있기 때문에 발생하는 질병도 각기 다르고 치료 방법도 다르다.

(3) 背部에서 五臟의 腧穴을 취하는 방법을 논술하였다.

夫人之常數[1), 太陽常多血少氣, 少陽常少血多氣, 陽明常多氣多血, 少陰常少血多氣, 厥陰常多血少氣, 太陰常多氣少血, 此天[2)]之常數.

무릇 인체 (각 經脈을 흐르는) 氣血의 정상적인 수량은, 太陽經은 항상 血이 많고 氣가 적으며, 少陽經은 항상 血이 적고 氣가 많으며, 陽明經은 항상 氣가 많고 血도 많으며, 少陰經은 항상 血이 적고 氣가 많으며, 厥陰經은 항상 血이 많고 氣가 적으며, 太陰經은 항상 氣가 많고 血이 적은데, 이것은 선천적인 常數입니다.

足太陽與少陰爲表裏, 少陽與厥陰爲表裏, 陽明與太陰爲表裏, 是爲足[3)]陰陽也. 手太陽與少陰爲表裏, 少陽與心主[4)]爲表裏, 陽明與太

1) 常數 : 이는 정상적인 數量을 가리키는데, 여기서는 氣血의 정상적인 수량을 의미한다.

2) 天 : 郭靄春은《黃帝內經素問校注語譯》에서 "이는 誤字이다. 앞의 문장에 근거하여 '人'으로 교정해야 한다."고 하였다.

陰爲表裏, 是爲手之陰陽也. 今知手足陰陽所苦[5], 凡治病必先去其血, 乃去其所苦[6], 伺之所欲[7], 然後瀉有餘, 補不足.

足太陽膀胱經과 足少陰腎經은 表裏를 이루고, 足少陽膽經과 足厥陰肝經은 表裏를 이루며, 足陽明胃經과 足太陰脾經은 表裏를 이루는데, 이것은 足의 三陰經과 三陽經(간의 表裏 관계)입니다.

手太陽小腸經과 手少陰心經은 表裏를 이루고, 手少陽三焦經과 手厥陰心包經은 表裏를 이루며, 手陽明大腸經과 手太陰肺經은 表裏를 이루는데, 이것은 手의 三陰經과 三陽經(간의 表裏 관계)입니다.

무릇 질병을 치료할 때는 반드시 먼저 (血脈이 壅盛한 부위에 침을 놓아) 瘀血을 제거하여 고통스러운 바를 없애야 하고, 환자가 원하는 바를 살핀 다음 (虛實을 살펴서) 有餘한 것은 瀉하고, 不足한 것은 補해야 합니다.

六經血氣多少 일람표

六　經	血氣形志篇	五音五味	九 針 論
太　陽	多血少氣	多血少氣	多血少氣
少　陽	少血多氣	少血多氣	少血多氣
陽　明	多血多氣	多血多氣	多血多氣
太　陰	少血多氣	多血少氣	多血少氣
少　陰	少血多氣	多血少氣	少血多氣
厥　陰	多血少氣	多氣少血	多血少氣

상기 표는《靈樞 · 五音五味》·《靈樞 · 九針論》의 내용과 비교한 것이다

3) 足 : 滑壽는《讀素問抄》에는 "足" 아래에 "之"字가 있다. 아래의 "手之陰陽"이란 句에 비추어 보면 "之"를 보충하는 것이 마땅하다.

4) 心主 : 手厥陰心包經을 가리킨다.

5) 今知手足陰陽所苦 : 여기서 "苦"는 질병으로 인한 고통을 가리킨다. 郭靄春이 이르길 "《太素 · 知形志所宜》에는 이 8字가 없다.《太素》의 '手足陰陽' 句 아래의 楊上善 注에 '今知手足陰陽所在'란 글귀가 있다. 이에 근거하면《素問》원문에는 이 8字가 없었으나, 後人들이 楊上善의 注를 원문에다 보탬과 아울러 '所在'를 '所苦'로 고친 것에 불과하다."라고 하였다. 문맥을 살펴보더라도 이는 正文의 문장이 아님을 알 수 있으므로 본서는 이를 해석하지 않았다.

6) 先去其血, 乃去其所苦 : "其血"이란 瘀血이 몰려 있는 經絡으로서 병이 있는 곳을 말하고, "去"는 "제거하다"는 뜻이다.

7) 伺之所欲 : "伺"는 "살피다"는 뜻이다.《廣韻 · 七志》에서 "'伺'는 '살피다'는 뜻이다."라고 하였다. "之"는 "其"와 같은 뜻이다. 이는 환자가 원하는 바를 살핀다는 뜻이다.

欲知背腧[8]，先度[9]其兩乳間，中折之，更以他草度去半已，卽以兩隅相拄[10]也. 乃擧以度其背，令其一隅居上，齊脊大椎，兩隅在下，當其下隅者，肺之腧也. 復下一度[11]，心之腧也. 復下一度，左角肝之腧也，右角脾之腧也. 復下一度，腎之腧也. 是謂五臟之腧，灸刺之度也.

등(背部)에 있는 五臟 腧穴의 위치를 알려면 먼저 (볏짚을 사용하여) 兩乳頭 사이의 거리를 잰 다음 정중앙을 꺾어 놓고(삼각형의 두 빗변이 됨), 또 다른 볏짚으로 (兩乳頭 사이의 거리를) 재어 그 절반을 (잘라) 버림으로써 곧 두 角을 서로 받들게 합니다(삼각형을 이루도록 한다는 말). 이를 (손에) 들고서 背部를 재되, 그 한 角을 위에 두어 脊椎의 大椎穴과 가지런하게 하고, 두 角은 아래에 있게 하는데, 그 아래의 (두) 角이 놓이는 부위가 肺의 腧穴입니다. 다시 一度(윗 角에서 아래 변까지의 수직거리 만큼) 내려오면 (아래 角의 좌우가 놓이는 부위는) 心의 腧穴입니다. 다시 一度 내려오면 왼쪽 角(이 위치하는 곳)은 肝의 腧穴이고 오른쪽 角(이 위치하는 곳)은 脾의 腧穴입니다. 다시 一度 내려오면 (아래 角의 좌우가 놓이는 부위가) 腎의 腧穴입니다. 이것은 五臟의 腧穴로서 침을 놓고 뜸을 뜰 때 穴을 取하는 방법입니다.

◀參考▶ 本篇에서 기술한 背腧穴을 取하는 방법과 부위는《靈樞》《甲乙經》《銅人腧穴針灸圖經》등과 다르다.《靈樞》에서는 "肺腧는 第3椎骨의 곁에 있고, 心腧는 第5椎骨의 곁에 있으며, 肝腧는 第9椎骨의 곁에 있고, 脾腧는 第11椎骨의 곁에 있으며, 腎腧는 제14椎骨의 곁에 있다."고 하였다. 張介賓은 注에서 "헤아려 보건대 肝腧·脾腧·腎腧를 이 방법으로 재면 앞의 背腧篇(즉《靈樞·背腧》篇을 말한다) 및《甲乙經》《銅人腧穴針灸圖經》등의 책과는 모두 부합하지 않으니, 그 중에 반드시 잘못이 없다고 할 수는 없다. 아마도 옛날에도 이와 같은 별도의 방법이 있은 듯하다. 그렇지만 마땅히 앞의 背腧篇 및《甲乙經》등에 기재된 것을 옳게 보아야 한다."고 하였다. 背部의 五腧穴 부위에 대해서는 좀더 연구해 볼 여지가 있다.

---

8) 背腧 : 즉 五臟의 腧穴이다. 모두 背部의 足太陽經 부위에 있으므로 총칭하여 背腧라 한다.

9) 度(탁) : 여기서는 길이 따위를 재다는 뜻이다.

10) 兩隅相拄 : "隅"는 "角"과 같다.《說文解字·阜部》에서 "隅는 陬(추)이다."라고 하였는데, "陬"는 "角"이다. "拄(주)"는 "떠받치다"는 뜻이다. 즉 이는 정중앙을 꺾어서 "人"字 모양으로 만든 볏짚의 양단을 반으로 자른 볏짚으로 떠받쳐 삼각형 모양을 만드는 것을 말한다.

11) 復下一度 : 삼각형의 윗 角에서 아래 변까지 이르는 수직선의 길이를 "一度"라 한다.

形樂志苦, 病生於脈[12)], 治之以灸刺; 形樂志樂, 病生於肉[13)], 治之以針石. 形苦志樂, 病生於筋, 治之以熨引[14)]. 形苦志苦, 病生於咽嗌[15)], 治之以百藥. 形(苦)數驚恐[16)], 經絡不通, 病生於不仁, 治之以按摩醪藥[17)]. 是謂五形志也.

몸은 평안하나 정신적으로 고통스러우면 병이 (주로) 經脈에서 발생하는데 이를 치료할 때는 針灸을 사용하고, 몸과 마음이 모두 편안하면 병이 (주로) 肌肉에서 발생하는데 이를 치료할 때는 針石을 사용합니다. 몸은 고달프지만 마음이 즐거우면 병이 (주로) 筋에서 발생하는데, 이를 치료할 때는 熱熨(열찜질) 혹은 導引法을 사용합니다. 몸과 마음이 모두 고달프면 병이 (주로) 咽喉部에 발생하는데, 이를 치료할 때는 여러 가지 약물을 사용합니다. 형체가 고달프고 자주 놀라며 經絡이 소통되지 않으면 (주로) 痲木不仁한 병이 발생하는데, 이를 치료할 때는 按摩와 藥酒를 사용합니다. 이상은 다섯 가지 形體와 精神 방면의 질병입니다.

刺陽明出血氣, 刺太陽出血惡氣[18)], 刺少陽出氣惡血, 刺太陰出氣

---

12) 形樂志苦, 病生於脈 : "形"은 형체를, "志"는 情志 즉 정신적인 요인을 가리킨다. 張介賓은 注에서 "'形樂'이란 몸이 고달프지 않은 것이요, '志苦'란 마음에 근심이 많은 것이다. 心은 脈을 주관하는데, 생각이 깊고 과도하면 脈이 병든다."고 하였다.

13) 形樂志樂, 病生於肉 : 張介賓은 注에서 "형체가 편안하면 안일해지고 마음이 편안하면 한가해지는데, 종일토록 포식하여 운용하는 바가 없으므로 대부분 脾가 손상되며, 脾는 肌肉을 주관하므로 병이 肌肉에서 발생한다."고 하였다.

14) 熨引 : "熨(위)"는 약물을 사용하여 찜질하는 것을, "引"은 導引法을 가리킨다. 王冰은 注에서 "'熨'는 藥熨를 말하고, '引'은 導引을 말한다."고 하였다.

15) 形苦志苦, 病生於咽嗌 : 張介賓은 注에서 "몸과 마음이 모두 고달프면 반드시 근심과 사려가 과도해지는데, 근심하면 肺가 손상되고 사려하면 脾가 손상되며, 脾 · 肺氣가 손상되면 허해져 운행하지 않아 氣가 반드시 정체된다. 脾와 肺의 脈은 위로 咽嗌(목구멍)을 순행하므로 병이 목구멍에서 발생한다."고 하였다.

16) 形數驚恐 : "形"字 아래에 脫簡이 있는 듯하다. 이에 대해 郭靄春은 《黃帝內經素問校注》에서 "形數이란 形體가 수고로운 것이다. 예컨대 무거운 것을 들거나 房事가 과도하거나 땀을 흘리면서 목욕하는 등이다."라고 하였고, 丹波元簡은 《素問識》에서 "내가 헤아려 보건대 '形'字가 의심스럽다. 王冰 · 吳崑 · 張介賓 · 張志聰 등은 모두 注를 달지 않았으나, 馬蒔와 高世栻의 注에 근거하면 '形' 아래에 '苦'字를 보태어야 의미가 대략 통한다."고 하였다. 丹波氏의 견해가 의미상에서 뛰어나므로 본서는 이를 따랐다.

17) 醪藥 : 《甲乙經》과 《太素》에는 "藥"이 "醴"로 되어 있는데, 이는 藥酒를 가리킨다.

18) 惡氣 : 여기서 "惡(오)"는 금지를 나타내며 "꺼려하다 · 기피하다"는 뜻으로 쓰였다. 따라서

惡血, 刺少陰出氣惡血, 刺厥陰出血惡氣也.

(각 經脈은 氣血의 많고 적음에 차이가 있으므로 刺針하여 氣와 血을 배출하는 방법이 또한 각기 다릅니다) 陽明經은 (血과 氣가 모두 많으므로) 침을 놓아 血과 氣를 배출시키고, 太陽經은 (血은 많고 氣는 적으므로) 침을 놓아 血은 배출시키되 氣를 배출시켜서는 안되며, 少陽經은 (氣는 많고 血은 적으므로) 침을 놓아 氣는 배출시키되 血을 배출시켜서는 안되고, 太陰經은 (氣는 많고 血이 적으므로) 침을 놓아 氣는 배출시키되 血을 배출시켜서는 안되며, 少陰經은 (氣는 많고 血은 적으므로) 침을 놓아 氣는 배출시키되 血을 배출시켜서는 안되고, 厥陰經은 (血은 많고 氣는 적으므로) 침을 놓아 血은 배출시키되 氣를 배출시켜서는 안됩니다.

◀參考▶《新校正》에서 이르길 "이 '刺陽明' 節은 마땅히 앞의 '瀉有餘, 補不足' 아래에 이어져야지 草度法과 五形志 뒤에 떼어놓은 것은 옳지 않다."고 하였다.

전체 문장을 살펴보면 六經에 刺針할 때의 마땅함과 금기를 설명하고 있어 五形志 뒤에 놓으면 文義가 이어지지 않는다. 이를 첫 단락 뒤로 옮기면 文義가 순조롭게 통하므로《新校正》의 말이 옳다.

"惡氣"란 "氣를 배출시키는 것을 피해야 한다."는 뜻으로 해석해야 옳다.

二十五. 寶命全形論

"寶"는 保와 같은 뜻이다. "全形"은 온전한 형체를 말하며, 우주 만물 중에서 인간이 가장 고귀한 존재임을 말한다. 本篇에서는 인간은 天地 사이에서 생겨난 까닭에 氣血의 虛實이 天地의 陰陽變化와 밀접한 관계가 있으므로 이러한 점을 인식해야만 건강을 유지하고 질병을 치료할 수 있음을 강조하였다.

(1) 자연계는 인류 생명의 원천으로서 인간과 매우 밀접한 관계가 있으며, 자연계의 운동변화는 직간접적으로 인체에 영향을 준다. 이러한 이치를 파악하여 능동적으로 자연계의 변화 규칙에 대처하는 것이 치료의 원칙임을 논술하였다.

(2) 질병을 치료하는 다섯 가지 관건을 제시하면서 針을 운용하는 구체적인 방법을 논술하였으며, 刺針에는 숙련된 기술이 필요할 뿐만 아니라 고도의 집중력을 가지고 정신을 하나로 통일하는 것이 매우 중요함을 강조하였다.

黃帝問曰 : 天覆地載[1], 萬物悉備, 莫貴於人. 人以天地之氣生, 四時之法成, 君王衆庶, 盡欲全形. 形之疾病, 莫知其情, 留淫[2]日深, 著於骨髓, 心私慮之. 余欲針除其疾病, 爲之奈何?

黃帝 : 하늘이 (위에서) 덮고 땅은 (아래에서) 싣고 있어 만물이 모두 구비되는데, 사람보다 귀한 것은 없습니다. 사람은 天地의 氣에 의해 生하고 四時의 (운행) 법칙에 따라

1) 天覆地載 : 하늘은 위에서 만물을 덮고 땅은 밑에서 만물을 싣고 있다는 뜻이다.

2) 淫 : 여기서는 인체에 침입한 邪氣를 가리킨다.

형성되는데, 군주이든 일반 백성이든 모두 몸이 온전하기를 바랍니다. (그러나 때때로) 몸에 질병이 발생하여 그 정황을 알지 못하는 사이에 머물러 있는 病邪가 날이 갈수록 깊어져 骨髓에 달라붙으니 마음으로 사사로이 염려됩니다. 저는 針으로 그 질병을 제거하고자 하는데, 어떻게 해야 합니까?

岐伯對曰 ： 夫鹽之味鹹者, 其氣令器津泄; 弦絶者, 其音嘶敗[3]; 木敷者, 其葉發[4]; 病深者, 其聲噦[5]. 人有此三者, 是謂壞府[6], 毒藥無治, 短針無取, 此皆絶皮傷肉, 血氣爭黑[7].

岐伯 : (질병을 진단할 때는 나타나는 증후를 자세하게 살펴야 합니다) 대저 소금의 맛은 짠데 그 氣가 그릇 속의 액체로 하여금 스며 나오게 하고, 거문고의 현이 끊어지려 할 때는 그 音이 갈라지며, 木氣가 흩어지면 잎이 떨어지는 것처럼 병이 깊어지면 딸꾹질하는 소리를 냅니다. 인체에 이러한 세 가지 정황이 있으면 이를 "懷府(內臟이 손상된 것)"라고 하며, 藥性이 강한 약물(毒藥)로 치료할 수 없고 짧은 針으로도 치료할 수 없으니, 이때에는 모두 皮膚와 肌肉이 손상되고 혈색이 (윤택하지 않고) 어둡습니다.

---

3) 其音嘶敗 : "敗"는 衍文이다. "敗"는 "嘶"의 옆에 있던 注인데, 베껴 쓰면서 正文으로 잘못 끼여든 것이다. 이를 "其音嘶"로 적으면 아래의 "其葉發"·"其聲噦" 句와 일치하며, 《太素》의 楊上善 注에도 "敗"字가 나오지 않는다. 따라서 본서는 이를 해석하지 않았다.

4) 木敷者, 其葉發 : "木敷"란 木氣가 흩어지는 것을 말한다. 《新校正》에서는 《太素》를 인용하여 "其葉落"이라 적었다. 楊上善은 《太素》 卷十九 知針石 注에서 "잎이 떨어지면 오래된 나무가 좀먹었음을 알 수 있다."고 하였다. 《香草續校書》에서 이르길 "'發'은 '廢'로 해석해야 한다. 《論語·微子篇》에서 陸德明은 鄭玄 本을 인용하여 '廢'를 '發'로 해석하였고, 《莊子·列御寇篇》에서 陸德明은 司馬 本을 인용하여 '發'을 '廢'로 해석하였다. 《文選·文通雜體詩》의 李善 注에서 '대저 초목의 가지와 잎이 시드는 것을 廢라 한다.'고 했다. 그러므로 '其葉發'이란 곧 '其葉落'과 같다."고 하였다. 즉 이는 "木氣가 흩어지면 잎이 떨어진다"는 뜻이다.

5) 夫鹽之味鹹者,……其聲噦 : 楊上善은 注에서 "병의 미세한 것을 알려면 반드시 그 증후를 알아야 함을 말한 것이다. 소금이 그릇 속에 있으면 津液이 바깥으로 새어나오니, 그 津液을 보고서야 소금에 짠맛이 있음을 알 수 있다. 소리가 갈라지는 것을 듣고 거문고의 현이 장차 끊어지려 함을 알 수 있고, 나뭇잎이 떨어지는 것을 보고 오래된 나무가 이미 좀먹었음을 알 수 있으니, 이 세 가지 外物이 쇠퇴하는 기미를 딸꾹질하는 소리에 견주어서 病候의 깊음을 알 수 있다."고 하였다. 또한 馬蒔는 注에서 "이 세 가지는 《詩經》의 이른바 '興'이라는 기교법과 같아서, 위의 세 구절(즉 鹽之味~津泄, 弦絶~嘶敗, 木敷~葉發)은 한 구절(즉 其聲噦)을 興한 것이다. 오직 楊上善의 注만이 홀로 經典의 뜻과 부합한다."고 하였다.

6) 壞府 : "府"는 "腑"와 같다. 즉 內臟이 손상된 것을 가리킨다.

7) 血氣爭黑 : 혈색이 어둡고 메말라 윤택하지 않다는 뜻이다.

帝曰 : 余念其痛, 心爲之亂惑, 反甚其病, 不可更代[6], 百姓聞之, 以爲殘賊[7], 爲之奈何?

黃帝 : 나는 (백성들의) 고통을 염려하면서도 마음에는 의혹이 있어 (이로 인해) 오히려 그들의 병을 심해지게 하였으며, (더 효과적인 치료방법으로) 대체하지도 못하여 백성들이 이를 듣고 모질고 인정 없는 사람이라고 할 것이니 이를 어찌해야 합니까?

岐伯曰 : 夫人生於地, 懸命於天, 天地合氣, 命之曰人. 人能應四時者, 天地爲之父母; 知萬物者, 謂之天子. 天有陰陽, 人有十二節[8]; 天有寒暑, 人有虛實. 能經[9]天地陰陽之化者, 不失四時; 知十二節之理者, 聖智不能欺也. 能存八動之變者[10], 五勝更立[11]; 能達虛實之數[12]者, 獨出獨入[13], 呿吟[14]至微, 秋毫[15]在目.

岐伯 : 무릇 사람은 땅에서 나고 수명은 하늘에 달렸으니 天地의 氣가 합해진 것을 이름하여 "사람(人)"이라 합니다. 사람이 四時(의 陰陽變化)에 적응할 수 있음은 天地가 그 父母가 되기 때문이며, 만물(이 변화하는 원칙)을 아는 사람을 "天子"라고 합니다. 하늘에는 陰陽이 있고 인체에는 十二經脈이 있으며, 하늘에는 寒暑(즉 계절의 변화)가 있

6) 不可更代 : 위에서 말한 "毒藥"·"短針"을 대신할 효과적인 치료법을 찾지 못하였다는 뜻이다.

7) 殘賊 : 모질고 인정 없는 사람을 말한다.

8) 十二節 : 手足三陰三陽 十二經脈을 가리킨다. 馬蒔는 注에서 "인체에는 十二經脈의 節이 있다."고 하였고, 吳崑은 注에서 "하늘에는 六陰六陽이 있고, 인체에도 六陰六陽이 있어 이와 상응한다."고 하였다.

9) 經 :《左傳·宣公十二年》杜預의 注에 "'經'은 '法'이다."라고 하였는데, "法"은 "본받다"는 뜻이다.

10) 能存八動之變者 : "存"은 "살피다"는 뜻인데, 예를 들면《爾雅·釋詁》에서 "'存'은 '察'이다."라고 하였다. "八動之變"이란 八風의 변동을 말한다. "者"는 원문에 없었으나,《太素》卷十九 知石針 및 문맥에 근거하여 보충하였다.

11) 五勝更立 : 五行이 서로 勝하여 번갈아 왕성함을 말한다. 王冰은 注에서 "'五勝'이란 五行의 氣가 서로 勝하는 것을 말하고, '立'이란 그것이 왕성해지는 시기를 말한다."고 하였다.

12) 數 : 여기서의 "數"는 "이치"로 해석해야 한다. 상세한 것은《管子·法法》의 注를 참조하라.

13) 獨出獨入 : 이는 "能達虛實之數"에 대한 말로써 막힘 없이 통한다는 말이다. 즉 虛實의 이치에 통달하면 出入(補瀉法)을 자유자재로 운용할 수 있다는 뜻이다.

14) 呿吟 : "呿(거)"는 입을 벌리는 모양을 가리키고, "吟"은 아파서 내는 신음소리를 가리킨다. 따라서 "呿吟"이란 입을 벌리면서 내는 신음소리를 뜻한다.

15) 秋毫 : 지극히 미세한 것을 비유한 말이다.

고 인체에는 虛實이 있습니다.

天地陰陽 변화를 본받을 수 있는 사람은 四時(의 법칙)에 어긋나지 않으며, 十二經脈의 이치를 아는 사람은 聖人·智人이라도 (그를) 속일 수 없습니다. 八風의 변동을 살필 수 있는 사람은 五行이 번갈아 서는 것을 알 수 있고, 虛實의 이치에 통달한 사람은 出入(補瀉法)을 자유자재로 운용할 수 있으며, (환자의) 신음소리가 지극히 미미하고 (인체 氣血의 虛實이) 미세하더라도 눈에 들어옵니다.

帝曰 : 人生有形, 不離陰陽, 天地合氣, 別爲九野, 分爲四時, 月有小大, 日有短長. 萬物幷至, 不可勝量, 虛實呿吟, 敢問其方?

黃帝 : 사람이 태어나 形體가 있게 되면 陰陽을 벗어나지 않는데, 天地가 (陰陽의) 氣를 합하여 九野로 나뉘어지고 四時로 나뉘어졌으며, 月에는 大小가 있고 日에는 길고 짧음이 있습니다. 만물이 한꺼번에 이르면 이루 다 헤아릴 수가 없는데, (미세한) 신음에도 虛實이 있으니 (이를 판단하려면 어떻게 해야 하는지) 그 방법에 대해 감히 묻겠습니다?

岐伯曰 : 木得金而伐, 火得水而滅, 土得木而達[16], 金得火而缺, 水得土而絶, 萬物盡然, 不可勝竭. 故針有懸布天下[17]者五, 黔首共餘食[18], 莫知之也. 一曰治神, 二曰知[19]養身, 三曰知毒藥爲眞[20], 四曰制砭石小大[21], 五曰知腑臟血氣之診. 五法俱立, 各有所先. 今末世之

16) 達 : "뚫리다"는 뜻이다.

17) 針有懸布天下 : "針"은 刺針의 이치를 말하고, "懸布"란 널리 퍼뜨리는 것을 말한다.

18) 黔首共餘食 : "黔首"란 백성을 가리킨다. "餘食"에 대해서는 두 가지 說이 있는데, 하나는 버리는 음식이라는 說이다. 예컨대 張介賓은 注에서 "마치 남은 음식을 버리듯이 모두 돌아보지 않는 것이다."라고 하였다. 다른 하나는 남은 곡식을 통치자에게 세금으로 바치는 것이란 說이다. 예를 들면 張志聰은 注에서 "'共'은 '供'과 같다."고 하였으며, "백성들은 단지 밭을 일구어 세금을 내고, 남은 곡식으로 공양할 뿐이지, 針으로 치료하는 이치에 대해서는 알지 못했다."고 하였다. 본서는 張介賓의 注를 따라 해석하였다.

19) 知 : 《太素》에는 "知"字가 "治"字로 되어 있는데, "知"나 "治"로 적은 것은 모두 잘못된 것이다. 楊上善은 注에서 "가장 으뜸은 神을 기르는 것이요, 그 다음은 形體를 기르는 것이다."라고 하였으니, 楊上善이 근거한 책에는 "治"자가 없었던 것으로 보인다. 따라서 본서는 "知"字를 해석하지 않았다.

20) 毒藥爲眞 : "毒藥"이란 약성이 강한 것으로서 치료약을 말한다. "爲"는 "僞"와 통하니, 《廣雅·釋詁三》에서 "'僞'는 '爲'이다."라고 하였다. 王念孫이 이르길 "爲와 僞는 옛날에 음과 뜻이 같았다."고 하였다. 따라서 "爲眞"은 "僞眞"과 같다. 전체적인 뜻은 약물의 진위를 파악해야 한다는 말이다.

刺也, 虛者實之, 滿者泄之, 此皆衆工所共知也. 若夫法天則地[22), 隨應而動[23), 和之者若響, 隨之者若影[24), 道無鬼神, 獨來獨往.

岐伯 : (五行의 相生相克 원리에 따르면) 木은 金을 만나면 베어지고, 火는 水를 만나면 꺼지며, 土는 木을 만나면 뚫리고, 金은 火를 만나면 일그러지며, 水는 土를 만나면 (물길이) 끊기는 등 만물이 모두 이러하여 일일이 헤아릴 수 없습니다. 그러므로 針의 이치를 천하에 널리 퍼뜨린 것이 다섯 가지였으나, 일반 백성들은 먹다 남은 음식을 버리듯이 소홀히 하여 그것(針의 이치)을 알지 못하였습니다. (다섯 가지 針의 이치란) 첫째는 정신을 다스리는 것이고, 둘째는 형체를 기르는 것이며, 셋째는 약물의 眞僞를 파악하는 것이고, 넷째는 돌침(砭石)의 크고 작음을 정하여 질병에 따라 적합하게 적용하는 것이며, 다섯째는 臟腑氣血의 진단방법을 아는 것입니다. 이 다섯 가지 방법이 모두 확립되면 각기 먼저(사용)해야 할 바가 있습니다.

현재의 (의원들은) 침을 놓음에 있어, 虛하면 (補法을 써서) 實하게 하고, 實하면 (瀉法을 써서) 泄하는데, 이는 (평이한 방법으로) 모든 보통 의원들이 모두 아는 것입니다. 만약 天地(의 이치)를 본받고 이를 따라 응하여 움직인다면 이에 화답하는 것이 메아리 같고 이를 따르는 것이 그림자와 같을 것이며, (이러한) 이치는 신비스러운 것이 아니므로 (이러한 이치를 파악하기만 하면) 자유자재로 운용할 수 있습니다.

帝曰 : 願聞其道.

岐伯曰 : 凡刺之眞[25). 必先治神, 五臟已定, 九候已備, 後乃存針,

---

21) 制砭石小大 : 王冰은 注에서 "옛날에는 砭石을 針으로 삼았으므로 九針을 枚擧하지 않고 단지 砭石만을 말한 것이다. 마땅히 그 크고 작은 것을 만들어 질병에 따라 알맞게 적용해야 한다."고 하였다. 沈祖綿은《素問臆斷》에서 "여기서는 침의 이치를 천하에 널리 알린 것 다섯 가지에 대해 말하고 있는데, 첫째는 '神'이고 둘째는 '身'이며 셋째는 '眞'이고 다섯째는 '診'으로서 모두 葉韻이나, 유독 이 句만 葉韻이 아니다. 아마도 2字가 빠진 듯하니 마땅히 '制砭石小大之瘨'으로 적어야 아래 句의 '知臟腑血氣之診'과 對句가 된다.《說文解字》에서 '瘨은 病이다.'라고 하였다. 대저 병에는 內外가 있고 砭石에는 크고 작음이 있으므로 만드는 방법이 다른 것이다."라고 하였다. 古書의 脫字와 誤字 등을 연구할 때 音韻學的 측면의 접근도 중요한 단서가 되므로 沈氏의 견해를 간과해서는 안된다.

22) 法天則地 : 하늘과 땅의 이치를 본받는다는 말이다. "法"과 "則"은 모두 "본받다"는 뜻이다.

23) 隨應而動 : 張介賓은 注에서 "'隨應而動'이란 변화에 통달하는 것이다."라고 하였다.

24) 和之者若響, 隨之者若影 : 화답하는 것이 메아리와 같고, 따르는 것이 그림자와 같다. 치료효과가 신속함을 형용한 말이다.

25) 眞 : "眞"은 바른 방법(正法), 즉 요령을 말한다.

衆脈[26)]不見, 衆凶[27)]弗聞, 外內相得, 無以形先[28)], 可玩往來[29)], 乃施於人. 人有虛實, 五虛勿近, 五實勿遠[30)], 至其當發, 間不容瞚[31)]. 手動若務[32)], 針耀而勻[33)], 靜意視義, 觀適之變[34)]. 是謂冥冥, 莫知其形, 見其烏烏, 見其稷稷[35)], 從見其飛, 不知其誰[36)], 伏如橫弩[37)], 起如發機[38)].

---

26) 衆脈 : "衆脈"은 眞臟脈을 가리킨다.

27) 衆凶 : 五臟의 眞氣가 끊어져서 나타나는 각종 증후를 가리킨다.

28) 無以形先 : 질병을 치료할 때 외부에 나타나는 증상만 소중히 여겨서는 안된다는 뜻이다. "先"에는 "소중히 여기다"·"우선시하다"는 뜻이 있다.

29) 可玩往來 : "玩"은 "익숙해지게 하다"·"숙지하다"는 뜻이며, "往來"는 氣血의 왕래를 말한다.

30) 五虛勿近, 五實勿遠 :《素問·玉機眞藏論》에서는 "脈盛·皮熱·腹脹·前後不通·悶瞀"를 "五實"이라 하였고, "脈細·皮寒·氣少·泄利前後·飮食不入"을 "五虛"라 하였다. 張介賓은 "虛證에는 침을 사용하는 것이 이롭지 않으므로 '五虛勿近'이라 하였고, 實證에는 침을 사용하는 것이 가장 타당하므로 '五實勿遠'이라 했다."고 하였다.

31) 至其當發, 間不容瞚 : "發"은 침을 뽑는 것(發針)을, "瞚"은 짧은 시간을 말하는데 여기서는 오차를 뜻한다.

32) 手動若務 : "手動"이란 손을 움직여 침을 놓는 동작을, "若務"란 전력을 다하는 것을 말한다.

33) 針耀而勻 : 王冰은 注에서 "針體가 깨끗하고 상하가 균등한 것을 말한다."고 하였는데, 후세 醫家들은 대부분 이 說을 宗旨로 삼았다. 그러나 黃元御는 注에서 "'耀'는 '躍'과 같다."고 했는데 이 說이 옳다. "耀"는 "躍"의 假借字로서 여기서는 "動"으로 訓하며, 침을 놓을 때 침체의 움직임을 고르게 하는 것을 말한다.

34) 靜意視義, 觀適之變 : "義"는 誤字이므로 마땅히 "息"으로 교정해야 한다. 王冰은 注에서 "그러므로 마음을 안정시켜 (환자의) 호흡을 살펴야 한다."고 하였으니, 王冰이 근거한 책에는 "息"字로 적혀 있었든 것으로 보인다. "適"에는 "가다·도달하다·이르다"는 뜻이 있다. 따라서 "觀適之變"이란 針氣가 도달한 부위의 변화를 관찰한다는 뜻이다.

35) 見其烏烏, 見其稷稷 : "烏烏"는 氣가 이를 때 마치 까마귀가 날아와 모여드는 것 같음을 말하고, "稷稷"은 氣가 盛할 때 기장의 싹이 무성한 것 같다는 말이다.

36) 從見其飛, 不知其誰 : 于鬯은 注에서 "'從'은 '徒'字와 형태가 비슷하여 생긴 誤字이다. '不知'와 '徒見'으로 적으면 의미가 부합한다."고 하였다.《太素》에는 "知"가 "見"으로, "誰"가 "雜"으로 적혀 있는데, 이는 "복잡하여 볼 수 없다."는 뜻이다.

37) 伏如橫弩 : "弩"는 강력한 활을 가리킨다. "橫弩"란 활시위를 당겨 목표물을 기다리는 것을 형용한 말이다. 즉 脈氣가 잠복하여 이르지 않을 때는 마치 활을 재어 목표물을 기다리는 것처럼 留針해야 한다는 말이다.

38) 起如發機 : "機"는 쇠뇌(弩)의 방아쇠를 가리킨다. 氣가 이른 다음에는 마치 쇠뇌의 방아쇠를 당겨 화살을 발사하듯이 신속하게 침을 뽑아야 한다는 말이다.

黃帝 : (刺針의) 이치에 대해 듣고 싶습니다.

岐伯 : 대저 刺針의 요령은 반드시 먼저 정신을 다스리고 五臟(의 脈)을 미리 정하며 九候의 診法을 미리 갖춘 연후에 침을 놓을 수 있는데, 眞臟脈이 나타나지 않고 五臟의 眞氣가 끊어진 증후가 보이지 않으며 內外가 부합하면 외부로 나타나는 현상만을 소중히 여겨서는 안되며, (氣血의) 왕래를 숙지한 후 환자에게 針을 놓아야 합니다.

(질병을 앓는) 사람에게는 虛와 實이 있는데, 五虛 환자에게는 (針을 사용하지 말아야 하니) 가까이 하지 말고, 五實 환자에게는 (針을 사용함이 마땅하니) 멀리 하지 말아야 하며, (氣가 이르는 시각을 파악하여) 氣가 이르면 곧바로 침을 빼야 하며 조금의 오차도 허용되지 않습니다. 손을 움직여 침을 놓을 때는 전력을 기울여 針體를 움직이는 동작이 균일하도록 해야 하며, (針을 놓은 후에는) 마음을 안정시켜 (환자의) 호흡을 살피고 針氣가 도달한 부위의 변화를 관찰해야 합니다. 이를 "冥冥(그윽하게 감추어짐)"이라 하는데, (經氣가 올 때는) 그 형태가 보이지는 않으나 (주의 깊게 살펴보면 氣가 이를 때는) 까마귀 무리가 모이는 것과 같고, (氣가 盛할 때는) 기장이 무성하게 자란 것과 같으며, (氣가 오고 갈 때는) 다만 까마귀가 날아오르는 것과 같아 매우 복잡하므로 알아볼 수가 없으니, (氣가) 잠복하여 이르지 않을 때는 마치 활을 재어 목표물을 기다리는 것처럼 (留針) 하고 氣가 이를 때는 (쇠뇌의) 방아쇠를 당기듯이 신속하게 침을 빼야 합니다.

帝曰 : 何如而虛? 何如而實?

岐伯曰 : 刺虛者須其實, 刺實者須其虛; 經氣已至, 愼守勿失. 深淺在志, 遠近若一[39], 如臨深淵, 手如握虎, 神無營於衆物[40].

黃帝 : (實證은) 어떻게 하면 虛해지고, (虛證은) 어떻게 하면 實해집니까?

岐伯 : 虛證에 刺針할 때는 (補法을 사용하여) 반드시 그것을 實해지게 하고, 實證에 刺針할 때는 (瀉法을 사용하여) 반드시 그것을 虛해지게 해야 하는데, 經氣가 이미 이르면 (이를) 신중하게 지켜서 잃지 말아야 합니다. 刺針의 깊이는 마음에 새겨 두어야 하고 穴位의 遠近은 한결같아야 하는데, (刺針할 때는) 마치 깊은 연못에 임하는 것처럼 하고 손으로 호랑이 움켜잡은 것처럼 하여 정신이 사물에 미혹됨이 없어야 합니다.

---

39) 深淺在志, 遠近若一 : 《詩經 · 關雎序》 孔穎達 疏에서 이르길 "마음에 간직하고 있는 것을 '志'라 한다."고 하였다. 여기서의 "志"는 刺針의 깊고 얕음은 마땅히 항상 마음속에 새겨 두어야 한다는 뜻이다. "遠近"은 穴位의 遠近을 말한다. "若一"은 "한결같다"는 뜻이다.

40) 神無營於衆物 : "營"은 "미혹되다"는 뜻이고, "衆物"은 사물을 가리킨다. 이는 정신이 사물에 미혹되는 일이 없도록 해야 한다는 뜻이다.

二十六. 八正神明論

八正은 八方을 말한다. 神明이란 질병을 진단하고 치료하는 데 정통하여 신령스러움을 형용한 것이다. 본편에서는 四時八正의 陰陽 변화와 인체가 밀접하게 연관되는 규칙을 논하였다.

(1) 인체의 氣血陰陽과 四時八正의 상관 관계 및 이에 따르는 刺針 방법을 논술하였다.

(2) 三部九候의 진단방법과 가치를 강조하였다.

(3) "瀉必用方"·"補必用員" 즉 刺針의 구체적인 조작 방법을 논술하였다.

(4) 질병을 진단할 때는 四診을 참고하고, 여기에 四時陰陽·營衛氣血의 성쇠를 결합하여 종합적으로 분석하여야 함을 제시하였으며, "形"과 "神"의 개념을 명확히 하였다.

黃帝問曰 : 用針之服[1], 必有法則焉, 今[2]何法何則?

岐伯對曰 : 法天則地, 合以天光[3].

黃帝 : 針을 사용하는 일에는 반드시 (일정한) 법칙이 있어야 하는데, 이는 어떠한 방법과 준칙입니까?

岐伯 : 天地(의 이치)를 본받되, 日月星辰의 운행 규율과 결합해야 합니다.

---

1) 服 : 王冰은 注에서 "'服'은 '事'이다."라고 하였는데, 이는 곧 刺針의 기술을 가리킨다.

2) 金 : 대명사로서 "此"·"是"와 같다.

3) 天光 : 日月星辰의 운행 규율을 가리킨다.

帝曰：願卒[4]聞之.

岐伯曰：凡刺之法，必候日月星辰四時八正[5]之氣，氣定乃刺之. 是故[6]天溫日明，則人血淖液[7]而衛氣浮；故血易瀉，氣易行[8]；天寒日陰，則人血凝泣而衛氣沈.

黃帝：원컨대 모두 다 듣고자 합니다.

岐伯：무릇 刺針의 법칙은 반드시 日月星辰과 四時八正의 氣를 살펴서, 氣가 정해진 다음에 刺針해야 합니다. 대저 기후가 온화하고 날이 맑으면 인체의 血이 원활하게 흐르고 衛氣가 (體表로) 떠오릅니다. 그러므로 血液이 쉽게 外泄하고 氣도 쉽게 운행됩니다. 기후가 차고 날이 흐리면 인체의 血이 엉겨 흐름이 순조롭지 않고 衛氣가 (내부로) 가라앉습니다.

月始生，則血氣始精[9]，衛氣始行；月郭[10]滿，則血氣實，肌肉堅；月郭空，則肌肉減，經絡虛，衛氣去[11]，形獨居. 是以因天時而調血

---

4) 卒：《爾雅·釋詁》에 이르길 "'卒'은 '盡'이다."라고 하였는데, "盡"에는 "모두"라는 뜻이 있다.

5) 候日月星辰四時八正："候"란 "관찰하다"는 뜻이니, 《爾雅·釋詁》에서 "'候'는 '望'이다."라고 하였다. 王冰은 注에서 "'候日月'이란 하루의 寒溫과 달의 비고 차는 것을 살피는 것이고, '星辰'이란 먼저 二十八宿가 나뉘어져 물시계의 시각에 상응함을 아는 것이다."라고 하였다. "四時"란 봄·여름·가을·겨울을 가리키고, "八正"에는 다음과 같은 세 가지 뜻이 있다. ① 天의 八正은 日·月·金·木·水·火·土·北極星이고, ② 地의 八正은 東·南·西·北과 東南·西南·東北·西北이며, ③ 時의 八正은 二分(春分·秋分) 二至(夏至·冬至) 四立(立春·立夏·立秋·立冬)인데, 여기서는 ③에 해당한다.

6) 是故：여기서는 語氣詞로 쓰여 "夫"와 같이 해석한다.

7) 淖液(뇨액)：매끄럽고 윤택하다는 뜻이다.

8) 故血易瀉, 氣易行：郭靄春은 《黃帝內經素問校注》에서 "《雲笈七籤》 卷五十七 第六의 인용문에는 이 7字가 없다. 헤아려 보건대 이 7字가 없는 것이 옳다. 이 7字는 아마도 '人血淖液衛氣浮' 곁의 注가 正文으로 잘못 끼여든 듯하다."라고 하였는데, 아래의 "天寒日陰, 則人血凝泣而衛氣沈" 句를 보더라도 그 郭氏의 견해가 옳다.

9) 血氣始精：血氣가 충만하기 시작하다는 뜻이다. 楊上善은 注에서 "'精'이란 月初에 血氣가 달을 따라 새롭게 生하므로 精이라 한다."고 하였다.

10) 月郭：달의 윤곽을 가리킨다. "郭"은 "廓"과 같다.

11) 衛氣去：楊上善은 注에서 "經脈 내부의 陰氣가 달을 따라 모두 虛해지고, 經脈 외부에서 이를 호위하는 陽氣(衛氣) 또한 달을 따라 虛해지므로 '去'라 하였으며, 衛氣가 없다는 것이 아니다."라고 하였다.

氣也. 是以天寒無刺, 天溫無疑, 月生無瀉, 月滿無補, 月郭空無治, 是謂得時而調之. 因天之序, 盛虛之時, 移光定位, 正立而待之[12]. 故曰月生而瀉, 是謂藏虛[13]; 月滿而補, 血氣揚溢[14], 絡有留血, 命曰重實[15]; 月郭空而治, 是謂亂經. 陰陽相錯, 眞邪不別, 沈以留止, 外虛內亂[16], 淫邪乃起.

초생달이 뜨는 월초에는 血氣가 차오르기 시작하여 衛氣가 운행을 시작하고, 달이 차는 보름에는 血氣가 충실하여 肌肉이 탄탄하며, 달이 기우는 월말에는 肌肉이 감소하고 經絡이 공허하며 衛氣가 虛해지므로 형체만 홀로 존재합니다. 따라서 (침을 놓을 때는) 天時(의 변화)에 근거하여 (인체의) 氣血을 조절해야 합니다. 이러한 까닭에 天氣가 한랭할 때는 刺針해서는 안되고, 天氣가 온난할 때는 (刺針하는 데) 의혹을 가져서는 안되며, 초생달이 뜨는 월초에는 瀉法을 쓰지 말고, 달이 차는 보름에는 補法을 쓰지 말며, 달이 기우는 월말에는 (針으로) 치료해서는 안되는데, 이를 天時에 알맞게 氣血을 조절하는 것이라 합니다.

天時가 운행하는 순서와 (인체의 氣血이) 왕성하고 쇠약해지는 시기에 근거하되, 날의 推移에 따라 (인체를 운행하는 氣의) 소재를 정하고 남쪽을 향하고 서서 (변화하는) 기후를 기다려 관찰해야 합니다. 그러므로 月初에 瀉法을 사용하(여 臟腑의 元氣가 허약해지)는 것을 "重虛"라 하고, 보름에 補法을 사용함으로 인해 氣血이 충만하여 넘치고 絡脈에 血이 정체하는 것을 "重實"이라 하며, 月末에 (침을 놓아) 치료하(여 經氣가 문란해지)는 것을

12) 移光定位, 正立而待之 : "移光定位"에 대해 姚止庵은 "'光'은 日光이다. 해는 시간에 따라 이동하고 氣는 해를 따라 이르는데, 봄·여름에는 해가 남쪽 뭍으로 운행하고 가을·겨울에는 해가 북쪽 뭍으로 옮겨가므로 봄·여름에는 해가 길고 가을·겨울에는 해가 짧다. '位'는 기가 소재하는 곳이다. 이는 針을 쓸 때 마땅히 해의 長短에 따라 그 氣의 소재를 정한다는 말이다."라고 하였다. "正立"은 남쪽을 향해 서는 것을 말하고, "待"는 기다려서 관찰함을 뜻한다.

13) 藏虛 : 《新校正》에서 "'藏'은 마땅히 '減'으로 교정해야 한다."고 하였고, 郭靄春은 《黃帝內經素問校注語譯》에서 "'藏'은 誤字이므로 마땅히 '重'으로 적어야 한다. '重虛'로 적으면 아래의 '重實'과 對句가 된다. 楊上善은 注에서 '重虛'로 적었는데, 이는 그가 근거한 책이 옳음을 말한다."고 하였다. "重虛"란 虛한 것을 더욱 虛하게 한다는 뜻인데, 본서는 郭氏의 견해를 따랐다.

14) 揚溢 : 여기서는 "충만하여 넘친다"는 뜻으로 해석해야 한다.

15) 重實 : 實한 것을 더욱 實하게 한다는 뜻이다.

16) 外虛內亂 : 외부에는 衛氣가 부족함으로 인해 經絡이 공허하고, 내부에는 邪氣가 침범함으로 인해 正氣가 문란한 것을 말한다.

"亂經"이라 합니다. (만약 잘못 치료하여) 陰陽을 뒤섞여 眞氣와 邪氣가 구별되지 않고 (邪氣가 내부에) 가라앉아 머무르면 외부는 (衛氣가 부족해져 經絡이) 공허해지고, 내부는 (正氣가) 문란해지므로 病邪가 (이를 틈타) 발생합니다.

帝曰 : 星辰八正四時[17]何候?

岐伯曰 : 星辰者, 所以制日月之行也[18]. 八正者, 所以候八風之虛邪[19]以時至者也. 四時者, 所以分春秋冬夏之氣所在[20], 以時[21]調之也, 八正之虛邪, 而避之勿犯也. 以身之虛, 而逢天之虛, 兩虛相感, 其氣至骨, 入則傷五臟, 工[22]候救之, 弗能傷也. 故曰天忌[23]不可不知也.

黃帝 : 星辰·八正·四時는 어떻게 살핍니까?

岐伯 : "星辰"이란 日月의 운행을 규정하는 수단이고, "八正"이란 八風의 虛邪(病邪)가 (어느) 때에 이르는지를 헤아리는 수단이며, "四時"란 春夏秋冬의 氣가 소재하는 곳을 분별하는 수단인데, 四時에 의거하여 (알맞게) 調養함으로써 八方의 病邪를 피하고 접촉하지 말아야 합니다. (만일) 신체가 허약한데다 자연계의 虛邪가 만나면 兩虛가 서로 감응하여 그 邪氣가 骨髓에까지 이르며, (邪氣가 骨髓에) 침입하면 五臟이 손상되는데, 의원이 살펴서 이를 치료하면 손상되지 않게 할 수 있습니다. 그러므로 天時의 금기를 파악하지 않으면 안됩니다.

---

17) 四時 : 원문에는 없었으나, 아래의 문장 "星辰者,……八正者,……四時者,……"를 볼 때 "八正" 아래에 "四時" 2字가 빠진 것이 분명하므로 본서는 이를 보충하여 해석하였다.

18) 星辰者, 所以制日月之行也 : 이는 星辰의 위치에 근거하여 日月이 운행하는 度數를 규정할 수 있다는 뜻이다. "所以"는 "도구(수단)"으로 해석해야 한다.

19) 八風之虛邪 : 八方의 氣가 때가 되어 이르는 것을 "八風"이라 하는데, 정상적인 風을 實風이라 하고, 비정상적인 風을 虛風이라 한다. 예컨대 봄에 동풍이 불면 정상적인 實風에 해당하고, 서풍이나 북풍이 불면 비정상인 虛風에 해당한다. 實風은 生長을 주관하고, 虛風은 殺害를 주관한다.

20) 四時者, 所以分春秋冬夏之氣所在 : 四時의 氣가 인체에 소재한 곳을 말한다. 예컨대 春氣는 經脈에 있고, 夏氣는 孫絡에 있으며, 秋氣는 皮膚에 있고, 冬氣는 骨髓에 있다.

21) 以時 : "以"는 전치사로서 동작 행위의 의지·전제 등을 이끌어 내며, "~에 따라서·~근거하여" 등으로 해석한다. "時"는 四時를 가리킨다.

22) 工 : 醫者를 가리킨다. 張介賓은 注에서 "醫者는 알아서 범하지 않는데, (설령) 범하더라도 능히 구제할 수 있으므로 손상되지 않도록 할 수 있다."고 하였다.

23) 天忌 : 天時의 금기, 즉 계절에 따른 금기 사항을 가리킨다.

黃帝：善. 其法星辰者, 余聞之矣, 願聞法往古者.

岐伯曰：法往古者, 先知《針經》[24]也. 驗於來今者, 先知日之寒溫, 月之虛盛, 以候氣之浮沈, 而調之於身, 觀其立[25]有驗也. 觀其冥冥者, 言形氣榮衛之不形於外, 而工獨知之, 以日之寒溫, 月之虛盛, 四時氣之浮沈, 參伍相合而調之, 工常先見之, 然而不形於外, 故曰觀於冥冥焉. 通於無窮者, 可以傳於後世也[26], 是故[27]工之所以異也[28]. 然而不形見於外, 故俱不能見也. 視之無形, 嘗之無味, 故謂冥冥, 若神髣髴.

黃帝：잘 알겠습니다. 星辰의 이치를 본받는 것에 대해서는 제가 들었으니, 옛것(옛사람들의 경험)을 본받는 것에 대해 듣고 싶습니다.

岐伯：옛것을 본받으려면 먼저 《針經》을 알아야 합니다. (고대의 침술을) 오늘날에 證驗하려면 먼저 날의 溫寒과 달의 차고 기움 및 四時 기후의 沈浮를 파악하여 (이를 근거로) 인체를 調養하면 곧 효험을 볼 수 있습니다. 그 "冥冥(그윽하여 뚜렷하지 않은 것)"을 살핀다고 함은 形氣·營氣·衛氣가 외부로 드러나지 않더라도 高明한 의원만이 날의 溫寒과 달의 차고 기움 및 四時 기후의 沈浮 등을 종합하여 이를 조절함을 말하는데, (高明한) 의원은 항상 먼저 이를 인식하지만 (이러한 현상이) 외부로 드러나지 않기 때문에 "冥冥"을 살핀다고 하는 것입니다.

(天地陰陽의) 무궁한 이치에 정통한 자는 (의학의 이치를) 후세에 전할 수 있는데, 이것이 바로 (高明한) 의원이 뛰어난 까닭입니다. 그러나 (수준이 낮은 의원들은 形氣·營氣·衛氣의 변화가) 외부로 드러나지 않으므로 모두 보지 못합니다. 보아도 형상이 없고 맛을 봐도 맛이 없으므로 "冥冥"이라 한 것이며, 마치 神을 방불케 합니다.

虛邪者, 八正之虛邪[29]也. 正邪[30]者, 身形若用力汗出, 腠理開, 逢

---

24) 針經：《靈樞經》을 가리킨다.

25) 立：時間副詞로서 "즉시·곧"으로 해석한다.

26) 通於無窮者, 可以傳於後世也：張志聰은 注에서 "天地陰陽의 무궁한 이치에 정통한 자는 萬代에 전할 수 있다."고 하였다.

27) 故：여기서는 副詞로서 어떤 조건이나 상황 아래가 어떠하다는 것을 나타내며, "바로"·"곧"이라 해석한다.

28) 工之所以異也：여기서 "工"은 고명한 의원을, "異"는 "뛰어나다"·"범상하다"는 뜻이다.

虛風. 其中人也微, 故莫知其情, 莫見其形. 上工救其萌牙[31], 必先見三部九候之氣, 盡調不敗而救之, 故曰上工. 下工求其已成, 救其已敗, 救其已成者, 言不知三部九候之相失[32], 因病而敗之也[33]. 知其所在者, 知診三部九候之病脈處[34]而治之, 故曰守其門戶[35]焉, 莫知其情而見邪形也.

虛邪란 八方의 (비정상적인 風이 인체가 허한 틈을 타고 침입한) 邪氣이고, 正邪란 形體가 힘을 써서 땀을 흘려 腠理가 열린 상태에서 風邪를 만난 것입니다. 正邪가 인체에 침입하면 (처음에는 그 증상이) 미미하므로 (보통 사람들은) 그 病情을 알지 못하고, 그 형태를 볼 수 없습니다.

高明한 의원(上工)은 그것을 초기에 치료하는데, 반드시 먼저 三部九候의 氣를 살펴서 病情이 악화되기 전에 모두 調理하므로 "上工"이라 합니다. 의술이 얕은 의원(下工)은 질병이 이미 형성되었거나 이미 악화되었을 때 치료하는데, 질병이 이미 형성된 후에 치료하는 것은 三部九候의 조화롭지 못함을 알지 못하여 이로 인해 질병을 악화시킨다는 말입니다. 질병의 소재를 안다고 함은 三部九候의 病脈 부위를 진찰할 줄 알아 병을 치료하는 것이므로 (三部九候의 脈象 변화를 진찰하는 것은) "그 門戶를 지키는 것이며, 그 정황을 알 수 없는데도 病邪의 형세를 파악한다."고 하는 것입니다.

帝曰 : 余聞補瀉, 未得其意.

---

29) 虛邪 : 원문에는 "邪" 아래에 "氣"字가 있었으나, 郭靄春의 注에 근거하여 刪去하였다. 郭靄春은《黃帝內經素問校注》에서 "'氣'字는 衍文으로 보인다. 앞의 '八正之虛邪而避之勿犯'이란 구절에 근거하면 이것이 옳음을 증명할 수 있다. 王冰의 注를 살펴보아도 '邪' 아래에 '氣'字가 없다."고 하였다.

30) 正邪 : 四時의 정상적인 風氣를 이르는 말로서, 봄의 東風, 여름의 南風, 가을의 西風, 겨울의 北風 등을 가리킨다. 비록 正風이라고는 하나 인체가 허약하거나 땀을 흘려 腠理가 열린 상태에서 바람을 쐬면 인체가 손상되므로 "正邪"라고 한다.

31) 救其萌牙 : "萌牙"는 "萌芽"와 같으며, 질병의 초기 단계를 가리킨다.

32) 相失 : 이는 三部九候에 나타나는 脈象이 조화롭지 못함을 말한다.

33) 因病而敗之也 :《素》卷二十四 本神篇에는 "有因而疾敗之"로 되어 있는데, 그 의미가 뛰어나므로 본서는《太素》에 근거하여 해석하였다.

34) 之病脈處 : 이 4자는 어순이 바뀐 것이므로 마땅히 "病脈之處"로 교정해야 한다. 본서《離合眞邪論》에서 "刺不知三部九候病脈之處"라고 한 것이 그 증거이다.

35) 門戶 : 여기서는 三部九候를 가리킨다. 張介賓은 注에서 "三部九候란 바로 病脈이 출입하는 곳이므로 '門戶'라 한다."고 하였다.

岐伯曰 : 瀉必用方, 方者, 以氣方盛也, 以月方滿也, 以日方溫也, 以身方定也, 以息方吸而內針, 乃復候其方吸而轉針, 乃復候其方呼而徐引針, 故曰瀉必用方, 其氣而行焉. 補必用員, 員者, 行也[36], 行者, 移也[37]. 刺必中其榮[38], 復以吸排針[39]也. 故員與方, 非針也. 故養神者, 必知形之肥瘦, 榮衛血氣之盛衰. 血氣者, 人之神, 不可不謹養.

黃帝 : 제가 補法과 瀉法에 대해 들었으나 아직 그 뜻을 체득하지 못하였습니다.

岐伯 : 瀉法을 쓸 때는 반드시 "方"해야 하는데, "方"이란 (인체의) 氣가 막 왕성해지고 달이 막 차기 시작하며 날씨가 막 따뜻해지고 신체가 막 안정되기 시작하는 것을 말하며, (환자가) 숨을 막 들이 마실 때 針을 놓고 다시 숨을 막 들이 마실 때를 살펴서 針을 회전하며, 다시 숨을 막 내쉴 때를 살펴서 서서히 針을 뽑아 내므로 "瀉必用方"이라 하며, (이렇게 하면) 正氣가 운행됩니다.

補法을 쓸 때는 "員"해야 하는데, "員"이란 (氣가) 운행한다는 뜻이고, "行"이란 (정체된 것을) 이끌어 낸다는 뜻입니다. 針을 놓을 때는 반드시 營分(血脈)을 찔러야 하며, 다시 (환자가) 숨을 들이마실 때 침을 뽑아야 합니다. 그러므로 "員"과 "方"이란 결코 針(의 형상)을 말하는 것이 아닙니다.

대저 神氣를 調養하는 사람은 반드시 형체의 살찌고 야윔·營衛血氣의 盛衰를 파악해야 합니다. 血氣는 인체의 神氣(물질적 기초)이므로 신중히 調養하지 않으면 안됩니다.

黃帝 : 妙乎哉論也! 合人形於陰陽四時, 虛實之應, 冥冥之期[40],

---

36) 員者, 行也 : "員"은 "원활하다"의 뜻이고, "行"은 氣가 운행되는 것을 말한다.

37) 行者, 移也 : 張介賓은 注에서 "'移'란 그 정체한 것을 이끌어 내는 것이다. 무릇 正氣가 부족하면 營氣와 衛氣가 운행되지 않고 氣血이 정체되므로 반드시 '員'함으로써 그것을 운행시켜야 한다."고 하였다.

38) 榮 : "榮"은 營分 즉 血脈을 가리킨다.

39) 排針 : 이에 대해서는 두 가지 說이 있다. ① 針을 뽑는 것으로 보는 경우 : 張介賓은 注에서 "'排'는 '제거하다'는 뜻이다. 즉 (환자가) 숨을 들이쉬는 것을 살펴서 針을 뽑는 것을 말한다."고 하였다. ② 침을 밀어 넣는 것으로 보는 경우 : 張志聰은 注에서 "환자가 숨을 들이쉬는 것을 살펴서 그 침을 밀어 넣는 것이다."라고 하였다. 郭靄春 또한《黃帝內經素問校注》에서 "이는 침을 밀어 넣는 것으로서 提揷法과 같다. '排'는 '推'와 같은 뜻이다.《說文解字·手部》에서 '推는 排이다.'라고 하였고,《針經指南》에서는 '排'를 '推'로 적었는데 이는 釋文으로써 正文을 고친 것이나 그 뜻은 명확하다."라고 하였다. 본서는 張介賓의 說을 따랐다.

40) 冥冥之期 : "冥冥"은 "오묘하다"·"그윽하다"는 뜻이고, "期"는 "부합하다"는 뜻이다.

其非夫子孰能通之. 然夫子數言形與神, 何謂形? 何謂神? 願卒聞之.

岐伯曰 : 請言形. 形乎形, 目冥冥[41], 問其所病, 索之於經, 慧然在前[42], 按之不得[43], 不知其情, 故曰形.

黃帝 : 오묘하도다 (그대의) 論함이며! 인체를 陰陽四時에 결합하여 虛實(의 변화)에 적응토록 하고 오묘함에 부합하도록 하였으니, 이는 선생이 아니면 누가 능히 통할 수 있겠습니까? 선생께서는 누차 "形"과 "神"을 말씀하셨는데 무엇을 "形"이라 하고, 무엇을 "神"이라 합니까? 이에 대해 모두 듣고자 합니다.

岐伯 : "形"에 대해 말씀드리겠습니다. "形"이란 (외부로) 드러난 것인데, (외부에 나타나는 형상만을) 눈으로 살펴서는 막막하지만 환자가 고통스러워하는 것을 묻고 병을 經脈에서 찾으면 명백하게 눈앞에 있으니, 脈을 짚어 보고도 (病脈을) 파악하지 못함은 그 病情을 알지 못하는 것이므로 "形"이라 합니다.

帝曰 : 何謂神?

岐伯曰 : 請言神. 神乎神, 耳不聞, 目不明[44], 心開而志先[45], 慧然獨悟, 口弗能言; 俱視獨見, 適若昏[46], 昭然[47]獨明, 若風吹雲, 故曰神. 三部九候爲之原, 九針之論不必存[48]也.

---

41) 形乎形, 目冥冥 : "冥冥"이란 흐릿하여 잘 보이지 않는 것을 말한다. 張介賓은 注에서 "'形乎形'이란 외부로 나타난 것이고, '目冥冥'이란 큰 것은 보이나 정수는 보이지 않는 것이다."라고 하였다.

42) 慧然在前 : "慧然"은 명백하다는 뜻이다. 兪樾은《內經辨言》에서 "'慧然在前'은 본래 '卒然在前'으로 적혀 있었다. ……注 중의 두 '卒然'字는 바로 經文의 '卒然在前'을 풀이한 것이다."라고 하였는데, 참고할 만하다.

43) 按之不得 : 脈을 짚어 보고도 그 病脈을 파악하지 못하는 것을 말한다. 王冰은 注에서 "'按之不得'이란 三部九候 중에서 갑자기 病脈을 만남에 그 기준을 정하지 못하는 것을 말한다."고 하였다.

44) 目不明 : 原文에는 "目明"으로 되어 있었으나, 服子溫의 注에 근거하여 교정하였다. 服子溫은 注에서 이르길 "헤아려 보건대 아마도 '目'字 아래에 '不'字가 빠진 듯하다."라고 하였다.

45) 心開而志先 : 《甲乙經》에는 "先"이 "光"으로 되어 있는데, 그 의미가 뛰어나므로 본서는 이를 따랐다.

46) 適若昏 : "適"은 時間副詞로서 "막"・"방금"의 뜻이다.

47) 昭然 : "뚜렷하다"・"분명하다'는 뜻이다.

48) 存 : 여기서는 "얽매이다"로 해석해야 한다.

黃帝 : 무엇을 "神"이라 합니까?

岐伯 : "神"에 대해 말씀드리겠습니다. "神"이란 신령스런 것으로서 귀로 들을 수 없고 눈으로 볼 수도 없는데, (예리한 눈과 통찰력을 지닌 上工만이) 마음을 열고 뜻을 밝게 함으로써 (그 이치를) 명확하게 홀로 깨달을 수 있으니 입으로는 말할 수 없습니다. (여러 사람이) 함께 보더라도 혼자만이 볼 수 있는데, 조금 전에는 마치 어두워 보이지 않는 것 같다가 확연하게 혼자에게만 밝아져서 마치 바람에 구름이 걷히는 것과 같으므로 "神"이라고 합니다. 三部九候를 근본으로 삼으면 (神妙한 경지에 도달할 수 있으므로) 九針의 이론에 반드시 얽매일 필요가 없습니다.

二十七. 離合眞邪論

"眞"은 眞氣를, "邪"는 邪氣를 말한다. 인체에 眞氣가 충만하면 邪氣가 해를 미칠 수 없으나, 眞氣가 虛하면 邪氣가 반드시 침입하게 된다. 正氣가 왕성하면 邪氣가 물러가고 邪氣가 물러가면 인체는 건강을 회복하지만 正氣가 虛하면 邪氣가 모이고 邪氣가 모이면 질병이 발생한다.

본편에서는 질병을 치료할 때에 적절한 시기를 포착하여 三部九候로써 盛衰를 관찰하면서 補瀉法을 진행해야 함을 논술하였다.

(1) 자연계의 기후 변화가 일으키는 經水의 動靜涌起의 현상을 비유하면서 인체와 자연계가 끊임없이 연계됨을 설명하였다.

(2) 질병을 辨證 치료할 때는 반드시 四時五行을 결합해야만 정확한 결론을 내릴 수 있고 높은 효과를 기대할 수 있음을 강조하였다.

(3) 조기치료의 의의를 제시하였다.

(4) 刺針補瀉의 원칙과 금기에 관하여 논술하였다.

黃帝問曰 : 余聞《九針》九篇, 夫子乃因而九之, 九九八十一篇, 余盡通其意矣. 經言氣之盛衰, 左右傾移[1], 以上調下, 以左調右, 有餘不足, 補瀉於榮輸[2], 余知之矣. 此皆榮衛之傾移, 虛實之所生, 非邪

1) 傾移 : 偏盛, 즉 한쪽으로 몰리는 것을 말한다.

2) 榮輸 : 井·榮·輸·經·合의 다섯 腧穴을 통칭한 것이다. "輸"는 "腧"와 같다.

氣從外入於經也. 余願聞邪氣之在經也, 其病人何如? 取之奈何?

黃帝 : 저는《九針》아홉 篇에 관해 들었고, 선생께서는 이에 근거하여 九篇을 아홉으로 나눔으로써 九九 八十一篇을 만들었는데, 저는 그 의미를 모두 깨달았습니다.《針經》에서 "(인체) 氣의 盛衰와 左右(陰陽)의 偏盛偏衰에는 상부를 取함으로써 하부를 치료하고 (하부를 取하여 상부를 치료하며), 왼쪽을 取하여 오른쪽을 치료하고 (오른쪽을 取하여 왼쪽을 치료하며), 有餘하거나 不足할 때는 滎輸(五腧穴)에서 補瀉해야 한다."고 한 것을 저는 알고 있습니다. 이러한 것들은 모두 營氣와 衛氣가 偏盛偏衰하여 (氣血의) 虛實을 초래한 것이지 邪氣가 외부로부터 經脈에 침입한 것은 아닙니다. 저는 邪氣가 經脈에 있으면 그 병이 인체에서 어떻게 나타나며, 이를 取하려면 어떻게 해야 하는지 듣고자 합니다.

岐伯對曰 : 夫聖人之起度數, 必應於天地, 故天有宿度[3], 地有經水[4], 人有經脈. 天地溫和[5], 則經水安靜; 天寒地凍, 則經水凝泣; 天暑地熱, 則經水沸溢; 卒風暴起, 則經水波涌而隴起[6]. 夫邪之入於脈也, 寒則血凝泣, 暑則氣淖澤[7], 虛邪因而入客, 亦如經水之得風也, 經之動脈, 其至也亦時隴起. 其行於脈中循循然[8], 其至寸口中手[9]也, 時大時小, 大則邪至, 小則平. 其行無常處, 在陰與陽, 不可爲度, 從而察之, 三部九候, 卒然逢之, 早遏其路[10]. 吸則內針, 無令

---

3) 宿度 : "宿(수)"는 二十八宿를 가리킨다. 고대에는 二十八宿의 위치에 근거하여 하늘을 365° 로 나누었는데, 이를 "宿都"라 한다.

4) 經水 : 열 두 줄기의 강물을 가리키는데,《靈樞 · 經水》篇에 따르면 "海水 · 淸水 · 渭水 · 湖水 · 沔水(면수) · 汝水 · 江水 · 淮水 · 漯水(탑수) · 河水 · 漳水 · 濟水"를 가리킨다.

5) 天地溫和 : 뒷 문장에서 "天寒地凍,……天暑地熱……"이라 한 것에 근거하면 "天溫地和"로 함이 옳다. 〈譯者〉

6) 隴起 : "隴"은 "壟(언덕)"과 통하는데, 여기서는 파도가 언덕처럼 치솟음을 비유한 것이다.

7) 暑則氣淖澤 : "淖澤"은 지나치게 매끄러운 것을 말한다.

8) 循循然 :《論語 · 子罕》朱子 注에 "'循循'은 순서가 있는 모양이다."라고 하였는데, 여기서는 經脈의 순서에 따라 운행한다는 뜻이다.

9) 至寸口中手 :《太素 · 眞邪補瀉》에는 "至寸口" 아래 "中手" 2字가 없고,《類經》의 張介賓 注에도 "邪氣隨脈, 必至寸口"라 하여 "中手" 2字가 없으며, 文義에도 부합하지 않으니 衍文으로 보는 것이 옳다. 따라서 본서는 이를 해석하지 않았다.

10) 早遏其路 : "遏"은 "막다"는 뜻이니, 조기에 그 통로를 막아야 한다는 말이다. 즉 즉시 치료

氣忤[11], 靜以久留, 無令邪布, 吸則轉針, 以得氣[12]爲故[13], 候呼引針, 呼盡乃去, 大氣[14]皆出, 故命曰瀉.

岐伯 : 무릇 聖人들은 치료원칙을 제정할 때에 반드시 天地(陰陽의 변화)에 상응하도록 하였으므로 하늘에는 宿度가 있고, 땅에는 十二經水가 있으며, 사람에게는 十二經脈이 있습니다. (이들은 서로 상응하므로) 天地(의 기후)가 온화하면 經水도 안정되고, 天氣가 차서 땅이 얼면 經水 또한 응결하며, 天氣가 더워 땅이 데워지면 經水 역시 끓어올라 넘치고, 폭풍이 갑자기 몰아치면 經水 역시 파도가 일어 높게 치솟습니다.

대저 邪氣가 經脈에 침입하였을 때 寒邪에 속하면 血이 응체되어 소통되지 않고, 暑邪(熱邪)에 속하면 氣가 지나치게 매끄러우며, 虛邪賊風이 이를 틈타 (인체에) 침입하면 마치 經水가 바람을 만난 것 같아서 經脈의 박동이 이를 때에도 때때로 높이 솟아오릅니다. (인체에 침입한) 邪氣가 脈中에서 운행할 때는 일정한 순서에 따라 흐르지만 그것이 寸口 부위에 이를 경우는 때로는 크고 때로는 작게 느껴지는데, (寸口에 이르는 脈이) 크면 邪氣가 盛함을 나타내고 작으면 (邪氣가 이미 물러가) 안정되었음을 나타냅니다. 邪氣는 (체내에서) 고정된 부위가 없이 활동하여 陰經에 있는지 陽經에 있는지 헤아릴 수가 없으므로 이를 좇아 살필 때는 三部九候를 診脈하여 갑자기 邪氣를 만나면(즉 邪氣가 있는 곳을 찾으면) 즉시 치료하여 병의 진행을 막아야 합니다.

(치료 방법은 환자가) 숨을 들이마실 때 침을 놓되 氣가 上逆하지 않도록 하고 고요하게 오랫동안 留針하여 邪氣가 확산되지 않도록 하며, (환자가 다시) 숨을 들이마실 때 침을 (손으로) 비벼 돌려서 氣를 얻는 것을 常法으로 삼고, (환자가) 숨을 내쉬기를 기다려서 침을 (천천히) 뽑기 시작하여 숨을 다 내쉬었을 때 침을 완전히 뽑음으로써 (針 아래에 모여 있던) 邪氣가 (침을 따라) 모두 배출되도록 하므로 "瀉"라고 합니다.

帝曰 : 不足者補之, 奈何?

岐伯曰 : 必先捫而循之, 切而散之, 推而按之, 彈而怒之, 抓而下

하여 질병의 진행을 막아야 한다는 뜻이다.

11) 氣忤 : 《廣韻 · 十一暮》에서 "忤는 거스르는 것이다."라고 하였다. 따라서 "氣忤"란 氣가 上逆하는 것을 말한다.

12) 得氣 : 일반적으로 針感이라고 하는데, 치료에 적합한 자극을 말한다. 침을 놓은 곳에 氣가 이르면 환자는 刺針 부위에서 전기가 통하는 듯한 "酸 · 痲 · 重 · 脹"한 감각을 느끼고, 의사는 손끝에서 "沈 · 重 · 緊 · 澁"한 감각을 느낀다.

13) 故 : 常法을 가리킨다. 《呂氏春秋 · 知度》 高注에서 "'故'는 '法'이다."라고 하였다.

14) 大氣 : 여기서는 邪氣를 가리킨다.

之[15], 通而取之[16], 外引其門, 以閉其神[17]. 呼盡內針, 靜以久留, 以氣至爲故, 如待所貴, 不知日暮[18], 其氣以[19]至, 適而自護[20], 候吸引針, 氣不得出, 各在其處; 推闔其門, 令神氣[21]存, 大氣[22]留止, 故命曰補.

黃帝 : 氣가 不足한 경우를 補할 때는 어떻게 합니까?

岐伯 : 반드시 먼저 (손가락으로) 어루만져 穴位를 찾고, 穴位를 눌러 經氣를 흩어지게 하며, 밀면서 穴位 주변의 肌肉을 주무르고, 穴位를 두드려 經穴을 충혈・확장시키며, (왼손으로) 穴位를 짚고 (오른손으로) 針을 놓아 氣가 소통되면 침을 뽑되, (針을) 針孔 밖으로 뺄 때 (신속하게 針孔을 막아) 眞氣가 (외부로) 빠지지 못하도록 합니다. (補法을 사용할 때는 환자가) 숨을 다 내쉬었을 때 침을 놓고 고요하게 오랫동안 留針함으로써 氣가 이르도록 하는 것을 常法으로 삼는데, 마치 귀한 손님을 기다리는 것처럼 시간을 염두에 두지 말아야 하고, 氣가 이미 이르면 (이를) 알맞게 조절하여 스스로 지켜야 하며, (환자가) 숨을 들이마실 때를 기다려 침을 뽑아 眞氣가 빠져나가지 않도록 함으로써 각기 제 위치에 있도록 해야 합니다. (침을 뽑은 후에는) 침구멍을 눌러 막아 眞氣가 존재하고 經氣가 머물러 있도록 하므로 "補"라고 합니다.

帝曰 : 候氣奈何?

岐伯曰 : 夫邪去絡入於經也, 舍於血脈之中, 其寒溫未相得[23], 如

---

15) 抓而下之 : 馬蒔는 注에서 "왼손 손톱으로 그 正穴을 집고, 오른손으로 침을 놓는 것이다."라고 하였다. 본서는 馬蒔의 注에 근거하여 해석하였다.

16) 通而取之 : 針을 놓아 經氣가 通暢된 후에 침을 뽑는 것을 말한다.

17) 外引其門, 以閉其神 : "門"이란 침구멍을 말하고, "神"이란 經氣 즉 眞氣를 가리킨다. 이는 오른손으로 針를 뽑되 왼손으로 즉시 침구멍을 막아 眞氣가 새어나가지 않게 하는 것이다.

18) 不知日暮 : 날이 저무는 것을 모른다는 뜻이니, 바꾸어 말하면 시간에 구애받지 말라는 뜻이다.

19) 以 : "已"와 같으며, "이미"로 해석한다.

20) 適而自護 : 王冰은 注에서 "'適'은 알맞게 조절함이고, '護'는 신중하게 지킴이다."라고 하였다.

21) 神氣 : 《甲乙經》 卷十第二에는 "神"이 "眞"으로 되어 있다. 상고해 보건대 "眞"으로 적는 것이 옳다. 아래에도 "眞氣"라는 말이 세 번이나 나온다.

22) 大氣 : 王冰은 注에서 "여기서 大氣란 大經의 氣가 營衛로 흘러가는 것을 말한다."고 하였다.

23) 其寒溫未相得 : "寒"은 寒邪를 가리키고, "溫"은 正氣를 가리킨다. 따라서 "其寒溫未相得"이란 邪氣와 正氣가 相合하지 못한다는 뜻이다. 張介賓은 注에서 "邪氣는 寒하고, 正氣는 溫하다."고 하였다.

湧波之起也, 時來時去, 故不常在. 故曰方其來也[24], 必按而止之, 止而取之, 無逢其衝而瀉之[25]. 眞氣者, 經氣也, 經氣太虛, 故曰其來不可逢[26], 此之謂也. 故曰候邪不審, 大氣[27]已過, 瀉之則眞氣脫, 脫則不復, 邪氣復至, 而病益蓄. 故曰其往不可追, 此之謂也. 不可挂以髮[28]者, 待邪之至時而發針瀉矣. 若先若後者, 血氣已盡, 其病不可下[29]. 故曰知其可取如發機[30], 不知其取如扣椎[31]. 故曰知機道者不可挂以髮, 不知機者扣之不發, 此之謂也.

黃帝 : 邪氣(의 징후)를 살필 때는 어떻게 해야 합니까?

岐伯 : 대저 邪氣가 絡을 벗어나 經脈에 침입하여 血脈 속에 머물면 邪氣와 正氣가 (서로 다투어) 相合하지 않고 (脈氣가) 마치 파도가 출렁이듯 왔다갔다하므로 일정한 곳에 있지 않습니다. 그러므로 "邪氣가 막 침입했을 때는 (아직 邪氣의 세력이 성하므로) 반드시 그 부위를 눌러서 邪氣를 머물게 하고, (邪氣가) 머물면 經穴을 取하여 치료해야 하며, 邪氣가 衝逆해오는 것을 맞이하여 (刺針함으로써) 瀉해서는 안된다."고 하는 것입니다.

眞氣란 經脈의 氣인데 (邪氣가 지나치게 왕성하면) 經脈의 氣가 크게 허약해집니다. 그러

---

24) 方其來也 : "方"은 "막"이란 뜻이고, "其"는 대명사로서 邪氣를 가리킨다. 전체적인 뜻은 "막 邪氣가 막 침입하였을 때"로 해석한다.<譯者>

25) 無逢其衝 : "逢"은 "맞이하다"는 뜻이고, "其衝"은 邪氣가 衝逆하는 것을 말한다. 즉 이는 邪氣가 衝逆하여 오는 것을 곧바로 침을 놓아 맞받아 쳐서는 안된다는 뜻이다.

26) 其來不可逢 : 邪氣가 막 침입하여 그 세력이 왕성할 때는 正氣도 지탱하지 못하는데, 이를 맞받아 瀉하면 邪氣가 모두 물러가지 않고 正氣만 크게 손상된다.

27) 大氣 : 즉 邪氣를 가리킨다. 예컨대 姚止庵은 注에서 "大氣란 大邪의 氣이다."라고 하였다.

28) 不可挂以發 : 張介賓 · 馬蒔는 注에서 "털끝만큼도 차질이 있어서는 안된다는 말이다."라고 하였다. 兪樾은《讀書餘錄》에서 "이 6字는 衍文이다. 아래의 '瀉'는 '焉'字의 誤字로서 본래는 '待邪之至時而發針焉矣'이었다. 이는 윗 문장을 總結한 것으로서 黃帝의 '氣候奈何'라는 물음에 대답한 것이다."라고 하였으며, 吳崑 또한 "이 위에 반드시 闕文이 있다."고 하였으니, 참고할 만하다.

29) 下 : 여기서는 "제거하다"는 뜻이다. 예컨대《周禮 · 秋官 · 司民》의 鄭玄 注에서 "'下'는 '去'와 같다."고 하였다.

30) 知其可取如發機 : "發機"란 활(弓)을 가리킨다.

31) 扣椎 : "扣(구)"는 "두드리다" · "빼다"는 뜻이다. "椎(추)"는 나무 방망이를 가리킨다. 張介賓은 注에서 "'椎'는 나무 방망이다. ……둔하여 잘 들어가지 않으므로 마치 나무 방망이를 두드리는 것 같다."고 하였다.

므로 “邪氣가 오는 것을 맞아서 瀉해서는 안된다.”고 함은 이러한 이치를 말함입니다. 그러므로 邪氣의 존재여부를 살피지 않고 邪氣가 이미 물러갔는데 이를 瀉하면 眞氣가 빠져나가며, (眞氣가) 빠져나가 회복되지 않으면 邪氣가 다시 침입하여 병이 더욱 심해집니다. 그러므로 “邪氣가 물러갈 때 좇아서는(瀉法) 안된다.”고 함은 이러한 이치를 말함입니다.

“머리털이라도 통과해서는 안된다”고 함은 (邪氣를 제거할 때) 邪氣가 이르는 때를 기다렸다가 針을 놓아 瀉해야 한다는 것이다. 만일 (針을 놓는 시기가) 빠르거나 늦으면 (邪氣를 제거할 수 없을 뿐만 아니라) 血과 氣가 이미 消盡되어 그 병을 제거할 수 없습니다. 그러므로 “取穴法을 알면 마치 활을 쏘듯(민첩하게 穴을 取)하나, 取穴法을 모르면 마치 나무 방망이로 두드리는 것처럼 둔하다.”라고 하는 것입니다. 그러므로 “針의 이치를 아는 사람은 (침을 놓을 때) 조금도 오차가 없으나, 針의 이치를 모르는 사람은 (針을 놓을 때) 몽둥이를 두드리는 것처럼 (정확하게) 찌르지 못한다.”고 함은 이를 말함입니다.

帝曰：補瀉奈何?

岐伯曰：此攻邪也, 疾出以去盛血, 而復其眞氣, 此邪新客, 溶溶未有定處也, 推之則前, 引之則止, 逆而刺之, 溫血[32]也. 刺出其血, 其病立已[33].

黃帝：補瀉는 어떻게 합니까?

岐伯：이것은 邪氣를 공격하는 것이니 신속하게 (針을) 뽑아 盛한 血을 배출시키고 그 眞氣를 회복시켜야 하는데, 이는 邪氣가 (經脈에) 막 침입하여 물 흐르듯 일정한 부위가 없어 (補하려고) 침을 밀면 (邪氣도 이를 따라) 전진하고, (瀉하려고) 침을 당기면 (邪氣가) 머무르게 되므로 (이를) 맞이하여 針을 찌름으로써 血을 제거해야 합니다. 針을 놓아 그 血을 배출시키면 (邪氣가 血을 따라 나가므로) 병이 즉시 낫습니다.

帝曰：善. 然眞邪以合, 波隴不起, 候之奈何?

岐伯曰：審捫循三部九候之盛虛而調之, 察其左右上下相失及相

---

32) 溫血：郭靄春은《黃帝內經素問校注語譯》에서 “‘溫’은 마땅히 ‘瀉’로 적어야 한다. 아래에서 ‘침을 찔러 그 血을 배출시키면 병이 즉시 낫는다(刺出其血, 其病立已).’고 하였으니, 바로 ‘瀉血’의 의미가 된다.”고 하였다. 본서는 이에 근거하여 “瀉血”로 해석하였다.

33) 推之則前, 引之則止,……刺出其血, 其病立已：本篇의 말미에 “推之則前, 引之則止, 逢而瀉之, 其病立已”라는 글이 있는 것으로 볼 때 이는 衍文인 듯하다.

減者, 審其病臟以期之. 不知三部者, 陰陽不別, 天地不分[34]. 地以候地, 天以候天, 人以候人, 調之中府[35], 以定三部. 故曰刺不知三部九候病脈之處, 雖有大過且至[36], 工不能禁也.

黃帝 : 훌륭하십니다. 그러나 眞氣와 邪氣가 합해지면 (脈氣에) 파동이 일어나지 않으니, 이를 살피려면 어떻게 해야 합니까?

岐伯 : (이 때는) 三部九候의 虛實을 切診하여 살핌으로써 이를 調理하고, 상하・좌우가 상응하지 않는 것 및 減弱한 정황을 살피며, 그 병든 臟腑를 살핌으로써 (치료와 生死의) 시기를 파악합니다.

三部九候를 모르면 陰陽을 분별하지 못하고, 天地(上下)도 구분하지 못합니다. 下部脈으로써 下焦를 살피고, 上部脈으로써 上焦를 살피며(天以候天), 中部脈으로써 中焦를 살피고(人以候人), 衝和로운 胃氣로 調理함으로써 三部九候의 근본을 확정합니다. 그러므로 "三部九候 중에 病脈이 있는 곳을 알지 못하면서 針을 놓으면 비록 큰 邪氣가 장차 침입하려고 해도 의원이 막을 수 없다."고 하는 것입니다.

誅罰無過[37], 命曰大惑, 反亂大經[38], 眞不可復, 用實爲虛, 以邪爲眞, 用針無義[39], 反爲氣賊, 奪人正氣, 以從爲逆, 榮衛散亂, 眞氣已失, 邪獨內著[40], 絶人長命, 予人夭殃[41]. 不知三部九候, 故不

---

34) 不知三部者, 陰陽不別, 天地不分 : 于鬯은 《香草續校書》에서 "이 13字는 錯簡으로서 마땅히 下文의 '以定三部' 아래, '故曰刺不知三部'의 위쪽에 있어야 한다. '不知三部'란 '以定三部'를 이어서 한 말이다. ……이 13字를 그릇 앞에 놓으면 文義가 막혀서 통하지 않는다."고 하였는데, 일리가 있다.

35) 中府 : 이에 대해서는 두 가지 說이 있다. ① 五臟이라는 說 : 楊上善은 《太素》에서 "中府는 五臟이다."라고 하였다. ② 胃府라는 說 : 吳崑은 注에서 "'中府'는 胃이다. 胃土는 中宮을 주관하므로 中府라 한다. '調之中府'란 三部九候가 모두 衝和로운 胃氣에 의하여 조절된다는 뜻이다."라고 하였다. 본서는 吳崑의 해석을 따랐다.

36) 大過且至 : 큰 邪氣가 장차 침입하려 한다는 뜻이다. "大過"란 큰 邪氣를 가리키고, "且"는 助動詞로서 "장차"라는 뜻이 있다.

37) 誅罰無過 : 이는 邪氣가 없는 까닭에 瀉해서는 안되는데 瀉하여 正氣만 손상시키는 것을 비유한 말이다.

38) 大經 : 經脈을 가리킨다.

39) 義 : 楊上善은 注에서 "'義'는 '理'이다."라고 하였는데, "理"에는 "이치"・"원칙"의 뜻이 있다.

40) 著 : 머물러서 제거되지 않는 것을 말한다. 《廣韻・十八藥》에서 "'著'는 '附(달라붙다)'이다."라고 하였다.

能久長. 因[42]不知合之四時五行, 因加相勝[43], 釋邪攻正, 絶人長命. 邪之新客來也, 未有定處, 推之則前, 引之則止, 逢而瀉之, 其病立已.

잘못이 없는데 벌을 주는 것을 "大惑"이라 하는데 오히려 經脈을 어지럽혀 眞氣가 회복되지 않고, (또한) 實證을 虛證으로 여기고 邪氣를 眞氣로 여겨 針을 사용함에 원칙이 없으니 오히려 (邪氣를 돕고 正氣를 손상시켜) 氣를 해치고 환자의 正氣를 빼앗으며, 從을(順證) 逆(逆證)이 되게 하여 營衛의 氣가 散亂하고 眞氣가 이미 빠져나가며, 邪氣만 내부에 머물므로 사람의 수명을 끊어지게 하고 사람에게 재앙을 가져옵니다.

(이와 같이) 三部九候를 모르면 장수할 수 없습니다. 四時五行에 (인체의 질병이) 相合하는 이치를 모르고, 이로 인해 (病邪의) 偏勝함을 도와주어 邪氣는 놓아주고 正氣를 공격하니 사람의 목숨을 끊어지게 합니다.

邪氣가 (經脈에) 막 침입하면 邪氣가 있는 곳이 일정하지 않아서 (針을 놓아 補하려고) 밀면 (邪氣도 이를 따라) 전진하고, (瀉하려고) 침을 당기면 邪氣가 머무르니, (邪氣를) 맞이하여 出血시키면 (邪氣가 血을 따라 빠져나가므로) 병이 즉시 낫습니다.

---

41) 夭殃 : 원문에는 "天"으로 되어 있었으나, 《甲乙經》과 《太素》에 근거하여 교정하였다. "夭殃"이란 재앙을 가리킨다.

42) 因 : 헤아려 보건대 "因"字는 아래의 "因"字로 인해 생긴 衍文으로 보인다. 《甲乙經》에는 "固"로 적혀 있는데 이 또한 옳지 않다. 따라서 본서는 이를 해석하지 않았다.

43) 加相勝 : 楊上善은 《太素》 注에서 "어리석은 의사는 年加의 禁忌를 모른다."고 하였고, 張志聰은 注에서 "六氣의 加臨과 五運의 相勝이다."라고 하여 이를 運氣와 결부시켰으나, 丹波元簡은 《素問識》에서 "대저 五勝의 이치를 모르고 반대로 補하는 것을 말하는데, 이것이 곧 '加相勝'으로서 邪氣를 풀어 주고 正氣를 공격함이며, 運氣의 뜻과는 매우 다르다."라고 하였다. 헤아려 보건대 丹波氏의 說이 옳은 듯하다. 본문은 運氣說을 언급하지 않았으므로 運氣說로써 이를 해석하면 經典의 취지와 부합하기 어렵다. "加"를 轉義하면 "돕다"는 뜻이 있다. 따라서 邪氣를 돕고 正氣를 공격하는 것이 바로 "加相勝"이다.

二十八. 通評虛實論

> 본편에서는 虛實의 기본 개념과 發病機轉, 각종 虛實 病變에서 나타내는 상이한 증후·치료원칙·預後 등을 논술하였다.
>
> (1) 虛實의 개념과 發病機轉을 자세하게 논술하였다. 邪氣가 盛하면 實이고 精氣가 부족하면 虛라는 기본 원리 하에 臟腑病變의 虛實과 四時五行의 逆從 관계를 논술하였다.
>
> (2) 각종 虛實病變 증후의 특징과 預後를 논술하였다.
>
> (3) 四時針法의 원칙과 癰腫 등과 같은 병변의 刺針方法 및 消渴病 등의 病因·病機 및 預後를 논술하였다.

黃帝問曰 : 何謂虛實?

岐伯對曰 : 邪氣盛則實, 精氣奪則虛.

帝曰 : 虛實何如?

岐伯曰 : 氣虛者肺虛也, 氣逆者足寒也, 非其時則生, 當其時則死[1]. 餘臟皆如此.

---

1) 非其時則生, 當其時則死 : "非其時則生"란 相克하는 시기가 아니면 살고, "當其時則死"란 相克하는 시기이면 죽는다는 말이다. 예컨대 肺는 金에 속하는데 만일 相克하는 시기인 여름에 肺病이 발생하면 火克金하므로 사망하고, 相克하지 않는 시기인 봄·가을·겨울에 발생하면 병이 낫는다.

黃帝 : 무엇을 虛實이라 합니까?

岐伯 : 邪氣가 성하면 實證이고, 精氣를 빼앗겨 부족하면 虛證입니다.

黃帝 : 虛實(의 구체적인 정황)은 어떠합니까?

岐伯 : (肺는 氣를 주관하므로) 氣가 虛하면 肺가 虛한 것이고, 氣가 上逆하면 (상부는 實하고 하부는 虛하므로) 足部가 차가워지는데, 相克하는 시기가 아니면 (병이 호전되어) 살고 相克하는 시기이면 (악화되어) 죽습니다. 나머지 臟(의 虛實)도 모두 이와 같습니다.

帝曰 : 何謂重實?

岐伯曰 : 所謂重實者, 言大熱病, 氣熱脈滿, 是謂重實.

帝曰 : 經絡俱實何如? 何以治之?

岐伯曰 : 經絡皆實, 是寸脈急而尺緩也[2], 皆當治之. 故曰滑則從, 濇[3]則逆也. 夫虛實者, 皆從其物類[4]始, 故五臟骨肉滑利, 可以長久也.

黃帝 : 무엇을 "重實"이라 합니까?

岐伯 : 이른바 "重實"이란 大熱病을 말하는 것으로서, 熱邪로 인해 脈이 盛滿한 것을 "重實"이라 합니다.

黃帝 : 經絡이 모두 實하면 어떠하며, 어떻게 이를 치료해야 합니까?

岐伯 : 經絡이 모두 實하면 이는 寸口脈이 急하면서 尺部의 피부가 이완되는 것인데, 모두 마땅히 (針으로 瀉하여) 치료해야 합니다. 그러므로 (寸口脈과 尺部의 피부가) 滑하면 (氣血이 모두 盛함을 의미하므로) 順證이며, 澁하면 (氣血이 虛함을 의미하므로) 逆證입니다.

무릇 虛實은 모두 그 物類에서 비롯되므로 五臟 · 骨 · 肉이 滑利하면 장수할 수 있습니다.

帝曰 : 絡氣不足, 經氣有餘, 何如?

岐伯曰 : 絡氣不足, 經氣有餘者, 脈口熱而尺寒也. 秋冬爲逆, 春夏爲從, 治主病者[5].

---

2) 經絡皆實, 是寸脈急而尺緩也 : 일반적으로 寸口에서는 經脈을 진찰하고, 尺膚에서는 絡脈을 진찰한다. 대개 經脈은 陰에 속하여 裏의 상태를 반영하고, 絡脈은 陽에 속하여 淺表 부위의 상태를 반영한다.

3) 濇(색) : "澀" · "澁"과 같으며, 껄끄러워 원활하지 않은 것을 가리킨다.

4) 物類 : 만물을 가리킨다. 馬蒔는 注에서 "무릇 物類에는 모두 虛實이 있는데, 반드시 매끄럽고 윤택하면 살고 메마르고 거칠면 죽으니, 유독 脈만 그러한 것이 아니다."라고 하였다.

帝曰 : 經虛絡滿何如?

岐伯曰 : 經虛絡滿者, 尺熱滿脈口寒濇也[6]. 此春夏死, 秋冬生也.

帝曰 : 治此者奈何?

岐伯曰 : 絡滿經虛, 灸陰刺陽[7]; 經滿絡虛, 刺陰灸陽.

黃帝 : 絡脈의 氣가 부족하고, 經脈의 氣가 有餘하면 어떠합니까?

岐伯 : 絡脈의 氣가 부족하고, 經脈의 氣가 有餘하면 寸口脈에 熱이 나면서도 尺部의 피부는 차갑습니다. (이러한 현상이) 가을과 겨울에 보이면 逆證이고, 봄과 여름에 보이면 順證인데, 主病(의 虛實)에 근거하여 치료해야 합니다.

黃帝 : 經脈의 氣가 부족하고, 絡脈의 氣가 有餘하면 어떠합니까?

岐伯 : 經脈의 氣가 부족하고 絡脈의 氣가 有餘하면 尺部의 피부에 熱이 나면서도 寸口脈은 차갑습니다. 이러한 현상이 (陽氣가 왕성한) 봄·여름에 나타나면 죽고, (陰氣가 왕성한) 가을·겨울에 나타나면 삽니다.

黃帝 : 이를 치료하려면 어떻게 해야 합니까?

岐伯 : 絡脈의 氣(陽氣)가 有餘하고 經脈의 氣(陰氣)가 부족하면 陰(經脈)에 뜸(灸)을 뜨고 陽(絡脈)에 刺針하며, 經脈의 氣가 有餘하고 絡脈의 氣가 부족하면 陰(經脈)에 刺針하고 陽(絡脈)에 뜸을 뜹니다.

帝曰 : 何謂重虛?

岐伯曰 : 脈虛氣虛尺虛[8], 是謂重虛.

帝曰 : 何以治之?

岐伯曰 : 所謂氣虛者, 言無常[9]也. 尺虛者, 行步恇然[10]. 脈虛者,

---

5) 治主病者 : 虛實病變에 근거하여 針灸法을 사용한다는 말이다. 森立之가 이르길 "아래에서 '經氣가 有餘하고 絡氣가 부족하면 陰經에 刺針하고 陽經에 뜸을 뜬다'고 하였는데, 이는 '絡氣不足, 經氣有餘'와 부합한다."고 하였다.

6) 尺熱滿脈口寒濇也 : 상고해 보건대 "滿"·"濇" 2字는 衍文이다. 王冰의 注에서도 "滿"·"濇" 2字를 언급하지 않았고, 上文의 예를 보더라도 이는 마땅히 "尺熱而脈口寒也"로 교정해야 한다.

7) 絡滿經虛, 灸陰刺陽 : 灸法을 쓰는 것은 補하는 것이고, 刺法을 쓰는 것은 瀉하는 것이다. "絡滿"이란 陽이 盛한 것이므로 마땅히 刺針하여 瀉하고, "經虛"란 陰이 虛한 것이므로 마땅히 灸함으로써 補해야 한다.

8) 脈虛氣虛尺虛 : 원문에는 "脈氣上虛尺虛"로 되어 있었는데, 《新校正》《甲乙經》 및 아래 문장 "氣虛者, 言無常也. 尺虛者, 行步恇然. 脈虛者, 不象陰也"에 근거하여 교정하였다.

不象陰[11)]也. 如此者, 滑則生, 濇則死也.

黃帝 : 무엇을 "重虛"라 합니까?

岐伯 : 脈이 虛하고, 氣도 虛하며, 尺도 虛한 것을 "重虛"라고 합니다.

黃帝 : 어떻게 치료해야 합니까?

岐伯 : 이른바 "氣虛"란 (中氣가 부족하여) 말이 이어지지 않는 것이고, "尺虛"란 걷는 것을 두려워하는 것이며, "脈虛"란 陰氣가 부족한 것입니다. 이와 같은 경우에 (脈이) 滑利하면 살고, 澁하면 죽습니다.

帝曰 : 寒氣暴上, 脈滿而實, 何如?

岐伯曰 : 實而滑則生, 實而逆[12)]則死.

帝曰 : 脈實滿, 手足寒, 頭熱, 何如?

岐伯曰 : 春秋則生, 冬夏則死[13)]. 脈浮而濇[14)], 濇而身有熱者死.

黃帝 : 寒氣가 갑자기 위로 치솟고 脈이 盛滿하면서 實하면 어떻게 됩니까?

岐伯 : 實하면서 滑하면 살고, 實하면서 澁하면 죽습니다.

黃帝 : 脈이 實하면서 盛하고 손발이 차며 머리에 熱이 나면 어떻게 됩니까?

岐伯 : 봄과 가을에는 (기후가 따뜻하고 서늘하여 邪氣가 쉽게 消散되므로) 살고, 여름과 겨울에는 (熱과 寒이 극에 달하여 火가 더욱 왕성해지거나 熱이 쉽게 빠져나가기 어려우므로) 죽습니다. 또한 脈象이 浮하면서 澁하거나 澁하면서 몸에 열이 나면 죽습니다.

---

9) 言無常 : 氣가 부족하여 말이 이어지지 않고 끊어지는 것을 가리킨다. "無常"이란 "不久"와 같다. 氣가 虛한 사람은 말을 하면 길게 이어지지 않는다. 張志聰은 注에서 "'言無常'이란 宗氣가 虛하여 말이 이어지지 않는 것이다."라고 하였다.

10) 行步恇然 : "恇"은 "두려워하다"는 뜻이다. 즉 이는 걷는 것을 두려워하는 것을 말한다.

11) 不象陰 : 陰의 象이 부족하다는 뜻이다.

12) 逆 : 여기서는 澁한 것을 가리킨다.

13) 春秋則生, 冬夏則死 : 姚止庵은 注에서 "'脈實滿'이란 洪大有力한 것이다. '手足寒'이란 熱이 내부에서 盛한 것이다. '頭熱'이란 邪氣가 表에 있는 것이다. 이는 三陽經의 實熱表證이니 땀을 내어 邪氣를 제거하면 그 병이 반드시 치료된다. 또한 봄·가을에는 살고, 여름·겨울에는 죽는다고 함은 어째서인가? 무릇 겨울은 寒이 극에 달하는 시기로서 熱이 쉽게 빠져나가지 않고, 여름은 熱이 극에 달하는 시기로서 그 火가 더욱 왕성해져 치료하기가 매우 어려우므로 죽는다고 했다. 봄·가을에 이르러서는 그 기후가 溫涼하여 邪氣가 쉽게 消散되므로 산다고 했다."고 하였다.

14) 脈浮而濇 : 孫鼎宜가 이르길 "熱病이면 脈이 마땅히 浮하면서 大해야 하는데, 지금 脈이 浮하면서 澁하니 이는 邪氣가 盛하고 正氣가 虛한 것이므로 죽는다."고 하였다.

帝曰：其形盡滿[15]如何?

岐伯曰：其形盡滿者，脈急大堅，尺濇[16]而不應也. 如是者，從[17]則生，逆則死.

帝曰：何謂從則生，逆則死?

岐伯曰：所謂從者，手足溫也；所謂逆者，手足寒也.

黃帝：몸이 모두 부으면 어떻게 됩니까?

岐伯：(腎陽이 虛하여 水濕을 氣化하지 못하고 腠理로 넘쳐) 몸이 모두 부으면 脈象이 急하고 크게 뛰면서 단단하지만 尺部의 피부가 거칠어 脈과 상응하지 않습니다. 이와 같을 경우에 順證이 나타나면 살고, 逆證이 나타나면 죽습니다.

黃帝：무엇을 "從하면 살고 逆하면 죽는다."고 합니까?

岐伯：이른바 "從"이란 손발이 따뜻한 것이고, 이른바 "逆"이란 손발이 차가운 것입니다.

帝曰：乳子[18]而病熱，脈懸小[19]者何如?

岐伯曰：手足溫則生，寒則死.

帝曰：乳子中風熱，喘鳴肩息者，脈何如?

岐伯曰：喘鳴肩息者，脈實大也，緩則生，急則死.

黃帝：아이를 낳은 産母가 熱病을 앓아 脈象이 細小하면 (예후가) 어떠합니까?

岐伯：손발이 따뜻하면 살고, (손발이) 차면 죽습니다.

黃帝：아이를 낳은 産母가 風熱을 감수하여 喘息으로 어깨를 들먹일 경우는 脈象이 어떻습니까?

---

15) 其形盡滿："滿"은 浮腫을 가리킨다. 張志聰은 注에서 "腎은 水臟으로서 氣가 寒한데, 윗 節에서 寒氣가 갑자기 위로 치솟은 것을 논했고 여기에서 다시 그 水가 넘치는 것을 논했으므로 그 形體가 모두 붓는 것이다."라고 하였다.

16) 尺濇：尺部의 피부가 거친 것을 말한다.

17) 從：원문에는 "從"字 앞에 "故"字가 있었으나 衍文이므로《太素》와 胡本·讀本·趙本·吳本 등에 근거하여 刪去하였다.

18) 乳子：젖을 먹이는 産母를 가리킨다.《說文解字》에서 이르길 "사람이나 새가 자식을 낳는 것을 '乳'라 하고, 짐승은 '産'이라 한다."고 하였다. 張璐가 이르길 "'乳子'란 산후에 아이에게 젖을 먹이는 때를 말하는 것이지 어린아이가 아니다."라고 하였다.

19) 懸小：맥이 가늘고 약하여 끊어질 듯한 것을 가리킨다. 즉 脈이 細小한 것을 가리킨다.

岐伯 : 喘息으로 어깨를 들먹이면 脈이 實하면서 크게 뛰는데 (脈이 實하고 크게 뛰면서도) 느리면 살고, 急하면 죽습니다.

帝曰 : 腸澼[20]便血, 何如?

岐伯曰 : 身熱則死, 寒則生.

帝曰 : 腸澼下白沫, 何如?

岐伯曰 : 脈沈則生, 脈浮則死[21].

帝曰 : 腸澼下膿血, 何如?

岐伯曰 : 脈懸絶則死, 滑大則生.

帝曰 : 腸澼之屬, 身不熱, 脈不懸絶, 何如?

岐伯曰 : 滑大者曰生, 懸濇者曰死, 以臟期之[22].

黃帝 : 腸澼(痢疾)에 血便이 나오면 어떻게 됩니까?

岐伯 : 몸에 열이 나면 죽고, 몸이 차면 삽니다.

黃帝 : 腸澼에 흰 거품이 섞인 대변이 배출되면 어떻게 됩니까?

岐伯 : 脈象이 沈하면 살고, 脈象이 浮하면 죽습니다.

黃帝 : 腸澼에 膿血이 배출되면 어떻게 됩니까?

岐伯 : 脈象이 끊어질 듯 미약하면 죽고, (脈이) 滑大하면 삽니다.

黃帝 : 腸澼에 속하면서 몸에 熱이 나지 않고 脈도 끊어질 듯 미약하지 않으면 어떻게 됩니까?

岐伯 : (脈이) 매끄럽고 크게 뛰면 살고, 끊어질 듯 澁하면 죽는데, 五臟(의 相克 관계)에 근거하여 죽는 시기를 예측할 수 있습니다.

---

20) 腸澼 : 痢疾의 옛 명칭으로서 "滯下"라고도 한다. 끈적끈적한 피고름 모양의 배변을 보는데, 腸에서부터 푸드득(澼澼)하는 소리와 함께 배출되므로 이렇게 이름하였다.

21) 脈沈則生, 脈浮則死 : 高世栻은 注에서 "脈이 沈하면 氣血이 내부를 지키는 것이므로 살고, 脈이 浮하면 氣血이 외부로 빠져나간 것이므로 죽는다."고 하였다.

22) 以臟期之 : 이에 대해서는 두 가지 說이 있다. ① 五行의 相克에 근거하여 해당 臟의 死期를 판단하는 것을 말한다. 예를 들면 楊上善은 注에서 "해당 臟의 병이 傳變되는 순서로써 死期를 삼는 것이다."라고 하였고, 王冰은 注에서 "肝病 환자는 庚申日을 만나면 죽고, 心病 환자는 壬癸日을 만나면 죽으며, 肺病 환자는 丙丁日을 만나면 죽고, 腎病 환자는 戊己日을 만나면 죽으며, 脾病 환자는 甲乙日을 만나면 죽는데, 이것을 '以臟期之'라고 한다."고 하였다. ② 眞臟脈이 나타나는 시간으로써 그 臟의 死期를 판단하는 것을 말한다. 본서는 前者를 따랐다.

帝曰 : 癲疾何如?

岐伯曰 : 脈搏大滑, 久自已; 脈小堅急, 死不治.

帝曰 : 癲疾之脈, 虛實何如?

岐伯曰 : 虛則可治, 實則死.

帝曰 : 消癉[23)]虛實何如?

岐伯曰 : 脈實大, 病久可治; 脈懸小堅, 病久不可治.

黃帝 : 癲疾은 어떠합니까?

岐伯 : 맥박이 크게 뛰면서 滑하면 일정한 시일이 지나 저절로 낫고, 脈이 가늘면서 굳고 急하게 뛰면 치료할 수 없는 死證입니다.

黃帝 : 癲疾의 脈象은 그 虛實變化가 어떠합니까?

岐伯 : (脈이) 虛하면 치유할 수 있고, 實하면 죽습니다.

黃帝 : 消渴病의 虛와 實은 어떠합니까?

岐伯 : 脈象이 實하면서 크게 뛰면 병이 오래되었더라도 치료할 수 있으나, 脈象이 끊어질 것처럼 가늘면서도 단단하고 병이 오래되었으면 치료할 수 없습니다.

> ◀參考▶ 본절의 윗 부분에서 "맥박이 크게 뛰면서 滑하면 일정한 시간이 지나서 낫는다(脈搏大滑, 久自已)."고 하였는데, 아래에서는 "虛하면 치료할 수 있으나, 實하면 죽는다(虛則可治, 實則死)"고 하여 상하 문장의 뜻이 상반되니, 착오가 있는 듯하다.

帝曰 : 形度·骨度·脈度·筋度, 何以知其度也[24)]?

黃帝 : 形度·骨度·脈度·筋度는 어떻게 그 度를 알 수 있습니까?

帝曰[25)] : 春亟[26)]治經絡, 夏亟治經腧, 秋亟治六腑[27)], 冬則閉塞,

---

23) 消癉 : 즉 消渴病을 가리킨다. 張介賓은 注에서 "'消癉'은 三消의 총칭으로서, 內熱이 中焦를 삭여 肌肉이 야위는 것이다."라고 하였다.

24) 帝曰……何以知其度也 : 王氷은 注에서 "'形度'는 《三備經》에 갖추어져 있고, '筋度'·'脈度'·'骨度'는 모두 《靈樞經》 속에 갖추어져 있다. 이 질문 역시 저들 經典의 篇首와 부합하는 것으로서 錯簡이다."라고 하였고, 驪恕公은 "馬蒔의 注에 근거하여 상고해 보건대 '帝曰……'16字는 아마도 《方盛衰論》의 錯簡인 듯하다."라고 하였다.

25) 帝曰 : 문장의 내용을 볼 때 岐伯의 논술로 보는 것이 옳다.

26) 亟(기) : 丹波元簡은 《素問識》에서 "音은 '기'이며, '자주'라는 뜻이다."라고 하였다.

閉塞者, 用藥而少針石也. 所謂少針石者, 非癰疽之謂也, 癰疽不得頃時回[28]. 癰不知所, 按之不應手, 乍來乍已, 刺手太陰傍三痏[29]與纓脈[30]各二. 掖[31]癰大熱, 刺足少陽五, 刺而熱不止, 刺手心主[32]三, 刺手太陰經絡者大骨之會[33]各三. 暴癰筋緛[34], 隨分而痛[35], 魄汗不盡, 胞氣不足[36], 治在經腧.

黃帝 : 봄에는 각 經의 絡穴을 자주 치료하고, 여름에는 각 經의 腧穴을 자주 치료하며, 가을에는 六腑의 合穴을 자주 치료하고, 겨울은 閉藏하는 계절인데 (인체의 陽氣가 내부에) 閉藏되면 약물로 치료하면서 간혹 針石을 사용합니다. 이른바 "간혹 針石을 사용한다"고 함은 癰疽를 일컫는 말이 아니며, 癰疽는 (熱毒이 熾盛하므로 針을 놓을 때) 잠시라도 지체해서는 안됩니다.

癰毒이 발생한 부위를 알지 못하고, 눌러 보아도 손에 느껴지지 않으며, 통증이 금방 왔다가 금방 사라질 경우는 手太陰經脈의 옆(足陽明經의 여섯 穴位)을 세 차례 刺針하고, 頸部에 위치한 足陽明經脈의 穴位에 (좌우) 각각 두 차례씩 刺針합니다.

겨드랑이에 癰이 발생하여 심한 熱이 날 때는 足少陽經膽經(의 穴位)에 다섯 차례 침을 놓는데, 刺針한 후에도 熱이 멎지 않으면 手厥陰心包經(의 天池穴)에 세 차례, 手太陰

---

27) 六腑 : 六腑의 合穴을 가리킨다. 예컨대 胃의 合穴은 足三里穴이고, 大腸의 合穴은 上巨虛穴이며, 小腸의 合穴은 下巨虛穴이고, 三焦의 合穴은 委陽穴이며, 膀胱의 合穴은 委中穴이고, 膽의 合穴은 陽陵泉穴이다.

28) 不得頃時回 : "不得"은 "~해서는 안된다"는 뜻이고, "頃"은 "잠시"라는 뜻이며, "回"는 "徊"와 통하며 "지체하다"·"머뭇거리다"는 뜻이다.

29) 手太陰傍三痏 : "傍"은 옆을 가리킨다. 王冰은 注에서 "手太陰의 곁은 足陽明으로서 胃部의 氣戶 등 여섯 穴이 있는 부분을 말한다."고 하였다. "痏(유)"는 針灸로 시술한 흔적을 가리키는데, 여기서는 刺針 횟수를 가리킨다.

30) 纓脈 : "纓"은 갓끈이 매어지는 턱밑을 가리킨다. 따라서 "纓脈"이란 갓끈이 매어지는 부근의 脈으로서 곧 足陽明脈을 가리킨다.

31) 掖 : "腋(겨드랑이)"과 같다.

32) 手心主 : 馬蒔는 注에서 "마땅히 이는 天池穴이다."라고 하였다.

33) 大骨之會 : 肩貞穴을 가리킨다. 王冰은 注에서 "大骨이 모이는 곳이란 어깨이니, 肩貞穴을 말한다."고 하였다.

34) 緛(연) : "오그라들다"는 뜻이다. 《廣雅·釋詁三》에서 "'緛'은 '縮'이다."라고 하였다.

35) 隨分而痛 : "分"은 分肉을 가리킨다. 즉 이는 分肉 사이를 따라 통증이 온다는 말이다.

36) 胞氣不足 : 膀胱經의 氣가 부족한 것을 말한다.

肺經의 絡穴과 어깨의 大骨이 모이는 곳(肩貞穴)에 각각 세 차례 刺針합니다.

急性癰腫으로 (毒氣가 脈을 따라 筋脈으로 들어가) 筋脈이 오그라들고 分肉을 따라 통증이 심하며 自汗(魄汗)이 그치지 않으면 (이는) 膀胱의 氣가 부족하기 때문이며, 치료는 本經의 腧穴에서 해야 합니다.

腹暴滿, 按之不下, 取手太陽經絡者[37], 胃之募[38]也, 少陰腧去脊椎三寸傍[39]五, 用員利針. 霍亂, 刺腧傍[40]五, 足陽明及上傍[41]三. 刺癇驚脈五[42], 針手太陰[43]各五, 刺經太陽五[44], 刺手少陰經絡傍者[45]一, 足陽明[46]一, 上踝五寸[47]刺三針.

腹部가 갑자기 그득해져 손으로 만져 주어도 감소하지 않으면 手太陽小腸經의 絡穴(支正穴)과 足陽明胃經의 募穴(中脘穴) 및 足少陰腎經의 腧穴인 脊椎에서 3寸 가량 떨어진 곳(腎腧穴)에 각각 다섯 차례씩 員利針을 사용하여 刺針합니다.

霍亂에는 腎腧穴의 양옆(足太陽膀胱經의 志室穴)에 다섯 차례 침을 놓고, 足太陽膀

---

37) 手太陽經絡 : 手太陽小腸經의 絡穴인 支正穴을 가리킨다. 馬蒔는 注에서 "대저 腹部가 갑자기 그득해져 만져 주어도 감소하지 않을 경우는 手太陽小腸經의 絡穴인 支正穴을 取해야 한다."고 하였다.

38) 胃之募 : "募"는 "膜"과 통하며, 胸腹部의 經氣가 모이는 穴이다. 즉 이는 足陽明胃經의 募穴인 中脘穴을 가리킨다.

39) 少陰腧去脊椎三寸傍 : 張志聰은 注에서 "足少陰腎經의 腧穴은 脊椎의 아래쪽으로 第14椎 양쪽에 있는데, 각기 (脊椎로부터) 1寸5分씩 떨어져 있으므로 '三寸傍'이라 한다."고 하였다. 따라서 이를 해석할 때 "脊椎에서 양쪽으로 3寸씩 떨어져 있다."로 해석해서는 안된다.

40) 腧傍 : 足少陰腎經의 옆에 있는 足太陽膀胱經의 志室穴을 가리킨다.

41) 足陽明及上傍 : 胃腧 및 그 상방의 胃倉穴을 가리킨다. 이 두 穴은 足太陽膀胱經에 속하기도 하지만 胃穴에 해당하므로 "足陽明"이라 하였다.

42) 脈五 : 王冰은 陽陵泉에 다섯 차례 刺針한다고 하였으나, 楊上善은《太素》에서 아래 문구에 나오는 다섯 穴位를 가리킨다고 하였다. 후세의 학자들은 모두 後者를 따르고 있다.

43) 手太陰 : 王冰은 魚際穴이라 하였고, 馬蒔와 張介賓은 經渠穴이라고 하였다.

44) 經太陽五 : 王冰은 注에서 "'經太陽'이란 足太陽膀胱經이다. ……'經太陽五'란 承山穴을 말한다."고 하였고, 楊上善은《太素》에서 "足太陽膀胱經의 腧穴을 다섯 번 取하는 것이다."라고 하였으며, 馬蒔는 注에서 "手太陽小腸經의 穴을 다섯 번 刺針하는 것인데, 그 經穴은 陽谷穴이다."라고 하였다. 본서는 馬蒔의 注를 따랐다.

45) 手少陰經絡傍者 : 王冰은 注에서 "手少陰心經의 絡穴 곁으로서, 支正穴을 말한다."고 하였다.

46) 足陽明 : 王冰은 注에서 "解溪穴을 말한다."고 하였다.

47) 上踝五寸 : 王冰은 足少陽膽經의 絡穴인 光明穴이라 하였고, 馬蒔는 足少陰腎經의 築賓穴이라 하였다.

胱經의 胃腧穴과 그 상방(胃倉穴)에 각각 세 차례씩 刺針합니다.

驚癎에는 다섯 經脈(의 穴位)에 針을 놓아야 하는데, 手太陰肺經에 (좌우) 각각 다섯 차례, 手太陽小腸經(의 陽谷穴)에 (좌우 각각) 다섯 차례, 手少陰心經의 絡穴 곁(支正穴)에 한 차례, 足陽明胃經(의 解谿穴)에 한 차례, 복사뼈에서 위로 5寸되는 부위(足少陽膽經의 光明穴 혹은 足少陰腎經의 築賓穴)에 세 차례 刺針합니다.

◀참고▶ 本節은 여러 가지 질병에 刺針하는 방법을 논한 것인데, 經脈만 말하였을 뿐 穴을 언급하지 않았다. 이에 대해 吳崑은 "무릇 經脈만 말하고 穴을 언급하지 않은 것은 해당 經脈을 모두 取할 수 있다는 것이므로 그 穴에 얽매일 필요는 없다. 어떤 經의 곁이라고 적은 것은 經도 아니고 穴도 아니니, 그 孫絡을 取함이다."라고 하였는데, 참고할 만하다.

凡治消癉·仆擊[48]·偏枯·痿厥[49]·氣滿發逆[50], 甘肥貴人, 則高粱之疾也. 隔塞閉絶, 上下不通, 則暴憂之病也. 暴厥而聾[51], 偏[52]塞閉不通, 內氣暴薄也. 不從內, 外中風之病, 故瘦留著[53]也. 蹠跛[54], 寒風濕之病也.

무릇 消渴·卒倒·半身不遂·痿厥·氣急上逆 등을 치료할 때, 살찐 貴人이면 기름진 음식을 많이 먹어 발생한 질병입니다. 胸隔이 막혀 上下가 소통되지 않으면 갑작스런 근심으로 인한 병입니다. 갑자기 氣가 上逆하면서 귀가 들리지 않되 (오른쪽 귀 혹은 왼쪽

48) 仆擊(부격) : 갑자기 風을 맞아 쓰러진 것을 말한다.

49) 痿厥 : 足部가 차면서 無力하여 잘 걷지 못하는 증상을 말한다. "痿"는 無力한 것을, "厥"은 足部가 차가워지는 것을 가리킨다.

50) 氣滿發逆 : 吳崑은 注에서 "'氣滿'이란 호흡이 급하면서 거친 것이고, '發逆'이란 위로 치솟는 것이다."라고 하였다. 즉 호흡이 거칠어 喘息 소리가 나는 것을 말한다.

51) 而聾 : "而"는 마땅히 "耳"로 교정해야 한다. "而"와 "耳"이 音이 같아 誤記하기 쉽다.

52) 偏은 便으로 이해한다.

53) 故瘦留著 : 여기서 "故"는 副詞로서 어떤 조건이나 상황 아래에서 어떠함을 나타내며 "곧"·"바로"로 해석한다. "瘦留"는 마땅히 "留瘦"로 어순을 바꾸어야 한다. "留瘦著"란 風邪가 오랫동안 머물러 현저하게 야위는 것을 말한다.

54) 蹠跛(척파) : 다리를 절룩거리는 것을 말한다. 張志聰은 注에서 "'蹠'은 다리를 말하고, '跛'는 걸음걸이가 바르지 못하고 한쪽을 절룩거리는 것이다."라고 하였다.

귀 중에서) 한쪽이 막혀서 통하지 않는 것은 (情志不遂로 인해) 內氣가 갑자기 上逆한 것입니다. 내부에서부터 비롯되지 않고 외부의 風邪를 맞아 발병하면 곧 오랫동안 머물러 (熱로 변하므로) 현저하게 몸이 야윕니다. 다리를 절뚝거리는 것은 風寒濕邪가 침입하여 발병한 것입니다.

黃帝曰[55)]: 黃疸暴痛, 癲疾厥狂[56)], 久逆之所生也. 五臟不平, 六腑閉塞之所生也. 頭痛耳鳴, 九竅不利, 腸胃之所生也.

黃疸 · 갑작스런 疼痛 · 癲狂 · 氣逆은 (經脈의 氣가) 오랫동안 逆亂하여 발생한 것입니다. 五臟의 不調和는 六腑의 氣機가 막혀서 발생한 것입니다. 頭痛 · 耳鳴 · 九竅不利는 腸胃(가 막혀서 氣가 상하내외로 통하지 못한 데)에서 발생한 것입니다.

55) 黃帝曰 : 周學海는 《內經評文》에서 "이 3字는 衍文이다."라고 하였는데, 상하 문맥에 근거하면 周氏의 說이 옳다. 따라서 본서는 이를 해석하지 않았다.

56) 癲疾厥狂 : 이는 王冰의 注에 근거하여 마땅히 "癲狂厥疾"로 교정해야 한다.

二十九. 太陰陽明論

> 太陰・陽明은 서로 表裏를 이루므로 그 생리기능・병리변화에 있어서도 밀접한 관계가 있다. 본편에서는 脾(太陰)와 胃(陽明)의 생리기능과 발병 특징에 대하여 중점적으로 논술하였다.
>
> (1) 脾와 胃는 表裏 관계에 있으나 脾와 胃는 陰陽・虛實・逆從・內外 등의 구별이 있기 때문에 발생하는 질병에도 차이가 있다.
>
> (2) 脾의 생리・病理에 대해 설명하고, 脾는 다른 臟과는 달리 사계절 모두 왕성함을 보이는 이유에 대하여 설명하였다.
>
> (3) 脾는 胃를 도와 津液을 운반하기 때문에 五臟六腑・三陰三陽이 모두 陽明으로부터 氣를 받아 제 기능을 발휘함을 설명하였다.
>
> (4) 脾와 四肢와의 관계를 설명하였다.

黃帝問曰：太陰陽明爲表裏, 脾胃脈也, 生病而異者何也?

岐伯對曰：陰陽異位[1], 更虛更實[2], 更逆更從[3], 或從內, 或從

1) 陰陽異位：張介賓은 注에서 "脾는 臟으로서 陰에 속하고, 胃는 腑로서 陽에 속한다. 陽은 외부를 주관하고 陰은 내부를 주관하며, 陽은 상부를 주관하고 陰은 하부를 주관하는데, 이것이 陰陽異位이다."라고 하였다.

2) 更虛更實：楊上善은 注에서 "봄・여름에는 陽明이 實하고 太陰은 虛하며, 가을・겨울에는 太陰이 實하고 陽明이 虛하다."고 하였으니, 四時에 따라 虛와 實이 교차하는 것을 말한다.

3) 更逆更從：楊上善은 注에서 "봄・여름에는 太陰이 逆하고 陽明이 順하며, 가을・겨울에는 陽明이 逆하고 太陰이 順한다."고 하였다.

外[4)], 所從不同, 故病異名也.

黃帝 : 太陰과 陽明은 表裏를 이루며 脾・胃의 經脈인데, 발생하는 질병이 다른 것은 어째서입니까?

岐伯 : 太陰은 陽明은 (上下・內外를 주관하는) 위치가 달라 (四時의 변화에 따라) 번갈아 虛했다 實했다 하고, 번갈아 逆했다 順했다 하며, (병이) 내부 혹은 외부에서 발생하는 등 원인이 다르므로 病名도 다릅니다.

帝曰 : 願聞其異狀也.

岐伯曰 : 陽者, 天氣也, 主外; 陰者, 地氣也, 主內. 故陽道實, 陰道虛. 故犯賊風虛邪者, 陽受之; 飮食不節, 起居不時者, 陰受之. 陽受之則入六腑, 陰受之則入五臟. 入六腑則身熱不時臥, 上爲喘呼; 入五臟則䐜滿閉塞, 下爲飧泄, 久爲腸澼. 故[5)]喉主天氣, 咽主地氣[6)]. 故陽受風氣, 陰受濕氣. 故陰氣從足上行至頭, 而下行循臂至指端; 陽氣從手上行至頭, 而下行至足. 故曰陽病者, 上行極而下; 陰病者, 下行極而上. 故傷於風者, 上先受之; 傷於濕者, 下先受之.

黃帝 : 그 상이한 정황에 대해 듣고 싶습니다.

岐伯 : (인체의) 陽氣는 天氣와 같아서 외부를 주관하고, 陰氣는 地氣와 같아서 외부를 주관합니다. 그런 까닭에 陽道는 (굳세어) 實하고, 陰道는 (부드러워) 虛하며, 그런 까닭에 賊風虛邪가 침입하면 陽이 (먼저) 이를 感受하고, 음식물을 무절제하게 섭취하거나 起居가 적절하지 않으면 陰이 (먼저) 이를 感受합니다.

陽(陽分)이 邪氣를 받으면 六腑로 들어가고, 陰(陰分)이 邪氣를 받으면 五臟으로 들어갑니다. (邪氣가) 六腑에 침입하면 전신에 熱이 나고 제때에 잠들지 못하며, 위로는 氣가 치솟아 숨이 찹니다. (邪氣가) 五臟에 침입하면 脘腹部가 막혀서 그득하고, 아래로는 소화되지 않은 음식물을 설사하며, 오래되면 腸澼(즉 이질)이 됩니다.

喉는 天氣를 주관하(여 陽氣와 통하)고, 咽은 地氣를 주관(하여 陰氣와 통)하므로 陽은 風

4) 或從內, 或從外 : "內"・"外"란 아래의 "陰者, 地氣也, 主內"와 "陽者, 天氣也, 主外"를 의미한다. 따라서 "從內"란 飮食不節・起居不定을, "從外"란 賊風虛邪에 손상된 것을 가리킨다.

5) 故 : 여기서는 語氣詞로서 "夫"와 같다.

6) 喉主天氣, 咽主地氣 : "喉"는 天陽의 氣를 호흡하므로 天氣를 주관한다고 하였고, "咽"은 水穀의 氣를 받아들이므로 地氣를 주관한다고 하였다.

邪를 받고 陰은 濕邪를 받습니다. 대저 陰氣(三陰經脈의 氣)는 足部에서부터 상행하여 頭部에 이르고 다시 하행하여 팔을 따라 손가락 끝에 이르고, 陽氣(三陽經脈의 氣)는 手部에서부터 상행하여 頭部에 이르고 다시 하행하여 足部에 이릅니다. 그러므로 "陽經에 침입한 病邪는 (먼저) 상행하여 극에 달한 후 하행하고, 陰經에 침입한 病邪는 (먼저) 하행하여 극에 달한 후 상행한다."고 하는 것입니다. 그런 까닭에 風邪에 손상되면 상부가 먼저 이를 感受하고, 濕邪에 손상되면 하부가 먼저 이를 感受합니다.

帝曰：脾病而四肢不用, 何也?

岐伯曰：四肢皆稟氣於胃, 而不得至經[7], 必因於脾, 乃得稟也. 今[8]脾病不能爲胃行其津液, 四肢不得稟水穀氣, 氣日以衰, 脈道不利, 筋骨肌肉, 皆無氣以生, 故不用焉.

黃帝：脾가 병들면 四肢를 쓸 수 없는데, 어째서입니까?

岐伯：四肢는 모두 胃에서 氣(水穀精氣)를 받으나, (胃氣는) 직접 (四肢의) 經脈에 이를 수는 없고 반드시 脾(의 運化機能)에 의존해야만 비로소 四肢가 (胃로부터 水穀精氣를) 받을 수 있습니다. 만약 脾가 병들어 胃의 津液을 운송하지 못하면 四肢가 水穀精氣의 자양을 받지 못하여 氣가 날로 쇠약해지고 脈道가 순조롭게 소통되지 않으니, 筋骨·肌肉이 모두 氣로써 生하지 못하므로 (四肢를) 쓰지 못하는 것입니다.

帝曰：脾不主時, 何也?

岐伯曰：脾者土也, 治中央, 常以四時長[9]四臟, 各十八日寄治[10], 不得獨主於時也. 脾臟者, 常著[11]胃土之精也, 土者, 生萬物而法天地, 故上下至頭足, 不得主時也[12].

---

7) 至經：《太素》에는 "徑至"로 되어 있는데, 이렇게 하는 것이 뜻에 있어서 뛰어나다. "徑至"란 "곧바로 이르다"는 뜻이다.

8) 今：여기서는 "만약"으로 해석한다.

9) 長：여기서는 "滋養하다"는 뜻이다.

10) 各十八日寄治：土氣는 四季 중에서 각 계절의 마지막 18일을 주관한다. 즉 立春·立夏·立秋·立冬 前 18일이 土가 왕성한 시기이다. "寄"는 "잠시 머물다"는 뜻이다.

11) 著："貯"와 같으며, "저장하다"는 뜻이다. 《集韻·八語》에서 "'貯'는 '쌓다'는 뜻이며, 간혹 '著'로 적기도 한다."고 하였다.

12) 上下至頭足, 不得主時也：張介賓은 注에서 "土는 만물의 근본으로서 脾胃를 臟腑의 근본으로 삼으므로 위로는 頭部에 이르고 아래로는 足部에 이르는 등 미치지 않는 바가 없는데, 또

黃帝 : (유독) 脾만이 주관하는 時(계절)가 없는 것은 어째서입니까?

岐伯 : 脾는 土로서 中央을 다스리고 항상 四時에 걸쳐 四臟을 자양하며, 각 (계절의) 18일 동안을 잠시 다스리므로 (어느 한) 계절만 단독으로 주관하지 못합니다. 脾는 항상 胃土의 精氣(水穀精氣)를 저장하는데, 土는 만물을 생성하고 天地를 본받으므로 위아래로 頭部와 足部에 이르며, (단독으로) 어느 한 계절만 주관할 수 없습니다.

帝曰 : 脾與胃以膜相連耳, 而能爲之行其津液, 何也?

岐伯曰 : 足太陰者三陰也, 其脈貫胃屬脾絡嗌, 故太陰爲之行氣於三陰[13]. 陽明者表也, 五臟六腑之海也, 亦爲之行氣於三陽. 臟腑各因其經而受氣於陽明[14], 故爲胃行其津液. 四肢不得稟水穀氣, 日以益衰, 陰道不利, 筋骨肌肉無氣以生, 故不用焉[15].

黃帝 : 脾는 胃와 膜으로 연결되어 있을 뿐인데, 胃를 위하여 그 津液을 운행할 수 있는 것은 무슨 까닭입니까?

岐伯 : 足太陰脾經은 三陰으로서 그 經脈이 胃를 관통하고 脾에 귀속되며 咽喉에 이어지므로 太陰經脈은 胃氣(水穀精氣)를 三陰經으로 운행합니다. 足陽明胃經은 (脾의) 表이자 五臟六腑의 海이며, (스스로 운행할 수 없으므로) 또한 (脾가) 胃氣를 위하여 三陽經으로 운행합니다. 五臟六腑는 각기 脾經에 의지하여 陽明으로부터 水穀精氣를 받으므로 (脾는) 胃를 위하여 津液을 (전신에) 운행합니다.

한 어찌 유독 한 계절만 주관하겠는가?"라고 하였다.

13) 太陰爲之行氣於三陰 : "之"는 胃를 가리키는 代名詞이다. 이는 脾가 胃氣(水穀精氣)를 三陰(太陰・少陰・厥陰)으로 운행하는 것을 가리킨다.

14) 臟腑各因其經而受氣於陽明 : "臟腑"는 五臟六腑를, "其經"은 脾經의 運化機能을, "氣"는 水穀精氣를 말한다.

15) 四肢不得稟水穀氣,……故不用焉 : 丹波元堅은《素問紹識》에서 "이 28字는 위의 문장과 중복되는 衍文이다."라고 하였다. 따라서 본서는 이를 해석하지 않았다.

三十. 陽明脈解

본편에서는 陽明經에 발생하는 병증 중에서 實熱證의 주요 증상 및 병리변화·임상증상·예후에 대하여 중점적으로 논술하였다.

(1) 陽明經이 병들었을 때 木音과 사람·불(火)을 싫어하는 이치에 관해서 논술하였다.

(2) 陽明經에 熱이 盛함으로 인해 음식을 먹지 않고, 높은 곳에 올라가 노래를 부르며, 옷을 벗어 던지고 달음박질하는 등의 증상에 대해 그 병리변화를 논술하였다.

黃帝問曰 : 足陽明之脈病, 惡[1]人與火, 聞木音則惕然而驚, 鍾鼓不爲動, 聞木音而驚何也? 願聞其故.

岐伯對曰 : 陽明者胃脈也, 胃者土也. 故聞木音而驚者, 土惡木[2]也.

黃帝 : 足陽明의 經脈이 병들면 사람과 불을 싫어하고, 木音을 들으면 두려워하여 놀라지만 종소리와 북소리에는 동요하지 않으니, 木音을 들으면 놀라는 것은 어째서입니까? 원컨대 그 까닭을 들려주십시오.

岐伯 : 足陽明은 胃脈인데, 胃는 (五行 중에서) 土입니다. 그러므로 木音을 들고 놀라는

1) 惡 : 여기서는 "싫어하다"는 뜻이다.

2) 土惡木 : 木은 土를 克制하므로 土가 木을 싫어하는 것이다.

것은 土가 木을 싫어하기 때문입니다.

帝曰：善. 其惡火, 何也?

岐伯曰：陽明主肉, 其脈血氣盛, 邪客之則熱, 熱甚則惡火.

帝曰：其惡人, 何也?

岐伯曰：陽明厥則喘而惋[3], 惋則惡人.

帝曰：或喘而死者, 或喘而生者, 何也?

岐伯曰：厥逆連臟則死, 連經則生[4].

黃帝：훌륭하십니다. 그것이 불을 싫어하는 것은 어째서입니까?

岐伯：足陽明經은 肌肉을 주관하기 때문에 그 脈에 血氣가 盛한데, (만약) 邪氣가 그 곳에 침입하면 熱이 발생하고, 熱이 심하면 불을 싫어합니다.

黃帝：그것이 사람을 싫어하는 것은 어째서입니까?

岐伯：陽明經의 氣가 上逆하면 숨이 차고 가슴이 답답한데, 가슴이 답답하면 사람을 싫어합니다.

黃帝：(氣가 上逆하면) 때로는 숨이 가빠지면서 죽고, 때로는 숨이 가빠지면서도 죽지 않는데, 어째서입니까?

岐伯：(陽明經의) 氣가 上逆하여 五臟에 파급되면 죽고, 經脈에 파급되면 삽니다.

帝曰：善. 病甚則棄衣而走, 登高而歌, 或至不食數日, 逾垣[5]上屋, 所上之處, 皆非其素所能也, 病反能者, 何也?

岐伯曰：四肢者, 諸陽之本也. 陽盛則四肢實, 實則能登高也.

黃帝：훌륭하십니다. 병이 심하면 옷을 (벗어) 버리고 뛰어다니며, 높은 곳에 올라가 노래를 부르고, 간혹 며칠 동안 아무 것도 먹지 않으며, 담을 뛰어넘고 지붕 위로 올라가는데, 올라가는 곳이 모두 환자가 평소에는 가능하지 않은 것이지만 병들었는데도

3) 惋(완)：가슴이 답답하여 편안하지 않은 것을 말한다.

4) 厥逆連臟則死, 連經則生：王冰은 注에서 "'經'이란 經脈을 말하고, '臟'이란 五神臟을 말한다. 따라서 '臟에 파급되면 죽는다'고 함은 신이 빠져나가기 때문이다."라고 하였는데, 이는 上逆한 氣가 臟에 파급되면 신이 손상되어 빠져나가므로 죽고, 經脈에 파급되면 병이 아직 얕고 가벼우므로 산다는 말이다. "連"은 "파급되다"·"이어지다"는 뜻이다.《廣雅·釋詁四》에서 "'連'은 '及'이다."라고 하였다.

5) 逾垣："逾"는 "越·踰"과 같은 뜻으로서 "넘다"는 뜻이고, "垣"은 "담장"을 가리킨다.

오히려 가능한 것은 무엇 때문입니까?

岐伯 : 四肢는 모든 陽의 근본입니다. 陽氣(陽邪)가 성하면 四肢도 (陽氣가) 實해지고, (四肢에 陽氣가) 實하면 높은 곳에 올라갈 수 있습니다.

帝曰 : 其棄衣而走者, 何也?

岐伯曰 : 熱盛於身, 故棄衣欲[6]走也.

帝曰 : 其妄言罵詈不避親疏, 而歌者, 何也?

岐伯曰 : 陽盛則使人妄言罵詈不避親疏, 而歌也[7].

黃帝 : 환자가 옷을 (벗어) 버리고 날뛰는 것은 무엇 때문입니까?

岐伯 : 熱이 몸에서 盛하므로 옷을 (벗어) 버리고 날뛰는 것입니다.

黃帝 : 환자가 망령된 말을 하고 욕을 함에 親疏를 가리지 않으며, 노래를 부르는 것은 무엇 때문입니까?

岐伯 : 陽氣가 盛하면 사람으로 하여금 (心神을 교란시켜 의식이 혼란해지게 하므로) 망령된 말을 하고 욕을 함에 親疏를 가리지 않으며, 노래를 부르게 합니다.

◀參考▶ 본편은 陽明經脈의 實熱 증상과 病理變化에 대해 설명한 것이므로《靈樞·經脈篇》의 내용을 참고하면 이해가 쉽다.

---

6) 欲 :《太素》에는 "而"로 되어 있는데, "帝曰 : 其棄衣而走者"라고 한에 근거하면 "而"로 적는 것이 옳다.

7) 而歌也 : 원문에는 "而不欲食不欲食, 故妄走也"로 되어 있었으나, 吳崑의《吳注素問》에 근거하여 교정하였다.《甲乙經》에는 이 11字가 없고,《太素》에는 "不欲食故妄言"으로 되어 있다. 黃帝와 岐伯의 대화에 근거하면 吳崑의 견해가 옳다.

三十一. 熱　論

본편에서는 熱病의 개념·主症·원인·전변규율·治法·조리원칙 및 예후 등에 관하여 체계적으로 논술하였다.

(1) 熱病의 개념을 논술하였다.

(2) 熱病의 치료 원칙과 병후 조리 원칙을 제시하였다.

(3) "兩感"熱病의 脈證 특징과 예후를 결정하는 胃氣에 대하여 논술하였다.

黃帝問曰 : 今夫熱病者, 皆傷寒之類也. 或愈或死, 其死皆以六七日之間, 其愈皆以十日以上者, 何也? 不知其解, 願聞其故.

岐伯對曰 : 巨陽[1]者, 諸陽之屬[2]也, 其脈連於風府[3], 故爲諸陽主氣也[4]. 人之傷於寒也, 則爲病熱, 熱雖甚不死; 其兩感[5]於寒而病者,

1) 巨陽 : 太陽經을 가리킨다. "巨"는 "大"이고, "大"는 "太"와 통한다.

2) 屬 : 여기서는 "통솔하다"·"모으다"는 뜻으로 해석한다.

3) 風府 : 穴名. 뒷목에서 髮際를 향하여 1寸부위에 있으며, 督脈에 속한다. 足太陽膀胱經과 督脈·陽維脈이 만나는 곳이다.

4) 故爲諸陽主氣也 : "爲"는 前置詞로서 "~을 대신하다"라는 뜻이다. 楊上善은 注에서 "諸陽이란 督脈과 陽維脈이다. 督脈은 陽脈의 海이고, 陽維脈은 모든 陽脈을 묶어 주는데, 모두 風府에 모이며 太陽에 속한다. 그러므로 足太陽脈은 모든 陽을 대신하여 氣를 주관한다."고 하였다.

5) 其兩感 : "其"에는 "만약"이란 뜻이 있다. "兩感"이란 陰陽表裏 兩經이 동시에 병드는 것을 가리키는데, 예를 들면 太陽·少陽同病, 陽明·太陰同病, 少陽·厥陰同病 등이 있다.

必不免於死.

黃帝 : 무릇 熱病이란 모두 傷寒類에 속합니다. (같은 熱病이라도) 때로는 치유되고 때로는 죽는데, 죽는 경우는 모두 6~7일 사이이고, 낫는 경우는 모두 10일 이상이니, 어째서입니까? 그것을 이해할 수 없으니 그 까닭을 들려주십시오.

岐伯 : 太陽經은 모든 陽을 통솔하는데, 그 經脈은 風府로 이어지므로 모든 陽을 대신하여 (전신의) 氣를 주관합니다. 인체가 寒邪에 손상되면 熱이 발생하는데 (發熱 증상만 있다면) 熱이 비록 심할지라도 죽지 않으나, 만약 兩經(陽經과 陰經)이 모두 寒邪를 感受하여 병들면 반드시 죽음을 면할 수가 없습니다.

◀參考▶ 本節에서 말하는 傷寒은 넓은 의미의 傷寒인데, 이 속에는 外邪를 感受함으로 인해 발생한 각종 熱病이 포함된다. 《難經》에서 "傷寒에는 다섯 가지가 있어 中風·傷寒·濕溫·熱病·溫病이 있는데, 그 고통스러운 바가 각기 다르다."라고 하였으니, 이것이 바로 廣義의 傷寒에 대한 구체적인 설명이다.

帝曰 : 願聞其狀.

岐伯曰 : 傷寒一日, 巨陽受之, 故頭項痛, 腰脊强. 二日陽明受之, 陽明主肉, 其脈俠鼻絡於目, 故身熱目疼而鼻乾, 不得臥[6]也. 三日少陽受之, 少陽主骨[7], 其脈循脇絡於耳, 故胸脇痛而耳聾. 三陽經絡皆受其病, 而未入於臟[8]者, 故可汗而已. 四日太陰受之, 太陰脈布胃中

6) 不得臥 : 邪氣가 陽明에 있으면 胃氣가 阻滯되어 조화롭지 않으므로 편안하게 눕지 못한다.

7) 骨 : 원문에는 "膽"으로 되어 있었으나 《素問·陰陽離合論》의 "開·闔·樞" 이론에 근거하여 "骨"로 교정하였다. 《新校正》《甲乙經》《太素》에도 모두 "骨"로 되어 있다. 丹波元簡은 《素問識》에서 "太陽은 皮膚를 주관하고, 陽明은 肌肉을 주관하며, 少陽은 骨을 주관한다. 내부에서 외부로 들어갈 때 자못 半表半裏의 부분에 해당하므로 '膽'을 '骨'로 고치는 것이 의미에 있어서 뛰어나다."라고 하였다.

8) 未入於臟 : 邪氣가 아직 裏에 속하는 三陰經으로 들어가지 않고 體表에 있음을 말한다. 《新校正》에서 이르길 "全元起 本에는 '臟'이 '腑'로 되어 있다."고 하였으며, 《太素》에도 "腑"로 되어 있다. 그러나 馬蒔는 注에서 "이른바 '臟'이란 內臟이 아니고 뒤에 나오는 三陰經이다. 三陰經은 五臟에 속하므로 '臟'字로써 말한 것이다."라고 하였으니, 이처럼 "臟"으로 적어도 不可한 것만은 아니다.

絡於嗌, 故腹滿以嗌乾. 五日少陰受之, 少陰脈貫腎絡於肺, 繫舌本, 故口燥舌乾而渴. 六日厥陰受之, 厥陰脈循陰器而絡於肝, 故煩滿[9]而囊縮. 三陰三陽, 五臟六腑皆受病, 榮衛不行, 五臟不通, 則死矣.

黃帝 : 그 증상에 관하여 듣고 싶습니다.

岐伯 : 傷寒 1일에는 太陽經이 寒邪의 침입을 받으므로 머리·뒷목에 통증이 오고, 허리와 척추가 强直됩니다. 2일째에는 陽明經이 邪氣의 침입을 받는데, 陽明은 肌肉을 주관하고 그 經脈은 코를 끼고 (올라가) 눈으로 이어지므로 몸에 열이 나고 눈이 아프며 코가 건조하여 편안히 누워 있지 못합니다. 3일째에는 少陽經이 邪氣의 침입을 받는데, 少陽은 骨을 주관하고 그 經脈은 兩脇部을 순행하여 귀〔耳〕로 이어지므로 胸脇痛과 耳聾이 발생합니다. (비록) 三陽經絡이 모두 邪氣의 침입을 받아 병들었을지라도 아직 臟(三陰經)으로 들어가지 않았으므로 發汗法을 써서 치료할 수 있습니다.

4일째에는 太陰經이 邪氣의 침입을 받는데, 太陰經脈은 胃中에 분포되고 목구멍으로 이어지므로 腹部가 脹滿하고 목구멍이 건조해집니다. 5일째에는 少陰經이 邪氣의 침입을 받는데, 少陰經脈은 腎을 관통하여 肺로 이어진 다음 舌本에 이어지므로 입안이 말라 혀가 건조하면서 갈증이 납니다. 6일째에는 厥陰이 邪氣의 침입을 받는데, 厥陰經脈은 陰器를 돌아 肝에 이어지므로 가슴이 답답하고 陰囊이 오그라듭니다. (만약) 三陰三陽·五臟六腑가 모두 邪氣의 침입을 받아 병들고 營·衛氣가 운행되지 않아 五臟이 막히면 죽습니다.

其不兩感於寒者, 七日巨陽病衰, 頭痛少愈[10]; 八日陽明病衰, 身熱少愈, 九日少陽病衰, 耳聾微聞; 十日太陰病衰, 腹減如故, 則思飮食; 十一日少陰病衰, 渴止不滿[11], 舌乾已而嚔[12]; 十二日厥陰病衰,

---

9) 煩滿 : 가슴이 답답한 것을 말한다. "滿"은 "懣"과 통하며, 煩悶을 가리킨다.

10) 少愈 : 王氷은 注에서 "邪氣가 점차 물러가고 經脈의 氣가 점점 조화로워지므로 '少愈'라 했다."고 하였다.

11) 不滿 : 丹波元簡은 《素問識》에서 "《甲乙經》《傷寒例》에는 모두 '不滿' 2字가 없는데, 윗글에 腹滿이라 말하지 않았으므로 이것은 반드시 衍文이다."라고 하였다. 본서 역시 이를 衍文으로 보아 해석하지 않았다.

12) 嚔 : 《靈樞·口問》에서 "陽氣가 조화로워 가슴에 가득하면 鼻竅로 빠져 나오므로 재채기가 난다."고 하였다. 이로 볼 때 병을 앓은 후에 재채기가 나면 대개 陽氣가 조화로워 病情이 장차 나으려는 조짐이다.

囊縱少腹微下, 大氣[13]皆去, 病日已矣.

兩經(陰經과 陽經)이 모두 寒邪를 感受한 경우가 아니면 7일째에는 太陽經의 病邪가 쇠퇴하므로 頭痛 줄어들어 낫고, 8일째에는 陽明經의 病邪가 쇠퇴하므로 몸에 熱이 줄어들어 나으며, 9일째에는 少陽經의 病邪가 쇠퇴하므로 귀가 들리지 않던 것이 미미하게 들립니다. 10일째에는 太陰經의 病邪가 쇠퇴하므로 그득하던 腹部가 감소되어 정상과 같아지고 입맛이 생기며, 11일째에는 少陰經의 病邪가 쇠퇴하므로 갈증이 그치고 혀가 건조한 것도 나으며 (陽氣가 조화롭게 통하기 시작하므로) 재채기가 납니다. 12일째에는 厥陰經의 病邪가 쇠퇴하므로 (오그라들었던) 陰囊이 풀어지고 하복부가 (편안해져) 약간 아래로 처지며 邪氣가 모두 물러가 병이 날로 낫게 됩니다.

帝曰 : 治之奈何?

岐伯曰 : 治之各通其臟脈, 病日衰已矣. 其未滿三日者, 可汗而已; 其滿三日者, 可泄而已.

黃帝 : 이를 치료하려면 어떻게 해야 합니까?

岐伯 : 이를 치료할 때는 각 臟腑經脈을 (補瀉法을 운용하여) 통하게 하면 病邪가 날로 쇠약해져 병이 낫습니다. 病邪가 침입한지 3일을 넘지 않았다면 發汗法을 쓰면 낫고, 병이 이미 3일을 넘었으면 瀉下法을 쓰면 낫습니다.

帝曰 : 熱病已愈, 時有所遺[14]者, 何也?

岐伯曰 : 諸[15]遺者, 熱甚而强食之, 故有所遺也. 若此者, 皆病已衰而熱有所藏[16], 因其穀氣相薄, 兩熱相合, 故有所遺也.

帝曰 : 善. 治遺奈何?

岐伯曰 : 視其虛實, 調其逆從, 可使必已矣.

帝曰 : 病熱當何禁之?

岐伯曰 : 病熱少愈, 食肉則復, 多食則遺, 此其禁也.

---

13) 大氣 : 邪氣를 가리키는데, 여기서는 外感한 六淫의 邪氣를 뜻한다.

14) 遺 : 여기서는 餘熱이 완전히 제거되지 않고 남아 있는 것을 말한다.

15) 諸 : 대명사로서 "之"에 해당하며, "그들"·"그것들"로 해석한다. 여기서는 熱病은 이미 나았는데도 때때로 熱이 남아 있는 환자들을 가리키는 말이다.

16) 藏 : 여기서는 "蓄"과 통하며, "쌓이다"는 뜻이다.

黃帝 : 熱病은 이미 나았는데도 때때로 (熱이) 남아 있는 것은 무엇 때문입니까?

岐伯 : 그들에게 熱이 남아 있는 것은 熱이 심할 때 (환자가) 억지로 음식을 먹었기 때문에 熱이 남아 있는 것입니다. 이와 같은 환자는 모두 병이 이미 쇠퇴하였지만 熱이 (내부에) 쌓여 있는데, 그것(내부에 쌓인 熱)과 穀氣가 서로 핍박하면 두 熱이 합쳐지므로 熱이 남습니다.

黃帝 : 훌륭하십니다. 남아 있는 熱을 치료하려면 어떻게 해야 합니까?

岐伯 : 병의 虛實을 살펴 陰陽의 逆從을 조절하면 반드시 낫게 할 수 있습니다.

黃帝 : 熱病을 앓는 환자는 마땅히 무엇을 금해야 합니까?

岐伯 : 熱病이 다소 호전되었을 때 肉類를 먹으면 재발하고, 過食하면 熱이 남게 되니, 이것이 금해야 할 바입니다.

帝曰 : 其病兩感於寒者, 其脈應與其病形, 何如?

岐伯曰 : 兩感於寒者, 病一日則巨陽與少陰俱病, 則頭痛口乾而煩滿; 二日則陽明與太陰俱病, 則腹滿身熱, 不欲食譫言; 三日則少陽與厥陰俱病, 則耳聾囊縮而厥. 水漿不入, 不知人, 六日死.

黃帝 : 兩經(陽經과 陰經)이 모두 寒邪의 침입을 받으면 그 脈이 상응함과 그 증상은 어떠합니까?

岐伯 : 兩經이 모두 寒邪의 침입을 받으면 발병 1일째에는 太陽經과 少陰經이 모두 병들어 頭痛이 오고 입이 건조하며 가슴이 답답합니다. 2일째에는 陽明經과 太陰經이 모두 병들어 腹部가 그득해지고 몸에 열이 나며 식욕이 없고 헛소리를 합니다. 3일째에는 少陽經과 厥陰經이 모두 병들어 耳聾이 오고 陰囊이 오그라들면서 四肢가 찹니다. (만약) 물을 마시지 못하고 사람을 알아보지 못하면 6일째에 죽습니다.

帝曰 : 五臟已傷, 六腑不通, 榮衛不行, 如是之後, 三日乃死何也?

岐伯曰 : 陽明者, 十二經脈之長也, 其血氣盛, 故不知人. 三日其氣乃盡, 故死矣. 凡病傷寒而成溫[17]者, 先夏至日者爲病溫, 後夏至日者爲病暑, 暑當與汗皆出, 勿止[18].

---

17) 溫 : 여기서는 溫熱病을 가리킨다.

18) 暑當與汗皆出, 勿止 : 暑邪는 陽邪로서 發泄하는 성질이 있으므로 暑邪의 침입을 받아 발병하면 땀을 많이 흘리는데, 땀이 흐르면 邪氣가 땀을 따라 배출되므로 暑病에 걸린 사람에게 땀을 멎게 하는 收斂劑는 쓰지 말아야 한다는 말이다.

黃帝 : 五臟이 이미 손상되고 六腑가 통하지 않으면 營·衛氣가 운행되지 않는데, 이처럼 된 후 3일이면 죽는 것은 무슨 까닭입니까?

岐伯 : 陽明經은 十二經脈의 으뜸으로서 血氣이 盛하므로 (邪氣가 침입하면 熱의 세력이 반드시 극렬해져) 사람을 알아보지 못합니다. 3일 후에는 陽明經脈의 氣가 소진되(어 氣血生化의 원천이 끊어지)므로 죽습니다.

무릇 傷寒을 앓아 溫熱病이 발생한 경우에 夏至 이전에 발병하면 "溫病"이라 하고, 夏至 이후에 발병하면 "暑病"이라 하는데, 暑邪는 마땅히 (發汗法을 사용하여) 땀과 함께 배출되도록 해야지 땀을 멎게(收斂) 해서는 안됩니다.

《素問·熱論》과 《傷寒論》 六經證候 비교표

	《素問·熱論》	《傷寒論》
太陽經	머리·목·등·허리에 통증이 발생한다.	浮脈. 머리와 목이 强直되고 아프며 춥고 熱이 난다.
陽明經	身熱이 나고 눈이 아프며, 콧속이 건조하다.	몸에 熱이 나고 저절로 땀이 나며 갈증으로 물을 마시고, 변비가 생기며 潮熱이 오고 헛소리를 한다.
少陽經	胸脇에 통증이 있고 耳聾이 발생한다.	입안이 쓰고 목이 건조하며 눈앞이 아물거리고, 胸脇이 쑤시며 寒熱이 번갈아 온다.
太陰經	腹部가 그득하고 목구멍이 건조하다.	腹部가 脹滿하고 嘔吐가 나며, 소화가 안되고 수시로 腹痛이 온다.
少陰經	입과 혀가 건조하며 갈증이 난다.	微細脈. 惡寒으로 몸을 움츠리고 手足이 차다.
厥陰經	가슴이 답답하고 陰囊이 오그라든다.	氣가 心으로 치솟아 心中에 熱痛이 있으며, 배가 고프지만 식욕이 없는데 먹으면 蛔虫을 토하며 설사가 그치지 않는다.

三十二. 刺　熱

> 본편에서는 五臟熱病의 증상·진단·예후 및 刺針 방법 등에 관하여 논술하였다. 五臟熱病의 刺針法을 중점적으로 다루었기 때문에 "刺熱"이라 하였다.
> (1) 五臟熱病의 임상표현·전변·예후 및 刺針法을 설명하였다.
> (2) 안색을 살펴서 熱病을 조기에 진단하고 조기에 刺針하는 의의를 논술함과 동시에, 잘못 刺針하였을 때 초래되는 위험 상황을 논술하였다.
> (3) 熱病을 치료할 때 取하는 穴의 위치에 관해 논술하였다.

肝熱病者, 先小便黃[1], 腹痛多臥身熱. 熱爭則狂言及驚, 脇滿痛, 手足躁, 不得安臥; 庚辛甚, 甲乙大汗[2], 氣逆則庚辛死[3]. 刺足厥陰·少陽. 其逆則頭痛員員[4], 脈引衝頭也[5].

---

1) 先小便黃 : 원문에는 "小便先黃"으로 되어 있었으나 《素問識》에 근거하여 교정하였다. 丹波元簡은 《素問識》에서 "아래 글의 四臟의 예에 비추어 볼 때 '先'字는 마땅히 '小便' 위에 있어야 한다."고 하였다.

2) 庚辛甚, 甲乙大汗 : 肝은 木에 속하고 庚辛은 金에 속하는데, 金은 木을 억제하므로 肝病은 庚辛日에 더욱 가중된다. 甲乙은 木에 속하며 肝氣가 왕성한 날이므로 肝病은 甲乙日을 만나면 肝氣가 왕성해져 正氣가 邪氣를 이기므로 구슬 같은 땀을 흘린 후 熱이 물러간다.

3) 氣逆則庚辛死 : 熱邪가 내부에서 盛하여 肝氣가 上逆한데다 肝氣가 쇠약해지는 庚辛日을 만나면 죽는다.

4) 員員 : 眩暈을 가리킨다. 張志聰은 注에서 "'員員'은 빙글빙글 도는 것이다."라고 하였다.

肝에 熱이 있는 병은 먼저 소변이 누렇고 배가 아프며 자꾸 누우려 하고 몸에 熱이 납니다. (正氣가) 熱邪와 싸우면 헛소리를 하고 잘 놀라며, 양쪽 옆구리가 그득하면서 아프고 손발을 가만두지 못하고 편안히 누워 있지 못합니다. (金이 왕성해지는) 庚辛日에 (肝木은 金의 억제를 받으므로 병이) 심해지고(金克木), (木이 왕성해지는) 甲乙日에 구슬 같은 땀을 흘리(면서 熱이 물러가)는데, (만약 熱邪가 내부에서 盛하여) 氣가 上逆하면 庚辛日에 죽습니다. (이를 치료할 때는) 足厥陰肝經과 足少陽膽經에 침을 놓습니다. 肝氣가 上逆하면 頭痛과 현기증이 발생하는데, (이는 熱邪가) 肝脈을 따라 머리로 치솟았기 때문입니다.

心熱病者, 先不樂, 數日乃熱[6], 熱爭則卒心痛, 煩悶善嘔, 頭痛面赤無汗; 壬癸甚, 丙丁大汗, 氣逆則壬癸死. 刺手少陰・太陽.

心에 熱이 있는 病은 먼저 (가슴이 답답하여) 즐겁지 않으면 며칠 후에 熱이 나는데, (正氣와) 熱邪가 싸우면 갑자기 가슴에 통증이 오고 가슴이 답답하며 구토가 잘 나고, 두통과 함께 얼굴이 붉어지며 땀이 나지 않습니다. (水가 왕성해지는) 壬癸日에 (心火는 水의 억제를 받으므로 병이) 심해지고(水克火), (火가 왕성해지는) 丙丁日에 구슬 같은 땀을 흘리(면서 熱이 물러가)는데, (만약 正氣가 邪氣를 이기지 못하여) 氣가 逆亂하면 壬癸日에 죽습니다. (이를 치료할 때는) 手少陰心經과 手太陽少腸經에 침을 놓습니다.

脾熱病者, 先頭重頰痛, 煩心顔靑[7], 欲嘔身熱. 熱爭則腰痛[8]不可用俛[9]仰, 腹滿泄, 兩頷痛; 甲乙甚, 戊己大汗, 氣逆則甲乙死. 刺足太陰・陽明.

脾에 熱이 있는 病은 먼저 머리가 무겁고 뺨에 통증이 오며, 가슴이 답답하여 煩躁해지고 이마가 청색이 되며, 吐하려 하고 몸에 열이 납니다. (正氣와) 熱邪가 싸우면 허리에 통증이 와서 구부리거나 펴지 못하고, 腹部가 그득하면서 설사가 나며, 양쪽 턱에

---

5) 脈引衝頭也 : 丹波元堅은 《素問紹識》에서 "이 5字는 《太素》에도 있다. 그러나 곰곰이 생각해 보건대 옛 注文이 잘못 끼여든 것 같으며, 마땅히 删去해야만 아래의 文例와 부합한다."고 하였다. 문맥을 살펴보건대 이 5字는 錯簡임이 분명하다. 〈譯者〉

6) 先不樂, 數日乃熱 : 吳崑은 注에서 "心이 조화로우면 즐겁고, 조화롭지 못하면 즐겁지 않다. 먼저 즐겁지 않은 경우는 熱證의 전조이므로 며칠 후에 熱이 나는 것이다."라고 하였다.

7) 顔靑 : 여기서 "顔"은 이마를 가리키며, "庭"이라고도 한다. 예를 들면 《靈樞・五色》에서 "'庭'이란 이마이다."라고 하였다.

8) 腰痛 : 張介賓은 注에서 "腰部는 腎의 府이다. 熱邪가 脾에서 다투면 土邪가 腎에 침입하여 반드시 腰部로 가므로 腰痛이 온다."고 하였다.

9) 俛(부) : "俯"와 통하며 "구부리다"는 뜻이다.

疼痛이 옵니다. (木이 왕성해지는) 甲乙日에 (脾土가 木의 억제를 받으므로 병이) 심해지고(木克土), (土가 왕성해지는) 戊己日에 구슬 같은 땀을 흘리(면서 熱이 물러가)는데, (만약 正氣가 邪氣를 이기지 못하여) 氣가 逆亂하면 甲乙日에 죽습니다. (이를 치료할 때는) 足太陰脾經과 足陽明胃經에 침을 놓습니다.

肺熱病者, 先淅然厥[10], 起毫毛, 惡風寒, 舌上黃, 身熱. 熱爭則喘咳, 痛走胸膺[11]背, 不得大息, 頭痛不堪, 汗出而寒; 丙丁甚, 庚辛大汗, 氣逆則丙丁死. 刺手太陰・陽明, 出血如大豆, 立已[12].

肺에 熱이 있는 病은 먼저 (몸이) 싸늘하게 차고 솜털이 곤두서며, 찬바람을 싫어하고 혓바닥 위쪽이 누렇고 몸에 열이 납니다. (正氣와) 熱邪가 싸우면 咳嗽喘息이 발생하고 통증이 가슴과 등으로 돌아다녀 심호흡을 하지 못하며, 두통이 심하여 견디기 어렵고 땀을 흘리면서도 추워합니다. (火가 왕성해지는) 丙丁日에 (肺金은 火의 억제를 받으므로 병이) 심해지고(火克金), (金이 왕성해지는) 庚辛日에 구슬 같은 땀을 흘리(면서 熱이 물러가)는데, (만약 正氣가 邪氣를 이기지 못하여) 氣가 逆亂하면 丙丁日에 죽습니다. (이를 치료할 때는) 手太陰肺經과 手陽明大腸經에 침을 놓아 콩알 크기의 핏방울이 나오게 하면 즉시 낫습니다.

腎熱病者, 先腰痛䯒痠, 苦渴數飮, 身熱. 熱爭則項痛而强, 䯒寒且痠, 足下熱, 不欲言, 其逆則項痛員員澹澹然[13]; 戊己甚, 壬癸大汗, 氣逆則戊己死. 刺足少陰・太陽. <u>諸汗者, 至其所勝日汗出也</u>[14].

腎에 熱이 있는 病은 먼저 허리가 아프고 정강이가 쑤시며, 입이 쓰고 갈증이 나서

---

10) 淅然厥 : "淅然"은 싸늘한 모양을 형용한 말이다. "厥"은 氣가 上逆하여 四肢가 차가워지는 것을 말한다.

11) 胸膺 : 가슴의 양쪽에 높이 솟은 부위를 "膺"이라 하고, 兩膺의 사이를 "胸"이라 한다.

12) 出血如大豆, 立已 : 高世栻은 注에서 이 7字는 "刺足少陰・太陽" 아래로 옮겨가야 한다고 했으며, 丹波元簡은 《素問識》에서 "나머지 臟의 熱病에서는 출혈에 대해 언급하지 않고, 유독 肺熱病에서만 이를 말한 것은 실로 의심스럽다. 高世栻의 說이 옳은 듯하다."라고 하였는데, 참고할 만 하다.

13) 員員澹澹然 : "員員"은 眩暈, 즉 머리가 어지러운 것을 말하고, "澹澹"은 "淡淡"과 같으며 물결이 일렁이는 것을 형용한 말이나 여기서는 頭部가 요동하는 것을 말한다.

14) 諸汗者, 至其所勝日汗出也 : 《太素》에는 이 11字가 없다. 高世栻은 《素問直解》에서 "이는 衍文이다. 下文의 '諸當汗者, 至其所勝日, 汗大出也'가 착오로 이곳에 중복되어 나온 것이다."라고 하였는데, 일리가 있다.

물을 자주 마시며, 몸에 熱이 납니다. (正氣와) 熱邪가 싸우면 뒷목이 아프고 뻐근하며, 정강이가 차고 쑤시며, 발바닥에 열이 나고 말하기 싫어하는데, (만약) 腎氣가 上逆하면 뒷목에 통증이 오고 眩暈과 함께 頭部가 요동합니다. (土가 왕성해지는) 戊己日에 (腎水는 土의 억제를 받으므로 병이) 심해지고(土克水), (水가 왕성해지는) 壬癸日에 구슬 같은 땀을 흘리(면서 熱이 내리)는데, (만약 正氣가 邪氣를 이기지 못하여) 氣가 逆亂하면 戊己日에 죽습니다. (이를 치료할 때는) 足少陰腎經과 足太陽膀胱經에 침을 놓습니다.

(이처럼) 모든 땀이 나는 증상은 그 氣가 왕성해지는 때(所勝日)에 땀이 납니다.

肝熱病者, 左頰先赤; 心熱病者, 顔先赤; 脾熱病者, 鼻先赤; 肺熱病者, 右頰先赤; 腎熱病者, 頤先赤. 病雖未發, 見赤色者刺之, 名曰治未病. 熱病從部所[15]起者, 至期[16]而已; 其刺之反[17]者, 三周[18]而已; 重逆則死. 諸當汗者, 至其所勝日, 汗大出也[19]. 諸治熱病, 先[20]飮之寒水乃刺之, 必寒衣之, 居止寒處, 身寒而止也.

肝에 熱이 있는 병은 먼저 왼쪽 뺨이 붉어지고, 心에 熱이 있는 병은 먼저 이마가 붉어지며, 脾에 熱이 있는 병은 먼저 코가 붉어지고, 肺에 熱이 있는 병은 먼저 오른쪽 뺨이 붉어지며, 腎에 熱이 있는 병은 먼저 턱이 붉어집니다. 병이 비록 발생하지 않았더라도 (얼굴에) 붉은 색이 보이면 刺針해야 하는데, 이름하여 "治未病"이라 합니다.

熱病이 (五臟의 병변을 반영하는 얼굴) 부위에 근거하여 일어나면 (해당 臟氣가 왕성해지는) 시기(즉 所勝日)에 이르러 낫는데, 만약 針을 반대로 놓으면 (그 臟氣가 왕성해지는 날을) 세 번 거쳐야 (병이) 낫고, 거듭 어긋나(게 치료하)면 죽습니다. 모든 땀이 나야 할 증상은 (해당 臟氣가 왕성해지는) 所勝日에 이르러 땀이 크게 납니다.

무릇 熱病을 치료하려면 먼저 환자에게 찬물을 마시도록 한 후에 침을 놓고, 반드시

---

15) 部所 : 五臟의 질병을 반영하는 色이 나타나는 부위를 가리킨다. 즉 心顔(額)·脾鼻·腎頤·肝左頰·肺右頰을 가리킨다.

16) 期 : "所勝日"을 가리킨다.

17) 刺之反 : 虛한 것을 瀉하고 實한 것을 補하는 것을 "反"이라 한다.

18) 三周 : 이는 所勝日을 세 번 만나는 것을 말한다.

19) 諸當汗者, 至其所勝日, 汗大出也 : 《新校正》에서 "이는 앞 문장과 중복되므로 마땅히 刪去해야 한다. 《甲乙經》《太素》에서도 중복되어 나오지 않았다."고 하였다. 그러나 이미 전술한 "諸汗者, 至其所勝日汗出也"에 대해서도 高世栻 등은 衍文이라 하였으니, 어느 것을 옳은지 가늠하기 어렵다. 諸賢들의 고견을 기대한다. 〈譯者〉

20) 先 : 원문에는 "以"로 되어 있었으나, 《甲乙經》에 근거하여 교정하였다.

옷을 시원하게 입히고 起居하는 곳도 시원하게 해야 하는데, (이렇게 하여) 몸에 열이 내리면 (刺針을) 멈춥니다.

熱病先胸脇痛, 手足躁, 刺足少陽, 補足太陰[21], 病甚者, 爲五十九刺[22]. 熱病始手臂痛者, 刺手陽明太陰而汗出止. 熱病始於頭首, 刺項太陽而汗出止. 熱病始於足脛者, 刺足陽明而汗出止. 熱病先身重骨痛, 耳聾好瞑[23], 刺足少陰, 病甚爲五十九刺. 熱病先眩冒[24]而熱, 胸脇滿, 刺足少陰少陽.

熱病을 앓을 때 먼저 胸脇部에 통증이 오고, 手足을 가만두지 못하고 움직이면 足少陽經에 침을 놓고, 足太陰經을 補하며, 病이 심할 때는 五十九刺法을 사용합니다.

熱病을 앓을 때 먼저 팔뚝에 통증이 오면 手陽明經과 手太陰經에 침을 놓아 땀을 흘리게 하면 熱이 멎습니다.

熱病이 頭部에서부터 시작되면 項部(뒷목)의 足太陽經에 침을 놓아 땀을 흘리게 하면 熱이 멎습니다.

熱病이 足脛部에서 시작되면 足陽明經에 針을 놓아 땀을 흘리게 하면 熱이 멎습니다.

熱病을 앓을 때 먼저 몸이 무겁고 뼈마디가 쑤시며, 귀가 들리지 않고 잠자기를 좋아하면 足少陰經에 침을 놓으며, 병이 심할 때는 五十九刺法을 사용합니다.

---

21) 刺足少陽, 補足太陰 : 張志聰은 注에서 "足少陽經에 刺針함으로써 陽分의 熱을 瀉하고, 足太陰經을 補함으로써 외부에서 邪氣가 침입하는 것을 막는다."고 하였다. "足太陰"에 대해《新校正》에서 "'足太陰'을 상고해 보면 全元起 本 및《太素》에 '手太陰'으로 되어 있다. 楊上善이 이르길 '手太陰은 상부의 肺에 속하는데 肺에서 腋部로 나오므로 胸脇部가 아프다.'라고 하였다. 또한《靈樞經》에서 이르길 '熱病으로 胸脇痛이 오고 手足을 躁動하면 筋肉 사이에서 取하되 第4針을 사용하는데, 肝腧에서 筋을 찾아야지 金에서 찾아서는 안된다.'고 하였다. 金은 肺이다. 이로써 '手太陰'으로 적는 것이 옳음을 확실히 알 수 있다."고 하였다.

22) 五十九刺 : 熱病을 치료할 때 取하는 59穴을 가리킨다. 王冰의 注에 근거하면 다음과 같다. 모든 陽經에서 上逆하는 熱邪를 瀉하려면 上星·顖會·前頂·百會·後頂(5穴)·五處·承光·通天·絡却·玉枕·臨泣·目窓·正營·承靈·腦空(좌우 20穴)을 취하고, 胸中의 熱邪를 瀉하려면 大杼·膺腧·缺盆·背腧(좌우 8穴)을 취하며, 胃中의 熱邪를 瀉하려면 氣街·三里·巨虛上廉·巨虛下廉(좌우 8穴)을 취하고, 四肢의 熱邪를 瀉하려면 雲門·髃骨·委中·髓空(8穴)을 취하며, 五臟의 熱邪를 瀉하려면 魄戶·神堂·魂門·意舍·志室(좌우 10혈)을 취하는데, 이를 모두 합하면 59穴이다. 상세한 것은《素問·水熱穴論》참조.

23) 瞑 : 여기서는 "면"으로 읽고 "잠자다"로 해석한다.

24) 眩冒 : 현기증으로 어지럽고 앞이 잘 보이지 않는 것을 말한다.

熱病을 앓을 때 먼저 어지러워 앞이 잘 보이지 않으면서 熱이 나고, 胸脇部가 脹滿하면 足少陰經과 足少陽經에 침을 놓습니다.

太陽之脈, 色榮顴骨[25], 熱病也, 榮未夭[26], 曰今且[27]得汗, 待時[28]而已, 與厥陰脈爭見[29]者, 死期不過三日, 其熱病內連腎[30]. 少陽之脈色也[31]. 少陽之脈, 色榮頰前, 熱病也, 榮未夭, 曰今且得汗, 待時而已, 與少陰脈爭見者, 死期不過三日.

太陽經脈의 경우 (병이 있으면 광대뼈 부위에 반영되므로) 赤色이 광대뼈 부위에 나타나면 熱病인데, 나타난 色이 어둡지 않고 만약 장차 땀을 내면 所勝日에 이르러 병이 낫지만, (太陽脈證이) 厥陰의 脈證과 다투어 나타나면 죽는 시기가 3일을 넘기기 못하니, 그 熱邪가 내부의 腎과 연관되어 있기 때문입니다.

少陽經脈의 경우 (병이 있으면 뺨에 반영되므로) 赤色이 頰部(뺨)에 나타나면 熱病인데,

---

25) 色榮顴骨 : "色"은 赤色을, "榮"은 색깔 따위가 나타나는 것을, "顴骨"은 광대뼈 부위를 가리킨다.

26) 榮未夭 : 원문에는 "榮未交"로 되어 있었으나, 의미가 통하지 않으므로 《新校正》《甲乙經》《太素》에 근거하여 교정하였다. 아래의 "榮未夭"도 이와 마찬가지이다. "榮"은 드러난 色을 가리키고, "夭"는 빛깔 따위가 칙칙하여 어두운 것을 가리키는데, 《玉機眞臟論》에서 "色夭不澤"이라 한 것이 그 예이다.

27) 曰今且 : "曰"은 語氣詞로서 句의 첫머리나 중간에 쓰이며, 실제적인 뜻이 없으므로 해석하지 않는다. "今"에는 "만약"이란 뜻이 있고, "且"에는 "장차~하려고 하다"는 뜻이 있다. 아래의 "曰今且"도 이와 같다.

28) 時 : 해당 臟氣가 왕성해지는 시기, 즉 "所勝日"을 가리킨다.

29) 厥陰脈爭見 : 張介賓은 注에서 "六經에 熱病이 傳變되는 순서는 그 시작이 太陰이고 끝이 厥陰이다. 만약 시작과 끝이 다투어 나타나면 六經이 兩感되어 모두 이미 두루 전해진 것이므로 마땅히 3일이면 죽는다."고 하였고, 張琦는 注에서 "'厥陰'은 마땅히 '少陰'으로 교정해야 한다. 만약 少陰脈과 다투어 나타나면 이는 1일이면 臟腑가 모두 병들고, 3일이면 六經에 두루 퍼져 죽는다. 그 熱의 근본이 腎에서 발생한 까닭에 병이 안으로 腎에 파급된다고 했다."고 하였다. 두 說 모두 일리가 있지만 아래의 "其熱病內連腎"을 錯簡으로 보고, "少陽之脈色也"를 王冰이 첨가한 것으로 보는 注家들이 많으므로 張琦의 說은 설득력이 떨어진다. 따라서 본서는 張介賓의 說을 따랐다.

30) 其熱病內連腎 : 喜多村直寬은 《素問箚記》에서 "'其熱' 6字 또한 錯簡文으로 의심된다."고 하였다. 아래의 文例에 비추어 보면 이 說이 옳은 듯하다.

31) 少陽之脈色也 : 《新校正》에서 이르길 "舊本에는 '少陽之脈色也'란 6字가 없으니, 곧 王冰이 보탠 것이다."라고 하였으며, 《甲乙經》《太素》에도 모두 이 6字가 없다. 따라서 본서는 이를 衍文으로 보아 해석하지 않았다.

나타난 색이 어둡지 않고 만약 장차 땀을 내면 所勝日에 이르러 병이 낫지만, (少陽脈證이) 少陰의 脈證과 다투어 나타나면 죽는 시기가 3일을 넘기지 못합니다.

熱病氣穴[32] : 三椎下間主胸中熱, 四椎下間主鬲中熱, 五椎下間主肝熱, 六椎下間主脾熱, 七椎下間主腎熱, 榮在骶也. 項上三椎陷者中也[33]. 頰下逆顴爲大瘕[34], 下牙車[35]爲腹滿, 顴後爲脇痛, 頰上者鬲上也.

熱病을 치료하는 氣穴로는 第3脊椎 아래의 틈(오목한 곳)이 있는데 (이는) 胸中의 熱을 主治하고, 第4脊椎 아래의 틈이 있는데 (이는) 胸膈中의 熱을 主治하며, 第5脊椎 아래의 틈이 있는데 (이는) 肝의 熱을 主治하고, 第6脊椎 아래의 틈이 있는데 (이는) 脾의 熱을 主治하며, 第7脊椎 아래의 틈이 있는데 (이는) 腎의 熱을 主治합니다. (순서에 따라 脊椎를) 헤아리는 방법은 項部의 세 번째 脊椎 아래의 오목한 곳 속에 있습니다.

(적색이) 뺨에서부터 광대뼈 부위까지 나타나면 大瘕泄이고, (적색이) 頰車穴로 내려가면 腹部가 그득한 것이며, (적색이) 광대뼈 뒤쪽에서 나타나면 脇部에 疼痛이 있는 것이고, (적색이) 뺨 위쪽에 나타나면 병이 胸膈에 있는 것입니다.

---

32) 熱病氣穴 : "氣穴"이란 孔穴이다. 따라서 "熱病氣穴"이란 熱病을 치료하는 腧穴을 가리킨다.

33) 榮在骶也. 項上三椎陷者中也 : 이 문구의 해석에 대해 諸家들의 說이 분분한데, 모두 명확하지 않다. 《太素》에는 "榮在" 아래에 "骶也" 2字가 없고 "榮在"가 아래 句에 붙어 있다. 이에 대해 孫鼎宜는 《內經章句》에서 이르길 "《太素》가 옳다. '榮'은 마땅히 '營'으로 보아야 하는데, 고대에 통용되었다. 《廣雅·釋詁一》에서 '營은 度이다'라고 하였으니, 이는 脊椎를 재는 방법을 사람들에게 제시한 것이다. '項上三椎'란 곧 項骨의 세 번째 마디로서 脊椎의 숫자에 포함되지 않으며, 반드시 그 아래 오목한 곳이 바로 (脊椎의) 第一節인데 이름하여 肺腧라 한다."고 하였다. 張介賓 또한 "이는 脊椎를 取하는 大法이다. '項上三椎'란 項骨의 세 번째 마디이지 脊椎가 아니다. 三椎 아래에 오목하게 들어간 곳이 바로 (脊椎의) 第一節로서 穴名은 大椎이다. 이에 근거하여 아래로 헤아려 나가면 여러 脊椎를 순서에 따라 파악할 수 있다."고 하였다. 兩者의 說이 타당하므로 본서 역시 이 단락을 "榮在項上三椎陷者中也"로 보아 해석하였다.

34) 頰下逆顴爲大瘕 : "頰下逆顴"이란 적색이 뺨에서 광대뼈 부위까지 나타나는 것을 말한다. 姚止庵이 이르길 "'逆'이란 아래에서 위로 올라가는 것이다. 뺨은 광대뼈 아래에 있으니, '逆顴'이란 뺨에서 상부의 광대뼈 부위에 이르는 것이다."라고 하였다. "大瘕"란 五瀉의 하나인 "大瘕泄"을 가리키는데, 그 증상으로는 泄瀉가 오고 裏急後重하면서 陰莖痛이 발생한다.

35) 下牙車 : "下"는 動詞로서 "내려가다"는 뜻이고, "牙車"는 頰車穴 부위를 가리킨다.

三十三. 評熱病論

"評"은 "평론하다"는 뜻이다. 본편에서는 본래 正氣가 虛한데다 風熱邪를 감수하여 발생하는 陰陽交·風厥·勞風·風水 등의 熱病을 자세하게 논술하였으므로 "評熱病論"이라 하였다.

(1) 陰陽交·風厥·勞風·風水의 病因病機·치료·예후를 논술하였다.

(2) 인체 精氣의 강약이 질병의 발생·발전·전변·예후를 결정하는 요인임을 밝히면서 "邪氣가 침입하는 것은 그 부위의 正氣가 반드시 虛하기 때문이다(邪之所湊, 其氣必虛)."라는 견해를 제시하였다.

黃帝問曰 : 有病溫者, 汗出輒復熱[1], 而脈躁疾不爲汗衰, 狂言不能食, 病名爲何?

岐伯對曰 : 病名曰[2]陰陽交[3], 交者死也.

帝曰 : 願聞其說.

---

1) 汗出輒復熱 : 孫鼎宜가 이르길 "땀이 나면 熱이 물러가야 하는데, 지금 땀이 났는데도 곧 다시 熱이 나니, 이는 逆證이다."라고 하였다. "輒"은 時間副詞로서 "卽"과 같다.

2) 曰 : 원문에는 없었으나, 본서《陰陽類論》의 "陰陽交期在濂水" 句에서 王冰인 인용한 내용에 근거하여 보충하였다.

3) 陰陽交 : 熱邪(陽邪)가 깊숙이 陰分으로 들어가면 精氣를 소모하여 陰陽의 錯亂을 야기하는데, 熱邪가 盛하면 陰精이 고갈된다. 尤怡가 이르길 "'交'란 서로 통한다는 말이 아니고 錯亂을 말한다."고 하였다.

岐伯曰 : 人之所以汗出者, 皆生於穀, 穀生於[4]精. 今邪氣交爭於骨肉而得汗者, 是邪却而精勝也. 精勝則當能食而不復熱. 復熱者, 邪氣也, 汗者精氣也. 今汗出而輒復熱者, 是邪勝也. 不能食者, 精無俾[5]也. 病而留者, 其壽可立而傾[6]也. 且夫《熱論[7]》曰汗出而脈尙躁盛者死. 今脈不與汗相應, 此不勝其病也, 其死明矣. 狂言者是失志, 失志者死. 今見三死[8], 不見一生, 雖愈必死也.

黃帝 : 어떤 溫熱病 환자는 땀을 흘린 후에 곧 다시 熱이 나고 脈이 躁動하면서 빠르며, 땀을 내어도 (病情이) 쇠퇴하지 않을 뿐만 아니라 헛소리를 하고 음식을 먹지 못하는데, 病名이 무엇입니까?

岐伯 : 병명을 "陰陽交"라 하는데, (陰陽이) 錯亂하면 죽습니다.

黃帝 : 그것에 대한 말씀을 듣고 싶습니다.

岐伯 : 사람이 땀을 흘리는 까닭은 모두 穀氣에서 나오는데, (이는) 穀氣가 精氣를 생성하기 때문입니다. 만약 邪氣가 (正氣와) 骨肉 사이에서 싸워서 땀이 나면 이는 邪氣가 물러가고 精氣가 이긴 것입니다. 精氣가 이기면 마땅히 음식물을 먹을 수 있어 다시 熱이 나지 않습니다. 다시 熱이 나면 邪氣(가 이긴 것)이고, 땀이 나면 精氣(가 이긴 것)입니다. 지금 땀을 흘린 후에 곧 다시 熱이 나는 것은 邪氣가 이긴 것입니다. 음식을 먹지 못하면 精氣를 補益할 수 없습니다. (이로 인해) 病邪가 (계속) 머물면 환자의 목숨이 곧 위급해집니다.

무릇 《熱論》에서 "땀이 나면서도 脈이 여전히 躁動하고 盛하면 죽는다."라고 하였습니다. 지금 脈象이 땀과 상응하지 않는데, 이는 (正氣가) 그 病邪를 이기지 못한 것으로서 죽을 것이 확실합니다. 헛소리를 하는 것은 情志가 실조되었기 때문인데, 情志가 실조되면 죽습니다. 지금 세 가지 死證만 나타나고, 生機가 조금도 나타나지 않으니, 비

---

4) 於 : 이는 앞의 "於"와는 달리 "~을"이라 해석해야 한다.

5) 俾 : "補益하다"는 뜻이다. 《說文解字 · 人部》에서 "'俾'는 '益'이다."라고 하였다.

6) 壽可立而傾 : "立"은 "곧" · "즉시"라는 뜻이고, "傾"은 "위태롭다"는 뜻이다.

7) 熱論 : 張介賓은 注에서 "《靈樞 · 熱病篇》을 가리킨다."고 하였다. 《靈樞 · 熱病》에서 이르길 "熱病에서 이미 땀을 내었는데도 脈이 여전히 躁動하면서 盛하면 이는 陰脈이 극도로 쇠약해진 것으로서 죽는다."고 하였다.

8) 三死 : 馬蒔는 注에서 "몸에 熱이 나고 음식을 먹지 못하는 것이 첫 번째 死證이고, 脈이 躁動하면서 盛한 것이 두 번째 死證이며, 헛소리를 하는 것이 세 번째 死證이다."라고 하였다.

록 (일시적으로) 호전될지라도 반드시 죽습니다.

帝曰：有病身熱汗出煩滿[9)], 煩滿不爲汗解, 此爲何病?

岐伯曰：汗出而身熱者, 風也; 汗出而煩滿不解者, 厥也; 病名曰風厥[10)].

帝曰：願卒聞之.

岐伯曰：巨陽主氣, 故先受邪, 少陰與其爲表裏也. 得熱則上從之[11)], 從之則厥也.

帝曰：治之奈何?

岐伯曰：表裏刺之[12)], 飮之[13)]湯.

黃帝：어떤 환자는 전신에 熱이 나고 땀을 흘리며 煩滿한데, 煩滿이 땀을 흘려도 해소되지 않으니, 이는 무슨 병입니까?

岐伯：땀을 흘리면서 전신에 熱이 나는 것은 風邪 때문이고, 땀을 흘려도 煩滿이 해소되지 않는 것은 氣가 위로 치솟았기 때문인데, 病名을 "風厥"이라 합니다.

黃帝：원컨대 모두 들려주십시오.

岐伯：太陽經은 氣(陽氣)를 주관하므로 먼저 邪氣를 感受하는데, 少陰經은 太陽經과 表裏를 이룹니다. (이런 까닭에) 熱邪를 만나면 (少陰經의 氣가) 이를 따라 치솟는데, (少陰經의 氣가) 이를 따라 치솟으면 (四肢末端이 차가워지는) 厥證이 발생합니다.

---

9) 煩滿："煩"은 가슴에 열이 나는 것을, "滿"은 가슴이 답답한 것을 가리킨다.

10) 風厥：張介賓은 注에서 "風厥의 뜻은 하나가 아니다. 예컨대 本篇에서는 太陽經과 少陰經의 病을 말하지만, 《陰陽別論》에서는 '二陽一陰이 발병한 것을 風厥이라 하는데, 脾와 肝을 말한다.'고 하였고,……《五變》篇에서는 '사람이 風厥과 漉汗을 잘 앓으면서 肌肉이 견고하지 못하고 腠理가 성글다.'고 했는데,……모두 그 뜻을 잘 변별해야 한다."고 하였다.

11) 得熱則上從之：《類經》에 이르기를 "太陽經은 氣를 주관하고, 氣는 表라고 한다. 表에 病이 들면 裏도 이에 應하므로 少陰經도 熱邪를 받게 되고, 少陰經이 熱邪를 받으면 陰分의 氣도 太陽經의 氣를 따라 上逆한다. 그러므로 "厥"이란 少陰經의 氣가 上逆하는 것이라고 말할 수 있다."라고 하였다.

12) 表裏刺之：張介賓은 注에서 "陽邪가 盛하면 陰이 반드시 虛해지므로 마땅히 太陽經의 熱을 瀉하고, 少陰經의 氣를 補해주어야 한다."고 하였다.

13) 之：원문에는 "之" 아래에 "服"字가 있었으나, 衍文이므로《太素》《甲乙經》및 王冰의 注에 근거하여 刪去하였다.

黃帝 : 이를 치료하려면 어떻게 해야 합니까?

岐伯 : 表裏(足太陽經과 足少陰經)에 刺針하고, 湯液을 복용해야 합니다.

帝曰 : 勞風[14]爲病何如?

岐伯曰 : 勞風法在肺下[15], 其爲病也, 使人强上冥視[16], 唾出若涕[17], 惡風而振寒, 此爲勞風之病.

帝曰 : 治之奈何?

岐伯曰 : 以救俯仰[18]. 巨陽引, 精者三日, 中年者五日, 不精者七日[19], 咳出青黃涕, 其狀如膿, 大如彈丸, 從口中若[20]鼻中出, 不出則傷肺, 傷肺則死也.

黃帝 : 勞風이 발병할 때는 어떠합니까?

岐伯 : 勞風病은 (邪氣를 감수하는 부위가) 항상 肺 아래에 있는데, 이것이 발병하면 환자의 뒷목이 뻣뻣해지고 눈앞이 흐릿하며, 끈적끈적한 痰을 뱉고 바람을 싫어하며 추위로 몸을 떠니, 이것이 勞風病입니다.

黃帝 : 이를 치료하려면 어떻게 해야 합니까?

岐伯 : (먼저) 목이 뻣뻣하여 고개를 숙이지도 쳐들지도 못하는 것부터 치료해야 합니다. 太陽經에 刺針하여 (經氣를) 이끌어 내면 精氣가 왕성한 청년은 3일만에, (精氣가 비교적 약한) 中年은 5일만에, 精氣가 왕성하지 못한 노인은 7일만에 青黃色의 痰을 뱉어

---

14) 勞風 : 피로한 상태에서 바람을 쐬어 병이 된 것인데, "勞中"이라고도 한다.

15) 勞風法在肺下 : 이는 勞風病은 邪氣를 감수하는 부위가 항상 肺 아래에 있다는 뜻이다. "法"은 "常(항상)"의 뜻이다. 예컨대 《爾雅·釋詁》에서 "'法'은 '常'이다."라고 하였다.

16) 强上冥視 : "强上"이란 목이 뻣뻣한 것을 말한다. 于鬯이 이르길 "'上'은 아마도 '工'의 誤字인 듯하며, '工'은 '項'의 假借字이다. 따라서 '强上'이란 '强項'이다."라고 하였다. "冥視"란 눈앞이 흐릿한 것을 말한다.

17) 唾出若涕 : "涕"는 끈적끈적한 痰을 형용한 말이다. 丹波元簡이 이르길 "옛날에는 '痰'字가 없었다. 여기서 '唾出若涕'라 함은 끈적끈적한 痰을 뱉는다는 말이다."라고 하였다.

18) 以救俯仰 : "救"는 "치료하다"는 뜻이고, "俯仰"은 고개를 숙이지도 쳐들지도 못함을 가리킨다. 勞風 邪氣가 上逆하면 頭項部가 뻣뻣해져 고개를 숙이거나 젖히지 못한다. 이를 치료하려면 肺氣를 소통시켜 風熱邪氣를 흩어야 하는데, 이때는 太陽經의 經穴을 取한다.

19) 巨陽引, 精者三日, 中年者五日, 不精者七日 : "巨陽"은 太陽經을, "引"은 刺針하여 經氣를 이끈다는 뜻이다. "精者"는 精氣가 왕성한 청년을, "不精者"는 精氣가 약한 老年을 가리킨다.

20) 若 : 여기서는 "或"으로 해석한다.

내는데, 그 모양은 고름과 같고 크기는 彈丸만하며 입이나 혹은 코로 배출됩니다. (만약) 배출되지 않으면 肺가 손상되고, 肺가 손상되면 죽습니다.

帝曰 : 有病腎風者, 面胕痝然壅, 害於言21), 可刺不22)?

岐伯曰 : 虛不當刺. 不當刺而刺, 後五日其氣必至23).

帝曰 : 其至何如?

岐伯曰 : 至必少氣時熱, 時熱從胸背上至頭汗出, 手熱, 口乾苦渴, 小便黃, 目下腫, 腹中鳴, 身重難以行, 月事不來, 煩而不能食, 不能正偃, 正偃則咳甚24), 病名曰風水, 論在《刺法25)》中.

黃帝 : 腎風을 앓으면 얼굴이 부어 눈 밑이 누에가 누워 있는 것과 같이 솟아올라 言語에 장애가 오는데, 針으로 치료할 수 없습니까?

岐伯 : 虛한 상태이므로 刺針해서는 안됩니다. 刺針해서는 안되는데도 刺針하면 5일 후에 邪氣가 반드시 (腎에) 이르게 됩니다.

黃帝 : 邪氣가 (腎에) 이르면 어떠합니까?

岐伯 : (邪氣가 腎에) 이르면 반드시 숨이 가쁘고 때때로 熱이 나는데, 때때로 熱이 胸背部에서 상부의 頭部에까지 이르면서 땀이 나고, 손바닥에 熱이 나며, 입이 말라 갈증이 심하고 소변이 황색이며, 눈 아래가 붓고 배에서 소리가 나며, 몸이 무거워 행동이 불편하고 (부녀자인 경우는) 月經이 오지 않으며, 가슴이 답답하여 음식을 먹을 수 없고

---

21) 面胕痝然壅, 害於言 : 이는 얼굴이 눈 밑까지 부어 올라 言語에 장애가 온다는 말이다. 王冰은 注에서 "'痝然'은 부어오른 모양이다. '壅'은 눈 아래가 솟아올라 누에가 엎드려 있는 모양과 같다는 말이다. 腎脈은 腎으로부터 肝과 膈膜을 관통하면서 올라가 肺로 들어간 다음, 喉嚨을 따라 舌本을 끼고 돌므로 언어에 방해가 된다."고 하였다. "胕"는 浮腫이다. 《山海經·西山經》의 "可以已胕"에 대해 郭璞은 "부종을 치료한다는 말이다."라고 하였다.

22) 不 : 疑問副詞인 "否"와 같으며, "~없는가?"로 해석한다.

23) 不當刺而刺, 後五日其氣必至 : 風邪가 腎에 침입하면 腎의 精氣가 부족해지는데 이 때에 針을 사용해서는 안된다. 만약 刺針하면 眞氣가 더욱 虛해지는데, 臟氣는 5일이면 전신을 一周하여 本臟으로 돌아가므로 邪氣도 이를 따라 반드시 腎으로 들어가며, 이로 인해 야기된 엄중한 變證을 "風水"라고 한다.

24) 甚 : 원문에는 없었으나, 《甲乙經》 卷八第五와 아래 문장 "正偃則咳甚, 上迫肺也"에 근거하여 보충하였다.

25) 刺法 : 王冰은 注에서 "篇名인데, 지금은 經典이 亡失되었다."고 하였다. 또한 喜多村直寬은 《素問札記》에서 "《甲乙經》과 《太素》에 모두 이 5字가 없으니 아마도 後人들의 注文인 듯하다."라고 하였는데, 참고할 만하다.

바로 눕지를 못하며 바로 누우면 기침이 심해지는데, 病名을 "風水"라고 하며《刺法》 중에 논술되어 있습니다.

帝曰：願聞其說.

岐伯曰: 邪之所湊[26], 其氣必虛, 陰虛者陽必湊之, 故少氣時熱而汗出也[27]. 小便黃者, 少腹中有熱也. 不能正偃者, 胃中不和也. 正偃則咳甚, 上迫肺也. 諸有水氣者, 微腫先見於目下也.

黃帝：그에 대한 말씀을 듣고 있습니다.

岐伯：邪氣가 모이는 곳은 그 精氣가 반드시 부족하기 마련인데, 腎陰이 부족하면 陽邪가 반드시 그곳에 모여들(어 陰을 공박하)므로 숨이 차고 때때로 熱이 나면서 땀이 납니다. 소변이 황색을 띠는 것은 少腹에 熱이 있기 때문입니다. 바로 누울 수도 없는 것은 (邪氣가 胃에 침입하여) 胃中이 조화롭지 못하기 때문입니다. 바로 누우면 기침이 심하게 나는 것은 (邪氣가) 상부의 肺를 핍박하기 때문입니다. 여러 가지 水氣로 인한 病은 미미한 浮腫이 먼저 눈 밑에 나타납니다.

帝曰：何以言?

岐伯曰 : 水者陰也, 目下亦陰也. 腹者至陰之所居, 故水在腹者, 必使目下腫也. 眞氣上逆, 故口苦舌乾[28], 臥不得正偃, 正偃則咳出淸水也. 諸水病者, 故[29]不得臥, 臥則驚, 驚則咳甚也. 腹中鳴者, 病本於胃也. 薄[30]脾則煩不能食, 食不下者, 胃脘隔也. 身重難以行者, 胃脈在足也. 月事不來者, 胞脈閉也, 胞脈者屬心而絡於胞中, 今氣上迫肺, 心氣不得下通, 故月事不來也.

---

26) 湊：“모이다”는 뜻이다.

27) 陰虛者陽必湊之, 故少氣時熱而汗出也：張志聰은 注에서 “風邪가 腎을 손상하면 精氣가 반드시 虛해지는데, 陰이 虛해지면 陽邪가 와서 이를 능멸하므로 때때로 熱이 난다. 腎은 生氣의 근본이므로 숨이 가쁘다. 陽이 陰에 가해지면 땀이 난다.”고 하였다.

28) 眞氣上逆, 故口苦舌乾：여기서의 眞氣는 心氣를 가리킨다. 水氣가 上逆하면 心을 공박하여 心火가 치솟으므로 입안이 건조하다.

29) 故：여기서는 副詞로서 “곧”으로 해석한다.《甲乙經》에는 “皆”로 되어 있다.

30) 薄：“迫”과 통하며, “핍박하다”는 뜻이다.

帝曰：善.

黃帝：어째서 그렇게 말씀하십니까?

岐伯：水는 陰인데, 눈 밑 역시 陰에 속합니다. 腹部는 至陰이 위치하는 부위이므로 水邪가 腹中에 있으면 반드시 눈 밑에 浮腫이 나타납니다. 眞氣(心氣, 즉心火)가 치솟으므로 입안이 쓰고 건조하며, 눕되 바로 눕지 못하는데 (만약) 바로 누우면 (水氣가 치솟아) 기침이 나며 멀건 물이 넘어옵니다.

모든 水氣病 환자는 곧 눕지 못하는데, 누우면 (水氣가 상부의 心肺를 핍박하므로) 놀라고, 놀라면 기침이 심해집니다. 배에서 소리가 나는 것은 병의 근본이 胃에 있는 것입니다. (水氣가) 脾(胃)를 핍박하면 가슴이 답답해져 음식을 먹을 수 없고, 음식을 먹어도 내려가지 않는데, (이는 水氣가) 胃脘을 막고 있기 때문입니다. 몸이 무거워 움직임이 곤란한 것은 胃經脈이 足部로 운행하기 때문입니다. 月經이 오지 않는 경우는 胞脈이 막혔기 때문입니다. 胞脈은 心에 속하고 胞中으로 이어지는데, 지금 水氣가 상부의 肺를 핍박하여 心氣가 하부로 통하지 않으므로 月經이 오지 않는 것입니다.

黃帝：훌륭하십니다.

三十四. 逆 調 論

"逆調"란 失調・逆亂의 의미이다. 본편에서는 인체의 陰陽・水火・氣血・營衛・臟腑・經絡의 기능이 逆亂・失調되었을 때 발생하는 寒熱・骨痹・肉苛・氣逆 등의 병증에 대해 논술하였으므로 "逆調論"이라 하였다.

(1) 陽明氣血의 逆亂이 질병 발생의 내재적 요인임을 설명하였고, 질병을 치료할 때는 반드시 陰陽氣血의 조절을 위주로 해야 함을 제시하였다.

(2) 寒熱・骨痹・肉苛・氣逆의 病因病機와 임상 특징에 관하여 구체적으로 논술하였다.

黃帝問曰 : 人身非常溫也, 非常熱也[1], 爲之熱而煩滿者何也?

岐伯對曰 : 陰氣少而陽氣勝[2], 故熱而煩滿也.

帝曰 : 人身非衣寒也, 中非有寒氣[3]也, 寒從中生者何?

岐伯曰 : 是人多痹氣[4]也, 陽氣少, 陰氣多, 故身寒如從水中出.

---

1) 非常溫也, 非常熱也 : 이는 內傷病으로 인한 溫熱 증상을 가리키는데, 일반적인 外感 溫熱病과는 다르다.

2) 陰氣少而陽氣勝 : 張介賓은 注에서 "陰이 虛하면 陽이 반드시 그곳에 모여들어 陽邪가 陰分에서 實하므로 熱이 나면서 煩滿하게 된다."고 하였다. 이는 陰虛陽盛으로 인한 煩滿을 가리킨다.

3) 中非有寒氣 : "中"은 "內"와 같은 뜻이다. 喜多村直寬은 《素問札記》에서 "'中非' 2자는 아마도 전도된 듯하다."라고 하였는데, 따를 만하다.

4) 痹氣 : 陽氣는 부족하여 氣機가 정체되면 혈액이 원활하게 운행되지 않는데, 이로 인해 오는

黃帝 : 인체가 일반적인 溫邪를 감수하지 않았고, 일반적인 熱邪를 감수하지도 않았는데 熱이 나면서 가슴이 답답한 것은 무슨 까닭입니까?

岐伯 : 陰氣는 부족하고 陽氣가 지나치게 盛하므로 熱이 나면서 가슴이 답답한 것입니다.

黃帝 : 사람이 의복을 춥게 입지도 않았고, 내부에 寒邪가 있는 것도 아닌데, 寒氣가 내부에서부터 발생하는 것은 무엇 때문입니까?

岐伯 : 이러한 사람은 대개 氣가 통하지 않기 때문인데, 陽氣는 부족하고 陰氣가 많으므로 몸이 차서 마치 물 속에서 나온 것 같습니다.

◀參考▶ 本節의 "非常溫也, 非常熱也"에 대해서는 위에서 해석한 것과는 다른 견해가 있다. 즉 于鬯은 《香草續校書》에서 "'常'은 본래 '裳'字이다. 《說文解字·巾部》에서 이르길 '常은 치마인데, 간혹 裳으로 적기도 한다.'고 하였다. 이 '常'과 '裳' 2字는 옛사람들이 쓴 책에서는 대부분 '常'이 '항상'의 뜻으로 쓰였고, '치마'라는 뜻으로 쓸 때는 습관적으로 '裳'을 쓰며 '常'은 잘 쓰지 않는다. 그러므로 王冰은 注에서 이것에 대해 정상과 다른 것이라 오인하여 '非常'이라 하였으나, 이는 아래의 '人身非衣寒也'를 이해하지 못한 것이다. 아래에서 '衣寒'이라 한 것에 근거하면 여기의 '常溫'과 '常熱'은 곧 '裳溫'·'裳熱'임이 분명하다. ……'裳'과 '衣'는 본래 함께 쓰므로 '裳溫'·'裳熱'은 '衣溫'·'衣熱'과 같다. 여기서 '裳'이라 말하고, 아래에서 '衣'라 말한 것은 變文일 따름이다." 라고 하였다. 자못 일리가 있으므로 이에 대한 연구를 기대한다.

帝曰 : 人有四肢先5)熱, 逢風寒如炙如火6)者, 何也?

岐伯曰 : 是人者陰氣虛, 陽氣盛. 四肢者陽也, 兩陽相得7), 而陰氣虛少, 少水不能滅盛火, 而陽獨治8). 獨治者不能生長也, 獨勝而止

저린 증상을 가리킨다. 吳崑은 注에서 "痹氣란 氣가 잘 소통되지 않고 정체된 것이다."라고 하였다.

5) 先 : 원문에는 없었으나 文義와 《太素》의 楊上善 注에 근거하여 보충하였다.

6) 如炙如火 : 《新校正》에서 이르길 "《太素》에는 '如炙於火'로 되어 있는데, 마땅히 《太素》의 글에 따라야 한다."고 하였다. 본서 역시 이를 따랐다. 이는 熱이 매우 심함을 형용한 말이다.

7) 兩陽相得 : 이는 風은 陽에 속하고, 四肢 역시 陽에 속하는데, 四肢가 風寒邪氣를 만나므로 "兩陽相得"이라 하였다. "相得"이란 "相合하다"는 뜻이다.

8) 陽獨治 : "治"는 "왕성하다"는 뜻이다. 陰과 陽은 서로를 근본으로 삼기 때문에 陰이 부족하면 일시적으로 陽만 盛하게 된다.

耳. 逢風而如炙如火者, 是人當肉爍也.

黃帝 : 어떤 사람은 四肢에 먼저 熱이 있고, 風寒邪를 만나면 마치 불에 굽는 듯한데, 어째서입니까?

岐伯 : 이러한 사람은 陰氣가 부족하고 陽氣가 盛하기 때문입니다. 四肢는 陽에 속하는데, (陽邪에 속하는 風邪를 감수하여) 두 陽이 서로 결합하면 (熱이 더욱 심해져) 陰氣가 부족해지고, 부족해진 水(陰氣)가 왕성한 火(陽氣)를 끌 수 없으니 陽氣만 홀로 왕성해집니다. (陽氣가) 홀로 왕성하면 (陰이) 자랄 수 없으니, (陽氣가) 홀로 왕성해지는 데에 그칠 따름입니다. (그러므로) 風(寒)邪를 만나면 불에 굽는 듯한데, 이러한 사람은 반드시 肌肉이 야위게 됩니다.

黃帝 : 人有身寒, 湯[9]火不能熱, 厚衣不能溫, 然不凍慄[10], 是爲何病?

岐伯曰 : 是人者, 素腎氣盛, 以水爲事[11], 太陽氣衰, 腎脂枯不長, 一水不能勝兩火[12]. 腎者水也, 而生於骨, 腎不生則髓不能滿, 故寒甚至骨也. 所以不能凍慄者, 肝一陽也, 心二陽也[13], 腎孤臟也, 一水不能勝二火[14], 故不能凍慄, 病名曰骨痹, 是人當攣節也.

---

9) 湯 : 뜨거운 물을 가리킨다. 《說文解字 · 水部》에서 "'湯'은 '熱水'이다."라고 하였다.

10) 凍慄 : 추워서 몸을 떠는 것을 말한다.

11) 以水爲事 : 이에 대해서는 네 가지 說이 있다. ① 물을 건너고 비를 맞거나 혹은 水中에서 작업하는 것이라 보는 견해. 張琦는 注에서 "물을 건너거나 수영하는 등이다. 그 腎氣가 왕성함을 믿고서 함부로 찬물을 건너는 것이다."라고 하였다. ② 방사가 과도한 것이라 보는 견해. 王冰은 注에서 "욕구가 지나친 것을 말한다."고 하였다. ③ 膀胱의 水氣가 盛하다는 견해 : 張志聰은 注에서 "'腎氣勝'이란 腎水의 氣가 偏盛한 것이고, '以水爲事'란 膀胱의 水氣가 偏盛한 것이다. 그 사람의 水寒의 氣가 偏盛함을 말한 것인데, 水寒이 편성하면 太陽經의 氣가 쇠약해진다."고 하였다. ④ 음료를 過飮하여 내부에 濕이 盛한 것이라 보는 견해 — 南京中醫學院 內經硏究組. 본서는 ① 張琦의 견해를 따랐다.

12) 一水不能勝二火 : 《素問直解》에서 이르길 "이 7字는 아래에 있어야 하는 것인데, 그릇되게 이곳에 거듭 나왔으니 衍文이다."라고 하였고, 《素問釋義》에서도 이를 衍文이라 하였다. 따라서 본서는 해석을 생략하였다.

13) 肝一陽也, 心二陽也 : 高世栻은 注에서 "腎水는 肝木을 生하는데, 肝은 陰中의 陽이므로 肝을 一陽이라 한다. 少陰은 心火와 相合하는데, 心은 陽中의 陽이므로 心을 二陽이라 한다."고 하였다.

14) 腎孤臟也, 一水不能勝二火 : "腎孤臟也"란 水를 주관하는 臟은 하나밖에 없다는 뜻이고, "一

黃帝 : 어떤 사람은 몸이 차서 뜨거운 물을 마시거나 불을 쬐어도 더워지지 않고, 두꺼운 옷을 입어도 따뜻해지지 않지만 추워서 떨지도 않으니, 이는 무슨 병입니까?

岐伯 : 이러한 사람은 평소에 腎氣가 왕성하여 물로써 일을 삼음으로 인해 太陽經의 氣가 쇠약해져 腎陰(腎脂)이 메말라 자라지 못했기 때문입니다. 腎은 水臟으로서 骨을 생성하는데, 腎精이 자라지 않으면 骨髓가 채워지지 못하므로 寒邪가 심해져 骨에까지 이르게 됩니다. 따라서 (몸이 차갑되) 추워서 떨지 않는 것은 肝은 一陽이고 心은 二陽이며 腎은 (水를 주관하는) 孤臟으로서 하나의 水가 두 火를 이기지 못하는 까닭에 (몸은 차갑지만) 떨지 않는 것이며, 病名을 骨痺라고 하는데, 이러한 환자는 骨節에 痙攣이 발생합니다.

帝曰 : 人之肉苛[15]者, 雖近衣絮, 猶尙苛也, 是謂何疾?

岐伯曰 : 榮氣虛, 衛氣實也[16]. 榮氣虛則不仁, 衛氣虛則不用[17], 榮衛俱虛則不仁且不用, 肉如故也[18], 人身與志不相有, 曰死.

黃帝 : 어떤 사람들은 肌肉이 무거워 비록 솜옷을 입어도 오히려 여전히 무거운데, 이는 무슨 질병입니까?

岐伯 : 營氣가 부족하면 (肌肉이) 무감각하고, 衛氣가 부족하면 (肢體를) 쓰지 못하며, 營氣와 衛氣가 모두 부족하면 肌肉이 무감각할 뿐만 아니라 四肢도 쓰지 못하여 肌肉이 무거운데, 사람이 몸을 뜻대로 움직이지 못하면 죽습니다.

帝曰 : 人有逆氣不得臥而息[19]有音者; 有不得臥而息無音者; 有起居如故而息有音者; 有得臥, 行而喘者; 有不得臥, 不能行而喘者;

水不能勝二火"란 一水(腎水)가 二火(心의 君火와 肝膽의 相火)를 이길 수 없다는 뜻이다.

15) 肉苛 : "苛"는 "무지근하다"는 뜻이다. 營氣와 衛氣가 모두 虛하여 발생한다.

16) 榮氣虛, 衛氣實也 : 丹波元簡은 《素問識》에서 "아래에서 '榮氣虛則不仁, 衛氣虛則不用, 榮衛俱虛則不仁且不用'이라 한 것에 근거하면 이 7字는 서로 모순되니, 아마도 衍文인 듯하다."라고 하였다. 본서도 이를 衍文으로 보아 해석하지 않았다.

17) 榮氣虛則不仁, 衛氣虛則不用 : 張介賓은 注에서 "'不仁'이란 통증·가려움·차가움·뜨거움을 모르는 것이고, '不用'이란 擧動하지 못하는 것이다."라고 하였다. 馬蒔는 注에서 "營氣가 虛하면 營氣가 血을 생성하지 못하여 血이 그 형체를 충실히 하지 못하므로 무감각하다. 衛氣가 虛하면 衛氣가 分肉을 溫煦하거나 皮膚를 충실히 하거나 腠理를 살찌게 하거나 開闔을 주관하지 못하므로 肢體를 쓰지 못한다."고 하였다.

18) 肉如故也 : 《太素》와 《甲乙經》에는 모두 "故"가 "苛"로 되어 있는데, 상술한 黃帝의 질문에 근거하면 "苛"로 교정함이 옳다.

19) 息 : 한 번 내쉬고 한 번 들이쉬는 것을 "一息"이라 한다.

有不得臥, 臥而喘者; 皆何臟使然? 願聞其故.

岐伯曰 : 不得臥而息有音者, 是陽明之逆也. 足三陽者下行[20], 今逆而上行, 故息有音也. 陽明者胃脈也, 胃者六腑之海, 其氣亦下行, 陽明逆不得從其道, 故不得臥也.《下經[21]》曰胃不和則臥不安, 此之謂也. 夫起居如故而息有音者, 此肺之絡脈逆也, 絡脈不得隨經上下, 故留經而不行. 絡脈之病人也微, 故起居如故而息有音也. 夫不得臥, 臥而喘者, 是水氣之客也. 夫水者循津液而流也, 腎者水臟, 主津液, 主臥與喘[22]也.

帝曰 : 善.

黃帝 : 사람들 중에 氣가 上逆하여 눕지 못하고 숨쉴 때 소리가 나는 경우가 있고, 눕지 못하고 숨쉴 때 소리가 나지 않는 경우가 있으며, 起居함이 평상시와 같으나 숨쉴 때 소리가 나는 경우가 있고, 누울 수는 있으나 움직이면 숨이 가쁜 경우가 있으며, 눕지도 움직이지도 못하면서 숨이 가쁜 경우가 있고, 눕지 못하고 누우면 숨이 가쁜 경우가 있는데, 모두 어떤 臟이 그렇게 한 것입니까? 그 까닭을 듣고 싶습니다.

岐伯 : 눕지 못하면서 숨쉴 때 소리가 나는 것은 陽明經脈의 氣가 上逆한 것입니다. 足三陽經脈의 氣는 (頭部에서 足部로) 下行하는데, 지금 치솟아 上行하므로 숨쉴 때 소리가 나는 것입니다. 足陽明經은 胃脈이고, 胃는 六腑의 海로서 그 氣 역시 아래로 흐르는데, 陽明經의 氣가 위로 치솟아 그 脈道를 따라서 하행하지 못하므로 편안하게 누울 수 없습니다.《下經》에서 "胃氣가 조화롭지 못하면 누워도 편안하지 않다."고 함은 이를 말함입니다.

무릇 起居는 평상시와 같으나 숨쉴 때 소리가 나는 것은 肺絡脈의 氣가 上逆한 것인데, 絡脈의 氣가 經脈을 따라 오르내리지 못하므로 經脈에 머물러 운행되지 않는 것입니다. 絡脈은 사람을 병들게 함이 가벼우므로 起居는 평상시와 같되 숨쉴 때 소리가 나는 것입니다. 무릇 눕지 못하고 누우면 숨이 가쁜 것은 水氣가 침입한 것입니다. 무

20) 足三陽者下行 : 足三陰經은 모두 足部에서 시작하여 頭部에 이르고, 足三陽經은 모두 頭部에서 시작하여 足部로 下行한다.

21) 下經 : 王冰은 注에서 "上古의 經典이다."라고 하였다.

22) 主臥與喘 : 張介賓은 注에서 "水病은 그 本이 腎이고 末이 肺이므로 바로 눕지 못한다. 누우면 기침이 나는 것은 標와 本이 모두 병든 것이다."라고 하였다.

릇 水氣란 津液을 따라서 흐르는데, 腎은 水臟으로서 津液을 주관하고, 눕는 것과 숨이 가쁜 것을 주관합니다.

黃帝 : 훌륭하십니다.

◀參考▶ 本節에서는 氣가 上逆하여 숨이 가쁘고 바로 눕지 못하는 病變에 대하여 논술하였는데, 이러한 병변은 주로 脾·胃·腎 세 臟과 유관하다. 단 내용 중에 黃帝가 질문 것은 여섯 가지이나 岐伯이 답한 것은 세 가지에 불과한데, 이에 대한 注家들의 견해가 일치하지 않다. 예컨대 王氷·吳崑 등은 經文에 脫簡이 있다고 보았고(吳崑은 한 걸음 더 나아가 이를 보충하기까지 하였다), 張介賓·張志聰 등은 그 의미가 같으므로 별도로 답하지 않은 것이라 보았다. 이에 대해서는 더 고찰할 필요가 있다.

三十五. 瘧 論

본편에서는 瘧疾의 病因·病機·증후분류·치료원칙·刺針方法을 체계적으로 논하였으므로 "瘧論篇"이라고 하였다.

(1) 瘧疾의 증후를 발작시간에 근거하여 분류하였다.

(2) 寒瘧·溫瘧·癉瘧은 病因·病機와 증상에 구별이 있음을 설명하였다.

(3) 風證과 瘧疾의 病理를 구별하였다.

(4) 瘧疾의 치료원칙과 "堅束四末"의 치료방법을 설명하였다.

(5) 瘧疾이 四時와 상응할 때와 상반될 때의 병리특징을 설명하였다.

黃帝問曰 : 夫痎瘧皆生於風, 其蓄作[1]有時者, 何也?

岐伯對曰 : 瘧之始發也, 先起於毫毛, 伸欠[2]乃作, 寒慄鼓頷, 腰脊俱痛; 寒去則內外皆熱, 頭痛如破, 渴欲冷飮.

黃帝 : 무릇 학질은 모두 風邪로부터 생겨나는데, 이 병의 잠복과 발작에 일정한 시간이 있는 것은 무엇 때문입니까?

1) 蓄作 : 瘧疾은 外邪가 인체에 침입하여 表와 裏 사이(半表半裏)에 잠복해 있다가 營分과 衛分 사이로 나와 正氣와 싸우면 발작하고, 邪氣가 正氣와 떨어져 잠복하면 寒熱이 그친다. 邪氣가 잠복한 것을 "蓄"이라 하고, 발작하는 것을 "作"이라 한다.

2) 伸欠 : "伸"은 기지개를, "欠"은 하품을 가리킨다. 《儀禮·士相見禮》의 鄭玄 注에 "정신이 피로하면 하품을 하고, 몸이 피곤하면 기지개를 켠다."고 하였다.

岐伯 : 학질이 발작하기 시작할 때는 먼저 피부의 솜털에서부터 시작되는데, 기지개와 하품이 나고 惡寒·戰慄로 아래위의 이빨을 부딪치며, 腰背部에 모두 疼痛이 옵니다. 惡寒이 물러가면 內外에 모두 熱이 발생하고 頭痛으로 머리가 터질 듯하며 갈증으로 찬물을 마시려 합니다.

帝曰 : 何氣使然? 願聞其道.

岐伯曰 : 陰陽上下交爭, 虛實更作, 陰陽相移也[3]. 陽幷於陰, 則陰實而陽虛, 陽明虛則寒栗鼓頷也; 巨陽虛則腰背頭項痛; 三陽俱虛則陰氣勝, 陰氣勝則骨寒而痛; 寒生於內, 故中外皆寒; 陽盛則外熱, 陰虛則內熱, 外內皆熱則喘而渴, 故欲冷飮也. 此皆得之夏傷於暑, 熱氣盛, 藏於皮膚之內, 腸胃之外, 此榮氣之所舍也. 此令人汗空[4]疏, 腠理開, 因得秋氣, 汗出遇風, 及得之以浴, 水氣舍於皮膚之內, 與衛氣幷居[5]. 衛氣者, 晝日[6]行於陽, 夜行於陰, 此氣得陽而外出, 得陰而內薄, 內外相薄, 是以日作.

黃帝 : 어떠한 氣가 그렇게 한 것입니까? 그 이치를 듣고 싶습니다.

岐伯 : 陰陽이 上下에서 서로 싸워 虛와 實이 번갈아 발생하고 陰陽이 서로 바뀌기 때문입니다. 陽氣가 陰分으로 幷入되면 陰은 實하고 陽은 虛해지는데, 陽明經의 氣가 虛하면 惡寒·戰慄로 아래위의 이빨을 부딪치고, 太陽經의 氣가 虛하면 腰背部와 頭項部에 疼痛이 오며, 三陽經의 氣가 모두 虛하면 陰氣가 偏盛하고, 陰氣가 偏盛하면 骨節이 차가우면서 疼痛이 오며, (외부의 陽이 부족하고 내부의 陰이 盛하여) 寒이 내부에서 발생하므로 안팎이 모두 차갑습니다. 陽氣가 盛하면 外熱이 발생하고, 陰이 虛하면 內熱이

3) 陰陽上下交爭, 虛實更作, 陰陽相移也 : 학질의 발생 機轉을 설명한 것이다. 王冰은 注에서 "陽氣는 하행하여 극에 달하면 상행하고, 陰氣는 상행하여 극에 달하면 하행하므로 陰陽上下가 서로 싸운다고 한 것이다. 陽이 虛하면 外寒이 발생하고, 陰이 虛하면 內熱이 발생하며, 陽이 성하면 外熱이 발생하고, 陰이 성하면 內寒이 발생하는데, 이로 말미암아 寒이 물러가고 熱이 발생하면 虛實이 번갈아 발생하고 陰陽의 氣가 서로 바뀐다.

4) 空 : "孔"과 같으며, "땀구멍"을 가리킨다.

5) 與衛氣幷居 : 張琦가 이르길 "'幷居'란 衛氣와 결합하여 병을 일으킨다는 뜻이지, 邪氣가 衛分에 머문다는 말이 아니다."라고 하였다.

6) 日 : 《甲乙經》에는 "日"字가 없다. 아래에서 "夜行於陰"이라 한 것에 근거하면 "日"字가 없는 것이 옳다.

발생하는데, 안팎에서 모두 熱이 나면 숨이 차고 갈증이 나므로 찬물을 마시려고 하는 것입니다.

이는 모두 여름철에 暑邪에 손상된 것으로서 熱氣가 盛하면 皮膚의 안쪽과 腸胃의 바깥쪽에 잠복하는데, 이곳은 營氣가 머무는 곳입니다. 이렇게 되면 (暑熱이 내부에 잠복하여) 사람으로 하여금 땀구멍이 성글어지고 腠理가 열리도록 하는데, 가을이 되어 땀을 흘리면서 바람을 쐬거나 목욕을 하면 水氣가 피부 속으로 들어가 衛氣와 함께 머물게 됩니다.

衛氣는 낮에는 陽分에서 운행하고 밤에는 陰分에서 운행하는데, 이 邪氣가 陽氣를 만나면 외부로 나오고, 陰氣를 만나면 내부를 핍박하여 內外가 서로 핍박하는 까닭에 날마다 (규칙적으로) 발작하는 것입니다.

帝曰 : 其間日[7]而作者, 何也?

岐伯曰 : 其氣之舍深, 內薄於陰, 陽氣獨發, 陰邪[8]內著, 陰與陽爭不得出, 是以間日而作[9]也.

黃帝 : 학질이 하루걸러 발작하는 것은 무슨 까닭입니까?

岐伯 : 邪氣가 깊숙이 침입하여 내부에서 陰分을 핍박하면 陽氣가 홀로 (외부로) 나오고 陰分에 있는 邪氣는 내부에 머물러 있어, 陰과 陽이 싸우면 (곧바로) 나오지 못하는 까닭에 하루걸러 발작합니다.

帝曰 : 善. 其作日晏與其日早者, 何氣使然?

岐伯曰 : 邪氣客於風府[10], 循膂而下, 衛氣一日一夜大[11]會於風府, 其明日日下一節, 故其作也晏, 此先客於脊背也. 每至於風府則腠理開, 腠理開則邪氣入, 邪氣入則病作, 以此日作稍益晏也. 其出於風府, 日下一節, 二十五日下至骶骨, 二十六日入於脊內, 注於伏

7) 間日 : 隔日을 뜻한다.

8) 陰邪 : 陰分에 머물고 있는 邪氣를 가리키는데, 여기서는 학질 邪氣를 가리킨다.

9) 間日而作 : 森立之가 이르길 "'내부에서 陰分을 핍박한다'고 함은 募原을 말한다. 募原에 머무는 邪氣는 쉽게 發泄되지 않으므로 매일 발작하지 못한다."고 하였는데, 참고할 만하다.

10) 風府 : 督脈의 經穴로서 頭部 正中線 1寸 아래에 있다. 風府의 "風"은 風邪를 의미하고, "府"는 창고 즉 모이는 곳을 의미한다. 風邪가 인체에 침입하면 이곳에 모이며 두통과 함께 寒戰을 느끼고 식은땀을 흘린다.

11) 大 : 여기서는 "모두"로 해석한다.

脣之脈[12]; 其氣上行, 九日出於缺盆之中, 其氣日高, 故作日益早也. 其間日發者, 由邪氣內薄於五臟, 橫連[13]募原[14]也, 其道遠, 其氣深, 其行遲, 不能與衛氣俱行, 不得皆出, 故間日乃作也[15].

黃帝 : 훌륭하십니다. 瘧疾의 발작이 날로 늦어지고 날로 빨라지는 것은 어떤 氣가 그렇게 한 것입니까?

岐伯 : 瘧疾 邪氣가 風府에 침입하면 脊骨(등골뼈)을 따라 내려가는데, 衛氣는 晝夜로 (陰分과 陽分을 50바퀴 운행한 후) 모두 風府에서 모이고 그 다음날에는 (邪氣도) 매일 (등골뼈를 따라) 一節씩 下行하(여 衛氣와 邪氣가 만나는 시간이 매일매일 늦어지)므로 그 발작도 늦어지니, 이는 (邪氣가) 먼저 脊骨에 침입하였기 때문입니다. (衛氣가) 風府에 이를 때마다 腠理가 열리고, 腠理가 열리면 邪氣가 침입하며, 邪氣가 침입하면 (衛氣와 다투므로) 병이 발작하니, 이러한 까닭에 날마다 발작하는 시간이 조금씩 더 늦어지는 것입니다.

邪氣가 風府에서 나와 매일 一節씩 하행하여 25일이 경과하면 尾骶骨에 이르며, 26일째에는 등골뼈 안으로 들어가 衝脈으로 주입된 다음, 그 邪氣가 (衝脈을 따라) 상행하여 9일이면 缺分 중앙(天突穴 부위)으로 나오는 등 邪氣가 (머무는 부위가) 날마다 높아지므로 발작 시간이 날로 빨라지는 것입니다.

학질이 하루걸러 발작하는 것은 邪氣가 (經絡을 따라) 내부의 五臟을 핍박하고 橫으로 膜原에 이어지기 때문인데, 그 (주행하는) 통로가 멀고, 邪氣가 머문 부위가 깊으며, 운행함이 더디어 衛氣와 함께 운행할 수 없어 모두 나오지 못하므로 하루걸러 발작하는 것입니다.

---

12) 伏脣之脈 : 즉 衝脈을 가리킨다. 《甲乙經》에는 "太衝之脈"으로 적혀 있고, 《太素》에는 "伏衝之脈"으로 적혀 있는데, 丹波元簡은 《素問識》에서 "太衝·伏衝·伏脣는 모두 같은 脈일 따름이다."라고 하였다.

13) 橫連 : 丹波元堅은 《素問紹識》에서 "'橫連' 2字는 諸家들이 해석하지 못하였는데, 무릇 膈膜이 횡으로 막고 있으므로 邪氣가 그곳에 침입하여도 그 부위에 횡으로 이어진다."고 하였다.

14) 募原 : "膜原"이라고도 하는데, 두 가지 說이 있다. ① 胸腹部 肉理 사이의 틈을 말한다. ② 臟腑의 바깥으로서 胃와 근접하여 있는 脂膜인데, 半表半裏 부위에 해당한다.

15) 其間日發者,……故間日乃作也 : 高世栻은 이를 앞의 "其氣之舍深" 위에 옮겨 놓고 "帝曰 : 其間日而作者, 何也"에 대한 答으로 보았으며, 注에서 이르길 "이 단락은 舊本에 '故作日益早也' 아래에 있었으나, 지금 여기에 바로잡아 고쳤다."고 하였다. 丹波元簡도 "이 節은 앞 節에 대한 答語이니 錯簡임이 분명하다."라고 하였다. 두 사람의 견해가 옳으므로 이 44字는 마땅히 "其氣之舍深" 위에 옮겨서 해석해야 한다.

◀參考▶ 위 단락의 "二十五日"과 "二十六日"에 대해《新校正》에서 이르길 "全元起本에는 '二十五日'이 '二十一日'로, '二十六日'이 '二十二日'로 되어 있으며,《甲乙經》《太素》도 모두 이와 같다."고 하였다. 高世栻·張志聰의 注本도 모두 이를 따르고 있다. 그러나 姚止庵은 "등골뼈는 본래 21節로서 날마다 1節씩 내려가면 마땅히 22일에 그치게 되며, 아래의 尾骶骨에 이르는 데에는 23일이면 그친다. 王氷의 注本에 각각 3일이 많은 것은 대개 項骨의 3節까지 이어서 말했기 때문이다. 全元起 本 및《甲乙經》《太素》에는 모두 '二十一'·'二十二日'이라 적고 있는데, 이는 등골뼈의 원래 숫자에 근거하여 말한 것이니, 사실 처음부터 다름이 있는 것이 아니다."라고 하였다.

帝曰 : 夫子言衛氣每至於風府, 腠理乃發[16], 發則邪氣入, 入則病作. 今衛氣日下一節, 其氣之發也, 不當風府, 其日作者奈何?

岐伯曰 : 此邪氣客於頭項循膂而下者也, 故虛實不同, 邪中異所, 則不得當其風府也. 故邪中於頭項者, 氣至頭項而病; 中於背者, 氣至背而病; 中於腰脊者, 氣至腰脊而病; 中於手足者, 氣至手足而病, 衛氣之所在, 與邪氣相合, 則病作. 故[17]風無常府[18], 衛氣之所應[19], 必開其腠理, 邪氣之所合, 則其府也[20].

黃帝 : 선생께서는 衛氣가 매번 風府에 이를 때마다 腠理가 열리고, (腠理가) 열리면 邪氣가 침입하며, (邪氣가) 침입하면 발작한다고 하셨습니다. 만약 衛氣가 매일 一節씩 하행한다면 그 邪氣가 발작하는 부위가 風府에 해당하지 않는데도 학질이 매일 발작하는 것은 무슨 까닭입니까?

---

16) 發 : 여기서는 "열리다"는 뜻이다.《廣雅·釋詁三》에서 "發은 開이다."라고 하였다.

17) 此邪氣客於頭項循膂而下者也,……與邪氣相合, 則病作. 故 :《新校正》에서 이르길 "全元起 本 및《甲乙經》《太素》에는 '此邪氣客於頭項'에서 아래의 '則病作. 故'까지 88字가 모두 없다."고 하였다. 현존하는《甲乙經》《太素》《靈樞》《諸病源候論》에는 모두 이 88字가 없다. 丹波元簡은 "이 88字는《外臺秘要》에 있는데, 이는 아마도 옛 注釋文인 듯하다."라고 하였다.

18) 府 : 이는 風邪가 머무는 부위를 가리킨다.

19) 衛氣之所應 : 원문에는 "應"이 "發"로 되어 있었으나,《靈樞》와《諸病源候論》에 근거하여 교정하였다. 丹波元簡 역시 "아래에서 '衛氣應乃作'이라 하였으니, '發'은 마땅히 '應'으로 적어야 한다."고 하였다.

20) 則其府也 :《甲乙經》과《諸病源候論》에는 "則其病作"으로 되어 있는데, 본서는 이를 따랐다.

岐伯 : 이는 邪氣가 頭項部에 침입하여 등골뼈를 따라 하행하는 경우이므로 虛와 實이 다르고 邪氣의 침범하는 부위가 다르면 邪氣가 반드시 風府에서 발작하지는 않습니다. 그러므로 邪氣가 頭項部에 침입하면 衛氣가 頭項部에 이르렀을 때 발병하고, (邪氣가) 背部에 침입하면 衛氣가 背部에 이르렀을 때 발병하며, (邪氣가) 腰脊部에 침입하면 衛氣가 腰脊部에 이르렀을 때 발병하고, (邪氣가) 手足에 침입하면 衛氣가 手足에 이르렀을 때 발병하니, 衛氣가 있는 곳이 邪氣와 부합하면 병이 발작합니다. 대저 風邪가 침입하면 머무는 부위가 일정하지 않은데, 衛氣가 대응하는 곳은 반드시 腠理가 열리며, 邪氣가 모이는 곳에 곧 그 병이 발작합니다.

帝曰 : 善. 夫風之與瘧也, 相似同類[21], 而風獨常在, 瘧得有時而休者, 何也?

岐伯曰 : 風氣留其處, 故常在; 瘧氣隨經絡沈以內薄[22], 故衛氣應乃作.

黃帝 : 훌륭하십니다. 대저 風證과 학질은 서로 비슷한 同類이지만 風證은 유독 항상 (지속적으로) 존재하고, 瘧疾은 때때로 쉬는 것은 무엇 때문입니까?

岐伯 : 風氣는 그 침입한 부위에 머물므로 항상 (지속적으로) 존재하지만, 瘧疾 邪氣는 經絡을 따라 깊이 들어가 내부를 핍박하므로 衛氣가 대응해야만 발작합니다.

帝曰 : 瘧先寒而後熱者, 何也?

岐伯曰 : 夏傷於大暑, 其汗大出, 腠理開發, 因遇夏氣凄滄之水寒[23], 藏於腠理皮膚之中, 秋傷於風, 則病成矣. 夫寒者陰氣也, 風者陽氣也, 先傷於寒而後傷於風, 故先寒而後熱也, 病以時作, 名曰寒瘧.

帝曰 : 先熱而後寒者, 何也?

岐伯曰 : 此先傷於風而後傷於寒, 故先熱而後寒也, 亦以時作, 名

---

21) 夫風之與瘧也, 相似同類 : "風"은 風證을, "瘧"은 瘧疾을 가리킨다. 瘧疾 역시 風에서 비롯되고, 모두 寒熱往來 증상이 나타난다.

22) 沈以內薄 : 《新校正》에서 이르길 "《甲乙經》에는 '次以內傳'으로 되어 있다."고 하였다.

23) 水寒 : 于鬯은 "'水'는 '小'字의 誤字이다. 林億의 교정본에서 인용한 《甲乙經》《太素》에 '小寒迫之'라고 되어 있는 것이 이를 증명한다. '迫之' 2字는 반드시 보충할 필요는 없다."고 하였다.

曰溫瘧. 其但熱而不寒者, 陰氣先絶[24], 陽氣獨發, 則少氣煩冤[25], 手足熱而欲嘔, 名曰癉瘧.

黃帝 : 瘧疾에서 먼저 惡寒한 후에 熱이 나는 것은 무슨 까닭입니까?

岐伯 : 여름철에 엄중한 暑邪에 손상되면 땀을 많이 흘리고 腠理가 열리는데, (이러한 상태에서) 여름철의 차가운 水寒을 만남으로 인해 (寒邪가) 腠理·皮膚 속에 잠복하여 있다가 가을철에 風邪에 손상되면 병(즉 瘧疾)이 됩니다. 대저 寒은 陰邪이고 風은 陽邪입니다. 먼저 寒邪에 손상된 후에 風邪에 손상되므로 먼저 惡寒한 후에 熱이 나며, 병이 일정한 시간을 두고 발작하는데, 이름하여 "寒瘧"이라 합니다.

黃帝 : 먼저 熱이 난 후에 惡寒하는 것은 무슨 까닭입니까?

岐伯 : 이는 먼저 風邪에 손상된 후에 寒邪에 손상된 것이므로 먼저 熱이 난 후에 惡寒이 오며, (이것) 역시 일정한 시간을 두고 발작하는데, 이름하여 "溫瘧"이라 합니다. 단지 熱이 나기만 하고 惡寒하지 않는 경우는 (환자의) 陰氣가 먼저 끊어져 陽氣만 홀로 (외부로) 發한 것인데, 호흡이 미약하고 가슴에 열이 나면서 답답하며 손과 발에 熱이 나고 구역질을 하며, 이름하여 "癉瘧"이라 합니다.

帝曰 : 夫經[26]言有餘者瀉之, 不足者補之. 今熱爲有餘, 寒爲不足. 夫瘧者之寒, 湯火不能溫也, 及其熱, 氷水不能寒也, 此皆有餘不足之類. 當此之時, 良工不能止, 必須[27]其自衰乃刺之, 其故何也? 願聞其說.

岐伯曰 : 經言無刺熇熇之熱[28], 無刺渾渾之脈[29], 無刺漉漉之汗[30], 故爲其病逆, 未可治也. 夫瘧之始發也, 陽氣幷於陰, 當是之

---

24) 陰氣先絶 : 《素問經注節解》 注에서 "'先絶'이란 陰氣가 쇠약해져 끊어진 것을 말하는 것이 아니라, 火邪가 熾盛하여 純陽이 홀로 偏盛한 까닭에 陰氣가 없는 듯한 것을 말한다."고 하였다.

25) 煩冤 : "煩悶"과 같은 뜻으로서, 가슴에 열이 나고 답답한 증상을 말한다.

26) 經言 : 張介賓은 注에서 "《靈樞·逆順篇》을 인용한 것이다."라고 하였다.

27) 須 : 《甲乙經》에는 "待"로 되어 있는데, 본서도 이를 따랐다.

28) 熇熇之熱(혹혹지열) : 熱의 기세가 매우 熾盛한 모양을 형용한 것이다. 《詩經·大雅》 疏에서 이르길 "'熇熇'란 氣熱이 盛한 것이다."라고 하였다.

29) 渾渾之脈 : "渾渾"은 "혼란스럽다"는 뜻이다. 張介賓은 注에서 "陰陽虛實이 아직 정해지지 않은 것이다."라고 하였다.

30) 漉漉之汗 : 땀이 줄줄 흐르는 모양을 형용한 것이다.

時, 陽虛而陰實[31], 外無氣[32], 故先寒慄也. 陰氣逆極, 則復出之陽, 陽與陰復幷於外, 則陰虛而陽實, 故先熱而渴. 夫瘧氣者, 幷於陽則陽勝, 幷於陰則陰勝, 陰勝則寒, 陽勝則熱. 瘧者, 風寒之氣不常也, 病極則復. 至病之發也, 如火之熱, 如風雨[33]不可當也. 故經言曰方其盛時, 勿敢毁傷[34], 因其衰也, 事必大昌[35], 此之謂也. 夫瘧之未發也, 陰未幷陽, 陽未幷陰, 因而調之, 眞氣得安, 邪氣乃亡. 故工不能治其已發, 爲其氣逆也.

黃帝 : 醫經에서 이르기를 "有餘하면 瀉하고 不足하면 補하라."고 하였습니다. 지금 熱은 有餘하고 寒은 不足합니다. 무릇 瘧疾에서 나타나는 惡寒은 뜨거운 물이나 불로도 따뜻하게 할 수 없고, 그 發熱에 이르러서는 얼음물로도 차갑게 할 수 없으니, 이는 모두 有餘함과 不足함의 類입니다. 이 때에는 훌륭한 의사라 할지라도 그치게 할 수 없으며, 반드시 그 기세가 저절로 쇠퇴하길 기다린 후에야 침을 놓을 수 있으니, 그 까닭이 무엇입니까? 그에 대한 말씀을 듣고 싶습니다.

岐伯 : 醫經에서 이르기를 "高熱이 날 때는 刺針하지 말고, 脈이 혼란할 때는 刺針하지 말며, 땀을 줄줄 흘릴 때에도 刺針하지 말라."고 하였으니, 본래 病氣가 逆亂하여 치료할 수 없기 때문입니다.

무릇 瘧疾이 발작하기 시작할 때는 陽氣가 陰分으로 몰리는데, 이 때는 陽氣가 虛하고 陰氣는 實해져서 외부에 陽氣가 없으므로 먼저 惡寒으로 몸을 떨게 됩니다. 陰氣의 逆亂이 극에 달하면 다시 陽分으로 나와 陽氣와 陰氣가 다시 외부에서 합쳐지면 陰氣는 虛하고 陽氣는 實해지므로 먼저 熱과 함께 갈증이 납니다. 무릇 瘧疾 邪氣가 陽分에 몰리면 陽氣가 偏盛하고, 陰分에 몰리면 陰氣가 偏盛한데, 陰氣가 偏盛하면 惡寒이

---

31) 實 : 원문에는 "盛"으로 되어 있었으나, 《素問玄機原病式》의 인용문에 근거하여 교정하였다. "兩虛而陰實"은 아래의 "陰虛而陽實"과 對句를 이룬다.

32) 外無氣 : 吳崑은 "'外無氣'란 衛氣가 陰分으로 몰려들어가 表가 虛한 것이다."라고 하였다.

33) 如火之熱, 如風雨 : 孫鼎宜가 이르길 "'熱'은 마땅히 '爇'로 적어야 하는데, 形이 잘못된 것이다. 불타오르는 듯하다는 것은 그것이 發熱할 때를 말한 것이고, 비바람이 몰아치는 것 같다고 함은 그것이 惡寒할 때를 말한 것이다."하고 하였다.

34) 勿敢毁傷 : 원문에는 "必毁"로 되어 있었으나, 文義가 통하지 않으므로 《靈樞》에 근거하여 "勿敢毁傷"으로 교정하였다.

35) 大昌 : 일이 매우 순조롭다는 뜻이다.

나고 陽氣가 偏盛하면 熱이 납니다.

瘧疾을 일으키는 風寒邪는 (그 변화가) 일정하지 않아서 病이 극에 달하면 (寒熱 증상이) 반복됩니다. 瘧疾이 발작할 때에는 마치 불타오르는 것 같고 비바람이 몰아치는 것 같아 감당할 수가 없습니다. 그러므로 醫經에서 이르기를 "바야흐로 邪氣가 왕성할 때는 함부로 그 邪氣를 공격하지 말고 邪氣가 쇠약해지기를 기다려야만 일이 반드시 크게 순조롭다."고 하였는데, 바로 이를 말함입니다.

瘧疾이 아직 발작하지 않았을 때는 陰氣가 陽에 몰리지 않고, 陽氣도 陰分에 몰리지 않은 것이므로 이에 근거하여 調理하면 眞氣(正氣)는 안정되고 邪氣는 소멸됩니다. 그러므로 의원이 瘧疾이 이미 발작하였을 때 치료하지 않는 것은 그 氣가 逆亂하였기 때문입니다.

帝曰：善. 攻之奈何? 早晏[36]何如?

岐伯曰：瘧之且[37]發也, 陰陽之且移也, 必從四末始也[38]. 陽已傷, 陰從之, 故先其時堅束其處[39], 令邪氣不得入, 陰氣不得出; 審候見之在孫絡盛堅而血者, 皆取之, 此眞往而未得幷者也.

黃帝：훌륭하십니다. 邪氣를 공격할 때는 어떻게 해야 하며, 치료 시기는 어떻게 해야 합니까?

岐伯：瘧疾이 장차 발작하려고 하여 陰陽의 氣가 교체되려고 할 때는 반드시 四肢末端으로부터 시작됩니다. 陽氣가 이미 (邪氣에 의해) 손상되었으면 陰氣도 이를 따라 손상되므로 학질이 발작하기 전에 그 부위(사지말단)를 견고하게 묶어 邪氣가 (안으로) 들어오지 못하게 하고, 陰氣가 (외부로) 나가지 못하게 한 다음, 상세하게 관찰하여 孫絡이 堅實하여 鬱血이 있으면 모두 針을 놓아 출혈시켜야 하는데, 이는 眞氣가 와서 邪

---

36) 早晏：이르고 늦음, 치료 시기를 가리킨다.

37) 且："將"과 같으며, "장차~하려고 하다"로 해석한다. "陰陽之且移也"의 "且"도 이와 같다.

38) 必從四末始也：張介賓은 注에서 "陰陽이 교체하려 할 때는 반드시 四肢末端으로부터 시작된다고 함은 十二經脈의 井穴과 原穴의 氣가 모두 사지말단에 근본을 두기 때문이다. 그러므로 瘧疾이 발작하려고 할 때는 四肢부터 먼저 차가워지니 이것이 바로 그 징후이다."라고 하였다.

39) 故先其時堅束其處：瘧疾이 발생할 때는 반드시 四肢末端으로부터 시작되므로 발작하기 전에 가는 새끼줄로 손가락과 발가락을 묶어서 邪氣가 내부로 들어오지 못하도록 하고 陰氣가 외부로 나가지 못하도록 해야 한다는 말이다. 《備急千金要方》에서 이르길 "학질이 발작하기 한 식경 전에 왼쪽으로 꼰 가는 새끼줄을 사용하여 手足十指를 단단히 묶어서 邪氣가 들어오지 못하도록 하고 陰氣가 나가지 못하도록 하면 시간이 지나서 해소된다."고 하였다.

氣와 아직 합쳐지지 않은 경우(에 쓰는 치법)입니다.

帝曰：瘧不發，其應何如?

岐伯曰：瘧氣者，必更盛更虛，隨[40]氣之所在也. 病在陽，則熱而脈躁；在陰，則寒而脈靜；極則陰陽俱衰，衛氣相離，故病得休；衛氣集[41]則復病也.

帝曰：時有間二日或至數日發，或渴或不渴，其故何也?

岐伯曰：其間日者，邪氣與衛氣客[42]於六腑[43]，而有時相失，不能相得，故休數日乃作也. 瘧者，陰陽更勝也，或甚或不甚，故或渴或不渴.

黃帝：瘧疾이 발작하지 않았을 때의 그 반응은 어떠합니까?

岐伯：瘧疾 邪氣는 반드시 번갈아 가며 盛해졌다 虛해졌다 하는데, 邪氣가 소재하는 곳을 따라 발병합니다. 병이 陽分에 있으면 熱이 나면서 脈이 躁動하고, (병이) 陰分에 있으면 惡寒이 나면서 脈이 가라앉으며, (병이) 극에 달하면 陰陽이 모두 쇠약해져 衛氣가 (邪氣와) 떨어지므로 병이 (잠시) 멈추고, 衛氣가 (邪氣와) 만나면 다시 발작합니다.

黃帝：때로는 이틀에 한번 발작하고 때로는 수일만에 발작하며, 어떤 경우는 갈증이 나고 어떤 경우는 갈증이 나지 않는데, 그 까닭이 무엇입니까?

岐伯：격일마다 발작하는 것은 邪氣와 衛氣가 風府에서 머물 때 시간이 서로 어긋나 만나지 못하기 때문에 數日간 멈추었다가 발작합니다. 학질은 陰陽이 번갈아 偏盛하여 때로는 심하고 때로는 심하지 않으므로 갈증이 나기도 하고 갈증이 나지 않기도 합니다.

黃帝：論[44]言夏傷於暑，秋必病瘧，今瘧不必應者，何也?

---

40) 隨：원문에는 "當"으로 되어 있었으나, 文義가 통하지 않으므로 《甲乙經》《太素》에 근거하여 교정하였다.

41) 集：여기서는 "만나다"는 뜻으로 해석한다.

42) 客："舍"로 적는 것이 옳은 듯하다. 《詩經·公劉》箋《釋文》에 이르길 "'客'은 본래 '舍'로 적는다."고 하였다. 앞 문장에서 이르길 "邪氣客於風府，衛氣一日一夜，大會於風府"라고 하였는데, 이는 모두 "舍"로 적어야 한다. 張介賓은 注에서 "'客'은 '會'와 은 말이다."라고 하였다. 그 뜻을 王冰의 注에 바탕을 둔 것이나 字劃에 근거가 없다.

43) 六腑：丹波元簡이 이르길 "위 문장에서 六腑에 침입한다는 說이 없는 것으로 볼 때 아마도 '風府'의 誤字인 듯하다."라고 하였는데, 그 說이 타당하므로 본서는 이를 따랐다.

44) 論：古經의 別論을 가리킨다. 비록 《生氣通天論》과 《陰陽應象大論》에 "夏傷於暑，秋必病瘧"

岐伯曰 : 此應四時者也. 其病異形者[45], 反四時也. 其以秋病者寒甚, 以冬病者寒不甚, 以春病者惡風, 以夏病者多汗.

黃帝 : 論에 이르기를 "여름에 暑邪에 손상되면 가을에 반드시 痎疾을 앓는다."고 하였는데, 요즘은 학질이 (이에) 상응하지 않(고 발생하)는 것은 무슨 까닭입니까?

岐伯 : 이는 四時에 상응하는 경우입니다. 그 病의 형태가 다를 경우는 四時와 상반됩니다. 학질을 가을에 앓을 경우는 寒象이 심하고, 겨울에 앓을 경우는 寒象이 심하지 않으며, 봄에 앓을 경우는 바람을 싫어하고, 여름에 앓을 경우는 땀이 많이 납니다.

帝曰 : 夫病溫瘧與寒瘧[46]而皆安[47]舍? 舍於何臟?

岐伯曰 : 溫瘧者, 得之冬中於風寒, 氣藏於骨髓之中, 至春則陽氣大發[48], 邪氣不能自出, 因遇大暑, 腦髓爍[49], 肌肉消, 腠理發泄, 或有所用力, 邪氣與汗皆出. 此病藏於腎, 其氣先從內出之於外也. 如是者, 陰虛而陽盛, 陽盛則熱矣, 衰[50]則氣復反入, 入則陽虛, 陽虛則寒矣. 故先熱而後寒, 名曰溫瘧.

黃帝 : 溫瘧과 寒瘧을 앓을 때는 (邪氣가) 모두 어디에 머물며, 어느 臟에 머뭅니까?

이라는 말이 있기는 하나, 이 역시 黃帝·岐伯이 인용한 古經의 글일 따름이다.

45) 其病異形者, 反四時也 : 張介賓은 注에서 "여름에 暑邪에 손상되면 가을에 반드시 痎疾을 앓는다는 것은 四時에 상응하는 것이다. 봄·여름·겨울에 학질을 앓는 것은 病形이 많이 다른 것으로서, 곧 四時 기후의 寒熱이 각기 상반됨이 있어서 모두 痎疾이 발생할 수 있기 때문이다."라고 하였다.

46) 癉瘧 : 張志聰은 注에서 "이는 前節에서 말한 溫瘧의 病因을 다시 물은 것이므로 黃帝는 溫瘧과 寒瘧이 어디에 머무는지를 물었고, 岐伯은 溫瘧에 대해 답하였으니, 寒瘧의 원인에 대해서 이미 앞에서 모두 논하였기 때문이다."라고 하였고, 周學海는《內經評文》에서 "'寒'은 마땅히 '癉'으로 적어야 할 것 같다."고 하였는데, 아래에서는 모두 溫瘧과 癉瘧에 대해서만 말하였을 뿐 寒瘧에 대해 언급하지 않았으므로 周學海의 說이 옳은 것 같다.

47) 安 : 의문사로서 "何"와 같다.

48) 陽氣大發 : 봄이 되면 기후가 점차 따뜻해지므로 만물에 생기가 돌기 시작하며, 인체의 기능도 이를 따라 생기발랄해지기 시작한다. 譯者의 견해로는 이를 "陽氣始發"이라 하는 것이 더 타당하리라 본다.

49) 腦髓爍 : 暑熱之氣가 腦髓를 소모한다는 말이다. 腎은 精을 저장하고 精은 髓를 생성하며, 腦는 髓의 海이므로 "腦髓爍"이라 함은 실제로 腎精의 소모를 뜻한다.

50) 衰 : 姚止庵이 이르길 "'衰'란 盛함이 극에 달하여 변한 것으로서, 앞의 '病極'·'逆極'과 같은 뜻이다."라고 하였다.

岐伯 : 溫瘧이란 겨울에 風寒을 감수하여 얻은 것으로서 邪氣가 骨髓 중에 잠복합니다. 봄이 되어 陽氣가 發하기 시작하나 邪氣가 (깊숙이 잠복하여) 밖으로 나오지 못하고 (여름이 되어) 무더위를 만나면 腦髓가 소모되고 肌肉이 야위며 腠理가 열려 땀이 나오는데, 만일 (이 때에) 힘을 쓰는 바가 있으면 邪氣가 땀과 함께 모두 (외부로) 나옵니다. 이는 病邪가 腎에 잠복하였다가 그 邪氣가 먼저 안으로부터 바깥으로 나온 것입니다. 이와 같은 경우는 陰이 虛하고 陽은 盛해지는데, 陽이 盛하면 熱이 나고, (熱이 極에 달하여) 쇠퇴하면 邪氣가 다시 (陰分으로) 들어가고, (邪氣가 陰分에) 들어가면 (陰은 盛해지고) 陽은 虛해지며, 陽이 虛해지면 寒象이 나타납니다. 그러므로 먼저 熱이 난 후에 寒冷한 것을 "溫瘧"이라 합니다.

帝曰 : 癉瘧何如?

岐伯曰 : 癉瘧者, 肺素有熱, 氣盛[51]於身, 厥逆上衝, 中氣實而不外泄, 因有所用力, 腠理開, 風寒舍於皮膚之內 · 分肉之間而發, 發則陽氣盛, 陽氣盛而不衰則病矣. 其氣不及於陰, 故但熱而不寒[52], 氣內藏於心, 而外舍於分肉之間, 令人消爍脫肉, 故命曰癉瘧.

帝曰 : 善.

黃帝 : 癉瘧(의 증상)은 어떠합니까?

岐伯 : 癉瘧은 肺에 본래 熱이 있어 氣가 몸에서 盛하면 (氣가) 厥逆하여 위로 치솟고 中氣(中焦의 氣)가 實하여 외부로 發泄하지 못하는데, 힘을 씀으로 인하여 腠理가 열리면 (이 틈을 타고) 風寒邪氣가 皮膚의 안과 肌肉 사이에 (침입하여) 머물게 되므로 (熱이) 발작하고, (熱이) 발작하면 陽氣가 盛해지니, 陽氣가 盛하여 쇠퇴하지 않으면 발병합니다. 邪氣가 陰分에 이르지 못하므로 熱만 날 뿐 惡寒이 나타나지 않으며, 邪氣가 안으로는 心에 잠복하고 밖으로는 分肉 사이에 머물면서 환자의 肌肉을 야위게 하므로 "癉瘧"이라 합니다.

黃帝 : 훌륭하십니다.

---

51) 氣盛 : 肺에 熱이 있으면 肺氣가 實해지므로 氣가 盛하다고 한 것이다. 아래에서 中氣가 實하다고 함은 바로 氣가 盛하여 위로 치솟기 때문이다.

52) 其氣不及於陰, 故但熱而不寒 : 張介賓은 注에서 "肺에 본래 熱이 있는 자는 陽氣가 實한 사람이다. 그러므로 邪氣가 외부에서 침입하더라도 陽分에만 머무를 뿐 陰分에 이르지 못하여 熱만 발생할 뿐 惡寒은 나타나지 않는다."고 하였다.

三十六. 刺 瘧

> 본편에서는 침을 놓아 학질을 치료하는 방법에 관하여 중점적으로 논술하였다.
> (1) 六經瘧·五臟瘧·胃瘧 등 12가지 학질 증상 및 刺針法에 대해 논하였다.
> (2) 針으로 瘧疾을 치료할 때는 반드시 학질이 발작할 때마다 나타나는 상이한 증상에 근거하여 치료해야 함을 강조하였다.

足太陽之瘧, 令人腰痛頭重, 寒從背起, 先寒後熱, 熇熇暍暍然, 熱止汗出[1], 難已, 刺郄中[2]出血.

足太陽膀胱經의 학질은 사람으로 하여금 허리가 아프고 머리를 무겁게 하며, 寒氣가 등으로부터 시작되어 먼저 惡寒한 후에 熱이 나도록 하는데, 熱이 매우 심하다가 熱이 멎으면 땀이 나며, 낫기 어렵습니다. (치료 시에는 足太陽膀胱經의) 郄中(委中)穴에 刺針하여 出血시킵니다.

足少陽之瘧, 令人身體解㑊, 寒不甚, 熱不甚, 惡見人, 見人心惕惕然[3], 熱多汗出甚, 刺足少陽.

---

1) 先寒後熱, 熇熇暍暍然, 熱止汗出 : "熇熇暍暍然"이란 熱이 매우 熾盛한 모양을 형용한 것이다. 《新校正》에서 이르길 "全元起 本과 《甲乙經》《太素》 및 巢元方의 《諸病源候論》에는 모두 '先寒後熱渴, 渴止汗出'으로 되어 있어 그 문장과 다르다."라고 하였다.

2) 郄中 : 委中穴의 別名이다.

3) 惕惕然 : 두려워하는 모양을 형용한 것이다.

足少陽膽經의 학질은 사람으로 하여금 전신을 권태롭게 하고, 惡寒과 發熱은 심하지 않으며, 사람을 대하길 싫어하고 사람을 보면 두려워하며, 發熱하는 때가 많고 땀을 심하게 흘리도록 하는데, (이를 치료할 때는) 足少陽에 刺針합니다.

足陽明之瘧, 令人先寒, 洒淅洒淅[4], 寒甚久乃熱, 熱去汗出, 喜見日月光火氣[5], 乃快然, 刺足陽明跗上[6].

足陽明胃經의 학질은 사람으로 하여금 먼저 惡寒으로 으슬으슬 떨게 하고, 惡寒이 심하다가 오래되면 熱이 나며, 熱이 물러가면 땀이 나고, 햇빛·달빛이나 火氣를 좋아하여 이를 보면 곧 상쾌하도록 하는데, (이를 치료할 때는) 足陽明胃經의 발등 위(衝陽穴)에 刺針합니다.

足太陰之瘧, 令人不樂, 好大息[7], 不嗜食, 多寒少熱[8]汗出, 病至則善嘔, 嘔已乃衰, 卽取之足太陰[9].

足太陰脾經의 학질은 사람으로 하여금 (마음이 울적하여) 즐겁지 않게 하고 한숨을 잘 쉬게 하며, 음식을 좋아하지 않게 하고, 惡寒은 심하고 發熱이 적으며 땀이 많을 흘리

---

4) 洒淅洒淅(선석선석) : 추위로 떠는 모양을 형용한 것이다.

5) 喜見日月光火氣 : 足陽明胃經은 본래 多氣多血하여 熱邪가 심하면 마땅히 火熱을 싫어해야 하는데, 지금 도리어 火氣를 좋아하는 것은 陽明經이 陰邪를 감수하여 胃氣가 허약해졌기 때문이다. 한편 郭靄春은 《黃帝內經素問校注語譯》에서 "헤아려 보건대 이 節은 아마도 '少陰瘧'과 서로 錯簡된 듯하다. 《陽明脈解篇》에서 '足陽明經脈이 병들면 사람과 火氣를 싫어한다.'고 하였는데, 여기에서 햇빛·달빛 및 火氣를 보는 것을 좋아한다고 하였으니 모순됨을 면할 수 없다. 전후의 문장을 校勘해 보건대 少陰瘧의 嘔吐는 胃氣가 上逆했기 때문이고, 熱이 많고 寒이 적은 것은 陽이 盛하기 때문이며, 방문과 창문을 닫고서 기거하는 것은 사람과 火氣를 싫어하기 때문이다. 즉 少陰瘧에서 말한 것은 足陽明의 학질 증상과 부합한다. 그러므로 여기에서는 마땅히 '足陽明之瘧, 令人嘔吐甚, 多寒熱, 熱多寒少, 欲閉戶牖而處, 刺足陽明跗上'이라고 해야 한다."고 하였는데, 참고할 만하다.

6) 跗上 : 王冰은 注에서 "'跗上'이란 衝陽穴이다."라고 하였다.

7) 令人不樂, 好大息 : 吳崑은 注에서 "脾脈이 병들면 運化하지 못하고, 運化하지 못하면 膻中의 氣가 化하지 못하므로 즐겁지 않다. 氣가 膻中에 막혀 있어 반드시 숨을 불어내야 순조로워지므로 한숨을 잘 쉰다."고 하였다.

8) 多寒少熱 : 원문에는 "多寒熱"로 되어 있었으나, 아래의 足厥陰 학질 증상과 중복되므로 《甲乙經》에 근거하여 교정하였다.

9) 足太陰 : 원문에는 없었으나, 《甲乙經》과 丹波元簡의 注 및 문맥에 근거하여 보충하였다. 丹波元簡은 《素問識》에서 "《甲乙經》에는 이 아래에 '足太陰' 3字가 있다. 윗글의 文例에 의거하여 보면 마땅히 이 3字가 있어야 한다."고 하였다.

도록 하는데, 병이 이르면 嘔吐가 잦고 嘔吐가 멎으면 (병이) 쇠퇴합니다. (이 때에는) 곧 足太陰脾經(의 公孫穴과 隱白穴)을 取합니다.

足少陰之瘧, 令人嘔吐甚, 多寒熱, 熱多寒少, 欲閉戶牖而處, 其病難已[10], 刺足少陰[11].

足少陰腎經의 학질은 사람으로 하여금 嘔吐를 심하게 하고 惡寒發熱이 잦되 發熱이 많고 惡寒이 (비교적) 적으며, 방문과 창문을 걸어 잠그고 머물도록 하는데, 이러한 병을 앓으면 낫기 어렵습니다. (이 때에는) 足少陰腎經에 刺針합니다.

足厥陰之瘧, 令人腰痛少腹滿, 小便不利, 如癃[12]狀, 非癃也, 數便, 意恐懼氣不足, 腹中悒悒[13], 刺足厥陰.

足厥陰肝經의 학질은 사람으로 하여금 허리가 아프고 하복부가 그득하게 하며, 小便이 不利하여 마치 癃閉證과 같지만 癃閉證이 아니고 소변이 잦을 뿐이며, 마음에 두려움을 느끼고 氣가 부족하며, 뱃속이 답답하여 불편하도록 하는데, (이 때는) 足厥陰肝經(의 太衝穴)에 刺針합니다.

肺瘧者, 令人心寒[14], 寒甚熱, 熱間善驚[15], 如有所見者, 刺手太陰陽明[16].

肺瘧은 사람으로 하여금 心을 차게 하고, 寒이 심하여 熱로 변하고 熱이 나는 동안에는 잘 놀라 마치 (무서운 것이) 보이는 듯 하는데, (이 때는) 手太陰肺經(의 列缺穴)과 手

---

10) 其病難已 : 張介賓은 注에서 "腎은 至陰의 臟인데, 邪氣가 이곳에 머물므로 병이 깊어 낫기 어렵다."고 하였다.

11) 刺足少陰 : 원문에는 없었으나, 郭靄春의 注와 문맥에 근거하여 보충하였다. 郭靄春은《黃帝內經素問校注》에서 "'已' 아래에 '刺足少陰' 4字가 脫簡된 듯하다. 王氷의 注를 예로 들면 '刺足少陽'의 注에서 '俠谿主之'라고 하였고, '刺手太陰陽明'의 注에서 '列缺主之'라고 하였으며, 이곳의 注에서 '太鍾太谿悉主之'라고 하였으니, 이는 王氷이 근거한 本에는 '刺足少陰' 4字가 있었음을 말한다."고 하였다.

12) 癃(륭) : 楊上善은 注에서 "'癃'은 '淋'으로서 소변이 방울방울 떨어지는 것이다."라고 하였다.

13) 悒悒(읍읍) : 무엇이 맺힌 듯이 불편한 것을 형용한 말이다.

14) 心寒 : 張介賓은 注에서 "肺는 心의 덮개인데, 寒邪에 의지하여 이기지 못하는 바(心)를 침범하였으므로 肺瘧이 발생하면 사람으로 하여금 心이 차가워지도록 한다."고 하였다.

15) 寒甚熱, 熱間善驚 : 張介賓은 注에서 "寒이 심하여 다시 熱이 나서 心氣가 손상되므로 잘 놀라 마치 무엇이 보이는 듯 행동한다."고 하였다.

16) 刺手太陰陽明 : 王氷은 注에서 手太陰肺經은 列缺穴로써 主治하고, 手陽明大腸經은 合谷穴로써 主治한다고 하였다.

陽明大腸經(의 合谷穴)에 刺針합니다.

心瘧者, 令人煩心甚, 欲得淸水[17], 反寒多, 不甚熱[18], 刺手少陰[19].

心瘧은 사람으로 하여금 心中煩熱이 심하게 하여 찬물을 마시고 싶게 하지만 오히려 寒象이 많고 熱은 심하지 않는데, (이 때는) 手少陰心經(의 神門穴)에 刺針합니다.

肝瘧者, 令人色蒼蒼然[20], 太息, 其狀若死者, 刺足厥陰[21]見血.

肝瘧은 사람으로 하여금 안색이 푸르스름하고 한숨을 쉬어 그 형상이 마치 죽은 사람과 같게 하는데, (이 때는) 足厥陰肝經(의 中封穴)에 刺針하여 出血시킵니다.

脾瘧者, 令人寒, 腹中痛, 熱則腸中鳴, 鳴已汗出, 刺足太陰[22].

脾瘧은 사람으로 하여금 몸이 차고 복통이 오게 하며, 熱이 발생하면 腸鳴이 발생하고 腸鳴이 멎으면 땀이 나는데, (이 때는) 足太陰脾經(의 商丘穴)에 刺針합니다.

腎瘧者, 令人洒洒然, 腰脊痛, 不能[23]宛轉[24], 大便難, 目眴眴然[25], 手足寒, 刺足太陽少陰[26].

腎瘧은 사람으로 하여금 으슬으슬 寒氣가 들고, 腰脊痛으로 몸을 돌리지 못하며, 대변이 잘 나오지 않고 눈앞이 아물거리며, 手足이 차가워지도록 하는데, (이 때는) 足太陽膀胱經(의 委中穴)과 足少陰腎經(의 大鍾穴)에 刺針합니다.

胃瘧者, 令人且[27]病也, 善飢而不能食, 食而支滿腹大, 刺足陽

---

17) 淸水 : 즉 冷水를 가리킨다.

18) 反寒多, 不甚熱 : 姚止庵이 이르길 "火가 내부에서 熾盛하면 외부가 차가워지므로 熱은 심하지 않고 寒象이 많은 것이다."라고 하였다.

19) 刺手少陰 : 王冰은 注에서 "神門穴로써 主治한다."고 하였다.

20) 蒼蒼然 : 푸르스름한 것을 형용한 말이다. 《廣雅·釋詁》에서 "'蒼'은 '靑'이다."라고 하였다.

21) 刺足厥陰 : 王冰은 注에서 "中封穴로써 主治한다."고 하였다.

22) 刺足太陰 : 王冰은 注에서 "商丘穴로 主治한다."고 하였다.

23) 不能 : 원문에는 없었으나 文義와 郭靄春의 注에 근거하여 보충하였다. 郭靄春은 注에서 "'宛轉' 위에 '不能' 2字가 脫簡되었으므로 《醫壘元戎》 卷五의 인용문에 근거하여 보충해야만 文義가 비로소 분명해진다."고 하였다.

24) 宛轉 : "展轉"과 같으며, 몸을 돌리는 것을 말한다.

25) 目眴眴然 : 눈이 아물거리는 모양을 형용한 것이다. 張介賓은 注에서 "'眴眴然'이란 눈이 아물거리는 모양인데, 사물이 뚜렷하게 보이지 않는 것은 腎水가 부족한 것이다."라고 하였다.

26) 足太陽少陰 : 足太陽膀胱經의 委中穴과 足少陰腎經의 大鍾穴을 가리킨다.

明[28]太陰橫脈[29]出血.

胃瘧은 사람으로 하여금 疸病이 들게 하고, 쉽게 배가 고프나 먹을 수 없으며, 먹으면 腹部가 脹滿하여 커지게 하는데, (이 때는) 足陽明胃經(의 厲兌·解谿·三里穴)과 足太陰脾經의 橫脈에 刺針하여 出血시킵니다.

瘧發身方熱, 刺跗上動脈[30], 開其空出其血, 立寒. 瘧方欲寒, 刺手陽明太陰, 足陽明太陰[31].

학질이 발작하여 몸에 막 熱이 나기 시작할 때는 발등의 動脈에 刺針하여 침구멍을 열고 出血시키면 즉시 (熱이 내려) 차가워집니다. 학질이 발작하여 바야흐로 惡寒이 나려고 할 때는 手陽明大腸經·手太陰肺經·足陽明胃經·足太陰脾經에 刺針합니다.

瘧脈滿大急, 刺背腧, 用中針傍五胠腧[32]各一, 適肥瘦出其血[33]也. 瘧脈小實急, 灸脛少陰[34], 刺指井[35]. <u>瘧脈滿大急, 刺背腧, 用五胠腧背腧各一, 適行至於血也</u>[36]. 瘧脈緩大虛, 便宜用藥, 不宜用針.

---

27) 且 : 《太素》에는 "疸"로 되어 있고, 《備急千金要方》《聖濟總錄》에는 모두 "旦"으로 되어 있는데, "旦"로 적는 것이 옳다. "旦"은 "疸"의 古字이며, "且"는 "旦"의 誤字이다. 楊上善은 注에서 "'疸'은 內熱病이다. 胃가 음식을 받아들일 때 음식이 온당하지 않으면 寒熱이 발생한다."고 하였다. 따라서 본서는 이를 "疸"로 해석하였다.

28) 足陽明 : 足陽明胃經의 井穴인 厲兌·解谿·三里穴을 가리킨다.

29) 橫脈 : 足內踝 앞쪽을 비스듬히 지나가는 足太陰經脈을 말하는데, 張介賓은 이를 商丘穴이라 하였다.

30) 跗上動脈 : "跗"는 발등을 가리킨다. "跗上動脈"이란 足陽明胃經의 衝陽穴을 가리킨다. 足陽明胃經은 氣와 血이 모두 많은 經脈이므로 陽氣가 盛하여 몸에 熱이 나면 刺針하여 瀉血해야 한다.

31) 刺手陽明太陰, 足陽明太陰 : 王冰은 注에서 "이 또한 開穴하여 그 血을 배출시켜야 함을 말하니, 井穴과 腧穴을 따라 刺針해야 한다."고 하였다. 즉 手陽明大腸經의 井穴인 商陽穴과 腧穴인 三間穴, 手太陰肺經의 井穴인 少商穴과 腧穴인 太淵穴, 足陽明胃經의 井穴인 厲兌穴과 腧穴인 陷谷穴, 足太陰脾經의 井穴인 隱白穴과 腧穴인 太白穴을 말한다.

32) 五胠腧(오거수) : 脊背部의 五臟腧穴 양쪽에 위치하면서 脇部에 가까운 다섯 腧穴, 즉 魄戶·神堂·魂門·意舍·志室를 "五胠腧"라 한다. "五"는 원문에 "伍"로 되어 있었으나, 王冰의 注에 근거하여 교정하였다.

33) 適肥瘦出其血 : 王冰은 注에서 "야윈 사람은 얕게 刺針하여 적게 出血시키고, 살찐 사람은 깊게 刺針하여 많이 出血시킨다."고 하였다.

34) 灸脛少陰 : 王冰은 이를 復溜穴이라 하였고, 張志聰은 太谿穴이라 하였다.

35) 指井 : 足太陽膀胱經의 井穴인 至陰穴을 가리킨다.

凡治瘧, 先發如食頃[37], 乃可以治, 過之則失時也.

학질 환자의 脈이 盛大하고 急하면 背部의 腧穴에 刺針하되, 중간 크기의 침으로 五臟 腧穴 곁에 있는 五胠腧에 각각 한 번씩 刺針하며, 비만함과 수척함에 따라 알맞게 그 血을 배출시킵니다. 학질 환자의 脈이 약간 實하면서 急하면 (實證이므로) 정강이에 있는 足少陰腎經(의 復溜穴 혹은 太谿穴)에 뜸을 뜨고, 至陰穴에 刺針해야 합니다. 학질 환자의 脈이 완만하면서 크게 虛하면 곧 약물을 사용해야 하며 침을 사용해서는 안됩니다.

무릇 학질을 치료하려면 반드시 발작하기 한 식경 전에 조치해야만 치료할 수 있으며, 이 때를 넘기면 치료시기를 놓치게 됩니다.

諸瘧而脈不見, 刺十指間出血, 血去必已, 先視身之赤如小豆[38]者, 盡取之. 十二瘧[39]者, 其發各不同時, 察其病形, 以知其何脈之病也. 先其發時如食頃而刺之, 一刺則衰, 二刺則知, 三刺則已; 不已, 刺舌下兩脈出血; 不已, 刺郄中[40]盛經出血, 又刺項已下俠脊者必已. 舌下兩脈者, 廉泉也.

각종 瘧疾에서 脈이 (잠복하여) 나타나지 않으면 열 손가락 사이에 刺針하여 出血시켜야 하며, 出血시키면 반드시 낫는데, 먼저 몸에 小豆만한 붉은 반점이 나타나면 모두 (針으로) 取해야 합니다. 十二瘧은 발작할 때 각기 시간이 다르므로 그 病形을 살펴서 그것이 어느 經脈의 病인지를 파악해야 합니다. (이를 치료할 때는) 학질이 발작하기 한 식경 전에 刺針해야 하는데, 한 번 刺針하면 (학질이) 쇠퇴하고, 두 번 刺針하면 (病情이 호전됨을) 느낄 수 있으며, 세 번 刺針하면 낫습니다. (만약) 낫지 않으면 舌下에 있는 兩脈에 刺針하여 出血시키며, (그래도) 낫지 않으면 委中穴의 충혈된 經脈에 刺針하여 출

36) 瘧脈滿大急, 刺背腧,……適行至於血也 : 이 22字는 앞 문장과 중복되므로《新校正》에 근거하여 刪去해야 한다.《新校正》에서 이르길 "헤아려 보건대 이 條文의 '瘧脈滿大'에서 이 注(王冰의 注을 가리킴)가 끝나기까지의 原文과 注文 55字는 마땅히 刪去해야 한다. 經文이 앞의 經文과 중복되는데 王冰은 이를 좇아 注를 달았으니 별다른 의미가 없다."고 하였다. 따라서 본서는 이를 해석하지 않았다.

37) 食頃 : 한끼의 밥을 먹을 시간이라는 뜻으로, 조금 긴 시간을 가리킨다.

38) 赤如小豆 : 학질로 熱이 성하면 營血을 핍박하여 肌膚를 통해 외부로 발산하므로 小豆만한 붉은 반점이 생긴다.

39) 十二瘧 : 위에서 말한 六經瘧과 五臟瘧 및 胃瘧을 가리킨다.

40) 郄中 : "郄中"이란 委中穴을 가리킨다.

혈시키고, 다시 뒷목 아래의 양측 穴位에 刺針하면 반드시 낫습니다. 舌下의 兩脈이란 廉泉穴입니다.

刺瘧者, 必先問其病之所先發者, 先刺之. 先頭痛及重者, 先刺頭上[41]及兩額兩眉間出血. 先項背痛者, 先刺之. 先腰脊痛者, 先刺郄中出血. 先手臂痛者, 先刺手少陰陽明十指間[42]. 先足脛痠痛者, 先刺足陽明十指間[43]出血.

학질에 針을 놓을 때는 반드시 우선 그 병이 먼저 발생한 부위를 물어서 그곳을 먼저 刺針해야 합니다. 먼저 머리가 아프면서 무거우면 우선 頭部 위쪽과 兩額角 및 兩眉間에 刺針하여 出血시킵니다. 먼저 項背部가 아프면 우선 이를 刺針해야 합니다. 먼저 腰脊部가 아프면 우선 委中穴에 刺針하여 출혈시켜야 합니다. 먼저 팔에 疼痛이 오면 우선 手少陰心經과 手陽明大腸經의 少衝穴·商陽穴에 刺針해야 합니다. 먼저 정강이가 시큰거리면서 아프면 우선 足陽明胃經의 厲兌穴에 刺針하여 出血시킵니다.

風瘧, 瘧發則汗出惡風, 刺三陽經背腧之血[44]者. 䯒痠痛甚按之不可, 名曰胕髓病, 以鑱針, 針絶骨[45]出血, 立已. 身體小痛, 刺[46]諸陰之井無出血, 間日一刺. 瘧不渴, 間日而作, 刺足太陽; 渴而間日作, 刺足少陽. 溫瘧汗不出, 爲五十九刺[47].

風瘧은 학질이 발작하면 땀이 나고 風을 싫어하는데, (치료는) 足太陽膀胱經의 背部

41) 頭上 : 楊上善은 注에서 "督脈의 神庭·上星·顖會·百會 등이다."라고 하였다.

42) 手少陰陽明十指間 : 張志聰은 注에서 "'手少陰陽明十指間'이란 열 손가락 사이의 少衝·商陽穴을 가리킨다."고 하였다.

43) 足陽明十指間 : 馬蒔는 注에서 "먼저 정강이가 시큰거리면서 아프면 우선 足陽明胃經과 足十指의 井穴에 刺針하여 출혈시켜야 한다."고 하였고, 張志聰은 注에서 "足十指 사이의 厲兌穴이다."라고 하였다. 본서는 張志聰의 注를 따랐다.

44) 三陽經背腧之血 : 足太陽膀胱經의 背部에 있는 腧穴에 刺針하여 出血시킨다는 말이다. 王冰은 注에서 "'三陽'은 太陽이다."라고 하였고, 張志聰은 注에서 "'背腧'란 太陽經의 腧穴이다. 太陽의 氣는 表를 주관하므로 邪氣가 表를 손상하면 體表의 氣가 虛弱해져 바람을 싫어하므로 마땅히 太陽經의 邪氣를 瀉해야 한다."고 하였다.

45) 絶骨 : 足少陽膽經의 懸鐘穴을 가리킨다.

46) 刺 : 원문에는 "刺" 아래에 "至陰" 2字가 있었으나,《甲乙經》과《太素》및 文義에 근거하여 刪去하였다.

47) 五十九刺 : 상세한 것은《素問·刺熱篇》을 참조하시오.

腧穴에 刺針하여 출혈시킵니다. 少腿部의 통증이 극심하여 손을 댈 수 없을 정도인 것을 “胕髓病”이라 하는데, (이를 치료할 때는) 鑱針으로 絶骨(懸鐘穴)에 침을 놓아 出血시키면 즉시 낫습니다. 몸에 경미한 疼痛이 오면 모든 陰經의 井穴에 刺針하되, 出血시켜서는 안되며, 격일에 한 번 刺針합니다. 학질에 갈증이 나지 않고 하루걸러 발작하면 足太陽經(의 穴位)에 刺針하며, 갈증이 나면서 하루걸러 발작하면 足少陽經(의 穴位)에 刺針합니다. 溫瘧에 땀이 나지 않으면 五十九刺法을 사용합니다.

三十七. 氣厥論

본편에서는 五臟六腑의 寒熱이 轉移되어 발생하는 각종 병변을 중점적으로 논술하였다. 이러한 병변의 원인은 臟氣가 逆亂하여 발생한 것이므로 "氣厥論"이라 한 것이다.

(1) 五臟六腑의 寒熱이 서로 전이되어 발생하는 병변에 대하여 논술하였다.

(2) 五臟六腑의 寒熱이 서로 전이되어 발생하는 질병의 病理機轉 및 임상특징을 논술하였다.

黃帝問曰 : 五臟六腑, 寒熱相移[1)]者何?

岐伯對曰 : 腎移寒於脾[2)], 癰腫[3)]少氣. 脾移寒於肝, 癰腫[4)]筋攣. 肝移寒於心, 狂隔中[5)]. 心移寒於肺, 肺消[6)], 肺消者飮一溲二, 死不

1) 相移 : 서로 轉移되는 것을 말한다. 張介賓은 注에서 "'相移'란 이곳의 病이 저곳으로 옮겨가는 것이다."라고 하였다.

2) 脾 : 원문에는 "肝"으로 되어 있었으나, 《新校正》《甲乙經》《太素》에 근거하여 교정하였다.

3) 癰腫 : 여기서는 浮腫으로 보아야 한다. 吳崑은 注에서 "'癰'이란 막히는 것이다. 腎이 寒水의 氣를 오히려 자신이 이기는 곳(즉 脾土)으로 傳하여 脾土를 침해한 것이므로 막혀서 浮腫이 발생한 것이다."라고 하였다.

4) 癰腫 : 여기서는 癰瘍腫脹을 가리킨다. 肝은 血의 저장을 주관하고 疏通宣泄하는 성질이 있는데, 脾가 寒氣를 肝으로 보내면 氣血이 응체되어 통하지 않으므로 癰腫이 발생한다.

5) 隔中 : 中焦가 막혀서 통하지 않는 것을 가리키는데, 주요 증상으로는 음식을 먹으면 곧 토하는 것이다. 張琦가 이르길 "膻中의 氣化의 府인데, 陰氣가 응결되어 막히면 陽氣가 氣化하지

治. 肺移寒於腎, 爲涌水[7]; 涌水者, 按腹不堅, 水氣客於大腸, 疾行則鳴濯濯[8]如囊裹漿, 水之病也.

黃帝 : 五臟六腑의 寒熱이 서로 轉移되는 것은 무엇 때문입니까?

岐伯 : 腎이 脾로 寒邪를 보내면 癰腫이 발생하고 氣가 부족해집니다. 脾가 肝으로 寒邪를 보내면 癰腫이 발생하고 筋脈에 경련이 옵니다. 肝이 心으로 寒邪를 보내면 發狂하고 中焦가 막힙니다. 心이 肺로 寒邪를 보내면 肺消가 발생하는데, 肺消는 (물을) 한 잔을 마시면 두 잔을 소변으로 배설하는 것으로서 치료할 수 없는 死證입니다. 肺가 腎으로 寒邪를 보내면 涌水證이 발생합니다. 涌水證은 腹部를 누르면 단단하지 않은데, (이는) 水氣가 大腸에 머무른 것으로서 빨리 걸으면 쭈르륵 쭈르륵 소리를 내어 마치 자루 속에 물이 담긴 것 같으니, 水病입니다.

脾移熱於肝, 則爲驚衄. 肝移熱於心, 則死. 心移熱於肺, 傳爲鬲消[9]. 肺移熱於腎, 傳爲柔痓[10]. 腎移熱於脾, 傳爲虛, 腸澼死, 不可治.

脾가 肝으로 熱邪를 보내면 (風熱이 번갈아 치성하므로) 놀라고 코피를 흘립니다. 肝이 心으로 熱邪를 보내면 (風火가 서로 부추겨 陽이 극에 달하고 神이 끊어져) 죽습니다. 心이 肺로 熱邪를 보내면 (熱邪가 肺金의 津液을 졸이는데) 전화되어 鬲消가 발생합니다. 肺가 腎으로 熱邪를 보내면 (水氣가 메말라 筋을 濡養하지 못하므로) 전화되어 柔痓가 발생합니다. 腎이 脾로 熱邪를 보내면 (脾腎의 陰이 부족해지므로) 전화되어 虛損이 발생하는데, (만약) 腸澼(痢疾)이 발생하면 死證으로서 치료할 수 없습니다.

胞[11]移熱於膀胱, 則癃溺血. 膀胱移熱於小腸, 鬲腸不便, 上爲口

못하므로 中焦의 氣가 막혀서 통하지 않는다."고 하였다.

6) 肺消 : 消渴病의 하나로 上消에 해당한다. 張介賓은 注에서 "心火가 부족하면 肺金을 溫養하지 못하는데, 肺氣가 溫養받지 못하면 津液을 運化하지 못하므로 마시는 것이 비록 한 잔일지라도 그 두 배를 소변으로 배설한다."고 하였다.

7) 涌水 : 肺와 腎이 모두 병들어 水道가 不利함으로 인해 水氣가 大腸에 정체하여 물을 담아 놓은 자루처럼 되는 것을 말한다.

8) 濯濯(탁탁) : 물 흐르는 소리를 형용한 것이다.

9) 鬲消 : 張介賓은 注에서 "肺는 金에 속하고 그 변화를 燥함을 근본으로 하는데, 心이 다시 熱邪를 肺로 보내면 燥함이 더욱 심해지며, 전화되어 膈消가 발생한다. 膈消란 胸膈 위가 타오르는 듯하여 물을 많이 마시지만 자주 消渴이 오는 것이다."라고 하였다.

10) 柔痓(유치) : 筋脈에 경련이 오고 項背部가 強直되며, 熱이 나면서 땀을 흘리는 질병이다.

11) 胞 : 精室과 胞宮을 가리킨다. 吳崑은 注에서 "'胞'는 陰胞이다. 남자의 경우는 精室이고, 여자의 경우는 血室이다."라고 하였다.

糜. 小腸移熱於大腸, 爲虙瘕[12)]爲沈[13)]. 大腸移熱於胃, 善食而瘦入[14)], 謂之食亦[15)]. 胃移熱於膽, 亦曰食亦. 膽移熱於腦, 則辛頞[16)]鼻淵, 鼻淵者, 濁涕下不止也, 傳爲衄衊瞑目[17)]. 故得之氣厥也.

胞宮이 膀胱으로 熱邪를 보내면 소변이 잘 나오지 않고 피가 섞여 나옵니다. 膀胱이 小腸으로 熱邪를 보내면 腸道가 막히고 대변이 나오지 않으며, 상부에서는 입이 짓무릅니다. 小腸이 熱邪를 大腸으로 보내면 (熱이 몰려서) 虙瘕와 痔瘡이 발생합니다. 大腸이 胃로 熱邪를 보내면 많이 먹어도 야위는데, 이를 "食亦"이라 합니다. 胃가 膽으로 熱邪를 보내어도 "食亦"이라 합니다. 膽이 腦로 熱邪를 보내면 콧날에 매운 느낌이 있으며 鼻淵이 나오는데, 鼻淵이란 탁한 콧물이 그치지 않고 흘러내리는 것이며, (이것이) 전화되면 코피가 흐르고 눈이 어두워집니다. 그러므로 이러한 것들은 氣가 厥逆하여 얻은 것입니다.

---

12) 虙瘕 : "虙(복)"은 "伏"과 같으며, "瘕"는 뱃속의 積塊를 말한다. 따라서 "虙瘕"란 積塊가 복中에 잠복한 것을 가리킨다. 張介賓은 注에서 "小腸의 熱이 하행하여 大腸으로 옮겨가 熱이 몰리고 흩어지지 않으면 氣 혹은 血이 굽이쳐 꺾이는 곳에 머물게 되는데 이것이 虙瘕이다."라고 하였다.

13) 沈 : 여기서는 痔瘡을 가리킨다. 高世栻은《素問直解》에서 "沈" 아래에 "痔"字를 보충하였는데, 注에서 이르길 "火熱이 하부로 내려가 沈痔가 발생한 것이다."라고 하였다. 張志聰 역시 注에서 "'沈'은 '痔'이다. 小腸은 火를 주관하고 大腸을 金을 주관하는데, 火熱이 金을 범하면 腸痔가 발생한다. 〈邪氣臟腑病形〉 篇에서 '腎脈,……微澁爲不月沈痔'라고 하였으니, '沈'은 옛날에 글을 생략하였거나 脫簡이 있는 것이다."라고 하였다.

14) 入 : 稻葉良仙이 이르길 "'瘦入'의 '入'은 衍文이다."라고 하였다. 본서 〈脈要精微論〉 "癉成爲消中"에 대해 王冰이 注에서 "善食而瘦"라 한 것을 보면 王冰이 인용한 本에는 "入"字가 없었던 것으로 보인다. 본서는 이를 해석하지 않았다.

15) 食亦 : 王冰은 注에서 "음식물이 들어와 變移되어 지나가므로 肌膚를 생성하지 못한다. '亦'은 '易(바뀌다)'이다."라고 하였다.

16) 辛頞 : "頞(알)"은 콧날을 뜻한다. 따라서 "辛頞"이란 콧날에 매운 느낌이 오는 것을 말한다.

17) 衄衊瞑目 : "衄衊(뉵멸)"이란 코에서 피가 나는 것을, "瞑目"이란 눈이 침침하여 잘 보이지 않는 것을 말한다.

三十八. 咳 論

> 본편에서 咳嗽의 병인·병기·증상·치료 원칙에 대하여 중점적으로 논술하였으므로 "咳論"이라 한다.
> ⑴ 咳嗽의 病因病機와 四時·五臟과의 관계를 다루었다.
> ⑵ 五臟六腑咳의 구체적인 증상과 상호 傳變 관계에 대해 논술하였다.
> ⑶ 咳嗽의 치료원칙을 논술하였다.

黃帝問曰 : 肺之令人咳, 何也?

岐伯對曰 : 五臟六腑皆令人咳, 非獨肺也.

帝曰 : 願聞其狀.

岐伯曰 : 皮毛者肺之合也[1], 皮毛先受邪氣, 邪氣以從[2]其合也. 其[3]寒飮食入胃, 從肺脈上至於肺則肺寒, 肺寒則外內合邪, 因而客之, 則爲肺咳. 五臟各以其時[4]受病, 非其時, 各傳以與之[5].

---

1) 皮毛者肺之合也 : 皮毛가 肺와 상응한다는 말이다. 여기서의 "合"은 "상응하다"는 뜻이다. 예를 들면《史記·樂書》張守節《正義》에서 "'合'은 '應'이다."라고 하였다.

2) 從 : 여기서는 "到"와 같으며 "~이르다"는 뜻이다.

3) 其 : 여기서는 假說을 나타내는 접속사로서, "만약"으로 해석한다.

4) 其時 : 五臟과 상응하는 時令을 가리킨다. 예를 들면 肝은 봄과, 心은 여름과, 脾는 長夏와, 肺

黃帝 : 肺가 사람으로 하여금 기침을 하도록 하는 것은 무엇 때문입니까?

岐伯 : 五臟六腑가 모두 사람으로 하여금 기침이 나도록 하는 것이니, 유독 肺만 그러한 것이 아닙니다.

黃帝 : 그 증상에 관해 듣고 싶습니다.

岐伯 : 皮毛는 肺와 상응하므로 皮毛가 먼저 邪氣를 받으면 邪氣가 그것과 상응하는 곳(즉 肺)에 이르게 됩니다. 만약 차가운 음식이 胃로 들어가 肺脈을 따라 상부의 肺에 이르면 肺가 차가워지고, 肺가 차가워지면 안팎에서 침입한 邪氣가 결합하고 이로 인해 肺에 머물면 (肺氣가 치솟으므로) "肺咳"가 발생합니다.

五臟은 각기 그 상응하는 時令에 의거하여 病氣를 받는데, (咳嗽가) 肺와 상응하는 時令에 발생하지 않으면 각 臟이 (病邪를) 肺에 傳해준 것입니다.

人與天地相參, 故五臟各以治時感於寒則受病, 微則爲咳, 甚則爲泄爲痛. 乘[6]秋則肺先受邪, 乘春則肝先受之, 乘夏則心先受之, 乘至陰[7]則脾先受之, 乘冬則腎先受之.

사람은 天地(즉 자연)와 상응하므로 五臟이 각기 다스리는 時令에 寒邪를 감수하면 발병하는데, 경미하면 咳嗽가 나고, 심하면 泄瀉·腹痛이 옵니다.

가을에 邪氣가 침입하면 肺가 먼저 邪氣를 받고, 봄에 邪氣가 침입하면 肝이 먼저 邪氣를 받으며, 여름에 邪氣가 침입하면 心이 먼저 邪氣를 받고, 至陰(長夏)에 邪氣가 침입하면 脾가 먼저 邪氣를 받으며, 겨울에 邪氣가 침입하면 腎이 먼저 邪氣를 받습니다.

帝曰 : 何以異[8]之?

岐伯曰 : 肺咳之狀, 咳而喘息有音, 甚則唾血. 心咳之狀, 咳則心痛, 喉中介介[9]如梗狀, 甚則咽腫喉痹[10]. 肝咳之狀, 咳則兩脇下痛,

---

는 가을과, 腎은 겨울과 상응한다.

5) 五臟各以其時受病,……各傳以與之 : 五臟은 각기 그들이 주관하는 時令에 病邪를 받는데, 만약 咳嗽가 肺와 상응하는 계절에 발생하지 않으면 이는 다른 臟이 病邪를 肺로 전해 주었기 때문이다.

6) 乘 : 이는 어떤 시기를 틈타 침입하는 것을 말한다.

7) 至陰 : 음력 6월을 至陰이라 하는데, "長夏"라고도 한다.

8) 異 : "구별하다"는 뜻이다. 예컨대《廣雅·釋詁一》에서 "'異'는 '分'이다."라고 하였다.

9) 介介 : 이는 목구멍에 무엇이 막혀서 내는 소리를 형용한 것으로서 "캑캑" 혹은 "칵칵"으로 해석할 수 있다. 吳崑은 注에서 "단단한 것이 막혀서 방해함이 있다는 뜻이다."라고 하였다.

10) 咽腫喉痹 : 咽喉가 붓고 막혀서 아픈 것을 가리킨다.

甚則不可以轉, 轉則兩胠下滿. 脾咳之狀, 咳則右脇下痛, 陰陰[11]引肩背, 甚則不可以動, 動則咳劇. 腎咳之狀, 咳則腰背相引而痛, 甚則咳涎.

黃帝 : 어떻게 그것을 구별합니까?

岐伯 : 肺咳의 증상은 기침과 함께 喘息音이 나고, 심하면 피를 뱉어 냅니다. 心咳의 증상은 기침을 하면 心痛이 발생하고, 喉中에서 캑캑하는 소리가 나서 마치 단단한 물질이 걸려 있는 듯하며, 심하면 咽喉가 붓습니다. 肝咳의 증상은 기침을 하면 양 옆구리 아래가 아프고 심하면 몸을 돌리지 못하는데, 몸을 돌리면 양쪽 겨드랑이 아래가 그득합니다. 脾咳의 증상은 기침을 하면 오른쪽 옆구리 아래가 아프고 은근히 어깨가 땅기며, 심하면 움직이지 못하고 움직이면 기침이 극렬해집니다. 腎咳의 증상은 기침을 하면 腰部와 背部가 서로 땅기면서 아프며, 심하면 기침을 할 때 痰涎을 뱉습니다.

帝曰 : 六腑之咳奈何? 安所受病?

岐伯曰 : 五臟之久咳, 乃移於六腑. 脾咳不已, 則胃受之, 胃咳之狀, 咳而嘔, 嘔甚則長蟲[12]出. 肝咳不已, 則膽受之, 膽咳之狀, 咳嘔膽汁. 肺咳不已, 則大腸受之, 大腸咳狀, 咳而遺矢[13]. 心咳不已, 則小腸受之, 小腸咳狀, 咳而失氣, 氣與咳俱失. 腎咳不已, 則膀胱受之, 膀胱咳狀, 咳而遺溺. 久咳不已, 則三焦受之[14], 三焦咳狀, 咳而腹滿, 不欲食飮. 此皆聚於胃, 關於肺[15], 使人多涕唾[16], 而面浮腫

---

11) 陰陰 : 은은한 것을 말한다.

12) 長蟲 : 회충을 가리킨다. 《說文解字·蟲部》에서 "'蛕'란 뱃속의 長蟲이다."라고 하였는데, "蛕(회)"는 "蚘(우)"라고도 하는데, 지금은 "蛔"로 적는다.

13) 遺矢 : 원문에는 "遺失"로 되어 있었으나, 《甲乙經》《太素》에 근거하여 교정하였다. 여기서 "矢"란 大便을 가리킨다. 따라서 "遺矢"란 大便失禁을 말한다.

14) 久咳不已, 則三焦受之 : "久咳"란 상술한 각종 咳嗽를 가리킨다. 三焦는 상하·내외의 氣化機能을 총괄하므로 咳嗽가 오랫동안 낫지 않으면 모두 三焦로 轉移된다.

15) 此皆聚於胃, 關於肺 : 馬蒔는 注에서 "무릇 五臟六腑의 咳嗽가 이와 같으나, 모두 胃에 모이는 것은 胃가 五臟六腑의 主가 되기 때문이다. 肺에 관계된다 함은 肺가 먼저 邪氣를 감수한 후에 다른 臟腑로 전하기 때문이다. 사람들로 하여금 끈적끈적한 痰을 많이 뱉고 얼굴이 붓게 하는 것은 모두 기가 상부로 逆亂하였기 때문이다."라고 하였다.

16) 涕唾 : 여기서는 끈적이는 痰을 가리킨다. 丹波元堅은 《素問紹識》에서 "이것 역시 지금의 稠

氣逆也.

黃帝 : 六腑의 咳嗽는 어떠하며, 어디서 病氣을 받습니까?

岐伯 : 五臟의 咳嗽가 오랫동안 낫지 않으면 곧 六腑로 轉移됩니다. 脾咳가 낫지 않으면 胃가 病邪를 받는데, 胃咳의 증상은 기침을 하면서 구토하는데, 구토가 심하면 蛔虫이 나옵니다. 肝咳가 낫지 않으면 膽이 病邪를 받는데, 膽咳의 증상은 기침을 할 때 膽汁을 토합니다. 肺咳가 낫지 않으면 大腸이 病邪를 받는데, 大腸咳의 증상은 기침과 함께 대변이 나옵니다. 深海가 낫지 않으면 小腸이 病邪를 받는데, 小腸咳의 증상은 기침을 할 때 방귀가 나오되 방귀와 기침이 동시에 나옵니다. 腎咳가 낫지 않으면 膀胱이 病邪를 받는데, 膀胱咳의 증상은 기침을 할 때 소변을 찔끔거립니다.

(이상의) 咳嗽가 오랫동안 낫지 않으면 三焦가 病邪를 받는데, 三焦咳의 증상은 기침을 하면서 腹部가 창만하고 음식을 먹으려 하지 않습니다. 이들은 모두 胃에 모이고 肺에 연관되어 발생하는 것으로서, 사람으로 하여금 끈적끈적한 痰이 많게 하고 얼굴이 붓도록 하며, 氣가 上逆하도록 합니다.

帝曰 : 治之奈何?

岐伯曰 : 治臟者治其腧, 治腑者治其合, 浮腫者治其經.

帝曰 : 善.

黃帝 : 이를 치료하려면 어떻게 해야 합니까?

岐伯 : 臟을 치료할 때는 그 腧穴을 치료하고, 腑를 치료할 때는 그 合穴을 치료하며, 浮腫을 치료할 때는 그 經穴을 치료합니다.

黃帝 : 훌륭하십니다.

痰으로 보인다. 이는《評熱病論》'唾出若涕' 및 '咳出靑黃涕'의 '涕'와 그 의미가 같다."고 하였다. 丹波元簡 역시《內經》이 만들어진 시기에는 "痰"字가 없었으므로 "涕"字로써 痰의 뜻을 표현하였다고 했다.

三十九. 擧痛論

본편에서는 열 네 가지 통증의 각기 상이한 증상과 병인병기 및 특징에 관하여 중점적으로 논술하였으므로 "擧痛論"을 篇名으로 삼았다.

⑴ 각종 통증의 특징과 병인병기를 비교·분석하여 논술하였다.

⑵ 問診·望診·切診하여 통증을 진단하는 방법을 소개하였다.

⑶ "九氣"로 인해 야기되는 病理와 증상을 논술하였다.

黃帝問曰 : 余聞善言天者, 必有驗於人; 善言古者, 必有合於今; 善言人者, 必有厭[1]於己. 如此, 則道不惑而要數極, 所謂明也. 今余問於夫子, 令言而可知, 視而可見, 捫而可得[2], 令驗於己而發蒙解惑[3], 可得而聞乎?

岐伯再拜稽首對曰 : 何道之問也?

黃帝 : 제가 듣기에 하늘의 이치에 잘 논하는 사람은 반드시 인체에 대해서도 徵驗함이 있고, 옛 것을 잘 논하는 자는 반드시 現世의 정황에 부합함이 있으며, 다른 사람을

1) 厭 : "만족하다"는 뜻이다.

2) 言而可知, 視而可見, 捫而可得 : "言而可知"는 問診을, "視而可見"은 望診을, "捫而可得"는 切診을 가리킨다. "捫而可得"의 "得"은 "파악하다"·"체득하다"는 뜻이다.

3) 發蒙解惑 : "蒙"은 몽매함을, "惑"은 미혹됨을 가리킨다. 즉 이는 몽매함을 깨우치고 미혹됨을 풀어 준다는 말이다.

잘 논평하는 사람은 반드시 자신에게 만족해하는 것이 있다고 하였습니다. 이와 같으면 道가 미혹되지 않고 중요한 이치가 지극해질 것이니, 이른바 "밝음"이란 것입니다.

지금 제가 선생에게 묻고자 하는 것은 (환자에게) 말하게 하여 알 수 있고, 관찰하여 볼 수 있으며, 어루만져서 파악할 수 있는 것인데, 저 자신에게 徵驗하여 몽매함을 깨우치고 미혹됨을 풀려고 하니, (이에 대해) 들려주실 수 있겠습니까?

岐伯 (두 번 절하고 머리를 조아리며 이르길) : 어떠한 이치를 물으시는지요?

帝曰 : 願聞人之五臟卒痛, 何氣使然.

岐伯對曰 : 經脈流行不止, 環周不休. 寒氣入經而稽遲, 泣[4]而不行, 客於脈外, 則血少, 客於脈中, 則氣不通, 故卒然而痛.

黃帝 : 인체의 五臟에 갑자기 통증이 오는 것은 어떤 氣가 그렇게 한 것인지 듣고 싶습니다.

岐伯 : 經脈(속의 氣血)은 멈추지 않고 흐르고, 쉬지 않고 순환합니다. 寒氣가 經脈에 침입하여 머무르면 (氣血이) 凝滯되어 운행되지 않는데, (寒氣가) 經脈 바깥에 침입하면 血이 부족해지고, (寒氣가) 經脈 속에 침입하면 氣가 소통되지 않으므로 갑자기 통증이 발생하는 것입니다.

帝曰 : 其痛或卒然而止者, 或痛甚不休者, 或痛甚不可按者, 或按之而痛止者, 或按之無益者, 或喘動[5]應手者, 或心與背相引而痛者, 或脇肋與少腹相引而痛者, 或腹痛引陰股[6]者, 或痛宿昔[7]而成積者, 或卒然痛死不知人, 有少間復生者, 或痛而嘔者, 或腹痛而後泄者, 或痛而閉[8]不通者, 凡此諸痛, 各不同形, 別之奈何?

黃帝 : 그 통증이 때로는 갑자기 멎고, 때로는 통증이 심하여 멎지 않으며, 때로는 통증이 심하여 만질 수조차 없고, 때로는 만져 주면 통증이 멎으며, 때로는 만져 주어도

---

4) 泣 : "澁"과 통하며, 凝滯되어 원활하지 않다는 뜻이다.

5) 喘動 : 服中이 요동하는 것을 말한다. 丹波元簡은《素問識》에서 "腹中이 요동하는 것이다. … …'喘'은 '蠕'과 통하며 그 音은 '연'인데,《說文解字》에서 '蠕은 動이다'라고 하였다."고 했다.

6) 陰股(음고) : 대퇴부의 안쪽으로서 前陰과 가까운 부위를 말한다.

7) 宿昔 : 오래됨을 말한다.《漢書·韓安國傳》顔師古 注에서 "'宿'은 오래 머무는 것이다."라고 하였고,《詩經·國風·墓門》毛傳에서 "'昔'은 오래되다는 뜻이다."라고 하였다.

8) 閉 : 여기서는 大便이 막혀서 나오지 않는 것을 말한다.

도움이 되지 않고, 때로는 腹中이 요동하는 것이 손에 느껴지며, 때로는 가슴과 등이 서로 땅기면서 아프고, 때로는 脇肋部와 少腹部가 서로 땅기면서 아프며, 때로는 腹痛으로 陰股部까지 땅기고, 때로는 통증이 오래되어 積聚를 형성하며, 때로는 갑작스런 통증으로 死境을 헤매어 사람을 알아보지 못하다가 잠시 후에 소생하고, 때로는 통증과 함께 嘔吐가 나며, 때로는 腹痛이 있은 후에 泄瀉가 나고, 때로는 통증과 함께 변비가 오는데, 이러한 여러 가지 통증은 각기 病形이 다르니 이를 구별하려면 어떻게 해야 합니까?

岐伯曰 : 寒氣客於脈外, 則脈寒, 脈寒則縮踡[9], 縮踡則脈絀急[10], 絀急則外引小絡[11], 故卒然而痛, 得炅[12]則痛立止; 因重中於寒, 則痛久矣. 寒氣客於經脈之中, 與炅氣相薄則脈滿, 滿則痛而不可按也. 寒氣稽留, 炅氣從之[13], 則脈充大而血氣亂, 故痛甚不可按也.

岐伯 : 寒氣가 經脈 바깥에 침입하면 經脈이 차가워지고, 經脈이 차가워지면 수축되어 오그라들며, (經脈이) 수축되어 오그라들면 經脈이 拘急하고, (經脈이) 拘急하면 외부의 작은 絡脈을 땅기므로 갑자기 통증이 오는데, (寒邪의 침입으로 인한 것이므로) 熱氣를 만나면 통증이 즉시 멎으며, (만약) 거듭 寒邪의 침입을 받으면 통증이 오래 갑니다.

寒氣가 經脈 속에 침입하여 熱氣와 서로 싸우면 經脈이 脹滿해지고, (經脈이) 脹滿해지면 통증이 오며 (아파서) 만질 수조차 없습니다. 寒氣가 (經脈에) 머물고 熱氣가 이를 좇으면 經脈이 팽대해지면서 氣血이 逆亂하므로 통증이 심하여 만질 수조차 없게 됩니다.

寒氣客於腸胃之間, 膜原之下, 血不得散, 小絡急引故痛, 按之則血氣散, 故按之痛止. 寒氣客於俠脊之脈則深, 按之不能及, 故按之無益也. 寒氣客於衝脈, 衝脈起於關元, 隨腹直上, 寒氣客則脈不通, 脈不通則氣因之, 故喘動應手矣. 寒氣客於背腧之脈則脈泣, 脈泣則血

---

9) 縮踡(축권) : 수축되어 오그라드는 것을 말한다.

10) 絀急(출급) : "絀"은 "屈"의 假字이다. 《詩經 · 泮水》의 釋文에서 인용한 《韓詩》에서 "'屈'은 '收'이다."라고 하였는데, "收"에는 "拘" · "斂"의 뜻이 있다. 따라서 "絀急"이란 "拘急"과 같다.

11) 小絡 : "孫絡"이라고도 하며, 大絡 주위에 분포하는 작은 絡脈을 가리킨다.

12) 炅(경) : 王冰은 注에서 "'炅'은 '熱'이다."라고 하였다. 《通雅》에서 "《素問》《靈樞》의 '炅'은 '熱'과 같다."고 하였다.

13) 之 : 원문에는 "上"으로 되어 있었으나, 文義에 근거하여 교정하였다. 篆書體에서 "上"과 "之"는 형태가 비슷하여 혼동하기 쉽다.

虛, 血虛則痛, 其腧注於心[14], 故相引而痛. 按之則熱氣至, 熱氣至則痛止矣[15].

寒氣가 腸胃 사이, 膜原의 아래에 침입하면 血이 散布되지 않아 작은 絡脈이 땅기므로 통증이 오는데, 만져 주면 血氣가 흩어지므로 만져 주면 통증이 멎습니다. 寒氣가 脊椎를 끼고 있는 經脈에 침입하면 (침입한 부위가) 깊어서 만져 주어도 미치지 못하므로 만져 주어도 도움이 되지 않습니다. 寒氣가 衝脈에 침입할 경우는 衝脈이 關元穴에서 시작하여 腹部를 따라 곧바로 上行하므로 寒氣가 침입하면 經脈이 소통되지 않고, 經脈이 소통되지 않으면 氣가 이로 인해 막히(어서 치솟으)므로 腹中이 요동하는 것이 손에 느껴집니다.

寒氣가 背腧穴에 침입하면 血脈의 흐름이 원활하지 않고, 血脈의 흐름이 원활하지 않으면 血이 부족해지며, 血이 부족해지면 통증이 발생하는데, 背腧穴(의 氣血)은 心으로 들어가므로 背部와 胸部가 서로 땅기면서 아픕니다. 이를 만져주면 熱氣가 이르고 熱氣가 이르면 통증이 멎습니다.

寒氣客於厥陰之脈, 厥陰之脈者, 絡陰器繫於肝, 寒氣客於脈中, 則血泣脈急, 故脇肋與少腹相引痛矣. 寒氣客於陰股, 厥氣上及少腹[16], 血泣在下相引, 故腹痛引陰股. 寒氣客於小腸膜原之間, 絡血[17]之中, 血泣不得注於大經[18], 血氣稽留不得行, 故宿昔而成積矣.

寒氣가 厥陰經脈에 침입할 경우는, 厥陰經脈이 陰器에 絡하고 (상부의) 肝에 이어지는 까닭에 寒氣가 (厥陰) 經脈 속에 침입하면 血의 운행이 원활하지 못하고 經脈이 땅기므로 脇肋部와 少腹部가 서로 땅기면서 아픈 것입니다.

寒氣가 陰股部에 침입하면 寒氣가 上逆하여 少腹部에 영향을 미치고, 血이 凝滯되어

---

14) 其腧注於心 : 《史載之方》의 인용문에는 "其"가 "背"로 되어 있는데, "背"로 적는 것이 옳다. 背腧穴의 氣血은 心으로 들어가므로 가슴과 背部가 서로 땅기는 것인데, 이는 앞에서 "或心與背相引而痛"이라 한 구절과 상응한다.

15) 按之則熱氣至, 熱氣至則痛止矣 : 馬蒔는 이를 注文이 正文으로 잘못 들어간 것이라 여겼다. 滑壽는 《讀素問鈔》에서 "이상의 13字가 무엇을 가리키는지 모르겠다."고 하였으며, 高世栻은 이 13字를 위의 "按之則血氣散, 故按之痛止" 아래로 옮겨 놓았는데, 이렇게 하는 것이 옳다.

16) 寒氣客於陰股, 厥氣上及少腹 : 원문에는 "厥氣客於陰股, 寒氣上及少腹"으로 되어 있었으나, 문맥에 근거하여 "厥氣"와 "寒氣"의 위치를 바꾸었다. "厥氣"란 寒氣가 上逆하는 것을 말한다.

17) 絡血 : 絡脈 속의 血을 가리킨다.

18) 大經 : 孫鼎宜가 이르길 "大經은 小腸經脈이다. 絡血과 상대하여 말한 것이므로 大經이라 했다."고 하였다.

하부에서 서로 땅기므로 少腹痛이 오면서 陰股部가 땅깁니다. 寒氣가 小腸과 膜原 사이의 絡血 속에 침입하면 血이 응체되어 大經으로 주입되지 못하고, 血氣가 머물러 운행하지 못하므로 오래되면 積聚를 형성합니다.

寒氣客於五臟, 厥逆上壅, 陰氣極19), 陽氣未入, 故卒然痛死不知人, 氣復反20)則生矣. 寒氣客於腸胃, 厥逆上出, 故痛而嘔也. 寒氣客於小腸, 小腸不得成聚21), 故後泄22)腹痛矣. 熱氣留於小腸, 腸中痛, 癉熱焦渴23), 則堅乾不得出, 故痛而閉不通矣.

寒氣가 五臟에 침입하면 寒氣가 上逆하여 상부가 막히고, 陰寒의 氣가 극에 달하여 陽氣가 (臟으로) 들어가지 못하므로 갑작스런 통증으로 死境을 헤매어 사람을 알아보지 못하는데, 陽氣가 돌아오면 소생합니다. 寒氣가 腸胃에 침입하면 腸胃의 氣가 上逆하여 상부로 나오므로 통증과 함께 구토가 나옵니다.

寒氣가 小腸에 침입하면 小腸이 음식물을 장시간 머무르게 할 수 없으므로 大便泄瀉와 腹痛이 옵니다. 熱氣가 小腸에 머물러 腸中에서 疼痛이 발생하고 盛한 熱氣가 津液을 졸이면 대변이 건조해져 배출되지 않으므로 腹痛이 오고 便이 막혀 나오지 않습니다.

帝曰：所謂言而可知者也24). 視而可見, 奈何?

岐伯曰 ： 五臟六腑, 固盡有部25), 視其五色, 黃赤爲熱, 白爲寒,

---

19) 厥逆上壅, 陰氣極 : 원문에는 "厥逆上泄, 陰氣竭"로 되어 있었으나 문맥에 근거하여 교정하였다. 《柯校本》에는 "泄"이 "壅"으로 되어 있고, 《宣明論方》의 인용문에도 "壅"으로 되어 있다. 문맥에 근거하면 "壅"으로 적는 것이 옳다. 또한 張琦가 이르길 "'竭'은 마땅히 '極'으로 적어야 한다. 陰寒의 氣가 上逆하여 극에 달하면 陽氣가 막혀서 통하지 않으므로 갑자기 死境을 헤매고, 기가 운행되면 낫는다."고 하였다.

20) 復反 : 《內外傷辨惑論》에는 "復" 아래에 "反"字가 없다. 헤아려 보건대 "反"은 "復"의 注文으로서 正文에 잘못 들어간 것이다. 따라서 본서는 이를 해석하지 않았다.

21) 小腸不得成聚 : "成聚"란 小腸이 음식물을 胃로부터 받아 들여 장시간 저장하면서 영양물질을 흡수하는 것을 말한다. 張介賓은 注에서 "小腸은 丙火의 府인데, 寒邪가 침입하면 陽氣가 氣化하지 못하여 水穀이 머무르지 못하므로 大便泄瀉를 하고 腹痛이 온다."고 하였다.

22) 後泄 : "後"는 대변을, "泄"은 泄瀉를 가리킨다.

23) 癉熱焦渴 : 熱氣가 盛하여 津液을 졸이는 것을 말한다. "癉熱"이란 熱氣가 매우 성한 것을, "焦渴"이란 津液이 졸여진 것을 말한다.

24) 所謂言而可知者也 : 高式國·馬繼興 등은 모두 앞 뒤 文例에 근거하여 "所謂言而可知者也"는 앞 단락의 결론이므로 마땅히 "帝曰" 앞으로 옮겨야 옳다고 하였다. 柯逢時 또한 "'帝曰' 2字는 '視而' 위로 옮겨야 옳은 듯하다."라고 하였다. 헤아려 보건대 일리가 있는 말이다.

靑黑爲痛, 此所謂視而可見者也.

帝曰 : 捫而可得, 奈何?

岐伯曰 : 視其主病之脈, 堅而血及陷下者[26], 皆可捫而得也.

黃帝 : (상술한 바는) 이른바 "(환자의) 말로써 알 수 있다."는 것입니다. 관찰하여 볼 수 있는 것은 어떤 것들입니까?

岐伯 : 五臟六腑는 面部에 모두 (일정한) 부위가 있는데, 그 五色을 살펴서 황적색이면 熱證임을 뜻하고, 백색이면 寒證임을 뜻하며, 청흑색이면 통증이 있음을 뜻하니, 이것이 이른바 관찰하여 볼 수 있는 것입니다.

黃帝 : 어루만져서 파악할 수 있다고 함은 어떤 것입니까?

岐伯 : 그 주된 病의 脈을 살펴서 (脈이) 堅實하거나 鬱血되었거나 가라앉은 경우는 모두 어루만져서 파악할 수 있는 것들입니다.

帝曰 : 善. 余知百病生於氣也. 怒則氣上, 喜則氣緩, 悲則氣消, 恐則氣下, 寒則氣收, 炅則氣泄, 驚則氣亂, 勞則氣耗, 思則氣結, 九氣不同, 何病之生?

黃帝 : 훌륭하십니다. 저는 온갖 병이 氣에서 생겨난다는 것을 알고 있습니다. 화를 내면 氣가 上逆하고, 기뻐하면 氣가 완만해지며, 슬퍼하면 氣가 소모되고, 두려워하면 氣가 가라앉으며, 차가우면 氣가 수렴되고, 뜨거우면 氣가 發泄하며, 놀라면 氣가 문란해지고, 과로하면 氣가 소모되며, 思慮(가 과도)하면 氣가 울결되는데, (이러한) 아홉 가지의 상이한 氣는 어떤 병을 일으킵니까?

岐伯曰 : 怒則氣逆, 甚則嘔血及飧泄[27], 故氣上矣. 喜則氣和志達,

---

25) 固盡有部 : 明綠格抄本에는 "固"가 "面"으로 되어 있다. 張志聰은 注에서 "五臟六腑의 氣色은 모두 面部에 나타나며, 각기 주관하는 부위가 있다."고 하였다. 대부분의 注家들이 "固"를 "본래"라고 해석하였는데 타당하지 않다. 따라서 譯者는 "固"를 "面"으로 해석하였다.

26) 堅而血及陷下者 : 血이란 絡脈의 鬱血을 가리킨다. 《黃帝內經素問校釋》에서 이르길 "血은 의미가 통하기 어려우니, 아마도 '盛'字에서 (成이) 탈락한 듯하다."라고 하였는데, 참고할 만하다. 張介賓은 注에서 "脈이 堅實한 것은 邪氣가 몰린 것이고, 가라앉은 것은 血氣가 부족한 것으로서 陰證이 많이 나타난다."고 하였다.

27) 飧泄 : 《新校正》에서 "《甲乙經》《太素》에는 '飧泄'이 '食而氣逆'으로 되어 있다."고 하였는데, 이렇게 하면 文義가 순조롭다. 화를 내어 肝이 손상되면 肝氣가 上逆하고 血이 氣를 따라 치솟으므로 심하면 嘔血이 발생한다. 肝氣가 橫逆하여 脾土를 억누르므로 飧泄이 발생한다.

榮衛通利, 故氣緩矣. 悲則心系急, 肺布葉擧[28], 而上焦不通, 榮衛不散, 熱氣在中, 故氣消矣. 恐則精却[29], 却則上焦閉, 閉則氣還, 還則下焦脹, 故氣下行[30]矣. 寒則腠理閉, 氣不行[31], 故氣收矣. 炅則腠理開, 榮衛通, 汗大泄, 故氣泄矣[32]. 驚則心無所倚, 神無所歸, 慮無所定, 故氣亂矣. 勞則喘息汗出, 內外皆越, 故氣耗矣. 思則心有所存, 神有所歸, 正氣留而不行, 故氣結矣.

岐伯 : 화를 내면 氣가 치솟고, 심하면 嘔血과 飧泄이 발생하는데, (이는) 氣가 上逆하기 때문입니다.

기뻐하면 氣機가 조화로워 志가 通暢하고 營氣·衛氣가 순조롭게 통하므로 (지나치게 화를 내면) 氣가 완만해집니다.

슬퍼하면 心系가 急해지고 肺葉이 부풀어 올라 上焦가 소통되지 않고 營氣·衛氣가 퍼지지 못하여 熱氣가 속에 있으므로 氣가 소모됩니다[33].

두려워하면 精氣가 쇠약해지고, (精氣가) 쇠약하면 上焦가 막히며, (上焦가) 막히면 (上焦로 가야할) 氣가 (下焦로) 돌아오고, (氣가 下焦로) 돌아오면 下焦가 창만해지므로 氣가 하행합니다.

차가우면 腠理가 닫혀 衛氣가 (외부로) 운행하지 못하므로 氣가 수렴됩니다. 뜨거우면 腠理가 열려 營氣와 衛氣가 소통되므로 땀이 많이 나므로 氣가 發泄됩니다.

---

28) 肺布葉擧 : "肺布"는 肺가 부풀어 커지는 것을, "葉擧"는 肺葉이 부풀어 들리는 것을 말한다.

29) 精却 : 精氣가 쇠퇴하여 上行하지 못하는 것을 말한다. "却"이란 물러나 낮아지는 것이다. 張介賓은 注에서 "두려움으로 腎이 손상되면 精이 손상되므로 精氣가 쇠약해진다."고 하였다.

30) 氣下行 : 원문에는 "氣不行"으로 되어 있었으나, 《新校正》에 근거하여 교정하였다. 이렇게 하면 앞에서 黃帝가 질문한 것과 부합한다. 森立之 또한 "앞 뒤 文例에 근거하면 마땅히 氣가 下行한다고 해야지 운행하지 않는다고 해서는 안된다."고 하였다.

31) 氣不行 : 《新校正》에서 이르길 "《甲乙經》에는 '氣不行'이 '營衛不行'으로 되어 있다."고 하였는데, 이렇게 하면 아래에서 "炅則腠理開, 榮衛通"이라 한 것과 對句가 된다.

32) 矣 : 원문에는 없었으나 상하 文例에 근거하여 보충하였다.

33) 高士宗은 《黃帝素問直解》에서 "슬퍼하면 心氣가 肺로 몰리므로 心系가 급해지고, 心系는 상부의 肺로 이어지므로 (心系가 急해지면) 肺葉이 부풀어 오른다. 肺는 상부에 위치하며 營衛陰陽之氣의 운행을 주관하는데, 만약 肺葉이 부풀어 上焦를 막아 營衛의 氣가 散布되지 않으면 氣가 中焦에서 울결되어 (熱로 변하므로) 熱氣가 中焦에 머물게 된다. 슬퍼하면 氣가 소모되는 것은 이러한 까닭이다."라고 하였다.

놀라면 心이 의지할 바가 없고 神이 귀속될 바가 없어져, 생각이 정해지지 않으므로 氣가 문란해집니다.

과로하면 숨이 가쁘고 땀이 나는데, (땀이 나면) 內外(의 氣)가 모두 빠져나가므로 氣가 소모됩니다.

思慮(가 과도)하면 마음에 걸리는 것이 있고 정신이 집중되는 바가 있어, 正氣가 머물러서 운행되지 않으므로 氣가 울결됩니다.

四十. 腹 中 論

본편에서는 鼓脹·血枯·伏梁·熱中·消中·厥逆 등의 병인·병기·증상·치법·주의사항에 관하여 중점적으로 논술하고 있는데, 이러한 질병은 모두 腹中에서 발생하므로 篇名을 "腹中論"이라 하였다.

(1) 鼓脹病·血枯病·伏梁病의 병인·증상 및 치료방법을 제시하였다.

(2) 熱中·消中病의 병인·병기 및 주의사항을 설명하였다.

(3) 厥逆病의 증상·병기 및 치료원칙을 설명하였다.

(4) 임신과 腹中 질병을 구별하였다.

黃帝問曰：有病心腹滿, 旦食則不能暮食, 此爲何病?

岐伯對曰：名爲鼓脹.

帝曰：治之奈何?

岐伯曰：治之以雞矢醴[1], 一劑知[2], 二劑已.

帝曰：其時有復發者, 何也?

---

1) 雞矢醴："矢"는 "屎(똥)"와 통하며, "醴"는 술의 일종이다. 이는 고대인들이 鼓脹을 치료할 때 사용하던 藥酒處方이다. 이를 조제하는 방법은 닭똥의 흰자위를 햇볕에 말린 다음, 불에 쬐어 누렇게 된 것을 1兩 가량 米酒 세 사발에 담가 몇 차례 끓여서 찌꺼기를 제거하고 걸러서 맑은 것을 공복에 1日 2회 溫服한다.

2) 知：病情이 감소되는 것을 안다는 말이다.

岐伯曰 : 此飮食不節, 故時有病也. 雖然其病且[3)]已, 時故當病[4)], 氣聚於腹也.

黃帝 : 어떤 병은 心腹部가 그득하여 아침에 음식을 먹으면 저녁에 음식을 먹을 수 없는데, 이것은 무슨 병입니까?

岐伯 : "鼓脹"이라 합니다.

黃帝 : 이를 치료하려면 어떻게 해야 합니까?

岐伯 : 이를 치료할 때는 鷄矢醴를 사용하는데, 한 劑면 (병이 가벼워지는 것을) 알 수 있고, 두 劑면 병이 낫습니다.

黃帝 : 鼓脹이 때때로 재발하는 경우가 있는데, 어떻게 해야 합니까?

岐伯 : 이것은 음식을 절제하지 않아 발생한 것이므로 때때로 발병하는 것입니다. 비록 그 병이 장차 나을지라도 때때로 원래처럼 발병하는 것은 氣가 腹部에 몰렸기 때문입니다.

帝曰 : 有病胸脇支滿者, 妨於食, 病至則先聞腥臊臭, 出淸液, 唾[5)]血, 四肢淸, 目眩, 時時前後血, 病名爲何? 何以得之?

岐伯曰 : 病名血枯. 此得之年少時, 有所大脫血, 若[6)]醉入房中, 氣竭肝傷, 故月事衰少不來也.

帝曰 : 治之奈何? 復[7)]以何術?

岐伯曰 : 以四烏鰂骨一藘茹[8)]二物幷合之, 丸以雀卵, 大如小豆;

---

3) 且 : "將"과 같으며, "장차~하려고 하다."로 해석한다.

4) 時故當病 : "故"는 "본래처럼"으로 해석한다. "故"는 "固"와 통하며 "본래"라는 뜻이 있다. 《甲乙經》에는 "因當風"으로 되어 있고, 《太素》에는 "時當痛"으로 되어 있다. 張琦는 注에서 "脫字나 誤字 혹은 衍文이 있다."고 하였는데, 참고할 만하다.

5) 唾 : 원문에는 "唾" 앞에 "先"이 있었으나, 于鬯의 注에 근거하여 刪去하였다. 于鬯은 注에서 "이 '先'字는 上文의 '先'字로 인한 衍文이다."라고 하였다.

6) 若 : "或"과 같다.

7) 復 : 환자의 氣血을 회복시키는 것을 말한다.

8) 四烏鰂骨一藘茹 : "四"와 "一"은 분량을 말하는데 그 단위는 "分(푼)"이다. "烏鰂骨"이란 烏賊骨로서 海螵蛸라고도 한다. 《神農本草經》에서 이르길 "性味가 鹹·微溫하며, 주로 부녀자의 漏下赤白·經汁血閉·陰蝕·腫痛·寒熱·癥瘕·無子를 치료한다."고 하였다. "藘茹"는 마땅히 "茹藘"로 적어야 한다. 《爾雅·釋草》에서 "'茹藘'는 茅蒐(모수)이다."라고 하였는데, 郭璞은 注에서 "지금의 '蒨'이다."라고 하였다. "蒨"은 곧 "茜"이다. 《神農本草經》에서 이르길 "茜根(茜草

以五丸爲後飯, 飮以鮑魚汁[9], 利腸中[10]及傷肝也.

黃帝 : 어떤 병은 胸脇部에 무엇이 끼인 것처럼 그득하여 음식을 먹는 데 장애가 되고, 병이 이르면 먼저 누린내가 나고 멀건 물이 나오며, 피를 토하고 四肢가 차가워지며, 현기증이 나고 때때로 대소변에 피가 섞여 나오는데, 病名을 무엇이라 하며, 어떻게 이러한 병을 얻습니까?

岐伯 : "血枯"라는 병입니다. 이 병을 얻는 것은 어릴 때 大出血이 있었거나, 혹은 취한 상태에서 入房하여 氣가 고갈되고 肝이 손상되었기 때문입니다. 그러므로 (여자는) 月事(月經)가 쇠퇴하여 오지 않습니다.

黃帝 : 이를 치료하려면 어떻게 해야 하며, 회복시키려면 어떤 방법을 써야 합니까?

岐伯 : 4分의 烏賊骨(海螵蛸)과 1分의 藘茹(茜草) 두 약물을 섞어서 참새알과 함께 小豆만한 크기의 丸을 빚습니다. 다섯 丸을 식전에 복용하되 鮑魚汁(石決明湯)과 함께 마시면 脇中과 손상된 肝을 이롭게 합니다.

帝曰 : 病有少腹盛[11], 上下左右皆有根[12], 此爲何病. 可治不[13]?

岐伯曰 : 病名曰伏梁[14].

帝曰 : 伏梁何因以得之?

岐伯曰 : 裹大膿血, 居腸胃之外, 不可治, 治之, 每切按之致死.

帝曰 : 何以然?

根)은 性味가 苦寒하고, 주로 寒濕 · 風痹 · 黃疸을 치료하며, 中焦를 補한다."고 하였다.

9) 鮑魚汁 : "鮑魚"란 石決明을 가리킨다.

10) 腸中 : 《太素》에는 "脇中"으로 되어 있는데, 앞글에서 "病脇肋支滿"이란 한 것에 근거하면 "脇中"으로 하는 것이 타당하다. 따라서 본서는 楊上善의 견해를 따랐다.

11) 盛 : 少腹脹滿을 가리킨다. 張志聰은 注에서 "'盛'은 '滿'이다."라고 하였다.

12) 根 : 뿌리를 가리키는데, 여기서는 질병의 소재를 말한다. 즉 수목의 뿌리가 얽혀 있듯이 사방으로 연결되어 積塊(덩어리)를 형성한 것을 말한다.

13) 不 : "否"와 같으며, "~없는가?" · "~아닌가?" 등으로 해석한다.

14) 伏梁 : 복부에 덩어리가 있으면서 그득하고 아픈 병증으로서, 대개 氣血이 맺혀서 발생한다. 張介賓은 注에서 "'伏'은 잠복이다. '梁'은 강한 대들보처럼 굳고 단단한 것을 말한다."고 하였다. 그 증상은 本篇에서 말한 것 외에 《靈樞 · 邪氣臟腑病形》《靈樞 · 經筋》에도 기재되어 있는데, 病名은 같으나 病情은 다르다. 또한 1972년 中國 甘肅省 武威 旱灘坡에서 출토된 《武威漢代醫簡》에는 "治伏梁裹膿在胃腸之外治方"이란 기록이 있어 伏梁이 체내의 癰瘍을 가리킨다는 것을 설명하고 있으니, 참고하기 바란다.

岐伯曰：此下則困[15]陰必下膿血，上則迫胃脘至[16]鬲，使[17]胃脘內癰，此久病也，難治．居齊[18]上爲逆，居齊下爲從，勿動亟奪[19]，論在《刺法》中．

黃帝：질병 중에 少腹部가 脹滿하고 상하·좌우에 모두 뿌리가 있는 것은 무슨 병이며, 치료할 수 없습니까?

岐伯：병명을 "伏梁"이라 합니다.

黃帝：伏梁은 어떤 원인으로 얻어집니까?

岐伯：(환부에) 많은 膿血이 둘러싸여 腸胃의 바깥에 머물러 있으므로 치료할 수 없는데, 이를 치료하려고 매번 (환부를) 누르면 (膿血이 터져서) 죽습니다.

黃帝：어째서 그러합니까?

岐伯：이는 아래로는 二陰(前後陰)을 窘迫하여 반드시 膿血을 쏟게 하고, 위로는 胃脘部를 핍박하여 胸膈에 이르게 하고, 胃脘部로 하여금 내부에 癰이 생기도록 하니, 이는 오래된 병으로서 치료하기 어렵습니다. (병이) 배꼽 위에 있으면 逆證이고, 배꼽 아래에 있으면 順證인데, (按摩法으로써) 요동시켜 성급하게 제거해서는 안되며, (이에 관한) 논술은《刺法》중에 있습니다.

帝曰：人有身體髀股䯒皆腫，環齊而痛，是爲何病?

岐伯曰：病名伏梁，此風根也．其氣溢於大腸而著於肓[20]，肓之原在齊下，故環齊而痛也．不可動之[21]，動之爲水溺[22]濇之病．

---

15) 困：원문에는 "因"으로 되어 있었으나, 孫鼎宜의 견해에 따라 교정하였다. 孫鼎宜는 "'因'은 마땅히 '困'으로 적어야 하니, 字形이 비슷하여 생긴 착오이다. '困陰'은 '迫胃'와 對句를 이룬다."고 하였다.

16) 至：원문에는 "生"으로 되어 있었으나, 張琦와 孫鼎宜의 견해를 따라 교정하였다. 孫鼎宜는 "'生'은 마땅히 '至'로 적어야 하니, 字形이 비슷하여 생긴 착오이다."라고 하였다.《太素》와 王冰의 注에서는 이를 "出"로 적었는데, 이 또한 참고할 만하다.

17) 使：원문에는 "俠"으로 되어 있었으나, "使"로 적는 것이 뜻에 있어서 뛰어나므로《太素》에 근거하여 교정하였다.

18) 齊："臍"와 통한다.

19) 勿動亟奪："亟(극)"은 "급하다", "奪"은 "제거하다"는 뜻이다. 이는 按摩法으로 少腹部를 요동시켜 성급하게 伏梁을 제거하려 해서는 안된다는 말이다.

20) 肓：心腸과 膈膜 사이의 부위를 가리킨다.

21) 不可動之：張志聰은 注에서 "'不可動'이란 함부로 攻下하여 이를 요동시켜서는 안된다는 말이다."라고 하였다.

黃帝 : 인체의 넓적다리에서 정강이까지 모두 붓고, 배꼽 주위에 통증이 있는 것은 어떤 병입니까?

岐伯曰 : 병명을 "伏梁"이라 하는데, 이는 風邪가 원인입니다. 그 邪氣가 大腸으로 넘쳐 肓膜에 달라붙는데, 肓膜의 근원은 배꼽 아래에 있으므로 배꼽 주위에 疼痛이 발생합니다. 이를 (攻下하여) 요동시켜서는 안되는데, 이를 요동시키면 小便이 澁한 병이 발생합니다.

帝曰 : 夫子數言熱中消中[23], 不加服高梁・芳草・石藥[24], 石藥發瘨[25], 芳草發狂. 夫熱中消中者, 皆富貴人也, 今禁高梁, 是不合其心, 禁芳草石藥, 是病不愈, 願聞其說.

岐伯曰 : 夫芳草之氣美[26], 石藥之氣悍, 二者其氣急疾堅勁, 故非緩心和人, 不可以服此二者.

帝曰 : 不可以服此二者, 何以然?

岐伯曰 : 夫熱氣慓悍, 藥氣亦然, 二者相遇, 恐內傷脾. 脾者土也而惡木, 服此藥者, 至甲乙日更論[27].

黃帝 : 무릇 선생께서는 熱中・消中病에는 기름진 음식과 芳香性 약물 및 鑛物性 약물을 복용해서는 안되는데, 광물성 약물은 癲證을 일으키고, 방향성 약물은 狂證을 일

22) 水溺 : 즉 小便을 가리킨다.

23) 熱中消中 : "熱中"은 內熱 즉 上消病을, "消中"은 消渴 즉 中消病을 가리킨다.

24) 高梁・芳草・石藥 : "高梁"은 "膏粱"과 같은 뜻으로서 기름진 음식을 가리키고, "芳草"란 芳香性 약물을, "石藥"이란 광물성 약물을 가리킨다. 張介賓은 注에서 "'芳草'란 맵고 芳香性이 있는 약물이고, '石藥'이란 煆煉한 金石類이다."라고 하였다. 또한 丹波元堅은 "여기서의 芳草는 生薑・川椒 類이다."라고 하였다.

25) 瘨(전) : "癲"의 本字이다.

26) 芳草之氣美 : "氣"는 "性質"을 가리킨다. 여기서는 "氣美"라 하였고, 아래에서 "二者氣急疾堅勁"이라 하여 서로 상응하지 않으니, 반드시 誤字가 있을 것이다. 郭靄春은 《黃帝內經素問校注》에서 "'美'는 마땅히 '羙'으로 적어야 하니, 字形으로 인한 착오이다. 《說文解字》에서 '羙은 小熱이다.'고 했다."고 하였는데, 그 說이 타당하다. 또한 아래 글에서 "熱氣慓悍, 藥氣亦然"이라 하였으니, 郭氏의 견해에 신빙성을 더해준다. 따라서 譯者는 郭靄春의 說을 따라 해석하였다.

27) 甲乙日更論 : 《甲乙經》에는 "更論"이 "當愈甚"으로 되어 있는데, 그 의미가 뛰어나므로 본서는 이를 따랐다. 脾가 손상되면 木을 싫어하는데, 甲乙日은 木에 속한다. 甲乙日이 되어 肝木이 더욱 盛해지면 脾土를 억눌러 中焦의 氣가 더욱 쇠약해지므로 병이 더욱 심해진다.

으킨다고 여러 차례 말씀하셨습니다. 대저 熱中·消中을 앓는 사람들은 모두 부귀한 사람들인데, 지금 (그들에게) 厚味를 禁하라고 하면 그들의 마음에 맞지 않고, 芳香性 약물과 鑛物性 약물을 禁하면 병이 낫지 않으니, 그에 대한 말씀을 듣고 싶습니다.

岐伯 : 대저 芳香性 약물의 性質은 약간 熱하고, 광물성 약물의 성질은 세차서, 양자의 성질이 급하면서 빠르고 굳세면서 날래므로 性情이 완만한 사람이 아니면 이 두 약물을 복용해서는 안됩니다.

黃帝 : 이 두 가지 약물을 복용해서 안되는 것은 어째서 그렇습니까?

岐伯 : 대저 熱氣가 사납고 藥氣 역시 그러하므로 양자가 서로 만나서 내부의 脾를 손상시킬까 두려워서 입니다. 脾는 (五行의) 土로서 木을 싫어하는데, 이들 약물을 복용하면 甲乙日에 病情이 더욱 심해집니다.

帝曰 : 善. 有病膺腫頸痛胸滿[28]腹脹, 此爲何病? 何以得之?

岐伯曰 : 名厥逆.

帝曰 : 治之奈何?

岐伯曰 : 灸之則瘖[29], 石之則狂, 須其氣幷[30], 乃可治也.

帝曰 : 何以然?

岐伯曰 : 陽氣重上, 有餘於上, 灸之則陽氣入陰, 入則瘖; 石之則陽氣虛, 虛則狂, 須其氣幷而治之, 可使全[31]也.

黃帝 : 훌륭하십니다. 어떤 병은 膺部가 붓고 목이 아프며, 胸部가 답답하고 腹部가 脹滿한데, 이는 무슨 병이며, 어떻게 얻어 집니까?

岐伯 : "厥逆"이라 합니다.

黃帝 : 이를 치료하려면 어떻게 해야 합니까?

岐伯 : 이 病에 灸法(뜸)을 사용하면 失音 증상이 발생하고, 石針을 사용하면 發狂하

28) 膺腫頸痛胸滿 : 가슴의 양쪽에 높이 솟은 부위를 "膺"이라 하고, 兩膺의 사이를 "胸"이라 한다. "頸"은 앞쪽의 목을 가리킨다.

29) 瘖(음) : 失音 증상을 말한다. 《釋名·釋疾病》에서 "'瘖'이란 입을 다물고 소리를 내지 않는 것이다."라고 하였다.

30) 幷 : 陽氣가 上逆한 후 陽이 하강하고 陰이 상승하여 陰陽의 氣가 점차 합쳐지는 것을 말한다. 馬蒔는 注에서 "반드시 陽氣가 상부로부터 하강하고 陰氣가 하부로부터 상승하여 陰陽이 합쳐진 후에 이를 뜸 혹은 針으로 치료해야 완전하게 할 수 있다."고 하였다.

31) 全 : "痊"과 통하며, "질병을 낫게 하다"는 뜻이다.

니, 모름지기 그 氣가 합해진 다음에야 치료할 수 있습니다.

黃帝 : 어째서 그러합니까?

岐伯 : 陽氣가 거듭 上逆하면 상부에서 남아도는데, 이 때 灸法을 쓰면 (火氣가 陽氣를 부추겨) 陽氣가 陰分으로 들어가고, (陽氣가 陰分으로) 들어가면 失音이 야기됩니다. 石針을 사용하면 (針孔을 따라 陽氣가 빠져나가) 陽氣가 虛해지는데, (陽氣가) 虛해지면 發狂하므로 반드시 그 氣가 합쳐진 후에 치료해야만 병을 낫게 할 수 있습니다.

帝曰 : 善. 何以知懷子之且[32]生也?

岐伯曰 : 身有病[33]而無邪脈也.

帝曰 : 病熱而有所痛者, 何也?

岐伯曰 : 病熱者, 陽脈也, 以三陽之動也[34]. 人迎一盛少陽, 二盛太陽, 三盛陽明[35], 入陰也[36]. 夫陽入於陰, 故病在頭與腹, 乃䐜脹而頭痛也[37].

帝曰 : 善.

黃帝 : 훌륭하십니다. 임신하여 장차 자식을 낳으려 하는지 어떻게 알 수 있습니까?

岐伯 : 몸에 병이 있는 듯하면서도 邪脈이 없는 경우입니다.

黃帝 : 熱病을 앓으면서 통증이 있는 것은 무엇 때문입니까?

岐伯 : 熱病을 앓는 것은 陽經의 병변으로서, 三陽脈이 심하게 박동합니다. 人迎脈이 (寸口脈보다) 한 배 盛하면 병이 少陽經에 있는 것이고, (人迎脈이 寸口脈보다) 두 배 盛하면 병이 太陽經에 있는 것이며, (人迎脈이 寸口脈보다) 세 배 盛하면 병이 陽明經에 있는 것입니다. 대저 陽氣가 陰分으로 들어간 것이므로 병이 頭部와 腹部에 있으며, 腹部가 脹滿하고 頭痛이 옵니다.

黃帝 : 훌륭하십니다.

---

32) 且 : "將"과 같으며, "장차~하려고 하다."로 해석한다.

33) 身有病 : 張介賓은 注에서 "月經이 끊어지고 惡阻(입덧)를 하는 따위이다."라고 하였다.

34) 病熱者, 陽脈也, 以三陽之動也 : 三陽經은 表에 속하므로 外邪가 體表에 침입하여 發熱하는 경우는 반드시 三陽脈의 박동이 심하다.

35) 人迎一盛少陽, 二盛太陽, 三盛陽明 : 이에 대한 注는 본서 《六節臟象論》의 말미를 참고하라.

36) 入陰也 : 文義가 통하지 않으므로 《甲乙經》에 근거하여 해석하지 않았다.

37) 病在頭與腹, 乃䐜脹而頭痛也 : 馬蒔는 注에서 "頭部는 陽을 주관하고, 腹部는 陰을 주관하므로 陰이 있을 때는 腹部가 창만하고, 陽이 있을 때는 頭痛이 온다."고 하였다.

四十一. 刺腰痛

본편에서는 여러 經脈의 병변으로 인해 발생하는 腰痛의 증상과 이를 치료하는 刺針療法을 중점적으로 논술하였다.

(1) 足三陰·足三陽·奇經八脈의 병변으로 인해 발생하는 腰痛의 상이한 증상 및 刺針方法에 대해 설명하였다.

(2) 腰痛과 함께 수반되는 惡寒·發熱·脹滿 등의 증상을 치료하는 刺針方法을 제시하였다.

足太陽脈, 令人腰痛, 引項脊尻背如重狀; 刺其郄中[1]太陽正經出血, 春無[2]見血. 少陽令人腰痛, 如以針刺其皮中, 循循然[3]不可以俛仰, 不可以顧[4]; 刺少陽成骨[5]之端出血, 成骨在膝外廉之骨獨起者[6],

---

1) 郄中 : 委中穴을 가리킨다.

2) 無 : "毋"와 통하며, "~해서는 안된다"는 뜻이다. 아래의 "無"字도 이와 같다.

3) 循循然 : 점진적인 것을 형용한 말인데, 여기서는 病情이 점차 가중되는 것을 말한다.

4) 不可以顧 : 腰痛으로 머리를 돌리지 못하는 것을 말한다. 《詩經·匪風》鄭玄의 注釋에서 "머리를 돌리는 것을 '顧'라 한다."고 하였다.

5) 成骨 : 骭骨이라고도 하는데, 脛骨(정강이뼈)을 가리킨다. 이것에 의지하여 설 수 있기 때문에 "成骨"이라 한다.

6) 成骨在膝外廉之骨獨起者 : 이 11字는 上文 "成骨"의 注인데, 잘못하여 正文으로 끼여든 듯하다. 《聖濟總錄》에서도 이 11字를 注로 적었으니 이것이 옳은 듯하다.

夏無見血. 陽明令人腰痛, 不可以顧, 顧如有見者, 善悲[7]; 刺陽明於䯒前三痏, 上下和之出血[8], 秋無見血.

足太陽經脈은 (邪氣를 감수하면) 사람으로 하여금 腰痛을 앓게 하는데, 뒷목·脊椎·臀部·背部가 땅겨 마치 무거운 것을 짊어진 것 같습니다. (치료 시에는) 足太陽正經인 委中穴에 刺針하여 출혈시켜야 하는데, 봄에 출혈시켜서는 안됩니다.

足少陽經脈은 (邪氣를 감수하면) 사람으로 하여금 腰痛을 앓게 하는데, 마치 針으로 피부를 찌르는 것과 같고, 점차 가중되어 (허리를) 굽히거나 펴지 못하며 머리를 돌릴 수 없습니다. (치료 시에는) 足少陽經이 순행하는 成骨 끝에 刺針하여 출혈시켜야 하는데, 成骨은 무릎 바깥쪽에 뼈가 홀로 솟아 있는 부위로서, 여름에 출혈시켜서는 안됩니다.

足陽明經脈은 (邪氣를 감수하면) 사람으로 하여금 腰痛을 앓게 하는데, 머리를 돌릴 수 없고 (억지로) 돌아보면 마치 보이는 것(헛것)이 있는 듯하며, 잘 슬퍼합니다. (치료 시에는) 足陽明經의 穴位인 정강이 앞(足三里穴)에 세 차례 刺針하고, 上巨虛穴과 下巨虛穴을 배합·刺針하여 출혈시켜야 하는데, 가을에 출혈시켜서는 안됩니다.

◀참고▶ 成骨에 대해서는 다음과 같은 두 가지 說이 있다.

① 陽關穴로 보는 견해. 예컨대 張介賓은 注에서 "무릎 외측에 높이 홀로 솟아 있는 것이 곧 䯒骨(腓骨)의 상단으로서, 그 몸을 서게 하는 까닭에 成骨이라 한다. 그 끝은 陽關穴이다."라고 하였다.

② 陽陵泉穴의 위쪽으로 보는 견해. 예컨대 張志聰은 注에서 "무릎 바깥쪽 陽陵泉穴의 아래(마땅히 위쪽이라 해야 한다)에 홀로 솟아 있는 骨이 成骨이다."라고 하였다. 陽關穴은 무릎 외측의 위쪽에 있고, 陽陵泉穴은 무릎 외측의 아래쪽에 있는데, 모두 膽經의 穴이다. 丹波元簡은 沈果堂의 《釋骨》을 인용하여 이르길 "'무릎의 상하·내외는 모두 髕(종지뼈)에서 단절된다. 成骨의 곁인 䯒骨(腓骨)의 끝은 위쪽의 무릎에까지는 이르지 못한다. 膝은 䯒의 잘못이다.'라고 하였으니, 이 說이 일리가 있다."고 하였다. 이와 같다면 膽經의 合穴인 陽陵泉穴로 보는 것이 옳다. 그러므로 樓英은 《醫學綱目》에서 "헤아려 보건대 이것은 陽陵泉穴을 말하는 것이다."라고 하였다.

---

7) 顧如有見者, 善悲 : 陽明經은 水穀의 海로서 氣血營衛의 원천이다. 腎은 水穀의 精氣에서 化生한 것이다. 따라서 陽明經이 병들면 神氣가 虛해져서 정신이 혼란해지므로 헛것이 보이고, 神氣가 부족하므로 슬퍼한다.

8) 刺陽明於䯒前三痏, 上下和之出血 : 張介賓은 注에서 "'䯒前三痏'란 (足)三里穴이고, '上下和之'란 上巨虛穴과 下巨虛穴을 아울러 말한 것이다."라고 하였다. "痏(유)"란 針을 놓아 생긴 흉터를 말한다.

足少陰令人腰痛, 痛引脊內廉[9]; 刺小陰於內踝上[10]二痏, 春無見血, 出血太多, 不可復也. 厥陰之脈, 令人腰痛, 腰中如張弓弩弦; 刺厥陰之脈, 在腨[11]踵魚腹[12]之外, 循之累累然[13], 乃刺之. 其病令人言[14]默默然不慧, 刺之三痏[15].

足少陰經脈은 (邪氣가 침입하면) 사람으로 하여금 腰痛을 앓게 하는데, 통증으로 인해 脊骨의 안쪽이 땅깁니다. (치료 시에는) 足少陰經이 순행하는 內踝 상부(復溜穴)에 두 번 刺針하되 봄에 출혈시켜서는 안되며, (만약) 出血이 과다하면 회복될 수 없습니다.

足厥陰經脈은 (邪氣를 감수하면) 사람으로 하여금 腰痛을 앓게 하는데, 허리가 마치 활과 쇠뇌의 시위를 당기는 것처럼 아픕니다. (치료 시에는) 足厥陰經脈에 刺針하되, 장딴지와 발뒤꿈치 사이에 있는 魚腹의 바깥 쪽(蠡溝穴)을 만져서 구슬을 꿴 것처럼 울퉁불퉁하면 그곳에 刺針합니다. 이 病은 사람으로 하여금 말이 없이 침묵하고 정신이 맑지 않도록 하는데, 이 때는 세 번 刺針합니다.

解脈[16]令人腰痛, 痛引肩, 目䀮䀮然[17], 時遺溲[18]; 刺解脈, 在膝筋肉分間郄外廉之橫脈出血[19], 血變而止. 解脈[20]令人腰痛如引帶, 常

9) 痛引脊內廉 : 《新校正》에서 "全元起 本에는 '脊內廉'이 '脊內痛'으로 되어 있으며, 《太素》 역시 마찬가지이다."라고 하였으니, 참고할 만하다.

10) 內踝上 : 復溜穴을 가리킨다.

11) 腨(천) : 장딴지를 가리킨다. 《說文解字 · 肉部》에서 "'腨'은 腓腸(장딴지)이다."라고 하였다.

12) 魚腹之處 : 王氷은 注에서 "장딴지의 형세가 마치 누워 있는 물고기의 배와 같으므로 '魚腹之處'라고 한다. ……이는 바로 蠡溝穴(여구혈)이다."라고 하였다.

13) 累累然 : 구슬을 꿴 모양을 가리키는데, 여기서는 울퉁불퉁한 것을 형용한 것이다.

14) 言 : 원문에는 "言" 앞에 "善"字가 있었으나 《太素》 《新校正》 및 文義에 근거하여 刪去하였다. 《新校正》에서 이르길 "'善言, 默默然不慧'라고 하였는데, 이를 헤아려 보면 '善言(말을 잘하는 것)'과 '默默' 두 病은 서로 포용하기 어렵다. 全元起 本에는 '善'字가 없으니 뜻에 있어서 타당하다."라고 하였다.

15) 其病令人……刺之三痏 : 丹波元簡은 《素問識》에서 "'其病' 이하 15字는 앞의 네 經에서 말한 腰痛의 文例와 다른데, 아마도 衍文인 듯하다."라고 하였다.

16) 解脈 : 王氷은 注에서 "'解脈'이란 흩어져 운행하는 脈이니, 합해지지 않고 별도로 운행함을 말한다. 이는 足太陽經으로서 눈 안쪽 모서리에서 시작하여 이마로 올라가 巓頂部에서 交會한 다음, 肩髆를 순행하여 脊椎를 끼고 내려와 腰中에 이르고, (다시) 등골뼈로 들어가 腎에 絡하고 膀胱에 속하며, 아래로는 오금으로 들어간다."고 하였다.

17) 䀮䀮然(황황연) : 뚜렷하게 보이지 않는 모양을 형용한 말이다.

18) 溲(수) : 소변을 가리킨다.

如折腰狀, 善恐; 刺解脈, 在郄中結絡如黍米, 刺之血射以[21]黑, 見赤血而已.

解脈(足太陽膀胱經)은 (邪氣를 감수하면) 사람으로 하여금 腰痛을 앓게 하는데, 통증으로 어깨가 땅기고 눈이 아물거리며 때때로 소변을 지립니다. (치료 시에는) 足太陽膀胱經에 刺針하되, 무릎 뒤쪽의 筋肉이 나뉘는 틈인 委中穴의 바깥쪽의 橫脈(委陽穴)을 찔러 출혈시켜야 하며, 血色이 (紫黑色에서 정상으로) 변하면 (刺針을) 멈춥니다.

解脈은 (邪氣를 감수하면) 사람으로 하여금 腰痛을 앓게 하는데, 마치 끈으로 매어 잡아당기는 듯하고, 항상 허리가 꺾여지는 것처럼 아프며, 잘 두려워합니다. (치료 시에는) 解脈에 刺針하되, 委中穴 부위에 기장쌀 만하게 맺힌 絡脈에 刺針하여 검은 피가 뿜어 나오도록 하고, 붉은 색의 피가 보이면 (刺針을) 멈춥니다.

同陰之脈[22], 令人腰痛, 痛如小鍾居其中, 怫然[23]腫; 刺同陰之脈, 在外踝上絶骨之端[24], 爲三痏. 陽維之脈, 令人腰痛, 痛上怫然腫; 刺陽維之脈, 脈與太陽合腨下間, 去地一尺所[25]. 衡絡之脈[26], 令人

---

19) 在膝筋肉分間郄外廉之橫脈出血 : 무릎 뒤쪽의 筋肉이 나뉘는 틈이란 "委中穴"을 가리키는데, "郄中"이라고도 한다. 바깥쪽의 橫脈이란 "委陽穴"을 가리킨다.

20) 解脈 : 《新校正》에서 "全元起가 이르길 ' 두 解脈은 병원이 각기 다른데, 아마도 착오가 있는 듯한데, 詳考할 수 없다.'고 했다."고 하였다. 또한 尤怡는 《醫學讀書記》에서 "詳考하건대 本篇에서 여러 經脈의 腰痛을 세세하게 예를 들었지만 유독 帶脈만 빠지고 解脈이 중복하여 나오고 있다. 헤아려 보건대 帶脈은 少腹의 측면인 季脇部의 아래에서 시작하여 전신을 한 바퀴 도는데 마치 허리띠로 묶은 것 같다. 즉 여기서 '腰痛如引帶, 常如折腰狀'이라 한 것은 자연히 帶脈이 병든 것이니 '解脈'이라 함은 베껴 쓸 때 착오가 생긴 것이다."라고 하였는데, 참고할 만하다.

21) 以 : 《太素》에는 "以"가 "似"로 되어 있는데, "似"로 적는 것이 뜻에 있어서 낫다.

22) 同陰之脈 : 足少陽膽經의 絡脈을 가리킨다.

23) 怫然 : 갑작스러운 어떤 일이 발생하는 것을 형용한 것이다.

24) 外踝上絶骨之端 : 足少陽膽經의 陽輔穴을 가리킨다. "絶骨"이란 外踝 위쪽 3寸 부위에 腓骨이 오목하게 들어간 부위를 가리킨다. 腓骨은 이곳에 이르러 腓骨長筋에 의해 덮여 마치 끊어진 것 같은 형상을 띠므로 "絶骨"이라 한다.

25) 脈與太陽合腨下間, 去地一尺所 : 承山穴 부위를 가리킨다.

26) 衡絡之脈 : 이에 대해 두 가지 說이 있다. ① 帶脈이라는 견해 : 張志聰은 注에서 "이는 帶脈이 병들어 사람으로 하여금 腰痛을 앓게 함을 논한 것이다. '衡'은 '橫'이다. 帶脈은 횡으로 腰間에 絡하므로 衡絡之脈이라 한다."고 하였다. ② 太陽經의 外絡이라는 견해 : 王氷은 注에서 "'衡'은 '橫'이다. 太陽經의 外絡이 腰中에서 넓적다리 외측 後緣으로 들어가 아래에서 太陽經

腰痛, 不可以俛仰, 仰則恐仆, 得之擧重傷腰, 衡絡絶, 惡血歸之; 刺之在郄陽筋之間, 上郄數寸[27], 衡居爲二痏出血.

同陰脈(足少陽膽經의 絡脈)은 (邪氣를 감수하면) 사람으로 하여금 腰痛을 앓게 하는데, 마치 작은 錘가 그 속에 있는 듯한 통증이 오고, 갑자기 붓습니다. (치료 시에는) 足少陽膽經의 絡脈에 刺針하되, 外踝 상부의 絶骨 끝 부분(陽輔穴)에 세 번 刺針합니다.

陽維脈은 (邪氣를 감수하면) 사람으로 하여금 腰痛을 앓게 하는데, 통증 부위가 갑자기 붓습니다. (치료 시에는) 陽維脈에 刺針하되, 陽維脈이 太陽脈과 장딴지 아래의 사이에서 회합하는 부위(承山穴)이며, 지면으로부터 1尺 가량 떨어진 곳에 있습니다.

衡絡脈(帶脈)은 (邪氣를 감수하면) 사람으로 하여금 腰痛으로 허리를 굽히거나 펴지 못하고 (허리를) 뒤로 젖히면 넘어질까 두렵게 하는데, 이는 무거운 것을 들다가 허리를 다쳐 橫絡이 끊어지고 나쁜 피가 그곳에 몰려서 얻은 병입니다. 이를 刺針할 때는 委陽穴이 위치한 大筋 사이에서 몇 寸가량 올라간 부위(殷門穴)에 橫으로 뻗은 絡脈(衡居)을 두 번 刺針하여 출혈시켜야 합니다.

會陰之脈[28], 令人腰痛, 痛上漯漯然[29]汗出, 汗乾令人欲飮, 飮已欲溲[30]; 刺直陽之脈[31]上三痏, 在蹻上郄下五寸橫居[32], 視其盛者出

의 중심 經脈과 오금 중에서 만나는 것을 말한다."고 하였다. 본서는 張志聰의 注를 따랐다.

27) 在郄陽筋之間, 上郄數寸 : "郄陽"이란 委陽穴을 가리키고, 委陽穴이 위치한 大筋 사이에서 몇 寸 올라가 부위란 殷門穴을 가리킨다.

28) 會陰之脈 : 두 가지 說이 있다. ① 足太陽膀胱經의 중심 經脈으로 보는 견해. 예컨대 王冰은 注에서 "足太陽의 중심 經脈이다. 그 脈이 腰部를 순행하여 하부의 後陰에서 만나므로 '會陰之脈'이라 한다."고 하였다. 姚止庵도 이를 따랐다. ② 任脈·督脈으로 보는 견해. 예컨대 馬蒔는 "會陰이란 본래 任脈의 經穴名이다. 督脈은 會陰으로부터 背部로 순행하는데, 會陰之脈은 腰部에서 하부의 會陰에서 모인다."고 하였고, 高世栻은 "會陰은 항문의 앞, 요도의 뒤쪽에 있는데, 任脈·督脈은 前後二陰 사이에서 만나므로 '會陰'이라 한다."고 하였다. 吳崑·張介賓·張志聰 등은 모두 ②의 說을 따랐다. 본서도 이를 任·督脈으로 해석하였다.

29) 漯漯然(潔潔然) : 땀이 심하게 흐르는 모양을 형용한 말이다.

30) 飮已欲溲 : 원문에는 "溲"가 "走"로 되어 있었으나, 郭靄春의 注에 근거하여 교정하였다. 郭靄春은 《黃帝內經素問校注》에서 이르길 "'走'字는 誤字인 듯하므로 마땅히 '溲'로 적어야 한다. '走'와 '溲'는 音이 비슷하여 생긴 착오이다. 會陰脈은 胞中에서 시작하므로 腰痛을 앓으면서 물을 마신 다음에 소변을 보는 것은 病理와 부합한다."고 하였다. 郭氏의 견해가 옳다. 허리가 아픈데 어떻게 뛰어다니려고 하겠는가?

31) 直陽之脈 : 이에 대해서 여러 說이 있다. ① 太陽脈이라는 견해. 예컨대 王冰은 注에서 "'直陽之脈'은 太陽脈으로서 脊椎를 끼고 하행하여 臀部를 관통한 다음 오금에 이르며, 아래로 장

血. 飛陽之脈[33], 令人腰痛, 痛上怫怫然[34], 甚則悲以恐; 刺飛陽之脈, 在內踝上二寸[35], 少陰之前, 與陰維之會[36].

會陰脈은 (邪氣를 감수하면) 사람으로 하여금 腰痛을 앓게 하는데, 통증 부위에서 땀이 줄줄 흐르고, 땀이 마르면 환자로 하여금 물을 마시고 싶게 하며, 물을 마신 후에는 오줌을 누려고 합니다. (치료 시에는) 直陽脈에 세 번 刺針하는데, (그 부위는) 申脈의 위, 委

딴지를 따라 내려가 外踝의 뒤쪽을 지나서 곧게 직행하므로 '直陽之脈'이라 한다."고 하였다. 馬蒔·吳崑·張介賓·姚止庵 등은 모두 이 說을 따랐다. ② 督脈으로 보는 견해. 예컨대 張志聰은 注에서 "'直陽之脈'은 督脈이다. 督脈은 전신의 陽氣를 총괄하여 통솔하며, 脊椎를 관통하여 곧바로 상행하므로 '直陽'이라 한다."고 하였다. ③ 太陽脈과 督脈이 서로 만나는 脈이라는 견해. 예컨대 高世栻은 注에서 "太陽과 督脈이 만나는 脈이다."라고 하였다. ④ 會陰의 誤字라고 보는 견해. 예컨대 張琦는 注에서 "直陽은 會陰을 잘못 적은 것이다."라고 하였다. 본서는 일단 王冰의 注에 근거하여 해석하였는데, 이에 대한 諸賢들의 고견을 바란다. ☞ 이에 대한 考察은 아래의 참고 항을 보시오.

32) 在蹻上郄下五寸橫居 : 張介賓은 注에서 "'蹻'는 陽蹻脈의 申脈穴이다. '郄'이란 委中穴이다."라고 하였다. 이 穴은 申脈의 위쪽, 委中穴의 아래에 위치하는데, 각각 5寸가량 떨어져 있으며 "承筋穴"에 해당한다.

33) 飛陽之脈 : 足太陽經의 別絡을 가리킨다.《靈樞·經脈》에서 "足太陽의 別絡을 飛陽이라 한다."고 하였다.

34) 痛上怫怫然 : 원문에는 "怫怫然"이 "拂拂然"으로 되어 있었으나,《甲乙經》과 吳崑·張介賓·高世栻 등의 注에 근거하여 교정하였다.《太素》에는 "弗弗然"으로 되어 있는데, 이 역시 "怫怫然"과 같은 뜻이다. "怫怫然"이란 갑자기 붓는 모양을 형용한 말이다. 또한 郭靄春은《黃帝內經素問校注》에서 "'上'은 '尙'과 통하는데, '尙'에는 '則'의 뜻이 있다.《文選·顔延年應詔讌曲水詩》李善 注에서 '拂과 弗은 고대에 통용되었다.'고 하였고,《漢書·溝洫志》顔師古 注에서 '弗은 우울하여 즐겁지 않은 것이다.'라고 하였고,《集韻·八未》에서는 '怫이란 마음이 불안한 것이다.'라고 하였다. 따라서 '痛上拂拂然'이란 '아프면 우울하면서 마음이 불안하다'는 뜻이 되어 아래의 '甚則悲以恐'과 의미가 연결된다."고 하였는데, 참고할 만하다.

35) 二寸 : 원문에는 "五寸"으로 되어 있었으나,《甲乙經》《太素》및 王冰의 注에 근거하여 교정하였다. 이밖에 王冰은 注에서 "內踝 위쪽으로 同身寸 5寸은 復溜穴이다."라고 하였는데, 復溜穴에 대해《氣穴論》에서 注하길 "足內踝 위쪽으로 同身寸 2寸에 있다."고 하였다. 따라서 本節의 注에서 "五寸"이라 한 것은 "二寸"의 오류이다. 또한 王冰 注에서 두 穴이라 한 것은 復溜穴과 築賓穴이다. 築賓穴은 陰維와 만나는 곳에서 取하면 되는데, 그것이 復溜穴과 함께 있는 까닭은 經文의 "五寸"이 원본에는 이것이 "二寸"이었기 때문이다. 그러므로《新校正》에서 "지금 이 經文의 注는 모두《甲乙經》과 부합하지 않으니, 아마도 經文의 注에 '五寸'이란 글자를 마땅히 '二寸'으로 적어야 하지 않을까 한다."고 하였다.

※ 同身寸 : 환자 體表의 어떤 부위에 비추어 分寸을 환산한 것으로서, 取할 穴位의 길이 단위를 헤아리는 데 써는 까닭에 이렇게 이름하였다.

36) 少陰之前, 與陰維之會 : 足少陰腎經의 築賓穴을 가리킨다.

中穴의 아래로 5寸 부위에 있는 횡으로 뻗은 絡脈(承筋穴)이며, 그 盛한 것을 살펴서 출혈시켜야 합니다.

飛陽脈(足太陽의 別絡)은 (邪氣를 감수하면) 사람으로 하여금 腰痛을 앓게 하는데, 통증 부위가 갑자기 붓고, 심하면 상심하고 두려워합니다. (치료 시에는) 飛陽脈에 刺針하되, (그 穴位는) 內踝 위쪽의 2寸 부위(復溜穴)와 足少陰經脈의 앞쪽으로서 陰維脈과 만나는 곳(築賓穴)에 있습니다.

◀參考▶ 會陰과 直陽의 실체가 같고 명칭만 다르다는 견해에 관한 고찰.

《新校正》에서 이르길 "헤아려 보건대 위에서 '會陰之脈, 令人腰痛'이라 하였고, 여기에서 '刺直陽之脈'이라 하였으니, 여기의 '直陽之脈'은 곧 '會陰之脈'으로서, 글이 달라진 것이지 일이 다른 것은 아니다."라고 하였다. 또한 丹波元簡은《素問識》에서 "이는 任脈과 督脈이 서로 만나는 脈이다. '直'은 '値'와 통용되며 '遇(만나다)'를 말하니, 곧 두 脈이 만난다는 뜻이다. 王冰은《骨空論》의 注에서 '任脈·衝脈·督脈은 하나의 근원에서 셋으로 갈라진 것이다. ……任脈으로서 背部를 순행하는 것을 督脈이라 하고, 少腹部로부터 곧바로 상행하는 것을 任脈이라 하는데, 이는 背部와 腹部의 陰陽에 근거하여 별도로 命名한 것일 따름이다.'라고 하였다. 이로써 두 脈이 갈라지는 곳이 바로 그들이 만나는 곳이므로 會陰이라 하였고 直陽이라고도 했음을 알 수 있다."고 하였다.

昌陽之脈[37], 令人腰痛, 痛引膺, 目䀮䀮然, 甚則反折[38], 舌卷不能言; 刺內筋[39]爲二痏, 在內踝上大筋前, 太陰後, 上踝二寸所.

昌陽脈은 (邪氣를 감수하면) 사람으로 하여금 腰痛을 앓게 하는데, 통증으로 가슴까지 땅기고 눈이 아물거리며, 심하면 허리가 뒤로 젖혀지고 혀가 말려들어 말을 하지 못합니다. (치료 시에는) 內筋(復溜穴)에 두 번 刺針해야 하는데, (그 위치는) 內踝 위쪽에 있는 大筋의 앞쪽·足太陰經의 뒤쪽으로서 內踝의 위쪽 2寸 부위에 있습니다.

37) 昌陽之脈 : 足少陰腎經의 別稱이다. 王冰·高世栻은 이를 陰蹻脈이라 하였고, 馬蒔·張介賓·吳崑은 足少陰腎經의 脈이라 하였다. 馬蒔는 注에서 "'昌陽'은 足少陰腎經의 經穴名으로서 復溜라고도 한다."고 하였다.《甲乙經》에서 이르길 "復溜는 金에 속하며, 伏白·昌陽이라고도 한다."고 하였다. 이에 근거하면 후자의 說이 옳다.

38) 反折 : 허리가 뒤로 젖혀져 앞으로 구부리지 못하는 것을 말한다.

39) 內筋 : 復溜穴을 가리킨다. 張介賓은 注에서 "'內筋'이란 筋의 안쪽으로서, 즉 復溜穴이다."라고 하였다.

散脈[40)], 令人腰痛而熱, 熱甚生煩, 腰下如有橫木居其中, 甚則遺溲; 刺散脈, 在膝前骨肉分間, 絡外廉束脈爲三痏[41)]. 肉里之脈[42)], 令人腰痛, 不可以咳, 咳則筋縮急; 刺肉里之脈爲二痏, 在太陽之外, 少陽絶骨之後[43)].

散脈(足厥陰肝經·足少陽膽經의 脈)은 (邪氣를 감수하면) 사람으로 하여금 腰痛과 함께 熱이 나게 하는데, 熱이 심하면 煩躁하고, 허리 아래가 마치 橫木이 그 속에 있는 듯하며, 심하면 소변을 지립니다. (치료 시에는) 散脈에 刺針하되, (그 부위는) 무릎 앞쪽의 뼈와 살 사이에 있으며, 바깥쪽 가장자리에 絡하는 束脈(陽交·陽陵泉·膝陽關)에 세 번 刺針해야 합니다.

肉里脈은 (邪氣를 감수하면) 사람으로 하여금 腰痛을 앓게 하는데, (통증으로) 기침을 할 수 없고, 기침을 하면 筋脈에 경련이 옵니다. (치료 시에는) 肉里脈에 두 번 刺針하는데, (그 부위는) 足太陽經의 바깥쪽·足少陽經의 絶骨 뒤쪽입니다.

---

40) 散脈 : 諸家들의 견해가 일치하지 않는다. ① 足太陰脾經의 別絡이라는 견해. 王冰은 注에서 "'散脈'은 足太陰의 別絡이다. 散開하여 상행하므로 이렇게 이름한 것이다."라고 하였다. 張介賓의 견해도 이와 같다. ② 足厥陰肝經·足少陽膽經의 脈이라는 견해. 楊上善은 注에서 "散脈이 무릎 앞쪽의 分肉 사이에 있는 것으로는 十二經脈 중에서 오로지 足厥陰·足少陽만이 무릎 앞에 있고 소변을 주관하므로 마땅히 이 두 經의 別名이다."라고 하였다. ③ 衝脈이라는 견해. 張志聰은 注에서 "衝脈은 胞中에서 시작하여 상부의 背部 속으로 순행하는 經絡의 海이다. 떠올라 외부로 향하는 것은 腹部 우측을 따라 상행하여 胸中에 이른 다음, 흩어져서 皮膚로 灌注하고 脈外로 스며들므로 山脈이라 한다."고 하였다. 高世栻의 견해도 이와 같다. ④ 陽明의 別絡이라는 견해. 吳崑은 注에서 "散脈이란 陽明別絡이 흩어져서 운행하는 것이다."라고 하였다. 본서는 楊上善의 注를 따랐다. 森立之가 이르길 "散脈에 대해 楊上善의 注를 따를 만하다. 散脈이란 횡으로 腰部에 퍼진 脈을 말하며, 解脈과 같은 뜻이니, 역시 고대의 俗稱일 따름이다."라고 하였다.

41) 在膝前骨肉分間, 絡外廉束脈爲三痏 : 森立之가 이르길 "足少陽經의 陽交·陽陵泉·(膝)陽關 세 穴을 말한다."고 하였다.

42) 肉里之脈 : 王冰은 注에서 "'肉里之脈'이란 少陽脈이 生하는 곳이니, 곧 陽維脈의 氣가 시작되는 곳이다."라고 하였다. 王冰의 注에 근거하면 "肉里"란 分肉穴(陽輔穴의 異名)의 裏(안쪽)를 가리킨다. "里"는 "裏"와 같다.

43) 在太陽之外, 少陽絶骨之後 : 足少陽經은 足太陽經의 외측 전방에 있으므로 "在太陽之外"라 하였다. 太陽經에 근거하여 말하면 分肉穴(陽輔穴)은 絶骨의 뒤쪽에 있다.

經絡에 따른 腰痛의 刺針取穴表

經脈 명칭	증상	取穴部位
足太陽脈	腰痛과 함께 뒷목・脊椎・臀部・背部가 땅기며 무겁다.	委中穴
足少陽脈	腰痛이 있고 침으로 피부를 찌르는 듯하며, 허리를 구부리지도 펴지도 못하고, 머리를 돌릴 수 없다.	陽陵泉穴
足陽明脈	腰痛으로 머리를 돌릴 수 없고, 헛것이 보이며 잘 슬퍼한다.	足三里穴
足少陰脈	腰痛이 있고 脊椎 안쪽이 땅긴다.	復溜穴
足厥陰脈	허리가 활과 쇠뇌의 시위를 당기는 것처럼 아프다.	蠡溝穴
解脈(足太陽膀胱經)	腰痛으로 어깨까지 땅기고 눈이 아물거리며, 소변을 지린다.	委陽穴
解脈	끈으로 매어 잡아당기는 듯한 腰痛이 오고 허리가 꺾여지는 듯이 아프며, 잘 두려워한다.	委中穴 부위
同陰之脈	허리가 무겁고 아프며 갑자기 붓는다.	陽輔穴
陽維之脈	요통이 오고 통증 부위가 갑자기 붓는다.	承山穴
衡絡脈(帶脈)	腰痛으로 허리를 굽히거나 펴지 못하며 뒤로 젖히면 넘어질까 두려워한다.	殷門穴
會陰之脈	腰痛이 오고 통증 부위에서 땀이 줄줄 흐르며, 갈증이 난다.	承筋穴
飛陽之脈	腰痛이 오고 통증 부위가 갑자기 부어오르며, 상심하고 두려워한다.	築賓穴
昌陽之脈	腰痛으로 가슴까지 땅기고 눈이 아물거리며, 허리가 뒤로 젖혀지고 혀가 말려들어 말을 하지 못한다.	復溜穴
散脈	腰痛과 함께 熱이 나고, 熱이 심하면 煩躁하며, 허리 아래에 橫木이 있는 듯하고, 심하면 소변을 지린다.	陽交・陽陵泉・陽關穴
肉里之脈	腰痛으로 기침을 할 수 없고, 기침을 하면 筋脈에 경련이 발생한다.	陽輔穴

腰痛俠脊而痛至頭, 几几然[44], 目䀮䀮欲僵仆, 刺足太陽郄中出血. 腰痛上寒, 刺足太陽陽明; 上熱, 刺足厥陰; 不可以俛仰, 刺足少陽; 中熱而喘, 刺足少陰, 刺郄中出血.

44) 几几然(수수연) : "几(수)"는 글자의 끝에 삐침이 있는 "几(궤)"와는 다르다. "几"는 象形字로서 날개가 짧은 새가 목을 빼고 날아가려고 하나 날지 못하는 모양을 본뜬 것이다. 여기서 "几几然"이란 項背部가 强直되어 편안하지 않은 모양을 형용한 것이다.

腰痛이 척추를 끼고 올라가 통증이 頭部에까지 이르고, 項背部가 强直되며, 눈이 침침하면서 쓰러지려고 할 때는 足太陽膀胱經의 委中穴에 刺針하여 출혈시켜야 합니다.

腰痛과 함께 상반신에 寒氣가 들면 足太陽經과 足陽明經에 刺針하고, (腰痛과 함께) 상부에 熱이 나면 足厥陰經에 刺針하며, (腰痛으로 몸을) 구부리거나 펴지 못하면 足少陽經에 刺針하고, (腰痛과 함께) 內熱이 나면서 喘息이 발생하면 足少陰經과 (足太陽膀胱經의) 委中穴에 刺針하여 출혈시켜야 합니다.

腰痛上寒, 不可顧, 刺足陽明; 上熱, 刺足太陰. 中熱而喘, 刺足少陰. 大便難, 刺足少陰. 少腹滿, 刺足厥陰. 如折不可以俛仰, 不可擧, 刺足太陽. 引脊內廉, 刺足少陰[45].

腰痛과 함께 상반신에 寒氣가 들고 (목이 뻣뻣해져) 뒤돌아 볼 수 없으면 足陽明經에 刺針하고, (腰痛과 함께) 상부에 熱이 나면 足太陰經에 刺針하며, (腰痛과 함께) 內熱이 나면서 喘息이 발생하면 足少陰經에 刺針하고, (腰痛과 함께) 대변이 잘 나오지 않으면 足少陰經에 刺針해야 합니다. (腰痛과 함께) 少腹部가 脹滿하면 足厥陰經에 刺針해야 합니다. (腰痛으로) 마치 허리가 꺾여지는 듯하고 구부리거나 펴지 못하며, 거동하지 못하면 足太陽經에 刺針해야 합니다. (腰痛으로) 脊椎의 안쪽이 땅기면 足少陰經에 刺針해야 합니다.

腰痛引少腹控䏚[46], 不可以仰, 刺腰尻交[47]者, 兩髁胂[48]上, 以月生死爲痏數[49], 發針立已, 左取右, 右取左.

---

45) 腰痛上寒,……刺足少陰 : 이는 衍文인 듯하다.《新校正》에서 이르길 "全元起 本과《甲乙經》《太素》에 따르면 '腰痛上寒'에서 여기까지 모두 없으니, 王冰이 첨가한 것이다. 지금 王冰 注에서 말한 '從腰痛上寒'에서 '並合朱書'까지의 19字는 王冰의 말이 아니라 後人들이 보탠 것이다."라고 하였다.

46) 控䏚(공묘) : "控"은 "引"과 통하며, "땅기다"는 뜻이다. "䏚"는 허구리 부위를 가리킨다.

47) 腰尻交(요고교) : 尾骶骨 뒤쪽 구멍에 위치한 上髎·次髎·中髎·下髎 좌우 8穴을 가리킨다. 足太陰·足厥陰·足少陽 세 脈이 이곳에서 交會하므로 "腰尻交"라 한다. 王冰은 注에서 "이 腰痛은 腰髁 아래의 第4髎를 취해야 하니, 곧 下髎穴이다."라고 하였다.

48) 髁胂(과신) : 慧琳은《音義》에서《韻英》을 인용하여 이르길 "腰部 아래의 뼈로서, 胯(과)로 적기도 한다."고 하였다. 즉 "髁"란 현대 해부학에서 말하는 髖骨에 해당하며, 髂骨·恥骨·坐骨로 이루어져 있다. "胂"은 높이 솟아 풍만한 肌肉群을 가리키는데, 예를 들면 脊椎를 끼고 솟아 있는 肌肉 등이다. 王冰은 注에서 "'兩髁胂'이란 양쪽 髖骨 아래의 단단하게 솟은 肌肉을 말한다."고 하였다.

49) 以月生死爲痏數 : 달이 차고 기우는 것에 근거하여 刺針 횟수를 정하는 것을 말한다. 王冰은

腰痛으로 少腹部와 허구리가 땅기며, 허리를 펴지 못하면 (足太陰·足厥陰·足少陽經이 교차하는) 尾骶骨의 下髎穴에 刺針해야 하는데, (그 부위는) 양쪽 髖骨과 脊椎를 끼고 솟아 있는 肌肉에 있습니다. (침을 찌를 때는) 달의 차고 기움으로써 刺針 횟수를 삼으면 침을 놓은 후에 곧바로 낫는데, 왼쪽이 아프면 오른쪽에 刺針하고, 오른쪽이 아프면 왼쪽에 刺針합니다.

◀參考▶ 肉里之脈에 대해 諸家들의 견해가 일치하지 않는데, 본서는 王冰의 注를 따랐다. 王冰의 注 중에 分肉穴이란 것이 있는데, 어떤 針灸書에도 나오지 않는다.《素問·氣穴論》에 "分肉二穴"이란 구절이 있는데, 王冰은 注에서 "足外踝 위쪽의 絶骨 끝에서 同身寸으로 3分되는 筋肉分 사이에 있으며, 陽維脈의 氣가 發하는 곳이다."라고 하여 本節의 注와 약간 다르게 기술하였다.《新校正》에서 이르길 "《甲乙經》에는 分肉穴이 없다. 그 부위를 상고해 보면 아마도 陽輔穴인 듯한데, 足外踝 위쪽 輔骨 앞의 絶骨 끝에 마치 앞이 세 갈래로 갈라진 듯한 곳에 있다."라고 하였다.《外臺秘要》卷三十九 第四 膽腑人陽輔穴 條에서 "足外踝에서 위로 4寸되는 輔骨 앞의 絶骨 끝에 마치 앞이 세 갈래로 갈라진 듯한 곳에 있다. ……주로 惡寒發熱하고, 마치 작은 錘가 그 속에 있는 듯한 腰痛이 오며, 갑자기 붓고 (통증으로) 기침을 할 수 없으며, 기침을 하면 筋脈에 경련이 오는 것을 치료한다."고 한 것에 근거하면 본편에서 말한 증상과 비슷하다. 따라서 역자는 "分肉穴"을 "陽輔穴"로 보았으며, 최근에 출간된《中醫大辭典》(人民衛生出版社. 1995년)에도 "分肉穴"을 "陽輔穴"의 異名이라 하였다.

注에서 "月初에 (달이) 둥글어지는 것은 '月生'이고, 보름 경에 (달이) 기울어져 가는 것은 '月死'이다. 달이 이지러질 때는 刺針 횟수를 적게 하고, 달이 찰 때는 刺針 횟수를 많게 한다.《繆刺論》에서 이르길 '달이 生하는 첫째 날에는 한 군데 刺針하고, 둘째 날에는 두 군데 刺針하는 등 점차 많아져 15일에는 열 다섯 군데 刺針하고, 16일에는 열 네 군데 刺針하여 점차 줄어든다.'고 하였으니, 그 刺針 횟수의 많고 적음이 이와 같음을 알 수 있다."고 하였다.

四十二. 風 論

> 본편에서는 風邪가 인체에 침입함으로 인해 발생하는 각종 질병의 病機·증상 및 진찰방법에 대하여 중점적으로 기술하였다.
> (1) 風邪가 인체에 침입하여 야기되는 寒熱·熱中·寒中·癘風·偏枯의 病機 및 상이한 계절에 風邪로 인해 발생하는 風病에 관하여 논술하였다.
> (2) 五臟風·胃風 및 首風·漏風·腸風·泄風 등의 病機·증상·진찰방법을 설명하였다.

黃帝問曰 : 風之傷人也, 或爲寒熱, 或爲熱中[1]), 或爲寒中[2]), 或爲癘風[3]), 或爲偏枯[4]), 或爲風也. 其病各異, 其名不同, 或內至五臟六腑, 不知其解, 願聞其說.

---

1) 熱中 : 인체에 침입한 風邪가 치밀해진 腠理 때문에 외부로 빠져나가지 못하고 熱로 변하여 발생하는 병증을 가리키는데, 주로 身熱·目黃 증상으로 나타난다.

2) 寒中 : 腠理가 성근 사람이 風邪를 감수한 후에 疏泄하는 風의 성질로 인해 陽氣가 외부로 빠져나가고, 이로 인해 寒性 病變이 발생하는 것을 가리킨다. 주로 畏寒·淚出 증상이 나타난다.

3) 癘風 : "痲風"·"癩大風"·"大痲風"이라고도 한다. 風毒邪氣가 오랫동안 肌膚에 잠복해 있다가 발병한다. 초기에는 환부가 마비되어 무감각하다가 오래되면 부어서 물러 터지는데, 化膿하지 않는 것이 특징이며, 전신의 피부로 퍼져 눈썹이 빠지고 콧날이 주저앉으며 손·발가락이 떨어져 나간다. 즉 "문둥병"을 말한다.

4) 偏枯 : "偏癱"·"半枯"·"半身不遂"라고도 하며, 대개 中風後遺症에서 나타난다.

黃帝 : 風이 인체를 손상시킬 경우에 때로는 寒熱을, 때로는 熱中을, 때로는 寒中을, 때로는 癘風을, 때로는 偏枯를, 때로는 風病을 일으킵니다. 그 병이 각기 다르고, 그 명칭이 다른데 간혹 내부의 五臟六腑에까지 파급되니, 그 解法을 모르겠습니다. 원컨대 그것에 대해 말씀해 주십시오.

岐伯對曰 : 風氣藏於皮膚之間, 內不得通, 外不得泄[5]. 風者善行而數變, 腠理開則洒然寒, 閉則熱而悶. 其寒也則衰食飮, 其熱也則消肌肉, 故使人怢慄[6]而不能食, 名曰寒熱.

岐伯 : 風邪가 피부 사이에 잠복하면 (腠理의 開闔機能이 실조되므로 經脈의 氣가) 내부에서 통하지도 않고 (衛氣가) 외부로 發泄되지도 않습니다. 風은 잘 돌아다니고 자주 변하는데, 腠理가 열리면 (陽氣가 외부로 빠져나가므로) 으슬으슬 춥고, (腠理가) 닫히면 (陽氣가 내부에서 울결하므로) 熱이 나면서 답답합니다. 惡寒이 나면 곧 먹고 마시는 것이 줄어들고, 熱이 나면 곧 肌肉이 야위므로 사람으로 하여금 惡寒發熱로 떨고 음식을 먹지 못하게 하는데, 이름하여 "寒熱"이라 합니다.

風氣與[7]陽明入胃, 循脈而上至目內眥, 其人肥則風氣不得外泄, 則爲熱中而目黃; 人[8]瘦則外泄而寒, 則爲寒中而泣出[9].

風邪가 陽明經을 따라 胃로 들어가면 經脈을 따라 올라가 눈 안쪽 모서리에 이르는데, 그 환자가 비만하면 (腠理가 치밀하므로) 風氣가 외부로 빠져나가지 못하고 곧 熱이 中焦에 쌓여 눈이 노랗게 되며, 환자가 야위었으면 (腠理가 성글어 陽氣가) 외부로 빠져나

---

5) 風氣藏於皮膚之間,……外不得泄 : 張琦는《素問釋義》에서 "이 16字는 錯簡으로서 마땅히 '風氣與太陽俱入' 節의 '其道不利' 아래에 있어야 한다."고 하였는데, 참고할 만하다.

6) 怢慄(돌률) : 王冰은 注에서 "갑작스럽게 추위로 떠는 모양이다."라고 하였고, 張介賓은 注에서 "寒熱이 번갈아 발작하면 추위로 떤다."고 하였다. "怢"은 "佚"과 통하며 "번갈아"라는 뜻이 있다. "慄"은 추위로 떠는 것이다. "怢慄"은 곧 惡寒發熱이 번갈아 오는 것이므로 아랫 글에서 "名曰寒熱"하였다. 이로 볼 때 張介賓의 注가 의미에 있어서 뛰어나다.《新校正》에서는 "'怢慄'을 상고해 보건대 全元起 本에는 '失味(입맛을 잃다)'로 되어 있다."고 하였다.

7) 與 : 여기서는 "~을 따라서"로 해석한다. 예를 들면《國語 · 齊語》韋昭 注에서 "'與'는 '從'이다."라고 하였다. 아래의 경우도 마찬가지이다.

8) 人 :《聖濟總錄》에는 "人" 위에 "其"字가 있다. 헤아려 보건대 "其"字가 있는 것이 옳다. "其人瘦"로 적으면 위의 "其人肥"와 對句가 된다.

9) 寒中而泣出 : 야윈 사람은 腠理가 성글어 風邪를 쉽게 감수하는데, 風邪는 疏泄하는 성질이 있으므로 陽氣를 밖으로 빠져나가게 한다. 胃는 中焦에 위치하고 그 經氣가 눈으로 이어지기 때문에 눈물이 흐른다.

가서 추워지고 곧 寒邪가 中焦에 쌓여 눈물이 나옵니다.

風氣與太陽俱[10]入, 行諸脈腧, 散於分肉[11]之間, 與衛氣相干, 其道不利, 故使肌肉憤䐜[12]而有瘍; 衛氣有所凝而不行, 故其肉有不仁也. 癘者有[13]榮氣熱胕[14], 其氣不淸, 故使其鼻柱壞而色敗, 皮膚瘍潰[15]. 風寒客於脈而不去, 名曰癘風, <u>或名曰寒熱</u>[16].

風邪가 太陽經을 따라 침입하면 모든 經脈의 腧穴로 돌아다니다가 肉分 사이에서 흩어지는데, (風邪가 肉分에서) 衛氣와 서로 싸우면 衛氣가 운행하는 통로가 不利해지므로 肌肉이 갑자기 부어오르고 瘡瘍이 발생하며, 衛氣가 凝滯하여 운행되지 않으므로 肌肉이 마비되어 무감각합니다.

癘란 營氣가 (風邪와 다투어) 熱로 변해 (血脈을) 썩게 하고 그 氣를 혼탁하게 하므로 콧대가 내려앉고 피부색이 변하며, 피부에 瘡瘍이 발생하여 짓무르는 것입니다. (이는) 風寒邪가 經脈에 침입하여 제거되지 않은 것으로 "癘風"이라 합니다.

以春甲乙傷於風者爲肝風[17], 以夏丙丁傷於風者爲心風, 以季夏[18]

---

10) 俱 : 衍文이므로 해석하지 않았다. 아마도 윗글의 "風氣與陽明入胃"와 字數를 맞추기 위해 後人들이 함부로 보탠 것으로 보인다. 이는 風邪가 太陽經을 따라 침입하는 것을 설명한 것인데, 風邪 외에 또 무엇이 함께 침입한단 말인가?

11) 分肉 : 이는 마땅히 王冰의 注에 근거하여 "肉分"으로 순서를 바꾸어야 한다. "肉分"이란 肌肉의 결, 즉 肌肉과 肌肉의 경계 부위를 말한다. 本書의 《氣穴論》에는 "肉分 사이와 谿谷이 모여 있는 곳으로 營氣와 衛氣가 운행한다."고 하였으니, 肉分으로 語順을 바꿈이 옳다. 따라서 본서는 이를 "肉分"으로 해석하였다.

12) 憤䐜 : 갑자기 부어오르는 모양을 가리킨다.

13) 有 : 이는 衍文이므로 해석하지 않았다.

14) 胕 : "胕"는 "腐"와 통하며, 살이 썩는 것을 가리킨다. 營氣는 脈 속으로 운행되는 데, 脈 속에 風邪가 침입하여 血을 공박하므로 毒血이 울결되어 熱이 발생하고, 이것이 衛氣의 熱과 결합함으로써 더욱 熱이 심해져 肌肉이 썩게 되는 것이다.

15) 癘者有榮氣熱胕,……皮膚瘍潰 : 이 24字는 錯簡으로 보이는데, 文例에 비추어 보면 마땅히 아래의 "名曰寒熱" 뒤에 와야 한다.

16) 或名曰寒熱 : 滑壽의 《讀素問鈔》에는 이 5字가 없다. 丹波元簡은 《素問識》에서 "이는 衍文이니, 모든 注가 牽强附會에 속한다."고 하였다. 따라서 본서는 이를 해석하지 않았다.

17) 以春甲乙傷於風者爲肝風 : "甲乙"이란 甲日 혹은 甲時와 乙日 혹은 乙時를 가리킨다. 봄의 甲日 혹은 甲時, 乙日 혹은 乙時는 모두 木에 속하므로 이 때에 風邪에 손상되면 肝이 이와 상응하여 肝風이 발생한다. 아래의 心風・脾風・肺風・腎風 등도 이와 같이 유추할 수 있다.

18) 季夏 : 음력 6月을 季夏라 하는데, 이는 長夏에 해당한다.

戊己傷於邪[19]者爲脾風, 以秋庚辛中於邪者爲肺風, 以冬壬癸中於邪者爲腎風.

봄철의 甲乙에 風邪에 손상되면 肝風이 발생하고, 여름의 丙丁에 風邪에 손상되면 心風이 발생하며, 長夏의 戊己에 風邪에 손상되면 脾風이 발생하고, 가을의 庚辛에 風邪에 맞으면 肺風이 발생하며, 겨울의 壬癸에 風邪에 맞으면 腎風이 발생합니다.

◀參考▶ 本節 중의 "傷於風"과 "中於邪"는 본래 서로 바꿔 가며 쓰는 말로서, 輕重을 말한 것이 아니다. 《甲乙經》과 《備急千金要方》에는 모두 "傷於風"으로 되어 있다. 張介賓은 注에서 "헤아려 보건대 本節은 四時十干의 風을 五臟에 나누어 귀속시켰는데, 봄에 반드시 甲乙日이라야 肝이 손상되고 여름에 반드시 丙丁日이라야 心이 손상된다는 말은 아니다. 대저 하루 중에도 四時의 氣가 있고, 十二時(고대의 1時는 지금의 2시간에 해당한다) 중에도 十干의 구분이 있으므로 春氣를 만나면 肝으로 들어가고, 甲乙의 氣를 만나도 역시 肝으로 들어간다. 마땅히 同類로써 구해야지 한 가지에만 얽매여서는 안되니, 모든 氣가 그러하다. 또한 本節에서 '傷'이라 하고 '中'이라 한 것은 본래 서로 바꿔 가며 쓰는 말로서 처음에는 輕重의 구별이 없었으나, 후대인들이 中風을 重한 것으로 여기고 傷風을 輕한 것으로 여겼으니, 원래 經典의 취지가 아니며 역시 억지로 끌어다 댄 것이다."라고 하였다.

風中五臟六腑之兪, 亦爲臟腑之風[20], 各入其門戶[21]所中, 則爲偏風[22].

風邪가 五臟六腑의 腧穴에 침입하여도 臟腑의 風病을 일으키는데, 각기 그 門戶(腧穴)로 들어가 적중하는 바가 있으면 偏風이 발생합니다.

---

19) 邪 : 風邪를 가리킨다.

20) 爲臟腑之風 : 風邪가 臟腑의 腧穴에 침입하면 經絡이 邪氣를 감수하여 내부의 臟腑로 邪氣를 전하므로 風病이 발생한다.

21) 門戶 : 腧穴을 가리킨다. 姚止庵이 이르길 "인체에는 腧穴이 있어 마치 집에 門戶가 있는 것과 같은데, 風邪가 인체에 침입하면 반드시 腧穴로부터 침입하므로 '入其門戶'라고 한다."고 하였다.

22) 偏風 : "偏枯"라고도 한다. 《神巧萬全方》에서 "風으로 말하면 偏風이고, 질병으로 말하면 半身不遂이니, 환자의 肌肉이 한쪽만 작아지는 것을 偏枯라 한다."고 하였다. 偏枯란 風邪가 인체의 한쪽에 편중하여 발생하는 것인데, 偏風이란 病因을 강조하여 말한 것이다.

風氣循風府而上, 則爲腦風[23]; 風入係頭[24], 則爲目風眼寒; 飮酒中風, 則爲漏風[25]; 入房汗出中風, 則爲內風[26]; 新沐中風, 則爲首風[27]; 久風入中, 則爲腸風飧泄; 外在腠理, 則爲泄風. 故風者百病之長也, 至其變化, 乃爲他病也, 無常方[28], 然致有風氣也.

風邪가 風府穴을 따라 상행하면 腦風이 발생하고, 風邪가 頭中의 目系에 침입하면 눈에 風病이 발생하여 눈이 차가우며, 술을 마신 상태에서 風邪를 감수하면 漏風이 발생하고, 성교 후에 땀을 흘린 상태에서 風邪를 감수하면 內風이 발생하며, 막 머리를 감은 상태에서 風邪를 감수하면 首風이 발생하고, 風邪가 오랫동안 머물러 中焦로 들어가면 腸風이 되어 飧泄이 발생하며, (風邪가) 외부의 腠理에 머물러 있으면 泄風이 발생합니다. 그러므로 風은 온갖 병의 으뜸으로서, 그것이 변화함에 이르러서는 다른 병이 되는데, (그 변화에) 일정한 원칙이 없지만 (그것이) 야기됨은 風氣가 있기 때문입니다.

帝曰 : 五臟風之形狀不同者何? 願聞其診及其病能[29].

岐伯曰 : 肺風之狀, 多汗惡風, 色皏然[30]白, 時咳短氣, 晝日則

---

23) 腦風 : 吳崑은 "腦風이란 腦痛이다."라고 하였고, 張杲는 "腦風이란 머리가 빙빙 돌고 한쪽이 아픈 것이다."라고 하였으며, 姚止庵은 "腦風이란 風邪가 腦로 들어간 것으로서, 風을 접촉하면 현기증이 나고 경미한 통증이 오며 때때로 맑은 콧물이 흘러 鼻淵과 비슷하다."라고 하였는데, 서로 참고할 만하다.

24) 係頭 : 丹波元簡은 《素問識》에서 "《甲乙經》 注에 어떤 本에는 '頭系'로 되어 있는데, '系'는 '係' 통한다. '頭系'란 頭中의 目系이다."라고 하였다. "目系"란 眼球와 腦를 이어주는 脈絡을 가리킨다.

25) 漏風 : 張介賓은 注에서 "술은 따뜻하고 흩어지는 성질이 있어 玄府(땀구멍)를 잘 연다. 술을 마신 후에 바람을 맞으면 땀이 그치지 않고 흐르므로 '漏風'이라 한다. 《病能論》에서는 '酒風'이라 했다."고 하였다.

26) 內風 : 성교 후 땀을 흘려 氣와 精이 내부에서 모두 虛한 상태에서 風邪를 감수하였으므로 內風이라 한다.

27) 首風 : 張志聰은 注에서 "물로써 머리를 씻는 것을 '沐'이라 한다. 막 머리를 감은 후에는 머리의 腠理가 열리는데, 風邪를 감수하면 風邪가 머리의 피부로 침입하여 首風이 발생한다."고 하였다.

28) 方 : 여기서는 "원칙"·"규율"의 뜻으로 해석한다. 예를 들면 《易·恒》 孔穎達 疏에서 "'方'은 '道'와 같다."고 하였다.

29) 病能 : "能"은 "態"와 통한다. 따라서 "病能"이란 "病態"를 가리킨다.

30) 皏然 : "皏(팽)"은 옅은 흰색을 가리킨다. 따라서 "皏然"이란 희멀겋다는 뜻이다.

差[31]), 暮則甚, 診在眉上, 其色白. 心風之狀, 多汗惡風, 焦絶[32]), 善怒嚇, 赤色, 病甚則言不可快, 診在口, 其色赤. 肝風之狀, 多汗惡風, 善悲, 色微蒼, 嗌乾善怒, 時憎女子[33]), 診在目下, 其色靑. 脾風之狀, 多汗惡風, 身體怠墮, 四肢不欲動, 色薄[34])微黃, 不嗜食, 診在鼻上, 其色黃. 腎風之狀, 多汗惡風, 面痝然[35])浮腫, 腰[36])脊痛不能正立, 其色炱[37]), 隱曲不利[38]), 診在頤[39])上, 其色黑.

黃帝 : 五臟風의 증상은 어떻게 다릅니까? 그 진단 및 病態에 관해 듣고 싶습니다.

岐伯 : 肺風의 증상은 땀을 많이 흘리고 바람을 싫어하며, 안색은 희멀겋고, 수시로 기침을 하며 숨이 가쁜데, 낮에는 차도가 있고 밤에는 심합니다. 진찰 부위는 눈썹 위에 있으며, 그 색이 흽니다.

心風의 증상은 땀을 많이 흘리고 바람을 싫어하며, 입술과 혀가 바싹 타고 화를 잘 내어 사람을 꾸짖으며 안색은 붉은데, 병이 심하면 말을 더듬습니다. 진찰 부위는 입에 있는데, 그 색이 붉습니다.

肝風의 증상은 땀을 많이 흘리고 바람을 싫어하며, 잘 슬퍼하고 안색은 다소 푸르며, 목구멍이 건조하고 화를 잘 내며, 때때로 여자를 싫어합니다. 진찰 부위는 눈 아래에 있는데, 그 색이 푸릅니다.

脾風의 증상은 땀을 많이 흘리고 바람을 싫어하며, 몸이 권태로워 四肢를 움직이기 싫어하고 안색은 엷은 황색이며, 식욕이 없습니다. 진찰 부위는 코 위에 있는데, 그 색이 누렇습니다.

腎風의 증상은 땀을 많이 흘리고 바람을 싫어하며, 얼굴이 불룩하게 붓고 腰脊部가 아파 똑바로 서지 못하며, 안색은 검고 小便이 不利합니다. 진찰 부위는 턱 위에 있는

---

31) 差 : "瘥(차)"와 같으며, 병세가 가벼워지는 것을 뜻한다.

32) 焦絶 : 津液이 메말라 입술과 혀가 바싹바싹 타는 것을 가리킨다.

33) 時憎女子 : 吳崑이 이르길 "肝脈은 陰器를 도는데, 肝氣가 다스려지면 여색을 밝히지만 肝氣가 쇠약하면 여자를 싫어한다."고 하였다.

34) 薄 : 衍文인 듯하다. 《太素·諸風狀論》의 楊上善 注에 "薄"字가 없다.

35) 痝然 : 부어오른 모양을 형용한 것이다. 상세한 것은 본서 《評熱病論》의 注를 참조하라.

36) 腰 : 원문에는 없었으나, 《甲乙經》과 《太素》에 근거하여 보충하였다.

37) 炱(태) : 검은 색을 가리킨다.

38) 隱曲不利 : 小便不利를 가리킨다. 상세한 것은 본서 《陰陽別論》의 "不得隱曲" 注를 참조하라.

39) 頤(이) : 원문에는 "肌"로 되어 있었으나, 《甲乙經》과 《太素》에 근거하여 교정하였다.

데, 그 색이 검습니다.

胃風之狀, 頸多汗惡風, 食飮不下, 鬲塞不通, 腹善滿, 失衣則䐜脹, 食寒則泄, 診形瘦而腹大. 首風之狀, 頭面多汗惡風, 當先風一日則病甚, 頭痛不可以出內, 至其風日則病少愈. 漏風之狀, 或多汗, 常不可單衣40), 食則汗出, 甚則身汗, 喘息惡風, 衣常濡, 口乾善渴, 不能41)勞事. 泄風42)之狀, 多汗, 汗出泄衣上, 口中乾, 上漬其風43), 不能勞事, 身體盡痛則寒.

帝曰 : 善.

胃風의 증상은 앞목(頸)에 땀이 많이 나고 바람을 싫어하며, 음식물이 내려가지 않고 胸膈이 막혀서 통하지 않으며, 腹部가 자주 脹滿한데, 옷을 벗으면 (寒邪가 침입하여) 脹滿함이 심해지고, 찬 것을 먹으면 설사를 합니다. 진찰 시에는 몸이 야위고 복부가 불룩한 것을 볼 수 있습니다.

首風의 증상은 頭面部에 땀이 많이 나고 바람을 싫어하며, 바람이 불기 하루 전이면 병이 심해져 頭痛으로 실내에서 나가지 못하며, 바람이 부는 날이면 병이 조금 낫습니다.

漏風의 증상은 때때로 땀을 많이 흘려서 항상 홑옷을 입지 못하고, 먹으면 땀이 나는데, 심하면 전신에서 땀이 나고 숨이 가쁘며 바람을 싫어하며, 옷은 항상 (땀에 젖어) 축축하고 입이 말라 갈증을 잘 느끼며, 힘든 일을 견디지 못합니다.

泄風의 증상은 땀을 많이 흘리는데, 땀이 나오면 옷 위로 스며 나오고, 입안이 건조

---

40) 常不可單衣 : 楊上善은 注에서 "홑옷을 입으면 춥다."고 하였고, 高世栻은 注에서 "땀을 많이 흘리면 體表가 虛해져 옷을 껴입으려 하므로 '常不可單衣'라 한 것이다."라고 하였다.

41) 不能 : "能"은 "耐"와 통한다. 따라서 "不能"이란 "견디지 못하다"는 뜻이다.

42) 泄風 : 《新校正》에서 "孫思邈이 이르길 '막 성교한 후에 風邪를 감수한 것을 內風이라 하는데, 그 증상은 바람을 싫어하고 땀을 흘려 옷을 적시는 것이다.'라고 하였으니, 아마도 여기의 '泄風'은 곧 '內風'이 아닌가 한다. 本篇의 앞글에서 먼저 漏風·內風·首風에 대해 말하였고, 그 다음에 (風邪가) 中焦에 침입한 것을 腸風, 외부에 있는 것을 泄風이라 하였다. 지금 '泄風'은 있고 '內風'은 없는데, 孫思邈이 기재한 內風 증상은 바로 여기의 泄風 증상이다. 그러므로 여기의 '泄'은 '內'의 오류이다."라고 하였는데, 참고할 만하다.

43) 上漬其風 : 이 4字는 衍文인 듯하다. "上漬"이란 상반신이 땀으로 흥건하게 젖은 것을 말하는데, 이는 위에서 땀을 많이 흘려 옷 위로 스며 나온다고 한 것과 중복된다. 丹波元簡도 《素問識》에서 "헤아려 보건대 '上漬其風' 4字는 상고할 수 없는데, 아마도 衍文인 듯하다."라고 하였다. 따라서 본서는 이를 해석하지 않았다.

하며, 힘든 일을 견디지 못하고 전신에 모두 통증이 오면서 惡寒이 발생합니다.

黃帝 : 훌륭하십니다.

五臟風의 病因과 病證表

병명	발 병 원 인	증 상(땀이 많고 惡風하는 것은 공통임)	진찰요점
肝風	봄의 甲乙에 風邪가 침입함	잘 슬퍼하고 안색은 다소 푸르며, 목구멍이 건조하고 화를 잘 내며, 때때로 여자를 싫어한다	目下(靑色)
心風	여름의 丙丁에 風邪가 침입함	입술과 혀가 바싹 타고 화를 잘 내어 사람들을 꾸짖으며, 안색은 붉고, 심하면 말을 더듬는다	舌(赤色)
脾風	長夏의 戊己에 風邪가 침입함	몸이 권태로워 四肢를 움직이기 싫어하고 안색은 열은 황색이며, 식욕이 없다	鼻上(黃色)
肺風	가을의 庚申에 風邪가 침입함	안색이 희고 수시로 기침을 하며 숨이 가쁜데, 낮에는 차도가 있고 밤에는 심하다	眉間(白色)
腎風	겨울의 壬癸에 風邪가 침입함	얼굴이 붓고 腰脊部가 아파 바로 서지 못하며, 안색이 검고 소변이 잘 나오지 않는다	皮膚(黑色)

四十三. 痹 論

본편에서는 각종 痹證이 발생하는 원인 및 증후·病機·治法·預後 등의 특징을 논술하였다.

⑴ 痹證은 風寒濕 세 氣로 인해 발생하는데, 이들 세 氣가 지나치게 盛할 때 나타나는 行痹·痛痹·著痹에 대해 기술하였다.

⑵ 四時에 邪氣를 감수하여 발생하는 骨·筋·脈·肌·皮 등 다섯 가지 痹證에 대해 설명하였다.

⑶ 다섯 가지 痹證이 오랫동안 낫지 않고 다시 邪氣를 감수하면 五臟에 痹證이 발생함을 설명하였다.

⑷ 營氣·衛氣에 痹證이 발생하지 않는 원인을 밝혔다.

⑸ 痹證의 病機 및 치료원칙을 제시하였다.

黃帝問曰 : 痹之安[1)]生?

岐伯對曰 : 風寒濕三氣雜至, 合而爲痹也. 其風氣勝者爲行痹[2)], 寒氣勝者爲痛痹[3)], 濕氣勝者爲著痹[4)]也.

---

1) 安 : "何"와 같으며, "어찌"·"어째서"로 해석한다.

2) 行痹 : 四肢關節의 遊走性 疼痛을 그 특징으로 하는데, 風은 잘 돌아다니고 자주 변하기 때문이다. 따라서 風氣가 盛하면 行痹가 발생하며, 이를 "風痹"라고도 한다.

3) 痛痹 : 疼痛이 비교적 심하고 그 부위가 고정되는 것이 특징이다. 이는 寒邪가 盛하여 발생한 것으로서 "寒痹"라고도 한다. 寒邪는 끌어당겨 凝滯되는 성질이 있어, 氣血이 寒邪를 만나면

黃帝 : 痹證은 어째서 발생합니까?

岐伯 : 風·寒·濕 세 氣가 뒤섞여 이르고 (이들이) 결합하여 痹證이 형성됩니다. 그 중에 風氣가 盛하면 行痹가 되고, 寒氣가 盛하면 痛痹가 되며, 濕氣가 盛하면 著痹가 됩니다.

帝曰 : 其有五者, 何也?

岐伯曰 : 以冬遇此者爲骨痹, 以春遇此者爲筋痹, 以夏遇此者爲脈痹, 以至陰遇此者爲肌痹, 以秋遇此者爲皮痹.

黃帝 : 痹證에 다섯 가지가 있다는데, 무엇입니까?

岐伯 : 겨울에 이를 만난 것을 骨痹라 하고, 봄에 이를 만난 것을 筋痹라 하며, 여름에 이를 만난 것을 脈痹라 하고, 長夏에 이를 만난 것을 肌痹라 하며, 가을에 이를 만난 것을 皮痹라 한다.

帝曰 : 內舍五臟六腑, 何氣使然?

岐伯曰 : 五臟皆有合[5], 病久而不去者, 內舍於其合也. 故骨痹不已, 復感於邪, 內舍於腎; 筋痹不已, 復感於邪, 內舍於肝; 脈痹不已, 復感於邪, 內舍於心; 肌痹不已, 復感於邪, 內舍於脾; 皮痹不已, 復感於邪, 內舍於肺. 所謂痹者, 各以其時重感於風寒濕之氣也.

黃帝 : (痹證이) 내부의 五臟六腑로 들어가 머무는 것은 어떤 氣가 그렇게 한 것입니까?

岐伯 : 五臟은 모두 짝이 있는데, 병이 오래되어도 제거되지 않으면 내부의 짝이 되는 곳으로 들어갑니다. 그러므로 骨痹가 낫지 않은 상태에서 다시 邪氣를 감수하면 내부의 腎으로 들어가고, 筋痹가 낫지 않은 상태에서 다시 邪氣를 감수하면 내부의 肝으로 들어가며, 脈痹가 낫지 않은 상태에서 다시 邪氣를 감수하면 내부의 心으로 들어가

응체되어 통하지 않으므로 疼痛이 비교적 심하다.

4) 著痹(착비) : "著"는 "着"의 本字로서 "달라붙다"는 뜻이 있다. 著痹는 疼痛이 비교적 가볍고 몸이 무겁거나 마비되어 무감각한 것이 특징이다. 이는 濕邪가 盛하여 발생한 것이므로 "濕痹"라고도 한다. 濕은 무겁고 달라붙는 성질이 있으므로 四肢關節이 시큰거리고 무거우며 병이 오랫동안 잘 낫지 않는다.

5) 五臟皆有合 : "合"은 "짝이 된다"는 뜻이다. 五臟은 각기 짝이 되는 바가 있는데, 예컨대 肝은 筋과 짝이 되고, 心은 脈과 짝이 되며, 脾는 肉과 짝이 되고, 肺는 皮와 짝이 되며, 腎은 骨과 짝이 된다.

고, 肌痹가 낫지 않은 상태에서 다시 邪氣를 감수하면 내부의 脾로 들어가며, 皮痹가 낫지 않은 상태에서 다시 邪氣를 감수하면 내부의 肺로 들어갑니다. 이른바 "痹"란 각 臟이 상응하는 시기에 風·寒·濕邪를 거듭 감수한 것입니다.

凡痹之客五臟者, 肺痹者, 煩滿喘而嘔. 心痹者, 脈不通, 煩則心下鼓[6], 暴上氣而喘, 嗌乾善噫, 厥氣上則恐. 肝痹者, 夜臥則驚, 多飮數小便, 上爲引如懷[7]. 腎痹者, 善脹, 尻以代踵, 脊以代頭[8]. 脾痹者, 四肢解墮, 發咳嘔汁, 上爲大塞[9]. 腸痹者, 數飮而出不得, 中氣喘爭[10], 時發飧泄. 胞痹者, 少腹膀胱, 按之內痛, 若沃以湯, 澀於小便, 上爲淸涕.

무릇 痹가 五臟에 침입하면 肺痹는 煩悶脹滿하고 喘息을 하면서 토합니다.

心痹는 脈이 소통되지 않고 煩躁하면 心下가 고동치고 갑자기 氣가 上逆하여 喘息이 나며, 목구멍이 건조하고 트림이 잘 나며, 氣가 上逆하면 두려워합니다.

肝脾는 밤에 잠자리에 누우면 놀라고, 많이 마시고 소변을 자주 보며, 위로는 복부가 脹滿하여 마치 임신한 것 같습니다.

腎痹는 (복부가) 쉽게 창만하고 (四肢의 뼈가 연약하여 잘 걸을 수 없으므로) 꼬리뼈로 발꿈치

---

6) 心下鼓 : 명치 부분에서 심장 박동이 심하게 뛰는 것으로서 "心悸"에 해당한다.

7) 上爲引如懷 : 肝氣가 鬱滯되면 복부가 脹滿해져 마치 임신한 것과 같은 형상을 띤다. "上爲引"에 대해 王玉川이 이르길 "헤아려 보건대 諸家들은 여전히 王冰의 注에 근거하여 '引'을 '끌어당기다'는 뜻으로 보았는데, 아래 문장의 '上爲大塞'·'上爲淸涕'의 예에 비추어 보면 '引'은 마땅히 병의 증후로 보아야 하며, '如懷'는 '引'의 形容詞이다. '引'의 本義는 '활을 당기다'는 뜻이다. ……술을 따라 가득 차게 하는 것도 '引'이라 한다. '引'에는 '가득 차다'는 뜻이 있으니, '引如懷'란 복부가 膨大하여 마치 시위를 가득 당긴 활과 같고 아이를 밴 모양과도 같음을 말한다. 肝痹의 증상은 아래로는 小便이 잦고, 위로는 腹部가 창만하여 임신한 것과 같으므로 '數小便, 上爲引如懷也'라고 한 것이다."라고 하였다. 본서는 王氏의 說을 따랐다.

8) 尻以代踵, 脊以代頭 : "踵"은 발꿈치를 가리킨다. "尻以代踵"이란 다리로 걷지 못하여 보행 시에 둔부를 땅에 대고 것을 말하고, "脊以代頭"란 척추가 마치 낙타 등처럼 구부러져 頭部 쪽으로 솟은 것을 말한다.

9) 上爲大塞 : 上焦가 막혀 통하지 않는 것을 말한다.

10) 中氣喘爭 : 腸鳴을 가리킨다. 張介賓은 注에서 "腸痹란 大·小腸을 겸하여 말한 것인데, 腸 사이에 痹病이 들면 下焦의 氣가 氣化하지 못하므로 자주 마실지라도 水氣가 배출되지 않는데, 水氣가 배출되지 않으면 本末이 모두 병든다. 그러므로 (邪氣가) 中氣와 다투어 그 淸濁이 나누어지지 않아 때때로 飧泄이 발생한다."고 하였다.

를 대신하며, 脊椎로써 머리를 대신합니다.

脾痹는 四肢가 권태무력하고 기침을 하며, 침을 토하고 위로는 크게 막힙니다.

腸痹는 (물 따위를) 자주 마시지만 (소변으로) 잘 나오지 않고, 中焦(腸胃)의 氣가 (邪氣와) 다투어 때때로 飧泄이 발생합니다.

胞痹는 少腹部와 膀胱을 누르면 내부에 통증이 있고, (熱感이 있어) 뜨거운 물을 끼얹는 것 같으며, 소변이 잘 나오지 않고 위로는 맑은 콧물이 흐릅니다.

陰氣[11]者, 靜則神藏, 躁則消亡. 飮食自[12]倍, 腸胃乃傷. 淫氣[13]喘息, 痹聚在肺; 淫氣憂思, 痹聚在心; 淫氣遺溺, 痹聚在腎; 淫氣乏竭[14], 痹聚在肝; 淫氣肌絶[15], 痹聚在脾. 諸痹不已, 亦益內也. 其風氣勝者, 其人易已也[16].

陰氣는 안정되면 神氣를 저장하나, 躁動하면 (神氣가) 흩어진다. 음식을 만약 배로 먹으면 腸胃가 손상된다. (五臟의 氣가 조화를 잃어 발생한) 淫氣가 喘息을 일으키는 것은 痹邪가 肺에 모여 있기 때문이고, 淫氣가 근심에 잠기게 하는 것은 痹邪가 心에 모여 있기 때문이며, 淫氣가 遺尿症을 일으키는 것은 痹邪가 腎에 모여 있기 때문이고, 淫氣가 피로하고 무기력하게 하는 것은 痹邪가 肝에 모여 있기 때문이며, 淫氣가 肌肉을 야위게 하는 것은 痹邪가 脾에 모여 있기 때문입니다.

각종 痹證이 낫지 않으면 또한 내부에서 심해집니다. 風氣가 盛하면 그 환자는 쉽게 낫습니다.

帝曰 : 痹, 其時有死者, 或疼久者, 或易已者, 其何故也?

岐伯曰 : 其入臟者死, 其留連筋骨間者疼久, 其留皮膚間者易已.

---

11) 陰氣 : 五臟의 精氣를 가리킨다. 臟은 陰이므로 그 精氣를 陰氣라 한다.

12) 自 : 여기서는 “만약”으로 해석한다.

13) 淫氣 : 조화를 잃은 五臟의 氣를 가리킨다. 張志聰은 注에서 “여기서는 陰氣가 躁動하고 망실되어 痹氣가 臟에 모임을 밝히고 있다.”고 하였다.

14) 乏竭 : 陰血이 소모되어 피로하고 무기력한 것을 말한다.

15) 肌絶 : 《太素》에는 “肌”가 “飢”로 되어 있다. 森立之가 이르길 “‘肌絶’이란 말이 되지 않으므로 《太素》를 따르는 것이 옳다. 대저 ‘飢絶’이란 ‘絶飢’이니 심하게 굶는 것을 말한다. 심하게 굶으면서 음식을 먹지 않는 것은 邪氣가 胃中에 가로막혀 있다는 증거이다.”라고 하였는데, 참고할 만하다.

16) 其風氣勝者, 其人易已也 : 風은 陽邪로서 인체의 肌膚表面을 손상하는데, 한 곳에 머물러 있지 않고 변화하므로 치료 시에 땀을 내어 發散시킬 수 있다.

帝曰 : 其客於六腑者何也?

岐伯曰 : 此亦其食飮居處, 爲其病本也. 六腑亦[17]各有腧, 風寒濕氣中其腧, 而食飮應之, 循腧而入, 各舍其腑也.

黃帝 : 痹病을 앓아 때때로 죽는 경우가 있고, 어떤 경우는 疼痛이 오랫동안 낫지 않고, 어떤 경우는 쉽게 낫는데, 그 까닭은 무엇입니까?

岐伯 : 痹邪가 五臟에 들어가면 죽고, 痹邪가 筋骨 사이에 머물러 있으면 疼痛이 오랫동안 지속되며, 痹邪가 皮膚 사이에 머물러 있으면 쉽게 낫는다.

黃帝 : 痹邪가 六腑에 침입한 경우는 어떠합니까?

岐伯 : 이 역시 음식과 起居가 그 병의 근본이 됩니다. 六腑에는 각각의 腧穴이 있는데, 風・寒・濕氣가 그 腧穴에 침입하고 먹고 마시는 것이 (절도를 잃어) 이에 응하면 腧穴을 따라 침입하여 각각 그 腑에 머물게 됩니다.

帝曰 : 以針治之, 奈何?

岐伯曰 : 五臟有腧[18], 六腑有合[19], 循脈之分, 各有所發, 各隨其過[20], 則病瘳[21]也.

黃帝 : 針으로써 이를 치료하려면 어떻게 해야 합니까?

岐伯 : 五臟에는 腧穴이 있고, 六腑에는 合穴이 있는데, 經脈이 순행하는 부분에 각기 發病하는 바가 있으므로 각기 그 過失(病이 소재한 곳)을 따라서 刺針하면 병이 낫습니다.

帝曰 : 榮衛之氣, 亦令人痹乎?

岐伯曰 : 榮者水穀之精氣也, 和調於五臟, 灑陳[22]於六腑, 乃[23]能

---

17) 亦 : 語中 助詞로서 해석하지 않는다.

18) 五臟有腧 : 四肢에 분포되어 있는 五臟經脈의 腧穴, 즉 肝經의 腧穴인 太衝穴, 心經의 腧穴인 大陵穴, 脾經의 腧穴인 太白穴, 肺經의 腧穴인 太淵穴, 腎經의 腧穴인 太谿穴을 가리킨다.

19) 六腑有合 : 四肢에 분포되어 있는 六腑經脈의 合穴, 즉 胃의 足三里穴, 大腸의 曲池穴, 小腸의 小海穴, 三焦의 天井穴, 膀胱의 委中穴, 膽의 陽陵泉穴을 가리킨다.

20) 過 : "過失"이란 뜻인데, 여기서는 病이 소재한 곳을 가리킨다.

21) 瘳 : 병이 낫는 것을 말한다. 《說文解字・疒部》에서 "瘳는 질병이 낫는 것이다."라고 하였다.

22) 灑陳(쇄진) : 散布하다는 뜻이다. 《文選・江賦》 李善 注에 "灑는 散이다."라고 하였고, 《廣雅・釋詁三》에 "陳은 布이다."라고 하였다.

23) 乃 : 副詞로서 "而"와 통하며, "뿐만 아니라"・"연후에"로 해석한다.

入於脈也. 故循脈上下, 貫五臟, 絡六腑也. 衛者水穀之悍氣也, 其氣慓疾滑利[24], 不能入於脈也. 故循皮膚之中, 分肉之間, 熏於肓膜[25], 散於胸腹. 逆其氣則病, 從其氣則愈, 不與風寒濕氣合, 故不爲痺.

黃帝 : 營氣·衛氣도 사람으로 하여금 痺病을 앓게 합니까?

岐伯 : 營氣는 水穀의 精氣로서, 五臟을 조화롭게 하고 六腑에 散布된 후에 脈으로 들어갑니다. 그러므로 經脈을 따라 상하로 오르내리고 五臟을 관통하며 六腑에 絡합니다. 衛氣는 水穀에서 나온 날랜 氣로서, 그 氣가 급하고 매끄러워서 脈으로 들어가지 못합니다. 그러므로 皮膚 속, 分肉 사이를 순환하면서 肓膜을 熏蒸하고 胸腹部로 散布됩니다. 그 氣가 逆亂하면 발병하고, 그 氣가 순조로우면 병이 낫는데, 風·寒·濕氣와 합쳐지지 않으므로 痺證이 발생하지 않습니다.

帝曰 : 善. 痺或痛, 或不痛, 或不仁, 或寒, 或熱, 或燥[26], 或濕, 其故何也?

岐伯曰 : 痛者, 寒氣多也, 有寒故痛也. 其不痛不仁者, 病久入深, 榮衛之行濇, 經絡時疏[27], 故不痛[28], 皮膚不營, 故爲不仁. 其寒者, 陽氣少, 陰氣多, 與病相益, 故寒也. 其熱者, 陽氣多, 陰氣少, 病氣勝, 陽遭陰[29], 故爲痺熱. 其多汗而濡者, 此其逢濕甚也, 陽氣少, 陰氣盛, 兩氣相感, 故汗出而濡也.

黃帝 : 훌륭하십니다. 痺證에 때로는 통증이 있고, 때로는 통증이 없으며, 때로는 마비되고, 때로는 寒하며, 때로는 熱이 나고, 때로는 (피부가) 건조하며, 때로는 (피부가) 축

---

24) 慓疾滑利 : 급하고 매끄럽다는 말이다.

25) 肓膜 : 肌肉과 體腔 사이에 있는 筋膜을 가리킨다.

26) 或燥 : 田晋蕃이 이르길 "《經籍訪古志》鈔宋本에는 '或燥' 2字가 없어 岐伯의 대답과 부합한다."고 하였는데, 그 견해가 옳다.

27) 疏 : "통하다"는 뜻이다.

28) 痛 : 원문에는 "通"으로 되어 있었으나, 文義가 통하지 않으므로《甲乙經》과《太素》에 근거하여 교정하였다.

29) 病氣勝, 陽遭陰 :《甲乙經》에는 "遭"가 "乘"으로 되어 있는데, 의미상에서 뛰어나다. 張琦는 이를 따랐으며, 注에서 "본래 陽氣가 많은데다 盛한 風氣를 만나면 두 陽이 결합하여 陰을 억누르므로 熱이 난다."고 하였다.

축한 경우가 있는데, 그 까닭은 무엇입니까?

岐伯 : 통증이 오는 것은 寒氣가 많기 때문인데, 寒氣가 있으므로 통증이 옵니다. 통증은 없되 마비가 오는 것은 병이 오래되어 깊숙이 들어가 營氣와 衛氣의 운행이 장애를 받지만 經絡이 때때로 통하므로 아프지 않으며, 피부가 영양받지 못하므로 마비되는 것입니다.

寒象이 나타나는 것은 (체질적으로) 陽氣가 부족하고 陰氣가 많아 病邪와 서로 더해진 까닭에 寒한 것입니다. 熱이 나는 것은 (체질적으로) 陽氣가 많고 陰氣가 부족한 데다 病氣가 盛하여 陽이 陰을 만나므로 痺證에 熱이 나는 것입니다.

땀을 많이 흘려 (피부가) 축축한 경우 이는 濕을 만난 것이 심한 것인데, 陽氣가 부족하고 陰氣가 盛하여 두 氣가 서로 감응한 까닭에 땀이 나서 축축한 것입니다.

帝曰 : 夫痺之爲病, 不痛何也?

岐伯曰 : 痺在於骨則重, 在於脈則血凝而不流, 在於筋則屈而[30]不伸, 在於肉則不仁, 在於皮則寒. 故具此五者, 則不痛也. 凡痺之類, 逢寒則急[31], 逢熱則縱.

帝曰 : 善.

黃帝 : 대저 痺가 발병할 때 아프지 않는 것은 어째서입니까?

岐伯 : 痺가 骨에 있으면 (몸이) 무겁고, (痺가) 脈에 있으면 血이 응체되어 흐르지 않으며, (痺가) 筋에 있으면 (관절 등을) 굽힐 수는 있으나 펼 수 없고, (痺가) 肌肉에 있으면 마비가 오며, (痺가) 피부에 있으면 (몸이) 차갑습니다. 그러므로 이 다섯 가지를 갖추면 아프지 않습니다.

대저 痺證은 寒氣를 만나면 (筋脈이) 오그라들고, 熱氣를 만나면 (筋脈이) 늘어집니다.

黃帝 : 훌륭하십니다.

---

30) 而 : 원문에는 없었으나, 文義와《聖濟總錄》《永樂大典》에 근거하여 보충하였다.

31) 急 : 원문에는 "蟲"으로 되어 있었으나, 文義와《甲乙經》《太素》에 근거하여 교정하였다. 張介賓은 注에서 "'蟲'은《甲乙經》에 '急'으로 적혀 있는데 의미상으로 타당하다. 대저 寒氣를 만나면 筋에 경련이 발생하므로 '急'이라 하였고, 熱氣를 만나면 筋이 늘어지므로 '縱'이라 하였다."고 하였고, 馬蒔 또한 "王冰이 벌레가 기어가는 것과 같다고 함은 옳지 않다. 대저 風氣가 盛하면 行痺가 발생하니, 寒氣를 만난 것이 아니다."라고 하였다. 顧尙之 역시《素問校勘記》에서 "'急'字가 옳다."고 하였으며, 姚止庵·吳崑·張琦 등도 이 說을 견지하였다.

四十四. 痿 論

> 본편에서는 痿證의 病因·病機·치료 원칙을 중점적으로 기술하였다.
> (1) 五臟은 五體와 연계되어 痿躄·脈痿·筋痿·肉痿·骨痿를 야기하는데, 그 원인과 病機를 설명하였다.
> (2) 다섯 가지 痿證을 진찰하는 방법에 설명하였다.
> (3) 痿證을 치료함에 있어서 陽明經을 단독으로 取하는 까닭에 관해 설명하였다.

黃帝問曰：五臟使人痿[1)], 何也?

岐伯對曰：肺主身之皮毛, 心主身之血脈, 肝主身之筋膜, 脾主身之肌肉, 腎主身之骨髓. 故肺熱葉焦, 則皮毛虛弱急薄, 著[2)]則生痿躄[3)]也. 心氣熱, 則下脈厥而上[4)], 上則下脈虛, 虛則生脈痿, 樞折挈[5)], 脛縱而不任地也. 肝氣熱, 則膽泄口苦, 筋膜乾, 筋膜乾則筋急

1) 痿(위) : 四肢의 筋脈이 연약무력한 것을 말하는데, 심하면 四肢를 움직이지 못한다. 병인병기 및 부위에 따라 痿躄·脈痿·筋痿·肉痿·骨痿로 분류한다.

2) 著 : 달라붙어 떨어지지 않는 것을 가리킨다.

3) 痿躄(위벽) : 足部가 연약무력하여 걸음을 걷지 못하는 병증을 가리킨다.

4) 下脈厥而上 : "下脈"이란 하부를 운행하는 脈을, "厥"은 逆行함을 가리킨다.

5) 樞折挈(추절설) : "樞"는 문지도리란 뜻인데, 여기서는 關節을 가리킨다. "折"은 꺾이다는 뜻이고, "挈"은 들어올리다·끌어당기다는 뜻이다. "不相提挈"이라고 한 王冰의 注에 근거하면

而攣, 發爲筋痿. 脾氣熱, 則胃乾而渴, 肌肉不仁, 發爲肉痿. 腎氣熱, 則腰脊不擧[6], 骨枯而髓減, 發爲骨痿.

黃帝 : 五臟이 사람으로 하여금 痿證을 앓게 하는 것은 어째서입니까?

岐伯 : 肺는 전신의 皮毛를 주관하고, 心은 전신의 血脈을 주관하며, 肝은 전신의 筋膜을 주관하고, 脾는 전신의 肌肉을 주관하며, 腎은 전신의 骨髓를 주관합니다. 그러므로 肺에 熱이 있어 肺葉이 메마르면 皮毛가 허약·급박해지는데, (熱邪가 오랫동안 肺에) 달라붙어 있으면 "痿躄"이 발생합니다.

心에 熱이 있으면 하부를 운행하는 脈이 逆行하여 올라오는데, (하부의 脈이 逆行하여) 올라오면 하부의 脈이 空虛해지고, (하부의 脈이) 空虛해지면 "脈痿"가 발생하여 관절을 굽혀 들어올릴 수 없고, 정강이가 이완되어 땅을 딛을 수가 없습니다.

肝에 熱이 있으면 膽汁이 넘쳐서 입안이 쓰고, (陰血이 손상되어 筋膜을 자양하지 못하므로) 筋膜이 건조해지는데, 筋膜이 건조해지면 筋이 땅기면서 오그라들어 "筋痿"가 발생합니다.

脾에 熱이 있으면 胃가 건조해져 갈증이 나고, (津液이 졸여져 肌肉을 자양하지 못하므로) 肌肉이 마비되는 "肉痿"가 발생합니다.

腎에 熱이 있으면 腰脊部를 움직이지 못하는데, (이는) 骨髓가 메말라 "骨痿"가 발생하였기 때문입니다.

帝曰 : 何以得之?

岐伯曰 : 肺者, 臟之長也[7], 爲心之蓋也. 有所失亡[8], 所求不得, 則發肺鳴[9], 鳴則肺熱葉焦, 故曰五臟因肺熱葉焦[10], 發爲痿躄, 此之

"挈" 위에 "不"字가 탈락한 것으로 보인다. 따라서 "樞折挈"이란 관절의 활동이 민활하지 못하여 關節을 굽혀 들어올리지 못한다는 말이다. 《甲乙經》에는 "挈"이 "瘈"로 되어 있는데, 양자는 비록 통하기는 하지만 뜻이 다르므로 따르지 않았다.

6) 腰脊不擧 : 腰脊部를 움직이지 못한다는 말이다. 《淮南子·主術訓》 高注에 "'擧'는 '用'이다."라고 하였다.

7) 肺者, 臟之長也 : 五臟 중에서 가장 높은 곳에 위치하여 氣를 주관하고, 百脈을 통해 氣를 각 臟腑로 운행하므로 여러 臟의 으뜸이 된다.

8) 失亡 : 일이 뜻대로 이루어지지 않는 것을 가리킨다.

9) 肺鳴 : 喘息할 때 소리가 나는 것을 가리킨다. 張介賓은 注에서 "肺志가 펴지지 못하면 肺氣가 울결하여 火가 발생하므로 喘息할 때 소리가 나는 肺鳴이 발생한다."고 하였다.

10) 故曰五臟因肺熱葉焦 : 《甲乙經》에는 이 9字가 없다. 錢熙祚가 이르길 "上下文은 모두 五臟을

謂也. 悲哀太甚, 則胞絡絶[11], 胞絡絶則陽氣內動, 發則心下崩[12], 數溲血也. 故《本病[13]》曰大經空虛, 發爲脈[14]痹, 傳爲脈痿. 思想無窮, 所願不得, 意淫於外, 入房太甚, 宗筋[15]弛縱, 發爲筋痿, 及爲白淫[16]. 故《下經[17]》曰筋痿者, 生於肝[18]使內[19]也. 有漸[20]於濕, 以水爲事[21], 若有所留居處相[22]濕, 肌肉濡漬, 痹而不仁, 發爲肉痿. 故《

나란히 열거한 것으로서 肺로 집중한 것은 없다. 이곳에서는 단지 肺痿가 발생한 까닭을 말한 것이므로 이 9字가 있는 것은 옳지 않다."고 하였는데, 일리가 있다.

11) 胞絡絶 : "胞絡"에 대해 楊上善·王冰·高世栻 등은 心包絡으로 해석하였고, 馬蒔·吳崑·張介賓 등은 女子胞宮의 絡脈으로 해석하였으며, 張志聰은 衝脈으로 해석하였는데, "心包絡"으로 보는 것이 옳다. "絶"이란 心包의 絡脈이 막혀서 통하지 않는 것을 가리킨다.

12) 心下崩 : "崩"이란 원래 산이 무너지는 것을 뜻하는데, 여기서는 대량의 下血을 가리킨다. 따라서 "心下崩"이란 心血이 대량으로 下血하는 것을 가리킨다.

13) 本病 : 王冰은 注에서 "옛 經論의 篇名이다."라고 하였고, 劉衡如는 "《本病論》은 본서 卷21 第73篇의 篇名으로서 이미 亡失되었으니, 王冰의 注는 확실하지 않다."고 하였다.

14) 脈 : 원문에는 "肌"로 되어 있었으나, 《太素》에 근거하여 교정하였다.

15) 宗筋 : 于鬯이 이르길 "'宗'은 마땅히 '衆'으로 해석해야 한다. 《廣雅·釋詁》에서 '宗은 衆이다'라고 하였다. 宗筋은 筋의 모여 있는 곳이다. 아래 글에서 '陰陽總宗筋之會'라고 하였고, 또한 《厥論》에서 '前陰者, 宗筋之所聚'라고 하여 '會'·'聚'字를 썼으니, 宗을 '衆'으로 訓해야 명확해진다."고 하였다. 상고해 보건대 《內經》의 "宗筋"이라 단어는 두 가지를 가리킨다. 하나는 "筋이 모인 곳"이란 뜻으로서 本篇에 적용되며, 다른 하나는 "前陰", 즉 남자의 생식기를 가리키는 것으로 《靈樞·五音五味》의 "宦者去其宗筋"이 이에 해당한다.

16) 白淫 : 과도한 성행위로 인해 의지와는 상관없이 배출되는 남자의 精液과 여자의 분비물을 가리킨다.

17) 下經 : 王冰은 注에서 "上古의 經名이다."라고 하였는데, 지금은 전해지지 않는다.

18) 肝 : 《太素》 에는 이 字가 없는데, "肝"字가 없는 것이 의미상에서 뛰어나다.

19) 使內 : 房事, 즉 성행위를 가리킨다.

20) 漸 : 여기서는 "젖다"는 뜻이다.

21) 以水爲事 : 이에 대해서는 두 가지 說이 있다. ① 濕한 환경에서 일을 한다는 견해. 예를 들면 王冰은 注에서 "일하는 곳이 오로지 濕한 곳과 가깝고, 거처하는 곳이 축축하고 낮은 것은 모두 '以水爲事'이다. 건강한 자라도 (이런 곳에) 오래 있으면 오히려 위태로우니, 邪氣를 감수한 자는 더욱 심해진다."라고 하였다. ② 飮酒가 과도하거나 음료를 많이 마시는 것이란 견해. 예를 들면 張志聰은 注에서 "'以水爲事'란 음료를 즐겨 마셔 濕濁이 中焦에 머무른 것이다."라고 하였다. 위에서 "有漸於濕"이라 하였고, 아래에서 "居處"라고 하였으니, 여기의 "以水爲事"란 ①의 說, 즉 작업 환경이 지나치게 濕하다는 뜻이다. 또한 《素問·調經論》에도 "所腎氣勝, 以水爲事"라는 말이 있는데, 本篇에서 가리키는 것과는 의미가 다르다.

下經》曰肉痿者, 得之濕地也. 有所遠行勞倦, 逢大熱而渴, 渴則陽氣內伐[23], 內伐則熱舍於腎, 腎者水臟也, 今水不勝火, 則骨枯而髓虛, 故足不任身, 發爲骨痿. 故《下經》曰骨痿者, 生於大熱也.

黃帝 : 어떻게 이러한 병들을 얻게 됩니까?

岐伯 : 肺는 臟의 으뜸이자 心의 덮개입니다. (만약) 일이 뜻대로 되지 않거나 추구한 바를 얻지 못함이 있으면 (肺氣가 울결되어) 肺鳴이 발생하는데, 肺鳴이 발생하면 肺에 熱이 발생하여 肺葉을 메마르게 합니다. 그러므로 "五臟은 肺熱이 肺葉을 메마르게 함으로 인해 (肺葉으로부터 자양받지 못하여) 痿躄이 발생한다."고 함은 이를 말함입니다.

슬픔이 지나치게 심하면 心包의 絡脈이 막히고, (心包의 絡脈이) 막히면 陽氣가 내부에서 요동하는데, 발작하면 心血이 대량으로 下血하여 血尿가 잦게 됩니다. 그러므로 《本病》에서 이르길 "大經脈이 공허하면 脈痹가 발생하며, 傳變하여 脈痿가 된다."고 한 것입니다.

思慮가 무궁하나 원하는 바를 얻지 못하고, 외부로 淫欲을 풀려고 하는 마음이 있어 房事가 과도하면 宗筋이 늘어져 筋痿 및 白淫이 발생합니다. 그러므로 《下經》에서 이르길 "筋痿는 肝에서 발생하는데, (과도한) 房事 때문이다."라고 하였습니다.

濕한 것에 (몸이) 젖거나, 물에서 작업하거나, 만약 거처하는 곳이 濕하여 肌肉이 축축하게 적셔지면 (肌肉이) 마비되어 무감각한 肉痿가 발생합니다. 그러므로 《下經》에서 이르길 "肉痿는 濕地에서 (오래 머물므로 인해) 얻는다."고 한 것입니다.

먼길을 걸어 피곤한데다 무더위를 만나면 (津液이) 고갈되고, (津液이) 고갈되면 陽氣가 내부(의 陰氣)를 攻伐하며, (陽氣가 내부의 陰氣를) 攻伐하면 熱邪가 腎에 머무는데, 腎은 水臟이지만 지금 水가 火를 이기지 못하여, 곧 骨이 메마르고 髓가 부족해지므로 다리가 몸을 지탱하지 못하여 骨痿가 발생합니다. 그러므로 《下經》에서 이르길 "骨痿는 大熱에서 발생한다."고 한 것입니다.

帝曰 : 何而別之?

岐伯曰 : 肺熱者, 色白而毛敗; 心熱者, 色赤而絡脈溢[24]; 肝熱者,

---

22) 相 : 丹波元簡은 《素問識》에서 "'相'字는 난해하다."고 하였고, 張琦는 "'居處相濕' 넉 字에는 오류가 있다."고 하였으며, 《甲乙經》에서는 "相"을 "傷"으로 적었는데, 모두 옳지 않다. 여기서의 "相"은 동작이나 행위가 이어짐을 나타내며 해석하지 않는다.

23) 渴則陽氣內伐 : 馬蒔는 注에서 "(津液이) 고갈되면 衛氣(즉 陽氣)가 내부에서 陰氣를 攻伐한다."고 하였다.

色蒼而爪枯; 脾熱者, 色黃而肉蠕動[25]; 腎熱者色黑而齒槁.

黃帝 : 어떻게 痿證을 구별합니까?

岐伯 : 肺에 熱이 있으면 안색이 희고 모발이 손상되며, 心에 熱이 있으면 안색이 붉고 絡脈이 충혈되며, 肝에 熱이 있으면 안색이 푸르고 손발톱이 메마르며, 脾에 熱이 있으면 안색이 누렇고 肌肉이 꿈틀거리며, 腎에 熱이 있으면 안색이 검고 치아가 메마릅니다.

帝曰 : 如夫子言可矣? 論言治痿者獨取陽明, 何也?

岐伯曰 : 陽明者, 五臟六腑之海, 主閏[26]宗筋, 宗筋主束骨而利機關[27]也. 衝脈者, 經脈之海也, 主滲灌谿谷[28], 與陽明合於宗筋, 陰陽揔宗筋之會[29], 會於氣街[30], 而陽明爲之長, 皆屬於帶脈, 而絡於督脈. 故陽明虛則宗筋縱, 帶脈不引, 故足痿不用也[31].

黃帝 : 선생의 말씀이 옳은 것 같습니다. 論에서 이르길 "痿證을 치료할 때 陽明經만을 取한다."고 하였는데, 어째서입니까?

岐伯 : 陽明經은 五臟六腑의 海로서 주로 宗筋을 濡養하는데, 宗筋은 주로 뼈와 뼈를 묶어서 關節의 활동을 이롭게 합니다. 衝脈은 經脈의 海로서 주로 (氣血을) 谿谷에

---

24) 絡脈溢 : 絡脈이 충혈되어 외부로 나타나는 것을 말한다. 丹波元簡은 《素問識》에서 "이는 外候를 말한 것이니, 孫絡이 떠올라서 보이는 것이다."라고 하였다.

25) 蠕動(연동) : 肌肉이 미미하게 꿈틀거려 마치 벌레가 기어가는 것과 같음을 말한다. "蠕"은 벌레가 꿈틀거리면서 기어가는 모양을 뜻한다.

26) 閏 : "潤"과 통하며, 濡養한다는 뜻이 있다.

27) 束骨而利機關 : "束骨"이란 뼈와 뼈를 묶어서 이어주는 것을, "機關"이란 關節을 가리킨다.

28) 谿谷 : 肌肉 사이의 틈이나 오목한 부위를 가리킨다. 王氷은 注에서 "肌肉이 크게 모인 곳을 '谷'이라 하고, 肌肉이 작게 모인 곳을 '谿'라 한다."고 하였다.

29) 陰陽揔宗筋之會 : "揔"은 "總"과 같다. "陰陽"은 陰經과 陽經을 가리키며, 經筋을 가리키기도 한다. 張介賓은 注에서 "宗筋은 前陰에 모여 있는데, 前陰은 足三陰과 陽明·少陽 및 衝·任·督·蹻脈의 아홉 脈이 만나는 곳이다. 아홉 脈 중에서 陽明經은 五臟六腑의 海이고, 衝脈은 經脈의 海인데, 여기서 一陰(衝脈)과 一陽(陽明經)이 그 사이에서 총괄하므로 '陰陽揔宗筋之會'라고 한 것이다."라고 하였다.

30) 氣街 : "氣衝"이라고도 하며, 足陽明胃經에 속한다. 이는 陽明經의 氣가 모이는 곳이다.

31) 陽明虛則宗筋縱,……故足痿不用也 : 陽明經은 氣와 血이 많은 五臟六腑의 海인데, 陽明經이 虛하면 氣血이 부족해져 宗筋을 濡養하지 못하므로 宗筋이 늘어지고, 宗筋이 늘어지면 帶脈이 여러 經脈을 거두어들이지 못하므로 足部가 연약무력해져 쓰지 못한다.

스며들게 하고, 陽明經과 宗筋에서 합해지는데, 陰經과 陽經이 宗筋이 모여 있는 곳을 총괄하고, 氣街에서 모이며, 陽明經이 그들의 으뜸이 되고, 모두 帶脈에 속하며 督脈에 絡합니다.

그러므로 陽明經이 虛하면 宗筋이 늘어지고, 帶脈이 (여러 脈을) 거두어들일 수 없기 때문에 足部가 연약무력하여 쓰지 못합니다.

帝曰 : 治之奈何?

岐伯曰 : 各補其滎而通其腧, 調其虛實, 和其逆順, 筋脈骨肉, 各以其時受月[32], 則病已矣.

帝曰 : 善.

黃帝 : 이를 치료하려면 어떻게 해야 합니까?

岐伯 : 각기 그 滎穴을 補하고, 그 腧穴을 통하게 하며, 그 虛實을 조절하고, 질병의 順逆을 조화롭게 하되, 筋·脈·骨·肉의 痿證이 각기 四時에 氣를 받는 달에 치료하면 병이 낫습니다.

黃帝 : 훌륭하십니다.

---

32) 各以其時受月 : 각 臟氣가 주관하는 계절에 근거하여 치료해야 한다는 말이다. 高世栻은 注에서 "肝은 筋을 주관하고, 心은 脈을 주관하며, 腎은 骨은 주관하고, 脾는 肉을 주관하여 각기 四時에 氣를 받는 달에 근거하여 치료하면 병이 낫는다. 氣를 받는다고 함은 筋이 봄에 氣를 받고, 脈이 여름에 氣를 받으며, 骨이 겨울에 氣를 받고, 肉이 長夏에 氣를 받는 것이다."라고 하였다.

四十五. 厥　論

> 厥證은 대부분 陰陽이 조화를 잃고 氣血이 부족함으로 인해 발생하는데, 그 증상은 寒厥・熱厥・四肢厥逆・卒倒・人事不省 등이다.
> 본편에서는 厥證의 病因・病機・증상・치료원칙을 중점적으로 다루었다.
> (1) 寒厥・熱厥의 病因과 病機를 설명하였다.
> (2) 六經厥證과 十二經厥證의 증상・치료원칙을 설명하였다.

黃帝問曰 : 厥之[1]寒熱者, 何也?

岐伯對曰 : 陽氣衰於下, 則爲寒厥; 陰氣衰於下, 則爲熱厥[2].

黃帝 : 厥證에 寒厥과 熱厥이 있는 것은 어째서입니까?

岐伯 : 陽氣가 하부에서 쇠약하면 寒厥이 발생하고, 陰氣가 하부에서 쇠약하면 熱厥이 발생합니다.

帝曰 : 熱厥之爲熱也, 必起於足下者, 何也?

---

1) 之 : "有"의 뜻이 있다. "有"를 고대에는 "以"와 같이 읽었으므로 "之"를 "有" 혹은 "以"로 訓하기도 한다.

2) 陽氣衰於下,……則爲熱厥 : 王冰은 注에서 "'陽'은 足의 三陽脈을, '陰'은 足의 三陰脈을, '下'는 足을 말한다."고 하였다. 즉 三陽脈의 氣가 하부에서 쇠약하면 陽氣가 부족하고 陰氣가 성해지는데, 陰氣가 성하면 차가워지므로 寒厥이 발생한다. 三陰經의 氣가 하부에서 쇠약하면 陰氣가 부족하고 陽氣가 성해지는데, 陽氣가 성하면 뜨거워지므로 熱厥이 발생한다.

岐伯曰 : 陽氣起於足五指之表[3], 陰脈者, 集於足下而聚於足心, 故陽氣勝, 則足下熱也.

帝曰 : 寒厥之爲寒也, 必從五指而上於膝者, 何也?

岐伯曰 : 陰氣起於五指之裏, 集於膝下而聚於膝上, 故陰氣勝, 則從五指至膝上寒, 其寒也, 不從外, 皆從內也.

黃帝 : 熱厥證의 熱이 반드시 발바닥에서 시작되는 것은 무엇 때문입니까?

岐伯 : 陽氣는 다섯째 발가락의 바깥쪽에서 일어나고, 陰脈은 발바닥으로 집중하여 足心(발바닥 한가운데)에서 모이므로 陽氣가 盛하면 발바닥에서 熱이 납니다.

黃帝 : 寒厥證의 寒이 반드시 다섯째 발가락으로부터 무릎으로 올라가는 것은 무엇 때문입니까?

岐伯 : 陰氣는 다섯째 발가락의 안쪽에서 일어나 무릎 아래로 집중하여 무릎 위에서 모이므로 陰氣가 盛하면 다섯째 발가락으로부터 무릎 위에 이르기까지 차가워지는데, 그 차가움은 외부에서 온 것이 아니라 모두 내부에서 온 것입니다.

帝曰 : 寒厥何如[4]而然也?

岐伯曰 : 前陰者, 宗筋之所聚, 太陰陽明之所合也. 春夏則陽氣多而陰氣少, 秋冬則陰氣盛而陽氣衰. 此人者[5]質壯, 以秋冬奪於所用[6], 下氣上爭不能復[7], 精氣溢下, 邪氣因從之而上也. 氣因於中[8],

---

3) 五指之表 : "指"는 "趾"와 통하며 발가락을 가리키고, "表"는 바깥쪽을 가리킨다.

4) 如 : 원문에는 "失"로 되어 있었으나, 아래 문장 "熱厥何如而然也"에 근거하여 교정하였다.

5) 此人者 : 寒厥로 인해 手足이 차가워진 환자를 가리킨다.

6) 奪於所用 : "奪"은 精氣를 빼앗기는 것을 가리킨다. "於"는 전치사로서 "~로부터"로 해석한다. "用"은 지나치게 힘을 쓰는 것을 말하는데, 여기서는 房事·과로 등을 가리킨다. 즉 지나치게 힘을 쓴 것으로부터 精氣를 빼앗기는 것을 의미한다.

7) 下氣上爭不能復 : 두 가지 說이 있다. ① "爭"을 끌어당기는 것으로 보는 견해. 예컨대 張介賓은 注에서 "精氣가 하부에서 虛하면 상부에서 足함을 취해야 하므로 하부의 氣가 상부의 것을 끌어당긴다. 빠져나가는 것은 지나치게 많으나, 生하는 것은 이에 미치지 못하므로 회복할 수 없다."고 하였다. "爭"은《說文解字》에서 "끌어당김이다(引也)"라고 하였다. 段玉裁는 注에서 "대저 '爭'이라 함은 끌어당겨서 자신에게 돌아오게 함이다."라고 하였다. ② "爭"을 "다투다"로 보는 견해. 즉 下焦의 氣가 상부에서 다투어 조화롭지 못하므로 여전과 같이 정상으로 회복하지 못한다는 뜻이다. 예컨대 馬蒔는 注에서 "하부에 있는 腎氣가 强함에 의지하여 上焦의 氣와 다투므로 예전과 같이 회복할 수 없다."고 하였다. 본서는 ①의 說을 따랐다.

陽氣衰, 不能滲營[9]其經絡, 陽氣日損, 陰氣獨在, 故手足爲之寒也.

黃帝 : 寒厥은 어떻게 해서 그러합니까?

岐伯 : 前陰은 宗筋이 모이는 곳으로서, 太陰經과 陽明經이 합해지는 곳입니다. 봄·여름에는 陽氣가 많고 陰氣가 적으며, 가을·겨울에는 陰氣가 성하고 陽氣가 쇠약해집니다. 이러한 사람은 (타고난) 바탕(즉 체질)이 튼튼했으나, 가을·겨울에 (지나치게) 힘을 쓴 것으로부터 (精氣를) 빼앗겨 하부의 氣가 상부의 氣를 끌어당기나 (끝내 하부의 氣가) 회복할 수 없으므로 精氣가 하부로 새어나가고 邪氣가 이로 인해 이를 따라 올라갑니다. (陰寒의) 邪氣가 내부에 머물면 陽氣가 쇠약해져서 그 經絡으로 스며들어 營養할 수 없으니, 陽氣가 날로 손상되고 陰氣만 홀로 존재하므로 手足이 이 때문에 차가워집니다.

帝曰 : 熱厥何如而然也?

岐伯曰 : 酒入於胃, 則絡脈滿而經脈虛[10]. 脾主爲胃行其津液者也, 陰氣虛則陽氣入, 陽氣入則胃不和[11], 胃不和則精氣竭, 精氣竭則不營其四肢也. 此人必數醉若[12]飽以入房, 氣聚於脾中不得散, 酒氣與穀氣相薄, 熱盛於中, 故熱徧[13]於身, 內熱而溺赤也. 夫酒氣盛而慓悍, 腎氣有[14]衰, 陽氣獨勝, 故手足爲之熱也.

黃帝 : 熱厥은 어떻게 해서 그러합니까?

岐伯 : 술이 胃로 들어가면 絡脈은 그득해지고 經脈은 공허해집니다. 脾는 胃를 위해 그 津液의 운행을 주관하는데, (술을 마심으로 인해) 陰氣가 虛하면 (왕성해진) 陽氣가

---

8) 氣因於中 : 《太素》에는 "因"이 "居"로 되어 있다. "氣"는 陰寒의 邪氣를 가리키고, "中"은 "內"와 같다. 상고해 보건대 "因"에는 "~에 바탕을 두다"는 뜻이 있으므로 "居"와 통한다.

9) 滲營 : "滲"은 "스며들다"는 뜻이고, "營"은 "營養하다"는 뜻이다.

10) 酒入於胃, 則絡脈滿而經脈虛 : 술은 水穀을 발효시킨 것으로서 그 氣가 날래고 熱하여 胃로 들어가면 먼저 衛氣를 따라 皮膚로 운행하므로 絡脈이 그득해진다. 經脈과 絡脈은 한꺼번에 實할 수 없으므로 絡脈이 그득하면 經脈은 공허해진다.

11) 陰氣虛則陽氣入, 陽氣入則胃不和 : 孫鼎宜가 이르길 "'入'은 마땅히 '實'로 고쳐야 하니, 聲의 착오이다. 胃는 陽이고 脾는 陰으로서, 술이 胃에 들어가면 반드시 脾로 귀착하는데, 濕熱이 脾에 있으면 脾陰이 虛해지고, 濕熱이 胃를 熏蒸하면 胃陽이 實해진다."고 하였다. 孫氏의 說에 따라 "入"을 "實"로 교정하면 文義가 순조로워진다.

12) 若 : 여기서는 "혹은"으로 해석한다.

13) 徧 : "遍"과 같다. 《詩經·北門》의 釋文에 "'徧'은 '遍'의 古字이다."라고 하였다.

14) 有 : 《甲乙經》에는 "日"로 되어 있는데, 의미상에서 뛰어나다.

(내부로) 들어가고, 陽氣가 (내부로) 들어가면 胃가 조화롭지 않으며, 胃가 조화롭지 않으면 (水穀에서 精微를 化生할 수 없으므로) 精氣가 고갈되고, 精氣가 고갈되면 四肢를 營養하지 못합니다.

이러한 사람은 반드시 자주 취하거나 혹은 배불리 먹은 이후에 入房(房事)한 것인데, 酒氣가 脾中에 모여 흩어지지 않고 酒氣와 穀氣가 서로 핍박하여 熱이 中焦에서 성하므로 熱이 전신에 두루 퍼지고, 內熱이 있어 소변이 붉은 것입니다.

대저 酒氣는 왕성하면서 날래고 사나워 腎氣가 날로 쇠약해지고 陽氣만 홀로 성하므로 手足이 이 때문에 熱이 납니다.

帝曰 : 厥或令人腹滿, 或令人暴不知人[15], 或至半日遠至一日乃知人者, 何也?

岐伯曰 : 陰氣盛於上則下虛, 下虛則腹脹滿; 陽氣盛於上, 則下氣重[16]上而邪氣逆, 逆則陽氣亂, 陽氣亂則不知人也.

黃帝 : 厥證은 간혹 사람으로 하여금 腹部를 脹滿하게 하고, 간혹 사람으로 하여금 갑자기 사람을 알아보지 못하게 하는데, 어떤 사람은 한나절에 이르고 멀게는 하루가 되어야 비로소 사람을 알아보니, 무슨 까닭입니까?

岐伯 : 陰氣가 상부에서 성하면 하부가 虛해지고, 하부가 虛해지면 腹部가 脹滿해집니다. 陽氣가 상부에서 성하면 (하부의 陽氣가 허해져) 하부의 氣(陰氣)도 함께 올라가 邪氣가 (이를 따라) 逆亂하고, (邪氣가) 逆亂하면 陽氣도 逆亂하며, 陽氣가 逆亂하면 사람을 알아보지 못합니다.

帝曰 : 善. 願聞六經脈之厥狀病能[17]也.

岐伯曰 : 巨陽之厥, 則腫首頭重, 足不能行, 發爲眴仆[18]. 陽明之厥, 則癲疾欲走呼, 腹滿不得臥, 面赤而熱, 妄見而妄言. 少陽之厥, 則暴聾頰腫而熱, 脇痛, 骱不可以運. 太陰之厥, 則腹滿䐜脹, 後不利

---

15) 暴不知人 : 王冰은 "'暴'은 '卒'과 같으니, 갑자기 혼미하여 깨어나지 않은 것을 말한다. '不知人'이란 혼미가 심하여 사람을 알아보지 못하는 것을 말하며, '尸厥'이라고도 한다."고 하였다.

16) 重 : 張介賓은 注에서 "'重'은 '并'이다."라고 하였다.

17) 病能 : "能"은 "態"와 같다.

18) 眴仆(현부) : 현기증이 나면서 쓰러지는 것을 가리킨다. 《文選 · 劇奏美新》 李善 注에 "眴과 眩은 古字에서 통한다."고 하였다.

不欲食, 食則嘔, 不得臥. 少陰之厥, 則口乾溺赤, 腹滿心痛. 厥陰之厥, 則少腹腫痛, 腹脹涇溲[19]不利, 好臥屈膝[20], 陰縮腫[21], 䯒內熱. 盛則瀉之, 虛則補之, 不盛不虛, 以經取之.

黃帝 : 훌륭하십니다. 六經脈의 厥證과 病態에 대해 듣고 싶습니다.

岐伯 : 太陽經(巨陽)의 厥證은 머리가 붓고 무거우며, 걸음을 걷지 못하고, (上逆한 기가 神明을 요동하면) 현기증이 나면서 쓰러집니다.

陽明經의 厥證은 癲疾로 날뛰면서 소리지르고, 腹部가 창만하여 눕지도 못하며, 얼굴이 붉어지면서 熱이 나고 헛것이 보이고 헛소리를 합니다.

少陽經의 厥證은 갑자기 귀가 들리지 않고 뺨이 부으면서 熱이 나며, 脇部에 통증이 오고, 정강이 부위를 움직이지 못합니다.

太陰經의 厥證은 腹部가 창만하면서 불룩해지고, 대변이 잘 나오지 않으며, 식욕이 없고 먹으면 토하며, 눕지 못합니다.

少陰經의 厥證은 입안이 건조하고 소변이 붉으며, 腹部가 脹滿하고 心痛이 옵니다.

厥陰經의 厥證은 少腹部가 붓고 아프며, 腹部가 脹滿하고 大小便이 不利하며, 무릎을 구부리고 눕기를 좋아하고, 前陰이 오그라들며, 정강이 안쪽에 熱이 납니다.

(치료는 邪氣가) 盛하면 瀉하고, (正氣가) 虛하면 補하며, 盛하지도 虛하지도 않으면 (발병한) 經脈에 근거하여 穴을 取합니다.

太陰厥逆[22], 䯒急攣, 心痛引腹, 治主病者[23]. 少陰厥逆, 虛滿嘔變, 下泄淸[24], 治主病者. 厥陰厥逆, 攣, 腰痛, 虛滿前閉[25], 譫言,

---

19) 涇溲(경수) : 대소변을 가리킨다. 《調經論》의 王冰 注에 "'涇'은 대변이고, '溲'는 소변이다."라고 하였다.

20) 臥屈膝 : 무릎을 쪼그리고 눕는 것을 말한다.

21) 腫 : 《甲乙經》에는 이 "腫"字가 없는데, 衍文인 듯하다. 따라서 이를 해석하지 않았다.

22) 太陰厥逆 : 《太素 · 六經脈厥》에는 "足太陰脈厥逆"으로 되어 있는데, 아래의 少陰 · 厥陰 · 太陽 · 少陽 · 陽明 등도 모두 이에 근거하여 유추할 수 있다. 헤아려 보건대 "足太陰脈厥逆"으로 적는 것이 의미상에서 뛰어나다.

23) 治主病者 : 병든 經脈을 치료한다는 말이다. 앞에서 "盛則瀉之, 虛則補之, 不盛不虛, 以經取之"라고 하였는데, 이른바 "治主病者"란 곧 "不盛不虛, 以經取之"와 같은 의미이다. 張介賓은 注에서 "本經(해당 經脈)의 좌우 · 상하 및 原穴 · 腧穴 등이 각기 마땅히 쓰임이 있는 것처럼 마땅히 그 위주로 해야 할 곳에 刺針해야 한다."고 하였다.

24) 少陰厥逆, 虛滿嘔變, 下泄淸 : "嘔變"이란 嘔吐를 가리킨다. 足少陰經은 腎에 속하고, 腎은 胃의 關門인데, 足少陰經의 氣가 上逆하면 腎陽이 부족해져 脾胃를 溫煦하지 못한다. 이로 인해

治主病者. 三陰俱逆, 不得前後, 使人手足寒, 三日死[26]. 太陽厥逆, 僵仆, 嘔血, 善衄[27], 治主病者. 少陽厥逆, 機關[28]不利, 機關不利者, 腰不可以行[29], 項不可以顧, 發腸癰不可治, 驚者死. 陽明厥逆, 喘咳身熱, 善驚, 衄, 嘔血[30].

足太陰經脈의 氣가 上逆하면 정강이가 땅기면서 오그라들고, 心痛으로 腹部까지 땅기는데, 치료는 병든 經脈을 위주로 합니다.

足少陰經脈의 氣가 上逆하면 헛배가 부르면서 구토가 나며, 묽은 변을 설사를 한다.

足厥經脈의 氣가 上逆하면 경련이 발생하고 허리가 아프며, 헛배가 부르고 小便이 나오지 않으며 헛소리를 하는데, 치료는 병든 經脈을 위주로 합니다.

足三陰經脈(太陰・少陰・厥陰)의 氣가 함께 上逆하면 대소변이 통하지 않고, 사람으로 하여금 손발이 차가워지게 하여 3일이면 죽습니다.

足太陽經脈의 氣가 上逆하면 强直되어 쓰러지고 피를 토하며, 코피를 잘 흘리는데, 치료는 병든 經脈을 위주로 합니다.

足少陽經脈의 氣가 上逆하면 關節의 움직임이 원활하지 않고, 關節의 움직임이 원활하지 않으면 허리를 움직일 수 없고 목을 돌릴 수 없는데, (만약) 腸癰이 발생하면 치료할 수 없으며, 놀라면 죽습니다.

胃氣가 上逆하면 嘔吐가 나고, 脾氣가 下陷하면 헛배가 부르면서 묽은 설사를 한다.

25) 前閉 : 小便不通을 가리킨다.

26) 三陰俱逆, 不得前後, 使人手足寒, 三日死 : 三陰經이 함께 上逆하면 陽氣가 극도로 쇠약해져 氣가 津液을 運化하지 못하므로 小便이 통하지 않고, 傳導機能이 무력해지므로 大便이 막히며, 陽氣가 虛하여 四肢를 溫煦하지 못하므로 수족이 차가워지고, 肝・脾・腎이 모두 쇠약해지므로 3일이면 죽는다.

27) 太陽厥逆, 僵仆, 嘔血, 善衄 : 足太陽經脈은 눈 안쪽 모서리에서 시작하여 脊椎를 끼고 腰中에 도달하므로 足太陽經脈의 氣가 上逆하면 强直되어 쓰러지고, 血이 上逆하는 氣를 따라 치솟으면 피를 토하고, 코피를 잘 흘린다.

28) 機關 : 關節을 가리킨다.

29) 行 : "動(움직이다)"의 뜻이 있다. 《易・象上傳》 疏에 "行이란 運動을 말한다."고 하였다.

30) 陽明厥逆, 喘咳身熱, 善驚, 衄, 嘔血 : 足陽明經脈은 喉嚨을 순행하여 缺盆으로 들어갔다가 胸膈으로 내려가는데, 그 氣가 上逆하므로 喘息・咳嗽가 발생한다. 또한 足陽明胃經은 肌肉을 주관하고, 胃는 陽熱의 腑이므로 胃經이 병들면 전신에 熱이 난다. 熱이 심하면 내부의 神明을 요동하므로 잘 놀라고, 熱이 上逆하면 血이 氣를 따라 치솟으므로 코피가 나고 피를 토하는 증상이 발생한다.

足陽明經脈의 氣가 上逆하면 숨이 가쁘고 기침이 나며, 몸에 열이 나고 잘 놀라며, 코피를 흘리고 피를 토합니다.

手太陰厥逆, 虛滿而咳, 善嘔沫[31], 治主病者. 手心主·少陰厥逆, 心痛引喉, 身熱, 死不可治[32]. 手太陽厥逆, 耳聾泣出, 項不可以顧, 腰不可以俛仰, 治主病者. 手陽明·少陽厥逆, 發喉痹, 嗌腫, 痓[33], 治主病者.

手太陰經脈의 氣가 上逆하면 헛배가 부르고 기침이 나며, 희멀건 침을 잘 뱉는데, 치료는 병든 經脈을 위주로 합니다. 手厥陰心包經과 手少陰經脈의 氣가 上逆하면 心痛으로 목구멍이 땅기고, 몸에 열이 나는데, 치료할 수 없는 死證입니다. 手太陽經脈의 氣가 上逆하면 耳聾이 발생하고 눈물이 흐르며, 목을 돌릴 수 없고 허리를 구부리거나 펼 수 없는데, 치료는 병든 經脈을 위주로 합니다. 手陽明經脈과 手少陽經脈의 氣가 上逆하면 喉痹가 발생하고 목구멍이 부으며, (목이) 뻣뻣해지는데, 치료는 병든 經脈을 위주로 합니다.

---

31) 善嘔沫 : 姚止庵이 이르길 "肺에 寒邪가 침입하였으므로 희멀건 침을 뱉는다. '沫'이란 痰水에 흰색이 가볍게 떠 있는 것이다."라고 하였다.

32) 手心主·少陰厥逆, 心痛引喉, 身熱, 死不可治 : "手心主"란 곧 手厥陰心包經의 脈으로서 胸中에서 일어나 心包絡으로 나오고, 手少陰心經의 脈은 心中에서 일어나 心系를 따라 목구멍을 끼고 올라가므로 두 脈이 上逆하면 心痛으로 목구멍이 땅긴다. 이들 두 脈은 모두 火에 속하므로 전신에 熱이 난다. 心은 五臟六腑의 君主로서 사기가 침입하면 十二官이 위태로워지므로 心이 병들면 치료되지 않고 죽는다.

33) 痓(치) : 《新校正》에서 이르길 "全元起 本에는 '痓'가 '痙'으로 적혀 있다."고 하였다. 姚止庵이 이르길 "'痓'는 音이 '치'이고 風病이다. ……全元起 本에는 '痙'으로 되어 있는데, 王冰의 本에 잘못 '痓'로 적은 까닭에 후인들이 점차 '痙'을 '痓'로 여기게 되었으니, 모두 이와 같은 오류를 범하게 되었다."고 하였다. 따라서 "痓"는 "痙"으로 적는 것이 옳다.

四十六. 病 能 論

"能"은 "態"와 같으며, 病態를 가리킨다. 본편에서는 胃脘癰·頸癰·臥不安·陽厥·酒風 등의 질병을 예로 들어 임상에서 보이는 病態와 病情을 분석하는 의의와 구체적인 방법에 관하여 논하였다.

(1) 胃脘癰·頸癰 등 각종 질병의 病因·病機·病態·診斷·治療 등에 대해 열거하였고, 임상에서 관찰되는 病態를 분석하는 의의와 방법에 대해 설명하였다.

(2) 陽厥·酒風의 病機 및 治療方劑를 제시하였다.

(3) 奇·恒·揆·度의 의미에 관해 설명하였다.

黃帝問曰 : 人病胃脘癰[1)]者, 診當何如?

岐伯對曰 : 診此者當候胃脈, 其脈當沈細, 沈細者氣逆, 逆者人迎甚盛, 甚盛則熱. 人迎者胃脈也, 逆而盛, 則熱聚於胃口而不行[2)], 故胃脘爲癰也.

黃帝 : 胃脘癰을 앓는 사람을 진찰할 때는 어떻게 해야 합니까?

岐伯 : 이를 진찰하는 자는 마땅히 胃脈을 살펴야 하는데, 그 脈이 沈細해야 하고,

1) 胃脘癰 : 淸代의 徐聽鴻은《外證醫案彙編》에서 "胃脘癰은 中脘穴의 피부 속·筋膜 바깥에서 발생하는데, 氣血이 肌肉 속에 쌓여서 막힌 것이다. 胃의 上口 혹은 下口에서 발생하는 胃癰과는 다르다."라고 하였다.

2) 行 : "퍼지다"·"흩어지다"는 뜻이 있다.

(胃脈이) 沈細한 것은 胃氣가 上逆한 것이며, (胃氣가) 上逆하면 人迎脈이 심하게 盛하고, (人迎脈이) 심하게 盛하면 熱이 있음을 의미합니다. 人迎脈은 胃脈인데, 上逆하여 盛하면 熱氣가 胃口에 모여서 흩어지지 않으므로 胃脘部에 癰이 생깁니다.

帝曰 : 善. 人有臥而有所不安者, 何也?

岐伯曰 : 臟有所傷, 及精有所之寄則安, 故人不能懸其病也[3].

帝曰 : 人之不得偃臥[4]者, 何也?

岐伯曰 : 肺者臟之蓋也[5], 肺氣盛則脈大, 脈大則不得偃臥, 論在《奇恒陰陽[6]》中.

黃帝 : 훌륭하십니다. 사람이 누워 있는데도 불안함이 있는 것은 무엇 때문입니까?

岐伯 : 五臟에 손상된 바가 있거나 감정의 치우침이 있는데도 사람이 그 병을 제거하지 않으면 누워도 불안합니다.

黃帝 : 사람이 바로 눕지 못하는 것은 무슨 까닭입니까?

岐伯 : 肺는 五臟의 덮개로서, 肺氣가 盛하면 脈이 크게 뛰고, 脈이 크게 뛰면 (肺에 邪氣가 盛하다는 징후로서 숨이 가빠지므로) 바로 눕지 못하는데, 그 논술은《奇恒陰陽》중에 있습니다.

帝曰 : 有病厥[7]者, 診右脈沈而緊, 左脈浮而遲, 不知[8]病主安在.

---

3) 臟有所傷, 及精有所之寄則安, 故人不能懸其病也 : 이 단락은《甲乙經》《太素》와 다르고, 黃帝의 질문과도 부합하지 않는데, 위아래의 문장과 연계하여 推斷해 보건대 脫字나 誤字가 있는 듯하다.《三因極一病證方論》卷十三의 인용문에 "臟有所傷, 情有所倚, 人不能懸其病, 則臥不安"으로 되어 있는데, 이에 근거하여 상술한 단락을 해석하면 文義가 비교적 순조롭다. "臥不安"의 원인에는 두 가지가 있는데, 하나는 五臟의 손상 즉 心腎肝이 虛한 것이고, 다른 하나는 감정의 치우침 즉 근심·기쁨·슬픔·놀람 등이 지나친 것 등이다. 만약 손상된 것이나 치우침이 제거되면 저절로 편안히 누울 수 있다. "倚"는 "偏(치우다)"로, "懸"은 "消(제거하다)"로 해석해야 한다. 이에 근거하여 상기 단락을 해석하면 "五臟에 손상된 바가 있거나 감정의 치우침이 있는데도 사람이 그 병을 제거하지 않으면 누워도 불안하다."라는 뜻이 된다.

4) 偃臥 : "仰臥"와 같으며, 바로 눕는 것을 말한다.

5) 肺者臟之蓋也 : 丹波元簡은《素問識》에서 "《痿論》에서 이르길 '肺는 五臟의 으뜸이고, 心의 덮개이다'라고 했고,《靈樞·九針》에서 '五臟 중에서 하늘에 상응하는 것은 肺인데, 肺는 五臟六腑의 덮개이다'라고 했다."고 하였다.

6) 奇恒陰陽 : 상고시대 經典의 篇名인데, 失傳되었다.

7) 厥 : 張志聰은 注에서 "여기서는 腎氣가 上逆하는 병을 논한 것이다."라고 하였다.

8) 不知 : 원문에는 "不然"으로 되어 있었으나, 文義 및《甲乙經》《吳注素問》《類經》에 근거하여

岐伯曰 : 冬診之, 右脈固當沈緊, 此應四時; 左脈浮而遲, 此逆四時. 在左當主病在腎, 頗關在肺, 當腰痛也.

帝曰 : 何以言之?

岐伯曰 : 少陰脈貫腎絡肺, 今得肺脈, 腎爲之病, 故腎爲腰痛之病也[9].

黃帝 : 厥病을 앓는 사람을 診脈함에 오른쪽 脈은 沈하면서 緊하고, 왼쪽 脈은 浮하면서 遲한데, 병이 주로 어디에 있는지 모르겠습니다.

岐伯 : 겨울에 환자를 진맥할 때 오른쪽 脈은 마땅히 沈緊해야 하는데, 이것은 四時에 상응하는 것입니다. 왼쪽 脈이 浮하면서 遲하면 이는 四時에 어긋나는 것입니다. (四時에 어긋나는 脈이) 왼쪽에 있으면 마땅히 주된 병이 腎에 있는 것으로서 肺와도 상당한 관련이 있으며, 腰痛이 오기 마련입니다.

黃帝 : 어째서 그렇게 말씀하십니까?

岐伯 : 足少陰腎經의 脈은 腎을 관통하여 肺에 이어지는데, 지금 肺脈을 얻었으니 (이는 肺가 병든 것이 아니고) 腎이 병든 것이므로 腎은 腰痛病이 됩니다.

帝曰 : 善. 有病頸癰者, 或石治之, 或針灸治之, 而皆已, 其眞[10]安在?

岐伯曰 : 此同名異等[11]者也. 夫癰氣之息[12]者, 宜以針開除[13]去

교정하였다.

9) 今得肺脈, 腎爲之病, 故腎爲腰痛之病也 : 張介賓은 注에서 "腎脈은 본래 肺로 이어지는데, 지금 겨울에 肺脈이 腎의 자리에서 나타나는 것은 곧 腎氣가 부족한 것이므로 脈이 沈하지 않고 浮遲한 것이 나타난다. 이 肺病이 아니고 병이 腎에 있는 것이다. 腰部는 腎의 府이므로 腎氣가 上逆하면 마땅히 腰痛을 앓게 된다."고 하였다.

10) 眞 :《甲乙經》에는 "治"로 되어 있다. 여러 注家들은 이를 "治"로 해석하였으나, 모두 옳지 않다. "眞"에는 "이치"·"도리"라는 뜻이 있다.

11) 同名異等 : 高世栻은 注에서 "'等'은 '類(종류)'이다. 頸癰이란 명칭은 비록 같으나, 氣가 있고 血이 있어서 곧 종류가 다르다."라고 하였다.

12) 息 : "息"에는 "止(멈추다)"의 뜻이 있는데, 여기서는 정체하여 머무는 것을 가리킨다.

13) 除 : 이는 衍文이므로 刪去해야 한다. 楊上善이《太素》의 注에서 "瀉去其氣"라고 한 것에 근거하면 楊氏가 근거한 本에는 "除"字가 없었던 것으로 보인다. 고대에는 한 字로써 한 가지 뜻을 나타내었으며, 지금처럼 두 字 혹은 세 字로써 한 가지 뜻을 나타낸 것은 비교적 최근의 일이다.

之; 夫氣盛血聚者, 宜石而瀉之, 此所謂同病異治[14)]也.

黃帝 : 훌륭하십니다. 頸癰을 앓는 사람에게 때로는 砭石으로 치료하고 때로는 針灸로 치료하여 모두 나았는데, 그 이치는 어디에 있습니까?

岐伯 : 이는 이름은 같으나 종류가 다른 것입니다. 대저 癰氣가 정체한 경우는 마땅히 針으로 절개하여 이를 제거하고, 癰氣가 성하고 血이 몰린 경우는 마땅히 砭石으로 그것을 瀉해야 하는데, 이것이 이른바 "同病異治"입니다.

帝曰 : 有病怒狂[15)]者, 此病安生?

岐伯曰 : 生於陽也.

帝曰 : 陽何以使人狂?

岐伯曰 : 陽氣者, 因暴折而難決[16)], 故善怒也, 病名曰陽厥[17)].

帝曰 : 何以知之?

岐伯曰 : 陽明者常動, 巨陽少陽不動[18)], 不動而動大疾, 此其候也.

帝曰 : 治之奈何?

岐伯曰 : 奪[19)]其食卽已. 夫食入於陰, 長氣於陽[20)], 故奪其食卽已[21)]. 使之服以生鐵洛[22)]爲飮, 夫生鐵洛者, 下氣疾也.

---

14) 同病異治 : 일반적으로 같은 종류의 질병에는 동일한 치료법을 쓴다. 그러나 같은 종류의 질병이라도 환자의 반응과 원인에 따라서 치료법을 달리해야 하는데, 이를 "同病異治"라고 한다.

15) 怒狂 : 張介賓은 注에서 "'怒狂'이란 자주 화를 내면서 발광하는 것으로서, 곧 親疏를 가리지 않고 욕을 해대는 것이다."라고 하였다.

16) 因暴折而難決 : "暴"은 "갑작스럽게"란 뜻이고, "折"은 "좌절"을 뜻하며, "決"은 "제어하다"는 뜻이다. 즉 陽氣가 갑작스럽게 꺾임으로 인해 감정을 제어하기 어렵다는 뜻이다.

17) 陽厥 : 陽氣가 上逆한 것이므로 병명을 陽厥이라 하였다.

18) 陽明者常動, 巨陽少陽不動 : 정상적인 상황에서 陽明經의 大迎·人迎·衝陽穴 등은 動脈의 박동이 매우 뚜렷하고, 太陽經·少陽經脈의 박동은 뚜렷하지 않으므로 이렇게 말하였다.

19) 奪 : 《甲乙經》과 《備急千金要方》에는 "衰"로 되어 있는데, "衰"로 하는 것이 의미상에서 낫다. 여기서의 "衰"는 "최"로 읽으며 "줄이다"는 뜻인데, 본서는 이를 "衰"로 해석하였다.

20) 食入於陰, 長氣於陽 : 張介賓은 注에서 "五味가 입으로 들어가 脾에서 運化되는 것이 '食入於陰'이고, 胃에 저장되어 五臟의 氣를 기르는 것이 '長氣於陽'이다."라고 하였다. 즉 이는 음식물이 소화를 거쳐 脾를 비롯한 陰經으로 들어가서 胃를 비롯한 陽經에 저장되어 氣(陽氣)를 기른다는 말이다.

21) 奪其食卽已 : 張介賓은 注에서 "먹는 것을 줄이면 氣가 쇠약해지므로 그 음식을 줄여서 胃火

黃帝 : 화를 잘 내고 發狂하는 병을 앓는 자가 있는데, 이 병은 어떻게 발생합니까?

岐伯 : 陽氣에서 생깁니다.

黃帝 : 陽氣가 어떻게 해서 사람으로 하여금 발광케 합니까?

岐伯 : 陽氣가 (정신적인 자극으로) 갑자기 꺾임으로 인해 (감정을 잘) 제어하기 어려우므로 화를 잘 내는 것인데, 病名을 "陽厥"이라 합니다.

黃帝 : 어떻게 그것을 알 수 있습니까?

岐伯 : 陽明經脈은 항상 박동하지만 太陽과 少陽經脈은 박동하지 않는데, (太陽과 少陽經脈이) 박동하지 않아야 함에도 박동함이 매우 빠른 것이 그 증후입니다.

黃帝 : 이를 치료하려면 어떻게 해야 합니까?

岐伯 : 환자가 먹는 음식을 줄이면 바로 낫습니다. 대저 음식물은 (소화를 거쳐) 陰經으로 들어가서 陽經에서 氣(陽氣)를 기르므로 그 음식을 줄이면 곧바로 낫는 것입니다. (아울러) 환자로 하여금 生鐵落을 마실 것으로 만들어 복용케 하면 되는데, 生鐵落은 氣를 하강시키는 작용을 합니다.

帝曰 : 善. 有病身熱解墮[23], 汗出如浴, 惡風少氣, 此爲何病?

岐伯曰 : 病名曰酒風[24].

帝曰 : 治之奈何?

岐伯曰 : 以澤瀉・朮[25]各十分[26], 麋銜[27]五分, 合以三指撮, 爲後

로 하여금 陽邪를 다시 돕지 못하도록 하면 陽氣가 上逆하여 화를 잘 내고 發狂하는 것이 낫는다."고 하였다.

22) 生鐵洛 : 즉 "生鐵落"을 가리킨다. 《本草綱目・金石部》에서 "鐵落은 平肝去怯하여 화를 잘 내고 發狂하는 것을 치료한다."고 하였다.

23) 解墮 : "解"는 "懈"와 통한다. 이는 四肢가 나른하여 무기력한 것을 가리킨다.

24) 酒風 : 즉 漏風이다. 《風論》에서 "술을 마신 상태에서 바람을 맞은 것을 漏風이라 한다."고 하였다. 張介賓은 注에서 "술은 성질이 본래 熱한데 과음하여 병들었으므로 몸에 熱이 나고, 濕熱이 筋을 손상하였으므로 전신에 힘이 없으며, 濕熱이 皮膚腠理에서 熏蒸하므로 땀이 목욕하는 것처럼 흐르고, 땀을 많이 흘리면 衛氣가 虛해지므로 바람을 싫어하며, 衛氣가 虛하면 氣가 빠져나가므로 호흡이 미약하다. 술로 인해 風을 얻어 병든 것이므로 酒風이라 한다."고 하였다.

25) 朮 : 여기서는 "白朮"을 가리킨다. 白朮은 性味가 苦・甘・溫하고, 燥濕止汗하며, 脾胃를 튼튼하게 한다. 丹波元簡은 《素問識》에서 "蘇頌(宋代의 관리로서 醫術, 특히 本草에 정통하였음. 字는 子容)이 이르길 '古方에서 朮이란 한 것은 바로 白朮이다'라고 하였다. 이 처방을 《聖濟總錄》에서는 '澤瀉湯'이라 하였고, 《三因極一病證方論》에서는 '麋銜湯'이라 하였는데, 모두 白朮을 사용하였다. 馬蒔는 '朮은 곧 蒼朮이다'라고 하였는데 옳지 않다. ……《三因極一病證方論

飯[28].

黃帝 : 훌륭하십니다. 어떤 병은 몸에서 熱이 나고 전신에 힘이 없으며, 땀을 목욕하는 것처럼 흘리고 바람을 싫어하며 호흡이 미약한데, 이는 무슨 병입니까?

岐伯 : 병명을 "酒風"이라 합니다.

黃帝 : 이를 치료하려면 어떻게 해야 합니까?

岐伯 : 澤瀉 · 白朮 각 10分과 鹿銜草 5分을 배합하여 (곱게 분말한 후 매번) 세 손가락으로 쥘 만큼의 분량을 밥을 뒤로하여(즉 食前에) 복용합니다.

所謂深之細[29]者, 其中手如針[30]也, 摩之切之, 聚者堅也, 博[31]者大也.《上經》者, 言氣之通天也;《下經》者, 言病之變化也;《金匱》者, 決死生也;《揆度》者, 切度之也;《奇恒》者, 言奇病也. 所謂奇者, 使[32]奇病不得以四時死也; 恒者, 得以四時死也. 所謂揆者, 方切求之也, 言切求其脈理也; 度者, 得[33]其病處, 以四時度之也[34].

》에서는 10分을 1兩으로, 5分을 半兩으로 적고 있다."고 하였다.

26) 分 : 여기서의 "分"은 후세의 "兩 · 錢 · 分" 등 도량형의 分이 아니고 전체 중의 일부분 즉 "份"을 가리킨다. 여기서 10分이라 하고 뒤에서 5分이라 하였으니, 곧 2 : 1의 비율로 약을 사용함을 뜻한다.

27) 麋銜(미함) : 麋啣 · 無心草 · 無風草라고도 하며, 지금의 鹿銜草이다. 性味는 平 · 微寒하고, 風濕을 치료한다.

28) 後飯 : 王冰은 注에서 "밥을 뒤로하고 藥을 먼저 복용하는 것을 '後飯'이라 한다."고 하였고, 馬蒔는 注에서 "王冰이 먼저 藥을 복용해야 한다고 본 것은 이 증상이 表에 있음을 알지 못한 것이다. 먼저 服藥하면 (藥氣가) 裏로 들어가므로 '後飯'이란 약을 식후에 복용함이다."라고 하여 두 說이 상반되는데,《素問 · 腹中論》의 烏鰂骨 넷과 藘茹 하나를 丸으로 만들어 복용하는 방법과 연계하여 보면 王冰의 注가 타당하다.

29) 深之細 : 脈을 깊게 눌러도 細脈이 느껴지는 것을 말한다. "之"는 "而"와 같다. 古書에서 "之"와 "而"는 함께 쓰였다.

30) 中手如針 : 脈이 손가락에 응하여 옴이 細함을 비유한 것이다. "中"은 "應"과 같다.《禮記 · 月令》鄭玄 注에 "'中'은 '應'과 같다."고 하였다.

31) 博 : 마땅히 "搏"으로 적어야 한다. 형태가 비슷하여 傳寫할 때 착오를 일으킨 것이다.

32) 使 : 여기서는 語氣詞로서 "夫"와 같으며 해석하지 않는다.

33) 得 : "파악하다" · "깨닫다"는 뜻이 있다.

34) 所謂深之細者,……以四時度之也 : 王冰은 注에서 "대저 '所謂'란 모두 뜻을 명확히 밝히지 못한 것을 풀이한 것이다. 지금 여기서의 '所謂'란 앞뒤의 經文을 찾아봐도 모두 이 篇의 뜻과 이어지는 것이 없으니, 지금 몇 句가 작게 文義를 이루는 것은 아무래도 별도로 經文을 해석

이른바 (脈을) 깊게 눌러도 細하다 함은 脈이 손에 응하여 옴이 마치 針과 같다는 것이고, 이를 문질러서 切診할 때 (脈氣가) 몰리는 것은 堅脈이며, (손가락 끝에서 힘있게) 부딪쳐 오는 것은 大脈입니다.

《上經》은 (인체의) 氣가 하늘(자연계)과 통함을 설명한 것이고, 《下經》은 질병의 변화를 설명한 것이며, 《金匱》는 (질병을 진단하여) 生死를 결정하는 방법을 설명한 것이고, 《揆度》는 切診하여 질병을 헤아리는 방법을 설명한 것이며, 《奇恒》은 특수한 질병을 설명한 것입니다[35].

이른바 "奇"란 병이 奇異하여 四時(의 변화)에 상응하여 죽지 않는 것이고, "恒"이란 四時(의 변화)에 상응하여 죽는 것입니다. 이른바 "揆"란 (질병의 원인을) 切診하자마자 질병의 원인을 찾는 것으로서 脈의 이치를 切診하여 求하는 것이고, "度"란 그 발병 부위를 파악하는 것으로서 四時에 근거하여 그것을 헤아리는 것입니다.

한 것이 아닌가 한다. 세상에 전해진 本에 第72篇이 빠져 있으니, 마땅히 그 빠진 經文에서 섞여 든 글일 것이다. 옛 글이 끊기고 갈라져 이곳에 섞여 이어진 것이다."라고 하였고, 張琦 또한 《素問釋義》에서 "王氷이 經文에서 빠진 것이 섞여 든 문장이라 본 것이 옳다."고 하였다. 譯者의 견해도 이와 같다.

35) 《上經》《下經》《金匱》《揆度》《奇恒》: 馬蒔는 注에서 "모두 옛 經典의 篇名으로서 지금은 모두 失傳되었다."고 하였다.

四十七. 奇 病 論

奇病은 비교적 흔하지 않은 질병을 말한다. 본편에서는 임신하였을 때 나타나는 瘖과 息積·伏梁·胎病·癲疾 등에 관하여 논술하였다.

(1) 임신 9개월 후에 발생하는 瘖의 병기에 관하여 논술하였다.

(2) 息積·伏梁의 病因·病機·증상·치법 및 주의사항에 관해 논술하였다.

(3) 疹筋·癰病·腎風 등의 증상·病機·脈象 및 그 예후에 관해 설명하였다.

(4) 氣가 上逆함으로 인해 발생하는 頭痛·胎病·癲疾의 病因病機를 설명하였다.

(5) 脾癉消渴·膽癉의 病因·病機·증상 및 치료법에 관해 설명하였다.

黃帝問曰 : 人有重身[1], 九月而瘖, 此爲何也?

岐伯對曰 : 胞之絡脈絶[2]也.

帝曰: 何以言之?

岐伯曰 : 胞絡者繫於腎, 少陰之脈, 貫腎繫舌本, 故不能言.

帝曰 : 治之奈何?

岐伯曰 : 無治也, 當十月復.《刺法》曰無損不足, 益有餘, 以成其

1) 重身 : 이는 몸 속에 몸이 있다는 말로서 임신을 가리킨다.

2) 絶 : 막혀서 통하지 않는 것을 가리킨다. 王冰은 注에서 "脈이 끊어져서 흐르지 않는 것으로서, 말을 하지는 못하지만 天眞의 氣가 끊어진 것은 아니다."라고 하였다.

疹[3]， 然後調之[4]． 所謂無損不足者[5]， 身羸瘦， 無用鑱石[6]也． 無益其[7]有餘者， 腹中有形而泄之， 泄之則精出而病獨擅[8]中， 故曰疹成也[9]．

黃帝 : 사람이 임신한지 9개월이 되어 말을 하지 못하는 경우가 있는데, 이는 무슨 까닭입니까?

岐伯 : 胞宮의 絡脈이 (胎兒의 압박으로) 막혀서 통하지 않기 때문입니다.

黃帝 : 어째서 그렇게 말씀하십니까?

岐伯 : 胞宮의 絡脈은 腎에 이어지는데, 足少陰腎經은 經脈은 腎을 관통하여 舌本(혀뿌리)에 이어지므로 말을 못하는 것입니다.

黃帝 : 이를 치료하려면 어떻게 해야 합니까?

岐伯 : 치료하지 않아도 10개월 째가 되(어 아이를 낳으)면 회복됩니다. 《刺法》에서 이르길 "부족한 것을 덜고 남아도는 것을 보태어 병이 된 후에 그것을 調理하지 말라."고 하였습니다. 이른바 "부족한 것을 덜지 말라"고 함은 몸이 파리하고 야위었을 때 鍼石을 사용하지 말라는 것입니다. "그 남아도는 것을 보태지 말라"고 함은 뱃속에 形體(즉 胎兒)가 있는데도 그것을 (積聚物로 여겨 함부로) 攻下하는 것인데, 이를 攻下하면 精氣가 빠져나와 病邪가 홀로 내부에서 도사리게 되므로 질병이 형성된다고 한 것입니다.

帝曰 : 病脇下滿氣逆, 二三歲不已, 是爲何病?

---

3) 疹 : "疢(진)"과 통하며, 질병을 가리킨다.

4) 然後調之 : 《甲乙經》《太素》에는 이 4字가 없다. 《新校正》에서 이르길 "이 4字는 본래 全元起의 注文인데, 잘못 여기에 적혔으니 마땅히 刪去해야 한다."고 하였다. 참고할 만하다.

5) 所謂無損不足者 : 孫鼎宜가 이르길 "이 구절은 부족한 것을 덜고 남아도는 것을 보태어 병을 만들지 말라는 뜻이지, 姙娠과 관련된 말이 아니다. 諸家들은 임신으로 보는 것이 온당하다고 여겼으나, 완전히 잘못 본 것이다."라고 하였는데, 孫氏의 견해가 옳다.

6) 鑱石 : "鑱"은 鑱針을, "石"은 砭石을 가리킨다.

7) 其 : 衍文이다. 위에서 "益有餘"라 한 것에 근거하면 마땅히 刪去해야 한다.

8) 擅(천) : "웅거하다"·"도사리다"는 뜻이다.

9) 所謂無損不足者,……故曰疹成也 : 孫鼎宜가 이르길 "이 구절은《刺法》에서 부족한 것을 덜고 남아도는 것을 보탬으로써 병을 만들지 말하라는 뜻이지 임신과 관련된 말이 아니다. 諸家들은 임신으로 여기는 것이 온당하다고 보았으나 완전히 잘못 본 것이다."라고 하였다. 또한 "腹中有形而泄之, 泄之則精出而病獨擅中"의 "泄"을 "補"의 誤字라고 하였고, "出"을 "生"의 뜻으로 보아 "腹中에 積聚物이 있으면 마땅히 瀉해야 하는데, 지금 반대로 이를 補하므로 '益有餘也'라고 했다. ……積聚를 잘못 補하면 精氣가 보태어져 병이 내부에서 날뛰게 된다."고 하였다. 그 견해가 독특하므로 소개하였다.

岐伯曰：病名曰息積[10]，此不妨於食，不可灸刺，積爲導引[11]服藥，藥不能獨治也.

黃帝：脇下가 그득하고 氣가 上逆하는 병을 앓아 2~3년이 지나도 낫지 않는데, 이것은 무슨 병입니까?

岐伯：병명을 "息積"이라 하는데, 이는 먹는 데에 방해가 되지는 않으나 刺鍼해서는 안되며, 서서히 導引法을 쓰면서 약물을 복용해야지 약물만으로 치료할 수는 없습니다.

帝曰：人有身體髀股䯒皆腫，環齊[12]而痛，是爲何病?

岐伯曰：病名曰伏梁，此風根也，其氣溢於大腸而著於肓，肓之原在齊下，故環齊而痛也. 不可動之，動之爲水溺濇之病也[13].

帝曰：人有尺脈數甚，筋急而見，此爲何病?

岐伯曰：此所爲疹筋[14]，是人腹必急，白色黑色見，則病甚.

黃帝：인체의 넓적다리에서 정강이까지가 모두 붓고, 배꼽 주위에 통증이 있는 것은 어떤 병입니까?

岐伯曰：병명을 "伏梁"이라 하는데, 이는 風邪가 원인입니다. 그 邪氣가 大腸으로 넘쳐 肓膜에 달라붙는데, 肓膜의 근원은 배꼽 아래에 있으므로 배꼽 주위에 疼痛이 발생합니다. 이를 (攻下하여) 요동시켜서는 안되는데, 이를 요동시키면 小便이 澁한 병이 발생합니다.

黃帝：사람 중에 尺脈이 매우 빠르게 뛰고 筋脈이 땅기면서 (겉으로) 드러나는 경우가 있는데, 이는 무슨 병입니까?

岐伯：이를 "疹筋"이라 하는데, 환자의 腹部가 반드시 땅기고 (만약 얼굴에) 흰색과 검은 색이 (함께) 나타나면 병이 심한 것입니다.

帝曰：人有病頭痛以[15]數歲不已，此安得之，名爲何病?

---

10) 息積：邪氣가 제거되지 않고 오랫동안 쌓여서 발생하므로 "息積"이라 한다.

11) 積爲導引："積"에는 "점차"의 뜻이 있다. "導引"이란 肢體運動·呼吸調節 및 自我按摩 등의 방법을 통하여 질병을 예방하고 치료하는 것을 가리킨다.

12) 齊："臍"와 통하며, "배꼽"을 가리킨다.

13) 帝曰：人有身體髀股䯒皆腫，環齊而痛，是爲何病? ……不可動之，動之爲水溺濇之病也：이 65字는 《腹中論》의 문장과 중복된다.

14) 疹筋："疹"은 병을 가리킨다. 그 병이 筋에 있으므로 "疹筋"이라 하였다.

15) 以："已"와 같으며, "이미"란 뜻으로 해석한다.

岐伯曰：當有所犯大寒，內至骨髓，髓者以腦爲主[16)]，腦逆[17)]，故令頭痛，齒亦痛，病名曰厥逆[18)].

帝曰：善.

黃帝：사람 중에 頭痛을 앓은지 이미 몇 년이 지나도 낫지 않는 경우가 있는데, 이는 어떻게 얻으며, 이름하여 무슨 병이라 합니까?

岐伯：반드시 大寒이 침범한 바가 있어 내부의 骨髓에까지 이른 것으로서, 髓는 腦를 근본으로 삼는데 (寒邪가) 腦로 上逆하므로 머리가 아프고 이빨 역시 아프며, 병명을 "厥逆"이라 합니다.

黃帝：훌륭하십니다.

帝曰：有病口甘者，病名爲何，何以得之?

岐伯曰：此五氣[19)]之溢也，名曰脾癉. 夫五味入口，藏於胃，脾爲之行其精氣，津液在脾，故令人口甘也. 此肥美[20)]之所發[21)]也，此人必數食甘美而多肥也. 肥者令人內熱[22)]，甘者令人中滿[23)]，故其氣上

---

16) 髓者以腦爲主：腦는 髓의 海이므로 "髓는 腦를 근본으로 삼는다"고 하였다.

17) 腦逆：寒邪가 腦로 上逆하는 것을 가리킨다.

18) 厥逆：寒邪가 아래로 침입하여 上逆한 것이므로 "厥逆"이라 한다. 張志聰은 注에서 "이는 하부에서 寒邪를 감수하여 상부의 巓頂部으로 上逆한 것이므로 厥逆이라 한다."고 하였다.

19) 五氣：여러 가지 說이 있다. ① 五臟의 氣라는 견해. 예컨대 王氷은 注에서 "脾에 熱이 있으면 (나머지) 네 臟이 함께 영향을 받으므로 五臟의 氣가 위로 넘친다."고 하였고, 馬蒔는 注에서 "五氣란 五臟의 氣이다."라고 하였다. ② 비린내・탄내・향내・누린내・썩은 냄새라는 견해. 예컨대 吳崑은 注에서 "五氣란 비린내・탄내・향내・누린내・썩은 냄새이다."라고 하였다. ③ 土氣라는 견해. 張志聰은 注에서 "오기란 토기이다. 토는 중앙에 위치하는데, 數에 있어서는 五이고,……臟에 있어서는 脾이며,……脾氣가 넘치면 그 증상이 外竅에 나타난다."고 하였다. ④ 五味・五穀의 氣라는 견해(張介賓・楊上善). 예컨대 張介賓은 注에서 "五氣란 五味가 化生한 것으로서 곧 五味에서 化生한 精氣이다."라고 하였다. 張介賓・楊上善의 견해가 옳다.

20) 肥美：기름지고 단 음식을 가리킨다.

21) 發：《太素》에는 "發"이 "致"로 되어 있는데, 의미상에서 낫다. 여기서 "致"란 "초래하다"・"야기하다"는 뜻이다.

22) 肥者令人內熱：기름진 음식은 味가 厚하여 陽氣를 정체시키는데, 陽氣가 정체되면 火로 변하므로 內熱이 발생한다.

23) 甘者令人中滿：단 음식은 성질이 완만하고 흩어지지 않아 中焦에 잘 머무르므로 中焦가 그득해진다.

溢, 轉爲消渴. 治之以蘭, 除陳氣也[24].

黃帝 : 입안이 단 병을 앓는 사람이 있는데, 병명을 무엇이라 하며, 어떻게 얻는 것입니까?

岐伯 : 이는 五氣(五味에서 化生한 精氣)가 넘친 것으로서, 병명을 "脾癉"이라 합니다. 대저 五味가 입으로 들어가면 胃에 저장되고, 脾는 胃를 위해 그 精氣를 운행시키는데, (脾의 運化機能이 실조되어) 津液이 脾에 있(어 胃中에 있는 五味의 精氣가 위로 넘)으므로 사람으로 하여금 입안이 달게 합니다.

이는 기름지고 단 음식으로 인해 야기된 것으로서, 이러한 사람은 반드시 (평소에) 감미로운 음식을 자주 먹고 기름진 것을 많이 먹습니다. 기름진 음식은 사람으로 하여금 內熱이 나게 하고, 단 음식은 사람으로 하여금 中焦를 그득하게 하므로 그 氣(脾氣)가 위로 넘치며, 轉變하여 消渴病이 됩니다. 이를 치료할 때는 蘭草로써 묵은 氣를 제거해야 합니다.

帝曰 : 有病口苦取陽陵泉[25], 口苦者病名爲何, 何以得之?

岐伯曰 : 病名曰膽癉. 夫肝者中之將也, 取決於膽[26], 咽爲之使[27]. 此人者, 數謀慮不決, 故膽虛, 氣上溢[28], 而口爲之苦. 治之以膽募

---

24) 治之以蘭, 除陳氣也 : "蘭"은 난초를, "陳氣"는 묵은 氣를 가리킨다. 張介賓은 注에서 "蘭草는 性味가 甘寒하여 水道를 잘 통하게 하고 상서롭지 못한 것을 물리치므로 胸中의 痰澼을 제거한다. 그 氣가 淸香하여 生津止渴하고 肌肉을 자양하므로 오랫동안 쌓인 熱邪를 제거한다."고 하였다.

25) 有病口苦取陽陵泉 :《新校正》에서 이르길 "全元起 本 및《太素》에는 '口苦取陽陵泉' 6字가 없는데, 앞뒤 문맥을 상고해 보건대 아마도 이는 잘못된 것 같다."고 하였다. 張琦 또한《素問釋義》에서 "이 6字는 衍文이다."라고 하였다.

26) 夫肝者中之將也, 取決於膽 : 張介賓은 注에서 "肝은 將軍之官으로서 謀慮가 이곳에서 나온다. 膽은 中正之官으로서 決斷이 이곳에서 나온다. 대저 謀慮가 肝에 있으나 膽이 없으면 결단하지 못하므로 肝은 五臟 중의 將軍으로서 膽에서 결단을 취한다."고 하였다. 반면《新校正》에서는 "《甲乙經》에서 '膽은 中精의 府로서 五臟은 膽에서 결단을 취하며, 咽部가 이를 위해서 쓰인다'고 한 것에 비추어 보면 아마도 이 글은 잘못된 것이다."라고 하였으니, 참고할 만하다.

27) 咽爲之使 : 張介賓은 注에서 "足少陽膽經의 脈은 목구멍을 끼고 올라가며, 足厥陰肝經의 脈은 喉嚨을 순행한 후에 올라가 頏顙으로 들어간다. 이들 肝膽의 脈이 모두 목구멍에서 모이므로 목구멍은 이들을 위해 쓰인다."고 하였다.

28) 膽虛, 氣上溢 :《甲乙經》에는 "虛"者가 없고 "膽"이 아래의 "氣"와 이어져 있다. 丹波元簡은《素問識》에서 이르길 "여러 번 심사숙고하여도 결단을 내리지 못하면 膽氣가 울결되기 마련이니《甲乙經》이 옳은 듯하다."라고 하였다.

腧[29], 治在《陰陽十二官相使[30]》中.

黃帝 : 입안이 쓴 병이 있으면 陽陵泉穴을 取해야 하는데, 입안이 쓴 것은 病名으로 무엇이며, 어떻게 해서 얻는 것입니까?

岐伯 : 병명을 "膽癉"이라 합니다. 대저 肝은 五臟 중의 將軍으로서 膽에서 決斷을 취하며, 목구멍(咽)은 이를 위해서 쓰입니다. 이러한 사람들은 여러 번 심사숙고하여도 결단을 내리지 못하므로 膽이 虛해지고 膽氣가 위로 넘쳐 입이 이 때문에 쓴 것입니다. 이를 치료할 때는 膽募穴과 膽腧穴로써 하는데, 치료법은《陰陽十二官相使》에 있습니다.

帝曰 : 有癃[31]者, 一日數十溲, 此不足也[32]. 身熱如炭, 頸膺如格[33], 人迎躁盛, 喘息氣逆, 此有餘也. 太陰脈微細如髮者[34], 此不足也. 其病安在, 名爲何病?

岐伯曰 : 病在太陰, 其盛在胃[35], 頗在肺[36], 病名曰厥, 死不治. 此所謂得五有餘二不足[37]也.

---

29) 膽募腧 : "膽募"란 곧 日月穴로서 乳頭 정하방 第7肋間 사이에 있다. "腧"란 膽腧穴로서 제10胸椎 棘突起 아래쪽에서 옆으로 1.5寸 되는 곳에 있다.

30) 陰陽十二官相使 : 고대의 醫書名이다. 王冰은 注에서 "치법이 그 篇에 담겨 있다는 말인데, 지금은 이미 亡失되었다."고 하였다.

31) 癃(륭) : 小便不利를 가리킨다.

32) 一日數十溲, 此不足也 : 이는 正氣不足으로 인해 야기된 小便頻數을 가리킨다. 이는 足太陰脾經의 병으로서 脾가 水液을 상부의 肺로 운반하지 못하고, 肺 역시 水道를 膀胱으로 通調하지 못하므로 小便이 不利해지며, 비록 소변이 자주 마려우나 많이 나오지는 않는다.

33) 頸膺如格 : 咽喉와 가슴이 막혀 무엇이 가로막은 듯한 것을 말한다. 張介賓은 注에서 "'頸'이란 咽喉를, '膺'이란 胸臆을 가리키며, '如格'이란 상하가 통하지 않아 가로막은 것이 있는 듯한 것을 말한다."고 하였다.

34) 太陰脈微細如髮者 : "太陰脈"은 手太陰肺經의 動脈, 즉 寸口脈을 가리킨다. 寸口脈의 박동이 미세하여 머리카락 같은 것은 正氣가 부족함을 의미한다.

35) 其盛在胃 : 위에서 "몸이 (막 구워 낸) 숯처럼 뜨겁고 목과 가슴에 무엇이 걸린 것 같으며, 人迎脈이 조급하고 盛하게 뛴다."고 하였는데, 이는 모두 陽明胃經의 熱證·實證이므로 "其盛在胃"라 하였다.

36) 頗在肺 : 숨이 가빠 헐떡이고 氣가 위로 치솟는 것은 肺에 편중된 증상이다.《左傳·昭公十二年》杜預의 注에 "'頗'는 치우침이다."라고 하였다.

37) 五有餘二不足 : "五有餘"란 첫째 몸이 구워 낸 숯처럼 뜨겁고, 둘째 가슴과 목이 막혀 무엇이 가로막은 듯한 것이며, 셋째 人迎脈이 조급하면서 盛하고, 넷째 숨이 가빠 헐떡이며, 다섯

帝曰：何謂五有餘二不足?

岐伯曰：所謂五有餘者，五病之氣有餘也；二不足者，亦病氣之不足也. 今外得五有餘，內得二不足，此其身不表不裏，亦正死明矣[38].

黃帝：癃病이 있는 사람은 하루에도 수십 번씩 소변을 보는데, 이는 (正氣가) 부족한 것입니다. 몸이 숯처럼 뜨겁고 목과 가슴에 무엇이 걸린 것 같으며, 人迎脈이 조급하고 盛하게 뛰며 喘息氣逆하면 이는 (邪氣가) 有餘한 것입니다. 太陰脈(寸口脈)이 미세하게 뛰어 마치 머리카락 같으면 이는 (正氣가) 不足한 것입니다. 그 병은 어디에 있으며, 이름하여 무슨 병이라 합니까?

岐伯：병이 太陰(脾)에 있는데, 그 盛함은 胃에 있고 치우침은 肺에 있으며, 병명을 "厥"이라 하며 치료할 수 없는 死證입니다. 이것이 이른바 "다섯 가지 有餘함과 두 가지 不足함"을 얻은 것이라 합니다.

黃帝：무엇을 다섯 가지 有餘함·두 가지 不足함이라 합니까?

岐伯：이른바 다섯 가지 有餘함이란 (상술한) 다섯 가지 病에서 邪氣가 남아도는 것이고, 두 가지 不足함이란 역시 (상술한) 病에서 正氣가 부족한 것입니다. 지금 밖으로는 다섯 가지 有餘함을 얻고, 안으로는 두 가지 不足함을 얻었으니, 이는 그 病 자체가 表證도 裏證도 아닌 것으로서 역시 死證임이 분명합니다.

帝曰：人生而有病巓[39]疾者，病名曰何，安所得之?

岐伯曰：病名爲胎病，此得之在母腹中時，其母有所大驚，氣上而不下，精氣幷居[40]，故令子發爲巓疾也.

黃帝：사람이 태어나면서부터 癲疾(지랄병)을 앓는 경우가 있는데, 病名을 무엇이라 하며, 어찌하여 이 병을 얻은 것입니까?

째 氣가 위로 치솟는 것을 말한다. "二不足"이란 하루에 수십 번씩 小便을 보고, 太陰脈이 머리카락처럼 微細하게 뛰는 것을 말한다.

38) 正死明矣：《甲乙經》에는 "死證明矣"로 되어 있는데, 이렇게 하면 文義가 순조로우므로 本書는 《甲乙經》에 근거하여 해석하였다.

39) 巓：《太素》《甲乙經》《備急千金要方》에는 모두 "癲"으로 적혀 있는데, 顧觀光이 이르길 "'癲'은 '巓'과 통한다."고 하였다.

40) 精氣幷居："精"은 精氣를, "氣"는 치솟은 氣를 가리킨다. 張介賓은 注에서 "놀라면 氣가 逆亂하므로 氣가 치솟아 하강하지 않는다. 氣가 逆亂하면 정도 이를 따르므로 精과 氣가 모두 胎에 영향을 미쳐 자식이 癲癇 병을 앓게 된다."고 하였다.

岐伯 : 병명을 "胎病"이라 하는데, 이는 어머니의 뱃속에 있을 때 얻은 병으로서, 그 어머니가 크게 놀란 바가 있어 氣가 치솟아 하강하지 않은 까닭에 精과 (치솟은) 氣가 함께 머물게 되므로 (태아의 발육에 영향을 미쳐) 자식으로 하여금 癲疾이 발생케 한 것입니다.

帝曰 : 有病痝然[41]如有水狀, 切其脈大緊, 身無痛者, 形不瘦, 不能食, 食少, 名爲何病?

岐伯曰 : 病生在腎, 名爲腎風. 腎風而不能食[42], 善驚, 驚已[43], 心氣痿者死[44].

帝曰 : 善.

黃帝 : 어떤 병으로 얼굴이 부어 마치 水腫 형상과 같고, 그 脈을 짚으면 大하면서 緊하며, 몸에는 통증이 없고 형체가 야위지도 않았으며, 음식을 먹지 못하거나 조금밖에 먹지 못하는 것을 무슨 병이라 합니까?

岐伯 : 병이 腎에서 발생한 것으로서 이름을 腎風이라 합니다. 腎風으로 음식을 먹지 못하고 잘 놀라며, 놀람이 그친 후 心氣가 쇠약해지면 죽습니다.

黃帝 : 훌륭하십니다.

---

41) 痝然(망연) : 얼굴이 붓고 안색이 병으로 인해 윤기가 없는 것을 가리킨다.

42) 腎風而不能食 : 張介賓은 注에서 "風이 腎에서 생기면 도리어 脾土를 억누르므로 음식을 먹지 못한다."고 하였다.

43) 驚已 : "已"는 "止"와 통하며, "그치다"·"멈추다"는 뜻이다. 《詩經·鄭風·風雨》 鄭玄 注에서 "'已'는 止(멎다)이다."라고 하였다.

44) 心氣痿者死 : "痿"란 "쇠약하다"는 뜻이다. 張介賓은 注에서 "腎邪가 心에 침입하면 腎氣가 제자리를 지키지 못하므로 잘 놀라며, 놀란 후에 心氣가 쇠약해져 회복되지 않는 경우는 心腎이 모두 손상되어 水火가 모두 위태로워진 것이므로 죽는다."고 하였다.

四十八. 大 奇 論

"大"는 "넓다"·"크다"는 뜻이다. 본편에서는 각종 奇病의 脈象과 증상을 폭넓게 논술하였기 때문에 "大奇論"이라 하였다.

(1) 각종 奇病의 脈象을 제시함과 아울러 이를 근거로 하여 病理를 분석하고 예후를 판단하였다.

(2) 臟腑·十二經의 氣가 쇠약해졌을 때 나타나는 각종 脈象 및 사망시기에 관해 설명하였다.

肝滿[1]腎滿肺滿皆實, 卽爲腫. 肺之雍[2], 喘而兩胠[3]滿. 肝雍, 兩胠滿, 臥則驚[4], 不得小便. 腎雍, 胠[5]下至少腹滿, 脛有大小[6], 髀骺大跛, 易偏枯.

---

1) 滿 : 邪氣가 壅滯되어 脹滿한 것을 가리킨다.

2) 雍 : "壅"과 같으며, "가로막히다"는 뜻이다.

3) 胠(거) : 겨드랑이의 아래, 옆구리의 위쪽을 가리킨다.

4) 臥則驚 : 肝은 놀람을 주관하는데, 氣가 더욱더 壅滯되므로 누우면 놀란다.

5) 胠 : 원문에는 "脚"으로 되어 있었으나, 《甲乙經》《太素》 및 《新校正》에 근거하여 교정하였다. 《新校正》에서 이르길 "'脚'은 마땅히 '胠'로 교정해야 하니, 다리 아래에서 少腹部까지 라고 말할 수 없다."고 하였다.

6) 脛有大小 : "大小"란 양쪽 정강이의 굵기가 같지 않음을 말한다. 즉 邪氣가 있는 쪽의 다리는 부어서 굵어지고 邪氣가 없는 쪽은 정상적임을 가리킨다.

肝經·腎經·肺經이 脹滿하여 모두 實하면 곧 浮腫이 발생합니다. 肺脈이 壅滯되면 숨을 헐떡이면서 양쪽 겨드랑이 밑이 脹滿해집니다. 肝脈이 壅滯되면 양쪽 겨드랑이 밑이 脹滿하고 누우면 놀라며, 소변을 볼 수 없습니다. 腎脈이 壅滯되면 겨드랑이에서 少腹部까지 脹滿해지고 정강이의 굵기에 크고 작음이 있으며, 넓적다리에서 정강이까지 부어서 절뚝거리고 (오래되면) 偏枯(半身不遂)가 되기 쉽습니다.

心脈滿大, 癎瘛筋攣[7]. 肝脈小急, 癎瘛筋攣[8]. 肝脈騖暴, 有所驚駭, 脈不至[9]若瘖, 不治自已[10]. 腎脈小急, 肝脈小急, 心脈小急, 不鼓皆爲瘕[11].

心脈이 창만하면서 크게 뛰면 癲癎·抽搐·筋肉痙攣이 발생합니다. 肝脈이 가늘고 급하면 癲癎·抽搐·筋肉痙攣이 발생합니다. 肝脈이 혼란스럽고 빠르게 뛰는 것은 놀

7) 心脈滿大, 癎瘛筋攣 : 張介賓은 注에서 "心脈이 창만하면서 크게 뛰는 것은 火가 남아돎이다. 心은 血脈을 주관하는데, 火가 성하면 血을 말리므로 癲癎·抽搐·筋肉痙攣이 일어난다."고 하였다. "癎"은 "癲癎"을, "瘛(계)"는 "抽搐"을, "筋攣"은 "筋肉痙攣"을 가리킨다. 火熱이 내부에서 盛하여 心神을 손상하면 癲癎·抽搐이 발생하고, 陰血이 줄어들어 筋脈을 자양하지 못하면 筋肉痙攣이 발생한다.

8) 肝脈小急, 癎瘛筋攣 : 肝은 血을 저장하고 筋의 濡養을 주관하는데, 肝脈이 가늘게 뛰는 것은 血이 부족하기 때문이고, 肝脈이 急하게 뛰는 것은 寒邪가 있기 때문이다. 寒邪가 肝脈에 정체하여 筋脈이 不利하면 筋肉痙攣이 발생하고, 血이 心을 자양하지 못하면 癲癎·抽搐이 발생한다. 張介賓은 注에서 "癲癎·抽搐·筋肉痙攣은 병이 같으며 心·肝 두 經에 모두 있을 수 있는데, 하나(心病)는 內熱로 인한 것이고 하나(肝病)는 風寒으로 인한 것으로서, 寒熱의 차이가 있으나 血이 부족해진다는 점에서는 한가지이다. 그러므로 똑같이 이러한 병이 있는 것이다."라고 하였다.

9) 脈不至 : 이는 脈이 도달하지 않음을 말하는 것이 아니고, 놀람으로 인해 그 脈이 통하지 않고 회복되지 않는 것을 말한다.

10) 肝脈騖暴, 有所驚駭, 脈不至若瘖, 不治自已 : "騖"란 어지럽게 내달리는 것을 말하고, "暴"은 매우 급한 것을 말한다. 張介賓은 注에서 "驚駭는 肝의 병이므로 肝脈이 빠르면서 어지럽게 뛰는 것은 놀람으로 인해 그러한 것이다. 심하면 脈이 이르지 않아 말을 하지 못하는 경우도 있는데, (이는) 갑자기 놀라면 氣가 逆亂하고 氣가 逆亂하면 脈이 통하지 않는데, 肝經의 脈은 喉嚨을 순행하므로 소리를 내지 못하는 것이다. 그러나 이는 단지 일시적으로 氣가 逆亂한 것에 불과하여 氣가 통하면 나으므로 치료하지 않아도 저절로 낫는다."고 하였다.

11) 瘕(가) : 氣가 몰려서 형성되는데, 모이고 흩어짐이 無常하고 밀면 움직이며, 통증 부위가 일정하지 않는 특징이 있다. 馬蒔는 注에서 "'瘕'는 '假'이다. 덩어리져 형태가 있는 듯하나 숨어서 잘 보이지 않으므로 '瘕'라 한다."고 하였다.

※ "瘕"는 두 가지 音으로 읽는데, 목에 생긴 병을 가리킬 때는 "하"로 읽고, 뱃속에 생긴 병을 가리킬 때는 "가"로 읽는다.

란 바가 있기 때문인데 脈이 이르지 않으면 마치 벙어리처럼 되며, 치료하지 않아도 저절로 낫습니다. 腎脈·肝脈·心脈이 가늘면서 급하게 뛰고 (손가락 아래에서 뚜렷하게) 박동하지 않으면 모두 瘕病이 됩니다.

腎肝幷沈爲石水[12], 幷浮爲風水[13], 幷虛爲死, 幷小弦欲驚[14]. 腎脈大急沈, 肝脈大急沈, 皆爲疝. 心脈搏滑急爲心疝[15], 肺脈沈搏[16]爲肺疝[17]. 三陽急爲瘕, 三陰急爲疝[18], 二陰急爲癎厥, 二陽急爲驚[19].

腎脈과 肝脈이 모두 가라앉으면 石水證이고, 모두 떠오르면 風水證이며, 모두 虛하면 死證이고, 모두 가늘면서 팽팽하면(弦) 장차 놀람증이 발생합니다. 腎脈이 크고 빠르게 뛰면서도 가라앉고, 肝脈이 크고 빠르게 뛰면서 가라앉으면 모두 疝病입니다. 心脈의 박동이 매끄러우면서 급하면 心疝이고, 肺脈의 가라앉아 박동해오면 肺疝입니다. 三陽(太陽)脈이 빠르게 뛰면 瘕病이고, 三陰(太陰)脈이 빠르게 뛰면 疝病이며, 二陰(少陰)脈이 빠르게 뛰면 癎厥이고, 二陽(少陽)脈이 빠르게 뛰면 驚病입니다.

脾脈外鼓沈, 爲腸澼, 久自已. 肝脈小緩爲腸澼, 易治. 腎脈小搏沈,

---

12) 石水 : 水腫의 일종으로서 주로 腹部가 脹滿하고 脇下가 땅기면서 脹痛하는데, 水腫이 복부에 편중되는 것이 특징이다.

13) 風水 : 水腫으로 일종으로서 주로 骨節에 통증이 오고 熱이 나면서 바람을 싫어하는데, 浮腫이 頭部에 편중되는 것이 특징이다.

14) 幷小弦欲驚 : "欲"은 "將"과 통하며, "장차~하려고 한다"로 해석한다. 張介賓은 注에서 "肝脈과 腎脈이 모두 가늘게 뛰는 것은 眞陰이 부족한 것이다. 가늘게 뛰면서도 팽팽하면 肝木의 邪氣가 지나치게 성한 것이다. 氣가 虛하고 膽이 怯弱하므로 장차 놀라게 된다."고 하였다.

15) 心疝 : 고대 병명으로서 寒邪가 心經에 침입하여 발생하는 疝病을 가리킨다. 하복부에 덩어리가 형성되고, 그 氣가 흉부로 치솟아 가슴이 갑작스럽게 아픈 증상이 나타난다.

16) 沈搏 : 위의 文例에 비추어 보면 마땅히 "搏沈"으로 적어야 한다.

17) 肺疝 : 고대 병명으로서 寒邪가 肺經에 침입하여 발생하는 疝病을 가리킨다. 대개 少腹部와 睾丸이 붓고 아프며, 소변이 잘 나오지 않는 증상이 나타난다.

18) 三陽急爲瘕, 三陰急爲疝 : "三陽"은 太陽을, "三陰"은 太陰을 가리킨다. 王冰은 注에서 "太陽經이 寒邪를 감수하면 血이 응체되어 瘕病이 발생하고, 太陰經이 寒邪를 감수하면 氣가 몰려 疝病이 발생한다."고 하였다.

19) 二陰急爲癎厥, 二陽急爲驚 : "癎厥"은 갑자기 혼미하여 정신을 잃고 人事不省이 되는 것을 말한다. 張介賓은 注에서 "'二陰'은 少陰이고, '二陽'은 少陽이다. 脈이 빠르게 뛰는 것은 風寒邪 때문이다. 邪氣가 허를 틈타 心腎에 침입하였으므로 癎厥이 발생하고, 肝木의 邪氣가 허를 틈타 胃에 침입하므로 驚病이 발생한다. 〈陽明脈解〉에서 '胃는 土이다. 그러므로 木音을 들으면 놀라는 것은 土가 木을 싫어하기 때문이다'라고 하였는데, 이 역시 이러한 뜻이다."라고 하였다.

爲腸澼下血, 血溫身熱者死[20]. 心肝澼亦下血[21], 二臟同病者可治, 其[22]脈小沈濇爲腸澼, 其身熱者死, 熱見七日死.

脾脈이 외부로 고동치면서도 가라앉으면 腸澼(痢疾)인데, 오래되면 저절로 낫습니다. 肝脈이 가늘고 완만하게 뛰면 腸澼인데, 쉽게 치유됩니다. 腎脈이 가늘게 뛰면서 가라앉으면 腸澼에 下血이 수반되는데, 몸에 熱이 나면 죽습니다.

心·肝으로부터 야기된 腸澼에도 下血이 나타나는데 두 臟의 병이 같으면 치료할 수 있고, 만약 脈이 가늘고 沈澁하면서 腸澼이 발생하되 몸에 熱이 있으면 死證인데 熱象이 7일 동안 나타나면 죽습니다.

胃脈沈鼓濇, 胃外鼓大, 心脈小堅急, 皆鬲偏枯, 男子發左, 女子發右, 不瘖舌轉, 可治, 三十日起[23]. 其從者[24]瘖, 三歲起, 年不滿二十者, 三歲死.

---

20) 血溫身熱者死 : 尤怡는《醫學讀書記》에서 "헤아려 보건대 '溫'은 마땅히 '溢'로 교정해야 한다. ……血이 넘쳐흐르는 데다 身熱 증상이 나타나면 陽氣가 지나치게 亢盛하여 陰을 핍박한 것으로서 그 기세가 끝이 없으므로 죽는다."라고 하였는데, 田晋蕃이 이르길 "'溫'으로 적는 것이 옳다. '溫'은 '蘊'字와 고대에 통용되었으며, 蓄血을 말한다. 尤怡가 '溢'로 적어야 한다고 말한 것은 古書에서 通用·假借한 예를 알지 못하고 함부로 이를 고쳤기 때문이다."라고 하였다. 또한 張琦는《素問釋義》에서 "下血 類의 병은 脈이 잠잠하고 몸이 차가우면 낫는데, 몸이 뜨거우면 陰陽이 분리되어 끊어지므로 죽는다. '溫'字는 잘못인 듯하다."라고 하였고, 丹波元簡은《素問識》에서 "'血溫' 두 字는 난해하다."라고 하였다. 상고해 보건대 아래 글에서 "其脈小沈濇爲腸澼, 其身熱者死"라고 한 것에 비추어 보면 "血溫" 두 字는 衍文으로 보인다. 따라서 본서는 "血溫" 두 字를 해석하지 않았다.

21) 心肝澼亦下血 : 郭靄春은《黃帝內經素問校注》에서 "'澼亦下血' 4字는 위의 腎脈에서 '腸澼下血'이라 한 것을 잘못 敷衍한 듯하다. 아래의 '脈小沈濇爲腸澼' 7字는 마땅히 '心肝' 2字의 아래로 와야 한다. 이는 옮겨 적을 때 이미 잘못 되었으며, 또한 '脈'字 위에 '其'字를 보태면 그 뜻이 갖추어지는 까닭에 고치고 敷衍한 흔적을 살피기 어렵다.《全生指迷方》卷一 診諸病症脈法에서 인용한 것에는 '心肝脈小沈濇爲腸澼'으로 되어 있는데, 이렇게 하면 '肝脈小緩爲腸澼'·'腎脈小搏沈爲腸澼下血'와 더불어 상하의 文例가 일치한다."고 하였는데, 참고할 만하다.

22) 其 : 여기서는 假說의 의미를 가진 접속사로서 "만약"의 뜻이 있다.

23) 起 : 병석에서 일어나는 것을 가리키며, "병을 고친다"는 뜻이다

24) 其從者 : 半身不遂가 남자일 경우에 오른쪽에 발생하고, 여자일 경우에 왼쪽에 발생하는 것을 가리킨다.《素問·玉版論要》에서 "여자인 경우 (병이) 오른쪽에 나타나면 '逆'이고 왼쪽에 나타나면 '從'이며, 남자인 경우 (병이) 왼쪽에 나타나면 '逆'이고 오른쪽에 나타나면 '從'이다."라고 하였다.

胃脈이 沈하면서 澁하게 고동치고, 胃脈이 외부에서 크게 뛰며, 心脈이 가늘면서도 堅急하면 모두 (氣血이) 막힌 것으로서 偏枯(半身不遂)인데, 남자는 왼쪽에 발생하고 여자는 오른쪽에 발생하며, 失音 증상이 나타나지 않고 혀가 (정상적으로) 움직여지면 치료할 수 있되 30일이면 (병석에서) 일어납니다. 半身不遂가 남자인 경우에 오른쪽에서 발생하고, 여자인 경우에 왼쪽에서 발생하며, 말을 하지 못하면 3년이 지나야 치유되며, 나이가 20세 미만이면 3년만에 죽습니다.

脈至而搏, 血衄身熱者死. 脈來懸鉤浮[25]爲常脈. 脈至如喘[26], 名曰暴厥; 暴厥者, 不知與人言. 脈至如數, 使人暴驚, 三四日自已.

脈이 올 때 힘있게 박동하고 코피가 나며 몸에서 열이 나면 죽습니다. 脈이 올 때 마치 매달린 것처럼 鉤하고 浮하면 정상적인 脈입니다.

脈이 올 때 물이 흐르는 것처럼 빠르면 "暴厥"이라 하는데, 暴厥이 발생하면 사람들과 말을 나눌 줄 모릅니다. 脈이 올 때 數한 듯하면 사람으로 하여금 갑자기 놀라게 하는데 3~4일이 지나면 저절로 낫습니다.

脈至浮合[27], 浮合如數, 一息十至以上, 是經氣予[28]不足也, 微見九十日死[29]. 脈至如火薪然[30], 是心精之予奪也, 草乾而死[31]. 脈至如

25) 懸鉤浮 : 張介賓은 注에서 "懸이란 높지도 낮지도 않고 떠오르지도 가라앉지도 않아 마치 물건이 허공에 매달린 것 같다는 뜻이다. 脈이 비록 浮하면서 鉤하나 中和로운 氣를 잃지 않은 것이다."라고 하였다.

26) 脈至如喘 : 《釋名·釋疾病》에서 "'喘'은 '湍'이다."라고 하였는데, 《史記·河渠書》 集解에서 "'湍(단)'은 빠른 것이다."라고 하였다. 즉 "脈至如喘"이란 脈이 올 때 마치 물이 흐르는 것처럼 빠른 것을 말한다.

27) 浮合 : 물결이 일렁이면서 맞부딪치는 것처럼 나누어짐과 합해짐이 명확하지 않는 脈象을 형용한 것이다. 王氷은 注에서 "일렁이는 파도가 합쳐지는 것처럼 뒤에 이른 것이 앞의 것을 능멸하고 빠르게 움직여 일정한 징후가 없는 것이다."라고 하였다.

28) 予 : 語氣助詞로서 아무런 뜻이 없다. 아래에서 나오는 "予"도 마찬가지이다.

29) 微見九十日死 : "微見"은 "始見"과 같으며 처음 나타난 것을 말한다. "九十日死"는 윗글의 "三四日自已"와 句法이 같다. 즉 위에서 말한 "三四日"이 3~4일을 가리키므로 "九十日" 역시 9~10일을 말한다. 이를 3개월, 즉 90일로 보는 것은 옳지 않다.

30) 脈至如火薪然 : "薪"은 땔나무를, "然"은 "燃"과 통하며 "불사르다"는 뜻이다. 謝星煥이 이르길 "이는 洪大하여 이미 극에 달한 脈이다."라고 하였다.

31) 是心精之予奪也, 草乾而死 : 心氣가 극도로 쇠약한 환자는 水氣가 盛하고 火氣가 쇠퇴하는 겨울이 오면 죽는다(水克火)는 말이다. 나머지도 이와 같이 유추할 수 있다.

散葉, 是肝氣予虛也, 木葉落而死. 脈至如省客, 省客者, 脈塞而鼓[32], 是腎氣予不足也, 懸去棗華而死[33]. 脈至如丸泥[34], 是胃精予不足也, 楡莢落而死[35]. 脈至如橫格[36], 是膽氣予不足也, 禾熟而死[37]. 脈至如弦縷[38], 是胞精[39]不足也, 病善言[40], 下霜而死, 不言可治.

脈이 올 때 浮合하고, 浮合함이 마치 數脈과 같아 한 번 호흡하는 동안 열 번 이상 박동하면 이는 經氣가 부족한 것으로서, 처음 나타난지 9~10일이 지나면 죽습니다.

脈이 올 때 마치 불길이 땔나무를 태우는 듯하면 이는 心의 精氣가 빠져나간 것으로서, (초겨울이 되어) 풀이 마를 때 쯤이면 죽습니다.

脈이 올 때 마치 (떨어져) 흩날리는 나뭇잎과 같으면 이는 肝氣가 虛해진 것으로서, (가을이 되어) 나뭇잎이 떨어질 때 쯤이면 죽습니다.

脈이 올 때 마치 안부를 묻는 손님과 같은데, 안부를 묻는 손님처럼 脈이 막히면서 고동치면 이는 腎氣가 부족한 것으로서, (초여름이 되어) 대추꽃이 피고 질 때 쯤이면 죽습니다.

---

32) 脈至如省客, 省客者, 脈塞而鼓 : 張介賓은 注에서 "'省客'이란 안부를 묻는 손님으로서 갔다 왔다 함이다. '塞'이란 간혹 없어서 멎는 것이고, '鼓'는 간혹 있어서 박동하는 것이다. 이는 腎의 근원이 견고하지 못하여 主宰하는 바가 없는 것이다."라고 하였다.

33) 懸去棗華而死 : "華"는 "花"와 같다. 張介賓은 注에서 "대추꽃이 피는 시기는 초여름이다. '懸'이란 꽃이 피는 것이고, '去'란 꽃이 떨어지는 것이다. 대추꽃이 피고 지는 시기에는 火가 왕성해지고 水가 쇠퇴하므로 腎이 虛하면 죽는다."고 하였다.

34) 脈至如丸泥 : 張介賓은 注에서 "'丸泥'란 진흙덩어리 모양으로서 단단하고 강하면서 짧고 澁한 것을 말한다."고 하였다.

35) 楡莢落而死 : 張介賓은 注에서 "'楡莢'이란 느릅나무 꼬투리로서 봄이 깊어 가면 떨어지는데, 木氣가 왕성한 시기이므로 土氣(胃氣)가 쇠약하면 죽는다."고 하였다.

36) 脈至如橫格 : 脈象이 길면서도 딴딴하여 마치 긴 나뭇가지를 손가락 아래에 橫으로 걸쳐놓은 것 같음을 형용한 것이다. "格"은 긴 나뭇가지를 가리킨다.

37) 禾熟而死 : 벼는 가을에 익는데, 이때는 金氣가 왕성한 시기이므로 木氣가 쇠약하면 죽는다.

38) 脈至如弦縷 : "弦縷"란 활시위를 가리킨다. 이는 脈象이 緊張되면서 가늘어 팽팽한 활시위 같음을 말하는데, 곧 弦細脈을 가리킨다.

39) 胞精 : "胞"에 대해서는 여러 가지 說이 있어, 楊上善은 "心包"라 하였고, 黃元御는 "膀胱"이라 하였으며, 吳崑·馬蒔·張介賓 등은 "子宮"이라 하였는데, 본서는 張介賓의 說을 따랐다.

40) 病善言 : 張介賓은 注에서 "'胞'는 子宮으로서 命門의 元陽이 모여 있는 곳이다. 胞宮의 脈은 腎으로 이어지고, 腎의 脈은 舌本에 이어지는데, 胞宮의 氣가 부족하면 마땅히 조용하여 말이 없어야 하는데 지금 도리어 말을 많이 하니, 이는 陰氣가 潛藏되지 않고 虛陽이 외부로 나타나기 때문이다."라고 하였다.

脈이 올 때 마치 진흙 덩어리가 굴러 오는 듯하면 이는 胃中의 精氣가 부족한 것으로서, (봄이 깊어) 느릅나무 꼬투리가 떨어질 때 쯤이면 죽습니다.

脈이 올 때 (손가락 아래에) 마치 나뭇가지를 橫으로 걸쳐놓은 것 같으면 이는 膽氣가 부족한 것으로서, (가을이 되어) 벼가 익을 때 쯤이면 죽습니다.

脈이 올 때 마치 팽팽한 활시위 같으면 이는 胞宮의 精이 부족한 것으로서, 환자가 말을 많이 하면 서리가 내릴 때 쯤에 죽고, 말을 하지 않으면 치료할 수 있습니다.

脈至如交漆[41), 交漆者, 左右傍至也, 微見三十日死. 脈至如涌泉, 浮鼓肌中, 太陽氣予不足也, 少氣味[42), 韭英而死[43). 脈至如頹土之狀[44), 按之不得, 是肌氣予不足也, 五色先見黑, 白壘發死[45). 脈至如懸雍[46), 懸雍者, 浮揣切之益大, 是十二腧之予不足也, 水凝而死.

脈이 올 때 마치 번갈아 가며 옻칠을 하는 것과 같은데, 번갈아 가며 옻칠을 한다고 함은 (脈이) 左右의 곁으로 이르는 것으로서, 처음 나타난지 30일만에 죽습니다.

脈이 올 때 샘물이 용솟음치는 것처럼 肌肉 속에서 浮하면서 고동치면 太陽經의 氣가 부족한 것으로서, (長夏가 되어) 부추에 꽃이 필 때 쯤이면 죽습니다.

脈이 올 때 흙이 무너지는 듯하여 눌러도 (脈氣가) 느껴지지 않으면 이는 肌肉의 精氣가 부족한 것으로서, 五色 중에서 흑색이 먼저 나타나면 (봄이 되어) 흰 등나무 덩굴이

41) 脈至如交漆 : 張介賓은 注에서 "'交漆'이란 옻을 번갈아 가며 칠함과 같으니, 좌우의 곁에 이르러 얽혀서 깨끗하지 않은 것이다."라고 하였다.

42) 少氣味 : 張琦는《素問釋義》에서 "'少氣味' 3字는 衍文이다."라고 하였고, 丹波元簡 역시《素問識》에서 "'少氣味'에 대해서는 자세히 알 수 없다."고 하였다. 文義를 살펴보아도 순조롭게 통하지 않으므로 본서는 이를 해석하지 않았다. 한편 高世栻은 "氣는 陽이고 味는 陰이다. 太陽經에는 寒熱陰陽의 氣가 있는데, 太陽經이 虛하므로 氣味가 적어진다."고 하였고, 吳崑은 "少氣는 氣가 부족한 것이고, '少味'는 津液이 부족한 것이다."라고 하였다. 또한 馬蒔는 "少氣味"의 "味"를 아래의 "韭英而死"에 붙여 "부추가 자라 맛볼 때 쯤이면 죽는다."고 하였다.

43) 韭英而死 : "英"은 "花"와 같다. 부추꽃은 長夏에 피는데, 長夏는 土에 속하여 水에 속하는 膀胱이 두려워하는 대상이므로 죽는다(土克水).

44) 脈至如頹土之狀 : 이는 脈象이 흩어져 뿌리가 없고 虛大하면서 無力한 것을 형용한 것이다.

45) 白壘發死 : "壘"는 "藟(루)"와 통한다. 馬蒔는 注에서 "'壘'는 마땅히 '藟'로 적어야 한다."고 하였다. "藟(루)"는 등나무 덩굴로서 白藤·紫藤 등 여러 가지 종류가 있다. 따라서 "白壘"는 곧 "白藤"이다.

46) 脈至如懸雍 : "懸雍"이란 곧 懸雍垂(목젖)로서, 그 모양이 위는 크고 아래는 작다. 이는 脈을 가볍게 취하면 크고 세게 누르면 작은 것을 가리킨다.

發芽할 때 죽습니다.

脈이 올 때 懸雍垂(목젖)와 같은데, 懸雍垂란 가볍게 누르면 (脈이) 더욱 크며, 이는 十二腧穴의 氣가 부족한 것으로서, (겨울이 되어) 물이 얼 때 쯤이면 죽습니다.

脈至如偃刀[47], 偃刀者, 浮之小急, 按之堅大急, 五臟菀熱[48], 寒熱獨幷於腎也, 如此其人不得坐, 立春而死[49]. 脈至如丸滑不直[50]手, 不直手者, 按之不可得也, 是大腸氣予不足也, 棗葉生而死. 脈至如華者[51], 令人善恐, 不欲坐臥, 行立常聽[52], 是小腸氣予不足也, 季秋而死[53].

脈이 올 때 칼을 눕혀 세운 것 같은데, 칼을 눕혀 세운 것과 같다고 함은 살짝 누르면 가늘면서 急하고, 세게 누르면 堅實하면서 크고 急한 것이니, 五臟에 熱邪가 울결하여 寒熱이 腎에서만 합쳐진 것으로서, 이와 같으면 환자가 앉지 못하며 立春에 죽습니다.

脈이 올 때 탄환처럼 매끄러워 손에 뚜렷하게 느껴지지 않는데, 손에 뚜렷하게 느껴지지 않는다고 함은 누르면 (脈氣가) 느껴지지 않은 것이니, 이는 大腸의 氣가 부족한 것으로서, (초여름이 되어) 대추잎이 자랄 때 쯤이면 죽습니다.

脈이 올 때 꽃이 피어나는 듯하면 환자는 잘 두려워하고 앉거나 누우려 하지 않으며 걷거나 서 있을 때에 항상 다른 사람의 말을 엿듣는데, 이는 小腸의 氣가 부족한 것으로서, 늦가을이 되면 죽습니다.

---

47) 脈至如偃刀 : 張志聰은 注에서 "'偃'은 우러름이다. 脈이 마치 눕혀 세워 놓은 칼날처럼 예리하고 칼등처럼 堅實하고 두터운 것이니, 이러한 까닭에 (脈을) 살짝 짚으면 가늘면서 急하고, 세게 누르면 堅實하면서 大하다."라고 하였다.

48) 熱 : 원문에는 "熟"으로 되어 있었으나, 文義와《素問注證發微》《類經》《素問集注》《素問直解》에 근거하여 "熱"로 교정하였다.

49) 如此其人不得坐, 立春而死 : 張介賓은 注에서 "腰部는 腎의 府로서, 腎陰이 이미 부족하면 앉지 못하고, 立春에는 陽氣가 盛하여 陰氣가 날로 쇠약해지므로 죽는다."고 하였다.

50) 直 :《甲乙經》에는 "著"로 적혀 있는데, 의미상에서 뛰어나므로 본서는 이를 따랐다.

51) 脈至如華者 : "華"는 "花"와 같다. 張介賓은 注에서 "초목의 꽃처럼 가볍게 떠오르고 柔弱한 것이다."라고 하였다. 이는 꽃의 가볍고 연약함으로써 脈象을 형용한 것이다.

52) 行立常聽 : 張介賓은 注에서 "걸거나 서 있을 때 항상 다른 사람의 말에 귀를 기울이는 것은 두려움이 많아서 의심이 생기기 때문이다."라고 하였다.

53) 是小腸氣予不足也, 季秋而死 : 馬蒔는 注에서 "小腸은 火에 속하니, 火가 왕성하면 오히려 살 수 있으나 늦가을이 되면 쇠약함이 극에 달해 죽는다."고 하였다. 火가 쇠약한 병은 陽氣가 수렴되는 시기에 이르면 병이 위독해진다.

四十九. 脈 解

본편은 六經을 月分에 배합하여 病機를 해석함과 아울러 四時陰陽의 消長·變化로부터 經脈에 발생하는 病變을 해석하였으므로 脈解篇이라고 命名하였다.

(1) 六經과 月分의 배합 관계를 논술하였다.

(2) 六經의 생리활동과 병리변화는 자연계의 四時變化·陰陽의 消長과 끊임없이 연계됨을 설명하였고, 六經에서 발생하는 病變과 발병 機轉에 관하여 체계적으로 논술하였다.

太陽所謂[1]腫腰脽痛者, 正月太陽寅, 寅太陽也[2]. 正月陽氣出在上,

---

1) 所謂 : "所謂"에 대해 張介賓은 "'所謂'란 옛 經典의 말을 인용한 것이다."라고 하였다.

2) 正月太陽寅, 寅太陽也 : 于鬯이 이르길 "'正月太陽寅'에서 '太陽' 2字는 아마도 아래의 '太陽'이라는 글자로 인해 야기된 衍文인 듯하다. 正月은 寅이고, 寅은 太陽이다. 太陽을 바르게 풀이하면 寅의 뜻이 있는데, 지금 두 개의 太陽이 있어 중복되고 조리가 없다."고 하였는데, 그 견해가 타당하므로 본서는 于鬯의 說을 따라 해석하였다.

※ 正月은 한 해의 첫머리로서 月建으로는 寅에 해당하며, 寅, 즉 正月은 모든 陽의 으뜸인 太陽과 상응한다. 고대인들은 十二辰을 지평 방위에 배분할 때 斗柄이 가리키는 방위를 관찰하여 時令을 정하였다. 斗柄이 寅을 가리킬 때는 正月, 卯를 가리킬 때는 二月, 辰을 가리킬 때는 三月, 巳를 가리킬 때는 四月, 午를 가리킬 때는 五月, 未를 가리킬 때는 六月, 申를 가리킬 때는 七月, 酉를 가리킬 때는 八月, 戌를 가리킬 때는 九月, 亥를 가리킬 때는 十月, 子를 가리킬 때는 十一月, 丑를 가리킬 때는 十二月인데 이를 月建이라 한다. 《廣雅·釋天》에서 "北斗七星의 첫째 별은 樞, 둘째 별은 旋, 셋째 별은 機, 넷째 별은 權, 다섯째 별은 衡, 여섯째 별은 開陽, 일곱째 별은 搖光이다."라고 하였는데, 다섯째에서 일곱째 별까지를 斗柄이라 한다.

而陰氣盛, 陽未得自次也[3], 故腫腰脽痛也. 病偏虛爲跛者[4], 正月陽氣凍解, 地氣而出也, 所謂偏虛者, 冬寒頗有不足者, 故偏虛爲跛也. 所謂强上[5]引背者, 陽氣大上而爭, 故强上也. 所謂耳鳴者, 陽氣萬物盛上[6]而躍, 故耳鳴也. 所謂甚則狂巓疾者, 陽盡在上, 而陰氣從下, 下虛上實, 故狂巓疾也. 所謂浮爲聾者, 皆在氣也[7]. 所謂入中爲瘖者, 陽盛已衰, 故爲瘖也[8]. 內奪[9]而厥, 則爲瘖俳[10], 此腎虛也. 少陰不至者, 厥也.

太陽經이 병들면 이른바 허리가 붓고 꽁무니가 아픈데, 正月은 (月建으로는) 寅에 해당하는데, 寅은 太陽입니다. 正月은 陽氣가 생겨나 위에 있기는 하나 陰氣가 (여전히) 盛하며, 陽氣가 아직 자신의 차례를 얻지 못하였으므로 (足太陽經에 침입한 邪氣를 제압하지 못

3) 陽未得自次也 : "自次"란 자신이 머물러 있어야 할 위치를 가리킨다. 正月은 太陽이 주관하는 시기에 속하여 마땅히 陽氣가 왕성해야 하지만 아직 왕성하지 않으므로 이렇게 말하였다.

4) 病偏虛爲跛者 : "偏虛"란 陽氣不足으로 인해 인체의 한 쪽에 병이 발생하는 것을 가리킨다. 張介賓은 注에서 "太陽經이 병들면 왼쪽 혹은 오른쪽이 지나치게 虛해져 절뚝거리는 경우가 있다."고 하였다. 高世栻은 《素問直解》에서 "病"字 앞에 "所謂" 2字를 더해 놓고 이르길 "舊本에서는 '所謂' 2字가 '地氣而出也' 아래에 있는 것으로 잘못 전해지고 있는데, 지금 바로잡는다."라고 하였는데, 상하 문맥에 비추어 보면 高氏의 說이 옳다. 따라서 본서는 아래의 "所謂"를 "病"字 앞에서 해석하였다.

5) 强上 : 孫鼎宜가 이르길 "'强上'이란 頭項部가 뻣뻣하고 아픈 것을 말한다. '上'은 頭項部이다."라고 하였다.

6) 萬物盛上 : 張琦는 《素問釋義》에서 "'萬物' 2字는 衍文이다."라고 하였고, 張文虎 또한 "'萬物' 2字는 衍文이다."라고 하였다. 《素問玄機原病式・火》에서는 "萬物盛上"을 인용하여 "上甚"이라 적었으니, 劉河間 역시 "萬物" 2字를 衍文으로 본 것이다. 본서도 "萬物" 2字를 해석하지 않았다.

7) 所謂浮爲聾者, 皆在氣也 : 張介賓은 注에서 "陽氣가 상부에서 實하면 氣가 가로막혀 귀머거리가 되는데, 역시 太陽經脈이 귀에 이르기 때문이다."라고 하였다.

8) 陽盛已衰, 故爲瘖也 : 張介賓은 注에서 "음성은 氣로부터 나오는데, 氣는 陽이다. 陽氣가 성하면 음성이 크고, 陽氣가 미약하면 음성이 작으며, 만약 陽氣가 지나치게 盛하여 이미 쇠약해지면 瘖瘂 증상이 발생하여 말을 하지 못한다."고 하였다.

9) 內奪 : 吳崑은 注에서 "'內'는 房勞를 말하고, '奪'은 그 陰이 소모된 것이다."라고 하였다. 즉 "內奪"이란 무절제한 房事로 인해 陰精이 빠져나간 것을 말한다.

10) 瘖俳(음배) : "俳"는 "痱"와 통한다. "瘖痱"란 말을 하지 못하고 四肢를 쓰지 못하는 증상을 뜻하는데, 일반적으로 "中風偏枯"을 가리킨다.

하고) 허리가 붓고 꽁무니가 아픈 것입니다.

이른바 병으로 陽氣가 지나치게 부족해져 절뚝거린다 함은 正月에는 陽氣가 얼었던 大地를 해동시키고 地氣가 (이를 따라 밖으로) 나오는데, 陽氣가 지나치게 虛한 것은 겨울철 추위의 영향으로 (체내의 陽氣가) 상당히 부족해졌기 때문이므로 陽氣가 지나치게 부족해져 절뚝거리는 것입니다.

이른바 뒷목이 뻣뻣하고 背部가 땅긴다 함은 陽氣가 세차게 상승하여 (邪氣와) 다투는 까닭에 뒷목이 뻣뻣한 것입니다. 이른바 耳鳴이란 (인체의) 陽氣가 상부에서 盛하여 약동한 까닭에 귀가 울리는 것입니다. 이른바 (陽氣의 亢盛함이) 심하면 癲狂 類의 질병이 발생한다고 함은 陽氣가 모두 상부에 있고 陰氣는 하부로 내려가 하부는 虛하고 상부는 實한 까닭에 癲狂 類의 질병이 발생하는 것입니다.

이른바 (陽氣가 위로) 떠올라 귀가 먹는다고 함은 모두 氣에 달려 있습니다. 이른바 내부로 들어가면 말을 하지 못한다고 함은 陽氣가 지나치게 盛해져 이미 쇠약해졌기 때문에 말을 하지 못하는 것입니다. (무절제한) 房事로 인해 陰精이 빠져나가 厥逆하면 瘖俳가 발생하는데, 이는 腎이 虛해진 것으로서, 足少陰腎經의 氣가 (전신에) 도달하지 못하여 厥證이 발생한 것입니다.

少陽所謂心脇痛者[11)], 言少陽戌也, 戌者, 心之所表也[12)]. 九月陽氣盡而陰氣盛, 故心脇痛也. 所謂不可反側[13)]者, 陰氣藏物也, 物藏則不動, 故不可反側也. 所謂甚則躍[14)]者, 九月萬物盡衰, 草木畢落

---

11) 少陽所謂心脇痛者 : 手少陽經脈은 心包에 이어지고, 足少陽經脈은 脇部 안쪽을 순행하므로 少陽經이 병들면 心脇部에 疼痛이 발생한다. 여기서의 "心"은 胸部를 가리킨다.

12) 言少陽戌也, 戌者, 心之所表也 : 원문에는 "戌"이 "盛"으로 되어 있었으나, 《太素》에 근거하여 교정하였다. 本篇에서 "正月太陽寅", "陽明者午也", "太陰子也", "厥陰者辰也"라고 한 것에 비추어 보면 經脈 아래에 모두 月建이 배합되어 있으므로 《太素》에 근거하여 교정하였다. 楊上善은 "少陰戌也"에 대해 이르길 "戌은 九月인데, 九月에는 陽이 적으므로 少陽이라 한다."고 하였는데, 이는 少陽이 九月을 주관하고, 九月의 月建이 戌임을 가리킨다. 또한 "戌者, 心之所表也"에 대해 이르길 "戌少陽脈이 散布되어 心包에 絡하므로 心이 겉으로 드러나는 바가 된다."고 하였다.

13) 反側 : "轉側"과 같으며, 몸을 좌우로 돌리는 것을 말한다.

14) 甚則躍 : "躍"에 대해 王冰·張介賓은 "도약함이다."라고 하였고, 張琦는 《素問釋義》에서 "이곳에 衍文이 있어 해석할 수 없다."고 하였는데, 모두 옳지 않다. 郭靄春은 "'躍'은 마땅히 病을 가리키는 것으로 보아야 각 節의 文例와 부합한다. 단 '躍'이 어떤 病인지 상세하지 않다. 이전의 注들은 모두 적절하지 않다."고 하였으니, 그 말이 옳다. 《辭海》에서 "'躍'은 '跳'이다."라고 하였는데, 《說文解字》에 이르길 "'跳'는 '蹷(궐)'로서 '躍'이라고도 한다. ……'蹷'은 '쓰러지

而墮, 則氣去陽而之陰[15], 氣盛而陽之下長[16], 故謂躍.

少陽經이 병들어 이른바 胸脇部에 疼痛이 온다고 함은 少陽은 (月建으로는) 戌에 해당함을 말하는데, 戌은 心이 겉으로 드러나는 바입니다. 9月에는 陽氣가 소진되고 陰氣가 盛하므로 가슴과 옆구리에 疼痛이 발생합니다.

이른바 몸을 좌우로 돌리지 못한다고 함은 (9月이면) 陰氣가 만물을 閉藏하기 때문인데, 만물이 閉藏되면 움직이지 못하므로 몸을 좌우로 돌릴 수 없는 것입니다. 이른바 심하면 쓰러진다고 함은 9月이 되어 만물이 모두 쇠약해져 草木(의 잎)이 모두 지고 떨어지면 (인체의) 陽氣도 表(陽)를 떠나 裏(陰)으로 들어가고, 陰氣가 (상부에서) 盛하고 陽氣가 하부로 가서 盛해지기 때문이므로 쓰러진다고 한 것입니다.

陽明所謂洒洒振寒者, 陽明者午也[17], 五月盛陽之陰也[18], 陽盛而陰氣加之, 故洒洒振寒也. 所謂脛腫而股不收者, 是五月盛陽之陰也. 陽者衰於五月而一陰氣上, 與陽始爭, 故脛腫而股不收也. 所謂上喘而爲水者, 陰氣下而復上[19], 上則邪客於臟腑間[20], 故爲水也. 所謂胸痛少氣者, 水氣在臟腑也. 水者陰氣也, 陰氣在中, 故胸痛少氣也[21]. 所謂甚則厥, 惡人與火, 聞木音則惕然而驚者, 陽氣與陰氣相

다(僵)'는 뜻이다."라고 하였다. 또한 段玉裁는 注에서 "方言으로 趺蹶이라 한다."고 하였다. 의학 이론에 비추어 보면 "趺蹶"로 보는 것이 타당한데, "趺蹶"이란 "쓰러지다"는 뜻이다.

15) 氣去陽而之陰 : "去"는 "떠나다", "之"는 "가다"는 뜻이고, "陽"은 表를, "陰"은 裏를 가리킨다. 즉 인체의 陽氣가 體表를 떠나 裏로 들어감을 말한다.

16) 氣盛而陽之下長 : "氣盛"이란 陰氣가 상부에서 盛한 것을 가리키고, "之"는 "가다"는 뜻이며, "長"은 "盛하다"는 뜻이다. 즉 陰氣가 상부에서 盛하고 陽氣는 하부로 가서 盛해짐을 말한다.

17) 陽明者午也 : 楊上善은 注에서 "午는 五月로서 陽氣가 성한 때이다."라고 하였다.

18) 五月盛陽之陰也 : 五月은 陽氣가 가장 盛한 때이지만 夏至부터는 陰氣가 발생하기 시작하므로 이렇게 말하였다. "之"는 "가다"는 뜻으로서 陰氣가 성해지는 단계로 나아간다는 말이다.

19) 陰氣下而復上 : 張琦는 注에서 "'復'은 '反'이다. 陰氣는 마땅히 하강해야 하는데 반대로 상승하면 水邪가 臟腑 사이에 머물러서, 水氣가 肺로 들어가고 胃氣 역시 逆亂하므로 氣가 위로 치솟아 숨이 가쁘다."라고 하였다.

20) 上則邪客於臟腑間 : "臟腑"에 대해서는 注家들의 견해가 일치하지 않는다. 즉 張志聰은 전체 臟腑를 가리킨다고 하였고, 吳崑·張琦는 肺胃를 가리킨다고 하였으며, 馬蒔는 脾臟·胃腑라고 하였다. 본편에서 陽明經脈의 병을 논할 때 상승하면 臟腑에 머문다고 한 것으로 보아 水邪가 올라가 胃·肺에 침입한 듯하다.

21) 水者陰氣也, 陰氣在中, 故胸痛少氣也 : 水는 陰邪인데, 陰寒이 몰려 經脈과 臟腑의 氣가 원활

薄[22), 水火相惡, 故惕然而驚也. 所謂欲獨閉戶牖而處者, 陰陽相薄也, 陽盡而陰盛, 故欲獨閉戶牖而居[23). 所謂病至則欲乘[24)高而歌, 棄衣而走者, 陰陽復爭, 而外幷於陽, 故使之棄衣而走也. 所謂客孫脈[25)則頭痛鼻鼽[26)腹腫者, 陽明幷於上, 上者, 則其孫絡太陰也, 故頭痛鼻鼽腹腫也.

陽明經이 병들어 이른바 으슬으슬 추위로 떤다고 함은 陽明이 (月建으로) 午에 해당하는데, 5월은 陽氣가 極盛하여 陰으로 나아가는 시기로서, 陽氣가 盛한데다 陰氣가 더해지므로 으슬으슬 추위로 떠는 것입니다.

이른바 정강이가 붓고 다리를 추스리지 못한다고 함은 5월은 陽氣가 極盛하여 陰으로 나아가는 시기로서, 陽氣가 5월부터 쇠약해지고 하나의 陰氣가 상승하여 陽氣와 다투기 시작하므로 정강이가 붓고 다리를 추스리지 못하는 것입니다.

이른바 (氣가) 치솟아 숨이 가쁘고 水腫이 발생한다고 함은 陰氣가 하강해야 함에도 도리어 상승하는 것인데, (陰氣가 상승하면) 邪氣가 臟腑 사이에 머무르므로 水腫이 발생하는 것입니다.

이른바 胸部에 통증이 오고 기운이 없다고 함은 水氣가 臟腑에 있기 때문입니다. 水氣는 陰氣인데, 陰氣가 中焦에 있으므로 胸部에 통증이 오고 기운이 없는 것입니다.

이른바 심하면 厥證이 발생하고 사람과 불을 싫어하며 木音을 들으면 두려워하면서 놀란다고 함은 陽氣와 陰氣가 相爭하여 水와 火가 서로 싫어하므로 두려워하면서 놀라는 것입니다.

이른바 홀로 방문과 창문을 걸어 잠그고 거처한다고 함은 陰陽이 相爭한 것으로서, 陽氣가 소진되어 陰氣가 성해지므로 홀로 방문과 창문을 걸어 잠그고 기거하는 것입니다.

이른바 병이 이르면 높이 올라가 노래부르고 옷을 벗어 던지며 (이리저리) 뛰어다니려

하게 운행하지 않으므로 胸部에 통증이 오고 기운이 없다.

22) 相薄 : 《釋名·釋言語》에서 "'薄'은 '迫(핍박함)'이다."라고 하였다. 楊上善은 注에서 "相薄"을 "相爭"이라 하였는데, "相迫"과 의미가 가깝다.

23) 陽盡而陰盛, 故欲獨閉戶牖而居 : 陰氣는 고요함을 주관하므로 陰氣가 성한 환자는 조용히 혼자 있고 싶어한다.

24) 乘 : "登"과 같으며, "올라가다"는 뜻이다. 《左傳·宣公十二年》 杜預 注에서 "'乘'은 '登'과 같다."고 하였다.

25) 孫脈 : "孫絡"이라고도 한다.

26) 鼻鼽(비구) : 코가 막히는 것을 말한다.

고 한다는 것은 陰陽이 반복적으로 다투어 외부의 陽經에 몰린 까닭에 환자로 하여금 옷을 벗어 던지고 (이리저리) 뛰어다니게 하는 것입니다.

이른바 (邪氣가) 孫絡에 침입하여 頭痛이 오고 코가 막히며 腹部가 붓는다고 함은 陽明經의 氣가 상부로 몰린 것인데, 상부란 곧 陽明經의 孫絡과 足太陰脾經이므로 頭痛이 오고 코가 막히며 腹部가 붓는 것입니다.

太陰所謂病脹者, 太陰子也, 十一月萬物氣皆藏於中, 故曰病脹[27]. 所謂上走心爲噫[28]者, 陰盛而上走於陽明, 陽明絡屬心[29], 故曰上走心爲噫也. 所謂食則嘔者, 物盛滿而上溢, 故嘔也[30]. 所謂得後與氣[31]則快然如衰者, 十一月[32]陰氣下衰, 而陽氣且[33]出, 故曰得後與氣則快然如衰也[34].

太陰經이 병들어 이른바 脹病을 앓는다고 함은 太陰이 (月建으로) 子이고 (子에 해당하는) 11월은 만물의 氣가 모두 내부에 潛藏되는 시기인 까닭에 (인체의 陰氣도 내부로 모여 太陰經을 따라 복부로 들어가 脾의 運化作用을 실조케 하니) 脹病을 앓는다고 하는 것입니다.

이른바 상부의 心으로 들어가서 트림이 발생한다고 함은 陰氣가 성하여 상부의 足陽明胃經으로 들어간 것인데, 足陽明經의 絡脈은 心에 이어지므로 상부의 心으로 들어

---

27) 太陰子也, 十一月萬物氣皆藏於中, 故曰病脹 : 11월은 陰氣가 매우 성한 시기이므로 太陰이라 한다. 陰은 子에서 극에 달해 만물을 閉藏하는데, 인체의 陰氣 역시 이를 따라 내부로 모인다. 足太陰脾經은 腹部로 들어가 脾와 胃로 이어지므로 邪氣가 침입하면 腹部가 脹滿해진다.

28) 噫(애) : 噯氣, 즉 트림을 가리킨다.

29) 陽明絡屬心 : "屬"은 "이어지다"는 뜻이다. 《靈樞 · 經別》에서 이르길 "足陽明胃經의 正經은 넓적다리 부위로 올라가 腹中으로 들어간 다음 胃에 이어지며, 脾에서 퍼졌다가 상부의 心으로 通한다."고 하였다.

30) 物盛滿而上溢, 故嘔也 : 脾와 胃는 서로 表裏를 이루는데, 胃가 음식물을 받아들여 소화하면 脾가 이를 받아 運化한다. 만약 脾의 運化機能이 실조되어 胃에 있는 음식물을 運化하지 못하면 胃에 음식물이 가득 차서 상부로 넘치므로 嘔吐가 발생한다.

31) 後與氣 : "後"는 大便을, "氣"는 "失氣" 즉 방귀를 가리킨다.

32) 十一月 : 원문에는 十二月로 되어 있었으나, 《太素》와 《道藏本》 《周對峰本》 《朝鮮刻本》 및 文義에 근거하여 교정하였다.

33) 且 : 여기서는 "將"과 같으며, "장차~하려고 한다"로 해석한다.

34) 故曰得後與氣則快然如衰也 : 11월에는 陰氣가 극도로 盛하여 아래에서부터 쇠약해지고 陽氣가 막 生하기 시작하면 腹中의 陰邪가 아래로 내려가므로 대변과 방귀가 나오면 腹部脹滿 증상이 감소하는 듯하다.

가서 트림이 발생한다고 한 것입니다.

이른바 먹으면 토한다고 함은 (脾의 運化機能이 실조되어) 음식물이 (胃中에) 가득 차서 위로 넘치기 때문에 嘔吐하는 것입니다.

이른바 대변과 방귀가 나오면 시원하여 (腹部脹滿 증상이) 감소하는 듯하다고 함은 11월에 陰氣가 (극에 달해) 아래에서부터 쇠약해지고 陽氣가 장차 나오려고 하므로 대변과 방귀가 나오면 시원하여 (腹部脹滿 증상이) 감소하는 듯하다고 말하는 것입니다.

少陰所謂腰痛者, 少陰者申[35]也, 七[36]月萬物陽氣皆傷, 故腰痛也[37]. 所謂嘔咳上氣喘者, 陰氣在下, 陽氣在上, 諸陽氣浮, 無所依從, 故嘔咳上氣喘也[38]. 所謂邑邑[39]不能久立, 久坐起則目䀮䀮[40]無所見者, 萬物陰陽不定未有主也. 秋氣始至, 微霜始下, 而方殺萬物, 陰陽內奪, 故目䀮䀮無所見也. 所謂少氣善怒者, 陽氣[41]不治, 陽氣

---

35) 申 : 원문에는 "腎"으로 되어 있었으나, 위의 "太陽寅"·"少陽戌"·"陽明者午"·"太陰子"와 아래의 "厥陰者辰"이라 한 文例에 따라 교정하였다. 이는 "申"과 "腎"의 音이 비슷하여 생긴 착오이다.

36) 七 : 원문에는 "十"으로 되어 있었으나, 《太素》에 근거하여 교정하였다. 七月은 月建으로는 申이고, 少陰에 해당한다.

37) 七月萬物陽氣皆傷, 故腰痛也 : 7월에는 秋氣가 이르기 시작하고 陰氣가 생성되기 시작하므로 少陰과 상응한다. 인체의 경우 少陰은 腎에 속하고 腰部는 腎의 府인데, 7월에는 만물이 肅殺되어 陽氣가 모두 손상되므로 인체도 이에 상응하여 腎陽이 虛해져서 腰部를 溫養하지 못하며, 이로 인해 腰痛이 발생한다.

38) 陰氣在下, ……故嘔咳上氣喘也 : 張介賓은 注에서 "陽은 陰에 뿌리를 두고 陰은 陽에 뿌리를 두어 서로 의지한다. 만약 陰中에 陽이 없어 가라앉아 상승하지 못하면 陽만 홀로 상부에 떠올라서 하강하지 않아 의지할 바가 없어지므로 嘔吐·咳嗽가 나고 氣가 上逆하여 숨이 가빠진다."고 하였다. 足少陰腎經은 腎에서부터 올라가 膈膜을 관통하여 肺로 들어가므로 足少陰腎經이 병들면 이러한 증상이 나타난다.

39) 邑邑 : 원문에는 "色色"으로 되어 있었으나, 《太素》《吳注素問》《素問注證發微》《類經》에 근거하여 교정하였다. 《新校正》에서도 "'色色'은 잘못인 듯하다."라고 하였다. "邑邑"은 미약한 모양을 형용한 것이다. 《楚辭·九歎·遠逝》의 王逸 注에 "'邑邑'이란 미약한 모양이다."라고 하였다.

40) 䀮䀮(황황) : 눈앞이 캄캄하여 보이지 않는 것을 형용한 말이다.

41) 陽氣 : 足少陽膽經의 氣를 가리킨다. 楊上善은 少陰의 氣라 하였고, 張介賓은 陽和의 氣라 하였으며, 高世栻은 君火의 氣라 하였고, 馬蒔·張志聰은 少陽의 氣라 하였다. 아래에서 "肝氣가 마땅히 다스려져야 함에도 그렇지 못하다(肝氣當治而未得)"고 한 것에 비추어 보면 馬蒔·張志聰의 견해가 옳다.

不治, 則陽氣不得出, 肝氣當治而未得, 故善怒, 善怒者, 名曰煎厥. 所謂恐如人將捕之者, 秋氣萬物未有畢去[42], 陰氣少, 陽氣入, 陰陽相薄, 故恐也. 所謂惡聞食臭者, 胃無氣[43], 故惡聞食臭也. 所謂面黑如地[44]色者, 秋氣內奪, 故變於色也. 所謂咳則有血者, 陽脈[45]傷也, 陽氣未[46]盛於上而脈滿, 滿則咳, 故血見於鼻也.

少陰經이 병들어 이른바 허리가 아프다고 함은 少陰이 (月建으로) 申이고 (申에 해당하는) 7월은 만물의 陽氣가 모두 손상되는 까닭에 (인체의 腎陽도 이를 따라 虛해져서 腰部를 溫養하지 못하니) 허리가 아픈 것입니다.

이른바 嘔吐하고 기침을 하며 氣가 上逆하여 숨이 가쁘다고 함은 陰氣가 하부에 있고 陽氣가 상부에 있는 까닭에 모든 陽氣가 떠올라서 의지하고 따를 바가 없으므로 嘔吐하고 기침을 하며 氣가 上逆하여 숨이 가쁜 것입니다.

이른바 허약하여 오랫동안 서 있지 못하고, 오랫동안 앉아 있다가 일어서면 눈앞이 캄캄하여 보이는 것이 없다고 함은 만물의 陰陽이 정해지지 않아 주재함이 없기 때문입니다. 秋氣가 이르기 시작하여 약간의 서리가 내리기 시작하고, (秋氣가) 막 만물을 肅殺하여 陰陽이 내부에서 (자리를 차지하기 위해) 다투므로 눈앞이 캄캄해져 보이는 것이 없습니다.

이른바 기운이 없고 화를 잘 낸다고 함은 陽氣(足少陽膽經의 氣)가 다스려지지 않은 것인데, 陽氣가 다스려지지 않으면 陽氣가 (울결되어 외부로) 나오지 못하고, 肝氣가 마땅히 다스려져야 함에도 그렇지 못하므로 (肝氣가 울결되어) 화를 잘 내며, 화를 잘 내는 것

---

42) 秋氣萬物未有畢去 : 여기서 "去"는 秋氣에 의한 肅殺을 가리킨다.

43) 胃無氣 : 胃氣 부족한 것을 가리킨다. 張介賓은 注에서 "'胃無氣'란 胃氣가 쇠약한 것이다."라고 하였다. 7월에는 陽氣가 쇠약한데, 胃陽도 이를 따라 쇠약해져 음식물을 잘 소화시키지 못한다.

44) 面黑如地色 : 孫鼎宜가 이르길 "'地'는 마땅히 '炧(사)'로 적어야 하니, 字形이 잘못된 것이다. '炧'는 곧 '炭'이다. 《廣雅·釋詁四》에서 '炭은 炧이다'라고 했다."고 하였다. 이는 얼굴이 검어서 마치 숯 색깔과 같다는 뜻이다. 문맥에 비추어 볼 때 이렇게 해석함이 타당하므로 본서는 孫氏의 견해를 따라 해석하였다.

45) 陽脈 : 인체 상부의 脈絡을 가리킨다. 吳崑은 注에서 "陽脈이란 그 脈이 상반신에서 운행하는 것이다."라고 하였다.

46) 未 : 張琦는 《素問釋義》에서 "'未'字는 衍文이다."라고 하였고, 孫鼎宜 역시 "'未'字는 衍文인 듯하다. 陽氣가 상부에서 盛하다고 함은 곧 위에서 '陽氣在上'이라 한 뜻이다."라고 하였다. 본서도 이를 해석하지 않았다.

을 "前厥"이라 합니다.

이른바 두려워하여 누가 잡으러 오는 것처럼 한다고 함은 秋氣가 만물을 완전히 肅殺하지 못한 것으로서, 陰氣는 부족하고 陽氣는 안으로 들어가 陰陽이 相爭하므로 (邪氣가 足少陰腎經에 침입하여) 두려워하는 것입니다.

이른바 음식 냄새를 맡기 싫어한다고 함은 胃에 氣가 부족한 까닭에 음식냄새를 맡기 싫어하는 것입니다.

이른바 얼굴이 검어서 마치 숯 색깔과 같다고 함은 秋氣(즉 가을의 肅殺之氣)가 內臟의 精氣를 손상시킨 까닭에 (腎이 虛해져) 안색에 변화가 오는 것입니다.

이른바 기침을 하면 피가 보인다고 함은 陽脈이 손상된 것으로서, 陽氣가 상부에서 盛하여 脈이 脹滿하고 (脈이) 脹滿하면 기침을 하므로 피가 코에서 보이는 것입니다.

厥陰所謂癲疝[47], 婦人少腹腫者, 厥陰者, 辰也[48], 三月陽中之陰, 邪在中, 故曰癲疝少腹腫也[49]. 所謂腰脊痛不可以俛仰者, 三月一振, 榮華萬物, 一俛而不仰也[50]. 所謂癲癃疝[51]膚脹者, 由陰亦盛[52]而脈脹不通, 故曰癲癃疝也. 所謂甚則嗌乾熱中者, 陰陽相薄而熱, 故嗌

---

47) 癲疝(퇴산) : 疝氣의 일종으로서, 陰囊이 붓고 단단해지면서 疼痛이 오거나 少腹痛을 겸한다.

48) 厥陰者, 辰也 : 厥陰은 3월을 주관하는데, 3월의 月建은 辰이다. 馬蒔는 注에서 "厥陰은 木에 속하는 春三月인데, 三月은 辰에 속한다."라고 하였다.

49) 邪在中, 故曰癲疝少腹腫也 : 足厥陰肝經의 脈은 사타구니를 따라 陰毛로 들어가 陰器를 순환하여 少腹部에 이른다. 3월에는 陽 중에 陰이 있는데, 陰邪가 肝經에 침입하여 발병하면 남자에게는 癲疝, 여자에게는 少腹腫脹이 발생한다.

50) 三月一振, 榮華萬物, 一俛而不仰也 : "一"은 副詞로서 "일단~하면"으로 해석한다. "振"은 떨쳐 일어남이다. 이는 3월이 되어 땅속에 잠복하고 있던 陽氣가 떨쳐 일어나면 만물이 번성하지만 아직 생기가 완전히 펴지지 않아 나뭇가지나 잎이 수그리고 있는 것을 말하는데, 이를 腰脊痛으로 허리를 일단 구부리면 펼 수 없는 병에 비유한 것이다. 이 句는 그 의미가 명확하지 않아 異論이 분분하다. 본서는 諸家들의 注를 종합하여 이를 해석하였는데, 아무래도 缺文이 있는 듯하다.

51) 癲癃疝(癲癃疝) : 병명으로서 前陰이 붓고 아프며, 小便이 不利함으로 인해 水氣가 체내에 쌓여 피부가 붓는 증상이 나타난다. 張志聰은 注에서 "'癲癃疝'이란 陰器가 붓고 小便이 不利한 것이다."라고 하였다.

52) 由陰亦盛 : 원문에는 "曰"로 되어 있었으나, 吳崑의 《吳注素問》에 근거하여 교정하였다. 丹波元簡은 《素問識》에서 "'曰'은 吳本(《吳注素問》을 말함)에 由로 적혀 있는데,……吳本이 옳은 듯하다. ……'亦'字는 윗글의 癲疝 및 腰脊痛을 이어 내려온 것으로서, 《平人氣象論》 '一呼脈再動, 一吸脈亦再動之'의 '亦'字와 같은 뜻이다."라고 하였다.

乾也.

厥陰經이 병들어 이른바 (남자에게는) 㿗疝이 발생하고 부녀자에게는 少腹部가 붓는다고 함은 厥陰이 (月建으로) 辰이고, (辰에 해당하는) 3월은 陽 중의 陰으로서 陰邪가 내부에 있으므로 㿗疝과 少腹腫脹이 발생한다고 한 것입니다.

이른바 腰脊部가 아파서 (몸을) 구부리거나 펼 수 없다고 함은 3월에 일단 (陽氣가) 떨쳐 일어나면 (생기가 왕성하여) 만물이 번성하지만 (아직 생기가 완전히 펴지지 못하여 잎과 줄기가 수그리고 있듯이 인체 역시) 일단 구부리면 (몸을) 펴질 못하는 것입니다.

이른바 㿗癃疝·皮膚腫脹이 발생한다고 함은 陰邪가 여전히 盛하여 脈이 脹滿하고 소통되지 않은 것이므로 㿗癃疝이라 합니다.

이른바 심하면 咽喉가 건조하고 中焦에서 熱이 난다고 함은 陰陽이 相爭하여 熱이 난 까닭에 (熱邪가 厥陰經을 따라 上逆하여) 咽喉가 건조한 것입니다.

五十. 刺 要 論

"刺要"란 刺針의 요령을 말한다. 본편에서는 刺針할 때 깊이의 중요성과 잘못 刺針하였을 때 발생하는 병변에 대해 설명하였다. 또한 針을 놓을 때는 반드시 질병의 부위, 表裏淺深에 근거해야 할뿐만 아니라, 五臟에 미치는 영향, 五臟과 상응하는 계절에 따라 발생하는 각종 병변에 대해서 논술하였다.

黃帝問曰 : 願聞刺要.

岐伯對曰 : 病有浮沈[1), 刺有淺深, 各至其理[2), 無過其道[3). 過之則內傷, 不及則生[4)外壅, 壅則邪從之. 淺深不得, 反爲大賊, 內動五臟, 後生大病. 故曰病有在毫毛腠理[5)者, 有在皮膚者, 有在肌肉者,

1) 病有浮沈 : 병에 輕重이 있음을 말한다. "浮"란 病邪가 表에 있어 병이 가벼운 것을 말하고, "沈"이란 病邪가 裏에 있어 병이 무거운 것을 말한다.

2) 理 : 皮膚·肌肉·筋·骨의 紋理를 가리킨다. 高世栻은 注에서 "'各至其理'란 皮膚·肌肉·筋脈·骨의 紋理에 이르는 것이다."라고 하였다.

3) 無過其道 : 孫鼎宜가 이르길 "얕게 刺針해야 함에도 잘못하여 깊게 찌르고, 깊게 刺針해야 함에도 잘못하여 얕게 찌르는 것은 모두 그 원칙에 어긋난 것이다."라고 하였다. 또한 喜多村直寬은 "'道'란 刺針의 이치로서, 아래에서 '刺皮無傷肉' 운운한 것이 이것이다. 王冰의 注는 아마도 잘못된 듯하다."라고 하였다.

4) 生 : 衍文이므로 해석하지 않았다. 이는 아래의 "後生"이란 句로 인해 야기된 衍文으로서, 王冰의 注에서 "不及外壅"이라 하였으니, 王冰이 근거한 板本에는 "生"字가 없었던 듯하다.

有在脈者, 有在筋者, 有在骨者, 有在髓者.

黃帝 : 刺針의 요령에 대해 듣고 싶습니다.

岐伯 : 병에는 輕重이 있고, 針을 놓는 데도 얕고 깊음이 있으니, 각기 그 紋理(皮膚·肌肉·筋·骨의 紋理)에 이를 때 이치에 어긋나서는 안됩니다. (만약) 刺針의 깊이가 지나치게 깊으면 內臟이 손상되고, 미치지 못하면 體表에 (氣血이) 壅滯되는데, (體表에 氣血이) 壅滯되면 邪氣가 이를 틈타 침입합니다. (刺針의) 깊고 얕음이 적당하지 않으면 도리어 큰 해를 입어 내부에서 五臟이 요동하므로 나중에 큰 병이 발생합니다. 그러므로 "병이 毫毛腠理(살가죽 겉)에 있고, 皮膚에도 있으며, 肌肉에도 있고, 脈에도 있으며, 筋에도 있고, 骨에도 있으며, 髓에도 있다."고 한 것입니다.

是故刺毫毛腠理無傷皮, 皮傷則內動[6]肺, 肺動則秋病溫瘧, 泝泝然寒慄[7]. 刺皮無傷肉, 肉傷則內動脾, 脾動則七十二日四季之月[8], 病腹脹煩, 不嗜食. 刺肉無傷脈, 脈傷則內動心, 心動則夏病心痛. 刺脈無傷筋, 筋傷則內動肝, 肝動則春病熱而筋弛. 刺筋無傷骨, 骨傷則內動腎, 腎動則冬病脹腰痛[9]. 刺骨無傷髓, 髓傷則銷鑠[10]胻酸, 體解㑊然不去[11]矣.

---

5) 毫毛腠理 : 森立之가 이르길 "신체의 털 중에서 두발과 수염을 제외하고 모두 '毫毛'라 하는데, 그 중에는 길고 짧음의 구별이 있다. 毛孔의 아래·皮膚 중에서 通氣하는 곳을 '腠'라 하는데 곧 衛分이고, 皮下에서 通血하는 곳을 '理'라 하는데 곧 營分이다. 그러므로 腠理란 表 중에서 가장 바깥쪽이다."라고 하였다.

6) 動 : 張志聰은 注에서 "'動'이란 그 臟氣를 요동함이다."라고 하였다.

7) 泝泝然寒慄 : 張志聰은 注에서 "'泝泝然'이란 氣가 上逆하여 惡寒戰慄하는 것이다."라고 하였다. 즉 추위로 떠는 것을 형용한 것이다.

8) 七十二日四季之月 : 《素問·太陰陽明論》에서 "脾는 土로서 中央을 다스리고 항상 四時에 걸쳐 四臟을 자양하며, 각 (계절의) 18일 동안을 잠시 다스린다."고 하였다. 이처럼 脾는 1년 사계절 중 각 계절의 마지막 18일 동안을 다스리므로 사계절을 모두 합하면 18×4=72일이다. 따라서 脾氣가 손상되면 1년 중 72일 동안은 병이 더욱 심해진다.

9) 腎動則冬病脹腰痛 : 姚止庵이 이르길 "脹滿한 병을 앓는 것은 인체의 中氣가 본래 命門에서 근원하는데, 腎이 손상되면 命門이 이미 氣化하지 못하여 (中氣가) 막혀서 운행되지 않으므로 脹滿해진다."고 하였다.

10) 銷鑠 : "메마르다"는 뜻이다. 《楚辭·九辯》 王逸 注에서 "'銷鑠'이란 메마르다는 뜻이다."라고 하였다.

11) 體解㑊然不去 : "體解㑊然"이란 몸이 권태롭고 무기력한 것을, "不去"란 擧動하지 못하는 것

그런 까닭에 毫毛腠理에 刺針할 때 피부를 손상시켜서는 안되는데, (만약) 피부를 손상하면 내부의 肺를 요동하고, 肺를 요동하면 가을에 溫瘧을 앓게 되어 오싹오싹 惡寒戰慄합니다.

피부에 刺針할 때는 肌肉을 손상시켜서는 안되는데, (만약) 肌肉을 손상하면 내부의 脾를 요동하고, 脾가 요동하면 72일 즉 四季의 마지막 18일 동안씩 腹部가 창만하고 답답하며 식욕이 없는 병을 앓습니다.

肌肉에 刺針할 때는 脈을 손상시켜서는 안되는데, (만약) 脈을 손상하면 내부의 心을 요동하고, 心을 요동하면 여름에 心痛을 앓습니다.

脈에 刺針할 때는 筋을 손상시켜서는 안되는데, (만약) 筋을 손상하면 내부의 肝을 요동하고, 肝을 요동하면 봄에 熱病을 앓아 筋이 늘어집니다.

筋에 刺針할 때는 骨을 손상시켜서는 안되는데, (만약) 骨을 손상하면 내부의 腎을 요동하여 겨울에 脹病과 腰痛을 앓습니다.

骨에 刺針할 때는 骨髓를 손상시켜서는 안되는데, (만약) 骨髓를 손상하면 (骨髓가) 메말라 정강이가 시큰거리고 몸이 권태롭고 무기력하여 거동할 수 없습니다.

을 말한다. 張介賓은 注에서 "氣가 虛하면 거동하지 못하는데, 이를 不去라 한다."고 하였다.

五十一. 刺齊論

> 본편에서는 刺針의 깊이를 파악하는 구체적인 방법에 대해 설명하면서 그 중요성을 강조하였고, 이러한 刺法을 위배하였을 때 발생하는 결과에 대하여 설명하였다.

黃帝問曰 : 願聞刺淺深之分.

岐伯對曰 : 刺骨者無傷筋, 刺筋者無傷肉, 刺肉者無傷脈, 刺脈者無傷皮[1], 刺皮者無傷肉, 刺肉者無傷筋, 刺筋者無傷骨[2].

黃帝 : 刺針하였을 때 깊고 얕음을 구분하는 것에 대해 듣고 싶습니다.

岐伯 : 骨에 刺針할 때는 筋을 손상시키지 않아야 하고, 筋에 刺針할 때는 肌肉을 손상시키지 않아야 하며, 肌肉에 刺針할 때는 脈을 손상시키지 않아야 하고, 脈에 刺針할 때는 피부를 손상시키지 않아야 하며, 피부에 刺針할 때는 肌肉을 손상시키지 않아야 하고, 肌肉에 刺針할 때는 筋을 손상시키지 않아야 하며, 筋에 刺針할 때는 骨을 손상시키지 않아야 합니다.

帝曰 : 余未知其所謂, 願聞其解.

---

1) 刺骨者無傷筋,……刺脈者無傷皮 : 張志聰은 注에서 "이 네 句는 마땅히 깊게 刺針해야지 얕게 刺針해서는 안됨을 설명한 것이다."

2) 刺皮者無傷肉, 刺肉者無傷筋, 刺筋者無傷骨 : 張志聰은 注에서 "이 세 句는 마땅히 얕게 刺針해야지 깊게 刺針해서는 안됨을 설명한 것이니, 이른바 각기 그 紋理에 이르게 하여 이치에 어긋나게 해서는 안되다는 말이다."라고 하였다.

岐伯曰 : 刺骨無傷筋者, 針至筋而去, 不及骨也. 刺筋無傷肉者, 至肉而去, 不及筋也. 刺肉無傷脈者, 至脈而去, 不及肉也. 刺脈無傷皮者, 至皮而去, 不及脈也. 所謂刺皮無傷肉者, 病在皮中, 針入皮中, 無傷肉也. 刺肉無傷筋者, 過肉中[3)]筋也. 刺筋無傷骨者, 過筋中骨也. 此之謂反也.

黃帝 : 저는 아직 그 말씀하신 바를 알지 못하니, 그것을 풀이하여 들려주십시오.

岐伯 : 骨에 刺針할 때 筋을 손상시키지 말라고 함은 (마땅히 骨에 이르도록 刺針해야 하나) 針이 筋에 이르렀을 때 뽑아서 骨에 이르지 않는 것입니다. 筋에 刺針할 때 肌肉을 손상시키지 말라고 함은 (마땅히 筋에 이르도록 刺針해야 하나 針이) 肌肉에 이르렀을 때 뽑아서 筋에 이르지 않는 것입니다. 肌肉에 刺針할 때 脈을 손상시키지 말라고 함은 (마땅히 肌肉에 이르도록 刺針해야 하나 針이) 脈에 이르렀을 때 뽑아서 肌肉에 이르지 않는 것입니다. 脈에 刺針할 때 피부를 손상시키지 말라고 함은 (마땅히 脈에 이르도록 刺針해야 하나 針이) 피부에 이르렀을 때 뽑아서 脈에 이르지 않는 것입니다.

이른바 피부에 刺針할 때 肌肉을 손상시키지 말라고 함은 병이 피부에 있어 針을 피부에 찌를 때 肌肉을 손상하지 말라는 것입니다. 肌肉에 刺針할 때 筋을 손상시키지 말라고 함은 (침이) 肌肉을 지나 (찌르지 말아야 할) 筋을 손상하는 것이고, 筋에 刺針할 때 骨을 손상시키지 말하고 함은 (침이) 筋을 지나 (찌르지 말아야 할) 骨을 손상하는 것인데, 이를 일러 (刺針의 이치에) 어긋남이라 합니다.

---

3) 中 : "傷"과 字形은 다르지만 뜻이 같다. 《淮南子 · 原道訓》 高注에서 "'中'은 '傷'이다."라고 하였다. 아래의 "中"도 마찬가지이다.

五十二. 刺 禁 論

본편에서는 刺針의 금기에 관하여 중점적으로 설명하고 있다.

(1) 臟腑가 있는 부위에는 절대로 刺針해서는 안되며, 만약 刺針하면 죽는다는 것을 설명하였다.

(2) 臟腑 이외의 부위 역시 급소를 피하여 深度를 파악한 후 刺針해야 하며, 이런 부위에 잘못 刺針하여 발생하는 여러 가지 병증을 설명하였다.

(3) 환자가 심하게 화를 내거나 혹은 놀라거나 혹은 굶주린 상태이거나 혹은 포식하였거나 혹은 취하였거나 혹은 피로한 상태에서 刺針해서는 안됨을 강조하였다.

黃帝問曰 : 願聞禁數1).

岐伯對曰 : 臟有要害2), 不可不察. 肝生於左, 肺藏於右3), 心部於表4), 腎治於裏5), 脾爲之使6), 胃爲之市7), 鬲肓之上, 中有父母8),

1) 數 : "幾"와 같은 뜻으로서, "얼마"·"몇"으로 해석한다. 張志聰은 注에서 "'數'는 '幾'이다. 마땅히 刺針을 禁해야 할 곳이 얼마나 되는 지를 말한 것이다."라고 하였다.

2) 臟有要害 : "要害"란 급소를 말한다. 즉 인체에는 五臟에 치명적인 해를 입히는 급소가 있음을 말한다.

3) 肝生於左, 肺藏於右 : 肝의 봄의 生發하는 氣를 주관하고 동방과 상응하는데, 동방은 왼쪽이므로 "肝生於左"라고 하였다. 肺는 가을의 收斂하는 氣를 주관하고 서방과 상응하는데, 서방은 오른쪽이므로 "肺藏於右"라고 하였다.

4) 心部於表 : "部"에는 "다스리다"는 뜻이 있다. 心은 五行의 火에 속하고 陽中의 陽이므로 體表의 陽氣를 다스린다.

七節之傍, 中有小心[9], 從之有福, 逆之有咎[10].

黃帝 : (刺針을) 禁해할 곳이 얼마인지에 대해 듣고 싶습니다.

岐伯 : 五臟에는 要害處가 있으니, 살피지 않으면 안됩니다. 肝氣는 왼쪽에서 生하고, 肺氣는 오른쪽에 저장되며, 心氣는 表를 다스리고, 腎氣는 裏를 다스리며, 脾는 使臣과 같고, 胃는 저자거리와 같으며, 橫膈膜의 상부에는 心과 肺가 있고, (脊椎의) 第七節의 곁에는 小心(心包絡)이 있으니, 이를 따르면 과오가 없고 이를 어기면 재앙이 있게 됩니다.

刺中[11]心, 一日死, 其動[12]爲噫. 刺中肝, 五日死, 其動爲語. 刺中腎, 六日死, 其動爲嚏. 刺中肺, 三日死, 其動爲咳. 刺中脾, 十日死, 其動爲呑. 刺中膽, 一日半死, 其動爲嘔.

刺針한 것이 心에 닿으면 하루만에 죽는데, 그 變證으로는 트림이 발생합니다. 刺針한 것이 肝에 닿으면 닷새만에 죽는데, 그 變證으로는 말을 많이 합니다. 刺針한 것이

---

5) 腎治於裏 : 腎은 五行의 水에 속하고 陰中의 陰이므로 裏의 陰氣를 다스린다.

6) 脾爲之使 : "使"란 脾의 轉輸機能을 가리킨다. 脾는 運化를 주관하여 음식물의 精微를 운반함으로써 전신을 자양하는데, 이것이 마치 使臣의 역할과 같으므로 이렇게 이름하였다.

7) 胃爲之市 : 胃가 음식물을 받아들이는 것이 마치 여러 가지 물자가 시장에 집중되는 것과 같으므로 이렇게 이름하였다.

8) 鬲肓之上, 中有父母 : "鬲肓"은 膈膜과 肓膜의 合稱으로서 橫膈膜을 가리킨다. "父母"란 心·肺를 가리킨다. 楊上善은 注에서 "心은 陽으로서 아버지에 해당하고, 肺는 陰으로서 어머니에 해당한다. 肺를 氣를 주관하고, 心은 血을 주관하여 모두 전신에 營血과 衛氣를 공급하므로 父母라고 한다."고 하였다.

9) 七節之傍, 中有小心 : "傍"은 "旁"과 통하며, "곁"을 뜻한다. "小心"에 대해서는 역대 醫家들의 견해가 일치하지 않는다. ① 心包絡으로 보는 견해. 馬蒔는 注에서 "心은 君主로서 大心이고, 心包絡은 臣下로서 小心이다."라고 하였다. ② 命門으로 보는 견해. 吳崑은 注에서 "여기서 말하는 七節은 脊椎 중부의 第7節로서 그 곁에는 兩腎이 매여져 있는데, 왼쪽은 腎이고 오른쪽은 命門이다. 命門은 相火인데, 相火는 君主(즉 心)의 행사를 대신하므로 小心이라 한다."고 하였다. ③ 眞心이라는 견해. 王氷은 注에서 "小心은 眞心으로서 神靈의 宮室이다."라고 하였다. 《內經》에는 左腎이 命門이라는 說이 없을 뿐만 아니라, 脊椎는 위에서부터 아래로 세는 것이 원칙인데, 吳崑은 아래로부터 위로 세었으니 실제와 어긋난다. 따라서 馬蒔의 견해를 따랐다.

10) 從之有福, 逆之有咎 : 여기서 "福"이란 잘못을 저지르지 않는다는 뜻으로서 "咎"의 반대 개념이다. "咎"란 재앙을 뜻한다. 《說文解字·人部》에서 "'咎'는 재앙(災)이다."라고 하였다.

11) 中 : 여기서는 쏘거나 던지거나 찌른 것이 어떤 것에 가 닿는 것을 가리킨다. 또한 "손상하다"는 뜻도 있는데, 예를 들면 《淮南子·原道訓》 高注에서 "'中'은 '傷'이다."라고 하였다

12) 動 : 吳崑은 注에서 "'動'은 變動함이다."라고 하였다. 즉 變證을 가리킨다.

腎에 닿으면 엿새만에 죽는데, 그 變證으로는 재채기가 납니다. 刺針한 것이 肺에 닿으면 사흘만에 죽는데, 그 變證으로는 기침이 납니다. 刺針한 것이 脾에 닿으면 열흘만에 죽는데, 그 變證으로는 숨을 삼킵니다. 刺針한 것이 膽에 닿으면 하루 반나절이면 죽는데, 그 變證으로는 嘔吐가 납니다.

刺跗上13), 中大脈14), 血出不止死. 刺面, 中溜脈15), 不幸爲盲. 刺頭中腦戶, 入腦立死. 刺舌下, 中脈太過16), 血出不止爲瘖. 刺足下布絡中脈, 血不出爲腫. 刺郄中大脈17), 令人仆脫色18). 刺氣街中脈, 血不出爲腫鼠僕19). 刺脊間, 中髓爲傴. 刺乳上20), 中乳房, 爲腫, 根蝕21). 刺缺盆中內陷22), 氣泄, 令人喘咳逆. 刺手魚腹23)內陷, 爲腫.

발등에 刺針할 때 大脈을 손상시켜 출혈이 멎지 않으면 죽습니다. 얼굴에 刺針할 때 (눈으로 통하는) 溜脈을 손상시키면 불행하게도 눈이 멀게 됩니다. 머리에 刺針할 때 腦

13) 跗上 : 발등을 가리킨다.

14) 大脈 : 衝陽穴이 위치한 발등의 高骨 사이에 있는 動脈을 가리킨다.

15) 溜脈 : 눈으로 통하는 經脈을 가리킨다. 張介賓은 注에서 "'溜'는 '흐르다'는 뜻이다. 血脈이 눈으로 통하는 것을 모두 溜脈이라 한다."고 하였다.

16) 刺舌下 : 舌下의 廉泉穴을 가리킨다. 張介賓은 注에서 "舌下脈이란 任脈의 廉泉穴로서, 足少陰經의 標이다."라고 하였다.

17) 刺郄中大脈 : "郄中" 아래에 "中"字가 탈락한 듯하다. 馬蒔 역시 注에서 "'郄中' 아래에 '中'字가 하나 더 있어야 하는데, 去聲이다."라고 하였다. 이렇게 하면 위의 "刺跗上, 中大脈"과 句法이 일치한다. "郄中"이란 委中穴을 가리킨다.

18) 仆脫色 : "仆"는 쓰러지는 것을, "脫色"은 안색이 창백해지는 것을 말한다.

19) 鼠僕 : 이에 대해서는 세 가지 견해가 있다. ① 쥐가 엎드린 것처럼 붓는다고 보는 견해. 王冰은 注에서 "지금 이곳을 찔렀는데도 피가 나지 않는 것은 血과 脈氣가 함께 속에서 몰린 것이므로 내부에서 맺혀서 붓는데, 마치 쥐가 엎드린 형상이다."라고 하였다. ② 鼠鼷와 僕參의 사이로 보는 견해. 張志聰은 注에서 "'鼠僕'이란 鼠鼷와 僕參 사이가 붓는 것을 말한다. 鼠鼷는 橫骨이 끝나는 곳에 있고, 僕參은 承山 아래의 踝骨(바깥쪽 복사뼈) 사이에 있다."고 하였다. ③ 鼠蹊部(사타구니)로 보는 견해. 馬蒔는 注에서 "血과 氣가 함께 속으로 몰린 것이므로 내부에서 맺혀 붓는 것인데, 鼠蹊部 속에 있다."고 하였다. 본서는 馬蒔의 견해를 따랐다.

20) 乳上 : 乳中穴을 가리키는데, 乳頭 중앙에 위치한다.

21) 根蝕 : "根"은 乳根을, "蝕"은 썩어 들어가는 것을 가리킨다.

22) 內陷 : 내부로 함몰되도록 한다는 것인데, 여기서는 針을 너무 깊이 찌른 것을 가리킨다.

23) 手魚腹 : 手魚란 손바닥 쪽의 엄지손가락 本節 뒤쪽에 肌肉이 돌출한 부위를 가리키는데, 그 형상이 물고기와 같으므로 이와 같이 이름하였다. 手魚腹이란 手太陰肺經의 魚際穴 부위를 말한다.

戶穴을 손상시켜 (針이) 腦로 들어가면 즉시 죽습니다. 舌下에 刺針할 때 脈을 지나치게 손상시키면 출혈이 그치지 않아 벙어리가 됩니다. 足下에 분포되어 있는 絡脈에 刺針할 때 血脈을 손상시켰는데 피가 나오지 않으면 붓습니다. 委中穴에 刺針할 때 大經脈을 손상시키면 사람으로 하여금 쓰러지고 안색이 창백해지게 합니다. 氣街穴에 刺針할 때 血脈을 손상시켰는데 피가 나오지 않으면 사타구니가 붓습니다. 脊椎 사이에 刺針할 때 脊髓를 손상시키면 곱사등이가 됩니다. 乳中穴에 刺針할 때 乳房을 손상시키면 (乳房이) 붓고, 乳根이 썩어 들어갑니다. 缺盆 중앙에 刺針할 때 너무 깊게 찌르면 氣가 빠져나가 사람으로 하여금 喘咳하고 氣가 上逆하도록 합니다. 魚際穴 부위에 刺針할 때 너무 깊게 찌르면 붓습니다.

無刺大醉, 令人氣亂. 無刺大怒, 令人氣逆. 無刺大勞人, 無刺新飽人, 無刺大饑人, 無刺大渴人, 無刺大驚人.

大醉한 경우에는 침을 놓아서는 안되는데, (만약 刺針하면) 사람의 氣를 逆亂케 하기 때문입니다. 크게 화를 낸 경우에는 침을 놓아서는 안되는데, (만약 刺針하면) 사람의 氣를 上逆케 하기 때문입니다. 매우 피로한 사람에게 침을 놓아서는 안되고, 막 음식을 배불리 먹은 사람에게도 침을 놓아서는 안되며, 심하게 굶주린 사람에게도 침을 놓아서는 안되고, 심한 갈증을 느끼는 사람에도 침을 놓아서는 안되며, 크게 놀란 사람에게도 침을 놓아서는 안됩니다.

刺陰股中大脈, 血出不止死. 刺客主人[24]內陷中脈, 爲內漏[25], 爲聾. 刺膝髕出液, 爲跛. 刺臂太陰脈[26], 出血多立死. 刺足少陰脈, 重虛[27]出血, 爲舌難以言. 刺膺中陷, 中肺, 爲喘逆仰息. 刺肘中內陷, 氣歸之[28], 爲之不屈伸. 刺陰股下三寸[29]內陷, 令人遺溺. 刺掖[30]下

24) 客主人 : 足少陽膽經에 속하며, 上關穴이라고도 한다.

25) 內漏 : 귓속이 化膿하여 고름이 흐르는 것을 말한다. 張介賓은 注에서 "膿이 귓속에 생긴 것을 內漏라 한다."고 하였다.

26) 刺臂太陰脈 : 《甲乙經》에는 "臂" 아래에 "中"字가 있는데, "中"字가 있는 것이 의미상으로 뛰어나다. 이는 곧 팔에 刺針할 때 手太陰脈을 손상시켰다는 말이다.

27) 重虛 : 張介賓은 注에서 "足少陰脈은 喉嚨을 순행하여 舌本(혀뿌리)에 이어지는데, 腎氣가 虛한데다 거듭 刺針하여 출혈시키는 것이 重虛이다. 그러므로 혀로써 말하기 어렵다."고 하였다.

28) 氣歸之 : 氣가 국부에 몰리는 것을 말한다. 즉 刺針이 적절하지 못하여 氣血이 맺혀 흩어지지 않는 것을 가리킨다.

29) 陰股下三寸 : 張介賓은 注에서 "陰股의 脈은 足三陰脈으로서 모두 상부의 陰器에 모인다. 다

脇間內陷, 令人咳. 刺少腹, 中膀胱, 溺出, 令人少腹滿. 刺腨腸[31]內陷, 爲腫. 刺匡上[32]陷骨中脈, 爲漏爲盲. 刺關節中液出, 不得屈伸.

넓적다리 안쪽에 刺針할 때 大經脈을 손상시켜 출혈이 멎지 않으면 죽습니다. 客主人穴에 刺針할 때 너무 깊게 찔러 脈을 손상시키면 귓속이 化膿하여 고름이 흐르고 耳聾이 발생합니다. 膝蓋骨에 刺針할 때 액체가 흘러나오면 절름발이가 됩니다. 팔에 刺針할 때 手太陰經脈을 손상시켜 출혈이 과다하면 즉시 죽습니다. 足少陰腎經에 刺針하여 (腎氣가) 더욱 虛하도록 하고 피가 나오게 하면 혀가 굳어 말하기 어렵습니다. 가슴(膺部)에 刺針할 때 너무 깊게 찔러 肺를 손상시키면 氣가 上逆하여 숨이 가쁘며 (호흡이 곤란하여) 고개를 들고 숨을 쉽니다. 팔꿈치에 刺針할 때 너무 깊게 찔러 氣가 팔꿈치에 몰리면 (관절을) 굽히거나 펴지 못합니다. 陰股(넓적다리 안쪽) 아래 3寸 부위(五里穴)에 刺針할 때 너무 깊게 찌르면 사람에게 遺尿이 발생합니다. 腋下·脇肋 사이에 刺針할 때 너무 깊게 찌르면 사람으로 하여금 기침을 하게 합니다. 少腹部에 刺針할 때 膀胱을 손상시키면 소변이 흘러나와 (하복부로 스며들어) 少腹部가 脹滿해집니다. 장딴지(承筋穴 부위)에 刺針할 때 너무 깊게 찌르면 붓습니다. 눈언저리의 오목하게 들어간 뼈에 刺針할 때 脈絡을 손상시키면 눈물이 (계속) 흐르고, (심하면) 失明합니다. 關節에 (잘못) 刺針하여 液이 흘러나오면 (關節을) 펴거나 굽힐 수 없습니다.

만 足少陰脈 중에 넓적다리 사이에 있는 것은 經脈은 있으나 穴이 없다. 그 氣衝(氣街) 아래 3寸 부위에 있는 것은 足厥陰肝經의 五里穴로서, 腸에 熱이 가득하여 小便을 보지 못하는 것을 치료하는데, 만약 너무 깊게 刺針하면 사람으로 하여금 遺尿失禁하도록 하니 마땅히 이 穴이다."라고 하였다. 이에 대해 王冰은 腎의 絡脈이라 하였고, 馬蒔는 肝經의 陰包穴이라 하였으며, 高世栻은 足太陽經脈이라 하였으나, 본서는 張介賓의 注를 따랐다.

30) 掖(액) : "腋"과 통하며, 겨드랑이를 가리킨다.

31) 腨腸 : 장딴지로서 足太陽膀胱經의 承筋穴 부위를 가리킨다. 王冰은 注에서 "장딴지 속에는 足太陽經脈이 있는데, 足太陽經의 氣가 빠져나가므로 붓는다."고 하였다.

32) 匡上 : "匡"은 "眶"과 통하므로 "匡上"이란 眼眶, 즉 눈언저리를 가리킨다.

五十三. 刺 志 論

"志"는 기억을 말한다. 본편에서는 虛實의 요점에 관하여 중점적으로 논술하고 있는데, 이는 마땅히 기억하여 잊지 말아야 할 사항이므로 "刺志論"이라 하였다.

(1) 虛實을 알려면 반드시 정상적인 변화를 명확히 하여 正反의 두 측면으로부터 진찰해야 함을 제시하고 있다. 形과 氣, 血과 脈, 음식과 氣 등이 상응하면 正常이고, 상응하지 않으면 反常인데, 反常은 곧 病態임을 설명하였다.

(2) 虛實의 상반되는 표현 및 그 발생 病理를 구체적으로 분석하였다.

(3) 刺針의 補瀉 방법에 관하여 논술하였다.

黃帝問曰：願聞虛實之要.

岐伯對曰：氣實形實，氣虛形虛，此其常也，反此者病1). 穀盛氣盛，穀虛氣虛，此其常也，反此者病. 脈實血實，脈虛血虛，此其常也，反此者病.

黃帝：虛實의 요점에 대해 듣고 싶습니다.

岐伯：氣가 충실하면 形體도 충실하고 氣가 虛하면 形體도 虛한데, 이것은 정상이

---

1) 氣實形實, 氣虛形虛, 此其常也, 反此者病："氣"는 인체의 氣를, "形"은 形體를 가리킨다. 氣와 形體가 상응하면 정상이고, 상반되면 病態이다. 아래의 穀과 氣, 脈과 血의 관계 역시 이와 같다. 馬蒔는 注에서 "氣와 形, 穀과 氣, 脈과 血이 상응하는 것은 정상이고, 상반되면 病態이다."라고 하였다.

며, 이와 상반되면 病態입니다. 음식물의 섭취가 많으면 氣도 盛하고 음식물의 섭취가 적으면 氣도 虛한데, 이것은 정상이며, 이와 상반되면 病態입니다. 脈이 충실하면 血도 충실하고 脈이 虛하면 血도 虛한데, 이것은 정상이며, 이와 상반되면 病態입니다.

帝曰 : 如何而反.

岐伯曰 : 氣盛身寒, 此謂反也[2]. 氣虛身熱, 此謂反也. 穀入多而氣少, 此謂反也. 穀入少[3]而氣多, 此謂反也. 脈盛血少[4], 此謂反也. 脈少[5]血多, 此謂反也.

黃帝 : 어떻게 해서 反常이 나타납니까?

岐伯 : 氣가 盛한데도 몸이 차면 이는 反常입니다. 氣가 虛한데도 몸에서 熱이 나면 이는 反常입니다. 음식물을 많이 먹었는데도 氣가 부족하면 이는 反常입니다. 음식물을 적게 먹었는데도 氣가 많으면 이는 反常입니다. 脈이 충실한데도 血이 적으면 이는 反常입니다. 脈이 虛한데도 血이 많으면 反常입니다.

氣盛身寒, 得之傷寒[6]. 氣虛身熱, 得之傷暑[7]. 穀入多而氣少者, 得之有所脫血, 濕居下[8]也. 穀入少而氣多者, 邪在胃及與肺[9]也. 脈

---

2) 氣盛身寒, 此謂反也 : 원문에는 없었으나, 문맥과 諸家들의 注에 근거하여 보충하였다.《新校正》에서 "《甲乙經》에서 이르길 '氣盛身寒, 氣虛身熱, 此謂反也'라고 하였으니 마땅히 이 4字를 보충해야 한다."고 하였는데, 현존하는《甲乙經》에도 "氣盛身寒" 4字가 있다. 아래에서 "氣盛身寒, 得之傷寒"이라 한 것에 비추어 보건대 마땅히 吳崑의 注에 근거하여 "氣盛身寒, 此謂反也" 8字를 보충해야 한다.《明綠格抄本》에도 이 8字가 들어 있다.

3) 入少 : 원문에는 "不入"으로 되어 있었으나, 아래에서 "穀入少而氣多"라고 한 것에 근거하여 교정하였다. 음식물을 적게 먹었는데도 氣가 많은 것은 反常이나, 음식물을 먹지 않았는데도 氣가 많다고 함은 있을 수 없는 일이다.

4) 氣多,……血少 : 丹波元簡은《素問識》에서 "血의 많고 적음은 안색을 관찰하여 알 수 있다. 즉 血이 부족하면 안색이 창백하고, 血이 많으면 안색이 붉다."고 하였다.

5) 脈少 : 顧觀光이 이르길 "'少'는 마땅히 '小'로 적어야 한다. 아래 글에는 착오가 없다."고 하였다. 아래 글에서 "脈小血多者"라고 한 것에 따르면 顧氏의 말에 일리가 있으나, "少"와 "小"는 통용되므로 굳이 교정하지는 않았다.

6) 氣盛身寒, 得之傷寒 : 寒은 陰邪로서 凝滯하고 收斂하는 성질이 있어 인체에 침입하면 체내에서 陽氣를 가로막으므로 氣가 성한데도 몸이 차다.

7) 氣虛身熱, 得之傷暑 : 暑는 陽邪로서 火熱에서 변한 것인데, 상승하고 흩어지는 성질이 있어 氣와 津液을 손상시키므로 氣가 虛한데도 熱이 나는 것이다.

8) 濕居下 : 脾의 運化機能이 실조되면 섭취한 음식물이 精微 물질로 변화하지 않고 濕으로 변해 하부에 머물게 된다.

小血多者, 飮中熱也[10]. 脈大血少者, 脈有風氣, 水漿不入, <u>此之謂</u>[11]也.

氣가 성한데도 몸이 찬 것은 寒邪에 손상되어 얻은 것입니다. 氣가 虛한데도 몸에서 熱이 나는 것은 暑邪에 손상되어 얻은 것입니다. 음식물을 많이 먹었는데도 氣가 부족한 것은 血이 빠져나간 바가 있거나, 濕邪가 下焦에 머물러 있는 데서 얻어진 것입니다. 음식물을 적게 먹었는데도 氣가 많은 것은 邪氣가 胃와 肺에 있기 때문입니다. 脈이 虛한데도 血이 많은 것은 음주로 인해 中焦에 熱이 있기 때문입니다. 脈이 충실한데도 血이 부족한 것은 脈에 風氣가 있어 물을 받아들이지 못하기 때문입니다.

夫實者, 氣入也; 虛者, 氣出也[12]. 氣實者, 熱也; 氣虛者, 寒也. 入[13]實者, 左手開針空[14]也; 入虛者, 左手閉針空[15]也.

대저 實이란 邪氣가 침입한 것이고, 虛란 正氣가 빠져나간 것입니다. 氣가 實하면 熱象이 나타나고, 氣가 虛하면 寒象이 나타납니다. 實證에 刺針할 때는 (瀉法을 사용해야 하니 出針時에) 왼손으로 침구멍을 열고, 虛證에 刺針할 때는 (補法을 사용해야 하니 出針時에) 왼손으로 침구멍을 막아야 합니다.

---

9) 邪在胃及與肺 : "及與"는 "~와"·"~와 더불어"란 뜻이다. 于鬯이 이르길 "'及與' 2字는 같은 뜻이다."라고 하였다. 胃는 受納을 주관하는데, 邪氣가 胃에 있으면 식욕이 줄어들어 음식을 조금밖에 먹지 못한다. 肺는 氣를 주관하는데, 邪氣가 肺에 있으면 肺氣가 壅滯되므로 氣가 많아진다.

10) 飮中熱也 : "飮"은 飮酒를, "中"은 中焦를 가리킨다. 즉 飮酒로 인해 中焦에 熱이 있다는 말이다. 高世栻은 注에서 "脈이 虛한데 도리어 血이 많은 것은 그 내부에 반드시 飮酒로 인해 속에 熱이 나는 병이 있을 얻은 것이다. 술은 經絡으로 들어가므로 血이 대부분 바깥으로 운행하고 내부에서는 부족하여 脈이 虛한 것이다."라고 하였다. 알코올은 發散하는 성질이 있어 血液이 絡脈으로 모이므로 經脈은 반드시 空虛해진다.

11) 此之謂 : 張琦는 《素問釋義》에서 "'此之謂' 3字는 衍文이다."라고 하였는데, 상하 문맥에 비추어 보면 張琦의 견해가 옳다. 따라서 본서는 이 3字를 해석하지 않았다.

12) 夫實者, 氣入也; 虛者, 氣出也 : 孫鼎宜가 이르길 "邪氣가 내부에서 충만하므로 實이라 하고, 正氣가 외부로 빠져나갔으므로 虛라 한다."고 하였다.

13) 入 : "進入하다"는 뜻인데, 여기서는 針을 찌르는 것을 가리킨다.

14) 開針空 : "空"은 "孔"과 같다. 침구멍을 연다고 함은 침을 뽑은 후에 침구멍을 막지 않음으로써 邪氣가 빠져나가도록 하는 것을 가리킨다.

15) 閉針空 : 침을 뽑은 후에 침구멍을 눌러 막아 正氣가 빠져나가지 않도록 하는 것을 말한다.

五十四. 針 解

본편에서는《靈樞·九針十二原》과《素問·寶命全形論》에 있는 刺針과 유관한 문제를 논하였으므로 針解篇이라 하였다.

(1) 虛하면 補하고, 實하면 瀉해야 하는 刺針法의 기본원칙을 논술하였다.

(2) 補瀉 방법과 刺針할 때 가져야 하는 醫者의 태도에 대해 논하였다.

(3) 인체는 天地와 상응한다는 이치에 근거하여 九針의 기원과 그 효능을 설명하였고, 임상에서 나타나는 상이한 病情에 근거하여 각기 상이한 針을 운용해야 함을 설명하였다.

黃帝問曰：願聞九針之解, 虛實之道.

岐伯對曰：刺虛則實之者, 針下熱也[1), 氣實乃熱也. 滿而泄之者, 針下寒也[2), 氣虛乃寒也. 菀陳[3)則除之者, 出惡血也. 邪勝則虛之者,

1) 刺虛則實之者, 針下熱也："實之"란 補法을 가리킨다. 張介賓은 注에서 "針 아래에서 熱感이 느껴지는 것은 차가운 상태에서 熱한 상태가 되는 것이다. 熱이 나면 正氣가 이르러 虛한 것이 實해지는 것이므로 補라 한다."고 하였다.

2) 滿而泄之者, 針下寒也："泄之"란 瀉法을 가리킨다. 張介賓은 注에서 "침 아래에 찬 기운이 느껴진다고 함은 熱한 상태에서 차가운 상태가 되는 것이다. 차가워지면 邪氣가 제거되어 實한 것이 虛해지는 것이므로 瀉라고 한다."고 하였다.

3) 菀陳："菀(이때는 '운'으로 읽는다)"은 "蘊"과 통하며, 鬱結·積滯를 뜻한다. "陳"은 오래된 것을 말한다. 여기서의 "菀陳"은 血이 오랫동안 울결된 것을 말한다.

出針勿按. 徐而疾則實者, 徐出針而疾按之. 疾而徐則虛者, 疾出針而徐按之. 言實與虛者, 寒溫氣多少也[4]. 若無若有者, 疾不可知也. 察後與先者, 知病先後也. 爲虛與實者[5], 工勿失其法. 若得若失者, 離其法也. 虛實之要, 九針最妙者, 爲其各有所宜也. 補瀉之時者, 與氣開闔相合也[6]. 九針之名, 各不同形者, 針窮其所當補瀉也.

黃帝 : 九針의 해석과 虛實의 이치에 관하여 듣고 싶습니다.

岐伯 : 虛證에 刺針하여 그것을 충실하게 하면 針 아래에 熱感이 느껴지는데, (이는) 正氣가 충실해져서 熱이 나는 것입니다. 그득한 것을 泄(瀉)하면 침 아래에 찬 기운(冷感)이 느껴지는데, (이는) 邪氣가 약해져서 차가워지는 것입니다. 울결된 것이 오래되면 제거해야 한다는 것은 나쁜 피를 빼내라는 것입니다. 邪氣가 盛하면 그것을 虛하도록 해야 한다는 것은 針을 뽑은 뒤에 (손가락으로 침구멍을) 누르지 말라는 것입니다.

"천천히 한 후 신속히 하면 實해진다(徐而疾則實)"는 것은 천천히 침을 뽑은 후에 (正氣가 빠져나가지 않도록) 신속하게 침구멍을 누르라는 것입니다. "신속히 한 후 천천히 하면 虛해진다(疾而徐則虛)"는 것은 신속하게 침을 뽑은 후에 (邪氣가 빠져나갈 수 있도록) 천천히 침구멍을 누르라는 것입니다. "虛"와 "實"이란 寒氣와 溫氣의 많고 적음을 말하는 것입니다. "있는 듯 없는 듯하다(若無若有)"는 것은 (經氣의 흐름이) 빨라서 알 수 없다는 것입니다. "나중과 먼저를 살피라(察後與先)"는 것은 질병의 先後를 알라는 것입니다. "虛하게 하고 實하게 하라(爲虛與實)"는 것은 의원이 그 원칙을 어기지 말라는 것입니다. "얻은 것 같기도 하고 잃은 것 같기도 하다(若得若失)"는 것은 그 원칙에서 벗어났다는 것입니다.

"虛實의 관건에 있어서 九針이 가장 오묘한 작용을 한다"는 것은 그것들에 각기 마땅한 바가 있다는 것입니다. 補瀉의 시기라는 것은 氣가 이르는 것과 開闔이 맞아떨어져야 한다는 것입니다. 九針의 명칭에 따라 각기 형태가 다른 것은 針이 補法과 瀉法을 운용하는 데 마땅한지를 窮究하였기 때문입니다.

---

4) 實與虛者, 寒溫氣多少也 : "虛"란 瀉法을 가리키는데, 針 아래에 氣가 적으므로 冷感이 느껴진다. "實"이란 補法을 가리키는데, 針 아래에 氣가 많으므로 熱感이 느껴진다.

5) 爲虛與實者 : "虛"란 實한 것을 瀉하고, "實"이란 虛한 것을 補하는 것을 말한다.

6) 補瀉之時者, 與氣開闔相合也 : 針을 놓은 후 침 끝에 氣가 이르는 것을 "開"라 하는데 이때에는 瀉하고, 針을 놓은 후 침 끝에 氣가 지나가는 것을 "闔"이라 하는데 이때에는 補하여 침과 氣의 開闔이 맞아떨어지도록 해야 한다.

刺實須[7]其虛者，留針陰氣隆[8]至，針下寒[9]乃去針也．刺虛須其實者，陽氣隆至，針下熱乃去針也．經氣已至，愼守勿失者，勿變更也．深淺在志者，知病之內外也．近遠如一[10]者，深淺其候等也．如臨深淵者，不敢墯[11]也．手如握虎者，欲其壯也．神無營[12]於衆物者，靜志觀病人，無左右視也．義無邪下[13]者，欲端以正也．必正其神者，欲瞻病人目，制其神[14]，令氣易行也．所謂三里者，下膝三寸也．所謂跗上[15]者，擧膝分[16]易見也．巨虛[17]者，蹻足䯒獨陷者[18]．下廉[19]者，陷下者也．

"實證에 刺針하여 그것이 虛해지기를 기다린다"고 함은 침을 꽂아 둔 상태에서 陰氣

---

7) 須 : 여기서는 "기다리다"는 뜻이다.

8) 隆 : "盛"과 통한다. 《淮南子·氾論》 高注에서 "'隆'은 盛하다는 뜻이다."라고 하였다.

9) 針下寒 : 원문에는 없었으나, 문맥과 《吳注素問》에 근거하여 보충하였다. 아래 글에서 "針下熱乃去針也"라고 한 것에 따르면 이곳에 脫字가 있는 것이 분명하므로 吳崑의 說이 옳다.

10) 近遠如一 : "遠近"이란 刺針의 깊이를 가리키고, "如一"이란 氣를 기다리는 방법이 같음을 가리킨다.

11) 墯(타) : "惰"와 같으며, 게으르다는 뜻이다.

12) 營 : 여기서는 "미혹되다"는 뜻이다. 상세한 것은 《漢書·敍傳下》 顔師古 注를 참조하시오.

13) 義無邪下 : "義"는 "儀"의 古字로서 "거동"·"자세"를 가리킨다. "邪"는 "斜"와 같으며 "비스듬하다"는 뜻이다. "下"는 침을 찌르는 것을 뜻한다. 즉 자세를 비스듬히 하여 刺針하지 말라는 뜻이다.

14) 制其神 : "制"는 "조절"·"제어"의 뜻이고, "其"는 환자를 가리키는 대명사이며, "神"은 精神活動을 가리킨다.

15) 跗上 : 원문에는 "跗之"로 되어 있었으나, 《骨空論》과 馬蒔·張志聰·高世栻 및 林億의 校勘에 근거하여 교정하였다. 상고해 보건대 "上"과 "之"字는 篆書에서 형태가 비슷하여 혼동하기 쉽다. "跗上"이란 衝陽穴을 가리킨다. 舊注에서는 이 句를 足三里穴을 取하는 방법으로 해석하였는데, 불합리하다.

16) 分 : 이는 아마도 "則"의 誤字인 듯하다. "分"과 "則"은 草書로 쓰면 형태가 비슷하여 혼동하기 쉽다.

17) 巨虛 : 上巨虛穴을 가리킨다. 足陽明胃經으로 穴로서 足三里穴에서 아래로 3寸 부위에 있다.

18) 蹻足䯒獨陷者 : "䯒"은 "胻"과 같으며, 정강이를 가리킨다. "者"는 진술구의 종결을 나타내며, "也" 혹은 "矣"에 해당한다.

19) 下廉 : 下巨虛穴을 가리킨다. 足陽明胃經의 穴로서, 上巨虛穴에서 아래로 3寸 부위에 있다.

가 盛하게 이르러 침 아래에 찬 기운이 느껴지고서야 침을 뽑는다는 것입니다. "虛證에 刺針하여 그것이 實해지기를 기다린다"고 함은 (침을 꽂아 둔 상태에서) 陽氣가 성하게 이르러 침 아래에 熱感이 느껴지고서야 침을 뽑는다는 것입니다.

"(침 끝에) 經氣가 이미 이르렀으면 신중하게 지켜서 잃지 않도록 해야 한다"는 것은 (刺針 방법을) 변경해서는 안된다는 것입니다. "깊고 얕음이 마음에 있다"고 함은 병이 밖에 있는지 안에 있는지를 알아야 한다는 것입니다. "멀고 가까움이 한결같다"고 함은 깊게 刺針하건 얕게 刺針하건 간에 그것이 (氣가 이르기를) 기다린다는 점에서 같다는 것입니다.

"마치 깊은 연못에 임한 것처럼 한다"고 함은 (刺針할 때) 게을리 해서는 안된다는 것입니다. "손으로 호랑이를 잡은 것처럼 한다"고 함은 (침을 쥘 때 손에 호랑이를 잡은 것처럼) 힘있게 잡아야 한다는 것입니다. "精神이 사물에 미혹되지 않도록 한다"고 함은 (의원이) 마음을 안정시켜 환자를 살피되 좌우로 눈을 돌려서는 안된다는 것입니다.

"자세를 비스듬히 하여 刺針하지 말라"고 함은 (刺針할 때 자세를) 端正하게 하라는 것입니다. "반드시 精神을 바르게 하라"는 것은 환자의 눈을 관찰하여 환자의 精神을 조절함으로써 氣가 잘 흐르도록 해야 한다는 것입니다.

이른바 "三里"란 (足三里穴로서) 무릎에서 3寸 내려간 곳이고, 이른바 "跗上"이란 (衝陽穴로서) 무릎을 들면 잘 보이는 곳에 있습니다. "巨虛"란 발을 들면 정강이 부위에 홀로 오목하게 들어가는 곳이고, "下廉"이란 (정강이의 바깥쪽에) 肌肉이 오목하게 들어간 곳입니다.

帝曰 : 余聞九針, 上應天地四時陰陽, 願聞其方[20], 令可傳於後世, 以爲常也.

岐伯曰 : 夫一天·二地·三人·四時·五音·六律·七星·八風·九野·身形亦應之, 針各有所宜, 故曰九針. 人皮應天[21], 人肉應地[22], 人脈應人[23], 人筋應時[24], 人聲應音[25], 人陰陽合氣應律[26],

---

20) 方 : 《禮記·樂記》 鄭玄 注에 "方은 이치이다."라고 하였다.

21) 人皮應天 : 皮膚는 體表에 있으면서 전신을 보호하여 마치 하늘이 만물을 덮고 있는 같으므로 이렇게 말하였다. 즉 皮膚는 肺와 연계되고, 肺氣는 하늘의 공기와 통하므로 사람의 皮膚는 하늘과 상응한다고 하였다.

22) 人肉應地 : 肌肉의 유연하고 풍만함이 大地가 만물을 풍성하고 싣고 있는 것과 같으므로 이렇게 말하였다. 즉 인체의 肌肉은 脾와 연계되고 脾는 土에 속하며, 四肢百骸를 자양하므로

人齒面目應星27), 人出入氣應風28), 人九竅三百六十五絡應野29), 故一針皮, 二針肉, 三針脈, 四針筋, 五針骨, 六針調陰陽, 七針益精, 八針除風, 九針通九竅, 除三百六十五節氣30), 此之謂各有所主也.

黃帝 : 제가 듣기에 九針은 위로 天地의 四時陰陽과 상응한다고 하는데, 그 이치를 들어 후세에 전함으로써 불변의 원칙으로 삼고자 합니다.

岐伯 : 대저 一天·二地·三人·四時·五音·六律·七星·八風·九野·身形 역시 인체와 상응하고, 針도 각기 마땅한 바가 있으므로 "九針"이라 합니다.

사람의 피부는 하늘과 상응하고, 사람의 肌肉은 땅과 상응하며, 사람의 脈은 사람과 상응하고, 사람의 筋은 四時와 상응하며, 사람의 소리는 五音과 상응하고, 사람의 陰陽은 六律과 상응하며, 사람의 치아와 얼굴·눈은 七星과 상응하고, 사람이 내쉬고 들이쉬는 숨은 八風과 상응하며, 사람의 九竅와 365絡脈은 九野와 상응하므로 第1針은 皮膚에, 第2針은 肌肉에, 第3針은 血脈에, 第4針은 筋에, 第5針은 骨에, 第6針은 (인체의) 陰陽을 조리하는 데에, 第7針은 精氣를 補益하는 데에, 第8針은 風邪를 제거하는 데에, 第9針은 九竅를 소통시키고 365節의 邪氣를 제거하는데 사용하는데, 이를 일러 "각기 주관하는 바가 있다"고 하는 것입니다.

人心意應八風31), 人氣應天32), 人髮齒耳目五聲應五音六律33), 人

肌肉은 땅과 상응한다고 한 것이다.

23) 人脈應人 : 인체 생명의 유지는 血脈의 滋養에 의지하므로 이렇게 말하였다.《靈樞·九針論》에서 "三은 사람을 본뜬 것이다. 사람이 생장할 수 있는 것은 血脈 때문이다."라고 하였다.

24) 人筋應時 : 인체의 筋은 肝과 연계되고 肝은 봄과 상응하는데, 봄은 四時를 여는 첫 단계이므로 이렇게 말하였다.

25) 人聲應音 : 高世栻은 注에서 "사람의 소리는 淸濁·高低가 상이하여 五音이 五行으로 나뉘는 것과 같으므로 사람의 소리가 五音과 상응한다."고 하였다.

26) 人陰陽合氣應律 : 인체 六臟六腑의 陰陽이 서로 조화를 이루는 것이 마치 六律이 조화를 이루는 것과 같음을 말한다.

27) 人齒面目應星 : 王冰은 注에서 "사람의 얼굴이 七星과 상응한다고 함은 이른바 얼굴의 일곱 구멍이 이에 상응한다는 말이다."라고 하였다.

28) 人出入氣應風 : 사람의 날숨과 들숨이 마치 바람과 같음을 말한다.

29) 人九竅三百六十五絡應野 : 인체에 분포하는 九竅와 365絡脈이 마치 대지에 百川萬水가 종횡으로 교차하고 나누어지는 것과 같음을 말한다.

30) 三百六十五節氣 : "節"이란 腧穴로서 인체의 氣血이 交會하고 出入하는 곳을 가리키며, "氣"란 邪氣를 가리킨다.

31) 人心意應八風 : 사람의 뜻은 자연계의 八風처럼 변화가 다양하므로 이렇게 말하였다.

陰陽脈血氣應地[34]，人肝目應之九[35].

사람의 의지는 八風과 상응하고, 사람의 氣는 하늘과 상응하며, 사람의 터럭・이빨・귀・눈・五聲은 五音六律과 상응하고, 인체 陰陽脈의 氣血은 地와 상응하며, 사람의 肝・目은 九와 상응합니다.

九竅三百六十五人一以觀動靜天二以候五色七星應之以候髮毋澤五音一以候宮商角徵羽六律有餘不足應之二地一以候高下有餘九野一節腧應之以候閉節三人變一分人候齒泄多血少十分角之變五分以候緩急六分不足三分寒關節第九分四時人寒溫燥濕四時一應之以候相反一四方各作解.

(상기 문장은 빠진 것이 많아 王冰 이래로 역대 注家들이 모두 脫簡殘缺이라고 여겼다.《新校正》에서 이르길 "상고해 보건대 王冰은 124字라고 하였으나, 지금에는 123字가 있으니 다시 1字가 빠진 것이다."라고 하였다. 이에 後學들의 연구를 위해 原文을 남겨 둔다.)

---

32) 人氣應天 : 인체의 氣는 마치 天體가 끊임없이 운행하는 것과 같으므로 이렇게 말하였다.

33) 人髮齒耳目五聲應五音六律 : 張介賓은 注에서 "터럭의 많음, 치아의 가지런함, 귀의 밝음, 五聲 억양의 淸濁이 모두 어지럽게 뒤섞이지 않고 각기 조리가 있으므로 五音六律과 상응하는 것이다."라고 하였다.

34) 人陰陽脈血氣應地 : 인체의 陰陽經脈은 氣血이 운행하는 통로로서 마치 大地에서 흐르는 강이나 하천과 같으므로 이렇게 말하였다.

35) 人肝目應之九 : 諸家들은 대부분 여기에 脫簡이 있다고 여겨 注를 달지 않았다. 이에 대해서는 의문을 갖고 좀더 연구해 봐야 할 것이다.

五十五. 長刺節論

"長"은 "확대하다"는 뜻이다. 본편에서는 "五節"·"十二節"의 刺法을 널리 확대하였으므로 "長刺節論"이라 하였다. 《靈樞·官針》과 《靈樞·刺節眞邪》에는 17종의 刺針法이 나와 있는데, 본편에서는 이를 토대로 頭痛·寒熱·癰腫·寒疝·筋痹·肉痹·骨痹·少腹積聚·狂·癲·風病·大風 등의 질병을 나열하여 刺針 부위·깊이·방법·치료과정 등에 관하여 구체적으로 설명하였다.

刺家[1)]不診, 聽病者言. 在頭頭疾痛, 爲藏針之[2)], 刺至骨病已止[3)], 無傷骨肉及皮, 皮者道也.

침을 잘 놓는 의원은 診脈을 하지 않고 환자의 말만 듣(고도 針을 놓)습니다. (병이) 頭部에 있어 頭痛이 오면 그곳(즉 통증이 오는 부위)에 針을 놓되 찌른 것이 骨에 이르

1) 刺家 : 針을 놓는 사람, 즉 의원을 가리킨다.

2) 爲藏針之 : 王氷은 "藏"을 "깊숙하다(深)"로 풀이하였는데, 옳지 않다. 이는 頭痛이 올 때 해당 부위에 刺針하여 치료하는 것을 설명하였다. 주지하는 바와 같이 頭皮는 매우 얇은데 어떻게 깊고 얕음을 구별할 수 있단 말인가? 《新校正》에서 이르길 "全元起 本에서는 '爲針之'라고 하여 '藏'字가 없다."고 하였는데, 본서는 이를 따라 "藏"을 해석하지 않았다.

3) 止 : 원문에는 "上"으로 되어 있고 아래 句에 붙어 있었으나, 문맥에 근거하여 교정하였다. 여기서 "止"란 병이 나으면 刺針을 멈춘다는 말이다. 아래에 "病已止"란 문장 형식이 세 번이나 나오는 것이 이를 증명한다. 《朝鮮本(萬歷 43년 朝鮮 內醫院에서 刻印한 것을 가리킨다)》과 《明綠格抄本》에도 모두 "止"로 되어 있다.

러 병이 나으면 멈추어야 하며, 骨肉 및 피부를 손상시켜서는 안되는데, 피부는 (침이 지나가는) 통로이기 때문입니다.

陽刺[4], 入一傍四處[5], 治寒熱. 深專[6]者, 刺大臟[7], 迫臟刺背, 背腧也. 刺之迫臟, 臟會[8], 腹中寒熱去而止. 與[9]刺之要, 發針而淺出血. 治癰腫者刺癰上[10], 視癰小大深淺刺, 刺大者多血, 小者深之, 必端內針爲故止[11].

陽刺란 (침을) 중앙의 한 군데와 그 주변의 네 곳에 찌르는 것으로서, (비교적 얕은 부위에 있는) 寒熱을 치료합니다. (寒熱邪氣가) 깊숙이 침입하여 (內臟에서) 橫行할 경우는 五臟(의 募穴)에 침을 놓되, (邪氣가) 臟을 핍박하면 背部, 즉 背腧穴에 침을 놓아야 합니다. 邪氣가 臟을 핍박하는 것에 침을 놓을 경우는 臟氣가 모이는 곳(背腧)에 刺針해야 하는데, 腹中의 寒熱이 제거된 후에 (刺針을) 멈춥니다.

무릇 刺針의 요령은 침을 뽑을 때 약간의 피가 배출되도록 하는 것입니다. 癰腫을 치료할 때는 癰腫 위에 침을 놓되, 癰의 大小를 관찰하여 깊게 혹은 얕게 刺針해야 하

---

4) 陽刺 : 원문에는 "陰刺"로 되어 있었으나, 《甲乙經》《新校正》《太素》 및 注家들의 견해에 근거하여 교정하였다. 《甲乙經》에서 "陽刺者, 正內一, 傍內四; 陰刺者, 左右卒刺之."라고 한 것에 따르면 본편에서 "陰刺"라고 한 것은 "陽刺"의 誤記이다. 《靈樞·官針》에서는 "揚刺者, 正內一, 傍內四, 以浮之, 以治寒氣之博大者也."라고 하였는데, 《靈樞》에서 말하는 "揚刺"는 注에 따르면 "陽刺"의 誤記라고 하였다. "陽刺"라고 이름 붙인 까닭이 陽에 속하는 體表 부위에 얕게 침을 놓기 때문이라는 說과 刺入하는 針의 숫자가 홀수인 다섯으로서 陽에 속하기 때문이라는 說이 있다.

5) 入一傍四處 : 이는 중앙에 침을 하나 찌르고, 그 상하좌우에 각각 하나씩 刺針하는 것을 가리킨다.

6) 深專 : 病邪가 깊숙이 들어가 內臟에서 橫行하는 것을 가리킨다. "專"에는 "전단하다"·"멋대로 橫行하다"는 뜻이 있다.

7) 刺大臟 : "大臟"이란 五臟을 가리킨다. 여기서 "刺大臟"이란 五臟의 募穴, 즉 肺의 中府·脾의 章門·肝의 期門·腎의 京門·心의 巨闕에 침을 놓는 것을 가리킨다.

8) 臟會 : 五臟의 氣가 모이는 背腧穴을 가리킨다. 吳崑은 注에서 "腧 중에서 臟에 가까운 곳을 刺針하는 것은 그것에 臟氣가 모이기 때문이다."라고 하였다.

9) 與 : 이는 "擧"가 변형된 것으로 보인다. "擧"에는 "凡(무릇)"의 뜻이 있다.

10) 癰腫者刺癰上 : 여기서의 두 "癰"字는 원문에 "腐"로 되어 있었으나, 《新校正》과 《太素》에 근거하여 교정한 것이다.

11) 端內針爲故止 : "內"는 "納"과 같다. 따라서 "內針"이란 침을 찔러 넣는 것을 가리킨다. "故"에는 "원칙"이란 뜻이 있다. 예컨대 《呂氏春秋·知道》 高注에 "'故'는 '法'이다."라고 하였다. 여기서 "止"는 語氣詞로서 句末에 쓰여 단정이나 완료를 나타내며, 일반적으로 해석하지 않는다.

는데, (癰腫이) 큰 것에 침을 놓을 경우는 (膿血이 많으므로) 피를 많이 배출시키고, 작은 것에 침을 놓을 경우는 깊게 찔러야 하며, 반드시 바르게 침을 찔러 넣는 것을 원칙으로 삼아야 합니다.

病在少腹, 有積, 刺皮䯌[12)]以下, 至少腹而止, 刺俠脊兩傍四椎間, 刺兩髂髎[13)]季脇肋間[14)], 導腹中氣熱下已.

병이 少腹部에 있어서 積聚가 있으면 腹部의 皮肉이 살찐 부위 아래에서 少腹部에 이르기까지 침을 놓은 다음에 멈추고, 脊椎를 양쪽에서 끼고 있는 第4椎의 穴位에 刺針하며, 양쪽 髂髎(腰骨) 사이(居髎穴)와 양쪽 갈빗대 끝(季脇肋) 사이(京門穴)에 刺針하여 뱃속의 熱氣를 이끌어 내리면 낫습니다.

病在少腹, 腹痛不得大小便, 病名曰疝, 得之寒. 刺少腹兩股間, 刺腰髁骨[15)]間, 刺而多之[16)], 盡炅[17)]病已.

병이 少腹部에 있어서 복통이 오고 大小便을 볼 수 없는 것을 "疝"이라 하는데, 寒邪로 인해 얻은 병입니다. 少腹部 양쪽의 넓적다리 사이(즉 사타구니)에 刺針하고, 腰部와 大腿骨 사이에 刺針하되, 刺針한 다음 灸法을 사용하여 (少腹部) 전체에 熱感이 느껴지면 병이 낫습니다.

病在筋, 筋攣節痛, 不可以行, 名曰筋痹. 刺筋上爲故[18)], 刺分肉

---

12) 皮䯌 : 腹部의 皮肉이 살찐 부위를 가리킨다. "䯌(돌)"에 대해서는 諸家들의 견해가 일치하지 않는데, 본서는 馬蒔의 注를 따랐다. 馬蒔는 注에서 "《內經》에는 肉部 旁을 응용한 곳에 매번 骨部 旁으로 대신한 것이 있고, 骨部 旁을 응용한 곳에 매번 肉部 旁을 응용한 것이 있다. 그러므로 근간에 같은 글로 기록한 것이 있어 '膀'을 '髈'으로, '膕'을 '䯧'이라 한 것이 있으니, '䯌'을 '腯(돌)'로 적을 수 있다. 《左傳 · 桓公六年》에 隋나라의 季梁이 楚나라 군사를 추격하는 것을 말리자 公(즉 隋侯)이 이르길 '牲牷肥腯(제물로 바칠 犧牲이 온전하고 살쪘다)'이라 하였으니, '腯' 역시 '살찌다'는 뜻이다. ……'皮腯'은 원래 穴名이 아닌데, 나의 어리석은 생각으로는 少腹의 皮膚가 살찐 곳 아래의 모든 少腹部 내의 穴을 取하고서 그치는 것이라 본다."고 하였다.

13) 兩髂髎 : 馬蒔는 注에서 "'髂(가)'는 腰骨로서, 양쪽 髂髎란 居髎穴이다."라고 하였다.

14) 季脇肋間 : 王氷은 注에서 "季肋 사이의 京門穴에 刺針하는 것이다."라고 하였다.

15) 髁骨 : 股骨頭, 즉 髖關節 부위를 가리킨다.

16) 刺而多之 : "多"는 "灸"의 誤字이다. 따라서 이는 刺針을 하고 나서 灸法을 사용하는 것을 말한다. 周學海는《內經評文》에서 "'多'는 아마도 '灸'字인 듯하다."라고 하였고, 郭靄春은《黃帝內經素問校注》에서 "'多'는 아마도 '灸'인 듯하다. '多'와 '灸'의 형태가 비슷하여 착오를 일으킨 것이다."라고 하였다.

17) 炅(경) : 王氷은 注에서 "'炅'은 '熱'이다."라고 하였다.

間, 不可中骨也. 病起筋炅, 病已止[19].

병이 筋에 있어 筋肉痙攣·關節疼痛으로 움직일 수 없는 것을 "筋痹"라고 합니다. 筋肉 위에 刺針하는 것을 원칙으로 삼아 分肉 사이에 침을 놓되 骨을 손상시켜서는 안 됩니다. 筋에 熱感이 느껴지면 병이 나은 것이므로 (刺針을) 멈추어야 합니다.

病在肌膚, 肌膚盡痛, 名曰肌痹, 傷於寒濕. 刺大分小分[20], 多發針而深之, 以熱爲故, 無傷筋骨, 傷筋骨, 癰發若變. 諸分盡熱病已止.

병이 肌膚에 있어 肌膚가 모두 아픈 것을 "肌痹"라 하는데, (이는) 寒濕邪에 손상된 것입니다. (이때는) 大分과 小分에 침을 놓되, 많은 穴을 取하면서 깊게 찔러서 熱感이 느껴지는 것을 원칙으로 삼아야 하며, 筋骨을 손상해서는 안되는데, (만약) 筋骨이 손상되면 癰腫이 발생하여 마치 變證이 발생한 것과 같습니다. 모든 分肉에 전부 熱感이 느껴지면 병이 나은 것이므로 (刺針을) 멈추어야 합니다.

病在骨, 骨重不可擧, 骨髓酸痛, 寒氣至, 名曰骨痹. 深者刺, 無傷脈肉爲故. 其道大分小分, 骨熱病已止.

병이 骨에 있어 骨이 무겁고 거동할 수 없으며, 뼛속이 시큰거리면서 아프고 寒氣가 오는 것을 "骨痹"라 합니다. (이때는) 깊게 刺針하되 筋肉을 손상하지 않는 것을 원칙으로 삼아야 합니다. 針이 大分과 小分 사이로 통과하도록 하여 骨에 熱感이 느껴지면 병이 나은 것이므로 (刺針을) 멈추어야 합니다.

病在諸陽脈, 且寒且熱, 諸分且寒且熱, 名曰狂. 刺之虛脈[21], 視分盡熱, 病已止. 病初發, 歲一發, 不治月一發, 不治月四五發, 名曰癲

---

18) 爲故 : "故"에는 "원칙"·"규칙"이란 뜻이 있다. 상세한 것은 註11을 참조하시오.

19) 病起筋炅, 病已止 : 張志聰은 注에서 "筋이 펴져서 병석에서 일어나고, 筋에 熱이 나서 병이 나으면 마땅히 刺針을 멈추어야 한다."고 하였다. 헤아려 보건대 윗글에서 "導腹中氣熱下已", "盡炅病已"라고 하였고, 아래 글에서 "諸分盡熱病已止", "骨熱病已止"라고 하였는데, 이 句에서만 유독 "病起" 2字가 많아서 상하 文例와 다를 뿐만 아니라 해석하기도 어렵다. 王冰은 注에서 이 2字를 언급하지 않았고, 吳崑 또한《吳注素問》에서 이 2字를 刪去하였는데, 아마도 衍文인 듯하다. 따라서 본서는 이를 해석하지 않았다.

20) 大分小分 : 肌肉이 모여 있는 곳을 "分"이라 하는데, 肌肉이 비교적 많이 모여 있는 곳을 大分이라 하고, 비교적 적게 모여 있는 곳을 "小分"이라 한다.

21) 刺之虛脈 : "虛脈"이란 脈 중의 病邪가 虛해지도록 하는 것을 가리킨다. 따라서 "刺之虛脈"이란 刺針할 때 瀉法을 사용하여 陽脈 중의 邪氣를 제거하는 것을 말한다. 張介賓은 注에서 "그 盛한 것을 瀉하여 그것으로 하여금 虛해지도록 하는 것이다."라고 하였다.

病. 刺諸分諸脈, 其無寒者, 以針調之[22], 病已[23]止.

병이 모든 陽脈에 있어 때로는 惡寒하고 때로는 發熱하며, 모든 分肉 사이에서 때로는 惡寒하고 때로는 發熱하는 것을 "狂"이라 합니다. (이때는) 침을 놓아 (實해진) 脈을 虛하게 해야 하는데, 分肉을 살펴서 모두 熱感이 느껴지면 병이 나은 것이므로 (刺針을) 멈추어야 합니다.

병이 처음 발생할 때는 1년에 한 번씩 발작하다가 치료하지 않으면 한 달에 한 번씩 발작하고, 또 치료하지 않으면 한 달에 서너 차례 발작하는 것을 "癲病"이라 합니다. (이때는) 모든 分肉과 모든 脈에 침을 놓되, 만약 寒冷한 증상이 없으면 침으로써 이를 조리하여 병이 나으면 (刺針을) 멈추어야 합니다.

病風且寒且熱, 炅汗出, 一日數過, 先刺諸分理絡脈, 汗出且寒且熱, 三日一刺, 百日而已.

風病을 앓으면 때로는 惡寒하고 때로는 發熱하는데, 熱이 나면서 땀을 흘리는 것을 하루에도 몇 번씩 겪을 때는 먼저 모든 分肉·腠理와 絡脈에 침을 놓고, 땀을 흘리면서 惡寒하다가 發熱하다가 하면 3일에 한 번씩 刺針하여 100일간 치료하면 낫습니다.

病大風[24], 骨節重, 鬚眉墮, 名曰大風, 刺肌肉爲故. 汗出百日, 刺骨髓, 汗出百日, 凡二百日, 鬚眉生而止針.

문둥병을 앓아 骨節이 무겁고 수염과 눈썹이 빠지는 것을 "大風"이라 합니다. 肌肉에 침을 놓는 것을 원칙으로 삼되 땀을 100일 동안 내고, 骨髓에 침을 놓아 땀을 100일 동안 내어야 합니다. 모두 200일 동안 치료하여 수염과 눈썹이 자라면 刺針을 멈춥니다.

---

22) 刺諸分諸脈, 其無寒者, 以針調之 : 《新校正》에서 이르길 "《甲乙經》에서는 '모든 分肉에 刺針할 때 그 脈이 더욱 寒한 것은 침으로 補해주어야 한다(刺諸分, 其脈尤寒, 以針補之)'고 했다." 고 하였다. 胡天雄은 "'諸脈' 2字는 해석하기 어렵다. '無寒' 또한 어째서 반드시 침으로 조리해야 한단 말인가? 《甲乙經》을 따르는 것이 옳다."고 하였으니, 참고할 만하다.

23) 已 : 원문에는 없었으나, 상하 文例와 《金本》《胡本》《讀本》《趙本》《吳本》《藏本》 등에 근거하여 보충하였다.

24) 大風 : 즉 癘風을 가리키는데, 지금의 문둥병이다.

五十六. 皮 部 論

"皮部"란 十二經脈이 皮膚에 분포된 부위를 말한다. 본편에서는 十二皮部를 분류하는 원칙을 기술하였다. 皮部와 내부의 臟腑·經絡과의 유기적인 관계를 제시함과 아울러 皮部는 인체의 외부를 호위하는 장막과도 같음을 설명하였으므로 篇名을 皮部論이라 하였다.

(1) 皮部는 十二經脈의 기능 활동을 반영하는 體表의 부위임을 설명하였다.

(2) 피부는 체내 經絡·臟腑의 기능 활동과 끊임없이 연관되어 있다. 外邪가 인체에 침입하면 반드시 皮部로부터 시작되며, 그 후에 經絡·臟腑로 들어가고, 인체 내부의 病理變化 역시 經絡을 거쳐 상응하는 皮部에 반영됨을 설명하였다.

黃帝問曰 : 余聞皮有分部1), 脈有經紀2), 筋有結絡3), 骨有度量4), 其所生病各異, 別其分部, 左右上下, 陰陽所在, 病之始終, 願聞其道.

岐伯對曰 : 欲知皮部以經脈爲紀者, 諸經皆然.

---

1) 分部 : 十二經脈이 인체의 皮膚에 나뉘어 속하는 부위를 말한다.

2) 經紀 : 세로(縱)로 운행하는 經絡을 "經"이라 하고, 가로(橫)로 운행하는 經絡을 "紀"라 한다. 즉 인체의 經絡에는 가로 세로로 교차하면서 분포하는 규율이 있다는 말이다.

3) 筋有結絡 : "結絡"이란 연결되고 이어지는 것을 말한다. 즉 筋에 肌肉과 骨節을 연결하고 이어주는 작용이 있음을 말한다.

4) 骨有度量 : "度"는 길고 짧음을, "量"은 크고 작음을 가리킨다.

黃帝 : 제가 듣기에 皮膚에는 分部(나뉘어 屬하는 부위)가 있고, 經脈에는 縱橫으로 분포함이 있으며, 筋에는 연결됨과 이어짐이 있고, 骨에는 大小·長短이 있어서 그것들에게서 발생하는 병이 각기 다르니, 그 分部의 좌우·상하와 陰陽의 소재, 질병의 시작과 끝을 구별해야 한다고 하였습니다. 원컨대 그 이치를 들려주십시오.

岐伯 : 皮部(즉 十二經脈이 皮膚에 分屬하는 부위)에 대해 알려고 하면 經脈을 기준으로 삼아야 하는데, 모든 經脈이 다 그러합니다.

陽明之陽, 名曰害蜚5), 上下6)同法, 視其部中有浮絡7)者, 皆陽明之絡也. 其色多靑則痛, 多黑則痺, 黃赤則熱, 多白則寒, 五色皆見, 則寒熱也. 絡盛則入客於經, 陽主外, 陰主內8).

陽明經의 陽絡을 "害蜚"라고 하는데, 手·足陽明經의 診察法이 같으며, 그 부위를 살펴서 浮絡이 있으면 모두 陽明經의 絡脈입니다. 그 絡脈의 색에 청색이 많으면 통증이 있음이고, 흑색이 많으면 痺證이며, 황적색이면 熱證이고, 백색이 많으면 寒證이며, 五色이 모두 나타나면 寒熱이 뒤섞인 증상입니다. 絡脈에 (邪氣가) 盛하면 經脈으로 들어가 머무는데, (이는) 陽(絡脈)은 외부를 주관하고 陰(經脈)은 내부를 주관하기 때문입니다.

---

5) 害蜚(해비) : 이에 대해 諸家들의 注가 일치하지 않는다. ① 王冰은 注에서 "'蜚'는 生化이고, '害'는 殺氣이다. 殺氣가 行해지면 生化가 그치므로 '害蜚'라 한다."고 하였다. ② 吳崑은 注에서 "'害'는 闔과 같다. 이른바 陽明은 闔이라는 것이 이것이다. '蜚'란 준동함이다. 대저 陽明이란 얼굴이고, 얼굴은 午이다. (午에 속하는) 五月에는 陽氣가 준동하는데 一陰이 올라와 陽과 다투기 시작하니, 이것은 그 陽을 닫는 것이므로 '害蜚'라 한다."고 하였다. ③ 張介賓은 注에서 "'害'는 손상함이고, '蜚'는 '飛'의 古字이다. ……'蜚'는 날아오르는 것이니, 陽이 盛하여 떠오르는 것을 말함이다. 대저 盛함이 극에 달하면 반드시 쇠약해지므로 陽의 성함이 陽明에 있으면 陽의 쇠약함도 역시 陽明에 있다. 그런 까닭에 陽明의 陽을 '害蜚'라 한다."고 하였다. ④ 高世栻은 注에서 "陽明의 陽은 몸의 앞쪽을 운행하면서 닫힘(闔)을 주관하는데, 닫히면 열리지 않아 날아오르는 데 해를 끼치므로 '害蜚'라 한다. '蜚'는 '開'와 같다."고 하였다. ⑤ 丹波元簡은 《素問識》에서 이르길 "害·盇·闔은 고대에 통용되었다. 《爾雅·釋宮》에서 '闔을 扉(문짝)이라 한다.'고 했고, 疏에서 '闔은 扇(사립문)이다.'라고 했다. 《說文解字》에서 '闔은 門扇(문짝)인데 일설에 閉라고도 한다.'고 하였다. '蜚'는 音이 '비'이니, '害蜚'는 곧 '闔扉'로서 문짝을 일컫는다. 《離合眞邪論》에서 '陽明은 闔이다'라고 한 것과 의미가 통한다."고 하였다. 이처럼 諸家들의 注가 각기 다른데, 丹波元簡은 사물로써 取象比類하여 해석하였으므로 그 의미가 뛰어나다.

6) 上下 : 이는 手足經脈을 가리키는데, "上"은 手經脈을, "下"는 足經脈을 뜻한다.

7) 浮絡 : 體表에 떠올라 있는 絡脈을 가리킨다.

8) 陽主外, 陰主內 : "陽"은 絡脈을, "陰"은 經脈을 가리킨다. 絡脈은 陽에 속하면서 외부를 주관하고, 經脈은 陰에 속하면서 내부를 주관한다.

少陽之陽, 名曰樞持[9], 上下同法, 視其部中有浮絡者, 皆少陽之絡也. 絡盛則入客於經, 故在陽者主內, 在陰者主出, 以滲於內, 諸經皆然[10].

少陽經의 陽絡을 "樞持"라고 하는데, 手・足少陽經의 진찰법이 같으며, 그 부위를 살펴서 浮絡이 있으면 모두 少陽經의 絡脈입니다. 絡脈에 (邪氣가) 盛하면 經脈으로 들어가 머물므로 陽(絡脈)에 있으면 주로 내부(의 經脈으)로 들어가고, 陰(經脈)에 있으면 주로 (經脈에서) 나와 내부(의 臟腑)로 스며드는데, 모든 經脈이 다 그러합니다.

太陽之陽, 名曰關樞[11], 上下同法, 視其部中有浮絡者, 皆太陽之絡也. 絡盛則入客於經.

太陽經의 陽絡을 "關樞"라고 하는데, 手・足太陽經의 진찰법이 같으며, 그 부위를 살펴서 浮絡이 있으면 모두 太陽經의 絡脈입니다. 絡脈에 (邪氣가) 盛하면 經脈으로 들어가 머뭅니다.

少陰之陰, 名曰樞儒[12], 上下同法, 視其部中有浮絡者, 皆少陰之絡也. 絡盛則入客於經, 其入經也, 從陽部注於經, 其出[13]者, 從陰內注於骨.

少陰經의 陰絡을 "樞儒"라고 하는데, 手・足少陰經의 진찰법이 같으며, 그 부위를 살펴서 浮絡이 있으면 모두 少陰經의 絡脈입니다. 絡脈에 (邪氣가) 盛하면 經脈으로 들어

---

9) 樞持 : 少陽이 陽氣의 出入을 주재하는 문지도리와 같은 작용을 함을 말한다. 張介賓은 注에서 "'樞'는 문지도리이고, '持'는 주재함이다. 少陽은 三陽의 表裏 사이에 위치하여 마치 문지도리와 같이 움직이면서 그곳을 出入하는 氣機를 주재하므로 '樞持'라 한다."고 하였다.

10) 故在陽者主內, 在陰者主出, 以滲於內, 諸經皆然 : 滑壽・張琦・孫鼎宜는 이 19字를 衍文으로 보았고, 吳崑은 이 19字를 刪去하였다. 胡天雄은 이 19字가 "少陰之陰"의 끝 구절인 "從陰內注於骨"의 아래에 있는 것이 이곳으로 錯簡되었다고 하였는데, 참고할 만하다.

11) 關樞 : 吳崑은 注에서 "'關'은 굳게 지키는 것이다. 少陽은 문지도리로서 陽氣를 운반하여 퍼트리는데, 太陽은 그 운반되어 퍼트려지는 陽氣를 約束하여 굳게 지키므로 '關樞'라 한다."고 하였다. 太陽은 인체의 表를 주관하는데, 외부를 보위하여 굳건하게 하는 기능이 있으므로 少陽의 문지도리를 통해 출입하는 氣機를 約束한다.

12) 樞儒 : "儒"는 "유순함이다. 張介賓은 注에서 "少陰은 三陰이 開闔하는 문지도리이고, 陰氣는 유순하므로 '樞儒'라고 한다."고 하였다.

13) 出 : 앞에서 "其入經者"라고 한 것에 근거하면 마땅히 "出" 아래에 "經"字가 있어야 옳다. "其出經者"는 "其入經者"와 對句를 이룬다.

가 머무는데, 邪氣가 經脈으로 들어갈 때는 陽部(絡脈)으로부터 經脈으로 들어가고, 邪氣가 나올 때는 陰(經脈)으로부터 내부의 骨로 들어갑니다.

心主之陰[14)], 名曰害肩[15)], 上下同法, 視其部中有浮絡者, 皆心主之絡也. 絡盛則入客於經.

厥陰經의 陰絡을 "害肩"이라 하는데, 手・足厥陰經의 진찰법이 같으며, 그 부위를 살펴서 浮絡이 있으면 모두 厥陰經의 絡脈입니다. 絡脈에 (邪氣가) 盛하면 經脈으로 들어가 머뭅니다.

太陰之陰, 名曰關蟄[16)], 上下同法, 視其部中有浮絡者, 皆太陰之

---

14) 心主之陰 : 厥陰經의 陰絡을 가리킨다.

15) 害肩 : 이에 대한 諸家들의 注가 일치하지 않는다. ① 王冰은 注에서 "厥陰脈은 腋下로 들어가는데, 氣가 조화롭지 않으면 肩腋의 운동을 방해한다."고 하였다. ② 吳崑은 注에서 "心主란 手厥陰으로서 그 脈이 腋下에 이르므로 '害肩'이라 한다. '害'는 '闔'과 같다. 대저 陰氣가 肩腋의 부위에서 모임을 말함이니, 이른바 厥陰이 闔이라 한 것이 이것이다."라고 하였다. ③ 張介賓은 注에서 "肩은 任(맡다)・載(싣다)이다. 陽은 운반함을 주관하고, 陰은 싣는 것을 주관하는데, 陰의 성함이 극에 달하면 그 氣가 반드시 손상된다. 이는 陰의 성함 厥陰에 있고, 陰의 손상 역시 厥陰에 있다는 것이므로 '害肩'이라 한다. 그렇다면 陽明을 '害蜚'라 하고, 여기서 '害肩'이라 한 것은 陰이 극에 달하고 陽이 극에 달하였다는 뜻이다."라고 하였다. ④ 馬蒔는 注에서 "'肩'은 重이다, 만물은 陰으로부터 가라앉는데, 이 陰氣가 죽이는 것이 있으므로 '害肩(重함을 해침)'이라 한다."고 하였다. ⑤ 森立之가 이르길 "헤아려 보건대 '害肩'은 '害扉'가 訛傳된 것으로서, 앞글의 '害蜚'와 글자는 다르나 뜻은 같다. 본래 '扉'이었으나, 하나는 形의 잘못으로 '肩'이 되었고, 하나는 音의 잘못으로 '蜚'가 되었다. 陽明은 陽經의 極이고 厥陰은 陰經의 極이므로 모두 '闔扉'라 한다."고 하였다. ⑥ 丹波元簡은 《素問識》에서 "대저 '肩'은 '㮰(견)'과 같으니 '枅'이다. 《說文解字》에서 '枅는 屋櫨이다.'라고 하였고, 徐鍇는 '기둥 위의 橫木이 용마루를 받드는 것으로서, 가로질러 있는 것이 마치 비녀와 같다.'라고 하였으며,……《集韻》에서 '枅를 㮰으로 적기도 한다.'고 하였으니, '闔㮰'이란 闔扉 위의 樞를 받아들이는 가로보(枅)이다."라고 하였다. 이들 중 丹波元簡의 견해가 뛰어난 듯하다.

16) 關蟄 : 諸家들의 注가 일치하지 않는다. ① 《太素》에는 '蟄'이 '樞'로 적혀 있는데, 이에 대해 森立之는 "'樞'와 '執'의 音이 비슷하여 생긴 오류인데, '執'은 '蟄'으로 적기도 하니, 모두 '關樞'의 잘못이다. 이 篇의 '害蜚'・'害肩'・'樞持'・'樞儒'・'關樞'・'關蟄'에 대한 注는 모두 잘못 해석한 것이다. 지금 여섯 가지를 셋으로 여기니, 《陰陽離合論》에서 太陽・太陰은 모두 開이고, 陽明・厥陰은 모두 闔이며, 少陽・少陰은 모두 樞라 한 것과 부합한다."고 하였다. ② 張介賓은 注에서 "'關'이란 외부에서 견고하게 하는 것이고, '蟄'이란 내부에서 잠복하는 것이다. 陰은 閉藏을 주관하는데, 太陰이 이를 호위하므로 關蟄이라 한다."고 하였다. ③ 吳崑은 注에서 "'關'은 '封'이니, 이른바 '太陰은 關'라 함이 이것이다. '蟄'은 '蟄虫(冬眠하는 동물)'이다. 무릇 太陰은 裏이고, 裏는 子이다. (子에 속하는) 十一月은 만물의 氣가 내부에 閉藏되니, 封蟄과 같다."고 하였다. ④ 丹波元簡은 《素問識》에서 "'蟄'은 '槷(얼)'의 訛傳이다. '槷'은 '闑(문지방)'과

絡也. 絡盛則入客於經. 凡十二經絡脈者, 皮之部也.

太陰經의 陰絡을 "關蟄"이라 하는데, 手·足太陰經의 진찰법이 같으며, 그 부위를 살펴서 浮絡이 있으면 모두 太陰經의 絡脈입니다. 絡脈에 (邪氣가) 盛하면 經脈으로 들어가 머뭅니다. 무릇 十二經의 絡脈은 皮膚에 나뉘어 屬합니다.

是故百病之始生也, 必先於皮毛, 邪中之則腠理開, 開則入客於絡脈, 留而不去, 傳入於經, 留而不去, 傳入於腑, 廩[17]於腸胃. 邪之始入於皮也, 泝然[18]起毫毛, 開腠理. 其入於絡也, 則絡脈盛色變. 其入客於經也, 則感虛乃陷下[19]. 其留於筋骨之間, 寒多則筋攣骨痛, 熱多則筋弛骨消, 肉爍䐃破[20], 毛直而敗[21].

같다. 《穀梁傳·昭公八年》 條의 '以葛覆質以爲槷'에 대해 范寧이 注하길 '槷이란 門間에 세운 말뚝이다.'라고 하였고, 《釋文》에서도 '槷은 門橛(문지방)이다.'라고 하였으며, 《爾雅》에서도 '橛은 闑(문지방)을 말한다.'고 하였고, 《周禮·考工記》 鄭玄 注에 '闑은 古文에서 槷로 적었는데, 문지방이다.'라고 하였다. '關槷'이란 문지방에서 뜻을 취한 것으로서, 좌우의 문짝이 합쳐지는 곳이다."라고 하였다. 상술한 것 중에 丹波氏의 注가 의미상에서 뛰어나다. 즉 太陰에 閉藏하는 작용이 있어 陰氣가 외부로 새어나가지 못하게 함을 말한다.

17) 廩(름) : "쌓이다"는 뜻이다.

18) 泝然 : 《甲乙經》에는 "泝"가 "淅"으로 되어 있다. 상고해 보건대 "泝"는 "淅"의 誤字이다. "淅然"이란 추워하는 모양을 말한다.

19) 感虛乃陷下 : 《太素》에는 "感"이 "減"으로 적혀 있다. 楊上善은 注에서 "氣가 감소하여 虛해지면 血이 부족해져 脈이 함몰된다."고 하였고, 王氷은 注에서 "經脈이 虛하여 邪氣가 침입하였으므로 感虛라고 한다. 脈氣가 함몰되는 것이다."라고 하였다. 상고해 보건대 "感"·"減" 모두 틀린 것이니, 곧 "藏"의 誤字이다. "藏"은 "臟"과 통용된다. "陷下"란 내부의 五臟으로 傳入한다는 뜻이다. 臟氣가 虛하면 邪氣가 내부로 傳入하고, 臟氣가 實하면 내부로 傳入하지 않고 筋骨 사이에 머물러 아래의 글에서 말한 바와 같아진다. 《靈樞·邪氣臟腑病形》에서 "인체가 風邪에 손상되었다고 해서 반드시 臟氣가 요동하는 것은 아니다. 그러므로 邪氣가 陰經에 침입하였다 하더라도 그 臟氣가 實하면 邪氣가 침입하여 머물지 못한다."고 하였다. 윗글에서는 邪氣가 陽經에 침입하여 腑로 들어갔으므로 六腑로 傳入되어 腸胃에 쌓인다고 하였고, 여기에서는 邪氣가 陰經에 침입하여 五臟으로 들어가는 것이므로 "藏虛乃陷下"라고 하였다. "藏虛"를 感虛 혹은 減虛라고 한 것은 이들의 字形이 비슷하여 혼동하였기 때문이다. 따라서 "感虛"는 "藏虛"로 해석해야 옳다. 〈譯者注〉

20) 肉爍䐃破 : "爍"은 "鑠"과 통하며, "삭다·녹다"는 뜻이고, "䐃"은 肌肉이 돌기한 부분을 가리킨다. 전체적인 뜻은 살이 빠진다는 뜻이다.

21) 毛直而敗 : 熱邪가 盛함으로 인해 津液이 부족해져 毛髮이 윤택함을 잃고 메말라 부스러지는 것을 가리킨다.

그런 까닭에 온갖 병이 처음 발생할 때는 반드시 먼저 皮毛에서부터 시작되는데, 邪氣가 皮毛에 침입하면 腠理가 열리고, 腠理가 열리면 絡脈으로 들어가 머물며, (邪氣가 絡脈에) 머물러서 제거되지 않으면 經脈으로 傳入되고, (邪氣가 經脈에) 머물러서 제거되지 않으면 六腑로 傳入되어 腸胃에 쌓입니다.

邪氣가 처음 皮毛에 침입하면 오싹하여 솜털이 곤두서면서 腠理가 열립니다. 邪氣가 絡脈으로 들어가면 絡脈이 그득해져 피부색이 변합니다. 邪氣가 經絡으로 들어가 머물 때 臟氣가 虛하면 (邪氣가) 내부(의 五臟으)로 빠져듭니다. (臟氣가 實하여 내부의 五臟으로 들어가지 못하고) 邪氣가 筋骨 사이에서 머물 때 寒邪가 盛하면 筋이 오그라들고 骨節에 疼痛이 오며, 熱邪가 盛하면 筋이 늘어지고 骨이 약해지며 살이 빠지고 毛髮이 뻣뻣해지면서 부스러집니다.

帝曰：夫子言皮之十二部, 其生病皆何如?

岐伯曰：皮者, 脈之部也. 邪客於皮, 則腠理開, 開則邪入客於絡脈; 絡脈滿, 則注於經脈, 經脈滿, 則入舍於腑臟也. 故皮者, 有分部, 不與[22]而生大病也.

帝曰：善.

黃帝：선생께서는 皮膚의 열 두 부위에 대해 말씀하셨는데, 그곳에서 발생하는 병은 모두 어떠합니까?

岐伯：皮膚는 絡脈이 分屬되는 곳입니다. 邪氣가 皮膚에 침입하면 腠理가 열리고, (腠理가) 열리면 邪氣가 絡脈으로 들어가 머무는데, 絡脈에 (邪氣가) 가득 차면 經脈으로 들어가고, 經脈에 (邪氣가) 가득 차면 臟腑로 들어가 머뭅니다. 그러므로 皮膚에는 (十二經脈이) 분포하는 부위가 있으니, (邪氣가 피부에 있을 때) 치료하지 않으면 큰 병이 발생합니다.

黃帝：훌륭하십니다.

---

22) 不與：楊上善은《太素》에서 "얕은 곳에 있는데 치료하지 않으면 마침내 큰 병이 발생한다. '與'는 치료함이다."라고 하였다. 이는《甲乙經》에서 "與"를 "愈"로 적은 것과 같은 뜻이다.

五十七. 經 絡 論

본편에서는 經과 絡의 五色 변화에 근거하여 臟腑氣血의 병리변화를 기술하였으므로 經絡論이라 하였다.

經脈과 五臟은 서로 통하므로 五臟病變이 주관하는 색은 반드시 體表에 반영된다. 經脈은 비교적 깊은 부위인 裏에 있고, 絡脈은 얕은 부위인 表에 있다. 얕은 부위에서 흐르는 陽絡은 四季의 기후변화에 따라 변화하고, 비교적 깊은 곳에서 흐르는 陰絡은 經脈의 변화에 따라 변화하므로 絡脈의 五色變化를 관찰하면 病情을 파악할 수 있다.

黃帝問曰 : 夫絡脈之見[1]也, 其五色各異, 靑黃赤白黑不同, 其故何也?

岐伯對曰 : 經有常色而絡無常變也[2].

黃帝 : 대저 絡脈이 (외부로) 나타날 때 그 五色이 각기 달라서 청색·황색·적색·백색·흑색으로 다르게 나타나는데, 그 까닭은 무엇입니까?

岐伯 : 經脈에는 일정한 색이 있으나, 絡脈에는 일정한 색이 없어 변합니다.

帝曰 : 經之常色何如?

岐伯曰 : 心赤, 肺白, 肝靑, 脾黃, 腎黑, 皆亦應其經脈之色也.

---

1) 見 : "현"으로 읽으며, "드러나다·나타나다"는 뜻이다.

2) 經有常色而絡無常變也 : 高世栻은 注에서 "經脈은 안으로 臟腑와 이어져 있어 五行의 일정한 색이 있다. 그러나 絡脈은 외부에 떠올라 드러나며, 일정한 색이 없어 자주 변한다."고 하였다.

黃帝 : 經脈의 일정한 색은 어떤 것들입니까?

岐伯 : 心은 적색이고, 肺는 백색이며, 肝은 청색이고, 脾는 황색이며, 腎은 흑색인데, 모두 그들이 속한 經脈의 색과 상응합니다.

帝曰 : 絡之陰陽[3], 亦應其經乎?

岐伯曰 : 陰絡之色應其經, 陽絡之色變無常[4], 隨四時而行也. 寒多則凝泣[5], 凝泣則青黑; 熱多則淖澤[6], 淖澤則黃赤. 此皆常色, 謂之無病[7]. 五色具[8]見者, 謂之寒熱.

帝曰 : 善.

黃帝 : 陰絡과 陽絡 역시 해당 經脈(의 색)과 상응합니까?

岐伯 : 陰絡의 색은 해당 經脈과 상응하지만 陽絡의 색은 변화가 무상하여 四時에 따라 변합니다. 寒氣가 많으면 (氣血의 운행이) 凝滯되는데, 凝滯되면 청색・흑색으로 나타나며, 熱氣가 많으면 (氣血의 운행이) 매끄러우면 황색・적색으로 나타납니다. 이것은 모두 정상적인 색으로서 "병이 없다"고 합니다. 五色이 모두 나타날 경우는 "寒熱"이라 합니다.

黃帝 : 훌륭하십니다.

◀참고▶

經絡은 인체의 氣血을 운행시키고, 臟과 腑를 이어주며, 表와 裏를 통하게 하는 통로이

---

3) 絡之陰陽 : 즉 陰絡과 陽絡을 가리킨다. 깊은 곳에 있는 絡脈을 陰絡이라 하고, 얕은 곳에 있는 絡脈을 陽絡이라 한다.

4) 陰絡之色應其經, 陽絡之色變無常 : 張介賓은 注에서 "깊숙이 내부에 있는 것이 陰絡인데, 陰絡은 經脈 가까이 있어 색이 經脈과 상응하므로 五行으로 나누어져 五臟에 배합되며 색이 일정하다. 얕게 외부에 있는 것이 陽絡인데 陽絡은 (외부로) 떠올라 드러나 있어 색이 經脈과 상응하지 않으므로 四時 기후의 진퇴에 따라 無常하게 변한다."고 하였다.

5) 泣 : "澁"과 통하며, 정체되어 원활하게 흐르지 않는 것을 말한다.

6) 淖澤(뇨택) : 《字林》에서 "심하게 젖은 것이 淖이다."라고 하였는데, 轉義되면 "적시다"는 뜻이 된다. 여기서 "淖澤"이란 "매끄럽다(滑利)"는 뜻이다.

7) 此皆常色, 謂之無病 : 馬蒔・吳崑・張志聰은 모두 이 8字가 "隨四時而行也" 아래에 있어야 한다고 하였으며, 丹波元簡은 《素問識》에서 原文을 따라 해석한 張介賓과 高世栻의 注가 틀렸다고 하였다. 또한 《明抄本》의 夾氏 注에서도 "此皆 8字는 마땅히 '隨四時而行' 아래에 있어야 한다."고 하였으니, 참고할 만하다.

8) 具 : "俱"와 통하며, "모두"・"함께"라는 뜻이다.

다. 외부에서 邪氣가 침입하면 반드시 經絡을 통하여 表에서 裏로, 裏에서 臟腑로 들어간다. 臟腑에 병이 있으면 반드시 經絡을 통하여 體表에 반영됨과 아울러 絡脈의 색깔을 변화시킨다. 특히 絡脈은 비교적 얕은 부위에 위치하여 있으므로 그 색의 변화가 더욱 뚜렷하고 관찰하기 쉽다. 의사는 絡脈에 반영되는 색깔을 관찰함으로써 질병의 구체적인 정황을 파악할 수 있으므로 임상 진단에서 상당한 효용가치를 지닌다. 예컨대 小兒의 질병을 진단하는 방법 중에 "望指紋"이라는 것이 있는데, 소아 食指三關(風關·氣關·命關)에 있는 絡脈의 색깔 변화를 관찰함으로써 病邪의 성질·正氣의 성쇠·病位의 깊고 얕음·病證의 경중을 파악할 수 있으며, 病勢 및 預後를 판단하는 근거가 된다.

五十八. 氣 穴 論

이른바 "氣穴"이란 經脈의 氣가 모여드는 穴位를 말한다. 본편에서는 인체 365穴의 분포 부위를 개괄적으로 소개함과 아울러 氣穴과 孫絡·絡脈·經脈 등의 관계를 기술하였으므로 "氣穴論"을 篇名으로 삼았다.

⑴ 인체 365穴의 명칭과 부위를 개괄적으로 기술하였다. 또한 心胸痛을 예로 들어 임상 증상과 침으로 치료하는 방법을 기술하였으며, 임상에서 氣穴이 가지는 의의를 설명하였다.

⑵ 孫絡·谿谷의 기본 개념을 기술함으로써 인체에 病邪가 침입하면 孫絡을 거쳐 絡脈·經脈·臟腑로 들어감을 밝혔다.

黃帝問曰 : 余聞氣穴[1]三百六十五, 以應一歲, 未知其所, 願卒聞之. 岐伯稽首再拜對曰 : 窘乎哉問也! 其[2]非聖帝, 孰能窮其道焉? 因[3]請溢意盡言[4]其處.

黃帝 : 제가 듣기에 氣穴(腧穴) 365개가 한 해와 상응한다고 하였는데, 그 부위를 알

1) 氣穴 : 즉 腧穴을 가리킨다. 孔穴이라고도 하는데, 經脈의 기가 흘러 들어가는 곳이므로 "氣穴"이라 한다.

2) 其 : 假說을 나타내는 접속사로서 "만약"의 뜻이다.

3) 因 : 접속사로서 뒷일이 앞일과 긴밀하게 이어짐을 나타내며, "이에"·"곧"으로 해석한다.

4) 溢意盡言 : "溢意"란 정성을 다한다는 말이다. 따라서 "溢意盡言"이란 정성을 다해 모두 설명한다는 뜻이다.

지 못하니 원컨대 그것을 모두 듣고 싶습니다.

岐伯 (머리를 조아려 두 번 절하면서) : 어려운 질문이십니다! 만약 聖君이 아니라면 누가 그 이치를 궁구할 수 있겠습니까? 이에 氣穴의 부위를 정성을 다해 모두 말씀드리겠습니다.

帝捧手逡巡而却[5]曰 : 夫子之開余道[6]也, 目未見其處, 耳未聞其數, 而目以明, 耳以聰矣.

岐伯曰 : 此所謂聖人易語[7], 良馬易御也.

黃帝 (손을 모아 조금 뒤로 물러서면서) : 선생께서 저에게 이치를 깨우쳐 주신다고 하니, 눈으로 그 부위를 보지 못하였고 귀로 그 數目을 듣지 못하였으나, 눈이 밝아지고 귀가 밝아지는 것 같습니다.

岐伯 : 이는 이른바 "聖人은 쉽게 깨우치고 良馬는 쉽게 부릴 수 있다"고 함입니다.

帝曰 : 余非聖人之易語也. 世言眞數[8]開人意, 今余所訪[9]問者眞數, 發蒙解惑, 未足[10]以論也. 然余願聞夫子溢志盡言其處, 令解其意, 請藏之金匱, 不敢復出.

岐伯再拜而起曰 : 臣請言之. 背與心[11]相控而痛, 所治天突, 與十椎[12], 及上紀下紀[13]. 上紀者, 胃脘[14]也; 下紀者, 關元也. 背胸邪繫

---

5) 捧手逡巡而却 : "捧手"는 두 손을 받들어 경의를 표하는 것이고, "逡巡而却"은 약간 뒤로 물러나면서 겸양해 하는 것이다.

6) 開余道 : "開"는 깨우쳐 줌이고, "余"는 일인칭대명사로서 "나"를 뜻하며, "道"는 이치를 말한다. 즉 "나에게 이치를 깨우쳐 주다"는 뜻이다.

7) 語 : "悟"와 통하며, "깨우치다"는 뜻이다. 예컨대《說文通訓定聲 · 豫部》에서 "'語'는 '悟'이다."라고 하였다.

8) 眞數 : 여기서는 365개의 穴位를 가리킨다. 張志聰은 注에서 "眞數란 脈絡의 穴 숫자이다."라고 하였고, 高世栻은 注에서 "眞數란 365穴의 숫자이다."라고 하였다.

9) 訪 : "方"과 통하며, "바야흐로"란 뜻이다.

10) 未足 : 사물의 가치나 가능성에 대해 부정적인 견해를 나타내며, "족히……할 수 없다" · "부족하다"로 해석한다.

11) 心 : 心胸部를 가리킨다.

12) 十椎 : 이에 대해 諸家들의 견해가 일치하지 않는다. ① 督脈의 中樞穴이라는 견해. 張介賓은 注에서 "'十椎'란 督脈의 中樞穴이다. 이 穴은 모든 醫書에 실려 있지 않은데, 오직《氣府論》의 督脈의 氣가 發하는 조항에 아래의 王冰 注에 '中樞는 第10椎의 마디 아래에 있다'고 하

陰陽[15]左右，如此其病前後痛濇，胸脇痛而不得息，不得臥，上氣短氣偏痛，脈滿起，斜出尻脈，絡胸脇，支心貫鬲[16]，上肩加天突[17]，斜下肩交十椎下.

黃帝 : 저는 쉽게 깨우치는 聖人이 아닙니다. 세상 사람들이 말하길 "眞數는 사람의 마음을 열어 준다"고 하였는데, 지금 제가 묻는 것은 바야흐로 眞數로서 몽매함을 깨우치고 의혹을 풀기 위함이나, (저의 재주로는) 족히 논할 수가 없습니다. 그러기에 저는 선생께서 氣穴의 부위에 대해 정성을 다하여 모두 말씀해 주시어 (제가) 그 뜻을 이해할 수 있도록 해주시길 바라며, 그것을 금궤짝에 간직하여 감히 다시 꺼내지 않겠습니다.

岐伯 (再拜하고 일어나며) : 臣이 삼가 그것을 말씀드리겠습니다. 등과 가슴이 서로 땅기면서 아플 때 치료할 곳은 天突穴과 中樞穴 및 上紀·下紀穴입니다. 上紀란 胃脘(中脘)穴이고, 下紀란 關元穴입니다. 背部와 胸部의 經脈이 비스듬하게 전후좌우로 연계되어 이와 같으므로 그 병은 前後(胸部와 背部)에 통증이 오고 뻐근하며 胸脇部의 疼痛으로 숨쉬기 어렵고 눕지도 못하며, 氣가 上逆하여 숨이 가쁘고 한쪽에만 통증이 오며 經脈이 脹滿해지는데, (이는) 尻部에서 經脈이 비스듬하게 나와 胸脇部에 이어지고 心에 散布되며 胸膈을 관통하여 어깨로 올라가 天突穴에서 모인 다음, 비스듬히 어깨로 내려와 (背部의) 十椎 아래에서 모이기 때문입니다.

臟腧五十穴[18]，腑腧七十二穴[19]，熱腧五十九穴，水腧五十七穴[20].

여 이와 부합하니, 의심할 것이 없다."고 하였다. ② 督脈의 至陽穴이라는 견해. 張志聰은 注에서 "'十椎'란 大椎 아래의 第7椎이니, 곧 督脈의 至陽穴로서 督脈과 陽維脈이 만나는 곳이다. 무릇 大椎 위에 또한 세 개의 椎가 있으니 總數가 十椎이다."라고 하였다. ③ 督脈의 大椎穴이라는 견해. 馬蒔는 注에서 "'十椎'의 '十'은 마땅히 '大'로 적어야 한다. ……헤아려 보건대 脊椎는 督脈의 한 經으로서 十椎 아래에는 穴이 없으니, 마땅히 大椎穴이어야 한다. 무릇 병이 胸部에 있으면 天突穴을 치료하고, 背部에 있으면 大椎穴를 치료하는 것이 매우 온당하다."라고 하였다. 본서는 張介賓의 注를 따랐다.

13) 下紀 : 原文에는 없었으나,《太素》에 근거하여 보충하였다. 아래에서 "下紀者, 關元也"라고 하여 下紀에 대한 설명이 있는 것으로 보아 闕文이 분명하므로 보충함이 옳다.

14) 胃脘 : 胃經의 募穴인 中脘穴을 가리킨다.

15) 邪繫陰陽 : "邪"는 "斜(비스듬하다)"와 통하고, "陰陽"은 앞뒤를 가리킨다.

16) 支心貫鬲 : "支"는 "갈라지다"·"흩어지다"는 뜻이고, "貫"은 "관통하다"는 뜻이다.

17) 加天突 :《爾雅·釋詁》에서 "'加'는 '重(중첩)'이다."라고 하였으니, 여기서는 중첩되어 모인다는 뜻이다. 따라서 "加天突"이란 天突穴에서 모인다는 뜻이다.

18) 臟腧五十穴 : "臟"이란 心·肝·脾·肺·腎의 五臟을 가리키고, "腧"란 井·滎·輸·經·合의 다섯 腧穴을 가리킨다. 각 臟에는 다섯 腧穴이 있어 25穴이 되는데, 좌우를 합치면 모두

頭上五行[21]，行五，五五二十五穴. 中𦚾兩傍各五[22]，凡十穴. 大椎上兩傍各一[23]，凡二穴. 目瞳子浮白二穴[24]，兩髀厭分中二穴[25]，犢鼻二穴，耳中多所聞二穴[26]，眉本二穴[27]，完骨二穴，項中央一穴[28]，枕骨二穴[29]，上關二穴，大迎二穴，下關二穴，天柱二穴，巨虛上下廉四穴[30]，曲牙二穴[31]，天突一穴，天府二穴，天牖二穴，扶突二穴，天窓二穴，肩解二穴[32]，關元一穴，委陽二穴，肩貞二穴，瘖門一

50穴이다. 상세한 것은 五臟腧穴 五十穴表를 참조하시오.

19) 腑腧七十二穴 : "腑"란 大腸·小腸·胃·膀胱·三焦·膽의 六腑를 가리키고, "腧"란 井·滎·輸·原·經·合의 여섯 腧穴을 가리킨다. 각 腑에는 여섯 穴이 있어 36穴이 되는데, 좌우를 합치면 모두 72穴이다. 상세한 것은 六腑腧穴 七十二穴表를 참조하시오.

20) 熱腧五十九穴, 水腧五十七穴 : "熱腧"란 熱病을 치료하는 腧穴을, "水腧"란 水病을 치료하는 腧穴을 가리킨다. 상세한 것은《水熱穴論》을 참조하시오.

21) 行 : "항"으로 읽으며, 행렬·줄을 뜻한다.

22) 中𦚾兩傍各五 : "𦚾(려)"란 "膂"와 같으며 脊骨을 가리킨다. "傍"은 "旁"과 통한다. "中𦚾兩傍"이란 脊骨에서 양쪽으로 1.5寸 떨어진 부위를 가리킨다. "五"란 足太陽經의 五腧穴을 가리킨다. 肺의 腧穴은 第3椎 아래의 양측에 있고, 心의 腧穴은 第5椎 아래의 양측에 있으며, 肝의 腧穴은 第9椎 아래의 양측에 있고, 脾의 腧穴은 第11椎 아래의 양측에 있으며, 腎의 腧穴은 第14椎 아래의 양측에 있다.

23) 大椎上兩傍各一 : 王氷은 注에서 "《甲乙經》과《經脈流注孔穴圖經》에 모두 기재되어 있지 않아 어느 穴인지 분명하지 않다."고 하였고, 吳崑은 注에서 "天柱穴"이라 하였으며, 張志聰은 注에서 "大杼穴"이라 하는 등 諸家들의 說이 일치하지 않는데, 본서는 張志聰의 注를 따랐다.

24) 目瞳子浮白二穴 : "目瞳子"는 瞳子髎穴을 말한다. "浮白" 아래에 "各"字가 탈락되었다. 王氷은 注에서 "좌우를 말한 것이니, 각각 2개씩 모두 4개이다."라고 하였으니, 이는 王氷이 근거한 책에는 "各"字가 있었다는 것을 뜻한다. 顧觀光 또한 "전후 文例에 비추어 볼 때 마땅히 '四穴'로 적어야 한다."고 하였다.

25) 兩髀厭分中二穴 : 環跳穴을 가리킨다. 넓적다리의 大轉子 부위를 "髀厭"이라 한다.《太素》에는 "厭" 아래에 "分"字가 없는데, "分"字는 衍文이다. 王氷은 注에서 "環跳穴은 髀樞 뒤쪽에 있다(林億은 王氷이 '髀樞後'라 한 것에 대해 '後는 마땅히 中이라야 한다'고 교정하였다)."고 한 것에 근거하면 王氷 本에는 원래 "分"字가 없었던 것으로 보인다.

26) 耳中多所聞二穴 : 聽宮穴을 가리키는데, 일명 多所聞穴이라고도 한다.

27) 眉本二穴 : 攢竹穴을 가리킨다.

28) 項中央一穴 : 風府穴을 가리킨다.

29) 枕骨二穴 : 양측 竅陰穴을 가리킨다. 枕骨 부위에 위치하므로 枕骨穴이라고도 한다.

30) 巨虛上下廉四穴 : 양측 上巨虛·下巨虛穴을 가리킨다.

31) 曲牙二穴 : 양측 頰車穴을 가리킨다.

穴[33]), 齊一穴[34]), 胸腧十二穴[35]), 背腧二穴[36]), 膺腧十二穴[37]), 分肉二穴[38]), 踝上橫二穴[39]), 陰陽蹻四穴[40]). 水腧在諸分, 熱腧在氣穴, 寒熱腧在兩骸厭中二穴[41]), 大禁二十五, 在天府下五寸[42]). 凡三百六十五穴, 針之所由行也[43]).

五臟의 腧穴은 (좌우를 합하여) 50穴이고, 六腑의 腧穴은 (좌우를 합하여) 72穴이며, 熱病을 치료하는 腧穴은 59穴이고, 水病을 치료하는 腧穴은 57穴입니다.

(이밖에) 머리 위에는 다섯 줄이 있어 (각) 줄마다 다섯 穴이 있으므로 五五 25穴입니

---

32) 肩解二穴 : 양측 肩井穴을 가리킨다.

33) 瘖門一穴 : 瘂門穴을 가리키는데, 啞門穴이라고도 한다.

34) 齊一穴 : "齊"는 "臍"와 통하며, 任脈에 속하는 神闕穴을 가리킨다.

35) 胸腧十二穴 : 腧府 · 彧中 · 神藏 · 靈墟 · 神封 · 步廊穴을 가리키는데, 좌우 합쳐 12穴이다.

36) 背腧二穴 : 王冰 · 馬蒔 · 張介賓 · 吳崑은 이를 大杼穴이라 하였고, 張志聰 · 高世栻은 膈腧穴이라 하였다. 앞에서 이미 大杼穴에 대해 언급하였으므로 여기서는 張志聰과 高世栻의 注를 따랐다.

37) 膺腧十二穴 : 雲門 · 中府 · 周榮 · 胸鄕 · 天谿 · 食竇穴을 가리키는데, 좌우 합쳐 12穴이다.

38) 分肉二穴 : 陽輔穴을 가리킨다. 張志聰은 注에서 "分肉은 일명 陽輔穴이라 한다."고 하였다.

39) 踝上橫二穴 : 이에 대해 諸家들의 견해가 일치하지 않는다. ① 交信穴 · 附陽穴이라는 견해. 王冰은 注에서 "內踝 위에 있는 것은 交信穴이고,……外踝 위에 있는 것은 附陽穴이다."라고 하였는데, 張志聰 · 張介賓도 이와 같다. ② 內踝의 交信穴이라는 견해. 吳崑. ③ 解谿穴이라는 견해, 高世栻은 注에서 "踝骨 위쪽에 橫으로 주름진 곳에 있는 解谿穴이다."라고 하였다. 상고해 보건대 王冰의 注가 옳다. 馬蒔는 王冰의 注를 따른 까닭에 "좌우 모두 四穴이다."라고 하였고, 顧觀光 역시 王冰의 注에 근거하여 "전후 文例에 비추어 볼 때 마땅히 四穴로 적어야 한다."고 하였다. 이는 앞의 "目瞳子浮白二穴"의 경우와 마찬가지로 "橫" 아래에 "各"字가 탈락된 것으로 보인다.

40) 陰陽蹻四穴 : "陰蹻"는 照海穴을, "陽蹻"는 申脈穴을 가리키는데, 좌우 모두 4穴이다.

41) 兩骸厭中二穴 : 陽關穴을 가리킨다. "骸"는 骨 특히 脛骨(정강이뼈)을 가리킨다. 《說文解字》에서 "'骸'는 脛骨이다."라고 하였다. 《中國醫學大辭典》에 의하면 "厭은 壓과 통하며, 좁은 곳을 가리킨다."고 하였다. 張介賓은 注에서 "'兩骸厭中'이란 膝下 외측 骨厭 속에 있는 足少陽膽經의 陽關穴을 말한다."고 하였다.

42) 大禁二十五, 在天府下五寸 : 五里穴을 가리킨다. "大禁"이란 크게 禁한다는 뜻이고, "二十五"는 25번 刺針하는 것을 가리킨다. 《明抄本》과 《吳注本》에는 "在天府下五寸" 6字가 없다. 張琦는 《素問釋義》에서 "헤아려 보건대 五里穴은 手陽明大腸經의 穴로서 '在天府下五寸'이라 한 것과 부합하지 않으니 아마도 衍文인 듯하다."라고 하였는데, 참고할 만하다.

43) 針之所由行也 : 孫鼎宜는 "'由'는 마땅히 '游'로 적어야 하니, 聲으로 인한 착오이다. 뒷 글에서 '游針之居'라 한 것이 이를 증명한다."고 하였다. "游行"이란 침을 놓는 것을 말한다.

다. 脊椎 양측에 각각 다섯 穴이 있어 모두 10穴입니다. 大椎 상부의 양측에 (大杼穴이) 각 한 穴씩 있어 모두 2穴입니다.

눈의 瞳子髎穴과 (귀의) 浮白穴이 각각 2穴이고, 양쪽 대퇴골 大轉子 중의 環跳穴이 2穴이며, 犢鼻 2穴, 聽宮 2穴, 攢竹 2穴, 完骨 2穴, 風府 1穴, 枕骨 2穴, 上關 2穴, 大迎 2穴, 下關 2穴, 天柱 2穴, 上巨虛・下巨虛가 (좌우 합하여) 4穴, 頰車 2穴, 天突 1穴, 天府 2穴, 天牖 2穴, 扶突 2穴, 天窓 2穴, 肩井 2穴, 關元 1穴, 委陽 2穴, 肩貞 2穴, 瘂門 1穴, 神闕 1穴, 胸腧 12穴, 背腧 2穴, 膺腧 12穴, 陽輔 2穴, 交信・附陽 각 2穴, 照海・申脈이 (좌우 합하여) 4穴입니다.

水病을 치료하는 腧穴은 각 經脈의 分肉 사이에 있고, 熱病을 치료하는 腧穴은 氣穴 (經脈의 氣가 모이는 곳)에 있으며, 寒熱病을 치료하는 腧穴은 膝下 외측의 骨厭 속(陽關穴)에 (좌우 1穴씩 모두) 2穴이 있고, 25회 이상 刺針하는 것을 크게 禁해야 할 곳은 天府穴 아래 5寸되는 곳에 있습니다. (이상은) 모두 합쳐 365穴인데 침을 놓는 부위입니다.

黃帝曰 : 余已知氣穴之處, 遊針之居[44], 願聞孫絡[45]谿谷, 亦有所應乎?

岐伯曰 : 孫絡三白六十五穴會, 亦以應一歲, 以溢奇邪[46], 以通榮[47]衛. 榮衛稽留, 衛散榮溢, 氣竭血著[48], 外爲發熱, 內爲少氣, 疾瀉無怠, 以通榮衛, 見而瀉之, 無問所會.

黃帝 : 저는 이미 氣穴이 있는 부위와 침을 놓는 곳을 알게 되었습니다만, 孫絡과 谿谷 역시 상응하는 바가 있는지 들려주실 수 있겠습니까?

岐伯 : 孫絡은 365穴과 만나며 한 해와도 상응하는데, 邪氣를 제거함으로써 營衛를 소통시킵니다. (만약 邪氣가) 營衛에 머물면 衛氣가 (외부에서) 흩어지고 營血이 (내부에서)

44) 遊針之居 : 針을 놓는 부위를 가리킨다.

45) 孫絡 : 가장 작은 絡脈을 가리킨다.

46) 以溢奇邪 : "溢"은 "제거하다"는 뜻으로 해석해야 한다. 《廣雅・釋詁》에서 "溢은 出이다."라고 하였는데, "出"에는 "去"의 뜻이 있다. "奇邪"란 邪氣를 가리킨다. 馬蒔는 注에서 "'奇邪'란 부정한 邪氣이다. 이러한 邪氣를 만나기만 하면 점차 밖으로는 發熱하고 안으로는 氣가 부족해지니, 모름지기 지체하지 말고 신속하게 瀉함으로써 營衛를 소통시켜야 한다."고 하였다.

47) 榮 : "榮"과 "營"은 고대에 통용되었다.

48) 著 : 凝滯되다는 뜻이다. 《廣韻・九御》에서 "'著'란 '處'・'定'이다."라고 하였다. 吳崑이 "著"를 응결하여 흐르지 않는 것이라 풀이한 것은 《廣韻》에서 轉義한 것인데, "著"의 本義에는 "응결하여 흐르지 않는다"는 뜻이 없다.

넘쳐 衛氣가 고갈되고 營血이 凝滯되므로 바깥으로는 熱이 나고 안으로는 氣가 부족해지니, 지체하지 말고 신속하게 瀉함으로써 營衛를 소통시켜야 하는데, (이러한 상황이) 나타나서 瀉할 때는 그곳이 氣가 모이는 부위인지를 물어 볼 필요가 없습니다.

帝曰 : 善. 願聞谿谷之會也.

岐伯曰 : 肉之大會爲谷, 肉之小會爲谿, 肉分之間, 谿谷之會, 以行榮衛, 以會大氣[49]. 邪溢氣壅, 脈熱肉敗, 榮衛不行, 必將爲膿, 內銷骨髓, 外破大䐃[50], 留於節湊[51], 必將爲敗. 積寒留舍, 榮衛不居[52], 卷肉縮筋, 肋肘不得伸, 內爲骨痹, 外爲不仁, 命曰不足, 大寒留於谿谷也. 谿谷三白六十五穴會, 亦應一歲. 其[53]小痹[54]淫溢, 循脈往來, 微針所及, 與法相同.

黃帝 : 훌륭하십니다. 谿谷의 會合에 대하여 듣고 싶습니다.

岐伯 : 肌肉이 크게 모이는 곳을 "谷"이라 하고, 肌肉이 작게 모이는 곳을 "谿"라 하는데, 分肉의 사이와 谿谷이 모여 있는 곳으로 營衛의 氣가 운행하며 宗氣가 모입니다. (만약) 邪氣가 盛하여 正氣의 흐름이 막히면 脈絡에 熱이 발생하고 肌肉이 뭉그러져 營氣·衛氣가 운행되지 못하므로 반드시 장차 化膿할 것이며, 안으로는 骨髓가 삭아 없어지고 밖으로는 大肉이 문드러지는데, (만약 邪氣가) 骨節 사이에 津液이 모이는 부위에 머물면 반드시 장차 (筋骨이) 문드러질 것입니다. 寒邪가 쌓여서 머물면 營衛의 氣가 정상적으로 운행하지 못하여 肌肉과 筋脈이 오그라들어 팔을 펴지 못하며, 안으로는

---

49) 大氣 : 宗氣를 가리킨다. 高世栻은 注에서 "宗氣란 胸中에 쌓여서 呼吸을 주관하고 皮毛와 相合하는 것이다."라고 하였다.

50) 䐃(군) : 원문에는 "膕"으로 되어 있었으나, 文義가 통하지 않으므로 《太素》에 근거하여 교정하였다. 張介賓은 注에서 "'膕'은 마땅히 '䐃'으로 적어야 하니 잘못된 것이다. 무릇 '䐃'은 크다고 할 수 있으나 '膕'은 반드시 크다고 할 수 없다."고 하였다.

51) 節湊 : 骨節 사이에 津液이 모이는 곳을 가리킨다.

52) 榮衛不居 : 《周書·作雒》 孔穎達 注에서 "居는 治이다."라고 하였다. "營衛不治"란 營衛의 氣가 정상적으로 운행하지 못한다는 뜻이다.

53) 其 : 여기서는 假說을 나타내며 "만약"으로 해석한다.

54) 小痹 : 邪氣가 孫絡에 있어 아직 裏로 깊숙이 들어가지 않은 痹證을 가리킨다. 張介賓은 注에서 "邪氣가 孫絡에 있어 邪氣가 아직 깊지 않은 것이 小痹이다."라고 하였다. 한편 郭靄春은 《黃帝內經素問校注》에서 "'小痹'는 王氷의 注에 근거하여 마땅히 '小寒'으로 교정해야 한다. '小寒'은 윗글의 '大寒'과 對句이다."라고 하였는데, 참고할 만하다.

骨痹가 발생하고 밖으로는 痲痹가 오는데, 이를 "不足"이라 하며 寒邪가 谿谷에 머무르기 때문입니다.

谿谷과 365穴이 만나는 것 또한 한 해와 상응합니다. 만약 小痹가 발전하여 (邪氣가) 孫脈을 따라 왕래하면 微針으로 치료하되, 孫絡에 刺針하는 방법과 같습니다.

帝乃辟左右而起再拜曰 : 今日發蒙解惑, 藏之金匱, 不敢復出. 乃[55]藏之金蘭之室[56], 署[57]曰氣穴所在.

岐伯曰 : 孫絡之脈別經者, 其血盛而當瀉者, 亦三百六十五脈, 並注於絡, 傳注十二絡脈[58], 非獨十四絡脈[59]也. 內解瀉於中者十脈[60].

黃帝 (좌우를 물리치면서 일어나 再拜하면서 이르길) : 오늘 몽매함을 깨우치고 미혹됨을 풀어 주신 것을 금궤짝에 간직하여 감히 다시 꺼내지 않겠습니다.

이에 (黃帝는) 이를 金蘭室에 보관하고 "氣穴所在"라는 題名을 붙였다.

岐伯 : 孫絡의 脈은 經脈에서 별도로 나온 것인데, 그 血이 盛하여 瀉하는 것은 365脈 또한 마찬가지입니다. (邪氣가) 絡脈에 들어가면 傳變하여 十二經脈으로 들어가며, 十四絡脈에만 국한되는 것이 아닙니다. 내부로 들어간 邪氣를 흩으려면 五臟의 十脈을 瀉해야 합니다.

◀참고▶

本篇에서 "凡三白六十五穴"이라 한 것에 대해 注家들의 견해가 일치하지 않는다. 예컨대 吳崑은 "중복되는 것을 합치면 모두 407穴이고, 중복되는 것을 빼면 약 358穴이다."라

---

55) 辟左右而起再拜曰……不敢復出. 乃 : 《吳崑本》에는 이 23字가 없다. 丹波元簡이 이르길 "뜻에 있어서 옳다."고 하였고, 姚止庵 역시 이를 錯簡이라 여겼으니, 참고할 만하다.

56) 金蘭之室 : 楊上善은 注에서 "'金蘭之室'이란 책을 보관하는 창고이다."라고 하였다.

57) 署 : "署"에는 "題"의 뜻이 있으니, "題名을 붙이다"는 뜻이다.

58) 十二絡脈 : 몇몇 注釋書에는 이를 "十四絡脈"으로 교정하고 아래의 十四絡脈을 "十二絡脈"으로 교정해야 한고 하였으나, 따르지 않았다. 孫鼎宜가 이르길 "'絡'은 마땅히 '經'으로 해야 한다."고 하였는데, 본서를 이를 따랐다.

59) 十四絡脈 : 이는 十二經의 絡脈에 任脈과 督脈의 絡脈을 더한 것이다. 王冰은 注에서 "脾의 大絡은 脾에서 시작되므로 함께 언급하지 않았다."고 하였다.

60) 內解瀉於中者十脈 : "內"란 邪氣가 내부로 들어간 것을 말한다. 張介賓은 注에서 "'解'는 흩는 것이니, 곧《刺節眞邪》篇의 解結을 일컫는다. '瀉'는 그 實한 것을 瀉하여 제거함이다. '中'이란 五臟이다. 여기서 말한 絡脈은 비록 열 두개이지만 五臟에 나뉘어 귀속되므로 '解瀉於中'이라 하였다. 左右에 각각 다섯이 있으므로 十脈이라 한다."고 하였다.

고 하였고, 馬蒔는 "모두 헤아려 보면 357穴이다."라고 하였으며, 張介賓은 "모두 365穴인데 만약 앞의 天突·十椎·胃脘·關元 네 穴까지 연관시키면 모두 369穴이며, 안쪽의 天突·關元 및 머리 위의 25穴 등 중복되는 것을 제외하면 실제로는 342穴일 뿐이다."라고 하였고, 張志聰은 "天突·十椎·上紀·關元에서부터 厭中二穴에 이르기까지 모두 364穴이지만 안으로 중복되는 것이 많다."고 하였는데, 이는 오랜 세월을 거치면서 생긴 脫簡과 轉寫하면서 생긴 착오 등으로 인한 것으로 보여진다. 한편 日本의 喜多村直寬은 "365란 1年의 周天數인데, 이것을 예로 들어 크게 비교한 것이니 반드시 (숫자에) 얽매일 필요는 없다. 注家들이 억지로 그 數를 밝히려 한 것은 經典의 취지에 어긋난다."고 하였으니, 일리가 있다.

五臟腧穴 五十穴表

	井(木)	滎(火)	輸(土)	經(金)	合(水)
肝	大 敦	行 間	太 衝	中 封	曲 泉
心	少 衝	少 府	神 門	靈 道	少 海
脾	隱 白	大 都	太 白	商 邱	陽陵泉
肺	少 商	魚 際	太 淵	經 渠	尺 澤
腎	涌 泉	然 谷	太 谿	復 溜	陰 谷

六腑腧穴 七十二穴表

	井(金)	滎(水)	輸(木)	原	經(火)	合(土)
大 腸	商 陽	二 間	三 間	合 谷	陽 谿	曲 池
小 腸	少 澤	前 谷	後 溪	腕 骨	陽 谷	小 海
胃	厲 兌	內 庭	陷 谷	衝 陽	解 谿	三 里
膀 胱	至 陰	通 谷	束 骨	京 骨	崑 崙	委 中
三 焦	關 衝	液 門	中 渚	陽 池	支 溝	天 井
膽	竅 陰	俠 谿	臨 泣	丘 墟	陽 輔	陽陵泉

五十九. 氣府論

"氣府"란 經脈의 氣가 만나는 부위를 말한다. 본편에서는 手足三陽經·六腑經脈 및 督脈·任脈·衝脈의 氣가 發하는 腧穴을 기술하였으며, 아울러 陰蹻脈 및 手少陰·足厥陰經의 개별 腧穴을 기술하였다. 본편에서는 腧穴의 명칭·숫자·분포 및 穴의 위치를 개괄적으로 기술하였으므로 "氣府論"이라 하였다.

足太陽脈氣所發[1]者, 七十八穴[2]. 兩眉頭各一[3]; 入髮至頂三寸半, 傍五相去三寸[4]; 其浮氣[5]在皮中者, 凡五行, 行五, 五五二十五[6];

---

1) 脈氣所發 : 經脈의 氣가 통하는 穴位를 가리킨다.

2) 七十八穴 : 이 穴位의 숫자에 대해 諸家들의 견해가 일치하지 않는다. 楊上善은 73穴이라 하였고, 王冰은 93穴이라 하였으며, 吳崑은 91穴이라 하였다. 張介賓은 注에서 "本經의 아래에 나오는 글을 자세히 살펴보면 모두 93穴이다. 안으로 督脈·少陽 두 經을 제외해야 하는데, 그 떠오른 氣가 本經과 통하면서 중복되어 나타나는 것이 모두 15穴이니, 本經은 78穴일 뿐이다. 근세에 經絡이 전해오기로는 足太陽經이 좌우 합쳐 모두 126穴이다. 즉 아래 글에 나오는 각 經의 숫자도 지금보다 많아 다르다."라고 하였다.

3) 兩眉頭各一 : "眉頭"란 眉尖과 같다. 이는 攢竹穴을 가리킨다.

4) 入髮至頂三寸半, 傍五相去三寸 : 원문에는 "頂"이 "項"으로 되어 있었으나, 高世栻의 注에 근거하여 교정하였다. "傍"은 "旁"과 통하는데, 아래도 마찬가지이다. 高世栻은 注에서 "'頂'은 舊本에 '項'으로 잘못 전해져 왔으므로 지금 '頂'으로 고쳤다. ……'頂'은 前頂穴이다. 攢竹穴에서 髮際로 들어가 前頂에 이르기까지 그 중에 神庭·上星·顖會가 있으므로 길이가 3.5寸이다. 前頂에는 가운데에 한 줄이 있고, 그 다음에 두 줄이 있으며, 제일 바깥쪽에 두 줄이 있으므

項中大筋兩傍各一[7]; 風府兩傍各一[8]; 俠背以下至尻尾二十一節[9], 十五間各一[10]; 五臟之腧各五; 六腑之腧各六[11]; 委中以下至足小指傍各六腧[12].

足太陽經脈의 氣가 통하는 곳은 78穴입니다. 양쪽 眉尖에 각 1穴이 있고, (攢竹穴에서) 髮際로 들어가 前頂에 이르기까지 3.5寸되는 곳(神庭·上星·顖會穴)과 옆으로 다섯 줄이 3.5寸 간격으로 있으며, 頭部로 떠오른 經脈의 氣가 頭皮 중에 있는 것이 모두 다섯 줄인데 그 줄이 다섯이므로 五五는 25穴이고, 項部의 大筋 양측(髮際 부위)에 각 1穴씩 있으며, 風府穴 양측에 각 1穴씩 있고, 脊椎를 끼고 아래로 尾骶骨에 이르기까지 21節이 있는데 (그 중) 15개의 마디 사이에 (좌우로) 각각 1穴씩 있으며, 五臟의 腧穴이 (좌우로) 각각 5穴씩 있고, 六腑의 腧穴이 (좌우로) 각각 6穴씩 있으며, 委中穴에서부터 아래로 足小趾 곁에 이르기까지 (좌우로) 각각 6개의 腧穴이 있습니다.

足少陽脈氣所發者, 六十二穴. 兩角上各二[13]; 直目上髮際內各五[14]; 耳前角上各一[15]; 耳前角下各一[16]; 銳髮下各一[17]; 客主人各

로 '傍五'라 하였다.

5) 浮氣 : 頭部로 떠오른 經脈의 氣를 가리킨다. 張介賓은 注에서 "脈氣가 巓頂으로 떠오른 것을 말한다."고 하였다.

6) 凡五行, 行五, 五五二十五 : 頭部를 순행하는 다섯 갈래의 經脈을 가리킨다. 가운데 줄에는 顖會·前頂·百會·後頂·强間 다섯 穴이 있고, 그 다음의 양쪽 줄에는 五處·承光·通天·絡却·玉枕의 각 다섯 穴씩 있으며, 또 그 바깥쪽의 양쪽 줄에는 臨泣·目窓·正營·承靈·腦空의 각 다섯 穴씩 있어 모두 25穴이다.

7) 項中大筋兩傍各一 : 項部 양측 髮際 부위에 있는 天柱穴을 가리킨다.

8) 風府兩傍各一 : 風府穴 좌우 양측에 있는 風池穴을 가리킨다.

9) 俠背以下至尻尾二十一節 : 大椎에서 尾骶骨까지 모두 21節이 있다.

10) 十五間各一 : 상술한 21節 중 15마디 사이에 좌우로 각각 1穴씩 있다. 즉 附分·魄戶·膏肓·神堂·譩譆·膈關·魂門·陽綱·意舍·胃倉·肓門·志室·胞肓·秩邊·承扶가 있어 좌우를 합쳐 모두 30穴이 있다.

11) 五臟之腧各五; 六腑之腧各六 : 五臟의 腧穴로는 肺腧·心腧·肝腧·脾腧·腎腧가 있어 좌우 합쳐 모두 10穴이고, 六腑의 腧穴로는 胃腧·三焦腧·膽腧·大腸腧·小腸腧·膀胱腧가 있어 좌우 합쳐 모두 12穴이다.

12) 委中以下至足小指傍各六腧 : 委中·崑崙·京骨·束骨·通谷·至陰穴이 좌우로 있어 모두 12穴이다.

13) 兩角上各二 : 좌우 양측 頭角에 있는 天衝·曲鬢穴을 가리킨다.

14) 直目上髮際內各五 : 臨泣·目窓·正營·承靈·腦空穴로서 좌우 합쳐 10穴이다.

一18); 耳後陷中各一19); 下關各一; 耳下牙車之後各一20); 缺盆各一; 掖下三寸, 脇下至胠八間各一21); 髀樞中傍各一22); 膝以下至足小指次指各六腧23).

足少陽經脈의 氣가 통하는 곳은 62穴입니다. 양쪽 頭角 위에 (좌우로) 각각 2穴씩 있고, 눈동자에서 髮際로 直上하는 부위에 (좌우로) 각각 5穴씩 있으며, 귀 앞의 각진 곳 위에 (좌우로) 각각 1穴씩 있고, 귀 앞의 각진 곳 아래에 (좌우로) 각각 1穴씩 있으며, 귀밑머리 아래쪽에 (좌우로) 각각 1穴씩 있고, 客主人이 (좌우로) 각각 1穴씩 있으며, 귀 뒤쪽의 오목한 곳 속에 (좌우로) 각각 1穴씩 있고, 下關穴이 (좌우로) 각각 1穴씩 있으며, 귀 아래의 牙車 뒤쪽에 (좌우로) 각각 1穴씩 있고, 缺盆 부위에 (좌우로) 각각 1穴씩 있으며, 腋下 3寸 부위와 脇下에서 季肋에 이르는 8개의 肋骨 사이에 (좌우로) 각각 1穴씩 있고, 大腿骨 중앙 옆에 (좌우로) 각각 1穴씩 있으며, 무릎 아래에서부터 足小趾와 次趾에 이르기까지 (좌우로) 각각 6개의 腧穴이 있습니다.

足陽明脈氣所發者, 六十八穴. 額顱髮際傍各三24); 面鼽骨空各

15) 耳前角上各一 : 좌우 양측의 頷厭穴을 가리킨다.

16) 耳前角下各一 : 좌우 양측의 懸釐穴을 가리킨다.

17) 銳髮下各一 : 좌우 양측의 和髎穴을 가리킨다. 高世栻은 注에서 "'銳髮'이란 귀밑머리이다. 아래에 각각 하나란 和髎 2穴이다."라고 하였다.

18) 客主人各一 : "客主人"이란 곧 上關穴을 가리킨다.

19) 耳後陷中各一 : 좌우 양측의 翳風穴을 가리킨다.

20) 耳下牙車之後各一 : 이에 대해 諸家들의 견해가 다르다. ① 頰車穴이라는 견해. 王冰・張介賓. ② 大迎穴이라는 견해. 楊上善. ③ 天容穴이라는 견해. 高世栻은 注에서 "귀 아래 頰車의 뒤쪽에 있는 天容 2穴이다."라고 하였다. 상고해 보건대《釋名・釋形體》에서 "'頤(아래턱)'를 '輔車'라고도 하는데 그 骨이 굳세어 입을 지지하여 주기 때문이고, '牙車'라고도 하는데 이빨이 위에 얹혀 있기 때문이며, '頰車'라고도 하는데 이 또한 물체를 싣고 있기 때문이다."라고 하였으니, "牙車"란 지금의 아래턱뼈이다. 따라서 본서는 高世栻의 견해를 따라 天容穴로 해석하였다.

21) 掖下三寸, 脇下至胠八間各一 : "掖"은 "腋"과 통한다. "胠(협)"은 季肋을, "間"이란 肋骨과 肋骨 사이를 가리킨다. "掖下"란 淵液・輒筋・天池穴을 가리키고, "脇下至胠"란 日月・章門・帶脈・五樞・維道・居髎穴을 가리킨다.

22) 髀樞中傍各一 : 좌우 양측의 環跳穴을 가리킨다.

23) 膝以下至足小指次指各六腧 : 즉 陽陵泉・陽輔・丘墟・臨泣・俠谿・竅陰穴을 가리킨다.

24) 額顱髮際傍各三 : 王冰・張介賓은 懸顱・陽白・頭維穴이라 하였고, 楊上善은 頭維・本神・曲差穴이라 하였으며, 高世栻은 本神・頭維・懸顱穴이라 하였는데, 본서는 王冰과 張介賓의 견해를 따랐다.

一[25]; 大迎之骨空各一[26]; 人迎各一; 缺盆外骨空各一[27]; 膺中骨間各一[28]; 俠鳩尾之外, 當乳下三寸, 俠胃脘各五[29]; 俠齊廣三寸各三[30]; 下齊二寸俠之各三[31]; 氣街動脈各一[32]; 伏菟上各一[33]; 三里以下至足中指各八腧[34]; 分之所在穴空[35].

足陽明經脈의 氣가 통하는 곳은 68穴입니다. 額顱 髮際 옆에 (좌우로) 각각 3穴이 있고, 광대뼈의 骨空에 (좌우로) 각각 1穴씩 있으며, 大迎穴이 骨空에 (좌우로) 각각 1穴씩 있고, 人迎穴이 (좌우에) 각각 1穴씩 있으며, 缺盆 외측의 骨空에 (좌우로) 각각 1穴씩 있고, 胸膺部의 肋骨 사이에 (좌우로) 각 1穴씩 있으며, 鳩尾穴의 바깥쪽을 낀 유방 아래의 3寸 부위와 胃脘部를 낀 곳에 (좌우로) 각각 5穴씩 있으며, 배꼽(臍)을 끼고 橫으로 3寸 되는 곳에 (좌우로) 각각 3穴씩 있고, 배꼽에서 아래로 2寸 부위를 끼고 (좌우로) 각 3穴이 있으며, 氣街穴의 動脈이 뛰는 곳에 (좌우로) 각각 1穴씩 있고, 伏菟穴(伏兎穴이라고도 함) 상부에 (좌우로) 각각 1穴씩 있으며, 三里穴에서 아래로 足中趾까지 (좌우에)

---

25) 面鼽骨空各一 : 좌우 양측의 四白穴을 가리킨다. "面鼽骨"이란 顴骨(광대뼈)을 가리킨다. 沈彤은《釋骨》에서 "눈 아래에 솟아 있는 뼈를 '顓(광대뼈 졸)'이라 하는데, 그 아래 옆쪽에 높으면서 큰 것을 '面鼽骨'·'顴骨' 혹은 '大顴' 혹은 '頄(광대뼈 구)'라 한다. '鼽'와 '頄'는 고대에 통용되었다."라고 하였다.

26) 大迎之骨空各一 : 高世栻은 注에서 "大迎穴은 頰車 아래, 承漿의 옆에 있는데 穴이 骨 사이에 있으므로 '大迎之骨空'이라 했다."고 하였다.

27) 缺盆外骨空各一 : 좌우 양측의 天髎穴을 가리킨다.

28) 膺中骨間各一 : 氣戶·庫房·室翳·膺窓·乳中·乳根穴로서 좌우 합쳐서 12穴이다. "膺中"이란 가슴의 양측에 肌肉이 솟아 오른 곳을 가리킨다.

29) 俠鳩尾之外, 當乳下三寸, 俠胃脘各五 : 不容·承滿·梁門·關門·太乙로서 좌우 합쳐 모두 10穴이다.

30) 俠齊廣三寸各三 : 좌우 양측의 滑肉門·天樞·外陵穴을 가리킨다. "齊"는 "臍"와 통하며, "廣"은 너비를 가리킨다.

31) 下齊二寸俠之各三 : 좌우 양측의 大巨·水道·歸來穴을 가리킨다.

32) 氣街動脈各一 : 좌우 양측의 氣衝穴을 가리킨다.

33) 伏菟上各一 : 좌우 양측의 髀關穴을 가리킨다.

34) 三里以下至足中指各八腧 : 高世栻은 注에서 "무릎의 犢鼻穴 아래 바깥쪽으로 세 손가락 정도 떨어진 곳을 三里라 한다. 무릎 三里穴(足三里)에서 아래로 足中趾에 이르기까지에는 三里·上廉·下廉·解谿·衝陽·陷谷·內庭·厲兌穴이 좌우로 각각 여덟 腧가 있어 모두 16穴이다."라고 하였다.

35) 分之所在穴空 : 吳崑은 注에서 "'分之所在穴空'이란 윗글의 68穴이 모두 陽明經 부위에 소재한 穴孔임을 말한다."고 하였다. "空"은 "孔"과 음과 뜻이 같다.

각각 8개의 腧穴이 있는데, (이들은) 陽明經 부위에 소재한 穴孔들입니다.

手太陽脈氣所發者, 三十六穴. 目內眦各一36); 目外各一37); 鼽骨下各一38); 耳郭上各一39); 耳中各一40); 巨骨穴各一; 曲掖上骨穴各一41); 柱骨上陷者各一42); 上天窓四寸各一43); 肩解各一44); 肩解下三寸各一45); 肘以下至手小指本各六腧46).

手太陽經脈의 氣가 통하는 곳은 36穴입니다. 內眼角에 (좌우로) 각각 1穴이 있고, 外眼角에 (좌우로) 각각 1穴씩 있으며, 광대뼈 아래에 (좌우로) 각각 1穴씩 있고, 耳廓 위쪽에 (좌우로) 각각 1穴씩 있으며, 耳中에 (좌우로) 각각 1穴씩 있고, 巨骨穴이 (좌우에) 각각 1穴씩 있으며, 겨드랑이 위쪽의 骨空에 (좌우로) 각각 1穴씩 있고, 柱骨(項骨) 위쪽의 오목한 곳에 (좌우로) 각각 1穴씩 있으며, 天窓穴에서 위로 4寸 되는 곳에 (좌우로) 각 1穴씩 있고, 肩解部에 (좌우로) 각각 1穴씩 있으며, 肩解部에서 아래로 3寸 되는 곳에 (좌우로) 각각 1穴씩 있고, 팔꿈치에서부터 아래로 手小指의 끝에 이르기까지 (좌우에) 각각 6개의 腧穴이 있습니다.

手陽明脈氣所發者, 二十二穴. 鼻空外廉項上各二47); 大迎骨空各

36) 目內眥各一 : 좌우 양측의 睛明穴을 가리킨다.

37) 目外各一 : 高世栻은 注에서 "'目外'란 目外眦를 말하니, 양측의 瞳子髎穴이다."라고 하였다.

38) 鼽骨下各一 : 좌우 양측의 顴髎穴을 가리킨다.

39) 耳郭上各一 : 좌우 양측의 角孫穴을 가리킨다. "郭"은 "廓"과 통한다.

40) 耳中各一 : 좌우 양측의 聽宮穴을 가리킨다.

41) 曲掖上骨穴各一 : 좌우 양측의 臑腧穴을 가리킨다. "穴"은 "空"과 통한다.

42) 柱骨上陷者各一 : 古注에서는 모두 좌우 양측의 肩井穴을 가리킨다고 하였으나, 丹波元簡은 별도로 가리키는 바가 있을 것이라 하였다. 즉 《素問識》에서 "肩井은 어깨 위의 오목한 곳에 있으니 곧 項骨의 바깥쪽이지 어떻게 項骨 위의 오목한 곳이라고 말할 수 있겠는가? 이는 반드시 별도로 가리키는 바가 있을 것이다."라고 하였는데, 참고할 만하다. "柱骨"이란 項骨, 즉 頸椎骨을 말한다.

43) 上天窓四寸各一 : 王氷과 張介賓은 天窓·竅陰이라 하였고, 高世栻은 天窓·浮白穴이라 하였는데, 본서는 王氷과 張介賓의 견해를 따랐다.

44) 肩解各一 : 좌우 양측의 秉風穴을 가리킨다. "肩解"란 肩胛骨과 肱骨이 만나는 부위, 즉 肩胛關節을 가리킨다.

45) 肩解下三寸各一 : 좌우 양측의 天宗穴을 가리킨다.

46) 肘以下至手小指本各六腧 : 張介賓은 注에서 "脈이 손가락 끝에서 시작되므로 '本'이라 한다. '六腧'란 小海·陽谷·腕骨·後溪·前谷·少澤으로서 좌우 합쳐 12腧이다."라고 하였다.

47) 鼻空外廉項上各二 : 高世栻은 注에서 "'鼻空外廉'이란 迎香穴이고, '項上'이란 扶突穴이다. 좌

一; 柱骨之會各一[48]; 髃骨之會各一[49]; 肘以下至手大指次指本各六腧[50].

手陽明經脈의 氣가 통하는 곳은 22穴입니다. 鼻空 외측과 項部에 (좌우로) 각각 2穴씩 있고, 大迎穴이 (아래턱) 骨空에 (좌우로) 각각 1穴씩 있으며, 목과 어깨가 만나는 부위에 (좌우로) 각각 1穴씩 있고, 어깨와 팔이 만나는 부위에 (좌우로) 각각 1穴씩 있으며, 팔꿈치에서 아래로 手大指·次指 끝에 이르기까지 (좌우로) 각각 6개의 腧穴이 있습니다.

手少陽脈氣所發者, 三十二穴. 鼽骨下各一[51]; 眉後各一[52]; 角上各一[53]; 下完骨後各一[54]; 項中足太陽之前各一[55]; 俠扶突各一[56]; 肩貞各一; 肩貞下三寸分間各一[57]; 肘以下至手小指次指本各六腧[58].

手少陽經脈의 氣가 통하는 곳은 32穴입니다. 광대뼈 아래에 (좌우로) 각각 1穴씩 있고, 눈썹 끝부분에 (좌우로) 각각 1穴씩 있으며, 頭角 상부에 (좌우로) 각각 1穴씩 있고, (耳後) 完骨에서 내려가 뒤쪽에 (좌우로) 각각 1穴씩 있으며, 項中 足太陽經의 앞쪽에 (좌우로) 각각 1穴씩 있고, 扶突穴을 끼고 (좌우에) 각각 1穴씩 있으며, 肩貞穴이 (좌우에) 각

우에 각각 2穴이 있어 모두 4穴이다."라고 하였다.

48) 柱骨之會各一 : 좌우 양측의 天鼎穴을 가리킨다. 高世栻은 注에서 "'柱骨之會'란 목과 어깨가 만나는 부위로서 天鼎穴을 말한다."고 하였다.

49) 髃骨之會各一 : 좌우 양측의 肩髃穴을 가리킨다. "髃骨"이란 上腕骨頭, 즉 어깨와 팔이 만나는 곳을 가리킨다.

50) 肘以下至手大指次指本各六腧 : 王冰은 注에서 "三里·陽谿·合谷·三間·二間·商陽의 여섯 穴을 말한다."고 하였다.

51) 鼽骨下各一 : 手太陽經과 手少陽經이 만나는 顴髎穴을 가리킨다.

52) 眉後各一 : 좌우 양측의 絲竹空穴을 가리킨다. 여기서 "後"는 뒤쪽을 뜻하는 것이 아니라, 사물의 끝이나 마지막 부분을 가리킨다. 絲竹空穴은 눈썹이 끝나는 부분에 있다.

53) 角上各一 : 張介賓·吳崑·楊上善은 頷厭穴이라 하였고, 高世栻은 天衝穴이라 하였으며, 王冰은 懸釐穴이라 하였는데, 본서는 張·吳·楊씨의 견해를 따랐다.

54) 下完骨後各一 : 좌우 양측의 天牖穴을 가리킨다. 高世栻은 注에서 "'下完骨後'란 完骨의 아래, 完骨의 뒤쪽에 있는 두 天牖穴을 말한다."고 하였다.

55) 項中足太陽之前各一 : 王冰과 張介賓은 風池穴이라 하였고, 高世栻은 氣舍穴이라 하였는데, 본서는 王冰과 張介賓의 견해를 따랐다.

56) 俠扶突各一 : 좌우 양측의 天窗穴을 가리킨다.

57) 肩貞下三寸分間各一 : 張介賓은 "肩髎·臑會·消濼穴로서 좌우 합쳐 6穴이다."라고 하였다.

58) 肘以下至手小指次指本各六腧 : 좌우 양측의 天井·支溝·陽池·中渚·液門·關衝穴을 가리킨다.

각 1穴씩 있고, 肩貞穴 아래 3寸 부위의 分肉 사이에 (좌우로) 각각 1穴씩 있으며, 팔꿈치에서 아래로 手小指·次指 끝에 이르기까지 (좌우에) 각각 6개의 腧穴이 있습니다.

督脈氣所發者, 二十八穴. 項中央二59); 髮際後中八60); 面中三; 61)大椎以下至尻尾及傍十五穴. 至骶下凡二十一節62), 脊椎法也.

督脈의 氣가 통하는 곳은 28穴입니다. 項部의 중앙에 2穴이 있고, 前髮際에서 뒤쪽으로 중앙선상에 8穴이 있으며, 面部의 중앙에 3穴이 있고, 大椎에서 아래로 尾骶骨까지와 그 곁에 15穴이 있습니다. (大椎에서) 尾骶骨에 이르기까지는 모두 21節인데, (이는) 脊椎(의 穴位)를 계산하는 방법입니다.

任脈之63)氣所發者, 二十八穴64). 喉中央二65); 膺中骨陷中各一66); 鳩尾下三寸胃脘, 五寸胃脘, 以下至橫骨六寸半一67), 腹脈法也. 下陰別一68); 目下各一69); 下脣一70), 齗交一71).

---

59) 項中央二 : 風府·瘂門 두 穴을 가리킨다.

60) 髮際後中八 : 前髮際에서 後髮際에 이르는 중앙선상에 있는 神庭·上星·顖會·前頂·百會·後頂·强間·腦戶穴을 가리킨다.

61) 大椎以下至尻尾及傍十五穴 : 王冰은 注에서 "脊椎 사이에 大椎·陶道·身柱·神道·靈臺·至陽·筋縮·中樞·脊中·懸樞·命門·陽關·腰腧·長强·會陽의 열 다섯 穴이 있다."고 하였다. 상고해 보건대 會陽穴은 尾骶骨 양측에 있어 모두 2穴이므로 이를 합치면 16穴이 된다. 吳崑의 注에는 中樞穴이 없어 "十五穴"이란 숫자와 부합하는데, 이것이 옳다.

62) 至骶下凡二十一節 : 張介賓은 注에서 "이는 項骨을 제외하고 말한 것이니, 만약 項骨 3節을 연계 짓는다면 모두 24節이 된다."고 하였다.

63) 之 : 衍文이므로 刪去해야 한다. 上下文에서 "督脈氣"·"衝脈氣"라고 한 것이 그 증거이다.

64) 二十八穴 : 王冰은 注에서 "지금 1穴이 부족하다."라고 하였다. 즉 본 단락의 내용을 살펴보면 單穴이 모두 25穴이고, 雙穴이 하나로서 합치면 27穴인데, 첫머리에서 28穴이라 한 것과 부합하지 않으므로 이렇게 말하였다.

65) 喉中央二 : 廉泉·天突穴을 가리킨다.

66) 膺中骨陷中各一 : 高世栻은 注에서 "'膺中'이란 胸部의 중앙선이다. 뼈가 함몰된 곳에는 璇璣·華蓋·紫宮·玉堂·膻中·中庭穴이 각각 하나씩 있어 모두 6穴이다."라고 하였다.

67) 鳩尾下三寸胃脘, 五寸胃脘, 以下至橫骨六寸半一 : 《新校正》에서는 "一"을 誤字로 보았고, 《素問釋義》에서는 "一" 위에 "各"字가 탈락된 것으로 보았다. "鳩尾"란 鳩尾骨로서 胸骨의 劍狀突起를 가리킨다. 鳩尾骨에서 胃의 上脘까지의 거리는 3寸인데 그 사이에 鳩尾·巨闕·上脘 3穴이 있고, 上脘穴에서 臍 중앙까지의 거리는 5寸인데 그 사이에 中脘·建里·下脘·水分·神闕 5穴이 있으며, 神闕穴에서 橫骨의 毛際까지의 거리는 6.5寸인데 그 사이에 陰交·氣海·石門·關元·中極·曲骨 6穴이 있다. 鳩尾骨에서 毛際 부위까지의 총 거리는 14.5寸이고, 모두 14穴이 있는데, 각 穴 사이의 거리는 1寸(단 鳩尾穴은 鳩尾骨 아래 0.5寸 부위에 있다)이다.

任脈의 氣가 통하는 곳은 28穴입니다. 喉部 중앙에 2穴이 있고, 가슴 중앙에 뼈가 함몰된 곳에 각각 1穴씩 있으며, 鳩尾骨에서 아래로 3寸되는 곳이 胃脘部이고 (臍 중앙에서 위로) 5寸되는 곳이 胃脘部이며 아래로 橫骨에 이르기까지가 6.5寸으로서 각각 1穴씩 있는데, (이것은) 腹部의 穴脈을 계산하는 방법입니다. 하부의 前後陰 사이에 1穴이 있고, 눈 아래에 (좌우로) 각각 1穴씩 있으며, 입술 아래에 1穴이 있고, 齦交穴이 1穴이 있습니다.

衝脈氣所發者, 二十二穴. 俠鳩尾外各半寸至齊寸一[72]; 俠齊下傍各五分至橫骨寸一, 腹脈法也.

衝脈의 氣가 통하는 곳은 22穴입니다. 鳩尾骨을 끼고 바깥쪽으로 각각 0.5寸씩 벌어져 배꼽에 이르기까지 1寸 간격으로 1穴씩 있고, 배꼽을 끼고 아래로 내려가면서 옆으로 각각 5分(즉 0.5寸) 간격으로 橫骨에 이르기까지 1寸마다 1穴씩 있는데, (이는) 腹部의 穴脈을 계산하는 방법입니다.

足少陰舌下[73], 厥陰毛中急脈各一[74], 手少陰各一[75], 陰陽蹻各一[76]. 手足諸魚際脈氣所發者. 凡三百六十五也[77].

---

68) 下陰別一 : 張介賓은 注에서 "曲骨 아래에서 兩陰 사이에 별도로 갈라진 絡脈이 있어 衝脈과 督脈이 만나므로 '陰別'이라 한다. '一'은 會陰穴을 말한다."고 하였다.

69) 目下各一 : 足陽明經의 承泣穴을 가리킨다.

70) 下脣一 : 承漿穴을 가리킨다.

71) 齗交一 : 齦交穴을 가리킨다. "齗"은 "齦"과 같다.

72) 俠鳩尾外各半寸至齊寸一 : 鳩尾骨에서 배꼽에 이르기까지 腹中線을 기준으로 하여 좌우 각각 0.5寸 부위에 1寸 간격으로 1穴씩 있다는 말이다. 즉 幽門·通谷·陰都·石關·商曲·肓腧穴이 좌우에 각각 6穴씩 있다.

73) 足少陰舌下 : 馬蒔·張介賓·高世栻은 이를 任脈의 廉泉穴이라 하였는데, 본편에서 任脈의 脈氣가 통하는 廉泉穴은 喉中에 있다고 하였지 舌下에 있다고 하지는 않았다. 또한《素問·刺瘧》에서 "刺舌下出血"·"舌下兩脈者廉泉也"라고 한 것은 아마도 별도의 廉泉인 듯하다. 楊維傑은《黃帝內經譯解》에서 "舌下二穴로는 金津·玉液이 있다."고 하였다. 이 밖에도 王冰은 日月本이라 하였으며, 吳崑은 穴名이 없다고 하였다. 본서는 楊維傑의 견해를 따라 이를 金津·玉液으로 해석하였는데, 諸賢들의 고견을 기대한다.

74) 厥陰毛中急脈各一 : 張介賓은 注에서 "急脈은 陰毛 중에 있다."고 하였다.

75) 手少陰各一 : 王冰·吳崑·馬蒔는 모두 手少陰經脈의 陰郄穴이라 하였고, 高世栻은 少衝穴이라 하였는데, 본서는 王·吳·馬氏의 견해를 따랐다.

76) 陰陽蹻各一 : 王冰·張介賓·張志聰은 注에서 陰蹻脈은 交信穴이고 陽蹻脈은 附陽穴이라 하였으며, 馬蒔·高世栻은 注에서 陰蹻脈은 照海穴이고 陽蹻脈은 申脈穴이라 하였다. 본서는 馬

足少陰經脈의 氣는 舌下에 있는 2穴로 통하고, 足厥陰經脈이 분포한 陰毛 중에 急脈穴이 (좌우로) 각각 1穴씩 있으며, 手少陰經脈에 (좌우로) 각각 1穴씩 있고, 陰蹺脈과 陽蹻脈에 (좌우로) 각각 1穴씩 있습니다. 手足의 모든 魚際部는 (十二經脈의) 脈氣가 통하는 곳입니다. (이상은) 모두 365穴입니다.

◀참고▶ 本篇에서는 모두 365穴이라 하였으나, 실제로 계산해 보면 이와 부합하지 않으며, 諸家들의 注釋 역시 일치하지 않는다. 예컨대 楊上善은 "모두 28脈 384穴이니, 여기서 말한 365穴은 큰 數를 들어서 말한 것이다."라고 하였고, 吳崑은 "모두 398穴인데, 중복하여 나온 4穴을 제외하더라도 29穴이 많다."고 하였으며, 張介賓은 "앞에 나온 數를 모두 계산하면 386穴인데, 중복되는 12穴을 빼더라도 9穴이 많다."고 하였다. 단 張志聰·高世栻 두 사람은 억지로 365란 數에 부합시키려 하였다. 이처럼 古今의 穴位 숫자가 부합하지 않는 원인은 다음과 같은 두 가지를 벗어나지 않는다. 첫째, 끊임없이 轉寫하는 과정에서 脫簡이 있었기 때문이다. 둘째, 後人들이 注를 통해 보충하였기 때문이다.

蒔와 高世栻의 견해를 따랐다.

77) 足少陰舌下厥陰毛中急脈各一,……凡三百六十五穴也 : 이 단락은 文義가 순조롭게 이어지지 않는데, 아마도 古經에서 殘存한 글로 보인다.

六十. 骨 空 論

"骨空"이란 骨孔과 같다. 본편에서는 질병이 발생하였을 때 穴을 取하는 방법을 열거하였고, 인체 骨空의 분포 부위를 소개하였으므로 "骨空論"이라 하였다.

(1) 각종 風邪로 야기된 질병의 刺針 치료방법을 소개함과 아울러 골격에 근거하여 穴을 取하는 방법을 제시하였다.

(2) 任脈・衝脈・督脈의 순행부위, 病候와 針灸 치료방법을 설명하였다.

(3) 일반적으로 인체의 둥근 뼈에는 骨髓가 있으므로 骨孔이 있고, 납작한 뼈에는 骨孔이 없음을 설명하였다.

(4) 水病을 치료하는 穴位를 제시하였다.

(5) 骨格의 명칭・병증・骨孔의 부위 및 寒熱病을 뜸으로 치료하는 부위들을 제시하였다.

黃帝問曰 : 余聞風者百病之始也[1], 以針治之奈何?

岐伯對曰 : 風從外入, 令人振寒, 汗出頭痛, 身重惡寒, 治在風府, 調其陰陽, 不足則補, 有餘則瀉.

黃帝 : 제가 듣기에 風은 온갖 병의 근원이라고 하였는데, 이를 針으로 치료하려면 어떻게 해야 합니까?

---

1) 風者百病之始也 : 風邪가 인체에 침입하면 얕은 부위에서 깊은 부위로, 경미한 것에서 심한 것으로 발전한다. 또한 外感 寒・濕・燥・熱邪 등은 대부분 風邪에 의지하여 인체에 침입하므로 風을 온갖 병의 근원이라 하였다.

岐伯：風邪가 외부에서 침입하면 사람으로 하여금 (惡寒으로) 몸을 떨게 하고, 땀이 나며 머리가 아프고 몸이 무거우며 惡寒이 나도록 하는데, 치료는 風府穴에서 하되 그 陰陽을 조화시켜야 하며, (正氣가) 부족하면 補法을 쓰고 (邪氣가) 남아돌면 瀉法을 씁니다.

大風頸項痛, 刺風府, 風府在上椎[2]. 大風汗出, 灸譩譆, 譩譆在背下俠脊傍三寸所, 厭[3]之令病者呼譩譆, 譩譆應手.

엄중한 風邪를 감수하여 頸項部에 통증이 오면 風府穴에 침을 놓아야 하는데, 風府穴은 脊椎의 상단에 있습니다. 엄중한 風邪를 감수하여 땀이 흐르면 譩譆穴에 뜸을 뜨야 하는데, 譩譆穴은 背部 아래로 脊椎를 끼고 옆으로 3寸 되는 곳에 있고, 그것을 누르면 환자로 하여금 "아야"하는 소리를 지르게 하며, 譩譆穴(의 박동)이 손가락에 느껴집니다.

從風憎風[4], 刺眉頭. 失枕在肩上橫骨間[5]. 折使揄[6]臂齊肘正, 灸脊中[7]. 眇絡[8]季脇引少腹[9]而痛脹, 刺譩譆. 腰痛不可以轉搖, 急引

2) 上椎：椎骨 第1節의 윗부분을 가리킨다.

3) 厭："압"으로 읽으며, "누르다"는 뜻이다.

4) 從風憎風：高世栻은 注에서 "'從'은 迎(맞이하다)의 뜻이고, '憎'은 惡(싫어하다)의 뜻이다. 風邪를 감수하여 바람을 싫어하는 것은 面部의 經脈이 조화를 잃은 것으로서, 마땅히 眉頭(攢竹穴)에 침을 놓아 瀉해야 한다."고 하였다.

5) 失枕在肩上橫骨間："在" 위에 "治"字가 있어야 한다. "失枕"은 病態이지 病名이 아니므로 "在肩上"이라 함은 옳지 않다. "肩上橫骨間"에 대해 王冰은 缺盆穴이라 하였고, 吳崑·馬蒔는 巨骨穴이라 하였으며, 張介賓은 "手太陽의 肩外腧이다. 혹자는 足少陽의 肩井穴이라 하는데, 역시 頸項痛을 主治한다."고 하였다. 상고해 보건대 缺盆·巨骨穴은 이러한 질병을 主治하는 穴이 아니다. 임상에서 落枕한 경우를 치료할 때는 肩井 혹은 天髎 혹은 肩外腧穴 등을 取하므로 "肩上橫骨間"이란 橫骨 사이에 있는 穴을 대략적으로 가리키는 것이지 구체적인 하나의 穴을 가리키는 것이 아닌 듯하다.

6) 揄(유)：원문에는 "楡"로 되어 있었으나, 《太素》에 근거하여 교정하였다. "揄"에는 "늘어뜨리다"는 뜻이 있다. 丹波元簡은 "'楡'는 宋本에 '揄'로 적혀 있는데, 여러 注本에서 '楡'로 잘못 적은 것은 熊本(明 成化 10년 熊氏種德堂刻本)에 근거하였기 때문이다."라고 하였다.

7) 折使揄臂齊肘正, 灸脊中：王冰과 張介賓·高世栻은 이를 失枕을 뜸으로 치료하는 방법으로 보았고, 張志聰·吳崑·馬蒔 등 이를 별도의 병으로 보았다. 즉 馬蒔는 注에서 "이는 팔인 꺾인 경우에 그것에 뜸뜨는 방법이 있음을 말한다. 대저 사람의 팔이 꺾였을 경우는……臂脊 중에 뜸을 떠서 그 肘臂의 氣를 통하게 해야 한다. ……곧 三陽絡 부위이다."라고 하였고, 張志聰은 注에서 "'折'이란 脊背가 꺾여서 펴지 못하는 것을 말한다. '楡'는 '搖'로 訓하니, 그 팔을 흔들어 아래로 팔꿈치와 가지런하게 드리웠을 때 마주보는 背中의 脊椎 중 關節의 穴을 뜸뜬다."고 하였으며, 吳崑은 注에서 "'折使'란 손에 경련이 일어 그 쓰이는 바가 구부러지는 것이

陰卵[10], 刺八髎[11]與痛上, 八髎在腰尻分間. 鼠瘻, 寒熱還[12], 刺寒府[13], 寒府在附膝外解營[14]. 取膝上外者使之拜, 取足心者使之跪[15].

風邪를 감수함으로 인해 바람을 싫어하면 眉頭(攢竹穴)에 刺針해야 합니다. 落枕인 경우는 어깨 위의 橫骨 사이에서 치료합니다. (脊背部가) 꺾였으면 팔을 늘어뜨려 팔꿈치와 가지런한(즉 팔꿈치와 동일선상에 있는) 脊部에 뜸을 뜹니다. 옆구리(眇絡季脇)에서 하복부까지 땅기고 통증이 발생하면서 (복부가) 脹滿하면 譩譆穴에 刺針합니다. 腰痛으로 몸을 돌리거나 움직이지 못하고 갑자기 睾丸이 땅기면 八髎와 통증 부위에 刺針해야 하는데, 八髎는 尾骶骨 사이에 있습니다. 鼠瘻(즉 瘰癧)로 인해 寒熱이 왕래하면 寒府(膝陽關穴)에 刺針해야 하는데, 寒府는 무릎 바깥쪽에 붙어 있는 뼈 사이의 孔穴에 있습니다. 무릎 상부 외측(膝陽關穴)을 取할 때는 환자로 하여금 (무릎을 다소 구부려) 절하는 자세를 취하도록 하고, 足心을 取할 때는 환자로 하여금 무릎을 꿇도록 해야 합니다.

任脈者, 起於中極之下, 以上毛際, 循腹裏上關元, 至咽喉, 上頤循面入目. 衝脈者, 起於氣街, 幷少陰之經[16], 俠齊上行, 至胸中而散.

다. '揄臂'란 느릅나무 가지가 흔들리듯이 그 팔을 흔드는 것이다. 이것은 風이 手陽明經에 있어서 그러한 것이므로 팔꿈치를 가지런히 하여 臂脊 중에서 뜸을 놓아야 하는데, 手陽明大腸經의 부위이다."라고 하였다. 丹波元簡은 《素問識》에서 "여러 說 중에서 무엇이 옳은지 알 수 없다. 《脈要精微論》에서 王氷이 '折髀'에 대해 注하길 '大腿骨이 꺾여진 듯하다'라고 하였고, '折腰'에 대해서도 注하길 '허리가 꺾여진 듯하다'라고 하였는데, 馬蒔와 張志聰이 '折'字를 풀이한 것은 대개 이것을 근본으로 한 것이다. ……《靈樞·邪氣臟腑病形》에서 '取諸外經者, 揄申而從之(모든 외부의 經脈을 取할 때는 흔들거나 쭉 펴서 取해야 한다)'라고 하였으니, 張志聰의 注에 근거하는 바가 있다."고 하였다. 따라서 본서는 張志聰의 견해에 따라 해석하였다.

8) 眇絡 : 허구리 부위의 絡脈을 가리킨다.

9) 少腹 : 王氷은 注에서 "'少腹'이란 배꼽 아래이다."라고 하였다.

10) 陰卵 : 睾丸을 가리킨다.

11) 八髎 : 上髎·次髎·中髎·下髎穴(좌우 합쳐 모두 8穴임)의 총칭이다.

12) 鼠瘻, 寒熱還 : "鼠瘻"이란 瘰癧을 가리킨다. "環"은 왕래함을 뜻하므로 "寒熱還"이란 寒熱往來 증상을 가리킨다.

13) 寒府 : 穴位名으로서 膝陽關穴을 가리킨다. 馬蒔는 注에서 "대저 인체의 무릎 위에 있는 片骨이 가장 차가우므로 이와 같이 命名하였다."고 하였다.

14) 解營 : "解"란 骨의 접합부를 말하고, "營"이란 孔穴을 가리킨다.

15) 跪(궤) : "무릎을 꿇다"는 뜻이다. 이렇게 하면 발바닥이 위로 향해져 刺針하기에 편리하다,

16) 幷少陰之經 : 丹波元簡은 《素問識》에서 "虞庶가 이르길 '《素問》에서는 幷足少陽之經이라 하

任脈爲病, 男子內結七疝[17], 女子帶下瘕聚. 衝脈爲病, 逆氣裏急.

任脈은 中極穴의 아래에서 시작하여 陰毛 부위로 올라가서 腹內를 순행하다가 關元穴 부위로 올라가 咽喉에 이른 다음, 턱(頤) 부위로 올라가 얼굴을 순행하여 눈으로 들어갑니다.

衝脈은 氣街穴에서 시작하여 足少陰腎經과 함께 배꼽을 끼고 올라가 胸中에 이르러서 퍼집니다.

任脈이 병들면 남자의 경우는 내부에서 (氣가) 맺혀 七疝이 발생하고, 여자인 경우는 帶下와 癥瘕積聚가 발생합니다, 衝脈이 병들면 氣가 上逆하여 腹中이 땅기면서 疼痛이 옵니다.

督脈爲病, 脊强反折. 督脈者, 起於少腹以下骨中央. 女子入繫廷孔[18], 其孔, 溺孔之端也. 其絡循陰器合篡間[19], 繞篡後, 別繞臀, 至少陰與巨陽中絡者. 合少陰上股內後廉, 貫脊屬腎; 與太陽起於目內眦, 上額交巓, 上入絡腦, 還出別下項, 循肩髆內, 俠脊抵腰中, 入循

였는데, 《難經》에서는 도리어 幷足陽明之經이라 하였다. 더욱이 足少陰經은 배꼽을 끼고 좌우로 각각 5分 떨어진 부위를 따라 올라가고, 足陽明經은 배꼽을 끼고 좌우로 각각 2寸 떨어진 부위를 따라 올라간다. 氣衝은 또한 陽明經의 脈氣가 發하는 곳이기도 하다.'라고 했다. 이로써 미루어 보면 衝脈은 氣衝穴에서 시작하여 陽明·少陰 두 經 안에서 배꼽을 끼고 上行하니, 그 이치가 분명하다. 李時珍이 이르길 '足陽明經은 腹中線에서 2寸 떨어져서 上行하고, 足少陰經은 腹中線에서 5分 떨어져서 상행하며, 衝脈은 두 經脈 사이로 상행한다'고 했다."고 하였다.

17) 七疝 : 일곱 가지 상이한 유형 疝氣를 가리킨다. 《難經匯注箋正》에서 "疝에는 일곱 가지가 있는데, 隋唐 이전에는 厥疝·癥疝·寒疝·氣疝·盤疝·胕疝·狼疝으로 불려졌고, 元代 이후에는 寒疝·筋疝·水疝·氣疝·血疝·㿉疝·狐疝으로 불려 졌다. ……모두 氣가 정체하여 운행되지 않음으로 인해 발생하는 병이다."라고 하였다.

18) 廷孔 : 張介賓은 注에서 "'廷'은 正(한가운데)이자 直(곧음)이다. '廷孔'이란 한가운데의 곧은 구멍으로서, 즉 尿孔을 말한다."고 하였고, 張志聰은 注에서 "'廷孔'이란 陰戶이다. 尿孔의 끝은 陰道 내의 産門이다. 이는 督脈이 少腹部 내에서 시작됨을 말한 것이므로 여자의 産戶(陰道)를 예로 들어서 설명한 것이다."라고 하였다. 丹波元簡은 《素問識》에서 "'廷'은 '挺'과 같다. 産門은 튀어나와 있으므로 廷孔이라 한다. 張志聰의 注가 옳다. 張介賓이 (廷을) 正·直으로 풀이하여 尿孔으로 여긴 것은 옳지 않다."고 하였다. 《中醫大辭典》(中國中醫研究院·廣州中醫學院 主編, 人民衛生出版社)에서도 이를 "陰道"라고 하였는데, 본서는 張志聰의 注를 따랐다.

19) 篡間 : 《太素》《甲乙經》에는 모두 "篡"이 "纂"으로 되어 있는데, 이것이 옳다. 《文選·笙賦》 李善 注에 "'纂'은 모이는 모양이다."라고 하였는데, 여기서 "纂"은 肛門의 피부가 모이는 會陰部를 가리킨다.

膂絡腎. 其男子循莖下至簒, 與女子等. 其少腹直上者, 貫齊中央, 上貫心入喉, 上頤環脣, 上繫兩目之下中央. 此生病, 從少腹上衝心而痛, 不得前後[20], 爲衝疝[21]; 其女子不孕, 癃痔遺溺嗌乾. 督脈生病治督脈, 治在骨上[22], 甚者在齊下營[23].

督脈이 병들면 脊背部가 뻣뻣해지면서 뒤로 젖혀집니다. 督脈은 少腹部 아래의 橫骨 중앙에서 시작됩니다. 여자인 경우는 陰戶(陰道)에 이어져 있는데, 그 구멍은 尿孔의 끝에 있습니다. 그 絡脈은 陰器를 따라 순행하여 會陰部에서 합쳐지고 會陰部의 뒤쪽을 돌며, (여기서 갈라진) 別絡은 둔부를 돌아 足少陰經과 足太陽經 중의 絡脈에 이릅니다. 足少陰經과 합쳐진 絡脈은 대퇴부 안쪽의 뒷면으로 올라가 脊骨을 뚫고 腎에 속하며, (足太陽經과 합쳐진 絡脈은) 足太陽經과 함께 눈 안쪽 가장자리에서 시작되어 이마로 올라가 巓頂部에서 交會하고 腦에 絡한 다음 다시 나와 별도로 項部로 내려가서 어깨 안쪽을 순행하여 脊骨을 끼고 내려가 腰中에 이르며 등골을 따라 들어가 腎에 絡합니다.

남자의 경우는 陰莖을 따라 하행하여 會陰部에 이르러서는 (그 순행경로가) 여자와 같습니다. 그 중 少腹部에서 곧게 올라가는 것은 배꼽 중앙을 뚫고 올라가 心을 관통한 다음 목구멍으로 들어가며, 턱으로 올라가 입술 주위를 돈 다음 위로 두 눈 아래의 중앙에 이어집니다.

이곳(督脈)에 병이 생기면 (氣가) 少腹部에서부터 心으로 치솟아 통증이 오고 대소변이 잘 나오지 않는 衝疝이 발생하며, 여자인 경우는 不姙·小便不利·痔疾·遺尿·咽喉乾燥 증상이 발생합니다. 督脈에 병변이 발생하면 督脈을 치료해야 하는데, 치료할 곳은 橫骨 위(曲骨穴)에 있되, 심하면 배꼽 아래의 腧穴(陰交穴)에서 치료해야 합니다.

其上氣有音者, 治其喉中央[24], 在缺盆中者. 其病上衝喉者, 治其漸[25], 漸者, 上[26]俠頤也.

---

20) 不得前後 : 大小便不通을 가리킨다.

21) 衝疝 : 督脈에 병변이 발생하여 형성되는 疝證으로서, 氣가 少腹部에서 心으로 치솟아 통증이 오므로 이렇게 부른다.

22) 骨上 : 王冰은 注에서 "'骨上'이란 腰橫骨 위의 毛際 중에 있는 曲骨穴이다."라고 하였다.

23) 齊下營 : "營"이란 腧穴을 의미하는데, 여기서는 陰交穴을 가리킨다. 張介賓은 注에서 "'齊下營'이란 배꼽 아래 1寸 부위의 陰交穴이다."라고 하였다.

24) 喉中央 : 天突穴을 가리킨다.

25) 漸 : 大迎穴을 가리킨다. 王冰은 注에서 "陽明經脈은 점차 턱으로 올라가 입술 주위를 돌므

환자의 氣가 上逆하여 (호흡할 때) 소리가 나면 喉部 중앙을 치료해야 하는데, (그 穴은) 缺盆 중앙에 있습니다. 그 병이 (氣가) 위로 喉部로 치솟는 경우는 大迎穴을 치료해야 하는데, 大迎穴은 턱을 끼고 있습니다.

蹇膝伸不屈, 治其楗[27]. 坐而膝痛, 治其機[28]. 立而暑解[29], 治其骸關[30]. 膝痛, 痛及拇指[31], 治其膕[32]. 坐而膝痛如物隱者, 治其關[33]. 膝痛不可屈伸, 治其背內[34]. 連䯒[35]若折, 治陽明中腧髎[36]. 若別[37], 治巨陽少陰榮[38]. 淫濼脛痠[39], 不能久立, 治少陽之維[40], 在外踝[41]

로 턱을 끼고 올라가는 것을 '漸'이라 이름하였으니, 이것은 大迎穴을 말한다."고 하였다.

26) 上 : 孫鼎宜는 "'上'字는 윗글 '上衝喉者'로 인한 衍文이다."라고 하였는데, 본서 역시 이를 衍文으로 보아 해석하지 않았다.

27) 治其楗 : 股骨 부위의 腧穴을 取하여 치료해야 한다는 뜻이다. "楗"은 股骨을 가리킨다. 張介賓은 注에서 "膝輔骨의 위, 前陰 橫骨의 아래를 치료해야 함을 말하는데, 股 중의 足陽明經인 髀關 등의 穴을 가리킨다."

28) 治其機 : 環跳穴을 가리킨다. 張介賓은 注에서 "둔부 양쪽에 뼈가 이어져 움직이는 곳(腸骨과 大轉子가 만나는 부위)을 '機'라 하니, 곧 足少陽經의 環跳穴이다."라고 하였다.

29) 暑解 : "暑"는 熱을 뜻하고, "解"는 膝關節이 만나는 부위를 가리킨다. 따라서 "暑解"란 膝關節 부위가 화끈거리는 증상을 말한다.

30) 治其骸關 : "骸關"이란 膝關節 부위를 가리킨다. 張介賓은 注에서 "'治其骸關'이란 足少陽經의 陽關穴을 가리킨다."고 하였다.

31) 拇指 : 엄지발가락을 가리킨다. "指"와 "趾"는 통한다.

32) 膕(괵) : 여기서는 오금 부위의 委中穴을 가리킨다.

33) 坐而膝痛如物隱者, 治其關 : 張志聰은 注에서 "'如物隱者'란 邪氣가 骨節 사이에 머물러 있는 것이므로 그 '關'을 치료해야 한다."고 하였는데, 馬蒔는 "關"을 承扶穴로 보았다. "隱"에는 "속에 넣어 두다"는 뜻이 있다. 예컨대《國語・齊語》韋昭 注에서 "'隱'은 '藏'이다."라고 하였다.

34) 背內 : 背部에 있는 足太陽經의 腧穴을 가리킨다.

35) 䯒(행) : "胻(행)"과 통하며, 정강이를 가리킨다.

36) 陽明中腧髎 : 楊上善은 巨虛・上廉穴이라 하였고, 王冰은 足三里穴이라 하였으며, 吳崑은 여섯 腧穴이라 하였고, 張介賓과 高世栻은 陷谷穴이라 하였는데, 본서는 王冰의 注를 따랐다.

37) 若別 :《銅人腧穴針灸圖經》에서 "陰谷, 治膝痛如離(陰谷穴은 무릎이 떨어져 나가는 것처럼 아픈 것을 치료한다)"라고 하였는데, "若離"는 "若別"과 의미가 같다. 馬蒔와 張介賓은 모두 별도의 治法이라 하였는데 옳지 않다.

38) 巨陽少陰榮 : "巨陽"은 太陽經을, "榮"은 滎穴을 가리킨다. 太陽經의 滎穴은 通谷이고, 少陰經의 滎穴은 然谷이다.

39) 淫濼脛痠 : 高世栻은 注에서 "'淫'은 극에 달한 것이고, '濼'은 寒이다."라고 하였다.

40) 少陽之維 : "維"는 "絡"의 뜻이다. "少陽之維"란 足少陽經의 別絡인 光明穴을 가리킨다.

上五寸.

절뚝거리면서 무릎을 폈다 굽혔다 하지 못하면 楗(髀關穴)을 (取하여) 치료해야 합니다. 앉아 있을 때 무릎이 아프면 機(環跳穴)을 (取하여) 치료해야 합니다. 일어설 때 무릎관절 부위가 화끈거리면 骸關(陽關穴)을 (取하여) 치료해야 합니다. 무릎이 아프고 그 통증이 엄지발가락에까지 파급되면 오금 부위(委中穴)를 (取하여) 치료해야 합니다. 앉으면 무릎이 아파서 마치 어떤 물건을 속에 넣어 둔 것 같으면 關(承扶穴)을 치료해야 합니다. 무릎이 아파서 구부리거나 펼 수 없으면 그 背內(足太陽膀胱經의 背部 腧穴)를 (取하여) 치료해야 합니다. (무릎의 통증이) 정강이에 파급되어 마치 꺾어진 듯하면 陽明經의 腧髎(足三里穴)를 (取하여) 치료해야 합니다. (무릎이) 떨어져 나가는 듯이 아프면 足太陽經과 足少陰經의 滎穴(通谷·然谷穴)을 (取하여) 치료해야 합니다. 寒이 극에 달하여 정강이가 시큰거리고 오랫동안 서 있을 수 없으면 足少陽經의 絡脈(光明穴)을 (取하여) 치료해야 하는데, 外踝에서 위로 5寸 부위에 있습니다.

輔骨上·橫骨下爲楗[42], 俠髖爲機, 膝解爲骸關, 俠膝之骨爲連骸[43], 骸下爲輔[44], 輔上爲膕, 膕上爲關, 頭橫骨爲枕[45].

膝輔骨의 위쪽·(前陰의) 橫骨의 아래를 楗(股骨)이라 하고, 髖骨(엉덩이뼈)를 끼고 있는 부위를 "機"라 하며, 膝關節을 "骸關"이라 하고, 무릎을 끼고 있는 骨을 "連骸"라고 하며, 連骸의 아래쪽을 "輔骨"이라 하고, 輔骨의 위쪽을 "膕(오금)"이라 하며, 膕의 위쪽을 "關"이라 하고, 後頭部의 橫骨을 "枕"이라 합니다.

水腧五十七穴者, 尻上五行, 行五; 伏菟上兩行[46], 行五; 左右各一行[47], 行五; 踝上各一行, 行六穴. 髓空[48]在腦後三分, 在顱際銳骨

41) 踝 : 원문에는 없었으나, 《太素》《聖濟總錄》《金本(明 嘉靖 年間의 金谿吳悌校刊本을 가리킨다)》에 근거하여 보충하였다.

42) 輔骨上·橫骨下爲楗 : 張介賓은 注에서 "'輔骨'은 膝輔骨이고, '橫骨'은 前陰의 橫骨이며, 여기의 '楗'은 股骨이다."라고 하였다.

43) 俠膝之骨爲連骸 : 張介賓은 注에서 "무릎 상부의 양쪽에는 모두 무릎을 끼고 높이 솟은 뼈가 있는데, 骸骨과 이어져 있으므로 '連骸'라 한다."고 하였다.

44) 骸下爲輔 : 張介賓은 注에서 "連骸 아래에 높이 솟은 骨이 內外輔骨이다."라고 하였다.

45) 頭橫骨爲枕 : 《太素》에는 "頭"가 "項"으로 적혀 있는데, "項"으로 적는 것이 의미상에서 뛰어나다. 丹波元堅 역시 《素問紹識》에서 "'項'으로 적는 것이 옳다."고 하였다.

46) 伏菟上兩行 : "菟"는 "兎"와 통한다. 伏兎穴은 大腿部 앞쪽에 있으므로 伏兎의 상부란 腹部의 양측을 가리킨다.

之下[49]，一在齗基下[50]，一在項後中復骨下[51]，一在脊骨上空在風府上[52]．脊骨下空在尻骨下空[53]．數髓空在面俠鼻[54]，或骨空在口下當兩肩[55]．兩髆骨空，在髆中之陽[56]．臂骨空在臂陽，去踝[57]四寸兩骨空之間．股骨上空在股陽，出上[58]膝四寸．䯒骨空在輔骨之上端．股際[59]骨空在毛中動脈[60]下．尻骨空在髀骨之後，相去四寸．扁骨有滲理湊[61]，無髓空，易髓無空[62]．

47) 左右各一行 : 伏兎 위쪽의 腹部 양측에는 각각 1줄씩의 水病을 치료하는 腧穴이 있고, 그 양측에 또 한 줄씩의 水病을 치료하는 腧穴이 있으므로 伏兎의 위에는 실제로 2줄의 水病을 치료하는 腧穴이 있다.

48) 髓空 : 骨空을 가리킨다. 骨은 髓의 府이므로 骨空을 髓空이라고도 한다. 단 腦는 髓의 海로서 일반적인 骨과는 다르므로 腦部 전후의 骨空을 특별히 髓空이라 하며, 그 나머지는 骨空이라 한다.

49) 顱際銳骨之下 : 風府穴을 가리킨다. 王冰은 注에서 "이는 風府穴을 말하는데, 腦中으로 통한다."고 하였다.

50) 齗基下 : "齗"은 "齦"과 같으며, 잇몸을 가리킨다. "基"란 面部의 아래쪽 부위, 즉 아래턱 부위로서 아래 잇몸과 이어져 있다. 따라서 "齗基下"란 下顎骨 부위를 말하는데, 手太陽經인 天容穴에 해당한다.

51) 復骨下 : "復骨"이란 第1·2頸椎를 가리킨다. 第1頸椎는 고리 형상을 띠고, 第2頸椎는 기둥 형상을 띠는데, 第2頸椎가 고리 모양의 第1頸椎 속에 들어가 있으므로 復骨이라 한다. 復骨 아래는 瘂門穴에 해당한다.

52) 脊骨上空在風府上 : 腦戶穴을 가리킨다. 馬蒔는 注에서 "하나의 骨空이 脊骨 위에 있는데, 그 骨空이 風府穴의 위쪽에 있으니, 곧 腦戶穴로서 督脈에 속한다."고 하였다.

53) 脊骨下空在尻骨下空 : 長強穴을 가리킨다.

54) 數髓空在面俠鼻 : 張志聰은 注에서 "面部의 코 양쪽에 여러 곳의 髓空이 있음을 말한다."고 하였는데, 예를 들면 睛明·瞳子髎·承泣·巨髎·絲竹空·迎香穴 등이 이에 해당한다.

55) 或骨空在口下當兩肩 : 大迎穴을 가리킨다. 《甲乙經》에서 "大迎은 髓空이라고도 하는데, 下顎角에서 1.3寸 앞에 骨이 오목하게 들어간 부위에 있다."고 하였다.

56) 陽 : 외측을 가리킨다.

57) 踝 : 尺骨의 莖狀突起, 즉 손목을 가리킨다.

58) 出上 : 이는 마땅히 "上出"로 적어야 한다. 孫鼎宜가 이르길 "'出上' 2字는 아마도 顚倒된 듯하다. 《詩經·賓之初筵》 箋에서 '出은 去*와 같다'고 했다."고 하였다.

* 여기서 "去"는 동사 뒤에 쓰여 동작이 다른 곳으로 옮겨감을 나타낸다. 예컨대 "上去"란 "올라가다"는 뜻이다.

59) 股際 : 양쪽 大腿部가 서로 만나는 부위를 가리킨다.

60) 脈 : 원문에는 없었으나, 《太素》에 근거하여 보충하였다.

水病을 치료하는 腧穴은 57穴인데, 尻骨 위에 다섯 줄이 있어서 각 줄마다 5穴이 있고, 伏兎穴 위쪽에 두 줄이 있어서 각 줄마다 5穴이 있으며, 그 좌우에 각각 1줄이 있어 각 줄마다 5穴이 있고, 足內踝 위쪽에 각각 한 줄씩 있어 각 줄마다 6穴이 있습니다.

髓空은 腦 뒤쪽의 세 곳에 나뉘어져 頭蓋骨 끝의 銳骨 아래(風府穴)에 있는데, 하나는 下顎骨에 있고, 하나는 項後 정중앙의 復骨 아래에 있으며, 하나는 脊骨 상부의 孔穴에 있는데 風府穴 위쪽에 있습니다. 脊骨의 下空은 尻骨 아래쪽의 孔穴 속에 있습니다. 몇 개의 髓空은 面部의 鼻部 양쪽에 있고, 어떤 骨空은 입 아래쪽의 양어깨가 맞닿는 부위에 있습니다.

양 肩膊의 骨空은 肩膊 중의 바깥쪽에 있습니다. 臂骨의 骨空은 臂骨의 바깥쪽에 있는데, 손목에서 4寸 떨어진 곳의 두 骨空 사이에 있습니다. 股骨의 骨空은 股骨의 바깥쪽에 있는데, 무릎에서 4寸 올라간 곳에 있습니다. 骱骨(정강이뼈)의 骨空은 輔骨의 상단에 있습니다. 股際의 骨空은 陰毛 속의 動脈 부위 아래쪽에 있습니다. 股骨의 骨空은 髀骨의 뒤쪽에서 4寸 정도 떨어진 곳에 있습니다. 扁骨에는 (血脈이) 스며드는 紋理가 있기는 하나 髓空이 없는데, (이는 紋理가) 髓를 대신하기 때문에 骨空이 없는 것입니다.

灸寒熱之法, 先灸項大椎, 以年爲壯數[63], 次灸橛骨[64], 以年爲壯數. 視背腧陷者灸之, 擧臂肩上陷者[65]灸之, 兩季脇之間[66]灸之, 外踝上絶骨之端[67]灸之, 足小指次指間[68]灸之, 腨下陷脈[69]灸之, 外踝後[70]灸之, 缺盆骨上切之, 堅痛如筋者[71]灸之, 膺中陷骨間[72]灸之,

---

61) 扁骨有滲理湊 : 《太素》에는 "湊"字가 없는데, 본서 역시 이를 해석하지 않았다. 張介賓은 注에서 "扁骨이란 圓骨에 상대하여 말한 것이다. 무릇 圓骨 속에는 모두 髓가 있는데, 髓가 있으면 髓孔이 있다. 그러나 扁骨에는 血脈이 스며드는 紋理만 있고 내부에 髓가 없다."고 하였다.

62) 易髓無空 : 扁骨에는 髓空이 없어 骨髓의 기능을 대신하므로 骨空이 없다는 말이다. "易"은 "대신하다"는 뜻이다.

63) 以年爲壯數 : "年"은 환자의 나이를, "壯數"란 뜸을 뜨는 횟수를 가리킨다. "以~爲"는 "~에 근거하여 ~를 삼다"는 뜻이다.

64) 橛骨 : "橛(궐)"은 본래 나무 말뚝을 가리킨다. 여기서 "橛骨"이란 나무 말뚝처럼 생긴 尾骶骨을 가리키는데, 이곳에 尾閭穴이 있다.

65) 擧臂肩上陷者 : 肩髃穴을 가리킨다.

66) 兩季脇之間 : 京門穴을 가리킨다.

67) 絶骨之端 : 足少陽經의 陽輔穴을 가리킨다.

68) 足小指次指間 : 俠谿穴을 가리킨다. "指"는 고대에 "趾"와 통용하였다.

69) 腨下陷脈 : 承山穴을 가리킨다.

掌束骨下[73)]灸之, 齊下關元三寸[74)]灸之, 毛際動脈[75)]灸之, 膝下三寸分間[76)]灸之, 足陽明跗上動脈[77)]灸之, 巓上一[78)]灸之. 犬所嚙之處灸之三壯, 卽以犬傷病法灸之. 凡當灸二十九處. 傷食灸之, 不已者, 必視其經之過於陽者[79)], 數刺其腧而藥之.

寒熱病을 뜸으로 치료하는 방법으로는 먼저 項部의 大椎穴에 뜸을 뜨되, 환자의 연령에 근거하여 뜸의 횟수를 정하고, 그 다음에는 尾骶骨에 뜸을 뜨되 (마찬가지로) 환자의 연령에 근거하여 뜸의 횟수를 정합니다.

背部의 腧穴을 관찰하여 오목한 곳에 뜸을 뜨고, 팔을 들었을 때 어깨 위의 오목한 곳(肩髃穴)에 뜸을 뜨며, 양쪽 季脇(第11・12肋骨部) 사이(京門穴)에 뜸을 뜨고, 外踝 상부 絶骨의 끝부분(陽輔穴)에 뜸을 뜨며, 足小趾와 次趾 사이(俠谿穴)에 뜸을 뜨고, 장딴지 아래의 함몰된 脈(承山穴)에 뜸을 뜨며, 外踝 뒤쪽(崑崙穴)에 뜸을 뜨고, 缺盆骨 위를 눌러 힘줄처럼 단단하면서 아픈 곳에 뜸을 뜨며, 胸膺 중앙의 함몰된 뼈 사이(天突穴)에 뜸을 뜨고, 손바닥의 束骨 아래(陽池穴)에 뜸을 뜨며, 배꼽 아래 3寸 부위의

70) 外踝後 : 崑崙穴을 가리킨다.

71) 堅痛如筋者 : 張介賓은 注에서 "이곳은 맺힌 곳이니, 그것이 있는 곳을 따라서 뜸해야지 腧穴에 얽매일 필요는 없다."고 하였다.

72) 膺中陷骨間 : 天突穴을 가리킨다.

73) 掌束骨下 : 王冰과 張介賓은 陽池穴이라 하였고, 高世栻은 "'束骨'은 橫骨이다. '掌束骨下'란 掌下束骨이란 말과 같으니 橫骨이 접한 가운데에 있는 大陵 두 穴을 말한다."고 하였는데, 두 說 모두 확실한 근거가 없다. 다만 《外臺秘要》에서 《甲乙經》을 인용하여 "陽池穴은 손목 위의 오목한 곳에 있는데, 뜸을 3壯 뜨면 寒熱을 치료한다."고 한 것에 근거하여 王冰과 張介賓의 견해를 따랐다.

74) 齊下關元三寸 : "關元"과 "三寸"이 顚倒되었으므로 마땅히 "齊下三寸關元"으로 해석해야 한다. "齊"는 "臍"와 통한다.

75) 毛際動脈 : 氣衝穴을 가리킨다.

76) 膝下三寸分間 : 足三里穴을 가리킨다.

77) 足陽明跗上動脈 : 衝陽穴을 가리킨다.

78) 巓上一 : 百會穴을 가리킨다. 《太素》에는 "一"이 "動脈"으로 적혀 있는데, 이렇게 하는 것이 의미상으로 뛰어나다.

79) 必視其經之過於陽者 : 이에 대해 諸家들의 견해가 일치하지 않는다. 예컨대 楊上善은 注에서 "大經이 지나는 곳의 絡脈에 刺針하여 出血시키는 것이다. ……'陽'은 絡脈이다."라고 하였고, 馬蒔는 注에서 "반드시 각부의 陽經에 병이 있는지를 살피는 것이다."라고 하였으며, 張介賓은 注에서 "'過於陽者'란 陽邪가 盛한 곳이다."라고 하였다. 본서는 張介賓의 注를 따랐다.

關元穴에 뜸을 뜨고, 陰毛 가장자리의 動脈이 뛰는 곳에 뜸을 뜨며, 무릎 아래 3寸 부위의 分肉 사이(足三里穴)에 뜸을 뜨고, 足陽明經이 흐르는 발등 위의 動脈 부위에 뜸을 뜨며, 頭頂 위의 動脈에 뜸을 뜹니다.

개에게 물린 곳은 3壯의 뜸을 뜨되, 개에게 다쳐서 생긴 병을 치료하는 방법에 근거하여 뜸을 뜹니다. (이상은) 모두 (寒熱病을 치료할 때 적용하는) 스물 아홉 곳의 뜸뜨는 부위입니다.

음식에 손상된 경우도 뜸을 뜨는데, (灸法을 써도) 낫지 않을 경우는 반드시 그 經脈 중에 陽邪가 盛한 곳을 살펴서 그 腧穴을 여러 번 刺針하고 약물을 복용해야 합니다.

六十一. 水熱穴論

"水熱穴"이란 水病과 熱病을 치료하는 穴位를 말한다. 본편에서는 水病·熱病이 발생하는 機轉과 수병을 치료하는 57穴·熱病을 치료하는 59穴의 위치 및 치료 작용을 기술하였으므로 "水熱穴論"이라 하였다.

(1) 水病이 발생하는 機轉을 기술함과 아울러 이를 치료하는 57穴의 위치 및 臟氣와의 관계를 설명하였다.

(2) 刺針의 깊이는 마땅히 四時의 기후 변화와 상응하여, 봄에는 經脈과 分肉을 取하고, 여름에는 陽脈과 腠理를 取하며, 가을에는 經脈와 腧穴을 取하고, 겨울에는 井穴·滎穴을 取해야 함을 강조하였다.

(3) 熱病을 치료하는 59穴의 위치 및 그 치료 작용을 기술하였다.

黃帝問曰 : 少陰何以主腎? 腎何以主水?

岐伯對曰 : 腎者, 至陰[1]也, 至陰者, 盛水也. 腎者, 少陰也[2], 少陰者, 冬脈也. 故其本在腎, 其末在肺, 皆積水也[3].

---

1) 至陰 : 이는 陰의 속성이 가장 강하다는 뜻이다. 腎은 五行의 水에 속하고 그 위치가 가장 아래이므로 "至陰"이라 한다.

2) 腎者, 少陰也 : 원문에는 "肺者, 太陰也"로 적혀 있었으나, 《太素》에 근거하여 교정하였다. 상세한 것은 아래의 ◀參考▶를 보시오.

3) 其本在腎, 其末在肺, 皆積水也 : 腎은 水를 주관하는 臟이고, 肺는 水의 원천인데, 두 臟은 經絡으로 이어져 있다. 腎에 병이 있으면 水氣가 肺로 上逆하므로 "其本在腎, 其末在肺"라고 하였다. 또한 肺는 水道를 소통·조절하는데, 肺에 병이 있으면 水液이 넘치므로 腎病과 肺病은 모두 水腫을 야기한다. 따라서 "皆積水也"라고 하였다.

黃帝 : 少陰이 어째서 腎을 주관하며, 腎이 어째서 水를 주관합니까?

岐伯 : 腎은 至陰인데, 至陰은 水氣가 왕성합니다. (또한) 腎은 少陰인데, 少陰은 겨울의 脈입니다. 그러므로 그 本은 腎에 있고, 그 末은 肺에 있는데, (肺腎 兩臟의 기능이 실조되면) 모두 水氣가 쌓이는 병을 일으킵니다.

◀참고▶ 윗글에서 黃帝는 두 가지 질문, 즉 "少陰이 어째서 腎을 주관하는가?"와 "腎이 어째서 水를 주관하는가?"라는 질문을 하였다. 岐伯은 이미 위에서 "腎이 어째서 水를 주관하는가?"에 대한 질문에 답하였고, 아래에서는 "少陰이 어떻게 腎을 주관하는가?"에 대한 질문에 답하였으니, "腎者少陰也, 少陰者冬脈也"라고 한 것이 바로 이에 대한 답변이다. 상술한 단락에서는 또한 "腎者至陰"과 "腎者少陰"의 구별하여 제시하였다. 즉 "至陰"이란 기후를 가리키는데 腎은 겨울과 상응하고 겨울의 時令은 嚴寒이므로 "腎者, 至陰也"라고 하였다. "少陰"은 經脈을 가리키니, 《經脈篇》에서 "腎, 足少陰之脈"이라 한 것이 그 예이다. 그러므로 "少陰은 겨울의 脈이다"라고 하였다. 이처럼 기후의 至陰과 經脈의 少陰은 그 含意가 각기 다르다.

상고해 보건대 "肺者, 太陰也"는 黃帝의 두 가지 질문과 아무런 관계가 없음에도 後人들이 아래의 "其末在肺"란 글을 보고 망령되이 고친 것이다. 따라서 《太素》에서 이를 "腎者, 少陰也"로 교정한 것이 옳다.

帝曰 : 腎何以能聚水而生病?

岐伯曰 : 腎者, 胃之關也[4], 關門不利, 故聚水而從其類也. 上下溢於皮膚, 故爲胕腫[5], 胕腫者, 聚水而生病也.

黃帝 : 腎에 어떻게 水氣가 모여 병이 생깁니까?

岐伯 : 腎은 胃의 關門인데, 關門이 순조롭지 통하지 못하므로 水氣가 몰려들고 同類가 相從합니다. (水氣가) 상하의 피부로 넘치므로 浮腫이 발생하는데, 浮腫은 水氣가 몰려서 생긴 병입니다.

였다. 또한 肺는 水道를 소통·조절하는데, 肺에 병이 있으면 水液이 넘치므로 腎病과 肺病은 모두 水腫을 야기한다. 따라서 "皆積水也"라고 하였다.

4) 腎者, 胃之關也 : 張介賓은 注에서 "'關'이란 門戶에 있어서 중요한 곳으로서, 開閉와 出入을 주관한다. 腎은 下焦를 주관하고, 二陰으로 竅를 여는데, 음식물이 胃로 들어가면 맑은 것은 前陰을 통해 배출되고, 탁한 것은 後陰을 통해 배출된다. 腎이 氣化作用을 하면 二陰이 통하고, 腎의 氣化作用이 실조되면 二陰이 막힌다. 腎氣가 왕성하면 二陰이 조화롭고, 腎氣가 虛하면 大小便을 참을 수 없으므로 腎을 胃의 關門이라 한다."고 하였다.

5) 胕腫 : 吳崑은 注에서 "皮膚浮腫을 '胕腫'이라 한다."고 하였다.

帝曰：諸水皆生於腎乎?

岐伯曰：腎者, 牝[6)]臟也, 地氣上者屬於腎, 而生水液也, 故曰至陰. 勇而勞甚, 則腎汗出[7)], 腎汗出逢於風, 內不得入於臟腑, 外不得越於皮膚, 客於玄府, 行於皮裏, 傳爲胕腫, 本之於腎, 名曰風水. 所謂玄府者, 汗空也[8)].

黃帝 : 여러 가지 水病은 모두 腎에서 발생하는 것입니까?

岐伯 : 腎은 牝臟(陰臟)으로서, 地氣(陰氣)가 상승하면 腎에 귀속되어 水液을 생성하므로 "至陰"이라 합니다. 勇力을 씀이 지나치면 腎에서 汗이 나고, 腎에서 땀이 나는데다 바람을 맞으면 안으로는 臟腑에 들어가지 못하고 밖으로는 皮膚로 發泄되지 못하여 玄府(땀구멍)에 머물며, 皮膚 속에서 돌아다니다가 傳變하여 胕腫이 되는데, 그 근본이 腎에 있으므로 "風水"라고 합니다. 이른바 玄府란 땀구멍을 말합니다.

帝曰：水腧五十七處者, 是何主也?

岐伯曰：腎腧五十七穴, 積陰之所聚也, 水所從出入也[9)]. 尻上五行, 行五者[10)], 此腎腧. 故[11)]水病下爲胕腫, 大腹, 上爲喘呼, 不得臥者, 標本俱病. 故肺爲喘呼, 腎爲水腫, 肺爲逆不得臥, 分爲相輸[12)]. 俱受者, 水氣之所留也. 伏菟上各二行, 行五者[13)], 此腎之街也[14)],

---

6) 牝 : 동물의 암컷을 "牝"이라 하는데, 여기서는 腎에 陰의 성질이 있음을 가리킨다.

7) 勇而勞甚, 則腎汗出 : 王冰은 注에서 "'勇而勞甚'이란 房事에 힘씀을 말한다."고 하였고, 《素問·經脈別論》에서는 "무거운 것을 들고 먼길을 가면 腎에서 땀이 난다."고 하였다. 본서는 후자를 따라 해석하였다.

8) 所謂玄府者, 汗空也 : 《太素·氣穴》과 《甲乙經》 卷八第五에는 모두 이 8字가 없고, 《太素·溫暑病》에만 있다. 이로 볼 때 이 8字는 "客於玄府"의 注文이 正文에 끼여든 것으로 보인다.

9) 水所從出入也 : 姚止庵이 이르길 "腎腧는 水病을 치료하는 腧穴이다. 腎은 내부에 위치하고, 腧는 외부에서 상응하므로 腎에 水氣가 쌓이는 병이 발생하면 水氣가 腧로부터 드나든다."고 하였다.

10) 尻上五行, 行五者 : 督脈의 長强·腰腧·命門·懸樞·脊中 5穴이고, 膀胱經의 第1側線에 있는 白環腧·中膂腧·膀胱腧·小腸腧·大腸腧으로 좌우 합쳐 10穴이며, ·膀胱經의 第2側線에 있는 秩邊·胞肓·志室·肓門·胃倉으로 좌우 합쳐 10穴이다. 이를 모두 합치면 25穴이다.

11) 故 : 여기서는 "夫"와 같으며 일반적으로 해석하지 않는다.

12) 分爲相輸 : "分爲"란 갈라져서 운행함을 뜻한다. 高世栻은 注에서 "腎氣는 상승하고 肺氣는 하강하여 상하로 나뉘어져 운행한다."고 하였다. "相輸"란 서로 영향을 미친다는 뜻이다.

三陰之所交結於脚[15]也. 踝上各一行, 行六者[16], 此腎脈之下行也, 名曰太衝. 凡五十七穴者, 皆臟之陰絡[17], 水之所客也.

黃帝 : 水病을 치료하는 腧穴은 57개인데, 이들은 어느 臟에서 주관합니까?

岐伯 : 腎의 腧穴은 57穴인데, (이는 모두) 쌓인 陰氣가 모이는 곳이자 水氣가 出入하는 곳입니다. 尻骨의 상부에 5줄이 있어 각 줄마다 5穴있는데, 이는 腎의 腧穴입니다.

대저 水病이 발생하면 아래로는 胕腫·腹部脹大가 나타나고, 위로는 숨이 차고 바로 눕지 못하는 증상이 나타나는데, (이는) 標(肺)와 本(腎)이 모두 병든 것입니다. 그러므로 肺에서는 喘息이 발생하고, 腎에서는 水腫이 발생하며, 肺로 水氣가 上逆하여 (핍박하므로) 바로 눕지 못하는데, (肺氣와 腎氣는 상하로) 나뉘어져 운행하지만 (經脈을 통해) 서로 영향을 미칩니다. (肺와 腎이) 함께 병드는 것은 水氣가 머물러 있기 때문입니다.

伏菟의 상부에 각각 2줄이 있어 각 줄마다 5穴이 있는데, 이는 腎氣가 운행하는 통로이자, 三陰經(腎經·肝經·脾經)이 정강이에서 만나는 곳입니다. 內踝 상부에는 각각 1줄이 있어 각 줄마다 6穴이 있는데, 이는 腎脈이 하행하는 부위로서 "太衝"이라 합니다. 대저 (상술한) 57穴은 모두 五臟의 陰絡으로서 水氣가 머무는 부위입니다.

帝曰 : 春取絡脈分肉, 何也[18]?

岐伯曰 : 春者, 木始治, 肝氣始生, 肝氣急, 其[19]風疾, 經脈常深, 其氣[20]少, 不能深入, 故取絡脈分肉間.

黃帝 : 봄에는 絡脈과 分肉 사이를 取하는데, 어째서입니까?

---

13) 伏菟上各二行, 行五者 : "二行"이란 腹部에서 순행하는 足少陰腎經과 足陽明胃經의 경로로서 좌우에 각각 1줄씩 있으므로 모두 합하면 4줄이다. 足少陰腎經은 橫骨·大赫·氣穴·四滿·中注穴로서 좌우 합쳐 10穴이고, 足陽明胃經은 氣衝·歸來·水道·大巨·外陵穴로서 좌우 합쳐 10穴이다.

14) 腎之街也 : 腎氣가 운행하는 통로를 가리킨다. 《文選·西京賦》의 注에 "'街'는 큰길이다."라고 하였다.

15) 脚 : 여기서는 "脛(정강이)"으로 해석해야 한다. 이는 膝蓋骨에서 발목까지를 가리킨다.

16) 踝上各一行, 行六者 : 足少陰腎經의 大鍾·照海·復溜·交信·築賓·陰谷의 6穴로서 좌우를 모두 합치면 12穴이다.

17) 陰絡 : 하부에 치우쳐 있거나 비교적 깊은 부위에 있는 絡脈을 가리킨다.

18) 春取絡脈分肉, 何也 : 丹波元簡은 《素問識》에서 "'水熱穴'과 밀접한 관계가 없으니, 아마도 다른 篇의 錯簡인 듯하다."라고 하였는데, 참고할 만하다.

19) 其 : 여기서는 "또한"으로 해석한다.

20) 氣 : 風邪의 氣를 가리킨다.

岐伯 : 봄은 木氣가 다스리기 시작하고, 肝氣가 발생하기 시작하는데, 肝氣는 (성질이) 急하고 또한 바람처럼 빠르지만 經脈은 항상 깊은 부위에 있고, 風邪는 아직 미약하여 깊숙이 침입하지 않았으므로 絡脈과 分肉 사이를 取하는 것입니다.

帝曰 : 夏取盛經[21]分腠, 何也.

岐伯曰 : 夏者火始治, 心氣始長, 脈瘦氣弱[22], 陽氣留[23]溢, 熱熏分腠, 內至於經, 故取盛經分腠. 絶膚[24]而病去者, 邪居淺也. 所爲盛經者, 陽脈也.

黃帝 : 여름에는 陽脈의 分肉과 腠理를 取하는데, 어째서입니까?

岐伯 : 여름은 火氣가 다스리기 시작하고, 心氣가 자라기 시작하는데, (아직) 脈氣가 미약하지만 陽氣가 (體表로) 흘러 넘쳐 熱氣가 分肉과 腠理를 훈증하고 내부의 經脈으로 들어가므로 陽經의 分肉과 腠理를 取하는 것입니다. (針이) 피부를 통과하기만 하여도 병이 제거되는 것은 邪氣가 얕은 곳에 머물기 때문입니다. 이른바 盛經이란 陽脈을 말합니다.

帝曰 : 秋取經腧, 何也?

岐伯曰 : 秋者金始治, 肺將收殺[25], 金將勝火[26], 陽氣在合, 陰氣初勝; 濕氣及體, 陰氣未盛, 未能深入, 故取腧以瀉陰邪[27], 取合以虛陽邪[28], 陽氣始衰, 故取於合.

---

21) 盛經 : 陽脈을 가리킨다.

22) 脈瘦氣弱 : 心은 五行의 火에 속하고 血脈을 주관한다. 여름은 火氣가 주관하는 계절로서 脈氣가 자라기 시작하여 그 氣가 아직 미약하므로 脈氣가 미약하다고 한 것이다.

23) 留 : 《甲乙經》《太素》에는 "流"로 적혀 있는데, 이는 同音의 假借字이므로 여기서는 마땅히 "流"로 해석해야 한다.

24) 絶膚 : "絶"은 "過"와 같다. 따라서 "絶膚"란 針이 皮膚를 통과함을 말한다.

25) 肺將收殺 : "將"은 부사로서 어떤 조건이나 상황 아래서 어떠함을 나타내며, "곧"·"바로"로 해석한다. 高世栻은 注에서 "'收'는 收斂함이고, '殺'은 肅殺함이다."라고 하였다.

26) 金將勝火 : "金"은 秋氣이고, "火"는 夏氣이다. 立秋 이후에는 火氣가 점차 쇠퇴하고 金氣가 왕성해지기 시작하므로 "金將勝火"라고 하였다.

27) 取腧以瀉陰邪 : 여기서 "腧"란 陰經의 腧穴을 가리키는데, 土에 속한다. 초가을은 아직 長夏를 주관하는 濕土之氣의 영향을 받으므로 이와 상응하는 陰經의 腧穴을 取함으로써 陰邪를 제거하는 것이다.

28) 取合以虛陽邪 : "合"은 陽經의 合穴을 가리키는데, 이 역시 土에 속한다. 가을은 비록 陰氣가

黃帝 : 가을에는 經脈의 腧穴을 取하는데, 어째서입니까?

岐伯 : 가을은 金氣가 다스리기 시작하고, 肺氣가 곧 收斂・肅殺하는데, (立秋 이후에는) 金氣가 점차 (왕성해져) 火를 이기므로 陽氣는 (收斂되어 經脈의) 合穴에 있고, 陰氣가 왕성해지기 시작합니다. (만약) 濕氣(濕邪)가 인체에 침입하더라도 陰氣가 아직 왕성하지 않아 깊숙이 침입하지 않으므로 (陰經의) 腧穴을 取하여 陰邪를 瀉하고, (陽經의) 合穴을 取하여 陽邪를 虛해지도록 해야 하는데, 陽氣가 쇠약해지기 시작하는 까닭에 合穴을 取하는 것입니다.

帝曰 : 冬取井滎, 何也?

岐伯曰 : 冬者水始治, 腎方閉, 陽氣衰少, 陰氣堅盛, 巨陽伏沈[29], 陽脈乃去, 故取井以下陰逆[30], 取滎以實陽氣[31]. 故曰冬取井滎, 春不鼽衄, 此之謂也.

黃帝 : 겨울에는 (經脈의) 井穴과 滎穴을 取하는데, 어째서입니까?

岐伯 : 겨울은 水氣가 다스리기 시작하고, (인체에서는 이와 상응하는) 腎氣가 閉藏을 시작하므로 陽氣는 쇠약해지고 陰氣는 왕성해지는데, 太陽의 氣가 (내부에) 潛藏되면 陽脈도 곧 (이를 따라) 가라앉으므로 井穴을 取함으로써 陰氣가 上逆하는 것을 하강시키고, 滎穴을 取함으로써 陽氣를 충실하게 하는 것입니다. 그러므로 "겨울철에 井穴과 滎穴을 取하면 봄철에 코막힘과 코피를 흘리는 병이 발생하지 않는다."고 함은 이를 말합니다.

帝曰 : 夫子言治熱病五十九腧, 余論其意, 未能領[32]別其處, 願聞其處, 因[33]聞其意.

岐伯曰 : 頭上五行, 行五者[34], 以越[35]諸陽之熱逆也. 大杼・膺

盛해지는 계절이지만 陽氣가 완전히 물러가지 않았으므로 陽經의 合穴을 取하여 陽邪를 제거하는 것이다.

29) 巨陽伏沈 : "巨陽"이란 太陽經을 가리키는데, 少陰과 表裏 관계가 있다. 겨울철에는 陰氣가 盛하고 陰氣가 쇠퇴하므로 太陽의 氣가 내부에 潛藏된다.

30) 取井以下陰逆 : "井"은 陽經의 井穴을 가리키는데, 金에 속하며 肺와 상응한다. 肺氣는 하강을 주관하므로 陽經의 井穴을 取함으로써 上逆하는 陰氣를 하강시킨다.

31) 取滎以實陽氣 : "滎"이란 陰經의 滎穴로서 火에 속한다. 火는 純陽의 氣이므로 陰經의 滎穴을 取하여 陽氣를 충실하게 한다

32) 領 : 여기서는 "깨닫다"는 뜻으로 해석한다.

33) 因 : 여기서는 副詞로서 "곧"・"이에"로 해석한다.

腧[36]・缺盆・背腧[37], 此八者, 以瀉胸中之熱也. 氣街・三里・巨虛上下廉, 此八者, 以瀉胃中之熱也. 雲門・髃骨[38]・委中・髓空[39], 此八者, 以瀉四肢之熱也. 五臟腧傍五, 此十者, 以瀉五臟之熱也. 凡此五十九穴者, 皆熱之左右[40]也.

黃帝 : 선생께서는 熱病을 치료하는 59개의 腧穴에 대해 말씀하셨는데, 저는 그 의미는 논할 수 있지만 그 부위를 파악하여 변별할 수 없으니, 그것들의 부위에 대해 듣고 싶사오며, 이에 그 의미에 대해서도 듣고 싶습니다.

岐伯 : 頭部 위에는 5줄이 있어 각 줄마다 5穴이 있는데, 이로써 여러 陽經의 熱邪가 上逆하는 것을 흩뜨립니다. (좌우의) 大杼・膺腧・缺盆・背腧 이 여덟 개 穴로써 胸中의 熱邪를 제거합니다. (좌우의) 氣街・三里・巨虛上廉・巨虛下廉 이 여덟 개 穴로써 胃中의 熱邪를 瀉합니다. (좌우의) 雲門・肩髃・委中・髓空 이 여덟 개 穴로써 四肢의 熱邪를 瀉합니다. 五臟 腧穴의 양측에는 (각각) 5穴이 있는데, 이 열 개의 穴로써 五臟의 熱邪를 瀉합니다. 무릇 이들 59개의 穴은 모두 熱病을 치료하는 좌우의 穴입니다.

帝曰 : 人傷於寒, 而傳爲熱, 何也?

岐伯曰 : 夫寒盛, 則生熱也.

黃帝 : 인체가 寒邪에 손상되면 傳變하여 熱이 발생하는데, 어째서입니까?

岐伯 : 무릇 寒邪가 성하면 (울결되어) 熱이 발생합니다.

---

34) 頭上五行, 行五者 : 張介賓은 注에서 "頭部 위의 5줄은 督脈이 가운데이고, 그 곁의 4줄은 足太陽經이다. 가운데 줄의 5穴은 上星・顖會・前頂・百會・後頂穴이고, 그 바깥쪽 2줄의 5穴은 五處・承光・通天・絡却・玉枕穴이며, 가장 바깥쪽 2줄의 5穴은 臨泣・目窓・正營・承靈・腦空穴이다. 5줄을 모두 합쳐 25穴이다."라고 하였다.

35) 越 : "흩뜨리다"는 뜻이 있다.

36) 膺腧 : 中府穴을 가리킨다.

37) 背腧 : 風門穴을 가리킨다.

38) 髃骨 : 즉 肩髃穴을 말한다.

39) 髓空 : 楊上善은 注에서 "髓空은 腰部에 있는데 일명 腰腧라 한다."고 하였고, 張志聰은 注에서 "髓空은 곧 橫骨穴이다."라고 하였다. 楊上善이 주장한 腰腧는 1穴밖에 없어 "此八穴"에 부합하지 않으므로 張志聰의 注를 따랐다.

40) 熱之左右 : 馬蒔는 注에서 "熱病을 치료하는 좌우의 穴이다."라고 하였다.

六十二. 調 經 論

"調"는 조화 혹은 조절한다는 뜻이다. "經"은 經絡을 말한다. 본편에서는 經絡氣血에 대해 주로 기술하였고, 病邪가 침입한 인체의 陰陽氣血이 문란해져 발생하는 각종 虛實病變을 치료하는 구체적인 의의를 기술하였으므로 篇名을 "調經論"이라 하였다.

(1) 經絡은 인체의 氣血이 운행되는 통로로서 만일 邪氣가 인체에 침입하면 氣血의 운행이 실조되고 病邪가 表에서 裏로 들어가므로 각종 질병이 발생하는데, 질병의 진단과 치료는 모두 經絡을 근거로 해야 함을 기술하였다.

(2) 血·氣·神·形·志는 인체 생명을 유지하는 물질과 기능활동을 개괄한 것인데, 본편에서는 이들과 五臟의 관계 및 病變 과정에서 나타나는 太過·不及 증상 및 치료법 등에 관해 기술하였다.

(3) 氣血이 한 곳에 몰려 형성되는 虛實의 병리와 血幷·氣幷·氣血相幷 등의 각종 병변에 대해 기술하였다.

(4) 陰陽이 지나치게 왕성하거나 쇠약해졌을 때 발생하는 外寒·內熱·外熱·內寒 등의 병리와 증상을 기술하였다.

(5) 虛實病變을 토대로 이와 상응하는 補瀉法과 十二經을 치료하는 원칙을 제시했다.

黃帝問曰 : 余聞《刺法》言, 有餘瀉之, 不足補之, 何謂有餘, 何謂不足?

岐伯對曰 : 有餘有五, 不足亦有五, 帝欲何問?

黃帝 : 제가 듣기에 《刺法》에서 "남아돌면 瀉하고 부족하면 補한다"고 하였는데, 무

엇을 남아돈다고 하며, 무엇을 부족하다고 합니까?

岐伯 : 남아돎에는 다섯 가지가 있고, 부족한 것 역시 다섯 가지가 있는데, 黃帝께서는 무엇을 묻고자 하시는지요?

帝曰 : 願盡聞之.

岐伯曰 : 神有餘有不足, 氣有餘有不足, 血有餘有不足, 形有餘有不足, 志有餘有不足, 凡此十者, 其氣不等也[1].

黃帝 : 모두 듣고자 합니다.

岐伯 : 神에 남아돎과 부족함이 있고, 氣에 남아돎과 부족함이 있으며, 血에 남아돎과 부족함이 있고, 形에 남아돎과 부족함이 있으며, 志에 남아돎과 부족함이 있는데, 이들 열 가지는 그 氣(病理)가 다릅니다.

帝曰 : 人有精·氣·津·液·四肢·九竅·五臟·十六部[2]·三百六十五節[3], 乃生百病, 百病之生, 皆有虛實. 今夫子乃言有餘有五, 不足亦有五, 何以生之乎?

岐伯曰 : 皆生於五臟也. 夫心藏神, 肺藏氣, 肝藏血, 脾藏肉[4], 腎藏志, 而此成形. 志意通[5], 內連骨髓, 而成身形五臟. 五臟之道, 皆出於經隧[6], 以行血氣; 血氣不和, 百病乃變化而生, 是故守經隧焉.

黃帝 : 인체에는 精·氣·津·液·四肢·九竅·五臟·16部·365節이 있어 온갖 질병

---

1) 凡此十者, 其氣不等也 : "形"은 사람의 形體를, "氣"·"血"은 인체의 생명활동을 유지하는 중요한 물질을 가리키며, "神"·"志"는 인체의 정신활동을 가리킨다. 心은 神을 저장하고 神明을 주관하므로 神病은 대부분 心과 유관하고, 肺는 氣를 저장·주관하므로 氣病은 대부분 肺와 유관하며, 肝을 血을 저장하므로 血病은 대부분 肝과 유관하고, 脾는 肌肉을 주관하여 形體를 충실하게 하므로 形體의 병은 대부분 脾와 유관하며, 腎은 志를 저장하므로 志病은 대부분 腎과 유관하다. 상술한 다섯 가지는 각기 五臟에 귀속되므로 각자의 특수한 기능과 병리변화를 가진다.

2) 十六部 : 手足十二經脈에 衝脈·任脈·督脈·帶脈을 더한 것이다.

3) 三百六十五節 : "節"은 전신의 骨節을 가리킨다.

4) 脾藏肉 : "藏"은 원래 "저장하다"는 뜻이나, 脾가 肌肉을 저장한다고 하면 이치에 맞지 않으므로 본서는 이를 "주관한다"고 해석하였다.

5) 志意通 : "志"는 腎이 주관하는데 여기서는 腎氣를 가리키고, "意"는 脾가 주관하는데 여기서는 脾氣를 가리킨다. 腎氣는 先天의 氣이고, 脾氣는 後天의 氣이다.

6) 經隧 : 經脈이 흐르는 통로를 가리킨다. "隧"는 "통로"를 의미한다.

이 발생할 수 있는데, 각종 질병이 발생하면 모두 虛實 변화가 있습니다. 지금 선생께서 남아도는 것에 다섯 가지가 있고, 부족한 것에도 다섯 가지가 있다고 말씀하셨는데, 이들은 어떻게 해서 발생합니까?

岐伯 : 모두 五臟에서 발생합니다. 心은 神을 저장하고, 肺는 氣를 저장하며, 肝은 血을 저장하고, 脾는 肉을 주관하며, 腎은 志를 저장하여 이들이 形體를 이룹니다. (先天의) 腎氣와 (後天의) 脾氣가 통하면 내부의 骨髓와 연계되어 形體와 五臟이 이루어집니다.

五臟의 통로는 모두 經隧에서 나오며 이를 통해 氣血이 운행되는데, (만약) 氣血이 조화롭지 않으면 온갖 병이 곧 변화하고 발생하므로 經隧를 보호해야 합니다.

◀참고▶ "志意通, 內連骨髓"에 대한 고찰.

"志"와 "意" 2字는 정신의식 방면으로 해석해서는 안된다. 왜냐하면 인체가 형성되지 전에 먼저 精神意識이 있다고 함은 논리에 맞지 않기 때문이다. 따라서 "志"는 腎氣로, "意"는 脾氣로 이해해야 한다. 先天과 後天의 氣는 인체의 근본으로서 양자의 상호 작용이 있어야만 인체의 성장・발육이 촉진되며, 이로 인해 形體와 五臟이 형성된다. 이렇게 해석하면 상하의 文理가 통할 뿐만 아니라, 《內經》의 臟腑經絡의 형성 규율과 氣血運行의 원리에도 부합한다.

帝曰 : 神有餘不足何如?

岐伯曰 : 神有餘則笑不休, 神不足則悲. 血氣未幷[7], 五臟安定, 邪客於形, 洒淅[8]起於毫毛, 未入於經絡也, 故命曰神之微[9].

黃帝 : 神이 남아돌거나 부족하면 어떠합니까?

岐伯 : 神(神氣)이 남아돌면 웃음을 멈추지 못하고, 神이 부족하면 슬퍼합니다. (邪氣가) 血이나 氣로 아직 몰리지 않아 五臟이 안정되어 있지만 邪氣가 形體(體表)에 침입하여 으슬으슬 떨리면서 솜털이 일어서면 아직 經絡으로 들어가지 않은 것이므로 神(心)이 경미하게 병든 것이라고 합니다.

---

7) 血氣未幷 : "幷"은 한 곳으로 몰리는 것을 말한다.《後漢書・張衡傳》賢注에서 "'幷'은 聚와 같다."고 하였다. 張介賓은 注에서 "邪氣가 인체에 침입하여 오랫동안 흩어지지 않으면 氣로 몰리거나 혹은 血로 몰려 병이 심해진다. 지금 血이나 氣로 몰리지 않아 邪氣가 아직 깊숙이 침입하지 않았으므로 五臟이 안정되는 것이다."라고 하였다.

8) 洒淅 : 惡寒으로 으슬으슬하게 추운 것을 말한다.

9) 神之微 : 張介賓은 注에서 "이는 外邪가 心經에 있는 것이다. 얕게 떠 있는 미미한 邪氣가 脈의 表에 있어서 神이 경미하게 병든 것이다."라고 하였다.

帝曰 : 補瀉奈何?

岐伯曰 : 神有餘, 則瀉其小絡之血[10], 出血勿之深斥[11], 無中其大經, 神氣乃平. 神不足者, 視其虛絡, 按而致之[12], 刺而利之, 無出其血, 無泄其氣, 以通其經, 神氣乃平.

黃帝 : 補瀉할 때는 어떻게 해야 합니까?

岐伯 : 神이 남아돌면 그 小絡脈을 瀉하여 出血시키되 깊게 찌르지 말아서 大經脈에 닿지 않도록 함으로써 神氣가 평형을 이루도록 해야 합니다.

神이 부족하면 그 虛한 絡脈을 살펴서 안마하여 (氣血이) 이르도록 하고 침을 놓아 氣血의 흐름을 원활하게 하되, 血을 배출시키지 않아 그 氣가 빠져나가지 않도록 함으로써 그 經氣를 소통시키고 神氣가 평형을 이루도록 해야 합니다.

帝曰 : 刺微奈何?

岐伯曰 : 按摩勿釋[13], 著針[14]勿斥, 移氣於不足, 神氣乃得復.

帝曰 : 善. 氣[15]有餘不足奈何?

岐伯曰 : 氣有餘則喘咳上氣, 不足則息利少氣. 血氣未幷, 五臟安定, 皮膚微病, 命曰白氣微泄[16].

黃帝 : (邪氣가) 미약한 것을 刺針할 때는 어떻게 합니까?

岐伯 : 按摩하는 데 손을 놓지 말고 淺表에 침을 놓되 깊게 찌르지 않아 (남아도는) 氣가 부족한 곳으로 옮겨가도록 하면 神氣가 곧 회복됩니다.

黃帝 : 훌륭하십니다. 氣가 남아돌거나 부족하면 어떻게 해야 합니까?

---

10) 血 : 《素問注證發微》과 守山閣本《黃帝內經素問》 및 王冰의 注에는 모두 "脈"으로 되어 있는데, 본서 역시 이에 근거하여 해석하였다.

11) 斥 : 여기서는 "밀어 넣다"는 뜻이다. 王冰은 注에서 "'斥'은 '推'이다."라고 하였다.

12) 按而致之 : "按"은 안마를 가리키고, "之"란 氣血을 가리킨다. 전체적인 뜻은 虛한 絡脈을 안마함으로써 氣血이 이르도록 한다는 뜻이다.

13) 按摩勿釋 : "釋"은 "손을 놓다"는 뜻이다. 즉 按摩를 계속적으로 진행한다는 뜻이다.

14) 著針 : "著"는 "놓다"는 뜻인데, 여기서는 침을 皮膚 淺表에 놓아야 한다는 뜻이다.

15) 氣 : 原文에는 없었으나 《金刻本》《道藏本》《太素》 및 아래에서 "氣有餘則喘咳上氣"라고 한 것에 근거하여 보충하였다.

16) 白氣微泄 : 肺는 氣를 주관하며 五色 중의 白色에 해당하므로 肺氣를 "白氣"라 한다. 肺氣가 빠져나가는 것은 肺氣가 허약하기 때문이므로 "白氣微泄"이라 한다.

岐伯 : 氣가 남아돌면 氣가 上逆하여 咳嗽喘息이 발생하고, 부족하면 호흡은 순조로우나 기운이 부족합니다. (邪氣가) 血이나 氣로 몰리지 않아 五臟이 안정되어 있지만 (邪氣가) 皮膚에 있어서 병이 경미하면 肺氣가 경미하게 새어나갔다고 합니다.

帝曰 : 補瀉奈何?

岐伯曰 : 氣有餘則瀉其經隧, 無傷其經, 無出其血, 無泄其氣[17). 不足則補其經隧, 無出其氣.

黃帝 : 補瀉할 때는 어떻게 해야 합니까?

岐伯 : 氣가 남아돌면 그 經隧(經脈의 통로)를 瀉하되 (너무 깊게 찔러) 經脈을 손상시켜서는 안되고 그 血을 배출시켜서도 안됩니다. (氣가) 부족하면 그 經隧를 補하되 그 氣가 빠져나가게 해서는 안됩니다.

帝曰 : 刺微奈何?

岐伯曰 : 按摩勿釋, 出針視之, 曰我將深之, 適人必革[18), 精氣自伏, 邪氣散亂, 無所休息, 氣泄腠理, 眞氣乃相得.

黃帝 : (邪氣가) 미약한 것을 刺針할 때는 어떻게 해야 합니까?

岐伯 : 按摩하는 데 손을 놓지 말고 침을 빼면서 환자를 보고 말하길 "내가 침을 깊게 찌를 것이다"라고 하면서 정작 침을 찌를 때는 반드시 바꾸어 얕게 찌르면 精氣가 저절로 (내부로) 잠복하고 邪氣가 흩어져 머물 곳이 없으므로 邪氣가 腠理로 빠져나가며 眞氣가 곧 정상으로 회복됩니다.

帝曰 : 善. 血有餘不足奈何?

岐伯曰 : 血有餘則怒, 不足則恐. 血氣未幷, 五臟安定, 孫絡外[19) 溢, 則絡[20)有留血.

---

17) 無泄其氣 : 이는 氣가 남아도는 데 사용하는 瀉法과 부합하지 않는다. 氣가 남아돌면 瀉해야 하는데 氣가 빠져나가게 해서는 안된다고 하였으니 어떻게 瀉한단 말인가? 衍文임이 분명하므로 해석하지 않았다.

18) 適人必革 : 《太素·虛實補瀉》의 蕭校에서는 《甲乙經》을 인용하여 "人"을 "入"으로 해석하였는데, "入"으로 적는 것이 옳다. "適"은 時間副詞로서 "막"의 뜻이고, "革"은 "바꾸다"는 뜻이다. 즉 말로는 깊게 찌른다고 하면서 정작 침을 놓을 때는 얕게 찌른다는 뜻이다. 王氷은 注에서 "깊게 찌른다고 하면서 얕게 찌르는 것이다."라고 하였으니, 매우 온당하다.

19) 外 : 원문에는 "水"로 되어 있었으나, 《甲乙經》《太素》에 근거하여 교정하였다.

20) 絡 : 원문에는 "經"으로 되어 있었으나, 《甲乙經》에 근거하여 교정하였다.

黃帝 : 훌륭하십니다. 血이 남아돌거나 부족할 때는 어떻게 해야 합니까?

岐伯 : 血이 남아돌면 화를 (잘) 내고, 부족하면 (잘) 두려워합니다. (邪氣가) 血이나 氣로 몰리지 않아 五臟이 안정되어 있지만 孫絡(의 血)이 외부로 넘치면 絡脈에 瘀血이 머물러 있는 것입니다.

帝曰 : 補瀉奈何?

岐伯曰 : 血有餘, 則瀉其盛經出其血; 不足, 則視其虛經, 內針[21]其脈中, 久留而視, 脈大, 疾出其針, 無令血泄.

帝曰 : 刺留血奈何?

岐伯曰 : 視其血絡, 刺出其血, 無令惡血得入於經, 以成其疾.

黃帝 : 補瀉할 때는 어떻게 해야 합니까?

岐伯 : 血이 남아돌면 血이 성한 經脈을 瀉하여 血을 배출시켜야 하며, 부족하면 그 虛한 經脈을 살펴서 해당 經脈에 刺針해야 하는데, (침을 찌른 후에는) 留針하여 관찰하다가 經脈이 충만해지면 신속하게 침을 뽑되 피가 나오도록 해서는 안됩니다.

黃帝 : 瘀血이 머물러 있는 경우를 刺針할 때는 어떻게 해야 합니까?

岐伯 : 그 血絡을 관찰한 다음 침을 놓아 出血시키되, 惡血이 經脈으로 들어가 기타 질병을 일으키지 않도록 해야 합니다.

帝曰 : 善. 形[22]有餘不足, 奈何?

岐伯曰 : 形有餘則腹脹, 涇溲[23]不利; 不足則四肢不用. 血氣未幷, 五臟安定, 肌肉蠕動[24], 命曰微風[25].

黃帝 : 훌륭하십니다. 形이 남아돌거나 부족할 때는 어떻게 해야 합니까?

岐伯 : 形이 남아돌면 腹部가 脹滿하고 대소변이 不利하며, 부족하면 四肢를 쓰지 못합니다. (邪氣가) 아직 血이나 氣로 몰리지 않아 五臟이 안정되어 있지만 肌肉이 떨리는 것을 "微風"이라 합니다.

---

21) 內針 : "內"는 "納"과 통한다. 따라서 "內針"이란 침을 찌는 것을 말한다.

22) 形 : 여기서는 脾氣를 가리킨다. 《針經》에서 "脾氣가 虛하면 四肢를 쓰지 못하고 五臟이 불안해지며, 脾氣가 實하면 腹部가 창만하고 대소변이 불리하다."라고 하였다.

23) 涇溲 : 大小便을 가리킨다. 王氷은 注에서 "'涇'은 대변이고, '溲'는 소변이다."라고 하였다.

24) 蠕動(연동) : 경미하게 떨리는 모양을 말한다. 《荀子 · 勸學》 楊注에서 "'蠕'은 미미하게 움직이는 것이다."라고 하였다.

25) 微風 : 肌肉이 떨리는 것은 風邪로 인한 것인데, 그 떨림이 경미하므로 "微風"이라 한다.

帝曰：補瀉奈何?

岐伯曰：形有餘則瀉其陽經, 不足則補其陽絡[26).

帝曰：刺微奈何?

岐伯曰：取分肉間, 無中其經, 無傷其絡, 衛氣得復, 邪氣乃索[27).

黃帝：補瀉할 때는 어떻게 해야 합니까?

岐伯：形이 남아돌면 그 陽經을 瀉하고, 부족하면 그 陽絡을 補해야 합니다.

黃帝：(邪氣가) 미약한 것을 刺針할 때는 어떻게 해야 합니까?

岐伯：分肉 사이를 取하되 그 經脈에 침이 닿지 않도록 하고 그 絡脈을 손상시키지 말아야 衛氣가 회복되고 邪氣가 흩어집니다.

帝曰：善. 志有餘不足奈何?

岐伯曰： 志有餘則腹脹飧泄[28), 不足則厥. 血氣未并, 五臟安定, 骨節有動[29).

帝曰：補瀉奈何?

岐伯曰：志有餘則瀉然筋[30)血者, 不足則補其復溜.

帝曰：刺未并奈何?

岐伯曰：卽取之, 無中其經, 邪所乃能立虛[31).

---

26) 形有餘則瀉其陽經, 不足則補其陽絡：高世栻은 注에서 "陽經은 陽明經이고, 陽絡은 陽明絡이다. 形肉이 남아돌면 土氣가 實한 것이므로 陽明經을 瀉한다. 經을 瀉하는 것은 내부에서 외부로 배출함인데, 이는 남아도는 것을 瀉하는 방법이다. 形肉이 부족하면 土氣가 虛한 것이므로 陽明經의 絡을 補한다. 絡을 補하는 것은 외부에서 내부로 들어가도록 함인데, 이는 부족한 것을 補하는 방법이다."라고 하였다.

27) 索(삭)："흩어지다"는 뜻이 있다. 《禮記・檀弓》 注에서 "'索'은 散이다."라고 하였다.

28) 志有餘則腹脹飧泄：張介賓은 注에서 "腎은 志를 저장하며 水의 精이다. 水는 寒으로 변하므로 腎氣가 남아돌면 寒氣가 腹部에 정체하여 腹部가 창만해지고 飧泄이 발생한다."고 하였다.

29) 骨節有動：여기서 "動"은 "疼痛"으로 풀이해야 한다. 古文에서 "動"은 "慟"과 통하며, "慟"은 "痛"과 音이 같고 뜻이 비슷하므로 假借字로 쓰였다. 즉 《素問・骨空論》의 "缺盆骨上切之堅痛如筋者灸之" 중의 "痛"字를 《甲乙經》《太素》《類經》에서 모두 "動"을 적은 것이 그 예이다.

30) 然筋：然谷穴을 가리킨다. 高世栻은 注에서 "然筋은 곧 然谷이다. 足心에서 비스듬하게 올라간 내측의 兩筋 사이에 있으므로 然筋이라 한다."고 하였다.

31) 邪所乃能立虛：《太素》에는 "邪所"가 "以邪"로 되어 있다. 헤아려 보건대 "以邪"로 적는 것이

黃帝 : 훌륭하십니다. 志가 남아돌거나 부족할 때는 어떻게 해야 합니까?

岐伯 : 志가 남아돌면 腹部가 脹滿하고 飧泄이 발생하며, 부족하면 手足厥冷이 발생합니다. (邪氣가) 아직 血이나 氣로 몰리지 않아 五臟이 안정되어 있지만 (邪氣가 骨節에 침입하므로) 骨節에 疼痛이 있습니다.

黃帝 : 補瀉할 때는 어떻게 해야 합니까?

岐伯 : 志가 남아돌면 然谷穴에 침을 놓아 出血시키고, 부족하면 復溜穴에 침을 놓아야 합니다.

黃帝 : 아직 (邪氣가 血이나 氣로) 몰리지 않았을 경우는 어떻게 해야 합니까?

岐伯 : 즉시 (疼痛이 있는 骨節 부위를) 取하되, 그 經脈에 닿지 않도록 하면 邪氣가 곧바로 虛해집니다.

◀참고▶ 이상은 神·氣·血·形·志의 有餘·不足과 경미한 邪氣가 병을 일으켜 나타나는 증상 및 刺針方法을 논한 것이다. 원문 중에서 "神·氣·血·形·志"는 心·肺·肝·脾·腎을 의미한다. 이 단락은《靈樞·本神》과 내용이 비슷하므로 대조하여 참고하기 바란다.

帝曰 : 善. 余已聞虛實之形, 不知其何以生.

岐伯曰 : 氣血以幷, 陰陽相傾[32], 氣亂於衛, 血逆於經, 血氣離居, 一實一虛[33]. 血幷於陰, 氣幷於陽, 故[34]爲驚狂; 血幷於陽, 氣幷於陰, 乃爲炅中[35]; 血幷於上, 氣幷於下, 心煩惋善怒[36]; 血幷於下, 氣幷於上, 亂而喜忘.

黃帝 : 훌륭하십니다. 저는 이미 虛實의 형세에 관해 들었는데, 그것이 어떻게 발생

옳다. "以"에는 "則"의 뜻이 있으므로 이 문장은"則邪乃能立虛"와 같다. "立"에는 "곧바로"·"즉시"의 뜻이 있다.

32) 陰陽相傾 : "傾"은 한쪽으로 기울다는 뜻인데, 여기서는 "調和를 잃다"로 해석해야 한다.

33) 一實一虛 : "一∼一"은 상대되는 두 동사 앞에 각각 놓여 두 동작이 서로 어울려 진행되거나 엇갈려 진행됨을 나타낸다. 따라서 "一實一虛"이란 實證이나 虛證이 발생한다는 뜻이다.

34) 故 : 副詞로서 어떤 조건이나 상황하에서 어떠하다는 것을 나타내며, "則"과 같다.

35) 炅中 : "炅(경)"은 熱이므로 "炅中"이란 熱中으로서 곧 內熱을 말한다.

36) 心煩惋善怒 : "惋(완)"은 悗·悶과 같으며 "답답하다"는 뜻이다. 전체적인 뜻은 가슴이 답답하고 화를 잘 내는 것이다.

하는지 모르겠습니다.

岐伯 : 氣나 血이 (한쪽으로) 몰리면 陰陽이 조화를 잃는데, 氣가 衛分에서 逆亂하고, 血이 經脈에서 逆亂하여 血과 氣가 본래의 위치를 벗어나므로 實證이나 虛證이 발생합니다. 血이 陰分으로 몰리고 氣가 陽分으로 몰리면 (同類끼리 결합하여 陰과 陽이 각각 盛해지므로) 잘 놀라고 發狂합니다. 血이 陽分으로 몰리고 氣가 陰分으로 몰리면 (血이 외부에서 實해지고 氣가 내부에서 盛해지므로) 內熱이 발생합니다. 血이 상부로 몰리고, 氣가 하부로 몰리면 (血이 상부에서 막히고 氣가 하부에서 울결되므로) 가슴이 답답하고 화를 잘 냅니다. 血이 하부로 몰리고, 氣가 상부로 몰리면 (血이 하부에서 쌓이고 氣가 상부에서 요동하므로) 心亂해지고 잘 잊어버립니다.

帝曰 : 血幷於陰, 氣幷於陽, 如[37]是血氣離居, 何者爲實? 何者爲虛?

岐伯曰 : 血氣者, 喜溫而惡寒, 寒則泣[38]不能流, 溫則消而去之[39]. 是故氣之所幷爲血虛, 血之所幷爲氣虛.

黃帝 : 血이 陰分으로 몰리고, 氣가 陽分으로 몰려서 血과 氣가 본래의 위치를 벗어나면 어느 것이 實이고 어느 것이 虛입니까?

岐伯 : 血과 氣는 따뜻한 것을 좋아하고 찬 것을 싫어하는데, 차가우면 凝滯되어 흐르지 못하고, 따뜻하면 (응체된 것이) 消散되어 운행됩니다. 그런 까닭에 氣가 몰리는 곳에는 血이 虛하고, 血이 몰리는 곳에는 氣가 虛한 것입니다.

帝曰 : 人之所有者, 血與氣耳. 今夫子乃言血幷爲虛, 氣幷爲虛, 是無實乎?

岐伯曰 : 有者爲實, 無者爲虛; 故氣幷則無血, 血幷則無氣[40]; 今血與氣相失, 故爲虛焉. 絡之與孫脈[41]俱輸於經, 血與氣幷則爲實焉. 血

---

37) 如是 : 《太素》에는 "于是"로 되어 있는데, 이것이 옳다. "于是"는 "於是"와 같고, 뒷일이 앞일과 밀접함을 나타내며, "이에"·"이로부터" 등으로 해석한다.

38) 泣 : 氣血이 凝滯되어 원활하게 흐르지 않는 것을 말한다.

39) 溫則消而去之 : 따뜻하면 凝滯된 것이 풀려 운행된다는 뜻이다. 여기서 "去"는 "운행되다"는 뜻이다. 《廣雅·釋詁一》에서 "'去'는 行이다."라고 하였다.

40) 氣幷則無血, 血幷則無氣 : 張介賓은 注에서 "血이 있고 氣가 없는 것은 血이 實하고 氣가 虛한 것이며, 氣가 있고 血이 없는 것은 氣가 實하고 血이 虛한 것이다."라고 하였다.

41) 孫脈 : 즉 孫絡을 가리킨다.

之與氣幷走於上, 則爲大厥[42], 厥則暴死[43]; 氣復反則生, 不反則死.

黃帝 : 인체의 모든 것은 血과 氣일 따름입니다. 지금 선생께서 血이 (한곳으로) 몰리면 虛해지고, 氣가 (한곳으로) 몰리면 虛해진다고 하였으니, 實한 경우는 없습니까?

岐伯 : 남아도는 것은 實이고, 부족한 것은 虛입니다. 그러므로 氣가 몰리면 血이 부족해지고 血이 몰리면 氣가 부족해지는데, 지금 血과 氣가 조화를 잃었으므로 虛해지는 것입니다. 絡脈과 孫絡(의 氣血)은 모두 經脈으로 灌注하는데, 血이 氣와 함께 (經脈에) 몰리면 實해집니다. 血이 氣와 함께 상부에서 몰리면 大厥이 발생하는데, 大厥이 발생하면 갑자기 죽은 듯이 혼절합니다. (만약 上逆한) 氣가 회복되어 돌아오면 살고, 돌아오지 않으면 죽습니다.

帝曰 : 實者何道從來, 虛者何道從去? 虛實之要, 願聞其故.

岐伯曰 : 夫陰與陽[44], 皆有腧會[45]. 陽注於陰, 陰滿之外, 陰陽勻平, 以充其形, 九候若一[46], 命曰平人. 夫邪之生也, 或生於陰, 或生於陽, 其生於陽者, 得之風雨寒暑(濕)[47], 其生於陰者, 得之飮食居處, 陰陽[48]喜怒.

黃帝 : 實한 것은 어느 경로를 따라오고, 虛한 것은 어느 경로를 따라 갑니까? 虛實의 요체에 대해 그 이치를 듣고 싶습니다.

岐伯 : 대저 陰과 陽은 모두 注入되고 모이는 곳이 있습니다. 陽(肌表의 氣血)은 내부로 들어가고, 陰(臟腑의 氣血)은 외부로 넘쳐 陰陽이 평형을 이룸으로써 그 形體를 충실하게 하고 三部九候의 脈象이 한결같으면 "平人(건강한 사람)"이라 합니다.

무릇 邪氣가 발생할 때는 때로는 陰(內臟)에서 발생하고 때로는 陽(肌表)에서 발생하는데, 邪氣가 陽에서 발생한 경우는 風雨寒濕으로부터 얻은 것이고, 邪氣가 陰에서 발생한 경우는 飮食·居處나 房事·기쁨이나 노여움으로부터 얻은 것입니다.

---

42) 大厥 : 갑자기 졸도하는 中風類의 질병을 가리킨다.

43) 暴死 : 여기서는 갑자기 혼절하여 죽은 듯한 것을 말한다.

44) 陰與陽 : 내부의 臟腑(陰)에 있는 氣血과 외부의 肌表(陽)에 있는 氣血을 가리킨다.

45) 腧會 : 經氣가 注入되고 모이는 곳을 말한다.

46) 九候若一 : 張志聰은 注에서 "三部九候의 脈이 上下가 한결같은 것을 平人(건강한 사람)이라 한다."고 하였다.

47) 風雨寒暑 : 丹波元簡은 《素問識》에서 "아래 문장에 근거하면 마땅히 '風雨寒濕'이라 해야 한다."고 하였는데, 그 說이 옳으므로 본서는 "暑"를 "濕"으로 교정하여 해석하였다.

48) 陰陽 : 남녀의 성행위를 가리킨다.

帝曰：風雨之傷人奈何?

岐伯曰：風雨之傷人也, 先客於皮膚, 傳入於孫脈, 孫脈滿則傳入於絡脈, 絡脈滿則輸於大經脈. 血氣與邪幷客於分腠之間, 其脈堅大, 故曰實. 實者外堅充滿, 不可按之, 按之則痛.

帝曰：寒濕之傷人奈何?

岐伯曰：寒濕之中人也, 皮膚收[49], 肌肉堅緊, 榮血泣, 衛氣去[50], 故曰虛. 虛者聶辟[51]氣不足, 按之則氣足以溫之, 故快然而不痛.

黃帝：風雨가 인체를 손상시킬 경우는 어떻습니까?

岐伯：風雨가 인체를 손상시킬 때는 먼저 피부에 침입하여 孫脈으로 傳入되고, 孫脈에 가득 차면 絡脈으로 傳入되며, 絡脈에 가득 차면 大經脈으로 들어갑니다. 血氣와 邪氣가 뒤엉켜 分肉 사이에서 머물면 환자의 脈이 堅實하면서도 크게 뛰므로 "實"이라 합니다. 實하면 겉이 단단하고 충만하므로 누를 수 없을 정도이며, 누르면 통증이 옵니다.

黃帝：寒濕이 인체를 손상시킬 경우는 어떻습니까?

岐伯：寒濕이 인체에 침입할 때는 皮膚가 수축되고 肌肉이 팽팽해지며, 營血의 흐름이 凝滯되고 衛氣가 흩어지므로 "虛"라고 합니다. 虛하면 正氣가 허약하고 氣가 부족하여 누르면 (국부적으로) 氣가 넉넉해져 따뜻해지므로 시원하되 아프지 않습니다.

帝曰：善. 陰之生實奈何?

岐伯曰：喜怒不節[52], 則陰氣上逆, 上逆則下虛, 下虛則陽氣走之,

---

49) 皮膚收：원문에는 "皮膚不收"로 되어 있었으나, 《新校正》《甲乙經》《太素》에 근거하여 교정하였다. 丹波元簡도 《素問識》에서 "寒은 주로 收斂하는데, 여기에서 '不收'라고 하여 곧 '肌肉堅緊'과 상반되니, 《甲乙經》《太素》가 옳은 듯하다."라고 하였다.

50) 去：여기서는 "제자리에서 떠나다"·"흩어지다"로 해석해야 한다.

51) 聶辟(섭벽)：諸家들의 注가 일치하지 않는다. ① 피부가 주름진 것으로 보는 견해(王冰·馬蒔). 예컨대 馬蒔는 注에서 "肌肉이 주름잡혔다는 뜻이다."라고 하였다. ② 正氣가 허약한 것으로 보는 견해(森立之·姚止庵). 姚止庵은 《素問經注節解》 注에서 "'聶辟'이란 怯弱한 것이다."라고 하였다. 위에서 "피부가 수축된다"로 해석하였는데, 여기서 피부가 주름진 것으로 해석한다면 앞뒤가 맞지 않는다. 따라서 譯者는 姚止庵의 注를 따랐다.

52) 喜怒不節：《新校正》에서 "헤아려 보건대 經文에서 '喜怒不節則陰氣上逆'이라 한 것은 아마도 '喜'字가 덧붙은 것으로 보인다."고 하였다. 漢文 문법에 따르면 "喜怒"는 偏義複詞로서 그 뜻이 "怒"에 편중되어 있으며 "喜"에는 뜻이 없다. 따라서 "喜"는 해석하지 않는 것이 옳다.

故曰實矣.

帝曰：陰之生虛奈何?

岐伯曰 : 喜則氣下, 悲則氣消, 消則脈虛空; 因寒飮食, 寒氣熏滿53), 則血泣氣去, 故曰虛矣.

黃帝 : 훌륭하십니다. 陰分에서 발생하는 實證은 어떠합니까?

岐伯 : 노여움을 절제하지 못하면 陰氣가 上逆하는데, (陰氣가) 上逆하면 하부가 虛해지고, 하부가 虛해지면 陽氣가 그곳(하부)으로 가므로 實證이라 합니다.

黃帝 : 陰分에서 발생하는 虛證은 어떠합니까?

岐伯 : 기뻐하면 氣가 아래로 내려가고, 슬퍼하면 氣가 소모되는데, (氣가) 소모되면 脈이 공허해집니다. (게다가) 찬 것을 먹거나 마심으로 인해 寒氣가 충만해지면 血의 흐름이 정체되고 氣가 흩어지므로 虛證이라 합니다.

帝曰 : 經言陽虛則外寒, 陰虛則內熱, 陽盛則外熱, 陰盛則內寒, 余已聞之矣, 不知其所由然也.

岐伯曰 : 陽受氣於上焦, 以溫皮膚分肉之間, 今54)寒氣在外, 則上焦不通, 上焦不通, 則寒氣獨留於外, 故寒慄.

黃帝 : 經典에서 "陽이 虛하면 外寒이 발생하고 陰이 虛하면 內熱이 발생하며, 陽이 盛하면 外熱이 발생하고 陰이 盛하면 內寒이 발생한다."고 하였는데, 저는 이미 그것을 들었습니다만 그러한 까닭을 알지 못합니다.

岐伯 : (인체의) 陽은 上焦로부터 氣를 받아서 皮膚와 分肉 사이를 溫煦하는데, 만약 寒氣가 외부에 있으면 上焦(의 氣)가 통하지 않고, 上焦(의 氣)가 통하지 않으면 寒氣가 홀로 외부에 머물므로 惡寒으로 몸을 떨게 됩니다.

帝曰：陰虛生內熱奈何?

岐伯曰 : 有所勞倦, 形氣衰少55), 穀氣不盛, 上焦不行, 下脘不通, 胃氣熱, 熱氣熏胸中, 故內熱.

---

53) 熏滿 : 여기서는 "충만하다"는 뜻이다.

54) 今 : 원문에는 "令"으로 되어 있었으나, 文義와《金本》《朝鮮本》등에 근거하여 교정하였다. 여기서 "今"은 "若"과 통하며 "만약"으로 해석한다.

55) 形氣衰少 : "形"은 脾가 주관한다. 따라서 "形氣衰少"란 脾氣가 虛弱함을 반영한다.

帝曰：陽盛生外熱奈何?

岐伯曰：上焦不通利，則皮膚緻密，腠理閉塞，玄府不通，衛氣不得泄越，故外熱.

帝曰：陰盛生內寒奈何?

岐伯曰：厥氣[56]上逆，寒氣積於胸中而不瀉，不瀉則溫氣去，寒獨留，則血凝泣，凝則脈不通，其脈盛大以濇[57]，故中寒.

黃帝：陰이 虛하여 內熱이 발생하는 것은 어째서입니까?

岐伯：과로한 바가 있으면 (脾가 손상되어 運化機能이 실조되므로) 形體와 氣力이 부족해지고 (음식물의 섭취량이 줄어들어) 穀氣도 충만하지 않으며, 上焦(의 氣)가 운행되지 않으면 下脘 역시 소통되지 않아 胃氣가 울결되어 熱이 나는데, 熱氣가 胸中을 훈증하므로 內熱이 발생합니다.

黃帝：陽氣가 성하여 外熱이 발생하는 것은 어째서입니까?

岐伯：(陽氣가 盛하여) 上焦(의 氣)가 잘 통하지 않으면 皮膚가 조밀해져 腠理가 막히고 땀구멍(玄府)이 소통되지 않으며, (이로 인해) 衛氣가 외부로 發泄하지 못하므로 外熱이 발생합니다.

黃帝：陰氣가 盛하여 內寒이 발생하는 것은 어째서입니까?

岐伯：(陰氣가 盛하면) 陰寒의 氣가 上逆하여 寒氣가 胸中에 쌓여서 제거되지 않는데, (陰寒의 氣가) 제거되지 않으면 溫氣가 흩어지며, 寒氣만 홀로 머물러 있으면 血이 응체되고 (血이) 응체되면 經脈이 소통되지 않아 그 脈이 盛大하면서 澁하므로 內寒이 발생합니다.

帝曰：陰與陽幷[58]，血氣以幷，病形以[59]成，刺之奈何.

岐伯曰：刺此者，取之經隧，取血於營，取氣於衛，用形哉，因四時多少高下[60].

---

56) 厥氣：여기서는 하부에서 위로 치솟는 陰寒의 氣를 가리킨다.

57) 其脈盛大以濇：張志聰은 注에서 "陰이 盛하면 脈이 크게 뛰고, 血이 凝滯되었으므로 脈이 澁하다."라고 하였다. "以"는 "而"와 통한다.

58) 幷：여기서는 "偏盛"을 뜻한다.

59) 以："已"와 통하며, "이미"로 해석한다.

60) 用形哉，因四時多少高下：환자의 形體를 응용할 때는 四時에 근거하여 刺針 횟수와 取穴 부

黃帝 : 陰과 陽이 偏盛하거나, 血과 氣가 偏盛하여 질병이 이미 형성된 경우를 刺針할 때는 어떻게 해야 합니까?

岐伯 : 이러한 경우를 刺針할 때는 經隧(經脈의 통로)를 取하되 營分에서 血을 取하고 衛分에서 氣를 取해야 하는데, (환자의) 形體를 응용할 때는 四時에 근거하여 (刺針의 횟수를) 많거나 적게 하고 (取穴 부위를) 높게 하거나 낮게 해야 합니다.

帝曰 : 血氣以幷, 病形以成, 陰陽相傾, 補瀉奈何?

岐伯曰 : 瀉實者, 氣盛[61]乃內針, 針與氣俱內, 以開其門, 如利其戶[62]; 針與氣俱出, 精氣不傷, 邪氣乃下, 外門不閉, 以出其疾, 搖大其道, 如利其路, 是謂大瀉, 必切而出, 大氣乃屈[63].

黃帝 : 血氣가 偏盛하여 질병이 이미 형성되고 陰陽이 조화를 잃었을 경우는 補瀉할 때 어떻게 해야 합니까?

岐伯 : 實證을 瀉할 경우는 (환자가 숨을 들이마셔) 氣가 盛할 때 침을 찔러 針과 氣가 함께 내부로 들어가게 함으로써 (邪氣가 빠져나갈) 門을 열어 주되 門戶가 원활하도록 해야 합니다. (침을 뽑을 때는) 針과 氣가 함께 빠져 나오도록 하여 精氣를 손상시키지 않고 邪氣가 물러가도록 해야 하는데, 침구멍(外門)을 막지 않음으로써 邪氣가 신속하게 빠져 나오도록 하되 (침을) 흔들어서 針孔을 크게 하여 邪氣가 빠져 나오는 통로가 원활하도록 해야 하니, 이를 "大瀉"라고 하며, 반드시 (왼손으로 침구멍을) 눌러서 뽑아야 邪氣를 굴복시킬 수 있습니다.

帝曰 : 補虛奈何?

岐伯曰 : 持針勿置, 以定其意[64], 候呼內針, 氣出針入[65], 針空四塞[66], 精無從去, 方實而疾出針, 氣入針出, 熱不得還, 閉塞其門, 邪

위를 확정해야 한다는 말이다.

61) 氣盛 : 숨을 들이마시면 몸에 氣가 들어가므로 "氣盛"이라 하였다.

62) 以開其門, 如利其戶 : 이는 腧穴에 刺針하여 사기가 빠져나갈 통로를 만들어 주는 것을 말한다. "如"는 접속사로서 "而"와 통한다, 아래 문장 "如利其路"의 "如"도 이와 같다.

63) 大氣乃屈 : "大氣"란 亢盛한 邪氣를 가리키며, "屈"이란 "굴복시키다"는 뜻이다.

64) 持鍼勿置, 以定其意 : 침을 잡자마자 곧바로 찌르지 말고 환자의 마음을 안정시킨 후에 침을 찔러야 한다는 뜻이다.

65) 候呼內鍼, 氣出鍼入 : 吳崑은 注에서 "사람이 숨을 내쉴 때는 陽氣가 體表로 떠오르는데, 이때에 침을 놓는 것을 그 氣가 이르는 것을 쉽게 하고자 함이다."라고 하였다. 여기서 "內"는 침을 놓는 것을 가리키고, "入"은 깊숙이 찌르는 것을 말한다.

氣布散, 精氣乃得存. 動氣候時[67], 近氣不失, 遠氣乃來, 是謂追之[68].

黃帝 : 虛한 것을 補하려면 어떻게 해야 합니까?

岐伯 : 침을 잡고 곧바로 찌르지 말고 환자의 마음을 안정시킨 다음 (환자가) 숨을 내쉬기를 기다렸다가 침을 놓아 숨을 내쉴 때 침을 찔러 넣고, 針孔을 사방으로 막아 精氣가 (針孔을) 따라서 빠져나가지 않도록 해야 하며, (환자의 脈氣가) 막 實해지기 시작할 때 신속하게 침을 뽑되 (환자가) 숨을 들이쉴 때 침을 뽑음으로써 熱邪가 되돌아오지 못하도록 하고, 침구멍을 막아야만 邪氣가 흩어지고 精氣가 이에 보존됩니다. 經氣가 動하거든 (氣가 이르는) 때를 기다려서 이미 도래한 氣는 흩어지지 않도록 하고 아직 이르지 않은 氣는 도래하도록 해야 하는데, 이를 "追之(補法)"이라 합니다.

帝曰 : 夫子言虛實者有十[69], 生於五臟, 五臟五脈耳. 夫十二經脈, 皆生其病, 今夫子獨言五臟. 夫十二經脈者, 皆絡三百六十五節[70], 節有病必被[71]經脈, 經脈之病, 皆有虛實, 何以合之?

黃帝 : 선생께서는 "虛와 實은 10가지가 있어 五臟에서 발생한다"고 하셨는데, 五臟에는 다섯 經脈이 있을 따름입니다. 무릇 十二經脈에 모두 병변이 발생하는데, 지금 선생께서는 유독 五臟만 말씀하셨습니다. 무릇 十二經脈은 모두 365節(腧穴)과 연계되어 (각) 節에 병변이 있으면 반드시 經脈에 파급되며, 經脈의 병에도 모두 虛와 實이 있는데 어째서 그것(10가지)과 부합합니까?

岐伯曰 : 五臟者, 故[72]得六腑與爲表裏, 經絡肢節, 各生虛實, 其病所居, 隨而調之. 病在脈, 調之血; 病在血, 調之絡; 病在氣, 調之衛; 病在肉, 調之分肉; 病在筋, 調之筋; 病在骨, 調之骨. (病在筋)

66) 針空四塞 : "針空"이란 곧 "針孔"을 말한다. 이는 針孔을 사방으로 막는 것을 가리키는데, 여기서는 針을 흔들지 않아 針孔과 針이 밀착되도록 함을 말한다.

67) 動氣候時 : "動氣"란 刺針하여 經氣가 動하도록 함을 말하고, "候時"란 침을 꽂아 두어 氣가 이르는 때를 기다리는 것을 말한다.

68) 近氣不失, 遠氣乃來, 是謂追之 : 王冰은 注에서 "'近氣'란 이미 도래한 氣를 말하고, '遠氣'란 아직 이르지 않은 氣를 말한다. ……'追之'란 補法을 가리킨다."고 하였다.

69) 虛實者有十 : 本篇의 서두에서 말한 神·氣·血·形·志 등의 五虛와 五實을 말한다.

70) 節 : 여기서는 腧穴을 가리킨다.

71) 被 : "파급되다"는 뜻이다. 《尙書·禹貢》 孔穎達 注에 "'被'는 及(파급)이다."라고 하였다.

72) 故 : 여기서는 "固"와 통하며, "본래"·"본연"으로 해석한다.

燔針劫刺73)其下74)及與急75)者; 病在骨, 焠針76)藥熨77); 病不知所痛78), 兩蹻爲上79); 身形有痛, 九候莫病, 則繆刺80)之; 痛在於左而右脈病者, 巨刺81)之. 必謹察其九候, 針道備矣.

岐伯 : 五臟은 본래 六腑와 더불어 表裏를 이루는데, 그 (연계된) 經絡·四肢關節에는 각기 虛實(병변)이 발생하므로 그 病變이 소재한 곳을 따라 調理해야 합니다. 병이 脈에 있으면 血을 조리하고, 병이 血에 있으면 絡脈을 조리하며, 병이 氣分에 있으면 衛氣를 조리하고, 병이 肌肉에 있으면 分肉을 조리하며, 병이 筋에 있으면 筋을 조리하고, 병이 骨에 있으면 骨을 조리해야 합니다. 병이 筋에 있으면 燔針을 그 아래(陽陵泉穴)와 筋이 땅기는 부위에 놓아 寒邪를 제거하고, 병이 骨에 있으면 焠針과 藥熨法을 쓰며, 발병하였으되 통증 부위를 알지 못하면 陽蹻脈과 陰蹺脈에 刺針하는 것이 좋고, 신체에 통증이 있으나 九候(의 脈象)에 병이 없으면 繆刺法을 쓰며, 통증은 좌측에 있는데 오른쪽 脈에 病脈이 나타날 경우는 巨刺法을 써야 합니다. 반드시 그 九候脈을 신중하게 살펴야만 針道가 완전히 갖추어집니다.

---

73) 燔針劫刺 : 吳崑은 이 句 앞에 "病在筋" 3字를 보충하였는데 이렇게 하는 것이 타당하므로 본서는 이 3字를 보충하여 해석하였다. "燔針"이란 먼저 刺針한 후에 약한 불로 침 자루를 가열하여 陽熱이 내부로 들어가도록 함으로써 痹證을 치료하는 것을 가리키는데, 지금의 溫針에 해당한다. "劫刺"에 대해 張介賓은 "火氣로 인해 寒邪가 제거되는 것이다."라고 하였다.

74) 其下 : 여기서는 筋이 모이는 陽陵泉穴을 가리킨다.

75) 及與急 : "及與"는 同義複詞로서 "~와"란 뜻이고, "急"은 筋脈이 땅기는 것을 가리킨다.

76) 焠針 : 지금의 火針法을 가리킨다. 張介賓은 注에서 "위에서의 '燔針'은 침을 놓은 후에 침을 가열하여 따뜻하게 하는 것이고, 여기서 말하는 '焠針'은 불로 먼저 침을 달군 후에 刺針하는 것이다."라고 하였다.

77) 藥熨(약위) : 분말 혹은 알갱이로 된 약을 뜨겁게 한 다음, 천에 싸서 환부를 문질러 치료하는 방법으로서, 주로 風寒濕邪에 의해 뼈마디가 쑤시고 저리거나 가슴과 배가 아픈 등의 증상을 치료하는 데 사용한다.

78) 病不知所痛 : 발병하였으되 어디가 아픈지를 모른다는 뜻으로서 마비되어 무감각한 濕痹 증후를 가리킨다.

79) 兩蹻爲上 : "兩蹻"란 陽蹻脈과 陰蹻脈을 가리키며, "上"이란 "낫다"·"뛰어나다"는 뜻이다. 楊上善은 注에서 "'上'이란 뛰어남(勝)이다."라고 하였다.

80) 繆刺(무자) : "繆"는 "엇갈리다"·"좌우를 바꾸다"는 뜻이니, 곧 병이 우측에 있으면 좌측에, 병이 좌측에 있으면 우측의 絡脈에 얕게 刺針하는 것을 말한다.

81) 巨刺 : 九針法의 일종으로서 병이 좌측에 있으면 우측에, 병이 우측에 있으면 좌측의 經脈에 침을 놓는 것을 가리키는데, "繆刺法"과는 經脈에 刺針한다는 점에서 구별된다.

六十三. 繆刺論

“繆(무)”는 “謬”와 같으며 좌우가 바뀐다는 뜻이다. “繆刺”란 병이 絡脈에 있을 경우에 우측의 병에는 좌측을 取하고, 좌측의 병에는 우측을 取하여 刺針하는 방법을 말한다. 본편에서는 繆刺法에 관해 기술하였고, 이를 經刺法(巨刺法)과 구별하였으므로 篇名을 “繆刺論”이라 하였다.

(1) 繆刺의 정의·방법·의의 및 巨刺法과의 차이를 논술하였다.

(2) 각 經의 絡脈에 발생하는 병증과 刺針法을 소개하였다.

(3) 邪氣가 五臟 사이에 머물 경우와 五絡에 머물 경우에 발생하는 병증·치법과 經絡과 皮膚血絡의 진찰법 및 刺針 원칙을 제시하였다.

黃帝問曰 : 余聞繆刺, 未得其意, 何謂繆刺?

岐伯對曰 : 夫邪之客於形也, 必先舍於皮毛; 留而不去, 入舍於孫脈; 留而不去, 入舍於絡脈; 留而不去, 入舍於經脈, 內連五臟, 散於腸胃; 陰陽俱感, 五臟乃傷. 此邪之從皮毛而入, 極於五臟之次也. 如此則治其經焉. 今邪客於皮毛, 入舍於孫絡, 留而不去, 閉塞不通, 不得入於經, 流溢於大絡, 而生奇病[1]也. 夫邪客大絡者, 左注右, 右

1) 奇病 : 病氣가 왼쪽에 있는데 증상이 오른쪽에 나타나고, 病氣가 오른쪽에 있는데 증상이 왼쪽에 나타나는 絡脈의 병으로서, 일반적인 병과 다름으로 인해 “奇病”이라 한다.

注左, 上下左右, 與經相干, 而布於四末[2], 其氣無常處, 不入於經腧, 命曰繆刺.

黃帝 : 저는 繆刺에 대해 들었으나 그 뜻을 파악하지 못하였는데, 무엇을 繆刺라고 합니까?

岐伯 : 대저 邪氣가 인체에 침입하면 반드시 먼저 皮毛에 머무는데, (皮毛에) 머물러 제거되지 않으면 孫脈으로 들어가 머물고, (孫脈에) 머물러 제거되지 않으면 絡脈으로 들어가 머물며, (絡脈에) 머물러 제거되지 않으면 經脈으로 들어가 머묾으로써 내부의 五臟에 영향을 미치고 腸胃로 퍼지는데, 陰經과 陽經이 모두 (邪氣를) 감수하면 五臟이 손상됩니다. 이는 邪氣가 皮毛로부터 침입하여 五臟에서 극에 달하는 순서인데, 이와 같을 경우는 그 經脈을 치료해야 합니다.

만약 邪氣가 皮毛에 침입하여 孫絡으로 들어간 다음 머물러서 제거되지 않으면 (絡脈이) 막혀 소통되지 않으므로 經脈으로 들어가지 못하고 大絡으로 넘쳐 奇病이 발생합니다.

대저 邪氣가 大絡에 침입하면 좌측에서 우측으로 흐르고 우측에서 좌측으로 흘러 상하좌우가 經脈과 어긋나게 (大絡을 따라) 사지말단으로 퍼지지만, 그 邪氣가 일정한 부위에 머물지 않고 經脈의 腧穴로도 들어가지 않으므로 (이때 사용하는 刺法을) "繆刺"라고 합니다.

帝曰 : 願聞繆刺, 以左取右, 以右取左[3], 奈何? 其與巨刺[4], 何以別之?

岐伯曰 : 邪客於經, 左盛則右病, 右盛則左病, 亦有移易者, 左痛未已而右脈先病, 如此者, 必巨刺之, 必中其經, 非絡脈也. 故[5]絡病者, 其痛與經脈繆處, 故命曰繆刺.

黃帝 : 繆刺할 때 좌측의 병에 근거하여 우측을 取하고 우측의 병에 근거하여 좌측을 取하는 것은 무엇 때문이며, 巨刺法과 어떻게 구별되는지 들려주십시오.

---

2) 四末 : 四肢末端을 가리킨다.

3) 以左取右, 以右取左 : "以"에는 "～에 근거하다"·"～비추어"란 뜻이 있으므로 "以左"·"以右"는 "좌측의 병에 근거하다"·"우측의 병에 근거하다"로 해석해야 한다.

4) 巨刺 : 巨刺와 繆刺는 모두 좌측에 병이 있으면 우측을 取하고, 우측에 병이 있으면 좌측을 取하는 刺針法인데, 巨刺法은 經脈에 刺針하고, 繆刺法은 絡脈에 刺針한다는 점이 다르다.

5) 故 : 여기서는 語氣詞로서 "夫"와 같다.

岐伯 : 邪氣가 經脈에 침입하여 좌측에서 성하면 우측에 발병하고, 우측에서 성하면 좌측에 발병하며, 또한 (병변이) 옮겨져 좌측의 통증이 아직 멎지도 않았는데 우측 經脈에 앞당겨 발병하는 경우가 있는데, 이러한 경우에는 반드시 巨刺法으로써 그 經脈에 침을 놓아야지 絡脈에 침을 놓아서는 안됩니다.

무릇 絡脈에 병이 있으면 그 통증이 經脈과 엇갈린 부위에 나타나므로 (이때에 사용하는 刺法을) "繆刺"라고 합니다.

帝曰 : 願聞繆刺奈何? 取之何如?

岐伯曰 : 邪客於足少陰之絡, 令人卒心痛, 暴脹, 胸脇支滿, 無積者, 刺然骨之前出血, 如食頃而已. 不已, 左取右, 右取左. 病新發者, 取五日已.

黃帝 : 繆刺法이란 어떤 것이며, 이를 取하려면 어떻게 해야 합니까?

岐伯 : 邪氣가 足少陰經의 絡脈에 침입하면 사람으로 하여금 갑자기 心痛과 腹部를 脹滿케 하고 胸脇部가 그득하되 積聚가 없으면 然骨의 앞(然谷穴)에 침을 놓아 出血시킨 후 한 식경쯤 지나면 낫습니다. (만약) 낫지 않으면 좌측에 병이 있으면 우측을 取하고 우측에 병이 있으면 좌측을 取해야 합니다. 병이 처음 발생한 경우는 5일 동안 取하면 낫습니다.

邪客於手少陽之絡, 令人喉痹舌劵, 口乾心煩, 臂外廉痛, 手不及頭, 刺手中指[6]次指爪甲上, 去端如韭葉, 各一痏[7]. 壯者立已, 老者有頃[8]已. 左取右, 右取左, 此新病數日已.

邪氣가 手少陽經의 絡脈에 침입하면 사람으로 하여금 喉痹·舌卷·口乾·心煩·팔 외측에 疼痛이 발생하여 손이 머리에 닿지 못하게 하는데, 넷째 손가락의 손톱 위에 刺針하되 (손톱의) 가장자리에서 부추잎 정도(2㎜) 떨어진 부위(關衝穴)에 (좌우) 각각 한 차례씩 침을 놓아야 합니다. 건강한 사람은 즉시 낫고, 노약자는 얼마 지나지 않아 낫습니다. 좌측에 병이 있으면 우측을 取하고, 우측에 병이 있으면 좌측을 取해야 하는

---

6) 中指 : 《新校正》에서 이르길 "《甲乙經》에 따르면 關衝穴은 小指次指의 끝으로 나온다고 하였는데, 지금 '中指'라고 하였으니 잘못된 것이다."라고 하였다. 張介賓·吳崑·高世栻 등은 모두 이를 따랐다. 단 부위로 보면 中指次指나 小指次指나 모두 넷째 손가락을 가리키므로 굳이 原文을 고치지 않았다.

7) 痏(유) : 針灸 시술 후 穴位에 남는 흉터를 가리키는데, 여기서는 刺針 횟수를 뜻한다.

8) 有頃 : "오래지 않아"·"얼마 지나지 않아"란 뜻이다.

데, 이것이 처음 발생한 병이면 며칠이면 낫습니다.

邪客於足厥陰之絡, 令人卒疝暴痛, 刺足大指爪甲上與肉交者[9], 各一痏. 男子立已, 女子有頃已[10], 左取右, 右取左.

邪氣가 足厥陰經의 絡脈에 침입하면 사람으로 하여금 갑자기 疝氣가 발생하여 극렬한 통증이 오도록 하는데, 엄지발가락의 발톱 위에 살과 만나는 부위(大敦穴)에 (좌우) 각각 한 차례씩 刺針해야 합니다. 남자인 경우는 즉시 낫고, 여자인 경우는 얼마 지나지 않아 낫는데, 좌측에 병이 있으면 우측을 取하고 우측에 병이 있으면 좌측을 取해야 합니다.

邪客於足太陽之絡, 令人頭項肩痛, 刺足少指爪甲上與肉交者[11], 各一痏, 立已. 不已, 刺外踝下[12]三痏, 左取右, 右取左, 如食頃已.

邪氣가 足太陽經의 絡脈에 침입하면 사람으로 하여금 뒷목에서 어깨까지 통증이 오게 하는데, 새끼발가락의 발톱 위에 살과 만나는 부위(至陰穴)에 (좌우) 각각 한 차례씩 刺針하면 즉시 낫습니다. (만약) 낫지 않으면 外踝 아래쪽에 세 차례 刺針하되, 좌측의 병에는 우측을 取하고 우측의 병에는 좌측을 取해야 하는데, 한 식경쯤 지나면 낫습니다.

邪客於手陽明之絡, 令人氣滿胸中, 喘息而支胠, 胸中熱, 刺手大指次指爪甲上, 去端如韭葉, 各一痏. 左取右, 右取左, 如食頃已.

邪氣가 手陽明經의 絡脈에 침입하면 사람으로 하여금 氣가 胸中에 그득하게 하고 숨이 차며 옆구리에 무엇이 끼인 듯하고 胸中에 熱이 나는데, 둘째 손가락의 손톱 위에서 刺針하되 (손톱의) 가장자리에서 부추잎 정도 떨어진 부위(商陽穴)에 (좌우) 각각 한 차례씩 침을 놓아야 합니다. 좌측에 병이 있으면 우측을 取하고 우측에 병이 있으면 좌측을 取해야 하는데, 한 식경쯤 지나면 낫습니다.

邪客於臂掌之間[13], 不可得屈, 刺其踝後[14], 先以指按之痛, 乃刺

---

9) 足大指爪甲上與肉交者 : 엄지발가락 발톱과 皮肉이 만나는 경계 부위를 가리키며, 大敦穴에 해당한다.

10) 女子有頃已 : 楊上善은 注에서 "疝痛은 陰의 병인데, 여자는 陰氣가 陽氣를 이기지 못하므로 잠시 후에 낫는 것이다."라고 하였다.

11) 足少指爪甲上與肉交者 : 足太陽經脈의 井穴인 至陰穴을 가리킨다.

12) 外踝下 : 足外踝 아래쪽에 있는 金門穴을 가리킨다.

13) 臂掌之間 : 高世栻은 注에서 "《經脈篇》에서 이르길 '手厥陰心包絡의 脈은 팔로 내려가 손바닥으로 들어가는데, (手厥陰心包絡이) 병들면 팔에 경련이 오고 손바닥에 熱이 난다.'고 하였

之. 以月死生爲數[15], 月生一日一痏, 二日二痏, 十五日十五痏, 十六日十四痏.

邪氣가 팔에서 손바닥 사이(足厥陰經의 絡脈)에 침입하여 (팔을) 구부리지 못하면 팔목 뒤의 穴位에 침을 놓아야 하는데, 먼저 손가락으로 눌러서 통증이 있으면 침을 놓습니다. 달이 기울고 차는 것에 근거하여 刺針 횟수를 정하는데, 달이 차기 시작하는 초하루에는 한 차례 刺針하고, 초이틀에는 두 차례 刺針하며, 15일에는 열 다섯 차례 刺針하고, (달이 기울기 시작하는) 16일에는 열 네 차례 刺針합니다.

邪客於足陽蹻之脈[16], 令人目痛從內眦始, 刺外踝之下半寸所[17], 各二痏, 左刺右, 右刺左, 如行十里頃而已.

邪氣가 足部의 陽蹻脈에 침입하면 사람으로 하여금 目痛이 눈 안쪽 모서리(內眼角)에서부터 시작되도록 하는데, (이 때는) 內踝의 아래로 0.5寸되는 곳(申脈穴)에 (좌우) 각각 두 차례 침을 놓되, 좌측에 병이 있으면 우측에 刺針하고 우측에 병이 있으면 좌측에 刺針해야 하는데, 대략 10里 길을 걸을 정도의 시간(약 40분에서 1시간)이 지나면 낫습니다.

人有所墮墜, 惡血留內, 腹中滿脹, 不得前後[18], 先飮利藥[19]. 此上傷厥陰之脈, 下傷少陰之絡, 刺足內踝之下, 然骨之前血脈出血, 刺

으므로 邪氣가 팔과 손바닥 사이에 침입하면 구부릴 수 없다."고 하였다. 따라서 이는 곧 手厥陰心包經의 絡脈이 병든 것이다.

14) 踝後 : 팔목의 뒤쪽을 가리킨다. 이에 대해 馬蒔는 手少陰心經의 通里穴이라 했고, 張介賓은 手厥陰心包經의 內關穴이라 하였으며, 高世栻은 손가락으로 눌러서 통증이 있는 곳에 刺針해야 한다고 하였다. 본서는 高氏의 注를 따랐다.

15) 以月死生爲數 : 《太素》에는 "數"가 "痏"로 적혀 있는데, "痏"로 적는 것이 의미상으로 뛰어나다. 보름 이후에는 달이 점차 기우는데 이를 "死"라 하고, 그믐 이후에는 달이 차오르기 시작하는데 이를 "生"이라 한다. 인체 經絡의 氣血은 달의 차고 기움을 따라 성해졌다가 쇠약해졌다 하므로 달이 차 올라 氣血이 성할 때는 刺針 횟수를 많게 하고, 달이 기울어 氣血이 쇠약해질 때는 刺針 횟수를 적게 해야 한다.

16) 邪客於足陽蹻之脈 : 高世栻이 이르길 "《脈度篇》에서 '蹻脈은 足部에서 시작되어 目部에 이른 다음 內眼角으로 귀속된다'고 하였으므로 邪氣가 足部의 陽蹻脈에 침입하면 사람으로 하여금 目痛이 內眼角으로부터 시작되게 한다."고 하였다.

17) 外踝之下半寸所 : 즉 申脈穴을 가리킨다.

18) 不得前後 : 大小便不通 증상을 가리킨다.

19) 利藥 : 便을 통하게 하고 瘀血을 제거하는 약물을 가리킨다.

足跗上動脈[20]; 不已, 刺三毛[21]上各一痏, 見血立已. 左刺右, 右刺左. 善悲驚[22]不樂, 刺如右方.

사람이 높은 곳에서 떨어지면 나쁜 피가 체내에 머물러 腹部가 脹滿하고 대소변이 통하지 않는데, (이 때는) 먼저 便을 통하게 하고 瘀血을 제거하는 약물을 복용해야 합니다. 이는 위로는 足厥陰經의 經脈이 손상되고 아래로는 足少陰經의 絡脈이 손상된 것이므로 足內踝의 하부와 然骨의 앞(然谷穴)에 있는 血脈에 刺針하여 出血시키고 발등의 動脈에 침을 놓는데, (그래도) 낫지 않으면 三毛 부위(大敦穴)에 (좌우) 각각 한 차례씩 침을 놓아 出血시키면 즉시 낫습니다. 좌측에 병이 있으면 우측에 刺針하고, 우측에 병이 있으면 좌측에 刺針해야 합니다.

잘 슬퍼하고 잘 놀라며 즐거운 기색이 없으면 상술한 것과 같은 방법으로 침을 놓습니다.

邪客於手陽明之絡, 令人耳聾, 時不聞音, 刺手大指次指爪甲上, 去端如韭葉, 各一痏, 立聞; 不已, 刺中指爪甲上與肉交者[23], 立聞. 其不時聞者[24], 不可刺也. 耳中生風[25]者, 亦刺之如此數, 左刺右, 右刺左.

邪氣가 手陽明經의 絡脈에 침입하면 사람으로 하여금 耳聾이 발생하고 때로 소리를 듣지 못하게 하는데, (이 때는) 둘째 손가락의 손톱 위에 刺針하되 가장자리에서 부추잎 정도 떨어진 부위에 각각 한 차례씩 刺針하면 즉시 소리를 들을 수 있습니다. (만약) 낫지 않을 경우는 中指의 손톱과 살이 접하는 부위(中衝穴)에 刺針하면 즉시 소리를 들을 수 있습니다. 항상 소리가 들리지 않을 경우는 (이미 絡脈의 氣가 끊어진 것이므로) 刺針해서는 안됩니다. 귓속에서 바람이 부는 듯한 소리가 날 경우도 이와 같은 방법으로

---

20) 足跗上動脈 : 王冰은 이를 陽明經의 衝陽穴이라 하였고, 張介賓은 厥陰經의 太衝穴이라 하였는데, 衝陽穴 아래에 動脈의 박동이 뚜렷한 것으로 보아 王冰의 注가 옳은 듯하다.

21) 三毛 : 엄지발가락의 위에 털이 나 있는 부위로서 大敦穴에 해당한다.

22) 驚 : 《甲乙經》과 《太素》에는 "驚" 앞에 "善"字가 있는데, "善"字가 있는 것이 의미상으로 뛰어나다.

23) 中指爪甲上與肉交者 : 中衝穴을 가리킨다.

24) 其不時聞者 : 완전히 청력을 상실한 것을 말한다. "時"는 "常"과 같다. 張介賓은 注에서 "때때로 소리를 들을 수 있는 경우는 아직 치료할 수 있으나, 소리가 들리지 않는 경우는 絡脈의 氣가 이미 끊어진 것으로서 刺針하여도 無益하므로 침을 놓아서는 안된다."고 하였다.

25) 耳中生風 : 귓속에서 마치 바람이 부는 듯한 소리가 나는 것을 말한다.

刺針하는데, 좌측에 병이 있으면 우측에 刺針하고 우측에 병이 있으면 좌측에 刺針해야 합니다.

凡痹往來行無常處者, 在分肉間痛而刺之, 以月死生爲數. 用針者, 隨氣盛衰, 以爲痏數[26], 針過其日數則脫氣, 不及日數則氣不瀉. 左刺右, 右刺左, 病已, 止; 不已, 復刺之如法. 月生一日一痏, 二日二痏, 漸多之, 十五日十五痏, 十六日十四痏, 漸少之.

대저 痹證이 왕래하여 일정한 부위가 없이 돌아다닐 경우는 分肉 사이의 疼痛 부위에 刺針하되, 달이 기울고 차는 것에 근거하여 刺針 횟수를 확정합니다. 침을 사용할 때는 氣의 성쇠에 근거하여 刺針 횟수를 확정하는데, 그 日數를 초과하여 刺針하면 正氣가 빠져나가고, 그 日數에 미치지 못하면 邪氣를 瀉下할 수 없습니다. 좌측에 병이 있으면 우측에 刺針하고 우측에 병이 있으면 좌측에 刺針하는데, 병이 나으면 刺針을 멈추어야 하며, 낫지 않을 경우는 다시 같은 방법으로 刺針합니다.

달이 차오르기 시작하는 초하루에 한 차례 침을 놓고 초이틀에는 두 차례 침을 놓으며, 이를 점차 늘려 15일에는 열 다섯 차례 침을 놓고 (달이 기울기 시작하는) 16일에는 열 네 차례 침을 놓아 이를 점차 줄여야 합니다.

邪客於足陽明之絡[27], 令人鼽[28]衄, 上齒寒, 刺足大[29]指次指爪甲上與肉交者[30], 各一痏, 左刺右, 右刺左.

邪氣가 足陽明經의 絡脈에 침입하면 사람으로 하여금 코가 막히고 코피가 나며 윗니가 시리도록 하는데, (이 때는) 둘째 발가락의 발톱과 살이 접하는 부위(厲兌穴)에 (좌우) 각각 한 차례씩 刺針하되, 좌측에 병이 있으면 우측에 刺針하고 우측에 병이 있으면 좌측에 刺針해야 합니다.

邪客於足少陽之絡, 令人脇痛不得息[31], 咳而汗出, 刺足小指次指

---

26) 隨氣盛衰, 以爲痏數 : 氣의 盛衰에 근거하여 刺針 횟수를 확정한다는 말이다. "隨"에는 "～에 의거하다"·"～에 근거하다"는 뜻이 있다.

27) 絡 : 원문에는 "經"으로 되어 있었으나, 《新校正》《甲乙經》《太素》에 근거하여 교정하였다.

28) 鼽(구) : 코막힘(鼻塞)을 가리킨다.

29) 大 : 원문에는 "中"으로 되어 있었으나, 王冰의 注에 근거하여 교정하였다. 王冰은 注에서 "'中'은 마땅히 '大'로 적어야 하니, 역시 베껴 쓰면서 '大'를 '中'으로 誤認한 것이다. 《靈樞經》과 《孔穴圖經》에 근거하면 中指次指爪甲 위에는 穴이 없다."고 하였다.

30) 大指次指爪甲上與肉交者 : 둘째 발가락의 발톱과 살이 만나는 곳에 있는 厲兌穴을 가리킨다.

爪甲上與肉交者, 各一痏, 不得息立已, 汗出立止; 咳者溫衣飮食, 一日已. 左刺右, 右刺左, 病立已. 不已, 復刺如法.

邪氣가 足少陽經의 絡脈에 침입하면 사람으로 하여금 脇痛으로 인해 숨쉬기 어렵고 기침을 하면서 땀이 나도록 하는데, (이 때는) 넷째 발가락의 발톱과 살이 접하는 부위(竅陰穴)에 (좌우) 각각 한 차례씩 刺針하면 숨쉬기 어렵던 증상이 금새 낫고 흐르는 땀도 금새 멎습니다. 기침이 날 경우는 의복과 음식을 따뜻하게 하면 하루만에 낫습니다. 좌측에 병이 있으면 우측에 刺針하고, 우측에 병이 있으면 좌측에 刺針하면 병이 즉시 낫습니다. (만약) 낫지 않으면 다시 같은 방법으로 刺針합니다.

邪客於足少陰之絡, 令人嗌痛, 不可內食[32], 無故善怒, 氣上走賁上, 刺足下中央之脈[33], 各三痏, 凡六刺, 立已. 左刺右, 右刺左[34]. 嗌中腫, 不能內唾, 時不能出唾者, 刺然骨之前, 出血立已, 左刺右, 右刺左.

邪氣가 足少陰經의 絡脈에 침입하면 사람으로 하여금 목구멍의 통증으로 음식을 삼킬 수 없고 까닭없이 화를 잘 내어 氣가 賁門(胃의 上口) 이상으로 치솟게 하는데, (이 때는) 발바닥 중앙의 脈(涌泉穴)에 (좌우) 각각 세 차례씩 刺針하여 모두 여섯 차례 침을 놓으면 즉시 낫습니다. 좌측에 병이 있으면 우측에 刺針하고, 우측에 병이 있으면 좌측에 刺針해야 합니다. 목구멍이 부어서 침을 삼키지 못하고 때때로 침을 뱉지도 못하는 경우는 然骨의 앞쪽(然谷穴)에 刺針하여 出血시키면 즉시 낫는데, 좌측에 병이 있으면 우측에 刺針하고 우측에 병이 있으면 좌측에 刺針해야 합니다.

邪客於足太陰之絡, 令人腰痛, 引少腹控䏚[35], 不可以仰息, 刺腰尻之解・兩胂之上, 是腰兪[36], 以月死生爲痏數, 發針立已. 左刺右,

---

31) 脇痛不得息 : 脇痛으로 인해 숨쉬기 어렵고 숨을 깊게 쉬면 脇痛이 가중되는 것을 말한다.

32) 不可內食 :음식물을 삼키지 못하는 것을 가리킨다. "內"는 "入"과 같다.

33) 足下中央之脈 : 張介賓은 "발바닥 중앙은 少陰經의 井穴로서 涌泉穴이다."라고 하였다.

34) 左刺右, 右刺左 : 高世栻은《素問直解》에서 "이 6字는 衍文이다"라고 하였다.

35) 控䏚(공묘) : "控"은 "땅기다"는 뜻이고, "䏚"는 허구리 부위를 가리킨다.

36) 刺腰尻之解・兩胂之上, 是腰兪 : "尻"는 脊骨의 끝 부분으로서 여기서는 尾骶骨을 가리키고, "胂(신)"은 등심을 가리키며, "解"는 뼈와 뼈 사이를 가리킨다. 즉 腰骶骨 사이의 양쪽 肌肉(등심) 위에 있는 腰兪穴에 침을 놓는다는 말이다. 단 아래에 "左刺右, 右刺左"라고 한 것에 근거하면 이 穴은 督脈의 "腰兪"가 아니고, 第4腰椎棘突起 아래에서 양쪽으로 3~4寸되는 함몰부

右刺左.

邪氣가 足太陰經의 絡脈에 침입하면 사람으로 하여금 腰痛과 함께 少腹部와 허구리 부위가 땅기고 (통증으로 인해) 몸을 젖혀 (깊게) 호흡할 수 없도록 하는데, (이 때는) 腰骶骨 사이의 양쪽 肌肉(등심) 위에 침을 놓되, 이는 腰腧穴(腰眼穴)이므로 달이 기울고 차는 것에 근거하여 刺針 횟수를 확정해야 하며, 침을 뽑자마자 곧 낫습니다. 좌측에 병이 있으면 우측에 刺針하고, 우측에 병이 있으면 좌측에 刺針해야 합니다.

邪客於足太陽之絡, 令人拘攣背急, 引脇而痛, 刺之從項始, 數脊椎俠脊, 疾按之應手如痛[37], 刺之傍三痏, 立已.

邪氣가 足太陽經의 絡脈에 침입하면 사람으로 하여금 背部가 뻣뻣하게 땅기고 옆구리까지 땅기면서 아프도록 하는데, (이 때는) 뒷목 부위에서부터 시작하여 脊椎 양측을 따라 세어 내려가며 신속하게 눌러서 손에 통증이 응해 올 경우, 그 주위에 세 차례 刺針하면 즉시 낫습니다.

邪客於足少陽之絡, 令人留於樞中[38]痛, 髀不可擧[39], 刺樞中以毫針, 寒則久留針, 以月死生爲數[40], 立已.

邪氣가 足少陽經의 絡脈에 침입하면 사람으로 하여금 環跳穴 부위가 아프고 대퇴부를 잘 움직이지 못하도록 하는데, (이 때는) 環跳穴을 毫針으로 찌르되 寒邪로 인한 것이면 留針 시간을 길게 해야 하며, 달이 기울고 차는 것에 근거하여 刺針 횟수를 확정하면 즉시 낫습니다.

治諸經刺之, 所過者不病, 則繆刺之[41]. 耳聾, 刺手陽明[42], 不已,

에 있는 "腰眼穴"로 보여진다. 腰眼穴은 주로 腰痛 등의 병을 치료한다.

37) 如痛 : "如"는 병렬관계를 나타내는 접속사로서 "而"와 통한다. 吳崑은 注에서 "이는 腧穴에 얽매이지 않고 刺針하는 것으로서 '應痛穴'이라 한다."고 하였다.

38) 樞中 : 環跳穴을 가리킨다.

39) 髀不可擧 : 《說文解字·骨部》에서 "髀는 股이다"라고 하였으니, 곧 대퇴부를 가리킨다. "擧"는 "動"과 통하며 "움직이다"는 뜻이 있다.

40) 數 : 《甲乙經》과 《太素》에는 "數" 앞에 "痏"字가 있는데, 이렇게 하는 것이 의미상으로 낫다.

41) 治諸經刺之, 所過者不病, 則繆刺之 : 高世栻은 注에서 "'治諸經刺之'란 여러 經脈의 병을 치료할 때는 그 經脈에 正刺함을 말하고, '所過者不病'이란 여러 經脈이 지나가는 통로가 邪氣의 침입을 받지 않아 병들지 않음을 말한다. (經脈이) 병들지 않으면 (邪氣가) 絡脈에만 있으므로 繆刺法을 쓴다."고 하였다.

42) 手陽明 : 여기서는 手陽明經의 商陽穴을 가리킨다.

刺其通脈出耳前者[43]. 齒齲, 刺手陽明, 不已, 刺其脈入齒中, 立已.

각 經脈을 刺針하여 치료할 때 經脈이 지나는 부위에 병변이 발생한 경우가 아니면 繆刺法을 사용해야 합니다. 耳聾에는 手陽明經(商陽穴)에 침을 놓는데 (만약) 낫지 않으면 그곳을 통과하는 脈이 귀 앞쪽으로 나가는 것(聽宮穴)에 침을 놓습니다. 충치에는 手陽明經(商陽穴)에 침을 놓는데 (만약) 낫지 않으면 그 脈이 이빨 속으로 들어가는 것에 침을 놓으면 즉시 낫습니다.

邪客於五臟之間[44], 其病也, 脈引而痛, 時來時止, 視其病, 繆刺之於手足爪甲上, 視其脈, 出其血, 間日一刺, 一刺不已, 五刺已. 繆傳[45]引上齒, 齒脣寒痛, 視其手背脈血者去之, 足[46]陽明中指爪甲上[47]一痏, 手大指次指爪甲上各一痏, 立已. 左取右, 右取左[48].

邪氣가 五臟 사이에 침입하여 발병하면 經脈이 땅기면서 통증이 오다가 멎었다가 하는데, (이 때는) 그 病情을 살펴서 손톱과 발톱 위(井穴)를 繆刺하고, 그 脈을 살펴서

43) 通脈出耳前者 : 聽宮穴을 가리킨다.

44) 五臟之間 : 吳崑은 注에서 "'五臟之間'이란 五臟의 絡脈을 말한다."고 하였다.

45) 繆傳 : "繆"에는 "잘못되다"·"그릇되다"는 뜻이 있으므로 이는 잘못 傳해진 것을 가리킨다. 手陽明經脈은 아랫니 속으로 들어간 다음 입을 끼고 나와서 人中에서 교차하고, 足陽明經脈은 윗니 속으로 들어간 다음 입을 끼고 나와 입술을 따라 돈 후 아래로 내려가 承漿穴과 만나는데, 手陽明經의 邪氣가 足陽明經에 잘못 전해져 발병한 것이므로 "繆傳"이라 한다. 張志聰은 注에서 "手陽明經의 邪氣가 足陽明經脈으로 잘못 전해진 것을 말한다."고 하였다.

46) 足 : 《甲乙經》에는 "足" 앞에 "刺"字가 있는데, 이렇게 하는 것이 의미상으로 뛰어나므로 본서는 《甲乙經》에 근거하여 해석하였다.

47) 中指爪甲上 : 足陽明經의 厲兌穴을 가리킨다. 이에 대해 吳崑은 "足中指 발톱 위에는 穴名이 없으니, 곧 足陽明의 支脈이 나오는 곳이다."라고 하였는데, 이는 그릇된 견해이다. 그러나 습관적으로 세 번째 손가락을 "中指"라 하고, 두 번째 발가락을 "中指"라고 불러 왔으므로 "中指爪甲上"란 厲兌穴을 가리킨다. 고대에는 둘째 발가락을 中指라고 하였다. 그러므로 馬王堆 漢墓에서 출토된 帛書 《足臂十一灸經·足陽明脈》에서 "그 병은 足中指가 병들어 쓰지 못하는 것이다."라고 하였고, 本篇의 말미에 나오는 尸厥에서도 "足中指 발톱 위에 刺針한다."고 한 것은 모두 이러한 연유이다. 張飛疇가 "足陽明經의 厲兌·內庭·陷谷穴은 모두 次趾에 있는데, 《靈樞》《甲乙經》《脈經》에 모두 中指로 적혀 있으니 잘못된 것이다."라고 한 것은 이러한 연유를 몰랐기 때문이다.

48) 繆傳引上齒,……左取右, 右取左 : 高世栻은 《素問直解》에서 이 구절을 위의 "刺其脈入齒中, 立已" 아래로 옮겼는데, 張琦도 《素問釋義》에서 이를 따랐다. 文義를 따져 보면 高氏와 張氏의 견해가 옳은 듯하다.

(氣血이 鬱滯된 곳의) 血을 배출시키되 격일에 한 번 刺針해야 하며, 한 번 刺針하여 낫지 않을 경우는 다섯 번 刺針하면 낫습니다.

(手陽明經의 邪氣가 足陽明經으로) 잘못 傳해지면 윗니가 땅기고 이빨과 입술이 시리면서 아픈데, (이 때는) 손등의 絡脈에 鬱血이 있는지를 살펴서 이를 제거하고, 足陽明經이 지나는 둘째 발가락의 발톱 위(厲兌穴)에 한 차례 침을 놓으며, 둘째손가락의 손톱 위(商陽穴)에 (좌우) 각각 한 차례씩 침을 놓으면 즉시 낫습니다. 좌측에 병이 있으면 우측에 刺針하고, 우측에 병이 있으면 좌측에 刺針해야 합니다.

邪客於手足少陰太陰足陽明之絡, 此五絡皆會於耳中, 上絡左角, 五絡俱竭, 令人身脈皆動, 而形無知也, 其狀若尸, 或曰尸厥[49]. 刺其足大指內側爪甲上, 去端如韭葉[50], 後刺足心[51], 後刺足中指爪甲上[52], 各一痏, 後刺手大指內側, 去端如韭葉[53], 後刺手[54]少陰銳骨之端[55], 各一痏, 立已. 不已, 以竹管吹其兩耳, 鬄[56]其左角之髮, 方一寸, 燔治[57], 飮以美酒一杯, 不能飮者灌之, 立已.

邪氣가 手少陰心經・足少陰腎經・手太陰肺經・足太陰脾經・足陽明經의 絡脈에 침입하면 이 다섯 絡脈이 모두 耳中에서 모이고 상행하여 왼쪽 額角에 이어지는 까닭에 다섯 絡脈의 氣가 모두 고갈되면 사람으로 하여금 脈氣가 모두 요동하고 形體의 知覺機

---

49) 尸厥 : 갑자기 人事不省이 되어 시체와 같아지는 병증을 가리킨다. 王冰은 注에서 "五絡이 막혀서 통하지 않으므로 그 모양이 마치 시체와 같은데, 厥逆으로 인해 발생하므로 尸厥이라고도 한다."고 하였다.

50) 足大指內側爪甲上, 去端如韭葉 : 足太陰脾經의 井穴인 隱白穴을 가리킨다.

51) 足心 : 足少陰腎經의 涌泉穴을 가리킨다.

52) 足中指爪甲上 : "足中指"란 둘째 발가락을 가리키는데, 상세한 것은 本篇의 47번 註를 참조하시오. 둘째 발가락 발톱 위란 厲兌穴을 가리키는데,《醫心方》卷二에서 "厲兌穴은 둘째 발가락에 있는데, 갑작스런 厥逆으로 혼절하지만 脈動은 이전과 같으며 形體가 지각기능을 상실한 것을 主治한다."고 하였다.

53) 手大指內側, 去端如韭葉 : 手太陰肺經의 井穴인 少商穴을 가리킨다.

54) 手 : 원문에는 "手" 아래에 "心主" 2字가 있었으나, 여기서 말하는 五絡은 手心主(手厥陰心包經)에 해당하지 않을 뿐만 아니라 어느 穴에 刺針해야 하는지에 대해서도 언급하지 않았으므로 衍文으로 보는 것이 옳다. 따라서《甲乙經》《太素》에 근거하여 刪去하였다.

55) 少陰銳骨之端 : 神門穴을 가리킨다.

56) 鬄(체) : 머리를 깎다는 뜻이다.

57) 燔治 : 태워서 가루로 만들다는 뜻이다.

能이 상실되므로 그 모양이 마치 시체와 같아지며, "尸厥"이라고도 합니다.

(이 때에는) 엄지발가락 내측 발톱의 가장자리에서 부추잎 정도 떨어진 부위(隱白穴)에 刺針한 다음, 발바닥 중앙(涌泉穴)에 刺針하며, 그런 다음에 둘째 발가락의 발톱 위에 (좌우) 각각 한 차례 刺針하고, 그런 다음에 엄지손가락 내측의 가장자리에서 부추잎 정도 떨어진 부위(少商穴)에 刺針하며, 그런 다음에 手少陰心經에 속하는 (손바닥 뒤쪽의) 銳骨 끝 부위에 (좌우) 각각 한 차례씩 刺針하면 즉시 낫습니다.

(만약) 낫지 않으면 竹管을 사용하여 양쪽 귀를 불어 주고, 환자의 왼쪽 이마에 있는 머리카락을 사방 1寸 가량 깎아 낸 다음 태워서 가루로 만들어 좋은 술 한 잔에 타서 마시게 하되, (환자가 의식을 잃어) 술을 마실 수 없는 경우는 이를 부어넣으면 즉시 낫습니다.

凡刺之數[58], 先視其經脈, 切而從之[59], 審其虛實而調之. 不調者, 經刺[60]之; 有痛而經不病者, 繆刺之; 因[61]視其皮部有血絡[62]者盡取之. 此繆刺之數也.

대저 침을 놓는 방법은 먼저 그 經脈을 살피되 經脈을 따라 切診하여 질병의 虛實을 파악하여 이를 조리해야 합니다. (經脈의 氣血이) 조화롭지 않으면 巨刺法을 쓰고, 통증은 있으나 經脈의 병이 아닌 경우는 繆刺法을 쓰는데, 이에 그 皮膚를 살펴서 鬱血된 絡脈이 있으면 모두 刺針해야 합니다. 이것이 繆刺하는 방법입니다.

---

58) 數 : 방법을 가리킨다. 楊上善은 注에서 "數란 방법이다"라고 하였다.

59) 切而從之 : "按"은 切診을, "之"는 經脈을 가리키는 代名詞이다. 따라서 이는 經脈을 따라서 切診하는 것을 말한다.

60) 經刺 : 巨刺法을 가리킨다.

61) 因 : 여기서는 접속사로서 "이에"·"곧"으로 해석한다.

62) 血絡 : 鬱血된 絡脈을 가리킨다.

六十四. 四時刺逆從論

四時의 기후 변화에 따라 인체 經氣의 분포 역시 달라진다. 따라서 침으로 질병을 치료하려면 반드시 四時의 陰陽·氣血 변화에 근거해야 한다. 본편에서는 이에 관하여 중점적으로 기술하였으므로 "四時刺逆從論"이라 하였다.

(1) 六經의 經氣가 남아돌거나 부족하였을 때 나타나는 질병의 증상을 구분하여 기술하였다.

(2) 四時에 따라 인체의 經氣가 분포되는 부위, 즉 봄철의 氣는 經脈에 있고, 여름철의 氣는 孫絡에 있으며, 장마철(長夏)의 氣는 肌肉에 있고, 가을철의 氣는 皮膚에 있으며, 겨울철의 氣는 骨髓에 있음을 논술하였다.

(3) 四時의 규율에 어긋나게 刺針하거나 五臟을 손상하였을 때 나타나는 결과를 기술하였다.

厥陰有餘病陰痹[1), 不足病生[2)熱痹[3), 滑[4)則病狐疝風[5), 濇[4)則病

1) 陰痹 : 厥陰經의 氣가 남아돌면 陰寒이 성해져 經脈의 氣가 엉겨 통하지 않으므로 痹證이 발생하는데, 陰寒으로 인한 것이므로 陰痹라 한다.

2) 生 : 《明綠格抄本》과 《明抄本》에는 "生"字가 없는데, "病熱痹"와 위의 "病陰痹"는 對句이므로 없는 것이 옳다. 따라서 본서는 이를 해석하지 않았다.

3) 熱痹 : 厥陰經의 氣가 부족하면 陰이 虛해지고 陽이 성해지므로 熱性 痹證이 발생한다. 임상에서는 關節이 벌겋게 붓고 따끔거리며 熱이 나고 바람을 싫어하며 갈증이 나고 가슴이 답답한 등의 증상이 수반된다.

4) 滑·濇 : "濇"은 "澁"과 같다. 양자는 모두 氣血이 비정상적으로 운행되는 것을 가리킨다. "滑"하면 氣血의 운행이 너무 빨라 수렴하지 못하므로 狐疝風과 같은 질병이 발생하고, "澁"

少腹積氣. 少陰有餘病皮痹[6]隱軫[7], 不足病肺痹[8], 滑則病肺風疝, 濇則病積溲血[9]. 太陰有餘病肉痹[10]寒中[11], 不足病脾痹, 滑則病脾風疝, 濇則病積心腹時滿.

厥陰經의 氣가 남아돌면 陰痹를 앓고, 부족하면 熱痹를 앓으며, 滑하면 狐疝風을 앓고, 澁하면 少腹部에 氣가 쌓이는 병을 앓습니다.

少陰經의 氣가 남아돌면 皮痹와 癮疹(風疹)을 앓고, 부족하면 肺痹를 앓으며, 滑하면 肺風疝을 앓고, 澁하면 積聚와 소변에 피가 섞여 나오는 병을 앓습니다.

太陰經의 氣가 남아돌면 肉痹·中寒을 앓고, 부족하면 脾痹을 앓으며, 滑하면 脾風疝을 앓고, 澁하면 積聚와 心腹部가 때때로 脹滿해지는 병을 앓습니다.

陽明有餘病脈痹, 身時熱, 不足病心痹, 滑則病心風疝, 濇則病積時善驚. 太陽有餘病骨痹身重, 不足病腎痹, 滑則病腎風疝, 濇則病積善時[12]巓疾. 少陽有餘病筋痹脇滿, 不足病肝痹, 滑則病肝風疝, 濇則病積時筋急目痛.

陽明經의 氣가 남아돌면 脈痹와 몸에 때때로 熱이 나는 병을 앓고, 부족하면 心痹를 앓으며, 滑하면 心風疝을 앓고, 澁하면 積聚와 때때로 잘 놀라는 병을 앓습니다.

太陽經의 氣가 남아돌면 骨痹와 몸이 무거운 병을 앓고, 부족하면 腎痹를 앓으며, 滑하면 腎風疝을 앓고, 澁하면 積聚와 때때로 癲疾을 잘 앓습니다.

하면 氣血의 운행이 너무 느려지므로 積氣와 같은 질병이 발생한다.

5) 狐疝風 : 張介賓은 注에서 "疝은 前陰·少腹部의 병으로서 남녀의 五臟에 모두 발생한다. 여우는 낮에 숨어 있다가 밤에 나타나는 음흉한 짐승이다. 疝病이 厥陰經에 있으면 그 출입이 상하로 일정하지 않아 마치 여우가 드나드는 것 같으므로 狐疝風이라 한다."고 하였다.

6) 皮痹 : 피부가 저리고 항상 痛感과 搔痒感이 있는 병증을 가리킨다.

7) 隱軫(은진) : 癮疹과 같은 뜻으로서 皮膚風疹을 가리킨다.

8) 肺痹 : 皮痹가 오랫동안 낫지 않으면 상응하는 臟器인 肺로 들어가는데, 이를 肺痹라 한다.

9) 濇則病積溲血 : 張介賓은 注에서 "澁한 것은 心血이 부족한 것이므로 經氣가 정체되어 積聚가 형성되고, 血이 逆亂하므로 소변에 피가 섞여 나온다."고 하였다.

10) 肉痹 : "肌痹"라고 하는데, 임상에서는 肌肉이 저리거나 통증이 오고 몸이 나른하며 땀이 나고 팔다리에 힘이 없는 등의 증상이 나타난다.

11) 寒中 : 中寒·內寒이라고도 하며, 내부가 찬 것을 가리킨다.

12) 善時 : 《甲乙經》에는 "時善"으로 되어 있는데, 이렇게 하는 것이 의미상으로 뛰어나므로 본서는 《甲乙經》을 따라 해석하였다.

少陽經의 氣가 남아돌면 筋痹와 脇部가 脹滿한 병을 앓고, 부족하면 肝痹를 앓으며, 滑하면 肝風疝을 앓고, 澁하면 積聚와 때때로 筋脈이 땅기고 눈이 아픈 병을 앓습니다.

◀참고▶ "疝"에 대해《內經》의 여러 곳에서 언급하고 있으나 논한 바가 일정하지 않으며, 古書 중의 "疝"에 대한 해석 역시 일치하지 않는다. 예컨대《說文解字·疒部》에서 "疝은 腹痛이다."라고 하였고,《漢書·藝文志》五臟六腑疝十六病方의 顔師古 注에서 "疝은 心腹部의 氣가 병든 것이다."라고 하였으며,《釋名·釋疾病》에서는 "陰腫(陰囊이 붓는 것) 또한 '疝'이라 하는데, 역시 詵으로서 氣가 모여 少腹部가 땅기면서 갑자기 아픈 것이다", "心痛을 疝이라 한다. 疝이란 詵으로서 氣가 모여서 위로 치솟아 아픈 것이다."라고 하였다.

本節의 "疝"은 本經에서 발생한 경우와 다른 經에서 파급된 경우로 나눌 수 있는데, 그 중에서 "狐疝風"은 經脈의 순행부위에 비추어 볼 때 병이 前陰에 파급되는 것이고, 나머지 "肺風疝"·"脾風疝"·"心風疝"·"腎風疝"·"肝風疝"은 心腹部의 氣가 병든 것으로 보이지만 그 증상을 經文에 명시하지 않은 까닭에 함부로 억측할 수 없다. 단 문맥에 비추어 볼 때 "疝"을 氣가 몰려서 생기는 병으로 보는 것이 옳을 듯하다.

是故春氣在經脈, 夏氣在孫絡, 長夏氣在肌肉, 秋氣在皮膚, 冬氣在骨髓中.

이런 까닭에 봄의 氣는 經脈에 있고, 여름의 氣는 孫絡에 있으며, 長夏의 氣는 肌肉에 있고, 가을의 氣는 皮膚에 있으며, 겨울의 氣는 骨髓 중에 있습니다.

帝曰 : 余願聞其故.

岐伯曰 : 春者, 天氣始開, 地氣始泄, 凍解冰釋, 水行經通, 故人氣在脈. 夏者, 經滿氣溢, 入[13]孫絡受血, 皮膚充實. 長夏者, 經絡皆盛, 內溢肌中. 秋者, 天氣始收, 腠理閉塞, 皮膚引急[14]. 冬者, 蓋藏[15], 血氣在中, 內著骨髓, 通於五臟. 是故邪氣者, 常隨四時之氣血而入客也, 至其變化, 不可爲度, 然必從其經氣, 辟[16]除其邪, 除其邪則

13) 入 : 衍文이므로 姚止庵의 說에 근거하여 해석하지 않았다.

14) 皮膚引急 : 피부가 수축된다는 뜻이다.

15) 蓋藏 : "蓋"에는 "封"·"閉"의 뜻이 있으므로 이는 閉藏을 가리킨다.

亂氣不生.

黃帝 : 저는 그 까닭에 대해 듣고 싶습니다.

岐伯 : 봄에는 天氣가 열리기 시작하고 地氣가 發泄하기 시작하여 얼었던 것이 풀리고 강물이 흐르며 經脈이 通暢하므로 인체의 氣는 經脈에 있습니다. 여름에는 經脈의 氣가 충만하여 넘치고 孫絡이 血을 받아 들여 皮膚가 충실합니다. 장마철(長夏)에는 經脈과 絡脈(의 氣血)이 모두 盛하여 내부의 肌肉으로 넘칩니다. 가을에는 天氣가 수렴되기 시작하므로 腠理가 닫히고 皮膚가 수축됩니다. 겨울에는 (만물이) 閉藏되므로 (인체의) 血氣도 내부에서 안으로 骨髓에 모이고 五臟으로 통합니다.

이러한 까닭에 邪氣는 항상 四時의 氣血 변화에 따라 (인체의 상응하는 부위에) 침입하는데, 그것이 변화함에 이르러서는 헤아릴 수가 없지만 반드시 그 經氣(의 변화)에 순응하여 邪氣를 제거하면 邪氣가 제거되어 氣의 逆亂함이 발생하지 않습니다.

帝曰 : 逆四時而生亂氣奈何?

岐伯曰 : 春刺絡脈, 血氣外溢, 令人少氣; 春刺肌肉, 血氣環逆, 令人上氣; 春刺筋骨, 血氣內著, 令人腹脹. 夏刺經脈, 血氣乃竭, 令人解㑊; 夏刺肌肉, 血氣內却[17], 令人善恐; 夏刺筋骨, 血氣上逆, 令人善怒. 秋刺經脈, 血氣上逆, 令人善忘; 秋刺絡脈, 氣不外行[18], 令人臥不欲動; 秋刺筋骨, 血氣內散, 令人寒慄. 冬刺經脈, 血氣皆脫, 令人目不明; 冬刺絡脈, 內[19]氣外泄, 留爲大痹[20]; 冬刺肌肉, 陽氣竭絶, 令人善忘[21].

黃帝 : 四時(의 규율)에 역행하면 氣가 逆亂하는 것은 어째서 입니까?

---

16) 辟(벽) : "闢"과 같으며, "제거하다"는 뜻이다.

17) 血氣內却 : 血氣가 虛하여 내부로 물러난는 뜻이다. 張志聰은 "血氣가 虛하여 내부로 물러나는 것이다. 陽明脈이 虛하면 두려워하여 마치 누가 잡으러 오는 것처럼 행동한다."고 하였다.

18) 氣不外行 : 絡脈에 침을 놓으면 陽氣가 내부에서 부족해지므로 외부로 운행되지 못한다.

19) 內 : 본서《診要經終論》의《新校正》인용문에는 "血"로 되어 있다.

20) 大痹 : 張志聰은 注에서 "大痹란 臟氣가 虛한 틈을 타고 邪氣가 五臟에서 가로막은 것이다."라고 하였다.

21) 冬刺肌肉, 陽氣竭絶, 令人善忘 : 張介賓은 注에서 "겨울에 여름의 氣가 있는 肌肉에 刺針하였으므로 陽氣가 고갈된다. 陽氣가 든든하면 神을 자양하고, 陽氣가 부족하면 神이 쇠약해지므로 건망증이 잘 발생한다."고 하였다.

岐伯 : 봄에 (經脈에 침을 놓지 않고) 絡脈에 침을 놓으면 血氣가 외부로 넘쳐 사람으로 하여금 氣가 부족하게 하고, 봄에 肌肉에 침을 놓으면 血氣의 순환이 逆亂하여 사람으로 하여금 氣가 上逆케 하며, 봄에 筋骨에 침을 놓으면 血氣가 (운행되지 않고) 내부에 머물러 사람으로 하여금 腹部가 脹滿하게 합니다.

여름에 (孫絡에 침을 놓지 않고) 經脈에 침을 놓으면 血氣가 곧 고갈되어 사람으로 하여금 권태무력하게 합니다. 여름에 肌肉에 침을 놓으면 血氣가 내부로 물러나 사람으로 하여금 잘 두려워하게 하며, 여름에 筋骨에 침을 놓으면 血氣가 上逆하여 사람으로 하여금 화를 잘 내게 합니다.

가을에 (피부에 침을 놓지 않고) 經脈에 침을 놓으면 血氣가 上逆하여 사람으로 하여금 잘 잊어버리도록 하고, 가을에 絡脈에 침을 놓으면 氣가 외부로 운행되지 않아 사람으로 하여금 누워서 움직이지 않도록 하며, 가을에 筋骨에 침을 놓으면 血氣가 내부에서 흩어져 사람으로 하여금 惡寒으로 몸을 떨게 합니다.

겨울에 (骨髓에 침을 놓지 않고) 經脈에 침을 놓으면 血氣가 모두 빠져나가 사람으로 하여금 눈이 어두워지게 하고, 겨울에 絡脈에 침을 놓으면 내부의 氣가 외부로 빠져나가고 邪氣가 (五臟에) 머물러서 大痹가 발생하며, 겨울에 肌肉에 침을 놓으면 陽氣가 고갈되어 사람으로 하여금 잘 잊어버리게 합니다.

凡此四時刺者, 大逆之病, 不可不從也. 反之則生亂氣, 相淫病焉. 故刺不知四時之經・病之所生, 以從爲逆, 正氣內亂, 與精相薄[22], 必審九候, 正氣不亂, 精氣不轉[23].

무릇 이상과 같이 四時에 (어긋나게) 刺針하면 (氣血이) 크게 逆亂하는 병이 발생하니, (四時의 변화규율을) 따르지 않을 수 없습니다. 이를 어기면 逆亂하는 氣가 발생하여 복잡한 병변이 발생합니다. 그러므로 刺針할 때 四時에 따른 經氣(의 변화)와 병변이 발생한 곳을 알지 못하고 順을 逆으로 여기면 正氣가 내부에서 逆亂하고 (邪氣가) 精氣와 뒤엉

---

22) 與精相薄 : 邪氣가 精氣와 뒤엉켜 싸우는 것을 말한다. "薄"은 "搏"과 통하며 "뒤엉키다"는 뜻이다.

23) 精氣不轉 : 이에 대해 諸家들의 注가 일치하지 않는다. 즉 王冰은 "逆轉되지 않는 것이다."라고 하였고, 吳崑은 "精氣가 변하지 않는 것이다."라고 하였으며, 張介賓은 "精氣가 轉變하지 않는 것이다."라고 하였고, 張志聰은 "精氣가 逆亂하지 않는 것이다."라고 하였으며, 高世栻은 "'不轉'이란 내부에 존재하는 것이다."라고 하였고, 丹波元簡은 《素問識》에서 "아마도 '薄'의 와전인 듯하다."라고 하였다. 헤아려 보건대 "轉"은 "搏(박 : 뒤엉키다)"으로 해야 옳다. "搏"은 "薄"과 통하는데, "搏"은 "摶(단)"・"轉"字와 字形이 비슷하므로 혼동하기 쉽다.

켜 싸우므로 반드시 九候의 脈象을 살펴서 正氣가 逆亂해지지 않고 精氣가 (邪氣와) 뒤엉키지 않도록 해야 합니다.

帝曰 : 善.

岐伯曰[24] : 刺五臟, 中心一日死, 其動[25]爲噫; 中肝五日死, 其動爲語; 中肺三日死, 其動爲咳; 中腎六日死, 其動爲嚔欠; 中脾十日死, 其動爲呑[26]. 刺傷人五臟必死, 其動則依其臟之所變, 候知[27]其死也.

黃帝 : 훌륭하십니다.

岐伯 : 五臟에 침을 놓을 때 (잘못하여) 心臟을 찌르면 하루만에 죽는데 그 變證은 트림하는 것이고, 肝臟을 찌르면 닷새만에 죽는데 그 變證은 말이 많이 하는 것이며, 肺臟을 찌르면 사흘만에 죽는데 그 變證은 기침을 하는 것이고, 腎臟을 찌르면 엿새만에 죽는데 그 變證은 재채기와 하품이 나는 것이며, 脾臟을 찌르면 열흘만에 죽는데 그 變證은 신물이 넘어오는 것입니다.

인체의 五臟을 침으로 찔러 손상시키면 반드시 죽는데, 그 變證이 발생하면 손상된 臟의 변화에 근거하여 사망시기를 예측할 수 있습니다.

---

24) 岐伯曰 : 原文에는 없었으나, 문맥과 王冰의 注에 근거하여 보충하였다. 이는 五臟에 침을 놓을 때 금기해야 할 내용으로서 본서의 "診要經終論"과 "刺禁論"에도 비슷한 내용이 있으며, 王冰은 注에서 "그러나 이 세 가지 論(즉 診要經終論 · 刺禁論 · 四時刺逆從論)은 모두 岐伯의 말이다."라고 하였다.

25) 動 : 변동을 의미하는데, 여기서는 變證을 가리킨다.

26) 呑 : 목구멍으로 신물이 올라오는 呑酸 증상을 가리킨다.

27) 候知 : "예측하여 알다"는 뜻이다. "候"에는 예측하다 · 헤아리다는 뜻이 있다.

六十五. 標本病傳論

본편은 전반부에서 질병의 標本 관계와 그 치료법에 대하여 기술하였고, 후반부에서는 질병의 傳變과 預後 등을 논하였으므로 篇名을 "標本病傳論"이라 하였다.

黃帝問曰 : 病有標本1), 刺有逆從2)奈何?

岐伯對曰 : 凡刺之方, 必別陰陽, 前後3)相應, 逆從得施, 標本相移. 故曰有其在標而求之於標, 有其在本而求之於本, 有其在本而求之於標, 有其在標而求之於本. 故治有取標而得者, 有取本而得者, 有逆取而得者4), 有從取而得者5). 故知逆與從, 正行無問; 知標本者, 萬擧萬當; 不知標本, 是謂妄行.

---

1) 病有標本 : 질병은 標와 本으로 나뉘는데, 先病·病機·體內 등의 요인은 本에 속하고, 後病·症狀·體表 등은 標에 속한다.

2) 刺有逆從 : 馬蒔는 注에서 "'逆'이란 가령 병이 本에 있으면 標에서 이를 치료하고, 병이 標에 있으면 本에서 이를 치료하는 것이다. '從'이란 가령 (병이) 本에 있으면 本을 치료하고, 標에 있으면 標를 치료하는 것이니, 이것은 治法의 상이함이다."라고 하였다.

3) 前後 : 질병의 先後 관계를 가리킨다.

4) 逆取而得者 : 병이 本에 있을 때 標를 치료하는 것과 標에 있을 때 本을 치료하는 것을 말한다.

5) 從取而得者 : 병이 標에 있을 때 標를 치료하고, 本에 있을 때 本을 치료하는 것을 말한다.

黃帝 : 병에는 標와 本이 있고, 刺針法에는 逆治法과 從治法이 있는데 어떻게 하는 것입니까?

岐伯 : 무릇 침을 놓는 방법은 반드시 (병변의) 陰陽을 분별하고 (발병의) 先後가 상응하도록 하여 逆治法이나 從治法으로 치료하되, 標와 本을 번갈아 가며 합니다. 그러므로 "(병이) 標에 있으면 標에서 이를 치료하는 경우가 있고, 本에 있으면 本에서 이를 치료하는 경우가 있으며, (병이) 本에 있지만 標에서 이를 치료하는 경우가 있고, 標에 있지만 本에서 이를 치료하는 경우가 있다."고 하는 것입니다. 따라서 치료할 때 標를 取하여 효과를 얻는 경우가 있고, 本을 取하여 효과를 얻는 경우가 있으며, 逆治法을 사용하여 효과를 얻는 경우가 있고, 從治法을 사용하여 효과를 얻는 경우가 있습니다.

이런 까닭에 逆治法과 從治法을 알면 올바르게 치료를 진행할 수 있어 남에게 물어볼 필요가 없고, 標本을 알면 백발백중 치료할 수 있는데, 標本을 알지 못하는 것을 "妄行(멋대로 행함)"이라 합니다.

夫陰陽・逆從・標本之爲道也, 小而大, 言一而知百病之害; 少而多, 淺而博, 可以言一而知百也. 以淺而知深, 察近而知遠, [6]言標與本, 易而勿及. 治反爲逆, 治得爲從[7].

대저 陰陽・逆從・標本의 이치는 (겉으로는) 작으면서도 (실제로는) 커서 하나를 말함에 온갖 질병의 해를 알 수 있고, 적으면서도 많고 얕으면서도 넓어서 하나를 말함에 백가지를 알 수 있습니다. 얕은 것으로써 깊은 것을 알 수 있고, 가까운 것을 살펴서 먼 것을 알 수 있으니, 標와 本은 말하기는 쉬우나 미치지는 어렵습니다. (질병의 성질과) 상반되게 치료하는 것은 逆治이고, 부합되게 치료하는 것은 從治입니다.

先病而後逆者治其本; 先逆而後病者治其本. 先寒而後生病者治其本; 先病而後生寒者治其本. 先熱而後生病者治其本; 先熱而後生中滿者治其標[8]. 先病而後泄者治其本; 先泄而後生他病者治其本, 必

---

6) 言標與本, 易而勿及 : 標와 本의 이치는 말하기는 쉽지만 운용하기는 어렵다는 말이다.

7) 治反爲逆, 治得爲從 : 高世栻은 注에서 "標本을 알지 못하고 상반되게 치료하는 것은 '逆'이고, 標本을 파악하여 타당하게 치료하는 것은 '從'이다."라고 하였다.

8) 先熱而後生中滿者治其標 : 標證이 급하므로 먼저 標를 치료한 후에 本을 치료하는 것이다. 張介賓은 "각종 질병은 모두 本을 치료하지만 유독 中滿만은 그 標를 치료한다. 무릇 中滿이 발병하는 것은 邪氣가 胃에 있기 때문인데, 胃는 臟腑의 本으로서 胃가 창만하면 藥食의 氣가 운행되지 못하여 臟腑가 모두 藥食의 滋養을 받지 못한다. 그러므로 먼저 이(標)를 치료하는

且[9]調之, 乃[10]治其他病. 先病而後生中滿者治其標; 先中滿而後煩心者治其本. 人有客氣[11], 有固氣[12]. 小大[13]不利治其標; 小大利治其本. 病發而有餘, 本而標之[14], 先治其本, 後治其標; 病發而不足, 標而本之[15], 先治其標, 後治其本. 謹察間甚[16], 以意調之, 間者幷行[17], 甚者獨行[18]. 先小大不利而後生病者治其本[19].

먼저 발병한 후에 (氣血이) 逆亂하면 (먼저 발생한 병이 本이므로) 그 本을 치료하고, 먼저 (氣血이) 逆亂한 후에 발병하면 (氣血의 逆亂이 本이므로) 그 本을 치료해야 합니다.

먼저 寒邪를 감수한 후에 발병하면 (寒邪가 本이므로) 그 本을 치료하고, 먼저 발병한 후에 寒象이 나타나면 (먼저 얻은 병이 本이므로) 그 本을 치료해야 합니다.

먼저 熱邪를 감수한 후에 발병하면 (熱邪가 本이므로) 그 本을 치료하고, 먼저 熱邪를 감수한 후에 中滿이 발생할 경우는 (中滿이 위급한 것이므로) 그 標를 치료해야 합니다.

먼저 발병한 후에 泄瀉가 날 경우는 (먼저 발생한 병이 本이므로) 그 本을 치료하고, 먼저 泄瀉가 난 후에 기타 질병이 발생할 경우는 (泄瀉가 本이므로) 반드시 먼저 이를(泄瀉) 치료한 후에 기타 질병을 치료해야 합니다.

것 역시 本을 치료하는 것과 같다."고 하였다. 한편 滑壽는 "이 句는 마땅히 '先病而後生熱者治其標'로 해야 한다. 대저 아래 글에 '先病而後生中滿者治其標'라는 句가 있으니 이것이 잘못된 것임은 의심할 바가 없다."고 하였고, 《靈樞》에도 "熱"이 "病"으로 적혀 있다.

9) 且 : 《甲乙經》에는 "先"으로 되어 있는데, 의미상으로 뛰어나므로 본서는 이를 따랐다.

10) 乃 : 여기서는 "而"와 통하고 전환이나 가일층 발전함을 나타내며, "연후에"로 해석한다.

11) 客氣 : 외부로부터 感受한 邪氣를 가리킨다.

12) 固氣 : 원문에는 "同"으로 되어 있었으나, 《素問識》과 《新校正》에 근거하여 교정하였다. "固"에는 "원래·본래"라는 뜻이 있으므로 "固氣"란 체내에 원래부터 있던 病氣를 가리킨다.

13) 小大 : 大小便을 가리킨다.

14) 本而標之 : 먼저 本을 치료한 다음에 標를 치료하는 것을 가리킨다. 즉 바로 뒤의 "先治其本, 後治其標"와 같은 뜻이다.

15) 標而本之 : 먼저 標를 치료한 다음에 本을 치료하는 것을 가리킨다. 즉 바로 뒤의 "先治其標, 後治其本"과 같은 뜻이다.

16) 間甚 : "間"은 병이 가벼운 것을 말하고, "甚"은 병이 위중한 것을 말한다.

17) 幷行 : 標와 本을 함께 치료하는 것을 가리킨다.

18) 獨行 : 먼저 標를 치료한 후에 本을 치료하거나, 먼저 本을 치료한 후에 標를 치료하는 등 한 가지만을 택하는 것을 말한다.

19) 先小大不利而後生病者治其本 : 《吳注素問》에서는 이 13字가 윗문장 '大小利治其本' 아래에 있어야 한다고 하였다. 문맥에 비추어 볼 때 吳崑의 注가 옳다.

먼저 발병한 후에 中滿이 발생하면 (中滿이 위급한 것이므로) 그 標를 치료하고, 먼저 中滿이 발생한 후에 心煩이 나타나면 (中滿이 本이므로) 그 本을 치료해야 합니다.

인체에는 外感한 邪氣(客氣)와 체내에 본래부터 있던 病氣(固氣)가 있습니다. (먼저 다른 병이 발생한 후에) 대소변이 不利한 경우는 (위급한 大小便不利 증상을 먼저 치료해야 하므로) 그 標를 치료하고, 대소변이 순조로운 경우는 그 本을 치료해야 합니다.

질병이 발생하였을 때 (邪氣가) 남아도는 (實證인) 경우는 "本而標之"의 방법으로 먼저 그 本을 치료한 후에 그 標를 치료하고, 질병이 발생하였을 때 (正氣가) 부족한 (虛證인) 경우는 "標而本之"의 방법으로 먼저 그 標를 치료한 후에 그 本을 치료해야 합니다.

질병의 輕重을 신중하게 살펴서 성의껏 조리해야 하는데, (질병이) 가벼운 경우는 標와 本을 함께 치료하고, 위중한 경우는 (病情에 근거하여 標나 本) 한 가지만을 치료해야 합니다. <u>먼저 대소변이 不利한 후에 (기타) 질병이 발생하면 그 本을 치료해야 합니다</u>.

夫病傳者, 心病先心痛, 一日而咳, 三日脇支痛, 五日閉塞不通, 身痛體重, 三日不已, 死. 冬夜半, 夏日中[20].

무릇 질병은 (자신이 이기는 臟으로) 傳變되니, 心이 병들면 먼저 心痛이 오는데 하루면 (心火가 所勝하는 肺金으로 전변되어) 기침이 나고(火克金), (다시) 사흘 후에는 (肺金이 所勝하는 肝木으로 전변되어) 옆구리가 아프며(金克木), (다시) 닷새 후에는 (肝木이 所勝하는 脾土로 전변되어) 上下가 막혀 통하지 않고 전신이 아프면서 몸이 무거우며(木克土), (다시) 사흘이 지나도 낫지 않으면 죽습니다. 겨울에는 밤중에 죽고, 여름에는 대낮에 죽습니다.

肺病喘咳, 三日而脇支滿痛, 一日身重體痛, 五日而脹, 十日不已, 死. 冬日入, 夏日出[21].

肺가 병들면 咳嗽喘息이 발생하는데 사흘 후에는 (肺金이 所勝하는 肝木으로 전변되어) 옆구리가 그득하면서 아프고(金克木), (다시) 하루가 지나면 (肝木이 所勝하는 脾土로 전변되어) 몸이 무거우면서 전신이 아프며(木克土), (다시) 닷새가 지나면 (脾와 表裏 관계가 있는 胃로 전변되어) 腹部가 창만해지고, (다시) 열흘이 지나도 낫지 않으면 죽습니다. 겨울에는 해질 무렵에 죽고, 여름에는 해뜰 무렵에 죽습니다.

---

20) 冬夜半, 夏日中 : 張介賓은 注에서 "심화는 수를 두려워하므로 겨울에는 한밤중에 죽고, 陽邪가 극에 달하여 亢盛하므로 여름에는 대낮에 죽는다. 무릇 쇠약함이 극에 달하여도 죽고, 亢盛함이 극에 달하여도 죽는다."고 하였다.

21) 冬日入, 夏日出 : 張志聰은 注에서 "해가 뜰 무렵에는 氣가 발생하기 시작하고, 해질 무렵에는 氣가 수렴되기 시작한다. 肺는 氣를 주관하므로 氣가 出入할 때 죽는 것이다."라고 하였다.

肝病頭目眩, 脇支滿, 三日體重身痛, 五日而脹, 三日腰脊少腹痛脛痠, 三日不已, 死. 冬日入, 夏早食[22].

肝이 병들면 현기증이 나고 脇部가 그득해지는데, 사흘이 지나면 (肝木이 所勝하는 脾土로 전변되어) 몸이 무겁고 전신이 아프며(木克土), (다시) 닷새가 지나면 (脾와 表裏 관계가 있는 胃로 전변되어) 복부가 脹滿하고, (다시) 사흘이 지나면 (胃土가 所勝하는 腎水로 전변되어) 腰脊部와 하복부에 통증이 오고 정강이가 시큰거리며(土克水), (다시) 사흘이 지나도 낫지 않으면 죽습니다. 겨울에는 해질 무렵에 죽고, 여름에는 아침을 먹을 무렵에 죽습니다.

脾病身痛體重, 一日而脹, 二日少腹腰脊痛脛痠, 三日背䏿[23]筋痛, 小便閉, 十日不已, 死. 冬人定, 夏晏食[24].

脾가 병들면 전신이 아프고 몸이 무거운데, 하루가 지나면 (脾와 表裏 관계가 있는 胃로 전변되어) 복부가 창만하고, (다시) 이틀이 지나면 (胃土가 所勝하는 腎水로 전변되어) 하복부와 腰脊部가 아프고 정강이가 시큰거리며(土克水), (다시) 사흘이 지나면 (腎과 表裏 관계가 있는 膀胱으로 전변되어) 등골 부위의 근육에 통증이 오고 小便이 통하지 않으며, (다시) 열흘이 지나도 낫지 않으면 죽습니다. 겨울에는 戌時(오후 7~9시경)에 죽고, 여름에는 저녁을 먹을 무렵에 죽습니다.

腎病少腹腰脊痛, 䯒痠, 三日背䏿筋痛, 小便閉, 三日腹脹, 三日兩脇支痛, 三日不已, 死. 冬大晨, 夏晏晡[25].

腎이 병들면 하복부와 腰脊部가 아프고 정강이가 시큰거리는데, 사흘이 지나면 (腎水와 表裏 관계가 있는 膀胱으로 전변되어) 등골의 근육에 통증이 오고 소변이 통하지 않으며, (다시) 사흘이 지나면 (胃로 逆傳되어) 복부가 脹滿하고, (다시) 사흘이 지나면 (肝으로 逆傳되

22) 冬日入, 夏早食 : 馬蒔는 注에서 "겨울에는 해가 申時 무렵에 지는데, 金氣가 왕성한 까닭에 木氣가 쇠약해진다. 여름에는 아침을 卯時에 먹는데 木氣가 지나치게 왕성하여 오히려 끊어진다."고 하였다.

23) 䏿(려) : "膂"와 같으며, 등골뼈를 가리킨다.

24) 冬人定, 夏晏食 : "人定"이란 "甲夜"로서 오후 8시에 북이나 종을 쳐서 시각을 알리는 것을 말하고, "晏食"이란 저녁 먹을 무렵을 가리킨다. 高世栻은 注에서 "겨울의 人定은 戌時에 행해지고, 여름의 저녁 식사 역시 戌時에 행해지는데, 모두 土가 왕성하게 生하지 못하여 죽는다."고 하였다.

25) 冬大晨, 夏晏晡 : "大晨"은 동틀 무렵을, "晏晡"는 황혼 무렵을 가리킨다. 馬蒔는 注에서 "겨울철에는 寅時 말미에 동이 트는데 木氣가 왕성하고 水氣가 쇠약하다. 여름철의 晏晡는 黃昏으로 가는 때인데 土가 水를 克制한다."고 하였다.

어) 兩脇部가 창만하면서 아프며, (다시) 사흘이 지나도 낫지 않으면 죽습니다. 겨울에는 동틀 무렵에 죽고, 여름에는 황혼 무렵에 죽습니다.

胃病脹滿, 五日少腹腰脊痛, 骱痠, 三日背䏶筋痛, 小便閉, 五日身體重, 六日不已, 死. 冬夜半後, 夏日昳[26].

胃가 병들면 복부가 脹滿해지는데, 닷새가 지나면 (胃土가 所勝하는 腎水로 전변되어) 하복부와 腰脊部가 아프고 정강이가 시큰거리며(土克水), (다시) 사흘이 지나면 (腎과 表裏 관계가 있는 膀胱으로 전변되어) 등골의 근육에 통증이 오고 소변이 통하지 안으며, (다시) 닷새가 지나면 (脾로 逆傳되어) 몸이 무겁고, (다시) 엿새가 지나도 낫지 않으면 죽습니다. 겨울에는 자정 이후에 죽고, 여름에는 오후 2시 무렵에 죽습니다.

膀胱病小便閉, 五日少腹脹, 腰脊痛, 骱痠, 一日腹脹, 一日身體痛, 二日不已, 死. 冬雞鳴, 夏下晡[27].

膀胱이 병들면 소변이 통하지 않는데, 닷새가 지나면 (膀胱과 表裏 관계가 있는 腎으로 전변되어) 하복부가 창만하고 腰脊部가 아프며 정강이가 시큰거리고, (다시) 하루가 지나면 (胃로 逆傳되어) 복부가 脹滿하며, (다시) 하루가 지나면 (胃와 表裏 관계가 있는 脾로 전변되어) 전신에 통증이 오고, (다시) 이틀이 지나도 낫지 않으면 죽습니다. 겨울에는 첫닭이 울 때 죽고, 여름에는 오후에 죽습니다.

諸病以[28]次是[29]相傳, 如是者, 皆有死期, 不可刺; 間一臟止[30], 及至三四臟者, 乃可刺也.

각종 질병은 일정한 순서에 따라 전변되는데 이와 같은 것은 모두 죽는 시기가 정해져 있으니 침을 놓아서는 안되며, 一臟의 간격을 두고 전변되거나 三·四臟의 간격으로 전변될 경우는 침을 놓을 수 있습니다.

---

26) 冬夜半後, 夏日昳 : "夜半"은 子正 이후를, "日昳"은 오후 2시 무렵을 가리킨다. 馬蒔는 注에서 "겨울철의 夜半은 子時에 있는데 土氣가 勝하지 못한다. 여름철의 日昳 말미에는 土氣가 쇠약한 때이다."라고 하였다.

27) 冬雞鳴, 夏下晡 : "下晡"란 오후 3~5시 무렵을 가리킨다. 馬蒔는 注에서 "겨울에 닭이 우는 시각은 丑時인데, 丑時에는 土氣가 水氣를 제약한다. 여름철의 下晡는 申時 무렵인데 金이 쇠약하여 水를 生하지 못한다."고 하였다.

28) 以 : 여기서는 前置詞로서 "~에 따라서"·"근거하여" 등으로 해석한다.

29) 是 : 《靈樞·病傳》과 《甲乙經》에는 이 "是"字가 없다.

30) 止 : 《靈樞·病傳》과 《甲乙經》에는 이 "止"字가 없는데, 없는 것이 옳으므로 본서는 이를 해석하지 않았다.

六十六. 天元紀大論

고대인들은 광활한 우주에 충만하며 끊임없이 운동하는 것이 大氣라고 여겼다. 大氣는 우주 만물의 本源이므로 天元이라 한다. 天元은 비록 크나 일정한 규율이 있다. 五運六氣 학설은 이것에 대한 고대인들의 견해이다. 본편에서는 五運六氣 학설의 기본 개념과 주요 내용을 다음과 같이 기술하였다.

(1) 무한한 우주 속에서 元氣의 끊임없는 운동으로 인해 발생하는 만물을 기술하였고, 天地之氣의 상호 작용에 대하여 상세하게 묘사함과 아울러 우주의 구조에 대하여 개괄적으로 묘사하였다.

(2) 五運主歲・六氣司天에 대하여 기술함과 아울러 "太過"・"不及"・"平氣" 및 "天符"・"歲値(會)"・"三合" 등 運氣學說의 개념에 대하여 간략하게 설명하였다.

黃帝問曰 : 天有五行, 御五位[1], 以生寒暑燥濕風. 人有五臟, 化五氣, 以生喜怒思憂恐[2]. 論[3]言五運相襲而皆治之, 終朞[4]之日, 周而復始, 余已知之矣. 願聞其與三陰三陽之候, 奈何合之?

---

1) 御五位 : "御"는 "다스리다"는 뜻이고, "五位"란 東・西・南・北・중앙의 다섯 방위를 말한다.

2) 化五氣, 以生喜怒思憂恐 : 張介賓은 "心은 火를 化生하는데 그 志는 喜(기쁨)이고, 肝은 木을 化生하는데 그 志는 怒(노여움)이며, 脾는 土를 化生하는데 그 志는 思(생각)이고, 肺는 金을 化生하는데 그 志는 憂(근심)이며, 腎은 水를 化生하는데 그 志는 恐(두려움)이다."라고 하였다.

3) 論 : 王冰은 注에서 "六節臟象論이다."라고 하였다. "五運相襲……周而復始"는 《六節臟象論》에서 언급한 말이다.

4) 朞 : 一周年을 가리키며, "期"와 異體字이다.

黃帝 : 하늘에는 五行(木·火·土·金·水)이 있어서 五位를 다스리며, 이로써 寒·暑·燥·濕·風이 발생합니다. 사람에게는 五臟이 있어서 五氣(五臟의 氣)를 化生하며, 이로써 喜·怒·思·憂·恐이 발생합니다. 《六節臟象論》에서 "五運의 氣는 서로 이어지면서 모두가 (해당 時令을) 다스리는데, 一周年이 끝나면 다시 처음부터 시작한다."고 한 것을 저는 이미 알고 있습니다. 五運과 三陰三陽의 六氣가 어떻게 결합하는지 들려주시겠습니까?

鬼臾區[5)]稽首再拜對曰 : 昭乎哉問也. 夫五運陰陽者, 天地之道也, 萬物之綱紀, 變化之父母, 生殺之本始, 神明[6)]之府也, 可不通乎! 故物生謂之化, 物極謂之變, 陰陽不測謂之神, 神用無方[7)]謂之聖.

鬼臾區 (머리를 조아려 再拜하면서) : 훌륭한 질문이십니다. 대저 五運과 陰陽은 天地의 이치로서 만물의 綱紀이고 변화의 근원이며 삶과 죽음의 근본이고 神明(만물이 발생·운동·변화하는 역량)이 모여 있는 곳이니, 통달하지 않을 수 있겠습니까! 그러므로 만물이 생장하는 것을 "化"라 하고, 만물의 (발전이) 극에 달한 것을 "變"이라 하며, 헤아리기 어려운 陰陽變化를 "神"이라 하고, 神의 작용이 끝없는 것을 "聖"이라 합니다.

夫變化之爲用也, 在天爲玄, 在人爲道, 在地爲化[8)]; 化生五味[9)], 道生智, 玄生神. 神在天爲風, 在地爲木, 在天爲熱, 在地爲火, 在天爲濕, 在地爲土, 在天爲燥, 在地爲金, 在天爲寒, 在地爲水, 故在天爲氣, 在地成形, 形氣相感[10)], 而化生萬物矣.

대저 (陰陽) 변화의 작용은 하늘에서는 玄(오묘한 변화의 원동력)이고, 사람에게서는 道(삶의 이치)이며, 땅에서는 化(生化)인데, 化는 五味를 생하고, 道는 智를 생하며, 玄은 神을 생한다. 神은 하늘에서는 風이 되고 땅에서는 木이 되며, 하늘에서는 熱이 되

---

5) 鬼臾區(귀유구) : 黃帝의 신하이다. 《古今醫通》에 따르면 그 性은 미상이며, 黃帝를 보좌하여 五行의 이치를 밝히고 經脈에 대하여 상세하게 논하였다고 한다.

6) 神明 : 만물이 발생·운동·변화하는 역량을 가리킨다.

7) 神用無方 : "方"은 "邊"으로서 "끝·한계"라는 뜻이다. 즉 神의 작용은 끝이 없다는 말이다.

8) 化 : 生化, 즉 生長化育을 가리킨다. 王冰은 注에서 "만물을 생성하는 것은 땅인데, 土氣가 孕育하지 않으면 形質이 이루어지지 않는다."고 하였다.

9) 五味 : 酸·苦·甘·辛·鹹味를 가리키는데, 여기서는 만물을 가리킨다.

10) 形氣相感 : "感"은 감응을 말한다. 張介賓은 注에서 "'形'은 陰이고, '氣'는 陽이다. '形氣相感'이란 陰陽이 합쳐지는 것인데, 陰陽이 합쳐지면 만물이 化生한다."고 하였다.

고 땅에서는 火가 되며, 하늘에서는 濕이 되고 땅에서는 土가 되며, 하늘에서는 燥가 되고 땅에서는 金이 되며, 하늘에서는 寒이 되고 땅에서는 水가 되는 까닭에 하늘에서는 氣가 되고 땅에서는 形을 이루니, 形과 氣가 서로 감응하여 萬物을 化生합니다.

然天地者, 萬物之上下也[11]; 左右[12]者, 陰陽之道路也. 水火者, 陰陽之徵兆也[13]; 金木者, 生成之終始也[14]. 氣有多少, 形有盛衰, 上下相召, 而損益彰矣.

그런 까닭에 天地는 만물의 上下이고, 左右는 陰陽이 운행되는 통로이며, 水火는 陰陽의 징조이고, 金木은 生成의 시작과 끝입니다. 氣(無形의 六氣)에는 많고 적음이 있고, 形(有形의 五行)에는 盛衰가 있어 上下에서 서로 부르면 (만물의) 損益(太過와 不及)이 드러납니다.

帝曰 : 願聞五運之主時也何如?

鬼臾區曰 : 五氣運行, 各終朞日[15], 非獨主時也.

黃帝 : 五運이 四時를 주관함은 어떠한지 들려주시겠습니까?

鬼臾區 : 五氣의 운행은 각기 일년씩 운행하여 끝나는 것이지, 단독으로 四時를 주관하는 것이 아닙니다.

帝曰 : 請聞其所謂也.

鬼臾區曰 : 臣積[16]考《太始天元冊[17]》文曰, 太虛寥廓[18], 肇基化元[19], 萬物資始[20]. 五運終天, 布氣眞靈[21], 摠統坤元[22]. 九星[23]懸

---

11) 天地者, 萬物之上下也 : 張介賓은 注에서 "하늘은 만물을 덮고 있으므로 위에 있고, 땅은 만물을 싣고 있으므로 아래에 있다."고 하였다.

12) 左右 : 동쪽과 서쪽을 가리킨다. 태양과 달은 모두 동쪽으로 떠올라 서쪽으로 지므로 고대인들은 이러한 자연 현상을 취하여 左右는 陰陽의 통로라고 하였다.

13) 水火者, 陰陽之徵兆也 : 陰陽을 직접 눈으로 볼 수는 없으나 水火의 變化로써 그 변화의 徵兆를 알 수 있다는 뜻이다.

14) 金木者, 生成之終始也 : 秋氣는 金에 속하는데 收斂하여 만물을 이루고, 春氣는 木에 속하는데 發揚하여 만물을 생장시키므로 만물의 시작과 끝이 된다.

15) 朞日 : 1年 365日을 가리킨다.

16) 積 : "오랫동안"이란 뜻이 있다.

17) 太始天元冊 : 고대의 占書로서 전해지지 않는다.

18) 太虛寥廓 : "太虛"란 太空과 같은 뜻으로서 우주를 가리키며, "寥廓"이란 끝없이 넓다는 뜻이다.

朗, 七曜周旋[24], 曰陰曰陽, 曰柔曰剛, 幽顯[25]旣位, 寒暑弛張[26], 生生化化[27], 品物咸章[28]. 臣斯十世, 此之謂也.

黃帝 : 말씀하신 바에 대해 듣고 싶습니다.

鬼臾區 : 臣이 오랫동안 고찰하였던《太始天元冊》의 글 중에 "끝없이 넓은 우주는 生化의 本源이 시작되는 토대로서, 만물은 이것에 의지하여 시작된다. 五運은 하늘에서 끝없이 운행하면서 眞靈의 氣를 散布하여 坤元을 다스린다. 九星이 (하늘에) 매달려서 빛나고, 七曜가 일정한 궤도를 따라 돌므로 陰陽과 柔剛가 생기고 어두움과 밝음이 이미 자리를 잡으며 寒暑가 왕래하니, 끊임없이 생장하고 변화하여 만물의 형상이 모두 나타난다."고 하였습니다. 臣의 집안이 이러한 이치를 10代에 걸쳐 연구하였다고 함은 이를 말함입니다.

帝曰 : 善. 何謂氣有多少, 形有盛衰?

鬼臾區曰 : 陰陽之氣, 各有多少, 故曰三陰三陽[29]也. 形有盛衰,

---

19) 肇基化元 : "肇"는 "시작되다"는 뜻이고, "化"는 만물의 生化를 뜻하며, "元"은 本源을 뜻한다. 즉 生化의 원천이 시작되는 토대라는 뜻이다.

20) 萬物資始 : "資"에는 "빌다"·"의지하다"는 뜻이 있다. 張介賓은 注에서 "'資始'란 만물이 生化의 本源을 빌어서 生하기 시작하는 것이다."라고 하였다.

21) 布氣眞靈 : 眞靈의 氣를 散布하는 것을 가리킨다. 고대인들은 광활한 우주공간 속에 원시적인 생명기능을 가진 眞靈의 氣가 있어 만물을 化生한다고 보았으며, 이것을 만물의 本源이라 여겼다.

22) 揔統坤元 : "揔"은 "總"과 같다. "坤元"이란 땅의 德으로서 만물이 생장하는 근원을 가리킨다.《易經·坤卦》에서 "지극하도다 坤元이여! 만물이 이것에 의지하여 생하는구나."라고 하였는데, "坤元"은 땅의 德을 가리킨다.

23) 九星 : 天蓬·天芮·天衝·天輔·天禽·天心·天任·天柱·天英을 가리킨다.

24) 七曜周旋 : "七曜"란 日·月과 五星(水·金·火·木·土星)을 가리킨다. "周"는 일정한 궤도를 따라 도는 것을 말하고, "旋"은 일정한 궤도를 따라 왼쪽으로 도는 것을 말한다.

25) 幽顯 : 어두움과 밝음을 가리킨다. 張介賓은 注에서 "陽은 낮을 주관하고 陰은 밤을 주관하니 하루의 幽顯이다. "

26) 弛張 : 往來를 가리킨다. 張介賓은 注에서 "'弛張'이란 往來이다."라고 하였고, 吳崑은 注에서 "가는 것을 '弛'라 하고, 오는 것을 '張'이라 한다."고 하였다.

27) 生生化化 : "生"은 생장을, "化"는 변화를 가리킨다. 따라서 "生生化化"란 끊임없이 생장하고 변화한다는 뜻이다.

28) 品物咸章 : "品物"이란 만물의 형상을 가리키고, "咸"은 "皆"와 같으며, "章"은 "나타나다"는 뜻이다.

29) 三陰三陽 : 厥陰은 一陰, 少陰은 二陰, 太陰은 三陰이고, 少陽은 一陽, 陽明은 二陽, 太陽은

謂五行之治, 各有太過不及[30]也. 故其始也, 有餘而往, 不足隨之, 不足而往, 有餘從之, 知迎知隨[31], 氣可與期. 應天爲天符, 承歲爲歲直[32], 三合爲治.

黃帝 : 훌륭하십니다. 어째서 氣에는 많고 적음이 있고, 形에는 盛衰가 있다고 하는 것입니까?

鬼臾區 : 陰陽의 氣에는 각기 많고 적음이 있으므로 三陰三陽이라 하는 것입니다. 形에 盛衰가 있다고 함은 五行이 다스림에 각기 太過와 不及이 있다는 말입니다. 그러므로 그것이 시작됨에 有餘(太過)함이 지나가면 不足(不及)함이 이를 따라 오고, 不足(不及)함이 지나가면 有餘(太過)함이 이를 따라 오는데, (이와 같이) 가는 氣를 알고 오는 氣를 알면 運氣를 예측할 수 있습니다. (일년 중의 運氣가) 司天의 氣[33]와 상응하는 것을 天符라 하고, (일년 중의 運氣가) 해당 年의 年支와 이어지는 것을 "歲直(歲會)"라고 하며, 세 가지(일년 중의 運氣와 司天의 氣 및 年支)가 부합하는 것을 "治(다스림)"라 합니다.

帝曰 : 上下相召[34]奈何?

鬼臾區曰 : 寒暑燥濕風火, 天之陰陽也, 三陰三陽上奉之[35]. 木火土金水[36], 地之陰陽也, 生長化收藏下應之[37]. 天以陽生陰長, 地以

三陽이다.

30) 太過不及 : 고대인들은 十干(甲·乙·丙·丁·戊·己·庚·辛·壬·癸)과 十二支(子·丑·寅·卯·辰·巳·午·未·申·酉·戌·亥)를 배합하여 년·월·일·시를 기록하였다. 十干은 또한 陽干(甲·丙·戊·庚·壬)과 陰干(乙·丁·己·申·癸)으로 나뉘어지고, 十二支도 陽支(子·寅·辰·午·申·戌)와 陰支(丑·卯·巳·未·酉·亥)로 나뉘어지므로 陽年과 陰年이 있게 되는데, 陽年은 太過에 속하고 陰年은 不及에 속한다.

31) 知迎知隨 : 張志聰은 注에서 "'迎'은 가는 것이고, '隨'는 오는 것이다."라고 하였다.

32) 歲直 : "歲會"라고도 한다.

33) 司天의 氣 : 매년 上半年의 기후변화를 주관하는 客氣를 가리키는데, 상세한 것은 《한의학원론》(김완희. 成輔社 刊) 運氣篇을 참고하시오.

34) 上下相召 : "上"은 天氣를, "下"는 地氣를 가리키며, "相召"란 서로 감응하는 것을 말한다.

35) 三陰三陽上奉之 : 寒·暑·燥·濕·風·火는 하늘의 陰陽 변화인데, 땅의 三陰三陽이 위로 이들을 받들고 있다는 말이다. 즉 厥陰은 風氣를, 少陰은 熱氣를, 少陽은 火氣를, 太陰은 濕氣를, 陽明은 燥氣를, 太陽은 寒氣를 받들고 있다.

36) 水 : 원문에는 "水" 아래에 "火"字가 있었으나, 《吳注素問》과 《素問釋義》에 근거하여 刪去하였다. 吳崑은 注에서 "'水'字아래에 예전에는 '火'字가 있었는데, 잘못된 것이다."라고 하였다.

37) 生長化收藏下應之 : 張介賓은 注에서 "'生長化收藏下應之'란 木이 生과 상응하고, 火가 長과 상응하며, 土가 火와 상응하고, 金이 收와 상응하며, 水가 藏과 상응함을 말한다."고 하였다.

陽殺陰藏[38]. 天有陰陽, 地亦有陰陽. 木火金土水火, 地之陰陽也, 生長化收藏[39]. 故陽中有陰, 陰中有陽. 所以欲知天地之陰陽者, 應天之氣, 動而不息[40], 故五歲而右遷[41]; 應地之氣, 靜而守位[42], 故六朞而環會[43]. 動靜相召, 上下相臨, 陰陽相錯, 而變由生也.

黃帝 : 上下(天氣와 地氣)가 서로 감응하면 어떠합니까?

鬼臾區 : 寒·暑·燥·濕·風·火는 하늘의 陰陽으로서, (地氣인) 三陰三陽이 위로 이를 받들고 있습니다. 木·火·土·金·水는 땅의 陰陽으로서, 生·藏·化·收·藏의 변화가 아래로 이와 상응합니다. 天氣는 陽生陰長하고, 地氣는 陽殺陰藏합니다. 하늘에는 陰陽이 있고 땅에도 陰陽이 있으므로 陽 중에 陰이 있고 陰 중에도 陽이 있는 것입니다.

따라서 天地의 陰陽을 알려면 天氣(六氣)와 상응하는 것(五運)은 쉬지 않고 움직이므로 5년을 주기로 오른쪽으로 옮겨가고, 地氣와 상응하는 것(六氣)은 고요하게 위치를 지키므로 6년을 주기로 순환한다는 것을 알아야 합니다. (天氣와 地氣의) 動靜이 서로 감응하여 上下가 서로 臨하면 陰陽이 교차하여 변화가 이로부터 발생합니다.

---

38) 天以陽生陰長, 地以陽殺陰藏 : 王氷은 注에서 "'生長'은 하늘의 이치이고, '藏殺'은 땅의 이치로서 天陽이 生을 주관하므로 陽生陰長하고, 地陰이 殺을 주관하므로 陽殺陰藏한다. 하늘과 땅은 높고 낮음이 다르지만 각기 陰陽을 운용함이 있다."고 하였다.

39) 木火金土水火,……生長化收藏 : 衍文이므로 해석하지 않았다. 《吳注素問》《類經》은 이 16字를 删去하였고, 《素問釋義》《內經評文》에서는 이를 衍文이라 하였다.

40) 應天之氣, 動而不息 : 땅의 運에는 다섯이 있고, 하늘의 氣에는 여섯이 있어 다섯과 여섯이 결합하는데, 여섯은 많고 다섯은 적어 적은 것이 신속하게 움직이므로 "動而不息"이라 한다.

41) 五歲而右遷 : 고대인들은 五行과 天干을 배합하여 五運을 추산하였다. 예컨대 甲子年은 土運인데 동에서 서쪽(즉 오른쪽)으로 다섯 칸(1칸이 1년임) 이동하면 다시 土運인 己巳年이 되며, 이를 "五歲而右遷"이라 한다. 甲·己年은 土運에 속하고, 乙·庚年은 金運에 속하며, 丙·辛年은 水運에 속하고, 丁·壬年은 木運에 속하며, 戊·癸年은 火運에 속한다. 註43의 그림을 참조하시오.

42) 應地之氣, 靜而守位 : 하늘의 六氣와 땅의 五運이 결합하면 六氣가 五運에 비해 하나가 더 많아 비교적 느리므로 "靜而守位"라 하였다.

43) 六朞而環會 : 하늘의 六氣는 6년을 주기로 순환한다. 예컨대 甲子年이 少陰君火라면 6년 뒤인 庚午年이 少陰君火가 된다. 상세한 것은 아래의 표를 참조하시오.

年干支	甲子	乙丑	丙寅	丁卯	戊辰	己巳	庚午	辛未	壬申	癸酉	甲戌	乙亥	丙子
五 運	土	金	水	木	火	土	金	水	木	火	土	金	水
六 氣	少陰君火	太陰濕土	少陽相火	陽明燥金	太陽寒水	厥陰風木	少陰君火	太陰濕土	少陽相火	陽明燥金	太陽寒水	厥陰風木	少陰君火

帝曰：上下周紀[44)], 其有數乎?

鬼臾區曰：天以六爲節, 地以五爲制. 周天氣者, 六朞爲一備[45)]; 終地紀者, 五歲爲一周[46)]. 君火以明, 相火以位[47)]. 五六相合而七百二十氣爲一紀[48)], 凡三十歲; 千四百四十氣, 凡六十歲, 而爲一周, 不及太過, 斯皆見矣.

黃帝：上下(天氣와 地氣)가 순환하는 규율에는 일정한 常數가 있습니까?

鬼臾區：天氣는 六을 (순환의) 규율로 삼고, 地氣는 五를 (순환의) 법도로 삼습니다. 天氣(六氣)가 한 바퀴 도는 데 6년이 걸리는 것을 "一備"라 하고, 地氣(五運)의 운행이 끝나는 데 5년이 걸리는 것을 "一周"라 합니다. 五運과 六氣가 결합하는 데는 720節氣가 소요되는데 (이를) "一紀"라 하며, 모두 30년이 걸립니다. 1440節氣는 60년으로서 "一周"라 하는데, 太過와 不及이 이 기간 동안에 모두 나타납니다.

帝曰：夫子之言, 上終天氣, 下畢地紀, 可謂悉矣. 余願聞而藏之, 上以治民, 下以治身, 使百姓昭著, 上下和親, 德澤下流, 子孫無憂, 傳之後世, 無有終時, 可得聞乎?

鬼臾區曰：至數之機[49)], 迫迮以微[50)], 其來可見, 其往可追[51)]. 敬

---

44) 上下周紀："上"은 天氣 즉 하늘의 六氣를, "下"는 地氣 즉 땅의 五運을 가리킨다. "周"는 순환하는 것을, "紀"는 규율을 가리킨다. 이는 곧 五運六氣가 순환하는 규율을 가리킨다.

45) 周天氣者, 六朞爲一備：吳崑은 注에서 "6년에 걸쳐 天氣가 한 바퀴 순환하는 것을 '一備'라 한다."고 하였다. "備"란 六氣를 두루 거친 것을 말한다.

46) 終地紀者, 五歲爲一周：吳崑은 注에서 "5년에 걸쳐 五行이 두루 옮겨가는 것을 '一周'라 한다."고 하였다. "地"는 五行을 말하는데, 여기서는 五運을 가리키며, "地紀"란 五運의 운행을 말한다.

47) 君火以明, 相火以位：《吳注素問》에서는 이 8字가 〈六微旨大論〉의 "君火治之" 아래에 있어야 한다고 했고, 《素問釋義》에서도 〈六微旨大論〉에서 脫簡된 것이 이곳에 잘못 끼여든 것이라 하였는데, 본서도 이를 따랐다. 이에 관한 注釋은 〈六微旨大論〉의 해당 항을 참조하시오.

48) 七百二十氣爲一紀："氣"는 節氣를 가리킨다. 1년에는 24節氣가 있는데, 24節氣에 30년을 곱하면 720節氣가 된다.

49) 至數之機："至數"란 五運과 六氣가 결합하는 常數를 가리키고, "機"는 "理(이치)"와 같다.

50) 迫迮以微："迫"과 "迮"은 "가깝다(近)"는 뜻이고, "微"는 미묘함을 가리킨다. 이는 곧 미묘함에 가깝다는 뜻이다.

51) 其來可見, 其往可追："其"는 자연계의 기후변화를, "來"는 미래에 닥쳐올 것을, "往"은 과거

之者昌, 慢之者亡, 無道行私, 必得夭殃. 謹奉天道, 請言眞要.

黃帝 : 그대의 말씀은 위로는 天氣(六氣)에 미치고, 아래로는 地紀(五運의 운행)에 통달하였으니 상세하다고 할만 합니다. 저는 이러한 이치를 듣고 잘 간직하여 위로는 백성들을 다스리고 아래로는 저 자신을 다스리며, 백성들에게 (이러한 이치를) 뚜렷이 밝혀 상하가 화목하고 恩德이 흘러 넘치도록 함으로써 자손들에게 근심이 없도록 하고 후세에 전하여 영원토록 하고자 하니 말씀해 주실 수 있겠습니까?

鬼臾區 : 至數(五運과 六氣가 결합하는 常數)의 이치는 미묘함에 가까우니, 그것(기후변화)이 다가올 것을 알 수 있고, 그것이 지나간 것을 追溯[52]할 수 있습니다. 이러한 이치를 존중하여 따르면 번창할 것이요, 이러한 이치를 업신여기면 망하니, 도리에 어긋나게 사사로이 행하면 반드시 재앙을 당합니다. 삼가 天道를 받들어 참된 이치를 말씀드릴 수 있도록 해주십시오.

帝曰 : 善言始者, 必會於終; 善言近者, 必知其遠. 是則至數極而道不惑, 所謂明矣. 願夫子推而次之[53], 令有條理, 簡而不匱, 久而不絶, 易用難忘, 爲之綱紀, 至數之要, 願盡聞之.

鬼臾區曰 : 昭乎哉問! 明乎哉道! 如鼓之應桴, 響之應聲也. 臣聞之, 甲己之歲, 土運統[54]之; 乙庚之歲, 金運統之; 丙辛之歲, 水運統之; 丁壬之歲, 木運統之; 戊癸之歲, 火運統之.

黃帝 : 사물의 발단을 잘 설명하려면 반드시 결말을 깨달아야 하고, 가까이 있는 것을 잘 설명하려면 반드시 멀리 있는 것을 알아야 합니다. 이렇게 하면 至數(五運과 六氣가 결합하는 常數)가 지극할지라도 그 이치에 미혹됨이 없을 것이니, 이른바 "밝음(明)"입니다. 원컨대 선생께서는 추측하여 그것의 차례를 정함으로써 조리가 있도록 하고 간략하면서도 부족하지 않게 하며, 오랫동안 단절되지 않고 쉽게 응용할 수 있되 잘 잊어버리지 않도록 하여 이를 綱紀로 삼아 至數의 요체를 모두 들려주십시오.

鬼臾區 : 훌륭하신 질문이요, 밝은 이치입니다. 마치 북이 북채에 응하여 울리고, 메

의 것을 가리킨다. "見"에는 "파악하다"는 뜻이, "追"에는 "거슬러 올라가다"는 뜻이 있다.

52) 追溯(추소) : 거슬러 올라가 살피는 것을 말한다.

53) 推而次之 : "推"는 미루어 추측하는 것을, "次"는 차례를 정하는 것을 가리킨다. 즉 硏究整理함을 말한다.

54) 統 : "다스리다"·"통괄하다"는 뜻이 있다. 예를 들면《書經·周官》에 "統百官(백관을 다스리다),"라고 하였다.

아리가 소리에 응하여 나는 것과 같습니다. 臣이 듣기에 甲·己年은 土運이 다스리고, 乙·庚年은 金運이 다스리며, 丙·辛年은 水運이 다스리고, 丁·壬年은 木運이 다스리며, 戊·癸年은 火運이 다스린다고 하였습니다.

天 干 主 運 表

天 干	甲 己	乙 庚	丙 辛	丁 壬	戊 癸
五 運	土 運	金 運	水 運	木 運	火 運
氣	濕	燥	寒	風	熱

帝曰：其於三陰三陽, 合之奈何?

鬼臾區曰：子午之歲, 上見少陰[55]; 丑未之歲, 上見太陰; 寅申之歲, 上見少陽; 卯酉之歲, 上見陽明; 辰戌之歲, 上見太陽; 巳亥之歲, 上見厥陰. 少陰所謂標也, 厥陰所謂終也[56]. 厥陰之上, 風氣主之; 少陰之上, 熱氣主之; 太陰之上, 濕氣主之; 少陽之上, 相火主之; 陽明之上, 燥氣主之; 太陽之上, 寒氣主之. 所謂本也, 是謂六元[57].

黃帝：그것(地支)이 三陰三陽과 배합되면 어떠합니까?

鬼臾區：子·午年에는 司天에 少陰이 나타나고, 丑·未年에는 司天에 太陰이 나타나며, 寅·申年에는 司天에 少陽이 나타나고, 卯·酉年에는 司天에 陽明이 나타나고, 辰·戌年에는 司天에 太陽이 나타나며, 巳·亥年에는 司天에 厥陰이 나타납니다. (따라서) 少陰을 "標(첫머리)"라 하고, 厥陰을 "終(끄트머리)"이라 합니다.

厥陰司天은 風氣가 주관하고, 少陰司天은 熱氣가 주관하며, 太陰司天은 濕氣가 주관

55) 子午之歲, 上見少陰："上"이란 司天을 가리킨다. 따라서 이는 子年과 午年이 少陰司天에 해당한다는 말이다.

56) 少陰所謂標也, 厥陰所謂終也：十二支는 子에서 시작하여 亥에서 끝나는데, 子年은 少陰司天에 해당하고 亥年은 厥陰司天에 해당하므로 少陰이 첫머리이고 厥陰이 맨 끝이다. 張介賓은 注에서 "'標'는 첫머리이고, '終'은 끝이다. 60년의 陰陽 순서는 子午에서 시작하므로 少陰을 '標'라 하고, 巳亥에서 끝나므로 厥陰을 '終'이라 한다."고 하였다.

57) 六元：六氣(風·寒·暑·濕·燥·火)를 가리킨다. 六氣는 기상변화의 본원이므로 "六元"이라 한다. 六氣는 三陰三陽과 결합하여 해당 년의 司天之氣를 형성한다.

하고, 少陽司天은 相火가 주관하며, 陽明司天은 燥氣가 주관하고, 太陽司天은 寒氣가 주관합니다. 이른바 (三陰三陽의) "本"이란 六元을 말합니다.

帝曰 : 光乎哉道! 明乎哉論! 請著之玉版, 藏之金匱, 署[58]曰《天元紀》.

黃帝 : 빛나는 이치요, 밝은 지론입니다. 이를 玉版에 새겨 금궤짝에 간직하여 "天元紀"라고 제목을 붙이겠습니다.

◀참고▶ 본편을 비롯하여 運氣七篇에 나오는 용어 및 그 응용에 대해서는《한의학원론》(김완희. 成輔社 발행)을 참고하기 바란다.

---

58) 署 : 제목이나 標題를 쓰는 것을 가리킨다.

六十七. 五運行大論

(1) 五行이 운행되는 까닭은 十天干의 陰陽과 배합되기 때문이다. 본편에서는 먼저 "土主甲己, 金主乙庚, 水主丙辛, 木主丁壬, 火主戊癸"라는 五行과 十干의 陰陽 배합관계를 제기하였고, 아울러 五行의 氣가 하늘에서 운행되는 문제에 대하여 설명하였다.
(2) 六氣가 변화하는 까닭은 十二支의 陰陽과 배합되기 때문이다. 본편에서는 風・寒・暑・濕・燥・火의 六氣에 대하여 설명하였다.
(3) 司天・在泉 및 間氣의 변화에 대하여 기술하였다.
(4) 客主加臨 및 그 변화가 질병에 미치는 영향에 대해 기술하였다.
(5) 五運六氣의 변화가 인체와 만물에 미치는 영향에 대하여 설명하였다.
(6) 宇宙(太虛)에 충만한 大氣를 보는 견해, 즉 大地는 우주의 중간에 있으며 大氣의 변화는 지상의 모든 물체에 대하여 직접적인 영향을 미친다는 것을 제시하였다.

黃帝坐明堂[1), 始正天綱[2), 臨觀八極[3), 考建五常[4), 請天師[5)而問之曰 : 論[6)言天地之動靜, 神明爲之紀, 陰陽之升降, 寒暑彰其兆[7).

1) 明堂 : 고대에 帝王과 신하들이 모여 政事를 논하던 곳을 가리킨다. 張介賓은 注에서 "왕이 朝會를 하던 장소이다."라고 하였다.
2) 天綱 : 黃道・二十八宿・地平方位 등 천문학의 大綱을 가리킨다.
3) 八極 : 張志聰은 注에서 "땅의 八方이다."라고 하였다. 즉 東・西・南・北・東南・東北・西南・西北의 여덟 방위를 가리킨다.
4) 考建五常 : "考"는 "관찰하다", "建"은 "세우다", "五常"은 五行運氣의 常規를 가리킨다.
5) 天師 : 岐伯의 존칭이다.

余聞五運8)之數於夫子, 夫子之所言9), 正五氣之各主歲爾, 首甲定運10), 余因論之. 鬼臾區曰土主甲己, 金主乙庚, 水主丙辛, 木主丁壬, 火主戊癸. 子午之上, 少陰主之; 丑未之上, 太陰主之; 寅辛之上, 少陽主之; 卯酉之上, 陽明主之; 辰戌之上, 太陽主之; 巳亥之上, 厥陰主之. 不合陰陽11), 其故何也?

黃帝 (明堂에 앉아 천문학의 大綱을 바로잡고 八方을 관찰하며 五行運氣의 常規를 확정하여 관찰하다가 天師인 岐伯에게 묻기를) : 《太始天元冊》에서 이르길 "天地의 動靜은 神明을 그 綱紀로 삼고, 陰陽의 升降은 寒暑(의 왕래)를 통해 그 조짐이 나타난다."고 하였습니다. 저는 五運의 이치를 선생께 들었는데, 선생께서 말한 것은 바로 五運의 氣가 각기 주관하는 해에 관한 것뿐이어서, 甲子가 첫머리에 배속되어 五運을 확정하는 것에 대해 제가 鬼臾區와 토론한 적이 있습니다.

(이에 대해) 鬼臾區가 이르길 "土運은 甲年과 己年을 주관하고, 金運은 乙年과 庚年을 주관하며, 水運은 丙年과 辛年을 주관하고, 木運은 丁年과 壬年을 주관하며, 火運은 戊年과 癸年을 주관한다. 子・午年의 司天은 少陰이 주관하고, 丑・未年의 司天은 太陰이 주관하며, 寅・申年의 司天은 少陽이 주관하고, 卯酉年의 司天은 陽明이 주관하며, 辰・戌年의 司天은 太陽이 주관하고, 巳・亥年의 司天은 厥陰이 주관한다."고 하였습니다. (그런데 이것이 선생께서 말한) 陰陽과 부합하지 않는 것은 무슨 까닭입니까?

---

6) 論 : 《太始天元冊》을 가리킨다. 吳崑과 張介賓은 《素問・氣交變大論》이라 하였고, 《新校正》에서는 "상고해 보건대 '論'이란 《素問・陰陽應象大論》 및 《素問・氣交變大論》의 글이다."라고 하였는데, 현존하는 《素問・陰陽應象大論》 및 《素問・氣交變大論》에는 이러한 내용이 없거나 다르다.

7) 神明爲之紀, 陰陽之升降, 寒暑彰其兆 : 張志聰은 注에서 "'神明'이란 日月斗星이다. '紀'란 日月로써 綱紀를 삼고 斗星으로써 위치를 정하는 것이다. '寒暑'란 陰陽의 징조이다."라고 하였다.

8) 五運 : 土運・金運・水運・木運・火運을 가리킨다. 土・金・水・木・火는 땅의 五行인데, 五行의 氣가 天地陰陽 속에서 운행・변화하는 것을 五運이라 한다.

9) 夫子之所言 : 《六節臟象論》에서 岐伯이 五運에 대해 한 말을 가리킨다.

10) 首甲定運 : 五運六氣는 60년을 주기로 변화하는데, 각 주기는 모두 甲子를 첫머리로 하여 시작되므로 이렇게 말한다. 王冰은 注에서 "'首甲'이란 六十甲子의 첫머리로서 곧 甲子年이다."라고 하였다.

11) 不合陰陽 : 五運과 六氣의 陰陽 속성이 부합하지 않는다는 말이다. 예컨대 甲・己는 五運에서는 土에 속하나 五行學說에서는 甲이 木에 속하고 己가 土에 속하며, 亥・子는 五運에서는 水에 속하나 六氣에서는 亥가 厥陰風木에 속하고 子가 少陰君火에 속하는 등이다.

六十甲子紀年表

甲子	乙丑	丙寅	丁卯	戊辰	己巳	庚午	辛未	壬申	癸酉
甲戌	乙亥	丙子	丁丑	戊寅	己卯	庚辰	申巳	壬午	癸未
甲申	乙酉	丙戌	丁亥	戊子	己丑	庚寅	申卯	壬辰	癸巳
甲午	乙未	丙申	丁酉	戊戌	己亥	庚子	申丑	壬寅	癸卯
甲辰	乙巳	丙午	丁未	戊甲	己酉	庚戌	申亥	壬子	癸丑
甲寅	乙卯	丙辰	丁巳	戊午	己未	庚申	辛酉	壬戌	癸亥

岐伯曰: 是明道也, 此天地之陰陽也. 夫數之可數者, 人中之陰陽也, 然所合, 數之可得者也. 夫陰陽者, 數[12]之可十, 推之可百, 數之可千, 推之可萬. 天地陰陽者, 不以數推以象之謂[13]也.

岐伯 : 이는 명확한 이치로서, 여기서는 天地의 陰陽을 가리킵니다. 대저 그 數를 셀 수 있는 것은 인체의 陰陽인데, 그러한 까닭은 (인체의 陰陽이 天地의 陰陽과) 부합하므로 헤아려서 파악할 수 있습니다. 대저 陰陽이란 이를 헤아려 열이 되게 할 수 있고, 이를 유추하여 百이 되게 할 수 있으며, 이를 헤아려 千이 되게 할 수 있고, 이를 유추하여 萬이 되게 할 수 있습니다. (따라서) 天地의 陰陽은 숫자로써 유추할 수 없으므로 物象(자연현상)을 통해서 찾아야 합니다.

帝曰 : 願聞其所始也.

岐伯曰 : 昭乎哉問也! 臣覽《太始天元冊》文, 丹天之氣[14], 經于牛女戊分[15]; 黅天之氣, 經于心尾己分[16]; 蒼天之氣, 經于危室柳鬼[17];

---

12) 數 : 여기서는 동사로 쓰여 "헤아리다"는 뜻이다.

13) 之謂 : 《吳注素問》에는 "求之"로 되어 있는데, 이렇게 하는 것이 의미상으로 뛰어나므로 본서도 이를 따라 해석하였다.

14) 丹天之氣 : 五行에서 火氣는 하늘에서 적색으로 나타나므로 "丹天"이라 하였다. 전하는 말에 따르면 고대에 天象을 관찰할 때 五色의 雲氣가 나타나 하늘에 가로놓여 있었으므로 이러한 說이 생겼다고 한다.

15) 經于牛女戊分 : "經"은 "가로놓이다"는 뜻이다. 牛와 및 女 아래의 心·尾·危·室·柳·鬼·亢·氐·昴·畢·張·翼·婁·胃·奎·壁·角·軫은 모두 二十八宿의 명칭이다. "戊分"은 서북방에 해당하며 奎·壁 두 별이 소재하는 곳이다. 상세한 것은 天氣經天化五運圖를 보라.

16) 黅天之氣, 經于心尾己分 : "黅天之氣"란 황색의 土氣를 가리킨다. "己分"은 동남방으로서 角·軫 두 별이 소재하는 곳이다.

素天之氣，經于亢氐昴畢[18]；玄天之氣，經于張翼婁胃[19]．所謂戊己分者，奎壁角軫，則天地之門戶[20]也．夫候之所始，道之所生，不可不通也．

黃帝：그것이 시작되는 바에 대해 듣고 싶습니다.

岐伯：밝은 질문이십니다. 臣이 보았던《太始天元冊》의 글에 丹天의 氣는 牛·女와 戊分(壁宿과 奎宿) 사이에 가로놓여 있고, 黅天의 氣는 心·尾와 己分(角宿과 軫宿) 사이에 가로놓여 있으며, 蒼天의 氣는 危·室과 柳·鬼 사이에 가로놓여 있고, 素天의 氣는 亢·氐와 昴·畢 사이에 가로놓여 있으며, 玄天의 氣는 張·翼과 婁·胃 사이에 가로놓여 있습니다. 이른바 戊分과 己分은 奎·壁과 角·軫(이 있는 곳)으로서 天地의 門戶입니다. 무릇 기후가 시작되는 바와 道가 생겨나는 바는 통달하지 않을 수 없습니다.

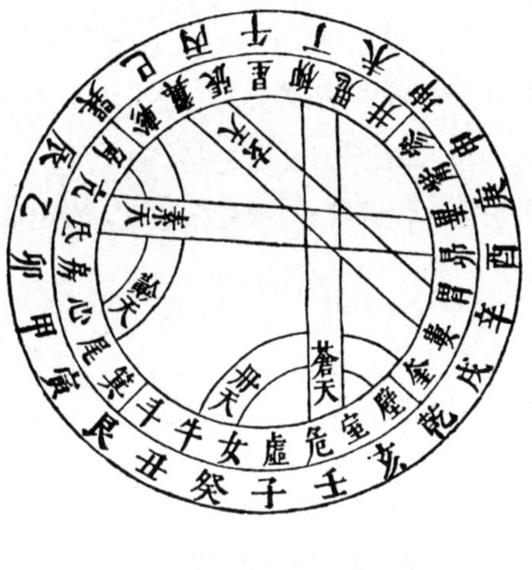

五氣經天化五運圖

帝曰：善．論[21]言天地者，萬物之上下[22]，左右[23]者，陰陽之道路，

17) 蒼天之氣，經于危室柳鬼："蒼天之氣"란 청색의 木氣를 가리킨다. "危·室" 두 별은 남방의 丁位에 있고, "柳·鬼" 두 별은 북방의 壬位에 있다.

18) 素天之氣，經于亢氐昴畢："素天之氣"란 백색의 金氣를 가리킨다. "亢·氐" 두 별은 동방의 乙位에 있고, "昴·畢" 두 별은 서방의 庚位에 있다.

19) 玄天之氣，經于張翼婁胃："玄天之氣"란 흑색의 水氣를 가리킨다. "張·翼" 두 별은 남방의 丙位에 있고, "婁·胃" 두 별은 서방의 辛位에 있다.

20) 天地之門戶：태양의 視運動이 奎·壁 두 별에 있을 때는 봄에서 여름으로 들어가는 시기이고, 角·軫 두 별에 있을 때는 가을에서 겨울로 들어가는 시기이다. 여름은 陽 중의 陽이고, 겨울은 陰 중의 陰이므로 고대인들은 "奎·壁·角·軫" 네 별을 天地의 門戶라 하였다.

未知其所謂也.

岐伯曰 : 所謂上下者, 歲上下見陰陽之所在[24]也. 左右者, 諸[25]上見厥陰, 左少陰右太陽; 見少陰, 左太陰右厥陰; 見太陰, 左少陽右少陰; 見少陽, 左陽明右太陰; 見陽明, 左太陽右少陽; 見太陽, 左厥陰右陽明. 所謂面北而命其位[26], 言其見也.

黃帝 : 훌륭하십니다. 《天元紀大論》에서 이르길 "天地는 만물의 상하이고, 좌우는 陰陽의 통로이다"라고 하였는데, 그것이 말하는 바를 모르겠습니다.

岐伯 : 이른바 "上下"란 해당 년의 司天·在泉으로부터 陰陽(三陰三陽)의 위치를 보는 것입니다. "左右"란 司天에 厥陰이 나타나면 왼쪽은 少陰이고 오른쪽은 太陽이며, (司天에) 少陰이 나타나면 왼쪽은 太陰이고 오른쪽은 厥陰이며, (司天에) 太陰이 나타나면 왼쪽은 少陽이고 오른쪽은 少陰이며, (司天에) 少陽이 나타나면 왼쪽은 陽明이고 오른쪽은 太陰이며, (司天에) 陽明이 나타나면 왼쪽은 太陽이고 오른쪽은 少陽이며, (司天에) 太陽이 나타나면 왼쪽은 厥陰이고 오른쪽은 陽明입니다.

(이는) 이른바 북쪽을 향하여 그 위치를 정함으로써 그것(間氣)이 나타남을 말한 것입니다.

帝曰 : 何謂下?

岐伯曰 : 厥陰在上, 則少陽在下, 左陽明右太陰; 少陰在上, 則陽明在下, 左太陽右少陽; 太陰在上, 則太陽在下, 左厥陰右陽明; 少陽在上, 則厥陰在下, 左少陰右太陽; 陽明在上, 則少陰在下, 左太陰右厥陰; 太陽在上, 則太陰在下, 左少陽右少陰. 所謂面南而命其位, 言其見也. 上下相遘[27], 寒暑相臨[28], 氣相得[29]則和, 不相得則病.

---

21) 論 : 《天元紀大論》을 가리킨다.

22) 上下 : "上"은 司天을, "下"는 在泉을 가리킨다.

23) 左右 : 司天 혹은 在泉의 좌우 間氣를 가리키는데, 여기서는 司天의 좌우 間氣를 말한다.

24) 陰陽之所在 : 三陰三陽의 소재를 가리킨다.

25) 諸 : "於"·"乎"와 같고 동작행위의 장소를 이끌어 내며, "~에서"·"~로부터"라고 해석한다.

26) 面北而命其位 : "北面"은 아래의 "南面"과 상대되는 말로서 보는 방향이 상이하므로 그 左右 間氣 역시 다르다. 여기서 말한 司天의 左右는 북쪽을 향해 보면서 좌우 間氣를 정한 것이다.

27) 上下相遘 : "遘(구)"란 "構"와 통하며 "교합하다"는 뜻이다. 따라서 이는 司天과 在泉의 氣가

黃帝 : 무엇을 下(在泉)라 합니까?

岐伯 : 厥陰이 위(司天)에 있으면 少陽이 아래(在泉)에 있는데, (少陽의) 왼쪽은 陽明이고 오른쪽은 太陰입니다. 〈아래의 그림을 참조하시오〉

少陰이 위(司天)에 있으면 陽明이 아래(在泉)에 있는데, (陽明의) 왼쪽은 太陽이고 오른쪽은 少陽입니다.

太陰이 위(司天)에 있으면 太陽이 아래(在泉)에 있는데, (太陽의) 왼쪽은 厥陰이고 오른쪽은 陽明입니다.

少陽이 위(司天)에 있으면 厥陰이 아래(在泉)에 있는데, (厥陰의) 왼쪽은 少陰이고 오른쪽은 太陽입니다.

陽明이 위(司天)에 있으면 少陰이 아래(在泉)에 있는데, (少陰의) 왼쪽은 太陰이고 오른쪽은 厥陰입니다.

太陽이 위(司天)에 있으면 太陰이 아래(在泉)에 있는데, (太陰의) 왼쪽은 少陽이고 오른쪽은 少陰입니다.

(이는) 이른바 남쪽을 향하여 그 위치를 정함으로써 그것(間氣)이 나타남을 말한 것입니다. 上下(司天과 在泉의 氣)가 서로 만나면 客氣가 主氣에 加해지는데, 그 氣(客氣와 主氣)가 서로 부합하면 조화롭고 서로 부합하지 않으면 발병합니다.

帝曰 : 氣相得而病者, 何也.

岐伯曰 : 以下臨上[30], 不當位也.

黃帝 : 그 氣(客氣와 主氣)가 부합하는데도 발병하는 것은 어째서입니까?

만나는 것을 말한다.

28) 寒暑相臨 : 客氣가 主氣에 加해지는 것을 말한다. 매년 쉬지 않고 바뀌는 客氣가 고정불변하는 主氣 위에 가해지는 것으로서 運氣 용어로는 "客主加臨"이라 한다. 여기에서 寒暑를 제기한 것은 예를 들어 말한 것이다. 《素問經注節解》의 注에서 "寒暑란 六氣 중의 두 가지이다. 六氣를 말하지 않고 寒暑만을 말한 것은 특별히 두드러지고 쉽게 나타나는 것을 예로 들었기 때문이다."라고 하였다.

29) 相得 : 여기서는 客氣와 主氣가 相生하는 것을 가리킨다.

30) 以下臨上 : 세 가지 說이 있다. ① 君火와 相火를 가리킨다. 君火는 上에 해당하고 相火는 下에 해당하는데, 두 火가 더해지면 본래 相生한다. 그러나 만약 下에 해당하는 相火가 上에 해당하는 君火에 더해지면 어긋남이고, 君火가 相火에 더해지면 순조로움이다. ② 下는 子를 가리키고, 上은 母를 가리킨다. 예컨대 土가 火에 더해지거나(火生土) 火가 木에 더해지는(木生火) 등 子가 母에 加해지면 相生할 수 없다. ③ 司天은 上半年을 주관하고 在泉은 下半年을 주관하는데, 만약 司天이 下半年을 주관하고 在泉이 上半年을 주관하면 신하가 임금의 자리를 찬탈한 것에 해당하므로 "以下臨上"이라 하였다.

岐伯 : 下位가 上位에 加해짐으로 인해 위치가 온당치 못하기 때문입니다.

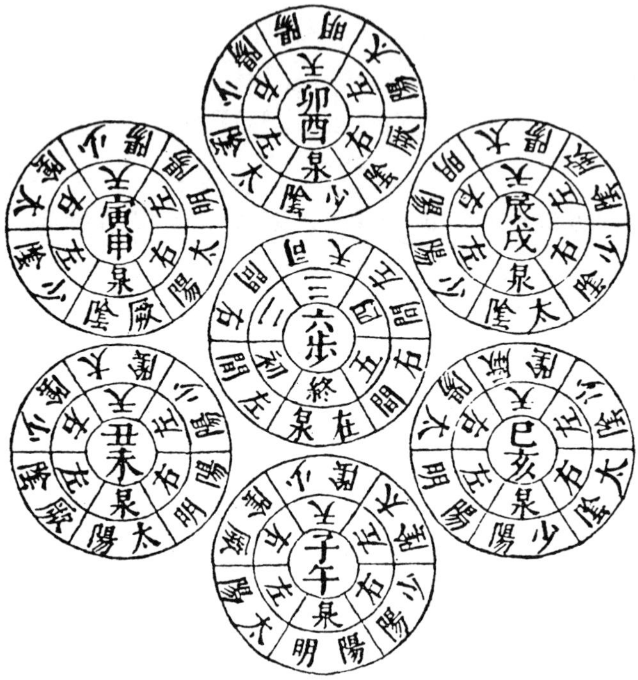

司天在泉左右間氣圖

帝曰 : 動靜何如?

岐伯曰 : 上者右行, 下者左行[31], 左右周天, 餘而復會[32]也.

黃帝 : 그 動靜은 어떠합니까?

岐伯 : 위(司天의 氣)는 오른쪽으로 운행하고 아래(在泉의 氣)는 왼쪽으로 운행하여 좌우로 하늘을 한 바퀴 돈 뒤에 다시 (원래의 위치로) 모입니다.

---

31) 上者右行, 下者左行 : 고대인들은 왼쪽을 동쪽으로, 오른쪽을 서쪽으로 여겼다. 따라서 위에 있는 司天의 氣는 서쪽에서 동쪽으로 오른쪽에서 왼쪽으로 운행하며, 아래에 있는 在泉의 氣는 동쪽에서 서쪽으로 왼쪽에서 오른쪽으로 운행한다는 말이다.

32) 餘而復會 : "餘"는 "~한 뒤"란 뜻이다. "復會"란 다시 원래의 위치로 모이는 것을 말한다.

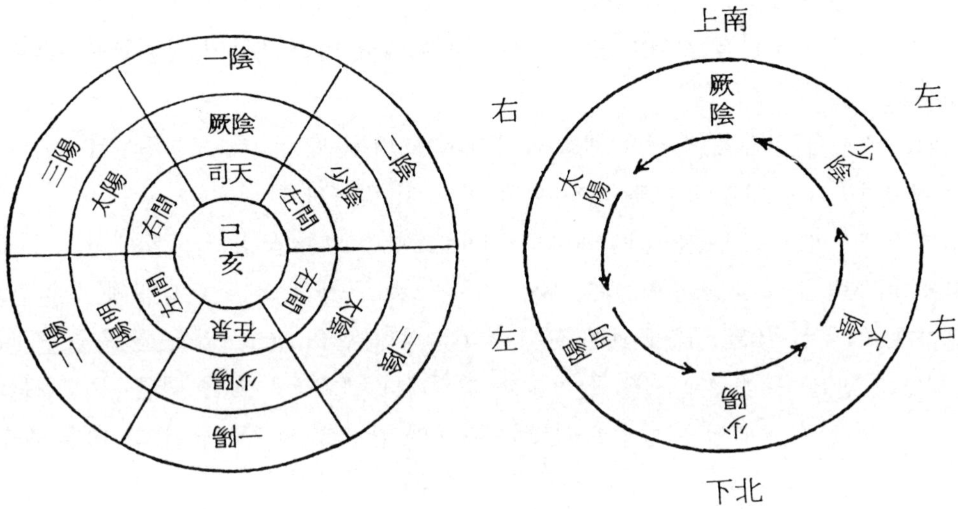

厥陰司天・少陰在泉의 좌우 間氣圖 및 六氣流行 順序圖

帝曰 : 余聞鬼臾區曰, 應地者靜, 今夫子乃言下者左行, 不知其所謂也. 願聞何以生之乎?

岐伯曰 : 天地動靜, 五行遷復, 雖鬼臾區其上候[33]而已, 猶不能徧明. 夫變化之用, 天垂象, 地成形, 七曜緯虛[34], 五行麗地[35]. 地者, 所以載生成之形類也. 虛者, 所以列應天之精氣[36]也. 形精之動, 猶根本之與枝葉也[37], 仰觀其象, 雖遠可知也.

---

33) 上候 : "上"은 "上代"와 같은 뜻으로서 윗대를 가리키며, "候"는 "관찰하다"는 뜻이다. 즉 鬼臾區의 집안이 대대로 天地의 動靜과 五行의 변화를 연구한 것을 가리킨다.

34) 七曜緯虛 : "七曜"란 日月과 五星(水・金・火・木・土星)을 가리키고, "緯"란 오른쪽으로 도는 것을 가리키며, "虛"는 太空 즉 우주를 가리킨다.

35) 五行麗地 : "麗"는 "附(달라붙다)"는 뜻이다. 五行은 有形의 물질인 까닭에 땅의 의지하지 않고서는 온전한 형태를 얻을 수 없다.

36) 應天之精氣 : 日月星辰을 가리킨다. 고대인들은 日月星辰이 우주의 精氣를 받아 형성되었다고 여겼다. "應"에는 "받다"・"거두어들이다"는 뜻이 있다.

37) 形精之動, 猶根本之與枝葉也 : "形"은 有形의 만물을 가리키고, "精"은 日月星辰을 가리킨다. 이는 대지의 만물과 하늘의 日月星辰은 모두 元氣에서 化生한 것이므로 그들 간의 관계는 마치 뿌리와 枝葉처럼 밀접하다는 뜻이다.

黃帝 : 제가 듣기에 鬼臾區가 이르길 "땅과 상응하는 것은 靜的이다."라고 하였는데, 지금 선생께서는 오히려 아래(在泉의 氣)는 (오른쪽에서) 왼쪽으로 운행한다고 하였으니 그렇게 말씀하신 까닭을 모르겠습니다. 청컨대 어째서 이런 경우가 생기는지 들려주시겠습니까?

岐伯 : 天地의 動靜과 五行의 변화에 대해서는 비록 鬼臾區가 윗대로부터 (이러한 현상을) 관찰하였다고 하지만 아직 두루 알지 못한 것 같습니다.

무릇 (天地) 변화의 작용은 하늘에서는 (日月星辰의) 天象을 드리우고, 땅에서는 유형의 물질을 이루어 日月과 五星이 하늘에서 (오른쪽으로) 운행하고 五行이 땅에 붙어 있는 것입니다. (따라서) 땅은 (五行에 의해) 생성된 有形의 물질을 싣고 있고, 虛(우주)는 하늘의 精氣를 받은 것(日月星辰)을 늘어놓고 있습니다. 形(땅에 있는 만물)과 精(하늘에 있는 日月星辰)의 움직임은 根本과 枝葉의 관계와 같아서 고개를 들어 그 象을 관찰한다면 비록 멀다 할지라도 (그 정황을) 알 수 있습니다.

帝曰 : 地之爲下否乎?

岐伯曰 : 地爲人之下, 太虛之中者也.

黃帝 : 땅은 아래에 있는 것이 아닙니까?

岐伯 : 땅은 사람의 아래, 우주의 가운데에 있습니다.

帝曰 : 馮[38]乎?

岐伯曰 : 大氣擧之也[39]. 燥以乾之, 暑以蒸之, 風以動之, 濕以潤之, 寒以堅之, 火以溫之. 故風寒在下, 燥熱在上, 濕氣在中, 火遊行其間[40], 寒暑六入[41], 故令虛而生化[42]也. 故燥勝則地乾, 暑勝則地

---

38) 馮(빙) : "凭(빙)"과 같으며, "의지하다" · "의탁하다"는 뜻이다. 《說文解字 · 幾部》에서 "'凭'은 '馮'과 같이 읽는다."라고 하였고, 段玉裁는 注에서 "假借字이다"라고 하였다. 《文選 · 西京賦》 薛注에서 "'凭'은 의탁함이다"라고 하였다.

39) 大氣擧之也 : 張介賓은 注에서 "大氣란 太虛(우주)의 元氣이다. 乾坤萬物은 이것에 의지하지 않고 이루어지는 것이 없으므로 땅은 太虛 중에서도 오로지 元氣에 의지한다."고 하였다.

40) 風寒在下,……火遊行其間 : 風 · 寒 · 暑(熱) · 濕 · 燥 · 火의 六氣는 각기 속하는 계절이 있다. 즉 풍기는 봄, 暑(熱)氣는 여름, 濕氣는 長夏, 燥氣는 가을, 寒氣는 겨울에 속한다. 겨울과 봄에는 기후가 한랭한데, 한랭한 기후는 陰에 속하고 陰은 하부에 위치하므로 "風寒在下"라 한 것이다. 여름과 가을에는 기후가 무덥고 건조한데, 燥熱은 陽에 속하고 陽은 상부에 위치하므로 "燥熱在上"이라 한 것이다. 長夏의 기후는 濕한데, 長夏는 春夏와 秋冬의 중간에 있으므로 "濕氣在中"이라 한 것이다. 六氣 가운데 火氣는 매우 중요하여 자연계의 物化現象을 주재함과

熱, 風勝則地動, 濕勝則地泥, 寒勝則地裂, 火勝則地固矣.

黃帝 : 의지하는 바가 있습니까?

岐伯 : 大氣가 이를 받쳐들고 있습니다. 燥氣는 대지를 마르게 하고, 暑氣는 대지를 熏蒸하며, 風氣는 대지를 요동하고, 濕氣는 대지를 적시며, 寒氣는 대지를 단단하게 하고, 火氣는 대지를 따뜻하게 합니다. 그러므로 風氣와 寒氣는 아래에 있고 燥氣와 熱氣는 위에 있으며 濕氣는 가운데에 있고 火氣는 그들 사이로 돌아다니는데, 1年 중에 六氣가 (대지에) 加해지면 아무것도 없던 대지(虛)로 하여금 (만물을) 生化하게 합니다.

그러므로 燥氣가 지나치면 대지가 건조해지고, 暑氣가 지나치면 대지가 뜨거워지며, 風氣가 지나치면 대지가 요동하고, 濕氣가 지나치면 대지가 질퍽거리며, 寒氣가 지나치면 대지가 (얼어서) 갈라지고, 火氣가 지나치면 대지가 굳어집니다.

帝曰 : 天地之氣[43], 何以候之?

岐伯曰 : 天地之氣, 勝復之作[44], 不形於診也. 《脈法》曰, 天地之變, 無以脈診, 此之謂也.

黃帝 : 天地(司天·在泉)의 氣는 어떻게 살필 수 있습니까?

岐伯 : 天地(司天·在泉)의 氣와 勝氣·復氣의 발생은 脈診에 나타나지 않습니다. 《脈法》에서 이르길 "天地의 변화는 脈으로써 진찰할 수 없다."고 하였으니, 이것을 두고 한 말입니다.

帝曰 : 間氣何如?

岐伯曰 : 隨氣所在, 期於左右[45].

아울러 그 원동력이 된다. 실제로 각 계절에[적당한 溫氣가 없으면 안되므로 "火遊行其間"이라 한 것이다.

41) 寒暑六入 : "寒暑"는 一年을 가리키고, "六"은 六氣를 가리킨다. 하늘의 六氣가 대지에 가해지는 것이 마치 외부에서 들어오는 것과 같으므로 "六入"이라 한 것이다.

42) 令虛而生化 : 고대인들은 實하면 外來의 것을 받아들일 수 없고, 外來의 것을 받아들일 수 없으면 生化할 수 없다고 여겼다. 따라서 텅 빈 대지를 의미하는 "虛"라는 말을 사용하여 대지가 六氣의 영향을 받아 만물을 生化함을 나타내었다.

43) 天地之氣 : "天"은 司天의 氣를, "地"는 在泉의 氣를 뜻한다.

44) 勝復之作 : 勝氣와 復氣의 발생을 가리킨다. 해당 運이 不及하면 해당 運을 억제하는 氣가 그 虛를 틈타 이르는데, 이를 "勝氣"라 한다. 勝氣가 극에 달하면 쇠퇴하고 쇠퇴하면 해당 運의 子氣가 이르러 보복하는데, 이를 "復氣"라 한다.

45) 期於左右 : "左右"란 좌우측 손의 脈을 가리킨다. 張介賓은 注에서 "'左右'란 좌우측의 寸尺部이다."라고 하였다. "期"는 "예측하다"는 뜻이다.

帝曰：期之奈何?

岐伯曰：從其氣則和，違其氣則病，不當其位[46]者病，迭移其位[47]者病，失守其位[48]者危，尺寸反[49]者死，陰陽交[50]者死．先立其年，以知其氣，左右應見[51]，然後乃可以言死生之逆順.

黃帝：間氣는 어떠합니까?

岐伯：氣의 소재에 근거하여 左右(의 脈)을 통해 예측해야 합니다.

黃帝：이를 예측하려면 어떻게 해야 합니까?

岐伯：(脈象이) 間氣와 상응하면 조화롭고, 間氣와 상반되면 발병하며, (間氣에 상응하여 나타나는) 脈의 위치가 온당치 않으면 발병하고, 脈의 위치가 바뀌면 발병하며, 脈이 위치를 잃으면 위태롭고, 寸脈과 尺脈이 뒤바뀌면 죽으며, 陰陽이 뒤섞여 나타나면 죽습니다. 먼저 해당 년(의 歲運)을 확정함으로써 司天·在泉의 氣를 파악하면 左右間氣가 이에 응하여 나타날 것이니, 그런 연후에야 비로소 生死의 順逆을 말할 수 있습니다.

帝曰：寒暑燥濕風火，在人合之奈何? 其於萬物何以生化?

岐伯曰：東方生風，風生木，木生酸，酸生肝，肝生筋，筋生心[52]. <u>其在天爲玄，在人爲道，在地爲化．化生五味，道生智，玄生神，化生</u>

---

46) 不當其位：間氣에 상응하는 脈象이 본래의 위치에 나타나지 않고 다른 위치에 나타나는 것을 말한다.

47) 迭移其位：상응하는 脈象이 나타나는 위치가 바뀐 것을 말한다. 즉 좌측에 나타나야 함에도 우측에 나타나고, 우측에 나타나야 함에도 왼쪽에 나타나는 것을 말한다.

48) 失守其位：상응하는 脈象이 나타나야 할 위치에 상응하는 脈象이 나타나지 않고, 오히려 相克의 脈象이 나타나는 것을 말한다.

49) 尺寸反：상응하는 脈象이 寸部에 나타나야 함에도 반대로 尺部에 나타나고, 尺部에 나타나야 함에도 반대로 寸部에 나타나는 것을 말한다.

50) 陰陽交：陰陽이 뒤섞여 나타난다는 뜻이다. 즉 陰年에는 우측에 상응하는 脈象이 나타나야 하는데 도리어 좌측에 상응하는 脈象이 나타나고, 陽年에는 좌측에 상응하는 脈象이 나타나야 하는데 도리어 우측에 상응하는 脈象이 나타나는 것이다. 左右가 엇갈린 것을 "交"라 한다.

51) 先立其年，以知其氣，左右應見：張志聰은 注에서 "이는 六氣의 加臨을 총결한 것으로서 먼저 氣가 주관하는 해를 확정함으로써 司天·在泉의 氣를 알면 間氣가 이에 상응하여 좌우에서 나타난다."고 하였다.

52) 筋生心：筋은 肝木에 속하고, 心은 火에 속하므로 "筋生心"은 "木生火"로 보아야 한다.《素問·陰陽應象大論》의 張志聰 注에 "체내의 五臟은 五行의 氣와 결합하여 서로 資生한다."고 하였다.

氣[53]. 其[54]在天爲風, 在地爲木, 在體爲筋, 在氣爲柔, 在臟爲肝. 其性爲暄[55], 其德爲和, 其用爲動, 其色爲蒼, 其化爲榮, 其蟲毛[56], 其政爲散, 其令宣發[57], 其變摧拉, 其眚[58]爲隕, 其味爲酸, 其志爲怒. 怒傷肝, 悲勝怒; 風傷肝, 燥勝風; 酸傷筋, 辛勝酸.

黃帝 : 寒·暑·燥·濕·風·火가 인체에서 배합되면 어떠하며, 만물에 대해서는 어떻게 生化합니까?

岐伯 : 六氣는 하늘에 있어서는 玄(오묘하고 심원한 변화의 원동력)이고, 사람에게 있어서는 道(삶의 이치)이며, 땅에 있어서는 化(만물의 生化)입니다. 化는 五味를 생하고, 道는 지혜를 생하며, 玄은 神(예측할 수 없는 陰陽變化)을 生합니다.

동방은 風氣를 생하고, 風氣는 木을 생하며, 木은 신맛(酸)을 생성하고, 신맛은 肝을 자양하며, 肝은 筋을 자양하고, (肝에서 비롯된) 筋은 心(火)을 자양합니다. 그것이 하늘에 있어서는 風이고, 땅에 있어서는 木이며, 인체에 있어서는 筋이고, 臟에 있어서는 肝입니다. 그 성질은 따뜻함이고, 그 德은 온화함이며, 그 작용은 움직임이고, 그 색은 청색이며, 그 生化는 번성케 함이고, 그 동물은 털이 있는 것이며, 그 다스림은 發散함이고, 그 時令은 宣發함이며, 그 변동은 (바람에) 꺾이는 것이고, 그 재앙은 (바람에 초목 따위가) 쓰러지는 것이며, 그 맛은 신맛이고, 그 情志는 노여움입니다. (과도한) 노여움은 肝을 손상시키는데 슬픔은 노여움을 억누르고, 風氣는 肝을 손상시키는데 燥氣는 風氣를 억

53) 其在天爲玄,……化生氣 : 이 26字는 마땅히 "東方生風" 앞으로 와야 한다. 왜냐하면 이 26字는 六氣五行生化의 大法을 포괄적으로 말한 것이지 東方 혼자만의 작용이 아니기 때문이다. 따라서 본서는 이 26字를 "東方生風" 앞에 놓고 해석하였다. 이 중에서 "化生氣"는 〈陰陽應象大論〉과 〈天元紀大論〉에 없으므로 이에 근거하여 해석하지 않았다.

54) 其 : 원문에는 "神"으로 적혀 있었으나, 誤字이므로 상하 문맥에 근거하여 교정하였다.

55) 暄(훤) : "따뜻하다"는 뜻이다.

56) 其蟲毛 : 《大戴禮記·曾子天圓》에서 이르길 "날개 달린 동물이 360 가지가 있으되 鳳凰이 그 으뜸이고, 털이 난 동물이 360 가지가 있으되 麒麟이 그 으뜸이며, 껍질 달린 동물이 360 가지가 있으되 神龜가 그 으뜸이고, 비늘 달린 동물이 360 가지가 있으되 蛟龍이 그 으뜸이며, 벌거벗은 동물이 360 가지가 있으되 聖人이 그 으뜸이다."라고 하여 "蟲"을 동물로 풀이하였다. "毛蟲"이란 몸에 털이 난 동물을 가리키는데, 이들 "毛蟲"의 胚胎와 생장은 온화한 기후와 밀접한 관련이 있다.

57) 其政爲散, 其令宣發 : "政"은 다스림을, "令"은 時令을 뜻한다. 고대인들은 寒·熱·溫·涼의 기후변화와 生·長·收·藏 변화가 모두 五運六氣가 각각의 다스림과 時令을 주관한 결과라 믿었다.

58) 眚(생) : 재앙·재해를 가리킨다.

누르며, 신맛은 筋을 손상시키는데 매운맛은 신맛을 억누릅니다.

南方生熱, 熱生火, 火生苦, 苦生心, 心生血, 血生脾. 其在天爲熱, 在地爲火, 在體爲脈, 在氣爲息[59], 在臟爲心. 其性爲暑, 其德爲顯, 其用爲躁, 其色爲赤, 其化爲茂, 其蟲羽[60], 其政爲明, 其令鬱蒸, 其變炎爍, 其眚燔焫, 其味爲苦, 其志爲喜. 喜傷心, 恐勝喜; 熱傷氣, 寒勝熱; 苦傷氣, 鹹勝苦.

남방은 熱氣을 생하고, 熱氣는 火를 생하며, 火는 쓴맛(苦)을 생성하고, 쓴맛은 血을 자양하며, (心火에서 비롯된) 血은 脾를 자양합니다(火生土). 그것이 하늘에 있어서는 熱이고, 땅에 있어서는 火이며, 인체에 있어서는 脈이고, 氣에 있어서는 陽氣가 생장하는 것이며, 臟에 있어서는 心입니다. 그 성질은 무더움이고, 그 德은 뚜렷함이며, 그 작용은 조급함이고, 그 색은 적색이며, 그 生化는 무성케 함이고, 그 동물은 깃털이 달린 것이며, 그 다스림은 밝음이고, 그 時令은 熱氣가 성하여 찌는 것이며, 그 변동은 (만물을) 태우고 녹이는 것이고, 그 재앙은 큰불이 타오르는 것이며, 그 맛은 쓴맛이고, 그 情志는 기쁨입니다. (과도한) 기쁨은 心을 손상시키는데 두려움은 기쁨을 억누르고, 熱은 氣를 손상시키는데 寒은 熱을 억누르며, 쓴맛은 氣를 손상시키는데 짠맛은 쓴맛을 억누릅니다.

中央生濕, 濕生土, 土生甘, 甘生脾, 脾生肉, 肉生肺. 其在天爲濕, 在地爲土, 在體爲肉, 在氣爲充, 在臟爲脾. 其性靜兼[61], 其德爲濡, 其用爲化, 其色爲黃, 其化爲盈, 其蟲倮[62], 其政爲謐[63], 其令雲雨,

---

59) 息 : "생장하다"는 뜻이다. 王冰은 注에서 "'息'은 長이다"라고 하였고, 《禮記 · 月令》의 注에서는 "陽이 생장하는 것이 息이다."라고 하였다.

60) 其蟲羽 : "蟲羽"란 날개 달린 동물, 즉 鳥類를 가리키는데, 鳥類의 胚胎와 생장은 무더운 기후와 밀접한 관련이 있다는 말이다.

61) 其性靜兼 : 張志聰은 注에서 "고요함은 土의 성질이다. '兼'이란 土氣가 사계에 고루 왕성하여 寒熱溫涼의 네 氣를 겸하고 있음이다."라고 하였다.

62) 其蟲倮 : "倮"는 "裸"와 통하는데, 몸에 털 · 비늘 · 깃털 · 껍질이 없고 피부에 윤기가 나는 동물을 가리키며, 사람 역시 이에 속한다. 고대인들은 倮蟲의 胚胎와 생장이 平地 · 습윤한 기후와 밀접한 관계가 있다고 보았다.

63) 謐 : 여기서는 "靜(안정되다)"으로 해석해야 한다. 王冰은 注에서 "'謐'은 靜이다. 土의 성질은 안정됨이다."라고 하였다.

其變動注64), 其眚淫潰65), 其味爲甘, 其志爲思. 思傷脾, 怒勝思; 濕傷肉, 風勝濕; 甘傷脾, 酸勝甘.

중앙은 濕氣를 생하고, 濕氣는 土를 생하며, 土는 단맛을 생성하고, 단맛은 脾를 자양하고, 脾는 肌肉을 자양하며, 肌肉은 肺를 자양합니다. 그것이 하늘에 있어서는 濕이고, 땅에 있어서는 土이며, 인체에 있어서는 肌肉이고, 氣에 있어서는 충실함이며, 臟에 있어서는 脾입니다. 그 성질은 고요하여 (사계의 氣를) 포용하고, 그 德은 (만물을) 촉촉하게 적셔 줌이며, 그 작용은 (만물을) 化生하는 것이고, 그 색은 황색이며, 그 生化는 충만케 함이고, 그 동물은 벌거벗은 무리이며, 그 다스림은 안정됨이고, 그 時令은 구름이 끼거나 비가 내리는 것이며, 그 변동은 폭우가 내리거나 비가 오랫동안 내리는 것이고, 그 재앙은 오랜 비로 제방이 무너지는 것이며, 그 맛은 달고, 그 情志는 사려입니다. (과도한) 사려는 脾를 손상시키는데 노여움은 사려를 억누르고, 濕氣는 肌肉을 손상시키는데 風氣는 濕氣를 억누르며, 단맛은 脾를 손상시키는데 신맛은 단맛을 억누릅니다.

西方生燥, 燥生金, 金生辛, 辛生肺, 肺生皮毛, 皮毛生腎66). 其在天爲燥, 在地爲金, 在體爲皮毛, 在氣爲成67), 在臟爲肺. 其性爲涼, 其德爲淸, 其用爲固, 其色爲白, 其化爲斂, 其蟲介68), 其政爲勁, 其令霧露, 其變肅殺69), 其眚蒼落70), 其味爲辛, 其志爲憂. 憂傷肺, 喜勝憂; <u>燥傷皮毛, 熱勝燥</u>71); 辛傷皮毛, 苦勝辛.

---

64) 動注 : "動"이란 폭우를 가리키고, "注"란 비가 오랫동안 내리는 것을 가리킨다.

65) 淫潰 : 비가 오랫동안 내려 제방이 무너지는 것을 말한다.

66) 皮毛生腎 : 肺氣의 원활한 소통 여부는 腎氣와 밀접한 관련이 있다. 예컨대 肺氣가 원활하지 않으면 小便不利 증상이 발생하고, 肺氣가 虛하면 항상 小便이 잦고 잔뇨감이 느껴진다. 五行의 개념으로 보면 肺와 腎의 관계는 母子 관계로 비유되어(金生水) 母病(肺病)이 子(腎)에 영향을 미치므로 "皮毛生腎"이라 한 것이다.

67) 在氣爲成 : "成"은 "성숙하다"는 뜻이다. 高世栻은 注에서 "'在氣爲成'이란 秋氣를 받아 만물이 익는 것이다."라고 하였다.

68) 其蟲介 : "介"란 단단한 껍질을 가진 동물을 뜻한다. 이는 곧 단단한 껍질을 가진 동물의 胚胎와 생장이 가을의 청량한 기후와 관련이 있음을 말한다.

69) 肅殺 : 가을의 찬 기운이 초목을 시들게 하는 것을 말한다.

70) 蒼落 : "蒼"은 초목을 가리키고, "落"은 잎이 시들어 떨어지는 것을 가리킨다.

71) 燥傷皮毛, 熱勝燥 : 원문에는 "熱傷皮毛, 寒勝熱"이라 되어 있었으나, 《新校正》에서 인용한 《

서방은 燥氣를 생하고, 燥氣는 金을 생하며, 金은 매운맛을 생성하고, 매운맛은 肺를 자양하며, 肺는 皮毛를 자양하고, 皮毛는 腎을 생합니다. 그것이 하늘에 있어서는 燥이고 땅에 있어서는 金이며, 인체에 있어서는 皮毛이고, 氣에 있어서는 (만물을) 익히는 것이며, 臟에 있어서는 肺입니다. 그 성질은 서늘함이고, 그 德은 깨끗함이며, 그 작용은 견고함이고, 그 색은 백색이며, 그 生化는 (만물을) 수렴함이고, 그 동물은 껍질이 있는 무리이며, 그 다스림은 날래면서 굳세고, 그 時令은 안개와 이슬이 내리는 것이며, 그 변동은 肅殺함이고, 그 재앙은 초목이 시들어 떨어지는 것이며, 그 맛은 맵고, 그 情志는 근심입니다. (과도한) 근심은 肺를 손상시키는데 기쁨은 근심을 억누르고, 燥氣는 皮毛를 손상시키는데 熱氣는 燥氣를 억누르며, 매운맛은 皮毛를 손상시키는데 쓴맛은 매운맛을 억누릅니다.

北方生寒, 寒生水, 水生鹹, 鹹生腎, 腎生骨髓, 髓生肝[72]. 其在天爲寒, 在地爲水, 在體爲骨, 在氣爲堅[73], 在臟爲腎. 其性爲凜, 其德爲寒, 其用爲藏[74], 其色爲黑, 其化爲肅, 其蟲鱗[75], 其政爲靜, 其令氷雪[76], 其變凝冽[77], 其眚冰雹, 其味爲鹹, 其志爲恐. 恐傷腎, 思勝恐; <u>寒傷骨, 濕勝寒</u>[78]; 鹹傷骨[79], 甘勝鹹. 五氣更立, 各有所先[80],

---

太素》에 근거하여 교정하였다. 서방은 燥氣를 生하는데 어떻게 熱氣가 이를 대신 할 수 있겠는가? 따라서 역자는《新校正》에서 인용한《太素》에 근거하여 "熱"을 "燥"로 교정하였다. 또한 五行의 相生相克 원리에 따르면 "熱(火)"은 "燥(金)"를 억제하므로 "寒勝熱" 역시《新校正》에서 인용한《太素》에 근거하여 교정하였다.

72) 髓生肝 : 肝의 정상 여부는 腎水의 충만함과 밀접한 관계가 있다. 五行의 개념으로 볼 때 肝과 腎은 母子 관계로 비유되는데(水生木), 母病(腎病)이 子(肝)에 영향을 미치므로 "髓生肝"이라 한 것이다.

73) 在氣爲堅 : 高世栻은 注에서 "'在氣爲堅'이란 冬氣를 받아 만물이 단단하게 응결하는 것이다."라고 하였다.

74) 藏 : 원문에는 빠져 있었으나,《吳注素問》《類經》에 근거하여 보충하였다.

75) 其蟲鱗 : "鱗"은 비늘 달린 동물을 뜻하는데, 주로 魚類를 가리킨다. 이는 魚類의 胚胎와 생장이 물과 밀접한 관련이 있음을 말한다.

76) 氷雪 : 원문에는 빠져 있었으나,《黃帝內經運氣七篇講解》(方藥中·許家松 著. 人民衛生出版社)에 근거하여 보충하였다. 張介賓은 이를 "閉塞"이라 하였고, 高世栻은 "嚴貞"이라 하였으나 적절하지 않으므로 따르지 않았다.

77) 凝冽 : "凝"은 얼어붙는 것을, '冽'은 몹시 차가운 것을 뜻한다. 즉 만물이 얼어붙어 몹시 추운 것을 말한다.

78) 寒傷骨, 濕勝寒 : 원문에는 "寒傷血, 燥勝寒"으로 되어 있었으나 문맥과 五行의 相生相克 이

非其位則邪, 當其位則正[81).

북방은 寒氣를 생하고, 寒氣는 水를 생하며, 水는 짠맛을 생성하고, 짠맛은 腎을 자양하며, 腎은 骨髓를 생성하고, 骨髓는 肝을 生합니다. 그것이 하늘에 있어서는 寒이고, 땅에 있어서는 水이며, 인체에 있어서는 骨이고, 氣에 있어서는 견실함이며, 臟에 있어서는 腎입니다. 그 성질은 매섭게 차고, 그 德은 寒冷함이며, 그 작용은 (만물을) 潛藏함이고, 그 색은 흑색이며, 그 生化는 숙연함이고, 그 동물은 비늘 달린 무리이며, 그 다스림은 고요함이고, 그 時令은 얼음이 얼고 눈이 내리는 것이며, 그 변동은 (만물이) 얼어붙어 몹시 추운 것이고, 그 재앙은 우박이 내리는 것이며, 그 맛은 짜고, 그 情志는 두려움입니다. (지나친) 두려움은 腎을 손상시키는데 思慮는 두려움을 억누르고, 짠맛은 骨을 손상시키는데 단맛을 짠맛을 억누릅니다.

◀參考▶ 상술한 내용 가운데 五行의 相生相克 원리에 부합하지 않아 校正한 부분을 정리하면 아래와 같다. 그 까닭은 본문의 해당 注를 참고하시오.

熱傷皮毛, 寒勝熱 ⇨ 燥傷皮毛, 熱勝燥

寒傷血, 燥勝寒; 鹹傷血 ⇨ 寒傷骨, 濕勝寒; 鹹傷骨

(상술한) 五方의 氣가 바뀔 때 각기 먼저 이르는 바가 있는데, 그 위치가 바르지 않으면 邪氣가 되고, 그 위치가 합당하면 正氣가 됩니다.

帝曰 : 病生之變何如?

岐伯曰 : 氣相得則微, 不相得則甚.

黃帝 : (이러한 邪氣가) 일으킨 질병의 변화는 어떠합니까?

론에 근거하여 교정하였다.

79) 鹹傷骨 : 원문에는 "鹹傷血"로 되어 있었으나, 鹹味는 腎으로 들어가고, 腎은 骨髓를 주관하는데, 鹹味를 과도하게 섭취하면 도리어 骨을 손상시키므로 "血"을 "骨"로 교정하였다. 張介賓은 注에서 "鹹味는 水에서 化生한 것이므로 心血을 손상시킨다고 하였는데, 水가 火를 克制하기 때문이다."라고 하였으니, 명쾌하지 못하므로 따르지 않았다.

80) 五氣更立, 各有所先 : 張志聰은 注에서 "'五氣'는 五方의 氣이다. '更立'은 四時의 바뀜이다. '各有所先'이란 예컨대 봄의 風氣, 여름의 熱氣, 가을의 凉氣, 겨울의 寒氣가 각기 먼저 기일에 맞추어 이르는 것이다."라고 하였다.

81) 非其位則邪, 當其位則正 : 張志聰은 注에서 "그것이 주관하는 위치가 아니면 邪氣가 되는데, 邪氣란 만물을 해치는 것이다. 윗글에서 '不當其位'라고 한 것은 客氣가 加해지는 위치를 말한 것이고, 본절에서 말하는 '位'란 四時의 氣가 주관하는 위치를 말한다."고 하였다.

岐伯 : 기후가 (時令과) 부합하면 (병이) 경미하고, 부합하지 않으면 (병이) 엄중합니다.

帝曰 : 主歲[82]何如?

岐伯曰 : 氣有餘, 則制己所勝[83]而侮[84]所不勝; 其不及, 則己所不勝[85]侮而乘之, 己所勝輕而侮之. 侮反受邪[86], 侮而受邪, 寡於畏[87]也.

帝曰 : 善.

黃帝 : 主歲(五運六氣가 각기 주관하는 해)는 어떠합니까?

岐伯 : 氣가 有餘(太過)하면 자신이 이기는 氣를 억제할 뿐만 아니라, (자신이) 이기지 못하는 氣도 억제합니다. 그 氣가 不及하면 자신이 이기지 못하는 氣에 의해 억제 당하여 침입을 받으며, 자신이 이기는 氣가 (자신을) 가볍게 여겨 억제합니다. (자신이 不及하면) 억제하다가 도리어 (억제를 당하여) 邪氣의 침입을 받는데, 억제하다가 邪氣의 침입을 받는 것은 정상적인 억제가 부족하기 때문입니다.

黃帝 : 훌륭하십니다.

---

82) 主歲 : 五運六氣는 각기 주관하는 해가 있는데, 이를 "主歲"라 한다.

83) 己所勝 : 자신이 이기는 대상을 가리킨다. 五行을 예로 들면 水는 火를, 火는 金을, 金은 木을, 木은 土를, 土는 水를 이긴다.

84) 侮 : "업신여기다"·"깔보다"는 뜻인데, 여기서는 "억제하다"로 해석해야 한다.

85) 己所不勝 : 자신이 이기지 못하는 대상을 가리킨다. 五行을 예로 들면 水는 土를, 土는 木을, 木은 金을, 金은 火를, 火는 水를 이기지 못한다.

86) 侮反受邪 : 자신이 이길 수 있는 氣에게 도리어 억제 당하는 것을 가리킨다. 예컨대 木은 본래를 土를 억제하는데(木克土), 만약 木이 不及하여 土를 억제하지 못하면 도리어 土에 의해 억제 당하여 木에 이상 변화가 발생한다.

87) 寡於畏 : "寡"는 "부족하다"는 뜻이고, "畏"는 정상적인 억제를 가리킨다.

六十八. 六微旨大論

六微旨大論의 "六"은 風·火·熱·濕·燥·寒의 六氣를 가리키고, "微旨"란 지극히 미세한 원리란 뜻이다. 본편에서는 六氣의 운동규율 및 원리에 대하여 깊이 있게 기술하였다.

(1) 六氣의 성쇠와 標·本·中氣의 상호관계, 여섯 節氣의 위치와 亢盛·克制 등의 구체적인 정황을 논술하였다.

(2) 天符·歲會·太乙天符의 규율과 발병 정황을 기술하였다.

(3) 일년 중 六氣가 시작하고 끝나는 구체적인 시간과 만물이 出入·升降·生化·변화하는 이치를 기술하였다.

黃帝問曰 : 嗚乎遠哉! 天之道也, 如迎浮雲, 若視深淵, 視深淵尙可測, 迎浮雲莫知其極. 夫子數言, 謹奉天道, 余聞而藏之, 心私異之, 不知其所謂也. 願夫子溢志盡言[1]其事[2], 令終不滅, 久而不絶, 天之道可得聞乎?

岐伯稽首再拜對曰 : 明乎哉問天之道也! 此因天之序[3], 盛衰之時也.

1) 溢志盡言 : 마음속에 간직하고 있는 것을 모두 말하다는 뜻이다.

2) 事 : "事理"를 가리킨다.

3) 天之序 : "天"은 六氣를 가리키고, "序"는 순서에 따라 규칙적으로 변하는 것을 가리킨다.

黃帝 : 아 아득하도다 하늘의 이치여! 마치 하늘에 떠 있는 구름을 올려다보는 것 같고, 깊은 연못을 굽어보는 것과 같은데, 깊은 연못은 (깊이를) 헤아릴 수 있으나 하늘에 떠 있는 구름은 그 끝을 알 수 없도다.

선생께서 여러 차례 말씀하시길 "삼가 天道(하늘의 이치)를 받들어야 한다."고 하였는데, 저는 이를 듣고 마음속에 간직하였으나, 마음속으로 사사로이 이것이 이상하게 여겨져 그것이 말하는 바를 알 수가 없었습니다. 원컨대 그 이치를 모두 말씀해 주시어 영원히 없어지지 않고 오랫동안 끊어지지 않도록 해주시길 바라오니, 하늘의 이치를 들려주실 수 있겠습니까?

岐伯 (머리를 조아려 두 번 절하면서) : 고명하도다. 하늘의 이치를 질문하심이여! 이는 六氣의 순환으로 인해 盛하고 衰하는 시기(즉 계절 변화)를 말합니다.

帝曰 : 願聞天道六六之節, 盛衰何也?

岐伯曰 : 上下有位, 左右有紀[4]. 故少陽之右, 陽明治之; 陽明之右, 太陽治之; 太陽之右, 厥陰治之; 厥陰之右, 少陰治之; 少陰之右, 太陰治之; 太陰之右, 少陽治之. 此所謂氣之標, 蓋南面而待[5]也. 故曰因天之序, 盛衰之時, 移光定位, 正立而待之[6], 此之謂也.

黃帝 : 하늘의 이치에서 "六六之節"의 盛衰는 어떠한지 들려주시겠습니까?

岐伯 : 司天과 在泉의 氣에는 (일정한) 위치가 있고, 좌우의 間氣에는 (일정한) 綱紀가 있습니다.

그러므로 少陽의 오른쪽에는 陽明이 다스리고, 陽明의 오른쪽에는 太陽이 다스리며, 太陽의 오른쪽에는 厥陰이 다스리고, 厥陰의 오른쪽에는 少陰이 다스리며, 少陰의 오른쪽에는 太陰이 다스리고, 太陰의 오른쪽에는 少陽이 다스립니다.

이는 六氣가 운행하는 표지로서, 남쪽을 향해서 (해가 중천에 뜨기를) 기다려서 맞이한 것입니다. 그러므로 "하늘(六氣)의 순환으로 인해 盛하고 衰하는 시기는 움직이는 日光에 근거하여 위치를 확정하고, 남쪽을 향하고 서서 日光을 기다린 것이다."라고 함은

4) 上下有位, 左右有紀 : "上下"는 司天과 在泉의 氣를 가리키고, "左右"는 司天과 在泉의 좌우에 있는 間氣를 가리킨다.

5) 南面而待 : "待"에는 "기다려서 맞이하다"는 뜻이 있다. 고대인들이 태양의 그림자를 관찰하여 時를 확정할 때는 지평면에 나무막대를 꽂아 막대의 그림자 길이에 따라 계절의 장단과 黃道·赤道의 각도 및 경도를 측정하였는데, 이 때는 해가 중천에 떠오를 때까지 기다려야 했으므로 "待"라는 말을 쓴 것이다.

6) 正立而待之 : 남쪽을 향하고 서서 일정한 시간(正午)까지 햇볕을 기다리는 것을 말한다.

이를 두고 한 말입니다.

少陽之上, 火氣治之, 中見厥陰; 陽明之上, 燥氣治之, 中見太陰; 太陽之上, 寒氣治之, 中見少陰; 厥陰之上, 風氣治之, 中見少陽; 少陰之上, 熱氣治之, 中見太陽; 太陰之上, 濕氣治之, 中見陽明. 所謂本也, 本之下, 中之見也, 見之下, 氣之標也[7]. 本標不同, 氣應異象[8].

少陽의 위(少陽司天)는 火氣가 다스리고 (少陰은 厥陰과 상호 表裏를 이루므로) 厥陰이 中氣가 됩니다.

陽明의 위(陽明司天)는 燥氣가 다스리고 (陽明은 太陰과 상호 表裏를 이루므로) 太陰이 中氣가 됩니다.

太陽의 위(太陽司天)는 寒氣가 다스리고 (太陽은 少陰과 상호 表裏를 이루므로) 少陰이 中氣가 됩니다.

厥陰의 위(厥陰司天)는 風氣가 다스리고 (厥陰은 少陽과 상호 表裏를 이루므로) 少陽이 中氣가 됩니다.

少陰의 위(少陰司天)는 熱氣가 다스리고 (少陰은 太陽과 상호 表裏를 이루므로) 太陽이 中氣가 됩니다.

太陰의 위(太陰司天)는 濕氣가 다스리고 (太陰은 陽明과 상호 表裏를 이루므로) 陽明이 中氣가 됩니다.

(이것은) 이른바 (六氣의) "本"로서, 本의 아래에 中氣가 있고, 中氣 아래는 六氣의 標입니다. (六氣의) 本과 標가 다르므로 六氣와 상응하는 病形도 다릅니다.

六氣의 標·本·中氣表

本	熱氣	濕氣	火氣	燥氣	寒氣	風氣
標	少陰	太陰	少陽	陽明	太陽	厥陰
中氣	太陽	陽明	厥陰	太陰	少陰	少陽

7) 所謂本也, 本之下, 中之見也, 見之下, 氣之標也 : "本"은 六氣를, "標"는 三陰三陽을, "中見"이란 三陰三陽에서 서로 表裏를 이루는 것을 말한다.

8) 氣應異象 : 高世栻은 《素問直解》에서 "六氣와 상응하는 병이 다르므로 '氣應異象'이라 했다. '象'이란 病形이다."라고 하였다.

天地六氣圖

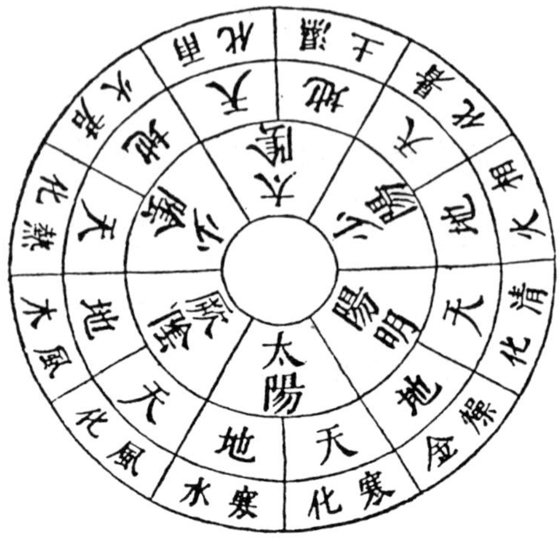

帝曰：其有至而至[9]，有至而不至，有至而太過[10]，何也?

岐伯曰：至而至者和；至而不至，來氣不及也；未至而至，來氣有餘也.

黃帝：계절이 오면 (상응하는) 기후도 이를 따라 오는 경우가 있고, 계절이 도래하였는데도 (상응하는) 기후가 이르지 않는 경우가 있으며, 계절이 도래하였는데 (상응하는) 기후가 (이미 이르러) 太過한 경우가 있는데, 어째서입니까?

岐伯：계절이 오고 (상응하는) 기후도 이르는 것은 (그 氣가) 조화로운 것이고, 계절이 왔으나 (상응하는) 기후가 이르지 않는 것은 와야 할 氣가 不及한 것이며, 계절이 오지도 않았는데 기후가 이르는 것은 와야 할 氣가 有餘(太過)한 것입니다.

帝曰：至而不至，未至而至如何?

岐伯曰：應則順，否則逆，逆則變生，變生[11]則病.

---

9) 至而至：앞의 "至"는 해당 계절이 도래한 것을 가리키고, 뒤의 "至"는 기후가 도래한 것을 가리킨다. 따라서 "至而至"란 계절과 기후가 부합하는 것, 예컨대 여름이 되었는데 熱氣 역시 도래하는 것을 가리킨다.

10) 有至而太過：계절이 도래하였지만 상응하는 기후가 이미 도래하여 太過한 것을 가리키며, 아래의 "未至而至"와 같은 뜻이다. 張介賓은 注에서 "계절이 아직 도래하지 않았는데 기후가 먼저 도래한 것은 도래한 氣가 남아돌기 때문이다."라고 하였다.

11) 生：원문에는 없었으나, 《元刻本》《朝鮮刻本》《四庫本》 등에 근거하여 보충하였다.

帝曰：善. 請言其應.

岐伯曰：物, 生其應也; 氣, 脈其應也.

黃帝：계절이 왔는데도 (상응하는) 기후가 이르지 않고, 계절이 오지도 않았는데 (상응하는) 기후가 이르는 것은 어째서입니까?

岐伯：(계절과 기후가) 상응하는 것은 "順"이고, 그렇지 않은 것은 "逆"인데, (계절과 기후가 상응하지 않는) "逆"의 정황이 발생하면 변화가 발생하고, 변화가 발생하면 발병합니다.

黃帝：훌륭하십니다. 그것과 상응하는 것에 대해 말씀해 주십시오.

岐伯：만물은 生長으로써 상응하고, (인체의) 氣는 脈象으로써 상응합니다.

帝曰：善. 願聞地理之應六節氣位[12]何如?

岐伯曰：顯明[13]之右, 君火之位也. 君火之右, 退行一步[14], 相火治之; 復行一步, 土氣治之; 復行一步, 金氣治之; 復行一步, 水氣治之; 復行一步, 木氣治之; 復行一步, 君火治之; 君火以明, 相火以位[15]. 相火之下, 水氣承[16]之; 水位之下, 土氣承之; 土位之下, 風氣承之; 風位之下 金氣承之; 金位之下, 火氣承之; 君火之下, 陰精承之[17].

黃帝：훌륭하십니다. 地理(지상의 節氣와 기후변화)는 六節(步)·氣位(六位)와 어떻

---

12) 地理之應六節氣位："地理"란 지상의 節氣와 기후변화를 가리킨다. "六節"이란 六步 즉 初氣·二氣·三氣·四氣·五氣·六氣를 가리키며, "氣位"란 "六位"와 같고 六氣가 時令을 주관하는 위치를 가리킨다.

13) 顯明：동방의 卯正을 가리키는데, 卯正은 해가 뜨는 곳이므로 "顯明"이라 하였다. 이곳에서는 春分을 가리킨다. 상세한 것은 아래의 六步四節氣表를 참조하시오.

14) 退行一步：張介賓은 注에서 "'退行一步'란 君火의 오른쪽으로 一步 물러나는 것을 말한다."고 하였다. 一步는 60.875日에 해당하므로 六步를 합산하면 365.25日로서 一年이 되며, 각 步는 24節氣를 여섯으로 나눈 네 節氣를 각기 주관한다. 상세한 것은 六步四節氣表를 보시오.

15) 君火以明, 相火以位：원래는《天元紀大論》에 있었으나,《吳注素問》《素問釋義》에 근거하여 이곳으로 옮겼다. 張志聰은 注에서 "君火는 밝음으로써 하늘에 있고, 相火는 위치로써 아래에 있다. 대저 땅은 하나의 火로써 五行을 이루고, 하늘은 두 火로써 六氣를 이룬다."고 하였다.

16) 承：張志聰은 注에서 "'承'이란 위를 받들어서 억제함을 말한다."고 하였다.

17) 君火之下, 陰精承之：五行은 다섯이고, 六氣는 여섯인데 그 중 火는 君火·相火로 나뉘어진다. 君火는 陽에 속하므로 君火의 아래에 陰精이 받들고 있는 것은 곧 陰으로써 陽을 억제한다는 뜻이다.

게 상응하는지 들려주시겠습니까?

岐伯 : 顯明(春分)의 오른쪽은 君火가 주관하는 위치입니다. 君火의 오른쪽에서 一步 물러나면 相火가 주관하(는 위치이)고, 다시 一步 물러나면 土氣가 주관하(는 위치이)며, 다시 一步 물러나면 金氣가 주관하(는 위치이)고, 다시 一步 물러나면 水氣가 주관하(는 위치이)며, 다시 一步 물러나면 木氣가 주관하(는 위치이)고, 다시 一步 물러나면 君火가 주관하는 (위치인)데, 君火는 이로써 밝히고 相火는 이로써 자리합니다.

(水는 火를 억제하므로) 相火 아래에 水氣가 이어받고 있고, (土는 水를 억제하므로) 水位 아래에 土氣가 이어받고 있으며, (木은 土를 억제하므로) 土位 아래에 風氣가 이어받고 있고, (金은 木을 억제하므로) 風位 아래에 金氣가 이어받고 있으며, (火는 金을 억제하므로) 金位 아래에 火氣가 이어받고 있고, (陰은 陽을 억제하므로) 君火 아래에 陰精이 이어받고 있습니다.

六步四節氣表

<table>
<tr><td>六(節)步</td><td colspan="4">初</td><td colspan="4">二</td><td colspan="4">三</td><td colspan="4">四</td><td colspan="4">五</td><td colspan="4">六</td></tr>
<tr><td>節氣</td><td>大寒</td><td>立春</td><td>雨水</td><td>驚蟄</td><td>春分</td><td>淸明</td><td>穀雨</td><td>立夏</td><td>小滿</td><td>芒種</td><td>夏至</td><td>小暑</td><td>大暑</td><td>立秋</td><td>處暑</td><td>白露</td><td>秋分</td><td>寒露</td><td>霜降</td><td>立冬</td><td>小雪</td><td>大雪</td><td>冬至</td><td>小寒</td></tr>
<tr><td>六(位)氣</td><td colspan="4">厥陰風木</td><td colspan="4">少陰君火</td><td colspan="4">少陽相火</td><td colspan="4">太陰濕土</td><td colspan="4">陽明燥金</td><td colspan="4">太陽寒水</td></tr>
<tr><td>下承之氣</td><td colspan="4">金　氣</td><td colspan="4">陰　精</td><td colspan="4">水　氣</td><td colspan="4">木　氣</td><td colspan="4">火　氣</td><td colspan="4">土　氣</td></tr>
</table>

帝曰 : 何也?

岐伯曰 : 亢則害, 承乃制, 制則生化[18]; 外列盛衰[19], 害則敗亂, 生化大病.

黃帝 : (이처럼 아래에서 억제하는 것은) 무엇 때문입니까?

岐伯 : (六氣가) 亢盛하면 폐해가 발생하므로 (相克하는 氣가) 이어받아야 억제할 수 있고, (亢盛한 것을) 억제하면 (정상적으로) 生化합니다. 외부에 벌려져 있는 六氣에는 盛衰의 정황이 있는데, (만약 亢盛하여) 폐해를 끼치면 문란해져 生化가 크게 병듭니다.

---

18) 亢則害, 承乃制, 制則生化 : "亢"은 六氣가 지나치게 성한 것을 가리키며, "制"는 억제・제약의 뜻이다. 이는 六氣가 지나치게 성하면 폐해가 발생하므로 亢盛한 氣를 제약하여 만물이 정상적으로 生化하도록 한다는 말이다.

19) 外列盛衰 : 馬蒔는 注에서 "'外列'이란 하늘의 六氣가 외부에 벌려져 운행하는 것을 말한다."고 하였다.

帝曰：盛衰何如?

岐伯曰：非其位[20]則邪，當其位則正，邪則變甚，正則微.

帝曰：何謂當位?

岐伯曰：木運臨卯，火運臨午，土運臨四季[21]，金運臨酉，水運臨子，所謂歲會[22]，氣之平[23]也.

黃帝：(六氣의) 盛衰는 어떠합니까?

岐伯：그 위치가 바르지 않으면 邪氣가 되고, 그 위치가 합당하면 正氣가 되는데, 邪氣는 극심한 변화를 일으키고 正氣는 (변화가) 경미합니다.

黃帝：무엇을 일러 위치가 합당하다고 합니까?

岐伯：木運이 卯年에 臨하거나, 火運이 午年에 臨하거나, 土運이 四季에 임하거나, 金運이 酉年에 임하거나, 水運이 子年에 임하는 것인데, 이른바 "歲會"라고 하며 平氣에 속합니다.

十二支의 地平 方位圖

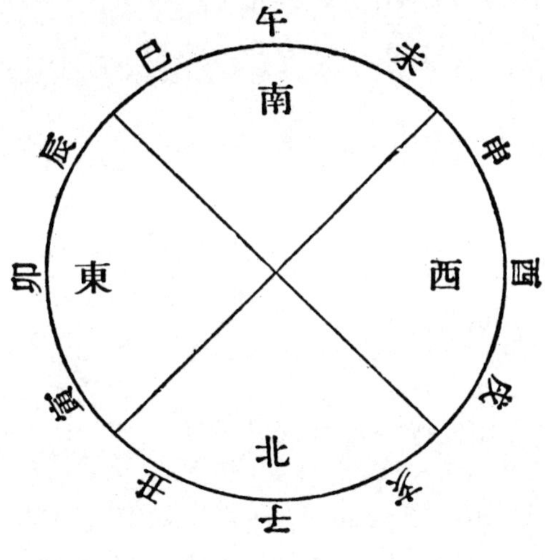

20) 非其位："位"란 지평 방위상에 있어서 十二支의 위치를 말한다. 즉 午는 남방, 子는 북방, 酉는 서방, 卯는 동방에 속하며, 辰·戌·丑·未는 중앙에 속한다. "非其位"란 상술한 五方에 속하지 않는 寅·申·巳·亥를 말한다. 자세한 것은 十二支의 地平方位圖를 참조하시오.

21) 四季：중앙에 속하는 辰·戌·丑·未의 네 방위를 가리킨다.

22) 歲會："歲値" 혹은 "歲位"라고도 하며, 해당 년의 大運과 동년 年支의 五行 속성이 부합하는 것을 가리킨다.

23) 氣之平：즉 "平氣"를 가리킨다.

帝曰 : 非位何如?

岐伯曰 : 歲不與會也.

黃帝 : 위치가 합당치 않다고 함은 어떠한 것입니까?

岐伯 : (年支가) 歲運(해당 년의 大運)와 부합하지 않는 것입니다.

帝曰 : 土運之歲, 上見[24]太陰, 火運之歲, 上見少陽・少陰, 金運之歲, 上見陽明, 木運之歲, 上見厥陰, 水運之歲, 上見太陽, 奈何?

岐伯曰 : 天之與會也, 故《天元冊》曰天符[25].

黃帝 : 土運의 해에 司天에 太陰이 나타나고, 火運의 해에 司天에 少陽・少陰이 나타나며, 金運의 해에 司天에 陽明이 나타나고, 木運의 해에 司天에 厥陰이 나타나며, 水運의 해에 司天에 太陽이 나타나는 것은 어째서입니까?

岐伯 : 司天의 氣가 歲運(해당 년의 大運)과 부합하는 것으로서, 《天元冊》에서 "天符"라 하였습니다.

帝曰[26] : 天符歲會何如?

岐伯曰 : 太一天符[27]之會也.

帝曰 : 其貴賤何如?

岐伯曰 : 天符爲執法, 歲會[28]爲行令, 太一天符爲貴人[29].

黃帝 : 天符이자 歲會에 해당하면 어떠합니까?

岐伯 : 太一天符의 만남이라 합니다.

黃帝 : 그들간의 貴賤은 어떠합니까?

---

24) 上見 : 張志聰은 注에서 "'上見'이란 司天의 氣가 歲運의 위에서 나타나는 것을 말한다."고 하였다.

25) 天符 : 해당 년의 大運과 동년의 司天之氣가 五行 속성상 서로 부합하는 것을 가리킨다.

26) 帝曰 : 원문에는 없었으나 전후의 文例에 비추어 볼 때, 이 2字가 있는 것이 옳으므로 《素問注證發微》와 《素問直解》에 근거하여 보충하였다.

27) 太一天符 : "太乙天符"라고도 하는데, 天符의 해에 해당하면서 歲會에도 해당하는 것을 말한다. 즉 해당 년의 大運과 司天之氣 및 年支의 五行 속성이 모두 일치하는 것을 말한다.

28) 會 : 원문에는 "位"로 되어 있었으나, 《素問注證發微》와 《素問直解》 및 文例에 근거하여 교정하였다.

29) 天符爲執法, 歲會爲行令, 太一天符爲貴人 : 고대인들은 官位의 높고 낮음으로써 歲會・天符・太乙天符가 기후에 미치는 영향 및 邪氣를 감수한 후의 病情을 설명하였다.

岐伯 : 天符는 법을 집행하는 것에 비길 수 있고, 歲會는 명령을 행하는 것에 비길 수 있으며, 太一天符는 貴人에 비길 수 있습니다.

歲會圖

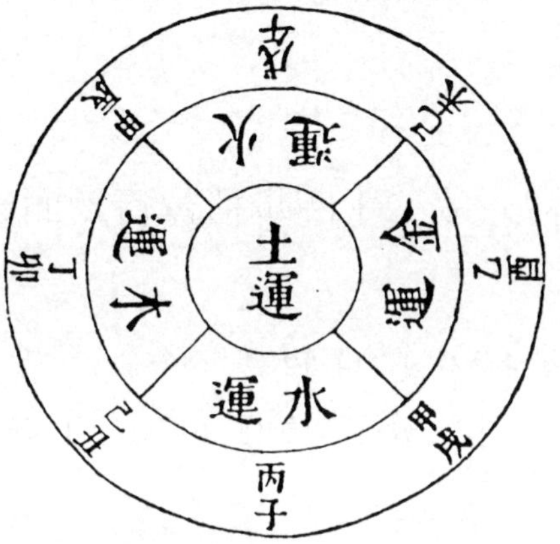

天符圖

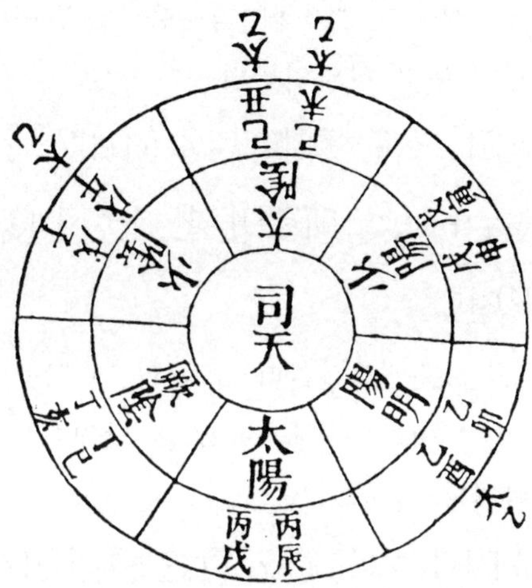

帝曰 : 邪之中也, 奈何?

岐伯曰 : 中執法者, 其病速而危; 中行令者, 其病徐而持; 中貴人者, 其病暴而死.

黃帝 : 邪氣가 침입한 경우는 어떠합니까?

岐伯 : (邪氣를) 법을 집행하는 것에 비유되는 해(天符의 해)에 감수하면 그 발병이 신속하고 위중하며, 명령을 행하는 것에 비유되는 해(歲會의 해)에 감수하면 그 발병이 완만하고 오래 끌며, 貴人에 비유되는 해(太乙天符의 해)에 감수하면 그 발병이 갑작스럽고 (대부분) 죽습니다.

帝曰 : 位之易也, 何如?

岐伯曰 : 君位臣則順, 臣位君則逆[30]; 逆則其病近[31], 其害速, 順

30) 君位臣則順, 臣位君則逆 : 이는 君火와 相火의 관계를 가리키는 것이다. 君火와 相火는 主氣와 客氣 중에서 각기 주관하는 위치가 있어 君火는 임금에 해당하고 相火는 신하에 해당한다. 만약 少陰君火가 司天의 위치에 있어 主氣인 少陽相火의 위에 가해지는 것을 "君位臣" 혹은 "上臨下"라고 하며 順에 해당한다. 그 반대는 "逆"에 해당한다.

31) 其病近 : "近"이란 발병이 신속함을 비유한 말이다.

則其病遠[32], 其害微, 所謂二火也.

黃帝 : (主氣와 客氣의) 위치가 바뀌면 어떻게 됩니까?

岐伯 : (客氣인) 少陰君火가 (主氣인) 少陽相火(의 위치)에 자리하면 "順"이고, (主氣인) 少陽相火가 少陰君火(의 위치)에 자리하면 "逆"인데, "逆"의 경우는 그 발병이 신속하고 그 폐해가 심하며, "順"의 경우는 그 발병이 완만하고 그 폐해가 경미하니, (君火와 相火의) 두 火를 두고 한말입니다.

帝曰 : 善. 願聞其步何如?

岐伯曰 : 所謂步者, 六十度而有奇[33], 故二十四步積盈百刻而成日[34]也.

黃帝 : 훌륭하십니다. 六氣의 "步"는 어떠한지 들려주시겠습니까?

岐伯 : 이른바 "步"란 60日 남짓이므로 24步의 나머지 數를 더하면 100刻이니 하루가 됩니다.

帝曰 : 六氣應五行之變何如?

岐伯曰 : 位有終始, 氣有初中, 上下不同, 求之亦異也.

黃帝 : 六氣가 五行의 변화에 어떻게 상응합니까?

岐伯 : (각 氣가 점하는) 위치에는 시작과 끝이 있고, 氣에는 初氣와 中氣가 있는데, 위(天氣)와 아래(地氣)가 다르므로 이를 궁구해 보면 역시 차이가 있습니다.

帝曰 : 求之奈何?

岐伯曰 : 天氣始於甲, 地氣始[35]於子, 子甲相合, 命曰歲立[36]. 謹

---

32) 其病遠 : "遠"이란 발병이 완만함을 비유한 말이다.

33) 六十度而有奇 : "奇"란 우수리를 가리킨다. 張介賓은 注에서 "一日이 一度이니 度란 곧 日이다. 一年은 모두 365日 25刻인데, 六步로써 이를 나누면 각 步는 60日과 87.5刻이므로 우수리가 있다고 하는 것이다."라고 하였다. 六氣는 六步로 나누어지며 각 步는 60.875度인데, 하루에 1度를 운행하므로 一年에 365.25度를 운행한다. 그러므로 一步는 365.25 ÷ 6 = 60.875度, 즉 60日과 87.5刻이며, 각 步는 60여 일이다.

34) 二十四步積盈百刻而成日 : "盈"이란 0.25度, 즉 25刻을 가리킨다. 六氣는 매년 6步씩 운행하므로 4년이면 24步가 된다. 1년은 365度 25刻이므로 4년이면 1460日 100刻이 되는데, 100刻은 곧 하루이다.

35) 始 : 원문에는 "治"로 되어 있었으나, 文例와 《元刻本》《朝鮮刻本》《四庫全書本》에 근거하여 교정하였다.

36) 歲立 : 歲氣를 확립하는 것을 말한다. 張介賓은 注에서 "天干과 地支를 결합하면 60년의 歲

候其時, 氣可與期[37].

黃帝 : 이를 궁구하려면 어떻게 해야 합니까?

岐伯 : 天氣는 (天干의) 甲에서 시작하고 地氣는 (地支의) 子에서 시작하는데, 甲(天干)과 子(地支)가 결합한 것을 "歲立(歲氣를 확립하는 것)"이라 합니다. 신중하게 四時의 변화를 관찰하면 六氣의 변화 정황을 예측할 수 있습니다.

帝曰 : 願聞其歲, 六氣始終, 早晏何如?

岐伯曰 : 明乎哉問也! 甲子之歲, 初之氣, 天數始於水下一刻[38], 終於八十七刻半; 二之氣, 始於八十七刻六分, 終於七十五刻; 三之氣, 始於七十六刻, 終於六十二刻半; 四之氣, 始於六十二刻六分, 終於五十刻; 五之氣, 始於五十一刻, 終於三十七刻半; 六之氣, 始於三十七刻六分, 終於二十五刻. 所謂初六, 天之數[39]也.

黃帝 : 해당 년 六氣의 시작과 끝, 이름과 늦음이 어떠한지 들려주시겠습니까?

岐伯 : 고명하신 질문입니다. 甲子年의 初氣는 天時의 刻數로 물시계 1刻에서 시작하여 87.5刻에 끝나고, 二氣는 87.6刻에 시작하여 75刻에 끝나며, 三氣는 76刻에 시작하여 62.5刻에 끝나고, 四氣는 62.6刻에 시작하여 50刻에 끝나며, 五氣는 51刻에 시작하여 37.5刻에 끝나고, 六氣는 37.6刻에 시작하여 25刻에 끝납니다. (이것은) 이른바 "初六(첫 번째 六步)"으로서 하늘의 六氣가 시작하고 끝나는 시각 數입니다.

乙丑歲, 初之氣, 天數始於二十六刻, 終於一十二刻半; 二之氣, 始於一十二刻六分, 終於水下百刻; 三之氣, 始於一刻, 終於八十七刻半; 四之氣, 始於八十七刻六分, 終於七十五刻; 五之氣, 始於七十六刻, 終於六十二刻半; 六之氣, 始於六十二刻六分, 終於五十刻.

氣가 확립된다."고 하였다.

37) 氣可與期 : "與"는 介詞로서 "以"에 해당하며, "期"는 예측하다는 뜻이다.

38) 水下一刻 : 고대에는 물시계로써 시간을 측정하였는데, 물시계는 주야 100刻이 되면 멈추었다. "水下一刻"이란 물시계의 물방울이 떨어지기 시작하는 때인데, 매일 寅時(오전 3時 정각)에 해당한다.

39) 初六, 天之數 : "初六"이란 甲子年의 첫 번째 六步를 가리킨다. "天之數"란 하늘의 六氣가 시작하고 끝나는 시각 數를 말한다.

所謂六二, 天之數也.

乙丑年의 初氣는 天時의 刻數로 26刻에서 시작하여 12.5刻에 끝나고, 二氣는 12.6刻에서 시작하여 물시계 100刻에서 끝나며, 三氣는 1刻에서 시작하여 87.5刻에 끝나고, 四氣는 87.6刻에 시작하여 75刻에 끝나며, 五氣는 76刻에 시작하여 62.5刻에 끝나고, 六氣는 62.6刻에 시작하여 50刻에 끝납니다. (이것은) 이른바 "六二(두 번째 六步)"로서 하늘의 六氣가 시작하고 끝나는 시각 數입니다.

丙寅歲, 初之氣, 天數始於五十一刻, 終於三十七刻半; 二之氣, 始於三十七刻六分, 終於二十五刻; 三之氣, 始於二十六刻, 終於一十二刻半; 四之氣, 始於一十二刻六分, 終於水下百刻; 五之氣, 始於一刻, 終於八十七刻半; 六之氣, 始於八十七刻六分, 終於七十五刻. 所謂六三, 天之數也.

丙寅年의 初氣는 天時의 刻數로 51刻에 시작하여 37.5刻에 끝나고, 二氣는 37.6刻에 시작하여 25刻에 끝나며, 三氣는 26刻에 시작하여 12.5刻에 끝나고, 四氣는 12.6刻에 시작하여 물시계 100刻에 끝나며, 五氣는 1刻에 시작하여 87.5刻에 끝나고, 六氣는 87.6刻에 시작하여 75刻에 끝납니다. (이것은) 이른바 "六三(세 번째 六步)"으로서 하늘의 六氣가 시작하고 끝나는 시각 數입니다.

丁卯歲, 初之氣, 天數始於七十六刻, 終於六十二刻半; 二之氣, 始於六十二刻六分, 終於五十刻; 三之氣, 始於五十一刻, 終於三十七刻半; 四之氣, 始於三十七刻六分, 終於二十五刻; 五之氣, 始於二十六刻, 終於一十二刻半; 六之氣, 始於一十二刻六分, 終於水下百刻. 所謂六四, 天之數也. 次戊辰歲, 初之氣, 復始於一刻. 常如是無已, 周而復始.

丁卯年의 初氣는 天時의 刻數로 76刻에 시작하여 62.5刻에 끝나고, 二氣는 62.6刻에 시작하여 50刻에 끝나며, 三氣는 51刻에 시작하여 37.5刻에 끝나고, 四氣는 37.6刻에 시작하여 25刻에 끝나며, 五氣는 26刻에 시작하여 12.5刻에 끝나고, 六氣는 12.6刻에 시작하여 물시계 100刻에서 끝납니다. (이것은) 이른바 "六四(네 번째 六步)"로서 하늘의 六氣가 시작하고 끝나는 시각 數입니다.

그 다음해인 戊辰年의 初氣는 다시 (물시계) 1刻에 시작합니다. 항상 이와 같이 그치지 않고 한 바퀴 돌면 다시 시작합니다.

帝曰：願聞其歲候何如?

岐伯曰：悉乎哉問也! 日行一周[40], 天氣始於一刻; 日行再周, 天氣始於二十六刻; 日行三周, 天氣始於五十一刻; 日行四周, 天氣始於七十六刻; 日行五周, 天氣復始於一刻, 所謂一紀[41]也. 是故寅午戌歲氣會同[42], 卯未亥歲氣會同, 辰甲子歲氣會同, 巳酉丑歲氣會同, 終而復始.

黃帝：그것을 每年 관찰하면 어떠한지 들려주시겠습니까?

岐伯：상세한 질문이십니다. 태양이 (黃道를) 한 바퀴 돌 때 天氣(六氣)는 (물시계) 1刻에서 시작하고, 태양이 두 번째 돌 때 天氣는 26刻에서 시작하며, 태양이 세 번째 돌 때 天氣는 51刻에서 시작하고, 태양이 네 번째 돌 때 天氣는 76刻에서 시작하며, 태양이 다섯 번째 돌 때 天氣는 다시 1刻에서 시작하니, (이것이) 이른바 "一紀"입니다. 이런 까닭에 寅·午·戌年에 歲時와 六氣가 만나고, 卯·未·亥年에 歲時와 六氣가 만나며, 辰·甲·子年에 歲時와 六氣가 만나고, 巳·酉·丑年에 歲時와 六氣가 만나는 등 끝나면 다시 시작합니다.

帝曰：願聞其用[43]也.

岐伯曰：言天者求之本[44], 言地者求之位[45], 言人者求之氣交[46].

---

40) 日行一周：고대인들이 말하는 "日行"이란 현대 천문학에서 말하는 "태양의 視運動"으로서, "視行"이라고도 한다. "日行一周"란 태양이 黃道(천체의 視運動 궤도)에서 한 바퀴 도는 것으로서 1년을 가리킨다. 고대인들은 甲子年을 기준으로 계산하여 日行一周는 甲子年, 二周는 乙丑年이라 하였다.

41) 一紀：여기서는 4년을 "一紀"라 한다. "紀"란 하나의 指標를 가리키는데, 예를 들면 五運에서는 5년이 一紀이고, 六氣에서는 6년이 一紀이며, 六氣와 五運이 결합하면 30년이 一紀이다.

42) 歲氣會同：歲時와 六氣가 만나는 때, 즉 "初之氣, 天氣始於水下一刻"하는 시기를 가리킨다.

43) 其用：六氣의 작용을 가리킨다. 高世栻은 注에서 "'用'이란 변화·動靜·升降·出入이다."라고 하였다.

44) 本：風·寒·暑·濕·燥·火의 六氣를 가리킨다.

45) 位：六氣와 상응하는 五行의 위치로서 木·火·土·金·水를 가리킨다.

46) 氣交：天氣는 위에 있고, 地氣는 아래에 있는데, 상하가 서로 만나는 곳을 "氣交"란 한다.

帝曰：何謂氣交?

岐伯曰：上下之位，氣交之中，人之居也. 故曰天樞[47]之上，天氣主之; 天樞之下，地氣主之; 氣交之分，人氣從之，萬物由之，此之謂也.

黃帝：六氣의 작용에 대해 듣고 싶습니다.

岐伯：天氣로 말하면 本을 파악해야 하고, 地氣로 말하면 위치를 파악해야 하며, 인체로 말하면 氣交를 파악해야 합니다.

黃帝：무엇을 氣交라 합니까?

岐伯：天氣는 상부에, 地氣는 하부에 위치하(여 天氣는 하강하고 地氣는 상승하)는데 (天地의 氣가 만나는) 氣交 중에 사람이 삽니다. 그러므로 "天樞(氣交)의 위는 天氣가 주관하고, 天樞(地氣)의 아래는 地氣가 주관하며, 氣交의 분야는 인체의 氣가 이에 순응하고 만물이 이로부터 말미암는다."고 함은 이를 말함입니다.

帝曰：何謂初中?

岐伯曰：初凡三十度而有奇，中氣同法[48].

帝曰：初中何也?

岐伯曰：所以分天地也.

黃帝：무엇을 初氣·中氣라 합니까?

岐伯：初氣는 모두 30日 남짓이며, 中氣도 마찬가지입니다.

黃帝：初氣와 中氣가 있는 것은 무슨 까닭입니까?

岐伯：天氣와 地氣를 구분하기 위해서입니다.

帝曰：願卒聞之.

岐伯曰：初者，地氣也，中者，天氣也.

帝曰：其升降何如.

岐伯曰：氣之升降，天地之更用也.

---

47) 天樞：사물의 요체를 "樞"라 한다. 따라서 "天樞"란 天地의 氣가 만나는 곳, 즉 氣交를 가리킨다.

48) 初凡三十度而有奇，中氣同法：一步는 60日 남짓인데, 初氣와 中氣가 각각 반을 점하므로 30日 남짓이 된다.

黃帝 : 상세하게 들려주십시오.

岐伯 : 初氣란 地氣이고, 中氣란 天氣입니다.

黃帝 : 그것(天氣와 地氣)이 상승·하강하는 것은 어째서입니까?

岐伯 : 氣의 升降은 天氣와 地氣가 번갈아 작용하기 때문입니다.

帝曰 : 願聞其用何如.

岐伯曰 : 升已而降, 降者謂天; 降已而升, 升者謂地. 天氣下降, 氣流于地; 地氣上升, 氣騰于天. 故高下相召, 升降相因, 而變作矣.

黃帝 : 그것(天氣와 地氣)의 작용이 어떠한지 들려주시겠습니까?

岐伯 : 상승이 극에 달하면 하강하는데 하강하는 것을 "天(天氣)"이라 하고, 하강이 극에 달하면 상승하는데 상승하는 것을 "地(地氣)"라 합니다. 天氣가 하강하면 氣가 땅에서 흐르고, 地氣가 상승하면 氣가 하늘에서 蒸騰합니다. 그러므로 아래·위에서 서로 부르고, 상승·하강이 서로 因果 관계가 되어 변화가 발생하는 것입니다.

帝曰 : 善. 寒濕相遘, 燥熱相臨, 風火相値[49], 其有間[50]乎?

岐伯曰 : 氣有勝復, 勝復之作, 有德有化, 有用有變[51], 變則邪氣居之.

黃帝 : 훌륭하십니다. 寒氣와 濕氣가 서로 만나고, 燥氣와 熱氣가 서로 만나며, 風氣와 火氣가 서로 만나면 그것에 어떤 차이가 있습니까?

岐伯 : 六氣 사이에는 (太過하여 발생하는) 勝氣와 (이를 억제하는) 復氣가 있어, 勝氣와 復氣의 작용으로 인해 德·化(生化)·用(作用)·變(變化)이 있는데, 변화가 발생하면 邪氣가 머물게 됩니다.

帝曰 : 何謂邪乎?

岐伯曰 : 夫物之生從於化, 物之極由乎變, 變化之相薄, 成敗之所由也. 故氣有往復[52], 用有遲速[53], 四者之有, 而化而變, 風之來

---

49) 遘,……臨,……値 : 이 3字에는 모두 "만나다"는 뜻이 있다.

50) 間 : 張介賓은 注에서 "'間'은 '異'이다."라고 하였다.

51) 有德有化, 有用有變 : "德"은 六氣의 정상적인 기능, "化"는 生化, "用"은 작용, "變"은 변화를 가리킨다.

52) 往復 : "進退"와 같다. "往"은 앞으로 나아감을, "復"은 물러감을 말한다. 氣가 왕성하면 나아가고, 쇠퇴하면 물러간다.

也[54].

黃帝 : 무엇을 邪氣라 합니까?

岐伯 : 대저 만물의 생성은 生化에서 비롯되고, 만물이 극에 달하는 것은 變化에서 비롯되는데, 變化와 生化의 다툼은 생성과 쇠퇴의 원인이 됩니다. 그러므로 氣에는 進退가 있고, 작용에는 느림(不及)과 빠름(太過)이 있는데, 이 네 가지가 있어서 生化하고 變化하니, 六氣의 변화(風)가 발생합니다.

帝曰 : 遲速往復, 風所由生, 而化而變, 故因盛衰之變耳. 成敗倚伏[55]遊乎中, 何也?

岐伯曰 : 成敗倚伏生乎動, 動而不已, 則變作矣.

黃帝 : 느림(不及)과 빠름(太過) 및 進退는 六氣의 변화(風)가 발생하는 까닭이고, 生化하고 變化하는 것은 盛衰의 변화가 발생하는 원인입니다. 생성과 쇠퇴의 인과관계가 (변화) 속에 있는 것은 무엇 때문입니까?

岐伯 : 생성과 쇠퇴의 인과관계는 (六氣의) 운동에서 발생하는데, 운동하여 멈추지 않으면 변화가 발생합니다.

帝曰 : 有期乎?

岐伯曰 : 不生不化, 靜之期也.

黃帝 : (六氣의 운동이 멈추는) 시기가 있습니까?

岐伯 : 生化하지도 變化하지도 않을 때가 멈추는 시기입니다.

帝曰 : 不生化乎?

岐伯曰 : 出入廢則神機化滅, 升降息則氣立孤危[56]. 故非出入, 則

---

53) 遲速 : "遲"는 不及함을, "速"은 太過함을 가리킨다.

54) 風之來也 : 張介賓은 注에서 "단 生化에서 비롯되면 正風이 오고, 變化에서 비롯되면 邪風이 온다."고 하였는데, 六氣의 변화로 해석하는 것이 타당하다.

55) 倚伏 : 因果 관계를 가리킨다. 《老子》에서 "禍兮福之所倚, 福兮禍之所伏"이라 하였는데 "倚"는 "의지하다", "伏"은 "숨어 있다"는 뜻이므로 "倚伏"이란 서로 인과 관계가 있다는 말이다.

56) 出入廢則神機化滅, 升降息則氣立孤危 : 고대인들은 생명이 있는 血肉之體의 生氣는 체내에서 비롯되고, 神이 활동을 주재한다고 여겼으므로 "神機"라고 하였다, 金石草木 등의 물체는 生氣가 외부에서 비롯되는데, 氣를 빌어서 이루어지므로 "氣立"이라 하였다. 그러므로 《素問·五常政大論》에서 "내부에 바탕을 둔 것을 '神機'라 하는데 神이 빠져나가면 생명 활동이 멈추고, 외부에 바탕을 둔 것을 '氣立'이라 하는데 氣가 멈추면 生化가 끊어진다."고 하였다.

無以生長壯老已; 非升降, 則無以生長化收藏. 是以升降出入, 無器[57]不有. 故器者生化之宇[58], 器散則分之, 生化息矣. 故無不出入, 無不升降, 化有小大, 期有近遠. 四者之有, 而貴常守[59], 反常則災害至矣. 故曰無形無患, 此之謂也.

黃帝 : 生化하지도 變化하지도 않는 것입니까?

岐伯 : 出入 운동이 멈추면 神機가 없어지고, 升降 운동이 멈추면 氣立이 외롭고 위태로워집니다. 그러므로 出入함이 없으면 (만물의) 生長·成長·壯成·老衰·衰亡이 없고, 升降함이 없으면 (만물의) 生長·成長·變化·收斂·閉藏이 없습니다. 따라서 升降·出入 운동은 有形의 물체(器)에 없어서는 안되는 것입니다. 대저 有形의 물체는 生化의 집인데, 有形의 물체가 흩어지면 (生化의) 집이 와해되어 生化가 멈추게 됩니다. 그러므로 (유형의 물체에는) 升降하지 않는 것이 없고 出入하지 않는 것이 없으며, (단지) 生化의 크고 작음이, 시간의 길고 짧음이 있을 따름입니다. (升·降·出·入) 네 가지가 있음에는 정상을 유지하는 것이 중요한데, 정상에서 어긋나면 재해가 이릅니다. 그러므로 "형체가 없으면 재해도 없다."고 함은 이를 말합니다.

帝曰 : 善. 有不生不化[60]乎?

岐伯曰 : 悉乎哉問也! 與道合同, 惟眞人也.

帝曰 : 善.

黃帝 : 훌륭하십니다. 不生不死하는 사람이 있습니까?

岐伯 : 상세한 질문이십니다. 자연의 이치(道)와 함께 하는 자로는 오직 "眞人"이 있을 뿐입니다.

黃帝 : 훌륭하십니다.

---

57) 器 : 有形의 물체를 가리킨다. 張介賓은 注에서 "'器'는 곧 形이다."라고 하였다.

58) 器者生化之宇 : 張介賓은 注에서 "天地의 사방을 '宇'라 한다. 대저 形은 神이 존재하는 곳이고, 氣가 머무는 곳이기도 하다. 만물 중에 형태를 이룬 것을 모두 '器'라 하는데, 生化가 그 속에서 나오므로 生化의 宇라 한다."고 하였다.

59) 四者之有, 而貴常守 : "四者"란 升降出入을 가리킨다. "常守"란 그 일정함을 유지하는 것이다.

60) 不生不化 : 不生不死함을 가리킨다.

六十九. 氣交變大論

> 본편의 주요 내용은 다음과 같다.
> (1) 五運의 太過와 不及이 자연계에 미치는 변화 및 인체에 미치는 영향.
> (2) 五氣의 정상적인 변화와 災·變·勝·復 등의 이상변화 정황.
> (3) 五方之氣의 德·化·政·令·災·變 등의 구체적인 정황.
> (4) 五運의 변화와 五星의 관계에 대하여 논술하였다.

黃帝問曰：五運更治, 上應天朞[1], 陰陽往復, 寒暑迎隨[2], 眞邪相薄[3], 內外分離, 六經波蕩[4], 五氣傾移[5], 太過不及, 專勝兼幷[6]. 願

---

1) 天朞：“天”은 天氣(六氣)를 가리키고, “朞”는 “期”의 異體字로서 일년을 뜻한다.

2) 迎隨：張志聰은 注에서 “‘迎隨’란 往來이다.”라고 하였다.

3) 眞邪相薄：“薄”은 “搏”과 통한다. 따라서 “眞邪相薄”이란 正氣와 邪氣가 서로 싸우는 것을 말한다. 張介賓은 注에서 “‘眞邪相薄’이란 正氣와 邪氣가 서로 싸우는 것이다.”라고 하였다.

4) 六經波蕩：“六經”은 三陰三陽의 六經을 가리키고, “波蕩”이란 요동하는 것을 말한다. 이는 三陰三陽 經脈의 氣血이 요동하는 것을 가리킨다.

5) 五氣傾移：“五氣”란 五臟의 氣를 가리키고, “傾移”란 한쪽으로 치우치는 것을 말한다. 즉 五臟의 氣가 正邪相爭의 영향을 받아 지나치게 성하거나 쇠약한 것을 가리킨다.

6) 專勝兼幷：“專勝”이란 한 氣가 太過하여 다른 氣를 범하는 것이다. “幷”은 “침범하다”는 뜻이므로 “兼幷”이란 한 氣가 不及함으로 인해 한꺼번에 두 氣의 침입을 받는 것을 가리킨다. 예컨대 木氣가 太過하면 자신이 이기는 土氣와 이기지 못하던 金氣를 범하는데 이를 “專勝”이라 하며, 木氣가 不及하면 자신이 이기던 土氣와 이기지 못하는 金氣의 침입을 받는데 이를 “兼幷”이라 한다.

言[7]其始, 而有常名, 可得聞乎?

岐伯稽首再拜對曰 : 昭乎哉問也! 是明道也. 此上帝所貴, 先師傳之, 臣雖不敏, 往聞其旨.

黃帝 : 五運이 번갈아 다스림에 위로는 일년의 天氣와 상응하고, 陰陽의 왕래에 따라 寒暑가 왕래하며, 眞氣(正氣)와 邪氣가 서로 싸우면 表裏가 (조화를 이루지 못하고) 분리되어 六經(의 氣血)이 요동하고 五臟의 氣가 한쪽으로 치우쳐 太過와 不及이 발생하는데, 太過하면 本氣가 다른 氣를 억제하고 不及하면 다른 氣가 本氣를 억제합니다. 그 근원과 일정한 명칭이 있는지를 헤아리고 싶은데, (그것에 관해) 들려주실 수 있겠습니까?

岐伯 (머리를 조아려 再拜하면서) : 고명한 질문이십니다. 이는 명확한 이치입니다. 이것은 역대 帝王들께서 중시한 바이고 先師께서 전해주신 것이니, 臣이 비록 총명하지 못하오나 그 취지를 들은 적이 있습니다.

帝曰 : 余聞得其人不教, 是謂失道, 傳非其人, 慢泄天寶. 余誠菲德, 未足以受至道, 然而衆子哀其不終. 願夫子保於無窮, 流於無極, 余司其事, 則而行之奈何?

岐伯曰 : 請遂言之也. 《上經[8]》曰夫道者, 上知天文, 下知地理, 中知人事, 可以長久, 此之謂也.

黃帝 : 제가 듣기에 "(전수하기에 합당한) 사람을 얻고도 가르치지 않는 것을 '失道'라 하고, 전수할 만한 사람이 아닌데도 전수하면 하늘이 내린 보물을 함부로 드러내는 것과 같다"고 하였습니다. 저는 진실로 德이 보잘것없어 지극한 이치를 전수 받기에 부족하지만 백성들이 천수를 누리지 못하는 것은 안타깝게 여겨 왔습니다. 원컨대 선생께서 (이를) 영원토록 보존하고 영원토록 전함에 제가 그 일을 맡아 원칙에 따라 행하고 싶은데, 어떻게 해야 합니까?

岐伯 : 상세하게 말씀드리겠습니다. 《上經》에서 이르길 "道란 위로는 天文을 알고, 아래로는 地理를 알며, 가운데로는 사람의 일을 알아야 오래간다."고 하였으니, 이를 말합니다.

帝曰 : 何謂也?

---

7) 言 : 여기서는 "헤아리다"·"파악하다"는 뜻으로 해석한다.

8) 上經 : 옛 經典인데, 지금은 전해지지 않는다.

岐伯曰：本氣位也[9]. 位天者，[10]天文也；位地者，地理也；通於人氣之變化者，人事也. 故太過者先天，不及者後天[11]，所謂治化，而人應之也[12].

黃帝：무엇을 말함입니까?

岐伯：氣(運氣)에 근거하여 위치를 정한 것입니다. 하늘의 위치를 정하는 것은 天文이고, 땅의 위치를 정하는 것은 地理이며, 인체 氣의 변화에 통달하는 것은 人事입니다. 그러므로 (運氣가) 太過하면 기후가 계절보다 먼저 이르고, 不及하면 기후가 계절보다 늦게 이르는데, 이른바 "治化(六氣의 변화)"하면 인체 역시 이와 상응합니다.

帝曰：五運之化，太過何如?

岐伯曰：歲木太過[13]，風氣流行，脾土受邪. 民病飧泄，食減，體重，煩冤，腸鳴，腹支滿，上應歲星[14]. 甚則忽忽[15]善怒，眩冒巓疾. 化氣不政，生氣獨治[16]，雲物飛動，草木不寧，甚而搖落. 反脇痛而吐甚，衝陽[17]絶者，死不治，上應太白星[18].

---

9) 本氣位也：運氣의 다스림에 근거하여 위치를 정하는 것이다.

10) 天文……地理……人事：姚止庵은 注에서 "'天文'이란 星辰·風雨·寒濕으로서 그 氣는 하늘에 바탕을 두므로 위에 있고, '地理'란 山川·飛潛(조류와 어류)·動植로서 그 氣는 땅에 바탕을 두므로 아래에 있으며, '人事'란 氣血·表裏·順逆으로서 그 氣는 인체에 바탕을 두므로 가운데에 있다."고 하였다.

11) 太過者先天，不及者後天："先天"은 기후가 天時보다 먼저 이르는 것을 가리키고, "後天"은 기후가 天時보다 늦게 이르는 것을 가리킨다.

12) 治化，而人應之也："治化"란 六氣의 변화를 가리킨다. 六氣가 변화하면 五運에 영향을 미치는데, 五運은 인체의 氣와 통하므로 인체의 氣 역시 이를 따라 변화한다.

13) 歲木太過：壬은 木運에 속하고 陽干에 해당하는데, 陽干은 太過에 속하므로 壬과 결합하는 해는 모두 木運이 太過한 해이다. 六十甲子 중에서 木運이 太過한 해는 壬申·壬午·壬辰·壬寅·壬子·壬戌年이다.

14) 歲星：木星을 가리킨다.

15) 忽忽：갑작스런 모양을 가리킨다. 《楚辭·離騷》 王逸 注에서 "'忽'이란 갑작스런 모양이다."라고 하였다.

16) 化氣不政，生氣獨治："化氣"는 土氣를 가리키는데 土가 만물을 生化하는 까닭에 붙여진 이름이다. "生氣"란 木氣를 가리키는데 木이 生發을 주관하는 까닭에 붙여진 이름이다. 張介賓은 注에서 "'化氣'는 土氣이고, '生氣'는 木氣이다. 木이 성하면 土가 쇠약해지므로 化氣가 만물에 퍼지지 못하고 木의 生氣가 홀로 다스린다."고 하였다.

黃帝 : 五運의 변화가 太過하면 어떠합니까?

岐伯 : 木運이 太過한 해에는 風氣가 유행하여 (木이 土를 억제하므로) 脾土가 邪氣를 받습니다. 사람들은 (脾土가 실조됨으로 인해) 飧泄 · 식욕감퇴 · 身體沈重 · 煩悶 · 腸鳴 · 腹部脹滿 등의 병을 앓으며, 하늘에서는 木星이 (빛을 내어) 상응합니다. (木運의 太過함이) 심하면 갑자기 화를 잘 내고, 眩暈 · 癲疾 등이 발생합니다.

土氣(化氣)가 (억제 당하여) 다스리지 못하면 木氣(生氣)가 홀로 다스리게 되어 구름이 날아오르고 초목이 (흔들려) 불안하며, 심하면 (거센 바람이) 초목을 흔들어 잎이 떨어집니다. (사람의 경우는) 도리어 (肝氣가 왕성해져) 脇痛과 심한 嘔吐가 발생하는데, (만약 足陽明胃經의) 衝陽脈이 끊어질 경우는 (胃氣가 이미 빠져나간 것으로서) 치료할 수 없는 死證이며, 하늘에서는 金星이 (빛을 내어) 상응합니다.

歲火太過[19], 炎暑流行, 肺金受邪. 民病瘧, 少氣咳喘, 血溢血泄注下, 嗌燥耳聾, 中熱肩背熱, 上應熒惑星[20]. 甚則胸中痛, 脇支滿脇痛, 膺背肩胛間痛, 兩臂內痛, 身熱膚[21]痛而爲浸淫[22]. 收氣不行, 長氣獨明[23], 雨氷[24]霜寒, 上應辰星[25]. 上臨少陰少陽[26], 火燔焫,

---

17) 衝陽 : 足陽明胃經의 衝陽脈을 가리킨다.

18) 太白星 : 金星을 가리킨다. 張介賓은 注에서 "木氣가 지나치게 성하면 金氣가 이를 억제하므로 太白星(金星)이 빛을 발하여 그 氣에 상응한다."고 하였다.

19) 歲火太過 : 戊는 火運에 속하고 陽干에 해당하는데, 陽干은 太過에 속하므로 戊와 결합하는 해는 모두 火運이 太過한 해이다. 六十甲子 중에서 火運이 太過한 해는 戊辰 · 戊寅 · 戊子 · 戊戌 · 戊申 · 戊午年이다.

20) 熒惑星 : 火星을 가리킨다.

21) 膚 : 원문에는 "骨"로 되어 있었으나, 《新校正》에 근거하여 교정하였다. 《新校正》에서 이르길 "〈玉機眞臟論〉에서 '心脈이 太過하면 사람으로 하여금 몸에 熱이 나고 皮膚가 아프며 浸淫瘡이 발생케 한다'고 하였으므로 여기서 '骨痛'이라 한 것은 잘못이다."라고 하였다.

22) 浸淫 : 피부병의 일종인 浸淫瘡을 가리킨다. 《諸病源候論 · 浸淫瘡候》에서 "浸淫瘡이란 心에 風熱이 있어 肌肉에서 발생하는 것인데, 처음에 생길 때는 아주 작고 먼저 가려운 후에 통증이 오고 瘡이 형성되는데, 진물이 나오고 肌肉이 짓무르며 점차 커져 넓적한 모양이 된다. ……그것이 점차 자라므로 浸淫이라 이름했다."고 하였다.

23) 收氣不行, 長氣獨明 : "收氣"란 金氣를 가리키는데 金이 收斂하기 때문에 붙여진 이름이다. "長氣"란 火氣를 가리키는데 火가 長養하기 때문에 붙여진 이름이다. 張介賓은 注에서 "'收氣'란 金氣이고, '長氣'란 火氣이다. 火運이 太過한 까닭에 收氣(金氣)가 유행하지 못하고 火의 長氣만 유독 성하다."라고 하였다.

24) 雨氷 : 원문에는 "雨水"로 되어 있었으나, 文脈과 王氷 注에 근거하여 교정하였다.

25) 辰星 : 水星을 가리킨다.

水泉涸, 物焦槁. 病反譫妄狂越, 咳喘息鳴, 下甚, 血溢泄不已, 太淵絶者, 死不治, 上應熒惑星.

火運이 不及한 해에는 무더위가 유행하여 (火가 金을 억제하므로) 肺金이 邪氣를 받습니다. 사람들은 (肺金이 실조됨으로 인해) 瘧疾·少氣·咳嗽喘息·吐血衄血·下血·泄瀉不止·咽喉乾燥·耳聾·胸中發熱·肩背發熱 등의 병을 앓으며, 하늘에서는 火星이 (빛을 내어) 상응합니다. (火運의 太過함이) 심하면 胸中에 疼痛이 오고 脇下가 脹滿疼痛하며, 胸·背·肩·胛部 사이에 疼痛이 오고 양팔 안쪽이 아프며, 몸에 熱이 나고 피부에 통증이 오며 浸淫瘡 등이 발생합니다.

金氣(收氣)가 행해지지 못하면 火氣(長氣)만 유독 성해지는데, (火氣가 지나치게 성하면 水氣가 來復하므로) 우박과 서리가 내리고, 하늘에서는 水星이 (빛을 내어) 상응합니다.

(만약) 少陰司天이나 少陽司天을 만나면 火熱이 타오르는 듯하여 샘물이 마르고 만물이 메마릅니다. (사람의 경우는 火氣의 亢盛이 극에 달하여) 도리어 (자신을 손상하므로) 譫語·狂亂이 발생하고, (火가 지나치게 성하여 肺金을 손상하므로) 咳嗽喘息·喉中痰鳴 등의 병을 앓으며, (熱이) 하부에서 성하면 血이 넘쳐 (妄行하여) 下血이 그치지 않는데, (만약 手太陰肺經의) 太淵脈이 끊어질 경우는 (肺氣가 이미 빠져나간 것으로서) 치료할 수 없는 死證이며, 하늘에서는 火星이 (빛을 내어) 상응합니다.

歲土太過[27], 雨濕流行, 腎水受邪. 民病腹痛, 淸厥[28], 意不樂, 體重煩寃, 上應鎭星[29]. 甚則肌肉萎, 足痿不收, 行善瘈, 脚下痛, 飮發中滿, 食減, 四支不擧. 變生得位[30], 藏氣伏, 化氣獨治之[31], 泉涌河

---

26) 上臨少陰少陽 : "上"이란 司天을 가리킨다. 火運이 太過한 해는 戊年이다. 少陰司天에 해당하는 戊年은 戊子·戊午年이고, 少陽司天에 해당하는 戊年은 戊申·戊寅年이다. 이들 戊子·戊午·戊申·戊寅年은 모두 歲運과 司天의 氣가 부합하는 天符이므로 그 熱氣가 더욱 심하다. 아래에서 "火燔焫, 水泉涸, 物焦槁"라고 한 것은 火熱이 太過한 자연현상을 설명한 것이다.

27) 歲土太過 : 甲은 土運에 속하고 陽干에 해당하는데, 陽干은 太過에 속하므로 甲과 결합하는 해는 모두 土運이 太過한 해이다. 六十甲子 중에서 土運이 太過한 해는 甲子·甲戌·甲申·甲午·甲辰·甲寅年이다.

28) 淸厥 : 四肢厥冷, 즉 四肢가 차가워지는 증상을 가리킨다.

29) 鎭星 : 土星을 가리킨다.

30) 變生得位 : "得位"란 土氣가 왕성한 사계의 마지막 달, 즉 3·6·9·12월을 말한다. 土氣는 사계에 걸쳐 왕성한데, 土氣의 변화는 반드시 그 상응하여 왕성한 시기에 나타나며 長夏에만 왕성한 것이 아니다. 土運이 太過한데다 土氣가 왕성한 시기까지 만나면 그 변화가 극심하다.

31) 藏氣伏, 化氣獨治之 : "藏氣"란 水氣를 가리키는데 水氣가 閉藏을 주관함으로 인해 붙여진

衍[32], 涸澤生魚, 風雨大至, 土崩潰, 鱗見於陸. 病腹滿溏泄腸鳴, 反下甚, 而太谿絶者, 死不治, 上應歲星.

土運이 太過한 해는 비가 많이 내리고 多濕하여 (土가 水를 억제하므로) 腎水가 邪氣를 받습니다. 사람들은 腹痛·手足厥冷·情緖憂鬱·身體沈重·煩悶 등의 병을 앓으며, 하늘에서는 土星이 (빛을 내어) 상응합니다. (土運의 太過함이) 심하면 肌肉이 오그라들고 足部가 연약하여 가누지 못하며, 보행 시에 경련이 자주 일어나고 발꿈치가 아프며, (土가 병들어 水를 제약하지 못하면) 水飮이 발생하여 中焦가 脹滿해지고 식욕이 감퇴하며 四肢를 추스리지 못합니다.

(만약 土運이 왕성한) 변화가 土氣가 왕성한 시기(得位)에 발생하면 水氣(藏氣)가 潛藏되어 土氣(化氣)가 홀로 다스리게 되므로 샘물이 솟아오르고 강물이 범람하여 메말랐던 연못에 물고기가 생기며, (土氣가 극에 달하여 木氣가 來復하면) 비바람이 크게 몰아쳐 제방이 무너지고 (하천이 범람하여) 육지에서 물고기를 볼 수 있습니다. (사람들의 경우는) 복부가 脹滿하고 便이 묽으며 腸에서 소리가 나고 泄瀉가 심한 병을 앓는데, (만약 足少陰腎經의) 太淵脈이 끊어질 경우는 (腎氣가 이미 빠져나간 것으로서) 치료할 수 없는 死證이며, 하늘에서는 木星이 (빛을 내어) 상응합니다.

歲金太過[33], 燥氣流行, 肝木受邪. 民病兩脇下少腹痛, 目赤痛, 眥瘍, 耳無所聞. 肅殺而甚, 則體重煩寃, 胸痛引背, 兩脇滿且痛引少腹, 上應太白星. 甚則喘咳逆氣, 肩背痛, 尻[34]陰股膝髀腨䯒足皆痛[35], 上應熒惑星. 收氣峻, 生氣下[36], 草木斂, 蒼乾凋隕. 病反暴痛胠脇不可反側, 咳逆甚而血溢, 太衝絶者, 死不治, 上應太百星.

이름이다. 土氣가 太過하면 水氣가 潛藏되어 쓰이지 못하므로 土氣가 홀로 다스리게 된다.

32) 衍 : 여기서는 "넘치다(溢)"는 뜻이다.

33) 歲金太過 : 庚은 金運에 속하고 陽干에 해당하는데, 陽干은 太過에 속하므로 庚과 결합하는 해는 모두 金運이 太過한 해이다. 六十甲子 중에서 金運이 太過한 해는 庚午·庚辰·庚寅·庚子·庚戌·庚申年이다.

34) 尻 : 尾骨(꼬리뼈)를 가리킨다.

35) 痛 : 원문에는 "病"으로 되어 있었으나, 〈臟氣法時論〉 肺病 條에서 "痛"이라 한 것과 《內經評文》에서 "'病'은 마땅히 '痛'으로 적어야 한다."고 한 것에 근거하여 교정하였다.

36) 收氣峻, 生氣下 : "峻"은 "성하다"는 뜻이다. 金氣(收氣)가 성하면 木의 生發하는 氣(生氣)가 가라앉아 쓰이지 못한다.

金運이 太過한 해에는 燥氣가 유행하여 (金이 木을 억제하므로) 肝木이 邪氣를 받습니다. 사람들은 兩脇下 및 少腹部에 疼痛이 오고 눈이 충혈되면서 아프며, 눈가가 짓무르고 귀가 들리지 않는 병을 앓습니다. (金氣의) 肅殺이 심하면 몸이 무겁고 번민하며 胸痛으로 인해 背部가 땅기고 兩脇下가 脹滿·疼痛하면서 少腹部가 땅기며, 하늘에서는 金星이 (빛을 내어) 상응합니다. (金運의 太過함이) 심하면 咳嗽喘息으로 氣가 上逆하고 어깨와 등이 아프며, 尾骨(꼬리뼈)·陰部·股關節(넓적다리 외측)·무릎·髀關節(넓적다리 안쪽)·장딴지·정강이·足(발) 등에 모두 疼痛이 오며, (金氣가 극에 달하면 火氣가 來復하므로) 하늘에서는 火星이 (빛을 내어) 상응합니다.

(만약) 金氣(收氣)가 성하여 木氣(生氣)가 가라앉으면 초목의 生氣가 수렴되어 푸른 초목이 시들고 잎이 떨어집니다. (사람들의 경우는) 도리어 脇肋部에 극심한 통증이 발생하여 돌아눕지 못하며, 咳嗽로 인해 氣가 上逆하고 심하면 吐血·衄血 등의 병을 앓는데, (만약 足厥陰肝經의) 太衝脈이 끊어질 경우는 (肝氣가 이미 빠져나간 것으로서) 치료할 수 없는 死證이며, 하늘에서는 金星이 (빛을 내어) 상응합니다.

歲水太過[37], 寒氣流行, 邪害心火. 民病身熱煩心躁悸, 陰厥[38]上下中寒, 譫妄心痛, 寒氣早至, 上應辰星. 甚則腹大脛腫, 喘咳, 寢汗出憎風[39], 大雨至, 埃霧朦鬱, 上應鎭星. 上臨太陽, 雨冰雪霜不時降, 濕氣變物. 病反腹滿腸鳴, 溏泄食不化, 渴而妄冒[40], 神門絶者, 死不治, 上應熒惑·辰星[41].

---

37) 歲水太過 : 丙은 水運에 속하고 陽干에 해당하는데, 陽干은 太過에 속하므로 丙과 결합하는 해는 모두 水運이 太過한 해이다. 六十甲子 중에 水運이 太過한 해는 丙寅·丙子·丙戌·丙申·丙午·丙辰年이다.

38) 陰厥 : 寒厥, 즉 陽氣가 쇠약해져 四肢가 차가워지는 것을 말한다.

39) 風 : 木·火·土·金 네 運의 文例에 비추어 보면 이 뒤에 闕文이 있다. 《新校正》에서 이르길 "木運에서 '化氣不政, 生氣獨治'라 하였고, 火運에서 '收氣不行, 長氣獨明'이라 하였으며, 土運에서 '藏氣伏, 化氣(원래는 長氣로 되어 있었으나 원문에 근거하여 교정하였다)獨治'라 하였고, 金運에서 '收氣峻, 生氣下'라고 하였으니, 水運에서는 마땅히 '藏氣乃盛, 長氣失政'이라 해야 한다. 지금 水運만 빠졌으니 闕文이다."라고 하였다.

40) 渴而妄冒 : "渴"은 口渴을, "妄"은 譫語狂妄을 가리키며, "冒"는 "瞀"와 같고 정신이 맑지 못한 것을 가리킨다.

41) 上應熒惑·辰星 : 張介賓은 注에서 "水運에서만 熒惑星과 辰星을 언급한 것은 水가 성하고 火가 쇠약하면 水星이 밝게 빛나고 火星이 빛을 잃는다는 것을 말함인데, 五運이 모두 그러하다."고 하였다.

水運이 太過한 해에는 寒氣가 유행하여 (水氣가 火氣를 억제하므로) 邪氣가 心火를 손상시킵니다. 사람들은 身熱·煩躁·心悸·寒氣厥逆·全身寒冷·譫語妄言·心痛 등의 병을 앓고, 추위가 빨리 오며, 하늘에서는 水星이 (빛을 내어) 상응합니다. (水運의 太過함이) 심하면 (사람들에게는) 腹部가 脹大하고 정강이가 부으며 咳嗽喘息이 나고 잠잘 때 땀을 흘리며 바람을 싫어하는 증상이 나타나고, (寒氣가 극에 달하면 土氣가 來復하여) 폭우가 쏟아지고 휘날리는 먼지가 구름처럼 하늘을 가리며, 하늘에서는 土星이 (빛을 내어) 상응합니다.

(만약) 太陽司天을 만나면 (寒氣가 더욱 성해져) 비나 우박· 눈·서리가 無時로 내리고 (이로 인해) 濕氣가 만연하여 만물의 형태가 바뀝니다. (사람들의 경우는) 도리어 腹部脹滿·腸鳴·泄瀉·消化不良·口渴·妄行·精神不清 등의 병을 앓는데, (手少陰心經의) 神門脈이 끊어질 경우는 (心氣가 이미 빠져나간 것으로서) 치료할 수 없는 死證이며, 하늘에서는 이에 상응하여 火星의 빛이 약해지고 水星이 밝게 빛납니다.

帝曰 : 善. 其不及何如?

岐伯曰 : 悉乎哉問也! 歲木不及[42], 燥乃大行, 生氣失應, 草木晚榮. 肅殺而甚, 則剛木辟著[43], 柔萎蒼乾, 上應太白星. 民病中淸[44], 胠脇痛, 少腹痛, 腸鳴溏泄, 凉雨時至, 上應太白星·歲星[45], 其穀蒼[46]. 上臨陽明, 生氣失政, 草木再榮[47], 化氣乃急[48], 上應太白·

---

42) 歲木不及 : 丁은 木運에 속하고 陰干에 해당하는데, 陰干은 不及에 속하므로 丁과 결합하는 해는 모두 木運이 不及한 해이다. 六十甲子 중에 木運이 不及한 해는 丁卯·丁丑·丁亥·丁酉·丁未·丁巳年이다.

43) 剛木辟著 : "剛木"은 단단한 나무를 가리킨다. "辟"은 "闢"과 통하며 "갈라지다"는 뜻이고, "著"는 해 따위를 "입다"는 뜻이다. 즉 단단한 나무라 할지라도 燥氣의 해를 입어 갈라짐을 말한다.

44) 中淸 : 中氣가 虛寒한 것을 가리킨다.

45) 歲星 : 원문에는 없었으나《新校正》에서 "民病 증상 중에 상응하는 별은 모두 運星(運氣와 상응하는 별)이 빛을 잃고 畏星(그 해의 運氣를 제약하는 氣에 해당하는 별)이 加해져 재해를 일으키는데, 이곳에서는 畏星만 언급하고 運星은 언급하지 않은 것은 經文에서 누락된 것이니, '上應太白星·歲星'이라 해야 옳다."고 한 것에 근거하여 보충하였다.

46) 其穀蒼 : "穀"은 五穀을, "蒼"은 청색을 가리킨다. 張介賓은 注에서 "五穀 중에서 청색을 띠는 것은 木에 속하는데, 참깨 부류이다."라고 하였다.

47) 草木再榮 : 金氣가 木氣를 억제하고, 이로 인해 土氣가 來復하므로 늦여름에 다시 초목이 무성해진다는 말이다.

鎭星, 其主蒼早[49]. 復[50]則炎暑流火, 濕性燥, 柔脆草木焦槁, 下體再生[51], 華實齊化[52]. 病寒熱瘡瘍, 疿胗癰痤, 上應熒惑・太白, 其穀白堅[53]. 白露早降, 收殺氣行, 寒雨害物, 蟲食甘黃. 脾土受邪, 赤氣[54]後化, 心氣晩治, 上勝肺金, 白氣乃屈, 其穀不成, 咳而鼽, 上應熒惑・太白星.

黃帝 : 훌륭하십니다. 五運이 不及한 경우는 어떠합니까?

岐伯 : 상세한 질문이십니다. 木運이 不及한 해에는 燥氣가 크게 유행하고 木氣(生氣)가 時令과 부합하지 않으므로 초목이 뒤늦게 무성해집니다. (金氣의) 肅殺이 심하면 단단한 나무라 할지라도 해를 입어 갈라지고 연약한 줄기와 잎이 시들며, 하늘에서는 金星이 (빛을 내어) 상응합니다. 사람들은 中氣가 虛寒하고 옆구리가 아프며 少腹疼痛・・腸鳴・便溏 등의 병을 앓으며, 가을비가 수시로 내리고 하늘에서는 상응하는 金星이 밝게 빛나고 木星의 빛이 약해지며, 五穀 중에서 청색을 띤 것들이 익지 않습니다.

(만약) 陽明司天을 만나면 (金氣가 木氣를 억제하므로) 木氣(生氣)가 다스리지 못하고, (土氣가 來復하여) 초목이 (늦여름에) 다시 무성해지며, 개화 결실기가 짧아지고 (金氣가 木氣를 억제하여 木이 土를 이기지 못하므로) 하늘에서는 상응하는 金星과 土星이 밝게 빛나며, 만물이 일치감치 시듭니다.

(金氣가 극에 달하여 쇠퇴하고 木에서 발생한 火氣가) 來復하면 무더위가 유행하여 濕氣가 말라 연약한 초목이 메마르고, 뿌리에서 다시 싹이 돋아 개화와 결실이 병존합니다. (사람들은) 惡寒發熱・瘡瘍・땀띠・癰・등창 등의 병을 앓고, 하늘에서는 상응하는 火星・金星이 밝게 빛나며, 五穀 중에서 백색을 띠는 단단한 곡물은 이삭은 패나 열매 맺지 않

---

48) 化氣乃急 : "化氣"는 土氣를 가리키는데, 초목이 꽃피고 열매 맺는 것을 주관한다. 따라서 "化氣乃急"이란 개화 결실기가 매우 짧다는 말이다.

49) 蒼早 : "蒼"은 노쇠한 것을 뜻한다. 따라서 "蒼早"란 초목이 일찌감치 시드는 것을 말한다.

50) 復 : 五行 간의 억제가 지나치면 도리어 반발하는 氣가 오는데 옛사람들은 이를 "復"이라 하였다. "復"은 보복을 뜻하는데 子가 그 母를 위해 보복하는 것이다. 예컨대 木運에 속하는 해에 金氣가 木氣를 억제하면 木이 生한 火氣가 來復하여 무더위가 유행한다.

51) 下體再生 : 뿌리 부위에서 다시 싹이 돋아나는 것을 가리킨다.

52) 華實齊化 : 개화와 결실이 동시에 나타나는 현상을 가리킨다. "華"는 "花"와 통한다.

53) 其穀白堅 : "白堅"이란 백색을 띠는 단단한 곡물을 가리킨다. 張介賓은 注에서 "白堅은 金에 속하는데 이삭은 패나 열매 맺지 않는다."고 하였다.

54) 赤氣 : 火氣를 가리킨다.

습니다. (金氣가 왕성하므로) 白露가 되기 전에 서리가 내리고 肅殺之氣가 행해지며, 차가운 비가 내려 만물을 해치고 벌레가 단맛이 나는 황색 곡물을 갉아먹습니다. 脾土가 邪氣(燥邪)를 받음으로 인해 火氣가 (金氣가 쇠약해진) 후에 來復하여 心氣가 늦게까지 다스리고 위로 肺金을 억제하니, 金氣(白氣)가 굴복하여 (金氣와 상응하는) 곡물이 익지 않고 (사람들의 경우는) 咳嗽・鼻塞 등이 발생하며, 하늘에서는 상응하는 火星이 밝게 빛나고 金星의 빛이 약해집니다.

歲火不及[55), 寒乃大行, 長政不用, 物榮而下[56). 凝慘[57)而甚, 則陽氣不化, 乃折榮美, 上應辰星. 民病胸中痛, 脇支滿, 兩脇痛, 膺背肩胛間及兩臂內痛, 鬱冒朦昧[58), 心痛暴瘖[59), 胸腹大, 脇下與腰背相引而痛, 甚則屈不能伸, 髖髀如別[60), 上應熒惑・辰星, 其穀丹. 復則埃鬱[61), 大雨且至, 黑氣乃辱[62), 病鶩溏腹滿, 飮食不下, 寒中腸鳴, 泄注腹痛, 暴攣痿痹, 足不任身, 上應鎭星・辰星, 玄穀不成.

火運이 不及한 해에는 寒氣가 크게 유행하여 火氣가 작용하지 못하므로 식물이 자라되 아래로 향합니다. 陰寒의 氣가 지나치게 성하면 陽氣가 化育하지 못하여 만물의 生氣가 꺾이며, 하늘에서는 水星이 (빛을 내어) 상응합니다. 사람들은 胸中이 아프고 脇部가 脹滿하며 兩脇部에 疼痛이 오고 胸部・背部・肩胛部 사이 및 양팔의 안쪽이 아프며, 頭目眩暈・精神不淸・心痛, 갑작스런 失音이 오고 胸腹部가 脹大해지며, 脇下와 腰

55) 歲火不及 : 癸는 火運에 속하고 陰干에 해당하는데, 陰干은 不及에 속하므로 癸와 결합하는 해는 모두 火運이 不及한 해이다. 六十甲子 중에 火運이 不及한 해는 癸酉・癸未・癸巳・癸卯・癸丑・癸亥年이다.

56) 物榮而下 : 식물은 마땅히 상향하여 성장해야 하는데, 아래로 고개를 숙인다는 것으로서, 식물의 생장역량이 부족한 것을 형용한 것이다.

57) 凝慘 : 만물이 얼어붙어 스산한 것을 말하는데, 여기서는 陰寒의 氣를 가리킨다.

58) 鬱冒朦昧 : 氣機가 원활하게 소통되지 못하고 上逆하여 울결됨으로 인해 머리가 어지럽고 눈앞이 깜깜하며 정신이 맑지 못한 증상을 가리킨다.

59) 暴瘖 : 갑자기 말을 하지 못하는 증상을 가리킨다.

60) 髖髀如別 : "別"은 "분리되다"는 뜻이다. 이는 坐骨(髖)과 대퇴부(髀)가 분리된 것처럼 원활하게 움직이지 않는 것을 말한다.

61) 埃鬱 : 먼지가 자욱하게 이는 것을 말하는데, 여기서 먼지는 土氣를 의미하므로 土氣가 성해짐을 뜻한다.

62) 黑氣乃辱 : "黑氣"란 水氣(寒氣)를 가리킨다. 水는 북방에 해당하는데 북방의 색은 흑색이다. "辱"은 "屈"과 같고 "억제 당하다"는 뜻인데, 여기서는 "물러가다"는 뜻으로 해석해야 한다.

背部가 땅기면서 아프고 심하면 몸을 굽혔다 펼 수 없으며 坐骨과 대퇴부가 마치 분리된 것 같은 등의 병을 앓고, 하늘에서는 상응하는 火星의 빛이 약해지고 水星이 밝게 빛나며, 五穀 중에서 적색을 띠는 것들이 익지 않습니다.

(水氣가 극에 달하여 쇠퇴하고 火에서 발생한 土氣가) 來復하면 먼지가 자욱하게 일고 큰비가 내리면서 寒氣가 물러가며, (사람들의 경우는) 오리똥 같은 설사를 하고 腹部가 脹滿하며 먹은 음식이 내려가지 않고 中焦가 虛寒하며 腸鳴이 나고 물을 쏟는 듯한 泄瀉를 하면서 腹痛이 오며, 갑자기 경련이 일어나 四肢가 마비되고 다리로 몸을 지탱하지 못하는 등의 병을 앓으며, 하늘에서는 상응하는 土星이 밝게 빛나고 水星의 빛이 약하며, 흑색을 띠는 곡물이 익지 않습니다.

歲土不及[63], 風乃大行, 化氣不令, 草木茂榮, 飄揚而甚, 秀而不實, 上應歲星. 民病飧泄霍亂, 體重腹痛, 筋骨繇復[64], 肌肉瞤酸, 善怒. 藏氣擧事[65], 蟄蟲早附[66], 咸[67]病寒中, 上應歲星・鎭星, 其穀黅. 復則收政嚴峻, 名木蒼凋, 胸脇暴痛, 下引少腹, 善太息, 蟲食甘黃, 氣客於脾, 黅穀乃減, 民食少失味, 蒼穀乃損, 上應太白・歲星. 上臨厥陰, 流水不冰, 蟄蟲來見, 藏氣不用, 白乃不復[68], 上應歲星, 民乃康.

土運이 不及한 해에는 風氣가 유행하여 土氣(化氣)가 令을 행하지 못하므로 초목이 무성하나, 바람이 심하게 불어 꽃은 피나 열매가 열리지 않으며, 하늘에서는 木星이 (빛을 내어) 상응합니다. 사람들은 飧泄・霍亂・身體沈重・腹痛・筋骨搖動・肌肉瞤動痠痛

---

63) 歲土不及 : 己는 土運에 속하고 陰干에 해당하는데, 陰干은 不及에 속하므로 己와 결합하는 해는 모두 土運이 不及한 해이다. 六十甲子 중에 土運이 不及한 해는 己巳・己卯・己丑・己亥・己酉・己未年이다.

64) 繇復 : "繇"는 "요동하다", "復"은 "반복되다"는 뜻이다.

65) 藏氣擧事 : 土運이 不及하여 水氣를 제약하지 못하면 水氣가 주관하는 藏氣가 직무를 행한다. "擧"는 "행동하다"는 뜻이다.

66) 附 : 《吳注素問》에는 "伏"으로 되어 있다.

67) 咸 : "모두"・"다"란 뜻이 있다. 吳考槃이 이르길 "상하 文例에 비추어 볼 때 이는 '民'字와 형태가 비슷하여 생긴 착오이다."라고 하였는데, 참고할 만하다.

68) 白乃不復 : 金氣가 來復하지 못하는 것을 말한다. 金은 서방에 속하고, 서방의 색은 白色이므로 백색으로써 金氣를 대신하였다. 馬蒔는 注에서 "在泉이 少陽이면 火가 땅을 주관하므로 물이 얼지 않고 겨울잠을 자던 동물들이 나타난다, '藏氣'란 水氣인데 그 직무를 행하지 못하고 火가 땅을 주관하므로 金氣가 來復하지 못한다."고 하였다.

·善怒(화를 잘 내는 것) 등의 병을 앓습니다. (土運이 不及하면 水氣를 제약하지 못하여) 水氣(藏氣)가 그 직무를 행하면 겨울잠을 자는 동물들이 일찍 땅속으로 들어가고, (사람들은) 모두 中氣虛寒 증상을 앓으며, 하늘에서는 상응하는 木星이 밝게 빛나고 土星의 빛이 약해지며, 五穀 중에서 황색을 띠는 것들이 익지 않습니다.

(木氣가 극에 달하여 쇠퇴하고 土에서 발생한 金氣가) 來復하면 金氣(收氣)가 준엄하게 행해져 이름 있는 나무들이 시들고, (인체의 경우는) 胸脇部에 갑자기 疼痛이 오고 少腹部가 땅기며 한숨을 잘 쉬며, 벌레가 단맛이 나는 황색 곡물을 갉아먹고, 邪氣가 脾土에 침입하면 황색을 띠는 곡물의 수확량이 줄고, 사람들은 식욕이 떨어져 음식 맛을 모르며, 청색을 띠는 곡물이 해를 입고, 하늘에서는 상응하는 金星이 밝게 빛나고 木星의 빛이 약해집니다.

(만약) 厥陰司天을 만나면 (在泉이 少陽相火여서 추워야 함에도 춥지 않으므로) 흐르는 물이 얼지 않고 동면하던 동물들이 나타나며, 水氣(臟氣)가 쓰이지 못하여 (土氣가 少陽相火在泉의 도움을 받아 木氣가 土를 억제하지 못하는 까닭에) 金氣가 來復하지 않으며, 하늘에서는 상응하는 木星이 밝게 빛나고 사람들이 건강합니다.

歲金不及[69], 炎火乃行, 生氣乃用, 長氣專勝, 庶物以茂, 燥爍以行, 上應熒惑星. 民病肩背瞀重, 鼽嚏血便注下, 收氣乃後, 上應太白·熒惑[70]星, 其穀堅芒[71]. 復則寒雨暴至, 乃零[72]冰雹霜雪殺物, 陰厥且格, 陽反上行, 頭腦戶[73]痛, 延及囟頂, 發熱, 上應辰星·熒惑[74], 丹穀不成, 民病口瘡, 甚則心痛.

金運이 不及한 해에는 火氣가 유행하고 (金氣가 쇠약하여 木을 제약하지 못한 까닭에) 木氣(生氣)가 작용하며, 火氣(長氣)가 홀로 성하므로 만물이 무성하고, 건조하면서 무더운 기후가 유행하며, 하늘에서는 火星이 (빛을 내어) 상응합니다. 사람들은 肩背部가 무지근

69) 歲金不及 : 乙은 金運에 속하고 陰干에 해당하는데, 陰干은 不及에 속하므로 乙과 결합하는 해는 모두 金運이 不及한 해이다. 六十甲子 중에 金運이 不及한 해는 乙丑·乙亥·乙酉·乙未·乙巳·乙卯年이다.

70) 熒惑 : 원문에는 없었으나, 상하 文例와《新校正》에 근거하여 보충하였다.

71) 其穀堅芒 : "堅"은 단단한 것을 가리키고, "芒"은 끝이 뾰족한 것을 가리킨다. 이는 단단하고 뾰족한 金의 특성을 나타내는 것인데, 金에 속하는 대표적인 곡물로는 벼(稻)가 있다.

72) 零 : "落(떨어지다)"으로 해석해야 한다. 떨어지는 것을 零落이라 하는 것이 그 예이다.

73) 腦戶 : 督脈의 腦戶穴을 가리킨다.

74) 熒惑 : 원문에는 없었으나, 상하 文例와《新校正》에 근거하여 보충하였다.

하고 코가 막히며 재채기가 나고 血便이 나오며 물을 쏟는 듯한 泄瀉를 하며, (火氣가 유행하는 까닭에) 金氣(收氣)가 늦게 이르고, 하늘에서는 상응하는 火星이 밝게 빛나고 金星의 빛이 약하며, (金氣와 상응하는) 단단하고 뾰족한 백색 곡물이 익지 않습니다.

(火가 극에 달하여 쇠퇴하고 金에서 발생한 水氣가) 來復하면 찬비가 갑자기 내리고 우박이나 서리가 내려 만물을 해치며, (사람들의 경우는) 陰氣가 厥逆하여 (하행하는 陽氣를) 가로막아 陽氣가 도리어 상행하므로 頭部의 腦戶穴 부위에 疼痛이 오고 頭頂部에 (통증이) 파급되며 전신에 熱이 나고, 하늘에서는 상응하는 水星이 밝게 빛나고 火星의 빛이 약하며, (火氣와 상응하는) 적색 곡물이 익지 않고, 사람들은 口瘡을 앓고 심하면 心痛이 발생합니다.

歲水不及[75], 濕乃大行, 長氣反用, 其化乃速, 暑雨數至, 上應鎭星. 民病腹滿, 身重濡泄, 寒瘍流水[76], 腰股痛發, 膕腨股膝不便, 煩寃, 足痿淸厥, 脚下[77]痛, 甚則胕腫. 藏氣不政, 腎氣不衡, 上應鎭星[78]・辰星, 其穀秬[79]. 上臨太陰, 則大寒數擧, 蟄蟲早藏, 地積堅冰, 陽光不治, 民病寒疾於下, 甚則腹滿浮腫, 上應鎭星・熒惑[80], 其主黅穀. 復則大風暴發, 草偃木零, 生長不鮮, 面色時變, 筋骨幷辟[81], 肉瞤瘛, 目視䀮䀮[82], 物疏璺[83], 肌肉胗發, 氣幷鬲中, 痛於心

---

75) 歲水不及 : 辛은 水運에 속하고 陰干에 해당하는데, 陰干은 不及에 속하므로 辛과 결합하는 해는 모두 水運이 不及한 해이다. 六十甲子 중에서 水運이 不及한 해는 辛未・辛巳・辛卯・辛丑・辛亥・辛酉年이다.

76) 寒瘍流水 : "陰瘍"이란 벌겋게 달아오르지 않는 陰性瘡瘍을 가리키고, "流水"란 묽은 膿液이 흐르는 것을 형용한 것이다.

77) 脚下 : 다리 중에서 종지뼈 아래의 부위를 말한다.

78) 鎭星 : 원문에는 없었으나, 문맥과 《新校正》에 근거하여 보충하였다.

79) 秬(거) : 흑색 곡물을 가리킨다. 張介賓은 注에서 "'秬'는 黑黍이다."라고 하였다.

80) 熒惑 : 원문에는 없었으나, 《新校正》에 근거하여 보충하였다. 《新校正》에서 이르길 "앞에서 木運이 不及한데다 陽明司天을 만날 때 '上應太白・鎭星'이라 하였는데, 여기서는 '鎭星'만 말하고 '熒惑'을 언급하지 않았으니, 闕文이다."라고 하였다.

81) 幷辟 : 吳崑은 注에서 "'幷辟'은 痙攣拘急이다."라고 하였고, 張介賓은 注에서 "'幷'은 拘急痙攣이고, '辟'은 한쪽으로 치우침이다."라고 하였다.

82) 䀮䀮(황황) : 물체가 흐릿하게 보이는 것을 형용한 말이다.

83) 物疏璺 : 사물이 갈라져 보이는 複視 현상을 가리킨다. "疏"와 "璺(문)"에는 갈라지다는 뜻이 있다. 《方言》에서 "그릇이 깨어졌으되 아직 흩어지지 않은 것을 '璺'이라 한다."고 하였다.

腹. 黃氣[84]乃損, 其穀不登[85], 上應歲星·鎭星[86].

水運이 不及한 해에는 濕氣가 크게 유행하고 火氣(長氣)가 도리어 작용하여 만물의 生化가 빠르며 무덥고 비가 자주 내리며, 하늘에서는 土星이 (빛을 내어) 상응합니다. 사람들은 腹部脹滿·身體沈重·大便泄瀉, 陰性瘡瘍에서 묽은 농액이 흘러나오고, 허리와 넓적다리에 疼痛이 오며, 오금·장딴지·넓적다리·무릎의 활동이 불편하고 煩悶해하며, 足部가 연약무력하면서 차갑고 足下部에 疼痛이 오며, 심하면 발등이 붓습니다. 水氣(藏氣)가 다스리지 못하므로 腎氣가 조화를 잃고, 하늘에서는 상응하는 土星이 밝게 빛나고 水星의 빛이 약해지며, (水氣와 상응하는) 흑색 곡물이 익지 않습니다. (만약) 太陰司天을 만나면 (在泉은 太陽寒水가 주관하므로) 큰 추위가 자주 이르러 겨울잠을 자는 동물들이 일찍 땅속으로 들어가고 지상에 얼음이 두껍게 얼며, 陽氣가 다스리지 못하므로 사람들은 寒病이 하반신에서 발생하고 심하면 복부가 창만하고 붓는 등의 병을 앓으며, 하늘에서는 상응하는 土星이 밝게 빛나고 火星의 빛이 약하며, 土氣가 주관하는 황색 곡물이 익지 않습니다.

(土氣가 극에 달하여 쇠퇴하고 水에서 발생한 木氣가) 來復하면 大風이 갑자기 불어 초목이 쓰러지고 잎이 떨어지며 (만물의) 생장력이 뚜렷하지 않는데, (사람의 경우는) 안색이 수시로 변하고 筋骨에 경련이 일어나며 肌肉이 떨리고 눈이 흐릿하게 보이며 (심하면) 물체가 둘로 보이는 複視 현상이 나타나고, 肌肉에 發疹이 생기며, 氣가 胸中에서 막혀 心腹部에 疼痛이 발생합니다. (木氣가 太過한 까닭에) 土氣가 손상되어 土에 속하는 곡물이 익지 않으며(木克土), 하늘에서는 상응하는 木星이 밝게 빛나고 土星의 빛이 약합니다.

帝曰 : 善. 願聞其時也.

岐伯曰 : 悉乎[87]哉問也! 木不及, 春有鳴條律暢之化[88], 則秋有霧露淸凉之政; 春有慘凄殘賊[89]之勝, 則夏有炎暑燔爍之復. 其眚東, 其臟肝, 其病內舍胠脇, 外在關節.

---

84) 黃氣 : 土氣를 가리킨다.

85) 不登 : 곡물이 익지 않는 것을 가리킨다. "登"을 《爾雅》에서는 "成"으로 풀었고, 《增韻》에서는 "熟(익다)"으로 풀었다.

86) 鎭星 : 원문에는 없었으나, 《新校正》에 근거하여 보충하였다.

87) 乎 : 원문에는 없었으나, 《吳注素問》《素問直解》《內經評文》과 文例에 근거하여 보충하였다.

88) 鳴條律暢之化 : "鳴條"는 봄바람이 나뭇가지들을 움직여 나는 소리를 형용한 것이고, "律暢"은 봄철의 生發之氣를 가리키므로 "鳴條律暢之化"는 봄철의 정상적인 기후변화를 가리킨다.

89) 殘賊 : "해치다"는 뜻이다.

黃帝 : 훌륭하십니다.

岐伯 : 상세하신 질문입니다. 木運이 不及한 해의 봄철에 봄바람이 불고 화창한 등의 (정상적인) 生化가 있으면 가을철에도 서리가 내리고 청량한 등의 (정상적인) 다스림이 있으며, 봄철에 한랭하여 만물을 해치는 (金氣의) 偏勝함이 있으면[90] 여름철에 찌는 듯한 무더위의 來復이 있습니다[91]. 그 재해는 동방에서 발생하고, (이와 상응하는) 臟은 肝이며, 그 병변은 내부의 옆구리와 외부의 關節에 있습니다.

火不及, 夏有炳明光顯[92]之化, 則冬有嚴肅霜寒之政; 夏有慘凄凝冽之勝, 則不時有埃昏大雨之復. 其眚南, 其臟心, 其病內舍膺脇, 外在經絡.

火運이 不及한 해의 여름철에 무더위가 뚜렷한 등의 (정상적인) 生化가 있으면 겨울철에 매섭게 추운 등의 (정상적인) 다스림이 있으며, 여름철에 매섭게 추운 (水氣의) 편성함이 있으면[93] 不時에 먼지가 하늘을 가리고 폭우가 내리는 (土氣의) 來復이 있습니다[94]. 그 재해는 남방에서 발생하고, (이와 상응하는) 臟은 心이며, 그 병변은 내부의 膺脇과 외부의 經絡에 있습니다.

土不及, 四維[95]有埃雲潤澤之化, 則春有鳴條鼓折[96]之政; 四維發振拉飄騰[97]之變, 則秋有肅殺霖霪[98]之復. 其眚四維[99], 其臟脾, 其病內舍心腹, 外在肌肉四肢.

土運이 不及한 해의 3・6・9・12月에 먼지가 날리고 윤택한 (정상적인) 生化가 있으면 봄철에 따뜻한 봄바람이 불어 만물을 싹틔우는 (정상적인) 다스림이 있으며, 3・6・9・12月에 광풍이 불어 수목의 뿌리가 뽑히고 잎이 날아오르는 등의 변화가 발생하면[100]

---

90) 이는 木運이 不及한 틈을 타서 金氣가 침입한 까닭이다.

91) 이는 金氣가 극에 달하여 쇠퇴함으로 인해 木이 生한 火가 來復한 것이다.

92) 炳明光顯 : "炳明"은 뚜렷한 것을, "光顯"은 무더위를 가리킨다.

93) 이는 火運이 不及한 틈을 타고 水氣가 침입한 까닭이다.

94) 이는 水氣가 극에 달하여 쇠퇴함으로 인해 火가 生한 土가 來復한 것이다.

95) 四維 : 여기서는 辰・戌・丑・未월, 즉 3・6・9・12月을 가리킨다.

96) 鼓折 : 봄바람의 고무에 힘입어 꼬투리를 뚫고 싹트는 것을 형용한 것이다.

97) 振拉飄騰 : 이는 광풍에 나무뿌리가 뽑히고 나뭇잎이 날려 올라가는 것을 형용한 것이다.

98) 霖霪(임음) : 비가 그치지 않고 오랫동안 내리는 것을 가리킨다.

99) 四維 : 여기서는 동남・동북・서남・서북방의 네 모퉁이를 가리킨다.

100) 이는 土運이 不及한 틈을 타고 木氣가 침입한 까닭이다.

가을철에 차가운 가을비가 오랫동안 내리는 (金氣의) 來復이 있습니다[101]. 그 재해는 동남・동북・서남・서북방에서 발생하고, (이와 상응하는) 臟은 脾이며, 그 병변은 내부의 心腹과 외부의 肌肉・四肢에 있습니다.

金不及, 夏有光顯鬱蒸之令[102], 則冬有嚴凝整肅之應; 夏有炎爍燔燎之變, 則秋有冰雹霜雪之復. 其眚西, 其臟肺, 其病內舍膺脇肩背, 外在皮毛.

金運이 不及한 해의 여름철에 무덥고 비가 많은 (정상적인) 기후가 나타나면 겨울철에 매서운 추위로 얼어붙어 만물이 움츠리는 상응함이 있으며, 여름철에 (예년에 비해) 지나치게 무더운 변화가 있으면[103] 가을철에 우박이나 눈이 내리는 (水氣의) 來復이 있습니다[104]. 그 재해는 서방에서 발생하고, (이와 상응하는) 臟은 肺이며, 그 병변은 내부의 胸脇肩背部와 외부의 皮毛에 있습니다.

水不及, 四維有湍潤埃雲之化, 則不時有和風生發之應; 四維發埃昏驟注[105]之變, 則不時有飄蕩振拉之復. 其眚北, 其臟腎, 其病內舍腰脊骨髓, 外在谿谷踹膝.

水運이 不及한 해의 3・6・9・12월에 濕潤하고 구름이 많이 끼는 (정상적인) 生化가 있으면 수시로 조화로운 바람과 生發의 상응함이 있으며, 3・6・9・12월에 흙먼지가 하늘을 가리고 폭우가 쏟아지는 (비정상적인) 변화가 발생하면[106] 불시에 폭풍이 불어와 나무가 뽑히는 (木氣의) 來復이 있습니다[107]. 그 재해는 북방에서 발생하고, (이와 상응하는) 臟은 腎이며, 그 병변은 내부의 腰脊・骨髓와 외부의 肌肉이 모이는 부위・小腿部位・膝關節에 있습니다.

夫五運之政, 猶權衡也, 高者抑之, 下者擧之, 化者應之, 變者復之, 此生長化[108]收藏之理, 氣之常也. 失常則天地四塞矣. 故曰天地之動

101) 木氣가 극에 달하여 쇠퇴함으로 인해 土가 生한 金이 來復한 까닭이다.

102) 光顯鬱蒸之令 : "光顯"은 무더위를 가리키고, "鬱蒸"은 무덥고 비가 많은 것을 가리킨다. 이는 고온다습한 여름철의 정상적인 기후변화를 형용한 것이다.

103) 이는 金運이 不及한 틈을 타서 火氣가 침입한 것이다.

104) 이는 火氣가 극에 달하여 쇠퇴함으로 인해 金이 生한 水가 來復한 까닭이다.

105) 驟注 : 물을 쏟아 붓듯이 폭우가 내리는 것을 가리킨다.

106) 이는 水運이 不及한 틈을 타고 土氣가 침입한 까닭이다.

107) 이는 土氣가 극에 달하여 쇠퇴함으로 인해 水가 生한 木이 來復한 까닭이다.

靜, 神明爲之紀, 陰陽之往復[109], 寒暑彰其兆, 此之謂也.

무릇 五運의 다스림은 마치 저울과 저울추의 관계와 같아 太過하면 억누르고 不及하면 북돋아 주며, 生化하면 이에 상응하고, (비정상적으로) 變化하면 이를 來復하니, 이는 生·長·化·收·藏하는 이치로서 기후변화의 常規입니다. (만약) 常規를 잃으면 天地의 사방이 막힙니다. 그러므로 "天地의 動靜은 神明(만물이 발생·운동·변화하는 역량)이 그 표지가 되고, 陰陽의 왕복은 寒暑(의 변화)가 그 조짐으로 나타난다."고 한 것은 이를 말함입니다.

帝曰 : 夫子之言五氣之變, 四時之應, 可謂悉矣. 夫氣之動亂, 觸遇而作, 發無常會, 卒然災合, 何以期之?

岐伯曰 : 夫氣之動變, 固不常在, 而德[110]·化[111]·政·令·災·變, 不同其候也.

黃帝 : 선생께서 말씀하신 五氣의 변화와 四時氣候의 상응관계는 상세하다고 할만합니다. 五氣가 어지럽게 변동하면 서로 접촉하여 발작하는데, 발작함에 일정한 규율성이 없어 갑자기 재해와 결합하여 이르니, 어떻게 예측할 수 있습니까?

岐伯 : 무릇 五氣의 변동은 본래 항상 존재하지는 않는데, 德·化·政·令·재해·변화 등은 그 物候가 상이합니다.

帝曰 : 何謂也?

岐伯曰 : 東方生風, 風生木, 其德敷和, 其化生榮, 其政舒啓, 其令風, 其變振發, 其災散落. 南方生熱, 熱生火, 其德彰顯[112], 其化蕃茂, 其政明曜, 其令熱, 其變銷爍, 其災燔焫. 中央生濕, 濕生土, 其德溽蒸[113], 其化豊備, 其政安靜, 其令濕, 其變驟注, 其災霖潰[114].

---

108) 化 : 원문에는 "化"字 뒤에 "成"字가 있었으나, 衍文이므로 刪去하였다.

109) 往復 : 〈五運行大論〉에는 "升降"으로 적혀 있다.

110) 德 : 일년의 각 계절 및 그와 상응하는 기후가 인체 혹은 만물에 이로운 작용을 함을 가리킨다.

111) 化 : 여기서는 일년의 각 계절 및 그와 상응하는 기후가 物化過程 혹은 인체의 生理活動에 작용하는 것을 말한다.

112) 彰顯 : 火氣는 만물이 무성한 여름철과 상응하여 그 象이 외부로 뚜렷하게 나타나므로 火德을 "彰顯"이라 하였다.

西方生燥, 燥生金, 其德淸潔, 其化緊斂, 其政勁切, 其令燥, 其變肅殺, 其災蒼隕[115]. 北方生寒, 寒生水, 其德淒滄, 其化淸謐[116], 其政凝肅[117], 其令寒, 其變凓冽, 其災冰雪霜雹.

黃帝 : 무슨 말입니까?

岐伯 : 동방은 風氣를 生하고, 風氣는 木을 生하는데, 그 德은 넓게 퍼지고 온화하며, 그 生化는 만물을 무성케 하고, 그 政은 陽氣를 펴져 나가게 하며, 그 令은 風이고, 그 변동은 (바람이 세차게 불어) 만물이 흔들리고 뽑히는 것이며, 그 재해는 초목이 꺾이고 잎이 떨어지는 것입니다.

남방은 熱氣를 生하고, 熱氣는 火를 生하는데, 그 德은 뚜렷하게 드러나는 것이고, 그 生化는 무성하게 우거지는 것이며, 그 政은 밝게 비추는 것이고, 그 令은 熱이며, 그 변동은 뜨거워서 녹이는 것이고, 그 재해는 큰불이 타오르는 것입니다.

중앙은 濕氣를 生하고, 濕氣는 土를 生하는데, 그 德은 濕熱이 熏蒸하는 것이고, 그 生化는 (만물을) 풍성하고 완전하게 하며, 그 政은 안정시키는 것이고, 그 令은 濕이며, 그 변동은 폭우가 억수처럼 쏟아지는 것이고, 그 재해는 홍수가 일어나는 것입니다.

서방은 燥氣를 生하고, 燥氣는 金을 生하는데, 그 德은 청결함이고, 그 生化는 (만물을) 수렴함이며, 그 政은 세차면서 급박하고, 그 令은 燥이며, 그 변동은 肅殺이고, 그 재해는 시들어 떨어지게 하는 것입니다.

북방은 寒氣를 生하고, 寒氣는 水를 生하는데, 그 德은 싸늘하게 차가움이고, 그 生化는 淸冷하고 고요함이며, 그 政은 차갑게 응결하는 것이고, 그 令은 寒이며, 그 변동은 매섭게 추운 것이고, 그 재해는 눈이나 서리・우박 등이 내리는 것입니다. 따라서 그 변동을 관찰하면 德・化・政・令과 변동・재해가 있는데, 만물은 이로부터 말미암고 인체는 이와 상응합니다.

帝曰 : 夫子之言歲候, 其[118]不及太過, 而上應五星. 今夫[119]德化

---

113) 溽蒸 : "溽"은 "濕"을 가리킨다. 이는 濕熱을 熏蒸하는 것을 형용한 것이다.

114) 霖潰(림궤) : "霖"은 비가 그치지 않고 계속 내리는 것이고, "潰"는 제방이 무너지는 것을 가리킨다. 즉 비가 많이 내려 제방이 무너지는 등의 홍수가 일어나는 것을 말한다.

115) 蒼隕(창운) : "蒼"은 수목을 가리키고, "隕"은 시들어 떨어지는 것을 가리킨다.

116) 謐(밀) : "靜(고요하다)"의 뜻이다.

117) 凝肅 : "凝"은 대지가 얼어붙는 것이고, "肅"은 "차갑다"는 뜻이다.

118) 其 : 원문에는 "不及" 아래에 있었으나, 誤倒된 것이므로 馬蒔의 注에 근거하여 "不及"의 위로 옮겼다.

政令災眚變易, 非常而有也, 卒然[120]而動, 其亦爲之變乎?

岐伯曰 : 承天而行之, 故無妄動, 無不應也. 卒然而動者, 氣之交變也, 其不應焉. 故曰應常不應卒, 此之謂也.

黃帝 : 선생께서는 매년의 기후변화 및 그 不及·太過는 하늘의 五星과 상응한다고 하셨습니다. 德·化·政·令·災害·變化 등은 일정하게 발생하는 것이 아니고 갑자기 변동하는데, 하늘의 五星 또한 이를 따라 변화합니까?

岐伯 : (五星은) 天道를 따라서 운행하므로 함부로 움직이지 않으며, (天道의 변화와) 상응하지 않는 경우가 없습니다. 갑작스런 변동은 五氣의 교체 변화로서 五星과 상응하지 않습니다. 그러므로 "정상적인 변화에 상응하지만 돌발적인 변화에 상응하지 않는다."고 함은 이를 두고 하는 말입니다.

帝曰 : 其應奈何?

岐伯曰 : 各從其氣化也.

黃帝 : 그것(五星)의 상응함은 어떠합니까?

岐伯 : 각기 (하늘에서 운행하는) 氣를 따라 변화합니다.

帝曰 : 其行之徐疾逆順何如?

岐伯曰 : 以道留久, 逆守而小[121], 是謂省下[122]; 以道而去, 去而速來, 曲而過之[123], 是謂省遺過[124]也; 久留而環, 或離或附, 是謂議災與其德也.

黃帝 : 五星이 운행함에 느리거나 빠르며 逆行하거나 順行하는 것은 어째서입니까?

岐伯 : (五星이) 궤도에서 오랫동안 머물거나, 逆行하여 빛이 약해지는 것을 "省下"라 하고, (五星이) 궤도를 따라 가는데 갔다가 신속하게 돌아오거나 굴곡하여 궤도를 운행

---

119) 今夫 : 語氣詞로서 의논을 제시하면 일반적으로 해석하지 않는다.

120) 卒然 : "猝然"과 통하며, "갑자기"로 해석한다.

121) 逆守而小 : 五星이 그 운행궤도에서 逆行하여 빛이 희미해지는 것을 가리킨다.

122) 省下 : "省"이란 관찰하고 분석하는 것을 가리키고, "下"는 지상을 가리킨다. 즉 지상의 변화를 관찰하고 분석한다는 뜻이다. 王冰은 注에서 "'省下'란 천하의 임금에게 德이 있는지 허물이 있는지를 살피는 것이다."라고 하였다.

123) 曲而過之 : 굴곡하면서 궤도를 운행하는 것을 가리킨다.

124) 省遺過 : 과실을 성찰하는 것을 말한다. 張介賓은 注에서 "성찰에 미진함이 있어 다시 그 과실을 살피는 것을 말한다."고 하였다.

하는 것을 "省遺過"라 하며, (五星이 한 곳에) 오랫동안 머물러 선회하거나 혹은 (주위의 별들과) 멀어졌다 가까워졌다 하는 것을 "議災" 혹은 "議德"이라 합니다.

◀참고▶ 徐·疾·逆·順·留·守의 함의
지구상에서 기타 행성들의 운동을 관찰하는 것을 行星의 視運動이라 한다. 이들 行星의 視運動이 정상보다 느린 것을 "徐"라 하고, 정상보다 빠른 것을 "疾"이라 한다. 行星의 視運動이 서쪽에서 동쪽으로 향하는 것을 "順"이라 하고, 동쪽에서 서쪽으로 향하는 것을 "逆"이라 한다. 行星이 순행하다가 역행하고 역행하다가 순행하여 지구에서 볼 때 마치 정지하여 움직이지 않는 듯한 것을 "留"라 하고, 머무는 시간이 비교적 긴 것을 "守"라 한다. 이와 같이 복잡한 行星의 視運動은 행성과 지구가 태양 주위를 돌 때 각자의 운행속도의 상이함과 위치의 변화로 인해 발생한다.

應近則小, 應遠則大[125]. 芒而大倍常之一, 其化甚; 大常之二, 其眚卽也; 小常之一, 其化減; 小常之二, 是謂臨視, 省下之過與其德也, 德者福之, 過者伐之. 是以象之見也, 高而遠則小, 下而近則大; 故大則喜怒邇, 小則禍福遠[126]. 歲運太過, 則運星[127]北越; 運氣相得, 則各行以道. 故歲運太過, 畏星[128]失色而兼其母[129], 不及則色兼其所不勝[130]. 肖者瞿瞿[131], 莫知其妙, 閔閔之當[132], 孰者爲良,

125) 應近則小, 應遠則大 : "應"이란 재앙과 德의 응함으로서 應報를 가리킨다. "小"·"大"는 오성의 빛이 약하거나 밝아서 작거나 크게 보이는 것을 말한다. 고대인들은 五星의 밝기로써 길흉화복을 예측하였는데, 五星이 빛이 약하여 작게 보이면 應報가 신속하게 오면서 경미하고, 五星의 빛이 밝아 크게 보이면 應報가 완만하게 오면서 엄중하다고 여겼다.

126) 大則喜怒邇, 小則禍福遠 : "喜怒"란 갑작스런 변화 즉 재앙을 가리키며, "邇"는 "가깝다"는 뜻이다. 이는 五星이 크게 보이면 지상에 미치는 영향 또한 크다는 뜻이다. "禍福" 역시 각종 변화를 가리키는데 정상적인 변화를 "福"이라 하고, 비정상적인 변화를 "禍"라 한다. 따라서 이는 五星이 작게 보이면 지상에 미치는 영향 역시 적다는 뜻이다.

127) 運星 : 歲運을 주관하는 별을 가리킨다. 예컨대 火運이 주관하는 해의 運星은 火星이고, 水運이 주관하는 해의 運星은 水星이다.

128) 畏星 : 억제 당하는 별을 가리킨다. 예컨대 木運이 太過할 때는 "木克土"이므로 土星이 畏星이 된다.

129) 其母 : 畏星의 어머니와 같은 관계에 있는 별을 가리킨다. 예컨대 土星이 畏星일 경우는 "火生土"이므로 火星이 그 母星이 된다.

130) 兼其所不勝 : 자신의 색을 잃고 자신을 억제하는 별의 색을 겸하는 것을 말한다. 王冰은 "木

妄行無徵, 示畏侯王.

應報가 가까우면 (五星의 빛이 약하여) 작게 보이고, 應報가 멀면 (五星의 빛이 밝아) 크게 보입니다. (五星의) 빛이 정상보다 한 배 크게 보이면 (지상의) 氣化作用이 왕성하고, 정상보다 두 배 크게 보이면 재해가 곧 이르며, 정상보다 한 배 작게 보이면 氣化作用이 감퇴하고, 정상보다 두 배 작게 보이는 것을 "臨視"라 하는데, 지상의 허물과 德을 살펴서 德이 있는 자는 福을 주고 허물이 있는 자는 징계합니다. 따라서 五星의 象이 나타날 때 높고 멀면 (지상과의 거리가 멀어) 작게 보이고, 낮고 가까우면 (지상과의 거리가 가까워) 크게 보입니다. 그러므로 (五星이) 크게 보이면 재앙이 가까이 있고 작게 보이면 재앙이 멀리 있습니다. 歲運이 太過하면 運星이 (정상궤도를 벗어나) 북쪽으로 치우쳐 운행하며, 五運의 氣가 조화로우면 (五星이) 각기 정상 궤도를 따라서 운행합니다. 그러므로 歲運이 太過하면 畏星이 빛을 잃고 母星의 색을 겸하며, (歲運이) 不及하면 자신이 이기지 못하는 별의 색을 겸합니다.

(상술한 내용들은) 미세하여 부지런하게 연구할지라도 그 오묘함을 알 수 없으며, 深遠한 것이 가려 있으니 누가 (그 精華를) 잘 알 수 있겠습니까? 망령되이 근거 없는 것을 행하여 임금님께서 두려움을 보이도록 하였습니다.

帝曰 : 其災應何如?

岐伯曰 : 亦各從其化也. 故時至有盛衰, 凌犯有逆順133), 留守有多少, 形見有善惡, 宿屬134)有勝負, 徵應有吉凶矣.

黃帝 : 그것(五星)이 재해와 상응할 때는 어떠합니까?

岐伯 : 역시 각기 (하늘에서 운행하는) 氣를 따라 변화합니다. 그러므로 時令이 도래함에 盛衰가 있고, 乘侮에도 順逆이 있으며, (五星의) 머묾에도 많고 적음이 있고, 나타나는 형상에도 좋고 나쁨이 있으며, 星宿가 속한 위치에도 勝과 負가 있고, 징조에도 길

이 백색(金의 색)을 겸하고, 火가 흑색(水의 색)을 겸하며, 土가 청색(木의 색)을 겸하고, 金이 적색(火의 색)을 겸하며, 水가 황색(土의 색)을 겸하는 것을 '兼不勝'이라 한다."고 하였다.

131) 肖者瞿瞿 : "肖"는 "小"와 같으며, 미세하다는 뜻이다. "瞿瞿"는 부지런한 모양을 가리킨다.

132) 閔閔之當 : "閔閔"은 심원한 모양을 가리킨다. 여기서의 "當"은 "가리다"의 뜻이다.

133) 凌犯有逆順 : "凌犯"은 일반적으로 아래(下位)가 위(上位)를 범하는 것을 말한다. 여기서는 五星 간의 勝復乘侮 및 운행 과정 속에서의 乘侮 현상을 가리킨다. ※ "乘"은 허를 틈타 침입하는 것으로서 과도한 억제를, "侮"는 강함으로써 약함을 능멸하고 모멸한다는 뜻이다.

134) 宿屬 : 張介賓은 注에서 "宿屬이란 二十八宿 및 十二辰의 위치는 각기 소속된 五行에 따라 다름을 말한다."고 하였다.

흉이 있습니다.

帝曰: 其善惡何謂也?

岐伯曰 : 有喜, 有怒, 有憂, 有喪, 有澤, 有燥[135], 此象之常也, 必謹察之.

帝曰 : 六者高下異乎?

岐伯曰 : 象見高下, 其應一也, 故人亦應之.

黃帝 : 그 善惡이란 무엇을 말합니까?

岐伯 : (星象에는) 喜·怒·憂·喪·澤·燥가 있는데, 이러한 星象은 일상적인 것으로서 반드시 신중하게 관찰해야 합니다.

黃帝 : (이들) 여섯 가지는 (별의) 높낮이에 따라 다릅니까?

岐伯 : 星象에 높낮이가 나타나지만 物候에 상응하는 것은 한 가지이므로 인체 역시 이에 상응합니다.

帝曰 : 善. 其德·化·政·令之動靜損益皆何如?

岐伯曰 : 夫德化政令災變, 不能相加也[136]; 勝復盛衰, 不能相多也[137]; 往來小大, 不能相過也; 用之升降, 不能相無也; 各從其動而復之耳.

黃帝 : 훌륭하십니다. 五運의 德·化·政·令의 動靜과 損益은 모두 어떠합니까?

岐伯 : 무릇 德·化·政·令·災·變은 (일정한 규율이 있으므로) 서로 加해질 수 없고, 勝復과 盛衰에도 (일정한 규율이 있으므로) 일방이 많을 수 없으며, (五運의) 왕래와 大小에도 지나침이 있을 수 없고, 작용의 상승과 하강에도 일방이 없어서는 안되니, 각기 그 변동함을 따라서 반복될 뿐입니다.

---

135) 有喜, 有怒, 有憂, 有喪, 有澤, 有燥 : 별빛이 조화로워 보는 이로 하여금 기쁘게 하는 것을 "喜"라 하고, 별빛이 번쩍여 보는 이로 하여금 두렵게 하는 것을 "怒"라 하며, 별빛이 어두워졌다 밝아졌다 하는 것을 "憂"라 하고, 별빛이 특이하여 다른 별과 구별되는 것을 "喪"이라 하며, 별빛이 윤택해 보이는 것을 "澤"이라 하고, 별빛이 메말라 보이는 것을 "燥"라 한다.

136) 德化政令災變, 不能相加也 : 王冰은 注에서 "天地의 動靜과 陰陽의 往復은 德으로써 德을 갚고 化로써 化를 갚는데, 政令·災殃 및 動復도 그러하므로 서로 加해질 수 없다."고 하였다.

137) 勝復盛衰, 不能相多也 : 勝氣가 盛하면 復氣도 盛하고, 勝氣가 쇠약하면 復氣 역시 쇠약하므로 勝氣와 復氣의 성쇠는 어느 일방이 偏盛할 수 없다. "相多"란 어느 일방이 偏盛한 것을 말한다.

帝曰：其病生何如?

岐伯曰：德化者氣之祥, 政令者氣之章[138], 變易者復之紀, 災眚者傷之始. 氣相勝者和, 不相勝者病[139], 重感於邪則甚也.

黃帝：그것들이 질병을 일으킬 때는 어떠합니까?

岐伯：德과 化는 五氣의 상서로움이고, 政과 令은 五氣의 표현이며, 變易은 復氣의 綱紀이고, 災害는 손상의 시작입니다. 인체의 氣와 天氣가 상응하면 조화롭고, 상응하지 않으면 발병하며, 邪氣를 중복하여 감수하면 (질병이) 심합니다.

帝曰：善. 所謂精光[140]之論, 大聖之業, 宣明大道, 通於無窮, 究於無極也. 余聞之, 善言天者, 必應於人, 善言古者, 必驗於今, 善言氣者, 必彰於物, 善言應者, 同天地之化, 善言化言變者, 通神明之理, 非夫子孰能言至道歟? 乃擇良兆而藏之靈室[141], 每旦讀之, 命曰《氣交變》, 非齋戒[142]不敢發, 愼傳也.

黃帝：훌륭하십니다. (이는) 이른바 깊고 넓은 이론은 성인의 업적이자 큰 이치를 명확하게 밝힌 것으로서 무궁무진한 경지에 통달한 것입니다. 제가 듣기에 "하늘의 이치를 잘 말하는 사람은 반드시 인체로부터 검증하고, 옛것을 잘 말하는 사람은 반드시 오늘날로부터 검증하며, 氣化(의 이치)를 잘 말하는 사람은 반드시 만물로부터 나타내고, 應變을 잘 말하는 사람은 天地의 변화와 함께 하며, 生化·變化를 잘 말하는 사람은 神明한 이치에 통달한다."고 하였으니, 그대가 아니면 누가 지극한 이치를 설명하겠습니까?

(黃帝는) 이에 길일을 택하여 이를 靈蘭室에 보관하고 매일 아침마다 이를 읽었으며, 《氣交變》이라 이름하였는데, 齋戒하지 않고서는 함부로 꺼내지 않았고 신중하게 전수하였다.

---

138) 章：외재적인 표현을 가리킨다.

139) 氣相勝者和, 不相勝者病：張介賓은 注에서 "'相勝'이란 상응함이다. 인체의 氣와 歲氣가 상응하면 비교적 조화로워 병이 없고, 상응하지 않으면 邪氣와 正氣가 다투어 질병이 발생한다."고 하였다.

140) 光：여기서는 "넓다"는 뜻이다.

141) 靈室：黃帝의 書庫인 靈蘭室을 가리킨다. 王冰은 注에서 "'靈室'이란 靈蘭室로서 黃帝의 書庫이다."라고 하였다.

142) 齋戒：몸과 마음을 깨끗이 하고 음식과 언행을 삼가며 부정을 멀리하는 것을 말한다.

七十. 五常政大論

(1) 五運의 변화를 平氣・太過・不及의 세 가지 정황으로 나누고, 만물의 生化를 모두 五常의 政化에서 결정하였으며, 아울러 比類 방법으로 인체와 자연계의 만물을 연계하여 그 변화 규율을 탐구하였다.

(2) 방위・지리・기후환경 등의 요인과 수명・발병・치료 등과의 관계를 기술하였으며, 醫家들이 숙지해야 할 몇 가지 규율을 기술하였다.

(3) 五運의 氣가 司天之氣에 의해 제약을 받으면 인체의 臟腑 기능활동이 天氣의 변화에 따라 변한다. 자연계의 각종 동물들이 번식하는 데도 六氣의 영향을 받는다.

(4) "必先歲氣, 無伐天和", 즉 運氣의 성쇠에 근거하여 치료 원칙을 확정할 것을 제기하였으며, 從治・逆治・上病取下・下病取上 등의 치료 방법 및 독성이 강한 약물로 邪氣를 몰아내면서도 正氣를 손상시키지 않는 "無盛盛, 無虛虛"의 방법을 기술하였다.

黃帝問曰 : 太虛寥廓, 五運廻薄[1], 衰盛不同, 損益相從[2], 願聞平氣[3], 何如而名, 何如而紀[4]也?

岐伯對曰 : 昭乎哉問也! 木曰敷和[5], 火曰升明[6], 土曰備化[7], 金

1) 五運廻薄 : "廻"는 "回"와 통하며 "순환하다"는 뜻이고, "薄"은 "附(의지하다)"의 뜻이다.

2) 衰盛不同, 損益相從 : "衰盛"은 太過와 不及을 가리킨다. 張志聰은 注에서 "'盛衰'란 太過와 不及이다. 성쇠가 있으면 損益이 서로 따른다."고 하였다.

3) 平氣 : 五運의 氣 중에서 太過하지도 不及하지도 않은 정상적인 氣를 가리킨다.

4) 紀 : 여기서는 "표지"로 해석해야 한다. 《廣雅・釋詁》에서 "'紀'는 識(표지)이다."라고 하였다.

5) 敷和 : "敷"는 散布를, "和"는 溫和함을 뜻한다. 木은 봄에 속하는데, 木運이 정상적이면 溫和

曰審平[8]，水曰靜順[9].

黃帝 : 끝없이 넓은 우주에서 五運이 서로 의지하면서 순환함에 盛衰(太過·不及)가 다르고 損益이 서로 따르니, 平氣란 어떻게 명명하였으며, 무엇을 표지로 합니까?

岐伯 : 고명한 질문이십니다. 木運이 平氣인 것을 "敷和"라 하고, 火運이 平氣인 것을 "升明"이라 하며, 土運이 平氣인 것을 "備化"라 하고, 金運이 平氣인 것을 "審平"이라 하며, 水運이 平氣인 것을 "靜順"이라 합니다.

帝曰 : 其不及奈何?

岐伯曰 : 木曰委和[10]，火曰伏明[11]，土曰卑監[12]，金曰從革[13]，水曰涸流[14].

黃帝 : 그것(五運)이 不及한 것은 무엇이라 합니까?

岐伯 : 木運이 不及한 것을 "委和"라 하고, 火運이 不及한 것을 "伏明"이라 하며, 土運이 不及한 것을 "卑監"이라 하고, 金運이 不及한 것을 "從革"이라 하며, 水運이 不及한 것을 "涸流"라 합니다.

帝曰 : 太過何謂?

한 氣를 散布하여 만물의 생장을 촉진하므로 "敷和"라 한다.

6) 升明 : "升"은 上升을, "明"은 光明을 뜻한다. 火는 여름에 속하는데, 火運이 정상적이면 陽氣가 상승하여 만물을 무성케 하므로 "升明"이라 한다.

7) 備化 : "備"는 완비를, "化"는 生化를 가리킨다. 土는 長夏에 속하는데, 土運이 정상적이면 生化 작용이 왕성해져 만물이 완전한 형태를 갖추므로 "備化"라 한다.

8) 審平 : "審"은 "살피다"는 뜻이고, "平"은 "안정되다"는 뜻이다. 金은 가을에 속하는데, 金運이 정상적이면 만물을 수렴하여 안정시키므로 "審平"이라 한다.

9) 靜順 : "靜"은 맑고 고요함을, "順"은 유순함을 가리킨다. 수는 겨울에 속하는데, 水運이 정상적이면 맑고 유순하여 만물을 평온케 하므로 "靜順"이라 한다.

10) 委和 : "委"는 "움츠러들다·쇠퇴하다"는 뜻이다. 木運이 不及하면 만물의 生氣가 움츠러들므로 "委和"라 한다.

11) 伏明 : 火運이 不及하면 光明의 氣가 상승하지 못하고 아래로 잠복하므로 "伏明"이라 한다.

12) 卑監 : "卑"는 "낮다"는 뜻이고, "監"은 "下"와 같다. 土運이 不及하면 生化 역량이 약해지므로 "卑監"이라 한다.

13) 從革 : "從"은 "순종하다"는 뜻이고, "革"은 변혁을 가리킨다. 金運이 不及하면 만물이 취약하고 부실해져 쉽게 변형되므로 "從革"이라 한다.

14) 涸流 : 이는 흐르는 물이 마르는 것을 말한다. 水運이 不及하면 만물의 水液이 고갈되므로 "涸流"라 한다.

岐伯曰 : 木曰發生[15), 火曰赫曦[16), 土曰敦阜[17), 金曰堅成[18), 水曰流衍[19).

黃帝 : 太過한 것은 무엇이라 합니까?

岐伯 : 木運이 太過한 것을 "發生"이라 하고, 火運이 太過한 것을 "赫曦"라 하며, 土運이 太過한 것을 "敦阜"라 하고, 金運이 太過한 것을 "堅成"이라 하며, 水運이 太過한 것을 "流衍"이라 합니다.

帝曰 : 三氣[20)之紀[21), 願聞其候.

岐伯曰 : 悉乎哉問也! 敷和之紀[22), 木德周行, 陽舒陰布[23), 五化宣平[24). 其氣端, 其性隨[25), 其用曲直[26), 其化生榮, 其類草木, 其政發散, 其候溫和, 其令風[27), 其臟肝; 肝其畏淸[28), 其主目, 其穀麻, 其果李, 其實核, 其應春, 其蟲[29)毛, 其畜犬, 其色蒼, 其養筋, 其病

15) 發生 : 木運이 太過하면 생장이 과도하여 때가 되지 않았는데도 만물이 자라므로 "發生"이라 한다.

16) 赫曦(혁희) : "赫"은 빛나는 모양을 가리키고, "曦"는 밝게 빛나는 햇빛을 가리킨다. 즉 火運이 太過하면 火의 세력이 왕성해져 만물을 말리므로 "赫曦"라 한다.

17) 敦阜 : "敦"은 두터움을, "阜"는 높음을 말한다. 土運이 太過하면 生化가 과도하여 만물이 지나치게 實해지므로 "敦阜"라고 하였다.

18) 堅成 : "堅"은 "견고하다"는 뜻이고, "成"은 "익다(熟)"는 뜻이다. 金運이 太過하면 만물이 지나치게 견실해지므로 "堅成"이라 한다.

19) 流衍 : "衍"은 "넘치다"는 뜻이다. 水運이 太過하면 넘쳐흘러 만물을 潛藏하지 못하므로 "流衍"이라 한다.

20) 三氣 : 平氣와 太過 · 不及한 氣를 가리킨다.

21) 紀 : 여기서는 해(年)를 가리킨다.

22) 敷和之紀 : 木運에 속하고 平氣인 해는 丁亥 · 丁巳年이다.

23) 陽舒陰布 : 陰氣와 陽氣가 잘 퍼져 나간다는 말로서, 陰陽이 정상적인 작용을 발휘함을 가리킨다.

24) 五化宣平 : "五化"란 五行의 氣化를 가리킨다. "宣平"이란 조화롭게 시행되는 것을 말한다.

25) 其性隨 : "隨"에는 "순종하다 · 따르다"는 뜻이 있다. 만물에 순종하는 성질이 있다는 말이다.

26) 曲直 : 樹木이 자라는 형상을 나타낸 것으로서 樹木의 가지는 휘어지기도 하고 곧기도 하여 그 屈伸이 자유롭다는 뜻이다.

27) 其候溫和, 其令風 : 木運이 平氣인 해에는 기후가 온화하고 바람이 적당하게 분다는 뜻이다.

28) 肝其畏淸 : "淸"은 肺金의 성질인 淸涼함을 가리키고, "畏"는 "꺼려하다"는 뜻이다. 즉 金은 木을 억제(金克木)하므로 肝木은 淸涼함을 꺼려한다.

裏急支滿30), 其味酸, 其音角, 其物中堅, 其數八31).

黃帝 : 三氣(平氣・不及之氣・太過之氣)가 주관하는 해의 物候에 대해 듣고 싶습니다.

岐伯 : 상세한 질문이십니다. 木運이 平氣인 해(敷和之紀)에는 木德이 두루 행하고, 陰陽이 사방으로 퍼져 五行의 氣化가 조화롭게 시행됩니다. 그 氣는 곧고, 그 성질은 (만물에) 순종하며, 그 작용은 曲直이고, 그 生化는 만물을 성하게 하며, 그 부류는 草木이고, 그 다스림은 發散이며, 그 기후는 溫和함이고, 그 令은 風이며, 그 臟器는 肝입니다. 肝은 淸凉함을 꺼리고 눈(目)을 주관하며, 그 곡물은 참깨이고, 그 과일은 자두이며, 그 열매는 씨앗(核)이고, 그 상응하는 계절은 봄이며, 그 동물은 毛蟲이고, 그 가축은 개이며, 그 색은 청색이고, 그 精氣는 筋을 자양하며, 그 병은 腹部拘急・脇肋脹滿이고, 그 맛은 신맛이며, 그 音은 角이고, 그 물체는 가운데의 딱딱한 부분이며, 그 數는 八입니다.

升明之紀32), 正陽33)而治, 德施周普, 五化均衡. 其氣高34), 其性速, 其用燔灼, 其化蕃茂, 其類火, 其政明曜, 其候炎暑, 其令熱, 其臟心; 心其畏寒35), 其主舌, 其穀麥, 其果杏, 其實絡, 其應夏, 其蟲羽, 其畜馬, 其色赤, 其養血, 其病瞤瘛36), 其味苦, 其音徵, 其物脈, 其數七.

火運이 平氣인 해(升明之紀)에는 남방의 火가 다스리고, 火德이 두루 퍼져 五行의

---

29) 蟲 : 동물을 총칭하여 말한 것이다.

30) 其病裏急支滿 : "裏"는 腹部, "急"은 拘急痙攣, "支"는 脇肋部, "滿"은 脹滿함을 가리킨다. 이 句는 文義가 전체 문맥과 통하지 않는다. 木運이 平氣인 해는 肝木의 작용이 정상적인데 어떻게 발병할 수 있겠는가? 아마도 本句는 木運이 不及 혹은 太過한 해에 들어갈 것이 錯簡되지 않았나 한다. 升明之紀의 "其病瞤瘛", 備化之紀의 "其病痞", 審平之紀의 "其病咳", 靜順之紀의 "其病厥" 역시 錯簡으로 여겨진다.

31) 其數八 : 여기서 "數"란 五行의 成數를 가리킨다. 水는 一, 火는 二, 木은 三, 金은 四, 土는 五에 해당하는데, 여기에 土가 生한 數인 五를 더한 것이 五行의 成數이다. 따라서 水는 六, 火는 七, 木은 八, 金은 九이다. 단 土의 숫자인 五는 변하지 않는다.

32) 升明之紀 : 火運에 속하고 平氣인 해는 戊辰・戊戌・癸巳・癸亥年이다,

33) 正陽 : 張介賓은 注에서 "火가 남방을 주관하므로 正陽이라 한다."고 하였다.

34) 高 : 火는 위로 치솟는 성질이 있어 상승하므로 "高"라 하였다.

35) 心其畏寒 : 寒은 腎水의 성질이다. 水는 火를 억제(水克火)하므로 心火는 腎水를 꺼려한다.

36) 其病瞤瘛 : "瞤(윤)"은 肌肉이 떨리는 것을 말하고, "瘛(계)"는 경련을 가리킨다. 이 역시 錯簡으로 보여진다.

氣化가 균형을 이룹니다. 그 氣는 상승하고, 그 성질은 급하며, 그 작용은 타오르는 것이고, 그 生化는 만물을 무성케 하며, 그 부류는 火이고, 그 다스림은 밝게 빛나는 것이며, 그 기후는 무덥고, 그 令은 熱이며, 그 臟器는 心입니다. 心은 寒冷함을 꺼리고 혀(舌)를 주관하며, 그 곡물은 보리이고, 그 과일은 살구이며, 그 열매는 섬유질(絡)이고, 그 상응하는 계절은 여름이며, 그 동물은 羽蟲이고, 그 가축은 말이며, 그 색은 적색이고, 그 精氣는 血을 자양하며, 그 병은 肌肉이 떨리면서 경련이 오는 것이고, 그 맛은 쓴맛이며, 그 音은 徵이고, 그 물체는 絡脈 부분이며, 그 數는 七입니다.

備化之紀37), 氣協天休38), 德流四政39), 五化齊修40). 其氣平, 其性順, 其用高下, 其化豊滿, 其類土, 其政安靜, 其候溽蒸, 其令濕, 其臟脾; 脾其畏風41), 其主口, 其穀稷42), 其果棗, 其實肉, 其應長夏, 其蟲倮, 其畜牛, 其色黃, 其養肉, 其病否43), 其味甘, 其音宮, 其物肉44), 其數五.

土運이 平氣인 해(備化之紀)에는 자연계의 기후가 조화롭고, 土德이 四季에 유행하여 五行의 氣化가 고르고 완전해집니다. 그 氣는 和平하고, 그 성질은 유순하며, 그 작용은 높고 낮음을 가리지 않고, 그 生化는 만물을 풍성하게 하며, 그 부류는 土이고, 그 다스림은 안정시키는 것이며, 그 기후는 무더워 찌는 것이고, 그 令은 濕이며, 그 臟器는 脾입니다. 脾는 風을 꺼려하고 입(口)을 주관하며, 그 곡물은 기장(稷)이고, 과일은 대추이며, 그 열매는 果肉이고, 그 상응하는 계절은 長夏이며, 그 동물은 倮蟲이고, 그 가축은 소이며, 그 색은 황색이고, 그 精氣는 肌肉을 자양하며, 그 병은 胸膈이

---

37) 備化之紀 : 土運에 속하고 平氣인 해는 己丑·己未年이다.

38) 氣協天休 : "氣"는 기후를, "協"은 조화를, "天"은 자연계를, "休"는 아름답다는 뜻이다. 즉 자연계의 기후가 조화로워 정상을 유지하는 것을 가리킨다.

39) 德流四政 : "德"은 土德을 가리키고, "四政"은 金·木·水·火가 다스리는 계절을 가리킨다.

40) 齊修 : "고르고 완전하다'는 뜻이다.

41) 脾其畏風 : 風은 肝木의 성질이다. 木은 土를 억제(木克土)하므로 脾土는 風을 꺼려한다.

42) 稷 : 이에 대해서는 두 가지 說이 있다. 하나는 기장의 변종으로 메진 기장을 말한다. 예컨대 李時珍은《本草綱目》에서 "'稷'과 '黍'는 같은 종류에 속한 두 가지 부류로서 찰진 것이 黍이고, 메진 것이 稷이다."라고 하였다. 다른 하나는 오늘날의 高粱이라는 說이다. 程瑤田은《九穀考》에서 "'稷'을 일러 오늘날의 사람들은 고량 혹은 수수라 한다."고 하였다.

43) 其病否 : "否"는 "痞"와 통한다. 이 역시 錯簡으로 보여진다.

44) 其物肉 : 원문에는 "肉"이 "膚"로 되어 있었으나,《讀素問臆斷》과 상하 문맥에 근거하여 교정하였다. "膚", 즉 껍질 부분에 해당하는 것은 가을의 金氣가 주관한다.

막혀 통하지 않는 것이고, 그 맛은 단맛이며, 그 音은 宮이고, 그 물체는 살집(肉) 부분이며, 그 數는 五입니다.

審平之紀[45)], 收而不爭, 殺而無犯[46)], 五化宣明. 其氣潔, 其性剛, 其用散落, 其化堅斂, 其類金, 其政勁肅, 其候淸切, 其令燥, 其臟肺; 肺其畏熱[47)], 其主鼻, 其穀稻, 其果桃, 其實殼, 其應秋, 其蟲介, 其畜雞, 其色白, 其養皮毛, 其病咳[48)], 其味辛, 其音商, 其物外堅, 其數九.

金運이 平氣인 해(審平之紀)에는 (金氣가) 수렴하면서도 다투지 않고, (만물을) 말리되 해치지 않아 五行의 氣化가 뚜렷하게 나타납니다. 그 氣는 깨끗하고, 그 성질은 굳세며, 그 작용은 시들어 떨어지게 하고, 그 生化는 만물을 여물게 하며, 그 부류는 金이고, 그 다스림은 강경하면서 엄숙하며, 그 기후는 淸冷하면서 급박하고, 그 令은 燥이며, 그 臟器는 肺입니다. 肺는 熱을 꺼려하고 코(鼻)를 주관하며, 그 곡물은 벼이고, 그 과일은 복숭아이며, 그 열매는 껍질(殼)이고, 그 상응하는 계절은 가을이며, 그 동물은 介蟲이고, 그 가축은 닭이며, 그 색은 백색이고, 그 精氣는 皮毛를 자양하며, 그 병은 기침이고, 그 맛은 매운맛이며, 그 音은 商이고, 그 물체는 외부의 딱딱한 부분이며, 그 數는 九입니다.

靜順之氣[49)], 藏而勿害, 治而善下, 五化咸整[50)]. 其氣明, 其性下, 其用沃衍[51)], 其化凝堅, 其類水, 其政流演[52)], 其候凝肅, 其令寒, 其臟腎; 腎其畏濕[53)], 其主二陰, 其穀豆, 其果栗, 其實濡, 其應冬, 其

---

45) 審平之紀 : 金運에 속하고 平氣인 해는 乙卯·乙酉·庚午·庚寅·庚子·庚申年이다.

46) 殺而無犯 : "殺"은 "말리다·물기가 없어지게 하다"는 뜻으로서 收斂의 의미를 지닌다. 張介賓은 主에서 "'犯'이란 사물을 해치는 것이다."라고 하였다.

47) 肺其畏熱 : 熱은 心火의 성질이다. 화는 금을 억제(火克金)하므로 肺金은 熱氣를 꺼려한다.

48) 其病咳 : "咳"는 咳嗽를 가리킨다. 이 역시 錯簡으로 보여진다.

49) 靜順之氣 : 水運에 속하면서 平氣인 해는 辛亥年뿐이다.

50) 咸整 : "咸"은 "모두"란 뜻이고, "整"은 "완전하다"는 뜻이다.

51) 其用沃衍 : "沃"은 "灌漑하다"는 뜻이고, "衍"은 "넘치다"는 뜻이다. 이는 흘러서 넘치는 물의 작용을 형용한 것이다.

52) 流演 : "演"은 길게 흐르는 모양을 가리킨다. 張介賓은 注에서 "샘물이 마르지 않고 냇물이 끊임없이 흐르는 것은 모두 '流演'의 뜻이다."라고 하였다. 이는 끊임없이 움직이며 길게 흐르는 물의 특징을 비유한 것이다.

蟲鱗, 其畜彘[54], 其色黑, 其養骨髓, <u>其病厥</u>[55], 其味鹹, 其音羽, 其物濡, 其數六.

水運이 平氣인 해(靜順之氣)에는 (만물을) 封藏하면서도 해치지 않고, 다스리되 잘 가라앉아 五行의 氣化가 모두 완전합니다. 그 氣는 밝고, 그 성질은 아래로 가라앉으며, 그 작용은 흘러서 넘치는 것이고, 그 生化는 만물을 단단하게 응고시키며, 그 부류는 水이고, 그 다스림은 쉬지 않고 흘러가는 것이며, 그 기후는 만물이 얼어붙어 고요하고, 그 令은 寒이며, 그 臟器는 腎입니다. 腎은 濕을 꺼려하고 前後二陰을 주관하며, 그 곡물은 콩이고, 그 과일은 밤이며, 그 열매는 汁液 부분이고, 그 상응하는 계절은 겨울이며, 그 동물은 鱗蟲이고, 그 가축은 돼지이며, 그 색은 흑색이고, 그 精氣는 骨髓를 자양하며, 그 병은 厥逆이고, 그 맛은 짠맛이며, 그 音은 羽이고, 그 물체는 연한 부분이며, 그 數는 六입니다.

故生而勿殺, 長而勿罰, 化而勿制, 收而勿害, 藏而勿抑, 是謂平氣.

그러므로 만물을 생성하되 죽이지 않고, 자라게 하되 벌하지 않으며, 生化하되 제약하지 않고, 수렴하되 해치지 않으며, 封藏하되 억누르지 않는 이것을 平氣라 합니다.

委和之紀, 是謂勝生[56], 生氣不政, 化氣乃揚, 長氣自平, 收令乃早, 凉雨時降, 風雲並興, 草木晚榮, 蒼乾凋落, 物秀而實[57], 膚肉內充. 其氣斂, 其用聚, 其動緛戾拘緩[58], 其發驚駭, 其臟肝, 其果棗李, 其

---

53) 腎其畏濕 : 濕은 脾土의 성질이다. 土는 水를 억제(土克水)하므로 腎水는 濕을 꺼려한다.

54) 彘(체) : "猪"와 통하며, 돼지를 가리킨다.

55) 其病厥 : "厥"은 두 가지 의미를 내포하고 있다. 첫째, 氣血이 심하게 실조되어 야기되는 생리기능의 逆亂 현상을 가리킨다. 예를 들면 《傷寒論》에서 "陰氣와 陽氣가 순조롭게 이어지지 않는 것을 '厥'이라 한다."고 한 것이다. 둘째, 손발이 차가워지는 것을 가리킨다. 예컨대 《傷寒論》에서 "厥이란 손발이 차가워지는 것이다."라고 한 것이다. 이 역시 錯簡으로 보여진다.

56) 勝生 : 馬蒔는 注에서 "木氣가 不及하여 金氣가 이를 勝하는데 이를 '勝生'이라 한다."고 하였다. "生"은 木의 生氣를 가리킨다.

57) 物秀而實 : "秀"는 꽃이 피어 이삭이 나오는 것을, "實"은 열매가 맺는 것을 가리키는데, 여기서는 "未秀而早實(이삭이 나오지도 않았는데 익는 것)"의 뜻이다. 木氣가 不及한 해에는 木의 生氣가 정상적으로 행해지지 않으므로 만물의 생장이 불량하며, 金의 收斂之氣가 일찍 도래하므로 만물이 앞당겨 익는다.

58) 緛戾拘緩 : "緛(연)"은 수축을, "戾(려)"는 굴곡을, "拘"는 拘急을, "緩"은 이완됨을 가리킨다. 이는 筋脈에 경련이 발생하고 연약무력한 것을 말한다.

實核殼, 其穀稷稻, 其味酸辛, 其色白蒼, 其畜犬雞, 其蟲毛介, 其主霧露淒滄, 其聲角商, 其病搖動注恐[59], 從金化[60]也. 少角[61]與判商[62]同. 上角[63]與正角同, 上商[64]與正商同. 其病支廢[65], 癰腫瘡瘍, 其甘蟲[66], 邪傷肝也. 上宮[67]與正宮同. 蕭飋肅殺, 則炎赫沸騰, 眚於三[68], 所謂復也. 其主飛蠹蛆雉, 乃爲雷霆.

木運이 不及한 해(委和之紀)를 "勝生"이라 하는데, 生氣가 다스리지 못하여 土氣(化氣)가 흩날리고 火氣(長氣)가 자연히 가라앉으며 金氣(收氣)가 일찍 이르므로 찬비가 수시로 내리고 바람과 구름이 함께 일며, 초목이 뒤늦게 무성하였다가 시들어 떨어지고 만물의 결실이 빠르고 껍질과 육질이 충실합니다. (木運이 不及하면 金氣가 그 틈을 타서 침입하므로) 그 氣는 수렴하고, 그 작용은 모아들이는 것이며, (인체에 있어서) 그 변동은 收縮·屈曲·拘急·弛緩이고, 그 발병은 驚駭이며, 그 臟器는 肝이고, 그 과일은 대추와 자두이며, 그 열매는 핵과 껍질이고, 그 곡물은 기장(稷)과 벼이며, 그 맛은 신맛과 매운맛이고, 그 색은 백색과 청색이며, 그 가축은 개와 닭이고, 그 동물은 毛蟲과 介蟲

---

59) 搖動注恐 : "搖動"은 지체가 떨리는 것을, "注"는 泄瀉를, "恐"은 잘 두려워하는 驚恐 증상을 가리킨다.

60) 從金化 : "化"는 同化를 뜻한다. 木運이 不及하면 金氣가 그 틈을 타서 침입하므로 木氣가 金氣에 동화된다.

61) 少角 : "角"은 五音 중에서 木에 속하는 音이다. 五音에는 "正"·"少"·"太"의 세 가지 정황이 있는데, "正"은 平氣를 대표하고, "少"는 不及을 대표하며, "太"는 太過를 대표한다. 따라서 木運이 平氣인 해는 "正角", 不及한 해는 "少角", 太過한 해는 "太角"에 해당한다.

62) 判商 : "判"은 "半"의 假借字이며, "商"은 金에 속한다. 따라서 判商은 반쯤 金에 同化된 것을 가리킨다. 木運이 不及한 해에는 金氣가 이를 틈타 침입하므로 木을 대표하는 기후나 物候가 뚜렷하지 않고 金을 대표하는 기후나 物候가 반쯤 섞여 나타난다.

63) 上角 : "上"은 司天의 氣를 뜻하고, "角"은 木을 대표한다. 따라서 "上角"은 厥陰風木司天의 해를 가리킨다.

64) 上商 : "上"은 司天의 氣를 뜻하고, "商"은 金을 대표한다. 따라서 "上商"은 陽明燥金司天의 해를 가리킨다.

65) 支廢 : 四肢를 쓰지 못하는 증상을 가리킨다.

66) 其甘蟲 : 木氣가 不及하면 木의 억제를 받던 土가 성해져 도리어 木을 제약하는데, 土는 甘味를 주관하고 甘味가 성하면 濕熱이 발생하고 이로 인해 蟲積 증상이 발생한다. 이 단락과 아래의 文例가 일치하지 않으므로 吳崑은 이 3字를 衍文이라 하였다.

67) 上宮 : "上"은 司天의 氣를, "宮"은 土를 대표한다. 따라서 "上宮"이란 太陰濕土司天이다.

68) 三 : 동방과 봄철을 대표하는 숫자이다. 王冰은 注에서 "三은 동방이다."라고 하였다.

이며, 그 주관하는 기후는 안개가 끼고 이슬이 내려 서늘한 것이고, 그 소리는 角音과 商音이며, 그 질병은 肢體가 떨리고 泄瀉가 나며 잘 두려워하는 것인데, (이는 木運이 不及하여) 金에 동화된 까닭입니다.

木運이 不及한 해(少角)에는 (金氣가 그 허를 틈타 침입하므로) 金氣가 가진 物候가 반쯤 섞여 나타납니다(判角). (만약) 厥陰風木司天을 만나면 (司天之氣의 도움을 받아 정상으로 회복되므로) 平氣(正角)와 같아지며, 陽明燥金司天(上商)을 만나면 (木의 本性이 완전히 소실되어) 金運이 平氣인 해(正商)와 같아집니다. 그 병은 四肢不用·癰腫·瘡瘍·蟲積 등인데, (이는) 邪氣가 肝을 손상시킨 것입니다. (木運이 不及한 해에는 金氣가 끼여들 뿐만 아니라 土가 도리어 木을 억제하는데 만약) 太陰濕土司天(上宮)을 만나면 (反侮에다 反侮를 더한 격이 되어) 土運이 平氣인 해(正宮)와 같아집니다. (木運이 不及한 해에 金氣가 끼여들어 봄철에) 소슬한 肅殺이 행해지면 (木이 生한 火氣가 來復하여 여름철에) 暴暑가 유행하고 동방에서 재해가 발생하는데, (이것이) 이른바 "復(復氣)"입니다. (火氣가 來復하면) 주로 날벌레·구더기·꿩 등이 나타나고, 천둥이 칩니다.

伏明之紀, 是謂勝長[69], 長氣不宣, 藏氣反布, 收氣自政, 化令乃衡[70], 寒淸數擧, 暑令乃薄, 承化[71]物生, 生而不長, 成實而稚, 遇化已老[72], 陽氣屈伏, 蟄蟲早藏. 其氣鬱, 其用暴, 其動彰伏變易[73], 其發痛, 其臟心, 其果栗桃, 其實絡濡, 其穀豆稻, 其味苦鹹, 其色玄丹, 其畜馬彘, 其蟲羽鱗, 其主冰雪霜寒, 其聲徵羽, 其病昏惑悲忘[74], 從水化也. 少徵與少羽同[75], 上商與正商同. 邪傷心也. 凝慘溧冽[76],

---

69) 勝長 : 火運이 不及하면 水氣가 火의 長氣를 勝하는데 이를 "勝長"이라 한다. "長"은 火氣인 長氣를 가리킨다.

70) 化令乃衡 : "化令"은 土氣의 별칭인 化氣를 가리킨다. "衡"은 "안정되다"는 뜻인데, 여기서는 정체되어 퍼지지 않는다는 뜻으로 해석해야 한다. 火氣가 不及하면 土氣가 성해지지 못하므로 土氣가 生化 작용을 발휘하지 못한다.

71) 承化 : "化"는 土의 化氣를 가리킨다. 따라서 이는 "土의 化氣를 받다"는 뜻이다.

72) 遇化已老 : "化"는 土氣를 뜻하는데, 여기서는 長夏를 가리킨다. "老"는 노쇠함을 뜻하는데, 여기서는 시드는 것을 가리킨다.

73) 彰伏變易 : "彰"은 외부로 나타나는 것이고, "伏"은 내부에 잠복한 것을 가리킨다.

74) 其病昏惑悲忘 : "昏惑"은 정신이 혼란한 것을, "悲"는 悲哀를, "忘"은 건망증을 가리킨다.

75) 少徵與少羽同 : "少徵"는 火運이 不及한 해를 가리키고, "少羽"는 水運이 不及한 해를 가리킨다. 즉 火運이 不及한 해에는 더워야 할 여름이 덥지 않아 마치 水運이 不及한 해의 겨울과 같다는 뜻이다.

則暴雨霖霪, 眚於九[77]. 其主驟注[78]雷霆震驚, 沈黔淫雨[79].

火運이 不及한 해(伏明之紀)를 "勝長"이라 하는데, 火氣(長氣)가 펴지지 않고 水氣(藏氣)가 도리어 펴지며, 金氣(收氣)가 저절로 다스리고 (火가 不及하여 土를 生하지 못하는 까닭에) 土氣(化氣)가 정체되어 (水氣가 그 틈을 타서 침입하므로) 한랭한 기후가 자주 나타나고 暑熱의 氣가 약해지며, 비록 土의 化氣를 받아 만물이 생겨나지만 (火運이 不及하므로) 생겨나되 자라지 않고 열매를 맺지만 제대로 여물지 않으며 長夏가 되면 이미 시들고, 陽氣가 억눌려 잠복하여 (찬 기후가 오므로) 겨울잠을 자는 동물들이 일찌감치 땅속으로 들어갑니다. (火運이 不及하면 水氣가 그 틈을 타서 침입하므로) 그 氣는 울결되고, 그 작용은 격렬하며, 그 변동은 나타나고 잠복하는 것이 수시로 바뀌고, 그 발병은 疼痛이며, 그 臟器는 心이고, 그 과일은 밤과 복숭아이며, 그 열매는 섬유질과 汁液이고, 그 곡물은 콩과 벼이며, 그 맛은 쓴맛과 짠맛이고, 그 색은 흑색과 적색이며, 그 가축은 말과 돼지이고, 그 동물은 羽蟲과 鱗蟲이며, 그 기후는 주로 얼음·눈·서리 등으로 나타나고, 그 소리는 徵音과 羽音이며, 그 질병은 精神昏亂·비애·건망증 등인데, (이는 火運이 不及하여) 水에 동화된 까닭입니다.

火運이 不及한 해(少徵)는 水運이 不及한 해(少羽)와 같은데, (만약) 陽明燥金司天(上商)을 만나면 (金氣가 反侮하는 현상이 더욱 가중되어) 金運이 平氣인 해(正商)와 같아집니다. (火運이 不及한 해에 발생하는 병은) 邪氣가 心을 손상시킨 것입니다. (火運이 不及한 해에 水氣가 끼여들어 봄철에) 한랭한 기후가 유행하면 (火가 生한 土氣가 來復하여 여름철에) 폭우가 그치지 않고 내리며, 남방에서 재해가 발생합니다. (土氣가 來復하면) 주로 폭우가 쏟아지고 천둥 번개가 치며, 날이 흐리고 장마비가 그치지 않습니다.

卑監之紀, 是謂減化[80], 化氣不令, 生政獨彰, 長氣整, 雨乃愆, 收氣平, 風寒並興[81], 草木榮美, 秀而不實[82], 成而粃[83]也. 其氣散, 其

76) 凝慘凓冽 : 모두 寒冷한 水氣를 형용한 것이다.

77) 九 : 南方과 여름철을 대표하는 숫자이다.

78) 驟注 : 폭우가 쏟아지는 것을 가리킨다.

79) 沈黔淫雨 : "沈黔(침음)"은 먹구름이 해를 가리는 것이고, "淫雨"는 장마비가 그치지 않고 내리는 것을 가리킨다.

80) 減化 : 土運이 不及하면 土가 주관하는 化氣가 약화되므로 "減化"라 한다.

81) 風寒幷興 : "風"은 木에 속하고, "寒"은 水에 속한다. "幷興"은 동시에 나타난다는 뜻이다. 土運이 不及한 해에는 木氣가 그 틈을 타서 침입하고 뒤이어 水氣가 反侮하므로 바람이 많고 상대적으로 추우며, 비가 내려야 함에도 비가 내리지 않고 더워야 함에도 덥지 않은 기후가 유행한다는 말이다.

用靜定[84], 其動瘍涌分潰癰腫[85], 其發濡滯[86], 其臟脾, 其果李栗, 其實肉核[87], 其穀豆麻, 其味酸甘, 其色蒼黃, 其畜牛犬, 其蟲倮毛, 其主飄怒振發[88], 其聲宮角, 其病留滿否塞[89], 從木化也. 少宮與少角同, 上宮與正宮同, 上角與正角同. 其病飧泄, 邪傷脾也. 振拉飄揚[90], 則蒼乾散落, 其眚四維. 其主敗折虎狼[91], 淸氣乃用, 生政乃辱[92].

土運이 不及한 해(卑監之紀)를 "減化"라고 하는데, 土氣(化氣)가 행해지지 못하고 木氣(生氣)가 유독 뚜렷해지며, 火氣(長氣)가 완전해져 비가 때맞춰 내리지 않고 金氣(收氣)가 정상을 유지하여 바람과 추위가 함께 오며, 초목이 무성하고 아름다우나 (土氣가

---

82) 秀而不實 : 꽃은 피지만 열매 맺지 않는 것을 말한다. 《論語》 朱子 注에서 "곡식이 자라기 시작하는 것을 '苗'라 하고, 꽃이 피는 것을 '秀'라 하며, 곡식이 익는 것을 '實'이라 한다."고 하였다.

83) 粃(비) : 쭉정이, 즉 씨앗의 속이 차지 않는 것을 가리킨다.

84) 靜定 : 土는 본래 고요한데, 土氣가 쇠퇴하여 부족해지면 지나치게 안정된다. "定"은 움직이지 않는 상태를 가리킨다.

85) 其動瘍涌分潰癰腫 : "瘍"은 瘡瘍을 가리키고, "涌"은 膿液이 많은 것을 가리킨다. "分"은 파열되는 것을 가리키고, "潰"는 짓무르는 것을 가리킨다.

86) 其發濡滯 : "濡"는 水濕을 가리키고, "滯"는 정체되는 것을 가리킨다. 土運이 不及한 해에는 脾의 運化機能이 상대적으로 감퇴하여 水濕이 정체된다.

87) 肉核 : 원문에는 "濡核"으로 적혀 있었으나, 앞뒤 문맥과 《新校正》에 근거하여 "濡"를 "肉"으로 교정하였다. 《新校正》에서 이르길 "앞뒤를 헤아려 보건대 '濡實(열매의 汁液 부분)'은 水가 주관하므로 여기의 '濡'는 마땅히 '肉'으로 고쳐야 한다."고 하였다.

88) 飄怒振發 : "飄怒"는 바람이 세차게 부는 것을 형용한 말이고, "振發"은 초목이 요동하는 것을 가리킨다.

89) 其病留滿否塞 : "留滿"은 水濕停滯로 인한 腫滿, "否"는 "痞"와 같은 뜻으로서 통하지 않는 것을 가리킨다.

90) 振拉飄揚 : "振"은 광풍이 불어 나뭇가지가 흔들리는 것을 가리키고, "拉"은 가지가 부러지는 것을 가리키며, "飄揚"은 나뭇잎이 광풍에 휘날리는 것을 말한다. 이는 風氣가 지나치게 성한 비정상적인 기후를 형용한 것이다.

91) 其主敗折虎狼 : "敗折"은 폐해를 가리킨다. 이에 대해 대부분의 注家들은 호랑이와 이리가 들끓어 사람을 해친다고 풀이하였는데, 이는 마땅히 그 폐해의 기세가 호랑이나 이리처럼 사납다는 뜻으로 해석해야 한다.

92) 辱 : "屈"과 같은 뜻으로서 "억눌리다"는 뜻이다. 金은 木을 억제하므로 木이 주관하는 生氣를 억제한다.

不及하므로) 꽃은 피되 열매 맺지 못하여 익어도 속이 차지 않습니다. 그 氣는 분산되고, 그 작용은 지나치게 안정됨이며, 그 변동은 膿液이 많은 瘡瘍이 발생하고 짓물러 터지며 癰腫이 발생하는 것이고, 그 발병은 水濕이 정체하는 것이며, 그 臟器는 脾이고, 그 과일은 자두와 밤이며, 그 열매는 汁液과 核이고, 그 곡물은 콩과 참깨이며, 그 맛은 신맛과 단맛이고, 그 색은 청색과 황색이며, 그 가축은 소와 개이고, 그 동물은 倮蟲과 毛蟲이며, 그 기후는 주로 바람이 세차게 불어 초목이 요동하는 것으로 나타나고, 그 소리는 宮音과 角音이며, 그 병은 水濕停滯로 인한 腫滿·痞塞不通 등인데, (이는 土運이 不及하여) 木에 동화된 까닭입니다.

土運이 不及한 해(少宮)는 木運이 不及한 해(少角)와 같은데, 太陰濕土司天(上宮)을 만나면 (不及한 土運이 司天之氣의 도움을 받아) 土運이 平氣인 해(正宮)와 같아지며, 厥陰風木司天(上角)을 만나면 (司天之氣의 영향으로 土氣가 더욱 약해지고 木氣가 더욱 왕성해져) 木運이 平氣인 해(正角)와 같아집니다. 그 질병은 飧泄인데 (이는) 邪氣가 脾를 손상시킨 것입니다. (土運이 不及한 해에 木氣가 끼여들어) 광풍이 불어 나뭇가지가 흔들리고 나뭇잎이 휘날리는 이상기후가 나타나면 (뒤이어 土가 生한 金氣가 來復하여) 초목이 시들어 떨어지며, 사방에서 재해가 발생합니다. (金氣가 來復하면) 그 폐해의 기세가 호랑이나 이리처럼 사납고, (金의) 淸氣가 작용하여 生氣의 다스림을 억누릅니다.

從革之紀, 是謂折收93), 收氣乃後, 生氣乃揚, 長化合德94), 火政乃宣, 庶類以蕃95). 其氣揚, 其用躁切, 其動鏗禁瞀厥96), 其發咳喘, 其臟肺, 其果李杏, 其實殼絡, 其穀麻麥, 其味苦辛, 其色白丹, 其畜雞羊, 其蟲介羽, 其主明曜炎爍97), 其聲商徵, 其病嚏咳鼽衄, 從火化也. 少商與少徵同, 上商與正商同, 上角與正角同. 邪傷肺也. 炎光赫

93) 折收 : "折"은 손상됨을, "收"는 金의 收氣를 가리킨다. 金運이 不及하면 火가 勝하여 金이 주관하는 收氣를 약화시키므로 "折收"라 한다.

94) 長化合德 : 長氣(火氣)와 化氣(土氣)는 相生하므로 두 氣가 결합하여 작용을 발휘한다.

95) 庶類以蕃 "庶類"는 만물을 가리킨다. 金運이 不及한 해에는 서늘해야 함에도 서늘하지 않고 무더우므로 만물이 무성하고 가을이 되어도 收斂의 氣가 행해지지 않아 계속해서 생장한다.

96) 其動鏗禁瞀厥 : "鏗(갱)"은 咳嗽를, "禁"은 失音을 가리키며, "瞀"는 煩悶을, "厥"은 氣의 上逆을 가리킨다.

97) 明曜炎爍 : "明曜"는 태양이 강렬하게 내려 쪼이는 것을 가리키고, "炎爍"은 기후가 무더운 것을 가리킨다. 金運이 不及한 해는 火氣가 그 틈을 타고 침입하여 가을이 서늘해야 함에도 서늘하지 않고 마치 여름처럼 무더운 이상기후가 나타난다.

烈, 則冰雪霜雹, 眚於七[98]. 其主鱗伏彘鼠[99], 歲氣早至, 乃生大寒.

金運이 不及한 해(從革之紀)를 "折收"라 하는데, 金氣(收氣)가 뒤늦게 이르고 木氣(生氣)가 행해지며, 火氣(長氣)와 土氣(化氣)가 德을 합쳐 火의 다스림이 행해지므로 만물이 무성해집니다. 그 氣는 드날리고, 그 작용은 조급하며, (인체에 있어서) 그 변동은 咳嗽·失音·煩悶·厥逆이고, 그 발병은 咳嗽喘息이며, 그 臟器는 肺이고, 그 과일은 자두와 살구이며, 그 열매는 껍질과 섬유질이고, 그 곡물은 참깨와 보리이며, 그 맛은 쓴맛과 매운맛이고, 그 색은 백색과 적색이며, 그 가축은 닭과 양이고, 그 동물은 介蟲과 羽蟲이며, 그 기후는 주로 暴暑로 나타나고, 그 소리는 商音과 徵音이며, 그 질병은 재채기·咳嗽··鼻塞·鼻出血 등으로 나타나는데, (이는 金運이 不及하여) 火에 동화된 까닭입니다.

金運이 不及한 해(少商)는 火運이 不及한 해(少徵)와 같은데, (만약) 陽明燥金司天(上商)을 만나면 (不及한 金氣가 司天之氣의 도움을 받아) 金運이 平氣인 해(正商)와 같아지며, 厥陰風木司天(上角)을 만나면 (木氣가 來復하여) 木運이 平氣인 해(正角)와 같아집니다. (金運이 不及한 해에 발생하는 질병은) 邪氣가 肺를 손상시키는 것입니다. (金運이 不及한 해에 火氣가 끼여들어 가을에) 무더운 기후가 나타나면 (金이 生한 水가 來復하여 겨울철에) 만물이 얼어붙고 눈이 내리는 등 혹한이 유행하며, 서방에서 재해가 발생합니다. 이러한 해에는 魚類가 숨어서 나타나지 않고 돼지가 병들며, 겨울이 일찍 오고 큰 추위가 옵니다.

涸流之紀, 是謂反陽[100], 藏令不擧, 化氣乃昌, 長氣宣布, 蟄蟲不藏, 土潤水泉減, 草木條茂, 榮秀滿盛. 其氣滯, 其用滲泄, 其動堅止[101], 其發燥槁[102], 其臟腎, 其果棗杏, 其實濡肉, 其穀黍稷, 其味甘鹹, 其色黅玄, 其畜彘牛, 其蟲鱗倮, 其主埃鬱昏翳[103], 其聲羽宮,

98) 七 : 서방과 가을을 대표하는 숫자이다.

99) 彘鼠 : "彘(체)"는 돼지를 가리키고, "鼠"는 "癙"와 통하며 "병들다"는 뜻이다. 孫鼎宜는 注에서 "두려움으로 인한 병이다."라고 하였는데, 돼지는 水에 속하는 동물로서 火氣를 두려워하므로 병드는 것이다

100) 反陽 : 水運이 不及하면 火가 水를 두려워하지 않아 도리어 火가 주관하는 長氣가 유행하는데, 火는 陽에 속하므로 "反陽"이라 한다.

101) 堅止 : "堅"은 딱딱한 것을 가리키고, "止"는 원활하게 소통되지 못하고 정체하는 것을 가리킨다. 즉 대변이 딱딱해져 잘 나오지 않는 것을 말한다.

102) 燥槁 : 陰虛로 인한 津液不足 증상을 가리킨다.

103) 埃鬱昏翳 : "埃"는 흙먼지를, "昏"은 흐린 날을, "翳"는 가리는 것을 가리킨다. 즉 흙먼지와

其病痿厥堅下104), 從土化也. 少羽與少宮同, 上宮與正宮同. 其病癃閟105), 邪傷腎也. 埃昏驟雨, 則振拉摧拔, 眚於一106). 其主毛顯狐狢107), 變化不藏.

水運이 不及한 해(涸流之紀)를 "反陽"이라 하는데, 水氣(藏氣)가 행해지지 않고 (水氣가 不及한 틈을 타고 土氣가 침입한 까닭에) 土氣(化氣)가 왕성해지며, 火氣(長氣)가 퍼져 나가 겨울잠을 자는 동물들이 동면에 들어가지 않고, 토양은 윤택하나 水源이 감소하며, 초목이 무성하고 만물이 번성하고 수려하면서 넉넉합니다. 그 氣는 정체되고, 그 작용은 새어나가는 것이며, (인체에 있어서) 그 변동은 大便이 秘結되어 잘 나오지 않는 것이고, 그 발병은 津液不足이며, 그 臟器는 腎이고, 그 과일은 대추와 살구이며, 그 열매는 汁液과 육질이고, 그 곡물은 보리와 기장(稷)이며, 그 맛은 단맛과 짠맛이고, 그 색은 황색과 흑색이며, 그 가축은 돼지와 소이고, 그 동물은 鱗蟲과 倮蟲이며, 그 기후는 주로 흙먼지와 먹구름이 태양을 가리는 현상이 나타나고, 그 소리는 羽音과 宮音이며, 그 질병은 肢體軟弱無力·四肢厥冷·下腹部堅結 등인데, (이는 水運이 不及하여) 土에 동화된 까닭입니다.

水運이 不及한 해(少羽)는 土運이 不及한 해(少宮)와 같은데, (만약) 太陰濕土司天(上宮)을 만나면 (水運이 더욱 쇠퇴하고 土運이 더욱 왕성해지므로) 土運이 平氣인 해(正宮)와 같아집니다. 그 질병은 小便不利·閉塞不通인데, (이는) 邪氣가 腎을 손상시킨 것입니다. (만약 水運이 不及한 해에 木氣가 침입하여) 날씨가 흐리고 폭우가 내리면 (水가 生한 木氣가 來復하여) 광풍이 불고 초목이 부러지며, 북방에서 재해가 발생합니다. 이러한 해에는 주로 毛蟲에 속하는 여우나 담비 등이 출몰하며, 만물이 잘 변화하고 封藏되지 않습니다.

故乘危而行108), 不速而至109), 暴虐無德, 災反及之. 微者復微, 甚

먹구름이 태양을 가린다는 말이다. 이는 水運이 不及한 틈을 타고 土氣가 침입한 까닭이다.

104) 其病痿厥堅下 : "痿"는 肢體가 연약무력한 것을, "厥"은 四肢厥冷을, "堅下"는 하복부가 단단해지는 증상을 가리킨다.

105) 癃閟 : "癃"은 소변이 잘 나오지 않는 것을 가리키고, "閟"은 막혀서 통하지 않는 증상을 가리킨다.

106) 一 : 북방과 겨울을 대표하는 숫자이다.

107) 毛顯狐狢 : "毛"는 毛蟲을 가리키고, "顯"은 나타남을, "狐狢"은 여우와 담비를 가리킨다. 毛蟲은 木에 속하는 蟲類이다.

108) 乘危而行 : "乘"은 虛를 틈타 침입한다는 뜻이고, "危"는 歲運이 不及한 해를 가리킨다.

109) 不速而至 : "速"에는 "부르다"·"초청하다"는 뜻이 있다. 따라서 이는 부르지도 않았는데 이른다는 뜻이다.

者復甚, 氣之常也.

그러므로 歲運이 不及한 해에 (所不勝의 氣가) 虛를 틈타 침입하여 유행하면 (異常氣候가) 부르지도 않았는데 이르러 暴虐無道하므로 재해가 도리어 그 자신에게 미칩니다. (勝氣가) 경미하면 復氣도 경미하고, (勝氣가) 과도하면 復氣도 과도하니, (이는) 運氣의 常規입니다.

發生之紀110), 是謂啓敶111), 土疏泄, 蒼氣達112), 陽和布化, 陰氣乃隨, 生氣淳化113), 萬物以榮. 其化生, 其氣美, 其政散, 其令條舒, 其動掉眩巓疾, 其德鳴靡啓坼114), 其變振拉摧拔, 其穀麻稻, 其畜雞犬, 其果李桃, 其色靑黃白, 其味酸甘辛, 其象春, 其經足厥陰少陽, 其臟肝脾, 其蟲毛介, 其物中堅外堅, 其病怒. 太角與上商同115), 上徵則其氣逆, 其病吐利116). 不務其德, 則收氣復, 秋氣勁切, 甚則肅殺, 淸氣大至, 草木凋零, 邪乃傷肝.

---

110) 發生之紀 : 歲運이 太過하고 木에 속하는 해는 壬申·壬午·壬辰·壬寅·壬子·壬戌年이다.

111) 啓敶(계진) : "啓"는 "열리다"는 뜻이고, "敶"은 "펼치다"는 뜻이다. 즉 陽氣가 퍼져 만물이 발생한다는 뜻으로서 추운 겨울이 지나고 봄이 되어 만물이 다시 싹틈을 가리킨다.

112) 土疏泄, 蒼氣達 : "蒼氣"는 木氣를 가리킨다. 太過한 木運으로 인해 土氣가 疏散되고 木氣가 퍼져 나감을 가리킨다.

113) 生氣淳化 : "生氣"는 生發의 氣를, "淳"은 두터움을, "化"는 化生을 가리킨다. 즉 生發의 氣가 두터워 만물을 化生한다는 뜻이다.

114) 其德鳴靡啓坼 : "鳴"은 風木의 소리이고, "靡"는 "흩어지다"는 뜻이며, "啓坼"은 갈라져 나오는 것을 가리킨다. 이는 春風이 불어와 겨울의 閉藏之氣를 날려보내고 초목의 종자가 갈라져 發芽하는 것을 형용한 것이다.

115) 太角與上商同 :《新校正》에서 "太過한 五運 중에서 유독 太角만 上商과 같다고 말하면서 다른 네 運에서는 언급하지 않았으니 이 글은 衍文인 듯하다."라고 하였다. 또한 太角은 壬年으로서 陽干에 속하고, 上商은 卯·酉年으로서 陰支에 속한다. 干支의 배합규율에 따르면 陽干은 陽支와 陰干은 陰支와 배합되므로 太角과 上商은 서로 배합될 수 없다. 따라서 본서는 이 6字를 衍文으로 보아 해석하지 않았다.

116) 上徵則其氣逆, 其病吐利 : "上徵"은 君火 혹은 相火司天을 가리키고, "吐利"는 吐瀉를 가리킨다. 木運이 太過한 해의 봄은 風氣가 편성하여 기온이 높은데, 만약 君火 혹은 相火司天을 만나면 기온이 더욱 높아져 인체의 大腸과 小腸·脾와 胃에 火熱 증상이 나타나므로 임상에서 咳嗽·氣喘·嘔吐·下利 등의 증상이 발생한다. 즉《至眞要大論》의 "諸逆上衝, 皆屬於火"·"諸嘔吐酸, 暴注下迫, 皆屬於熱"과 같은 정황이 발생한다.

木運이 太過한 해(發生之紀)를 "啓敕"이라 하는데, (木運이 太過하므로) 土氣가 疏散되고 木氣(蒼氣)가 퍼져 나가며, 陽氣의 온화함이 散布되고 陰氣가 이를 따르므로 生發의 氣가 두터워 化生하고 만물이 이로써 번성합니다. 그 生化는 生發함이고, 그 氣는 수려하며, 그 다스림은 散布함이고, 그 令은 원활하게 퍼져 나가는 것이며, (인체에 있어서) 그 변동은 사지 떨림·眩暈·頭頂部 질병이고, 그 德은 春風이 불어와 겨울의 閉藏之氣를 흩어 버리고 草木의 종자가 갈라져 發芽하는 것이며, 그 변화는 大風이 불어와 수목이 뽑히고 부러지는 것이고, 그 곡물은 참깨와 벼이며, 그 가축은 닭과 개이고, 그 과일은 자두와 복숭아이며, 그 색은 청·황·백색이고, 그 맛은 신맛·단맛·매운맛이며, 그 계절은 봄이고, 그 經脈은 足厥陰肝經과 足少陽膽經이며, 그 臟器는 肝과 脾이고, 그 동물은 毛蟲과 介蟲이며, 그 물체는 겉과 속이 딱딱한 것이고, 그 병은 화를 잘 내는 것입니다.

(만약) 少陰君火 혹은 少陽相火司天을 만나면 氣가 上逆하고, 그 병으로 吐瀉가 발생합니다. (木氣가 太過하여) 그 德을 퍼뜨리는 데 힘쓰지 못하면 金氣(收氣)가 來復하여 강하고 급한 秋氣가 나타나며, 심하면 肅殺之氣가 유행하여 서늘한 기후가 크게 이르므로 초목이 시들어 떨어지고, (인체의 경우는) 邪氣가 肝을 손상시킵니다.

赫曦之紀117), 是謂蕃茂118), 陰氣內化, 陽氣外榮, 炎暑施化, 物得以昌. 其化長, 其氣高, 其政動, 其令明119)顯, 其動炎灼妄擾, 其德暄暑鬱蒸, 其變炎烈沸騰, 其穀麥豆, 其畜羊彘, 其果杏栗, 其色赤白玄, 其味苦辛鹹, 其象夏, 其經手少陰太陽, 手厥陰少陽, 其臟心肺, 其蟲羽鱗, 其物脈濡, 其病笑·瘧·瘡瘍·血流·狂妄·目赤. 上羽與正徵同, 其收齊120), 其病痓121). 上徵而收氣後也. 暴烈其政, 藏氣乃復, 時見凝慘, 甚則雨水霜雹切寒, 邪傷心也.

火運이 太過한 해(赫曦之紀)를 "蕃茂"라 하는데, 陰氣가 내부에서 化育하고 陽氣가

117) 赫曦之紀 : 歲運이 太過하고 火에 속하는 해는 戊辰·戊寅·戊子·戊戌·戊午年이다.

118) 蕃茂 : 火運이 太過한 해에는 만물이 무성하므로 "蕃茂"라 한다.

119) 明 : 원문에는 "鳴"으로 되어 있었으나, 文義와 《明抄本》에 근거하여 교정하였다.

120) 齊 : 정상적이란 뜻이다.

121) 痓(치) : 痙病을 가리킨다. 《金匱要略·痓濕暍》에서 "환자에게 身熱足寒·頸項强急·惡寒이 나고 때때로 頭部에 熱感이 느껴지며, 面赤·目赤·頭部만 흔들리고 갑자기 口噤이 발생하며 背部가 뒤로 젖혀지는 것은 痓病이다."라고 하였다.

외부에서 번성하여 타는 듯한 더위가 유행하므로 만물이 무성해집니다. 그 生化는 성장하는 것이고, 그 氣는 높이 솟으며, 그 다스림은 변화가 빠른 것이고, 그 令은 밝게 드러나는 것이며, (인체에 있어서) 그 변동은 熱勢가 熾盛하여 妄言·躁撓不寧한 것이고, 그 德은 暑熱의 氣가 鬱蒸하는 것이며, 그 변화는 火熱의 氣가 끓어오르는 것이고, 그 곡물은 보리와 콩이며, 그 가축은 양과 돼지이고, 그 과일은 살구와 밤이며, 그 색은 적·백·흑색이고, 그 맛은 쓴맛·매운맛·짠맛이며, 그 계절은 여름이고, 그 經脈은 手少陰心經과 手太陽小腸經·手厥陰心包經과 手少陽三焦經이며, 그 臟器는 心과 肺이고, 그 동물은 羽蟲과 鱗蟲이며, 그 물체는 섬유질과 液汁 부분이고, 그 병은 妄笑·瘧疾·瘡瘍·失血·狂言妄動·目赤 등입니다.

(만약) 太陽寒水司天(上羽)을 만나면 (司天의 水氣가 太過한 火氣를 제약하여) 火運이 平氣인 해(正徵)와 같아지고, (火가 水氣의 억제를 받아 金을 제약하지 못하므로) 金氣(收氣)가 정상적으로 행해지며, 그 병은 痓病입니다. (만약) 少陰君火 혹은 少陽相火司天(上徵)을 만나면 (火氣가 더욱 성해져 金氣를 손상시키므로) 金氣(收氣)가 (제때에 이르지 못하고) 뒤늦게 이릅니다. 그 다스림에 火運이 太過하면 水氣(藏氣)가 來復하여 수시로 찬 기후가 나타나며, 심하면 비나 서리·우박 등이 내려 기온이 떨어지고, (인체의 경우는) 邪氣가 心을 손상시킵니다.

敦阜之紀[122], 是謂廣化[123], 厚德淸靜, 順長以盈, 至陰內實, 物化充成. 烟埃朦鬱[124], 見於厚土[125], 大雨時行, 濕氣乃用, 燥政乃辟. 其化圓, 其氣豊, 其政靜, 其令周備, 其動濡積幷稸[126], 其德柔潤重淖, 其變震驚飄驟崩潰, 其穀稷麻, 其畜牛犬, 其果棗李, 其色黅玄蒼, 其味甘鹹酸, 其象長夏, 其經足太陰陽明, 其臟脾腎, 其蟲倮毛, 其物肌核, 其病腹滿, 四支不擧. 大風迅至, 邪傷脾也.

土運이 太過한 해(敦阜之紀)를 "廣化"라 하는데, 土德이 두텁고 淸靜하므로 만물이

---

122) 敦阜之紀 : 歲運이 太過하고 土에 속하는 해는 甲子·甲戌·甲申·甲午·甲辰·甲寅年이다.

123) 廣化 : "廣"은 넓다는 뜻이고, "化"는 生化를 가리킨다. 土運이 太過하면 土가 주관하는 生化의 氣가 남아돌아 만물에 영향을 미치므로 "廣化"라 한다.

124) 烟埃朦鬱 : "烟埃"는 안개나 먼지 따위를 가리키고, "朦鬱"은 안개나 먼지가 자욱하게 낀 것을 가리킨다. 즉 土氣가 왕성한 것을 형용한 것이다.

125) 厚土 : 산등성이를 가리킨다.

126) 其動濡積幷稸 : "濡"는 水濕을 가리키고, "稸"은 "蓄(쌓이다)"과 같은 뜻이다.

순조롭게 생장하여 충실하며, 至陰(土의 精氣)이 내부에서 충실하여 만물의 生化가 충실하게 이루어집니다. (土運이 太過하므로) 자욱한 안개가 산등성이에서 보이고, 큰비가 수시로 내리며, 濕氣가 작용하여 燥氣의 다스림이 물러갑니다.

그 生化는 원만하고, 그 氣는 풍성하며, 그 다스림은 고요하고, 그 令은 주도면밀하며, (인체에 있어서) 그 변동은 濕이 쌓이는 것이고, 그 德은 부드럽고 윤택하여 만물을 거듭 적셔 주며, 그 변화는 천둥이 치고 폭우가 내려 산과 제방이 무너지는 것이고, 그 곡물은 기장(稷)과 참깨이며, 그 가축은 소와 개이고, 그 과일은 대추와 자두이며, 그 색은 황·흑·청색이고, 그 맛은 단맛·짠맛·신맛이며, 그 계절은 長夏이고, 그 經脈은 足太陰脾經과 足陽明胃經이며, 그 臟器는 脾와 腎이고, 그 동물은 倮蟲과 毛蟲이며, 그 물체는 육질과 씨앗이고, 그 병은 腹部脹滿·四肢擧動不能 등입니다. 大風이 신속하게 이르고, (인체의 경우는) 邪氣가 脾를 손상시킵니다.

堅成之紀[127], 是謂收引[128], 天氣潔, 地氣明, 陽氣隨, 陰治化[129], 燥行其政, 物以司成, 收氣繁布, 化洽不終[130]. 其化成, 其氣削[131], 其政肅, 其令銳切, 其動暴折瘍疰[132], 其德霧露蕭飋, 其變肅殺凋零, 其穀稻黍, 其畜雞馬, 其果桃杏, 其色白青丹, 其味辛酸苦, 其象秋, 其經手太陰陽明, 其臟肺肝, 其蟲介羽, 其物殼絡, 其病喘喝胸憑仰

127) 堅成之紀 : 歲運이 太過하고 金에 속하는 해는 庚午·庚辰·庚寅·庚子·庚戌·庚申年인데, 이 가운데서 실질적으로 金運이 太過한 해에 속하는 것은 庚辰과 庚戌年이다.

128) 收引 : 收斂과 같은 뜻이다. 《素問懸解》의 注에 이르길 "'收引'이란 金의 收斂之氣가 땅속의 陽氣를 끌어올리는 것이다."라고 하였다.

129) 陽氣隨, 陰治化 : "陽氣"는 무더운 여름철을 가리키고, "陰"은 가을철을 가리킨다. "隨"는 "去(물러가다)"의 뜻으로, "化"는 "變(바뀌다)"의 뜻으로 해석해야 한다. 즉 여름이 가고 가을로 바뀌어 서늘해진다는 뜻이다.

130) 化洽不終 : "化"는 長夏의 化氣(土氣)를 가리키고, "洽"은 촉촉하여 윤택한 것을 가리킨다. 즉 金運이 太過하여 燥氣가 앞당겨 이르면 長夏의 土氣가 윤택하게 하는 작용을 다하지 못한다는 뜻이다.

131) 其氣削 : 王冰은 注에서 "'削'은 줄어듦(減)이다."라고 하였다. 즉 가을이 되어 陽氣가 점차 감소한다는 뜻이다.

132) 其動暴折瘍疰 : "暴"은 갑작스럽다, "折"은 끊어지다는 뜻으로서 癱瘓(탄탄)과 같은 갑작스런 肢體運動障碍를 가리키는데, 이는 肝病에 속한다. "瘍疰"는 피부 질환을 가리킨다. 즉 金運이 太過하여 기후가 지나치게 서늘하면 金氣와 상응하는 肺에 병변이 발생하고, 肺病이 肝으로 옮겨간다(金克木). 肺는 皮毛를, 肝은 筋을 주관하므로 상술한 것과 같은 증상이 나타난다.

息. 上徵與正商同, 其生齊, 其病咳. 政暴變則名木不榮, 柔脆焦首, 長氣斯救, 大火流, 炎爍且至, 蔓將槁[133], 邪傷肺也.

金運이 太過한 해(堅成之紀)를 "收引"이라 하는데, 天氣가 맑고 地氣가 깨끗하며, 陽氣가 물러가고 陰氣의 다스림으로 바뀌어 燥氣가 그 다스림을 행하므로 만물이 이로 인해 성숙하며, 金氣(收氣)가 퍼져 나가므로 土氣(化氣)가 윤택하게 하는 작용을 다하지 못합니다. 그 生化는 熟成하는 것이고, 그 氣는 감소함이며, 그 다스림은 엄숙함이고, 그 슈은 예리하고 절박하며, (인체에 있어서) 그 변동은 갑작스런 肢體運動障碍나 피부 질환으로 나타나고, 그 德은 짙은 안개가 끼고 소슬한 가을 바람이 불어오는 것이며, 그 변화는 肅殺之氣가 행해져 초목이 시들고 잎이 떨어지는 것이고, 그 곡물은 벼와 기장(黍)이며, 그 가축은 닭과 말이고, 그 과일은 복숭아와 살구이며, 그 색은 백·청·적색이고, 그 맛은 매운맛·신맛·쓴맛이며, 그 계절은 가을이고, 그 經脈은 手太陰肺經과 手陽明大腸經이며, 그 臟器는 肺와 肝이고, 그 동물은 介蟲과 羽蟲이며, 그 물체는 껍질과 섬유질 부분이고, 그 병은 숨이 차고 호흡이 곤란하여 가슴을 뒤로 젖히고 숨을 쉬는 증상입니다.

(만약) 少陰君火 혹은 少陽相火司天(上徵)을 만나면 (司天의 火氣가 太過한 金氣를 억제하므로) 金運이 平氣인 해와 같아지고, (金氣가 억제 당하여 木을 제약하지 못하므로) 木氣(生氣)가 정상을 유지하고, 그 병은 咳嗽 증상으로 나타납니다. (金運이 太過하여) 그 다스림이 갑작스럽고 多變하면 이름있는 나무들이 우거지지 못하고 부드럽고 연약한 끝부분이 시들며, 火氣(長氣)가 來復하여 木氣를 도우므로 무더위가 다시 이르고 (연약한) 덩굴류의 식물들이 곧 시들며, (인체의 경우는) 邪氣가 肺를 손상시킵니다.

流衍之紀[134], 是謂封藏[135], 寒司物化, 天地嚴凝, 藏政以布, 長令不揚. 其化凜, 其氣堅, 其政謐, 其令流注, 其動漂泄沃涌[136], 其德凝慘寒雰[137], 其變冰雪霜雹, 其穀豆稷, 其畜彘牛, 其果栗棗, 其色

---

133) 蔓將槁 : "蔓"은 연약한 덩굴류의 식물을 가리키고, "將"은 "즉시"·"곧"의 뜻이고, "槁"는 "시든다"는 뜻이다.

134) 流衍之紀 : 歲運이 太過하고 水에 속하는 해는 丙寅·丙子·丙戌·丙申·丙午·丙辰年이다.

135) 封藏 : 水運이 太過하면 눈이 쌓이고 냇물이 얼어붙으며, 초목이 자라지 않고 동물들이 활동하지 않아 마치 天地가 닫히고 만물이 숨은 것 같으므로 "封藏"이라 한다. "閉藏" 역시 같은 뜻이다.

136) 其動漂泄沃涌 : 張介賓은 注에서 "'漂'는 떠오르는 것이고, '泄'은 새어나가는 것이며, '沃'은 灌漑하는 것이고, '涌'은 넘치는 것이다."라고 하였는데, 물의 動態와 作用을 형용한 것이다.

黑丹黅, 其味鹹苦甘, 其象冬, 其經足少陰太陽, 其臟腎心, 其蟲鱗倮, 其物濡滿, 其病脹. 上羽而長氣不化也. 政過[138]則化氣大擧, 而埃昏氣交, 大雨時降, 邪傷腎也.

水運이 太過한 해(流衍之紀)를 "封藏"이라 하는데, 寒氣가 만물의 변화를 주관하여 天地가 꽁꽁 얼어붙고, 水氣(藏氣)의 다스림이 펴져 火氣(長氣)가 그 令을 발양하지 못합니다. 그 生化는 차갑게 하는 것이고, 그 氣는 단단하며, 그 다스림은 고요하고, 그 令은 흘러가는 것이며, 그 변동은 떠오르는 것·새어나가는 것·관개하는 것·넘치는 것 등으로 나타나고, 그 德은 陰寒이 응결하여 눈이 내리는 것이며, 그 변화는 얼음이 얼고 눈·서리·우박이 내리는 것이고, 그 곡물은 콩과 기장(稷)이며, 그 가축은 돼지와 소이고, 그 과일은 밤과 대추이며, 그 색은 흑·적·황색이고, 그 맛은 짠맛·쓴맛·단맛이며, 그 계절은 겨울이고, 그 經脈은 足少陰腎經과 足太陽膀胱經이며, 그 臟器는 腎과 心이고, 그 동물은 鱗蟲과 倮蟲이며, 그 물체는 液汁과 肉質이고, 그 병은 脹滿 증상입니다.

(만약) 太陽寒水司天(上羽)을 만나면 (水氣가 더욱 왕성해져) 火氣(長氣)가 행해지지 못합니다. 水運이 다스림이 太過하면 (土氣가 來復하여) 土氣(化氣)가 크게 유행하므로 雲霧가 천지간에 가득하고 폭우가 수시로 내리며, (인체의 경우는) 邪氣가 腎을 손상시킵니다.

故曰不恒其德[139], 則所勝來復, 政恒其理, 則所勝同化[140], 此之謂也.

그러므로 "그 德이 일관되지 못하면 자신을 이기는 氣(所勝之氣)가 來復하고, 그 다스림이 일관되게 행해지면 자신을 이기는 氣가 이르더라도 동화된다."고 함은 이를 두고 하는 말입니다.

帝曰 : 天不足西北, 左寒而右涼; 地不滿東南, 右熱而左溫[141], 其

---

137) 雰 : 눈이 내리는 모양을 가리킨다.

138) 過政 : 水運의 다스림이 太過한 것을 가리킨다.

139) 不恒其德 : "不恒"은 "不常"과 같은 말로서 일정함을 잃었다는 말이다. "德"은 정상적인 기능을 가리킨다.

140) 所勝同化 : 張介賓은 注에서 "일정함을 유지하여 안정되고, 올바른 곳에 자리하면 所勝之氣 역시 자신의 氣에 동화되어 하나가 된다."고 하였다.

141) 天不足西北,……右熱而左溫 : "天"은 하늘을, "地"는 大地를 가리킨다. 西北의 왼쪽은 북방으로서 五行에서는 水에 속하고 기후에서는 寒에 속한다. 西北의 오른쪽은 서방으로서 五行에서는 金에 속하고 기후에서는 涼에 속한다. 東南의 오른쪽은 남방으로서 五行에서는 火에 속

故何也?

岐伯曰 : 陰陽之氣, 高下之理142), 太少之異也. 東南方, 陽也; 陽者, 其精降於下, 故右熱而左溫. 西北方, 陰也; 陰者, 其精奉於上, 故左寒而右凉. 是以地有高下, 氣有溫凉, 高者氣寒, 下者氣熱. 故適寒凉者脹, 之溫熱者瘡143), 下之則脹已, 汗之則瘡已144). 此湊理145)開閉之常, 太少之異耳.

黃帝 : 天氣는 서북쪽에서 부족하기 때문에 왼쪽(북방)은 춥고 오른쪽(서방)은 서늘하며, 地氣는 동남방에서 부족하기 때문에 오른쪽(남방)은 덥고 왼쪽(동방)은 따뜻한데, 그 까닭은 무엇입니까?

岐伯 : 陰陽의 氣가 높고 낮은 곳을 다스림에는 太過와 不及의 차이가 있습니다. 동남방은 陽에 속하는데, 陽은 그 精華가 아래로 하강하므로 남방은 덥고 동방은 따뜻합니다. 서북방은 陰에 속하는데, 陰은 그 精華가 위로 이어지므로 북방은 춥고 서방은 서늘합니다. 그런 까닭에 地理에는 높고 낮음이 있고, 기후에는 따뜻하고 서늘함이 있으니, (地勢가) 높으면 기후가 춥고 낮으면 기후가 무덥습니다. 그러므로 寒凉한 곳에 가면 脹病이 흔하고, 溫熱한 곳에 가면 瘡瘍이 흔한데, 攻下法을 쓰면 脹病이 낫고 發汗法을 쓰면 瘡瘍이 낫습니다. 이는 (기후에 따른) 腠理開闔의 일반적인 정황으로서 太過와 不及의 차이일 뿐입니다.

帝曰 : 其於壽夭何如?

岐伯曰 : 陰精所奉其人壽, 陽精所降其人夭146).

하고 기후에서는 熱에 속한다. 東南의 왼쪽은 동방으로서 五行에서는 木에 속하고 기후에서는 溫에 속한다. 중국의 서북방은 지세가 비교적 높고 高山峻嶺이 많아 아래에서 볼 때 태양이 비치는 면적이 상대적으로 적으므로 기후가 한랭하며, 특히 북쪽에 치우칠 수록 한랭한 정도가 심하다. 동남방은 지세가 비교적 낮고 고산준령이 거의 없어 태양이 비치는 면적이 상대적으로 많으므로 기후가 따뜻하거나 무더우며, 특히 남쪽에 치우칠 수록 무더운 정도가 심하다.

142) 高下之理 : 張介賓은 注에서 "'高下'란 中原의 지형을 가리키는데, 서북방은 높고 동남방은 낮다."고 하였다.

143) 適寒凉者脹, 之溫熱者瘡 : "適"과 "之"에는 모두 "往(가다)"의 뜻이 있다. "適"이 동사로 쓰일 경우는 "~로 가다"는 뜻이 되는데, 예를 들면《論語·子路》에서 "子適衛(그대는 衛나라로 가는가?)"라고 한 것이다.

144) 下之則脹已, 汗之則瘡已 : "下"는 攻下法을, "汗"은 發汗法을, "已"는 병이 낫는 것을 말한다.

145) 湊理 : 腠理를 가리킨다.

黃帝 : 그것(天氣의 寒熱과 地勢의 고저)은 수명에 어떤 영향을 미칩니까?

岐伯 : 陰精이 (위로) 이어지는 곳은 (陽氣가 견고하므로) 사람들이 장수하며, 陽精이 하강하는 곳은 (陽氣가 쉽게 빠져나가므로) 사람들이 단명합니다.

帝曰 : 善. 其病也, 治之奈何?

岐伯曰 : 西北之氣, 散而寒之147); 東南之氣, 收而溫之148), 所謂同病異治也. 故曰氣寒氣凉149), 治以寒凉, 行水漬之150). 氣溫氣熱151), 治以溫熱, 强其內守152). 必同其氣, 可使平也, 假者反之153).

黃帝 : 훌륭하십니다. 그러한 곳에서 병들면 치료는 어떻게 해야 합니까?

岐伯 : 서북 지방의 (한랭한) 기후 아래서 병들었을 경우는 外寒을 消散하고 內熱을 식혀야 하며, 동남 지방의 (溫熱한) 기후 아래서 병들었을 경우는 陽氣를 收斂하고 內寒을 따뜻하게 해야 하는데, (이것이) 이른바 "同病異治"입니다. 그러므로 "기후가 차거나 서늘한 곳에서는 寒凉한 약물로써 치료하고 (이와 아울러) 熱湯에 몸을 담가 寒邪를 제거해야 하며, 기후가 따뜻하거나 더운 곳에서는 溫熱한 약물로써 치료하고 (이와 아울러) 체내의 陽氣를 증강시켜 내부를 지키도록 해야 한다."고 하는 것입니다. (治法은) 반드시 기후와 같게 하여 평형을 이루도록 해야 하는데, (만약) 假象(反象)이 나타날 경우는 이와 반대로 치료해야 합니다.

帝曰 : 善. 一州之氣, 生化壽夭不同, 其故何也?

---

146) 陰精所奉其人壽, 陽精所降其人夭 : 여기서 陰精이 위로 이어지는 것이란 寒凉한 西北 지역을 가리키고, 陽精이 하강하는 곳이란 溫熱한 東南 지역을 가리킨다.

147) 西北之氣, 散而寒之 : 서북방은 기후가 寒冷하여 사람들이 뜨거운 음식을 즐기므로 陽熱이 내부에 울결되어 裏熱證이 多發한다. 따라서 그 外寒을 消散하고 內熱을 식히는 것이다. "散"은 辛熱한 약물로써 發散하는 것이고, "寒"은 苦寒한 약물로써 熱을 瀉하는 것이다.

148) 東南之氣, 收而溫之 : 동남 지방은 기후가 溫熱하여 사람들이 찬 것을 즐겨 먹으므로 陽氣가 소모되어 裏寒證이 多發한다. 따라서 陽氣를 收斂하고 內寒을 따뜻하게 하는 방법으로 치료하는 것이다. "收"는 收斂固澁을, "溫"은 溫中扶陽을 가리킨다.

149) 氣寒氣凉 : 《素問校詁》에서 인용한 古抄本에는 "寒" 아래에 "氣"字가 없다.

150) 行水漬之 : 《周禮 · 司爟》에서 "'行'은 '用'과 같다."고 하였다. 즉 熱湯에 몸을 담가 寒邪를 消散하는 것을 말한다.

151) 氣溫氣熱 : 《素問校詁》에서 인용한 古抄本에는 "溫" 아래에 "氣"字가 없다.

152) 强其內守 : 체내의 陽氣를 증강시켜 외부로 빠져나가지 않도록 하는 것을 말한다.

153) 假者反之 : "假"는 假象을 가리킨다. 즉 眞熱假寒 · 眞寒假熱 등의 假象이 나타나면 反治法으로 치료해야 한다는 말이다.

岐伯曰 : 高下之理, 地勢使然也. 崇高則陰氣治之, 汚下[154]則陽氣治之. 陽勝者先天, 陰勝者後天[155], 此地理之常, 生化之道也.

黃帝 : 훌륭하십니다. 한 지방의 기후임에도 生化와 수명이 다른데, 그 까닭은 무엇입니까?

岐伯 : 높고 낮은 地勢가 그렇게 한 것입니다. 지세가 높으면 陰氣가 이를 다스리고, 낮으면 陽氣가 이를 다스립니다. 陽氣가 성하면 (기후가) 天時보다 앞당겨 이르고, 陰氣가 성하면 (기후가) 天時보다 뒤늦게 이르니, 이는 地理의 常規이며 生化의 이치입니다.

帝曰 : 其有壽夭乎?

岐伯曰 : 高者其氣壽, 下者其氣夭[156]. 地之小大異也, 小者小異, 大者大異. 故治病者, 必明天道地理, 陰陽更勝, 氣之先後, 人之壽夭, 生化之期, 乃可以知人之形氣[157]矣.

黃帝 : 그것이 수명과 관계가 있습니까?

岐伯 : (地勢가) 높으면 인체의 氣가 오래가고, 낮으면 인체의 氣가 오래가지 못합니다. 地域에는 넓고 좁음의 차이가 있는데, (지역이) 좁으면 (수명의) 차이도 작고, 넓으면 (수명의) 차이도 큽니다. 그러므로 질병을 치료할 때는 반드시 天道와 地理, 陰陽의 盛衰, 氣候의 先後, 사람의 수명, 生化의 시기 등을 파악해야만 인체의 形氣를 알 수 있습니다.

帝曰 : 善. 其歲有不病, 而臟氣不應不用者, 何也?

岐伯曰 : 天氣制之, 氣[158]有所從也.

黃帝 : 훌륭하십니다. 한 해 중에 (마땅히 발병해야 함에도) 발병하지 않고 臟氣가 (歲運

---

154) 汚下 : 이는 同義詞이다. 《文選·西征賦》 李善 注에서 "'汚'는 下(낮음)이다."라고 하였다. 즉 "汚" 역시 "下"의 뜻이다.

155) 陽勝者先天, 陰勝者後天 : "先天"은 기후가 天時보다 앞당겨 이르는 것을 가리키고, "後天"은 기후가 天時보다 늦게 이르는 것을 가리킨다.

156) 高者其氣壽, 下者其氣夭 : "壽"는 오래가는 것을, "夭"는 오래가지 못하는 것을 말하며, "氣"는 인체의 氣를 가리킨다. 지세가 높으면 기후가 한랭하여 생장 발육이 상대적으로 늦으므로 그 수명 역시 상대적으로 길고, 지세가 낮으면 기후가 무더워 생장 발육이 상대적으로 빠르므로 그 수명 역시 상대적으로 짧다.

157) 形氣 : "形"은 외부의 形體를, "氣"는 내부의 眞氣를 가리킨다.

158) 氣 : 五臟의 氣, 즉 臟氣를 가리킨다.

에) 상응하지도 않고 작용하지도 않는 경우가 있는데, 어째서입니까?

岐伯 : 天氣(司天의 氣)가 이를 제약하고, 臟氣가 이를 따르기 때문입니다.

帝曰 : 願卒聞之.

岐伯曰 : 少陽司天, 火氣下臨, 肺氣上從[159], 白起金用, 草木眚[160]. 火見燔焫, 革[161]金且耗, 大暑以行, 咳嚏鼽衄鼻窒口[162]瘍, 寒熱胕腫[163]. 風行於地, 塵沙飛揚, 心痛胃脘痛, 厥逆鬲不通[164], 其主暴速.

黃帝 : 모두 들려주십시오.

岐伯 : 少陽相火司天의 해에는 火氣가 대지에 臨하므로 肺氣가 天氣(火氣)의 영향을 받으며, (金氣가 火氣의 영향을 받으면) 燥金의 氣가 火의 쓰임이 되므로 草木이 해를 입습니다(金克木). (少陽相火司天의 해에는) 火氣가 불타오르듯이 성하므로 金의 성질이 변하고 손상되며, 暑熱이 유행하여 咳嗽・재채기・콧물・鼻出血・코막힘・口瘍・寒熱・浮腫 등이 발생합니다.

(司天之氣가 少陽相火이면 在泉之氣는 厥陰風木이므로) 風氣가 대지에 유행하여 흙먼지가 날리고, (인체의 경우는) 心痛・胃脘痛・厥逆・胸膈不通 등이 발생하는데, 그 주관함이 갑작스럽고 신속합니다.

陽明司天, 燥氣下臨, 肝氣上從, 蒼起木用而立, 土乃眚[165]. 淒滄

---

159) 上從 : 天氣, 즉 司天之氣의 영향을 받는 것을 말한다.

160) 白起金用, 草木眚 : "白"은 金의 색이다. 少陽相火司天의 해에는 그 氣(火氣)가 땅으로 下臨하는데, 火가 성하면 金을 억제하는 까닭에 肺金은 火의 억제를 두려워하여 天氣의 生化를 따르므로 金이 火의 쓰임이 된다. 즉 少陽相火司天의 해에는 火가 金을 억제하여 金氣가 울결되는데, 일정한 시기가 되면 울결한 金氣가 발산되어 갑자기 서늘한 기후가 유행하므로 草木이 해를 입는 것이다.

161) 革 : "변혁"의 뜻이다. 金이 火의 억제를 받아 그 성질이 변화된 것을 가리킨다.

162) 口 : 원문에는 "曰"로 적혀 있었으나, 《素問注證發微》《素問集注》에 근거하여 교정하였다.

163) 大暑以行,……寒熱胕腫 : 少陽相火司天의 해에는 火熱이 유행하므로 火와 相生相克 관계에 있는 肺(火克金)와 脾(火生土)에 영향을 미쳐 각종 관련 증상이 발생한다. "胕腫"이란 곧 浮腫을 가리킨다.

164) 風行於地,……厥逆鬲不通 : 厥陰風木在泉의 해에는 風氣가 성하여 인체의 肝火上逆 혹은 肝氣橫逆을 야기하므로 상술한 증상들이 발생한다.

165) 蒼起木用而立, 土乃眚 : "蒼"은 風木의 氣를 가리킨다. 木은 金을 두려워하는데, 金이 성하면 木이 이에 상응하여 金을 위해 쓰여진다. 즉 陽明燥金司天의 해에는 金氣가 木을 억제하여

數至, 木伐草萎, 脇痛目赤, 掉振[166]鼓慄, 筋痿不能久立. 暴熱至, 土乃暑, 陽氣鬱發, 小便變, 寒熱如瘧, 甚則心痛. 火行于槁[167], 流水不冰, 蟄蟲乃見.

陽明燥金司天의 해에는 燥氣가 대지에 臨하므로 肝氣가 天氣(燥氣)의 영향을 받으며, (木氣가 金氣의 영향을 받으면) 風木의 氣가 金의 쓰임이 되므로 土氣가 해를 입습니다(木克土). (陽明燥金司天의 해에는) 한랭한 기후가 수시로 도래하므로 초목이 시들고, (인체의 경우는) 脇痛·目赤·肢體搖動·戰慄·筋脈이 연약무력하여 오랫동안 서있지 못하는 증상이 발생합니다.

(司天之氣가 陽明燥金이면 在泉之氣는 少陰君火이므로) 暴熱이 도래하여 땅이 더워지고, (인체의 경우는) 陽氣가 울결하여 발병하므로 소변이 (황적색으로) 변하고 寒熱이 왕래하여 마치 瘧疾과 같으며, 심하면 心痛이 발생합니다. 火氣가 초목이 시드는 시기에 유행하면 흐르는 물이 얼지 않고 겨울잠을 자야 할 동물들이 나타납니다.

太陽司天, 寒氣下臨, 心氣上從, 而火且明, 丹起, 金乃眚[168]. 寒淸時擧, 勝則水冰, 火氣高明, 心熱煩, 嗌乾善渴, 鼽嚏, 善悲數欠. 熱氣妄行, 寒乃復, 霜不時降, 善忘, 甚則心痛. 土乃潤, 水豊衍, 寒客至, 沈陰化, 濕氣變物, 水飮內穡, 中滿不食, 皮𤸷肉苛[169], 筋脈不利, 甚則胕腫, 身後癰.

太陽寒水司天의 해에는 寒氣가 대지에 臨하므로 心氣가 天氣(水氣)의 영향을 받으며, (火氣가 水氣의 영향을 받으면) 火氣가 장차 성해져 水의 쓰임이 되므로 金氣가 해를 입습니다(火克金). (太陽寒水司天의 해에는) 한랭한 기후가 수시로 도래하고 (한랭한 氣가) 성하

木氣가 울결되는데, 일정한 시기가 되면 울결한 木氣가 발산되어 土氣를 손상시킨다.

166) 掉振(도진) : 肢體搖動 증상을 가리킨다.

167) 槁 : 원문에는 "稿"로 되어 있었으나 《類經》에 근거하여 교정하였다. "槁"는 초목이 시드는 시기, 즉 겨울철을 가리킨다.

168) 火且明, 丹起, 金乃眚 : "且"는 "將(장차)"로 해석해야 하며, "丹"은 火의 색이다. 太陽寒水司天의 해에는 水가 火를 억제하여 火氣가 울결되는데, 일정한 시기가 되면 울결한 火氣가 발산되므로 金氣가 손상된다. 《新校正》에서 이르길 "상고해 보건대 '火且明' 3字는 마땅히 '火用' 2字로 해야 한다."고 하였다.

169) 皮𤸷肉苛 : "皮𤸷(피완)"은 피부마비를 가리키고, "肉苛"는 마비되어 무감각 한 것을 가리킨다. 《廣韻·二十七刪》에서 "'𤸷'은 痹(저림)이다."라고 하였다.

면 물이 얼며, (울결된 火氣가 발산되어) 火氣가 왕성해지면 (인체의 경우는) 心中煩熱·咽喉乾燥·口渴·鼻塞·재채기·잘 슬퍼하고 하품을 자주 하는 등의 증상이 나타납니다. 熱氣가 妄行하면 寒氣가 來復하여 서리가 불시에 내리고 (인체의 경우는) 건망증이 발생하며, 심하면 心痛이 발생합니다.

(司天之氣가 太陽寒水이면 在泉之氣는 太陰濕土이므로) 土氣가 윤택해지고 水濕이 성하여 넘치는데, (만약) 太陽寒水의 客氣가 이르면 (土氣와 水氣가 결합하여) 沈陰한 氣로 변하고 濕氣가 만물을 변화시키며, (인체의 경우는) 水飮이 내부에 쌓여 中焦가 그득해지고 음식을 먹지 못하며 피부와 肌肉이 마비되어 무감각하고 筋脈이 不利하며, 심하면 浮腫·背部癰腫 등이 발생합니다.

厥陰司天, 風氣下臨, 脾氣上從, 而土且隆, 黃起, 水乃眚[170]. 土用革, 體重, 肌肉萎, 食減口爽[171]. 風行太虛, 雲物搖動, 目轉[172]耳鳴. 火縱其暴, 地乃暑, 大熱消爍, 赤沃下[173], 蟄蟲數見, 流水不冰, 其發機速[174].

厥陰風木司天의 해에는 風氣가 대지에 臨하므로 脾氣가 天氣(木氣)의 영향을 받으며, (土氣가 木氣의 영향을 받으면) 土氣가 장차 왕성해져 木의 쓰임이 되므로 水氣가 해를 입습니다(土克水). (木의 제약을 받아) 土의 작용이 변하면 身重·肌肉萎縮·食慾減退·口淡無味 등이 발생합니다. 風氣가 하늘에서 유행하면 구름이 날리고 만물이 요동하며, (인체의 경우는) 目眩·耳鳴 등이 발생합니다.

(司天之氣가 厥陰風木이면 在泉之氣는 少陽相火이므로) 火氣의 暴虐함이 유행하여 대지가 달아오르고, (인체의 경우는) 大熱로 인해 야위고 赤痢가 발생하며, (기후가 溫熱하므로) 겨울잠을 자야 할 동물들이 수시로 나타나고 흐르는 물이 얼지 않는데, 그 발병과 변화가 신속합니다.

少陰司天, 熱氣下臨, 肺氣上從, 白起金用, 草木眚, 喘嘔寒熱, 嚏

---

170) 土且隆, 黃起, 水乃眚 : "黃"은 濕土의 색이다. 厥陰風木司天의 해에는 木이 土를 억제하여 濕土의 氣가 울결되는데, 일정한 시기가 되면 울결한 土氣가 발산되므로 水氣가 해를 입는다.

171) 口爽(구상) : "爽"에는 "감퇴하다"는 뜻이 있는데, 여기서는 입맛이 없는 것을 말한다.

172) 目轉 : "眼花"와 같은 뜻으로서 目眩을 가리킨다.

173) 大熱消爍, 赤沃下 : "大熱消爍"은 大熱이 津液을 졸임으로 인해 야위는 것을, "赤沃下"는 赤痢를 가리킨다.

174) 其發機速 : "發"은 발병을, "速"은 변화를 가리킨다. 즉 그 발병과 변화가 매우 신속하다는 뜻이다.

鼽衄鼻窒. 大暑流行, 甚則瘡瘍燔灼, 金爍石流[175]. 地乃燥淸, 淒滄數至, 脇痛善太息, 肅殺行, 草木變.

少陰君火司天의 해에는 熱氣가 대지에 臨하므로 肺氣가 天氣(火氣)의 영향을 받으며, (金氣가 火氣의 영향을 받으면) 燥金의 氣가 火의 쓰임이 되므로 초목이 해를 입고(金克木), (인체의 경우는) 氣喘·嘔吐·寒熱·재채기·콧물·鼻出血·코막힘 등이 발생합니다. (少陰君火司天의 해에는) 暴暑가 유행하므로 심할 경우는 瘡瘍·高熱 등이 발생하며, (熱氣가 성하여) 金石을 녹이는 듯합니다.

(司天之氣가 少陰君火이면 在泉之氣는 陽明燥金이므로) 대지가 건조하고 서늘해져 한랭한 기후가 수시로 이르며, (인체의 경우는) 脇部에 疼痛이 오고 한숨을 잘 쉬는 등의 증상이 나타나며, 肅殺之氣가 유행하므로 초목에 변화가 일어납니다.

太陰司天, 濕氣下臨, 腎氣上從, 黑起水變, 火乃眚[176]. 埃冒雲雨, 胸中不利, 陰痿氣大衰而不起不用. 當其時[177], 反腰脽痛, 動轉不便也, 厥逆. 地乃藏陰, 大寒且至, 蟄蟲早附, 心下否痛[178], 地裂冰堅, 少腹痛, 時害於食. 乘金則止水增[179], 味乃鹹, 行水減也.

太陰濕土司天의 해에는 濕氣가 대지에 臨하므로 腎氣가 天氣(濕氣)의 영향을 받으며, (水氣가 土氣의 영향을 받으면) 水氣가 土氣의 쓰임이 되므로 火氣가 해를 입습니다(水克火). (水濕이 유행하면) 먹구름이 하늘을 가리고 비가 자주 내리며, (인체의 경우는) 胸中不利·陰痿·陽氣가 크게 쇠약해져 陰器가 발기되지 않아 사용할 수 없는 증상이 나타납니다. 土氣가 왕성할 때에는 도리어 허리와 엉치 부위에 疼痛이 와 몸을 잘 돌리지 못하며 厥逆 등이 발생합니다.

(司天之氣가 太陰濕土이면 在泉之氣가 太陽寒水이므로) 地氣가 閉藏되어 大寒이 다시 이르고, 겨울잠을 자는 동물들이 앞당겨 동면에 들어가며, (인체의 경우는) 胃脘部가 脹滿하면서

---

175) 金爍石流 : 金石이 녹아서 물처럼 흘러내린다는 것으로, 熱氣가 성함을 형용한 것이다.

176) 黑起水變, 火乃眚 : 원문에는 "火乃眚" 3字가 없었으나, 《新校正》《內經評文》《素問懸解》에 근거하여 보충하였다. "黑"은 寒水의 색이다. 太陰濕土司天의 해에는 土가 水를 억제하여 水氣가 울결되는데, 일정한 시기가 되면 울결한 水氣가 발산되므로 火氣가 손상된다는 말이다.

177) 當其時 : 土氣가 왕성한 때를 가리킨다.

178) 心下否痛 : "心下"는 胃脘部를 가리키고, "否"는 "痞"와 통하며 脹滿한 것을 가리킨다.

179) 止水增 : "止水"에 대해 王冰은 우물물이라 하였고, 張介賓은 고여서 흐르지 않는 물이라 하였다.

아프고, (만약 寒氣가 성하면) 땅이 얼어 갈라지고, 少腹部가 아프고 때때로 먹는 것에 장애가 옵니다. (만약 水氣가) 金氣를 만나면 우물물이 늘어나고 맛이 짜며, 흐르는 물이 줄어듭니다.

帝曰 : 歲有胎孕不育, 治之不全, 何氣使然?

岐伯曰 : 六氣五類[180], 有相勝制也. 同者[181]盛之, 異者衰之, 此天地之道, 生化之常也.

黃帝 : 한 해 중에 어떤 동물은 生育하고 어떤 동물은 生育하지 못하는데, (이처럼) 다스림이 온전하지 못한 것은 어떤 氣가 그렇게 한 것입니까?

岐伯 : 六氣와 五類는 서로 勝하고 제약합니다. (六氣와 다섯 가지 동물들의 五行 속성이) 같으면 生育이 왕성하고, 다르면 生育이 감퇴하는데, 이는 天地의 이치이자 生化의 常規입니다.

故厥陰司天, 毛蟲靜[182], 羽蟲育, 介蟲不成[183]; 在泉, 毛蟲育, 倮蟲耗, 羽蟲不育.

少陰司天, 羽蟲靜, 介蟲育, 毛蟲不成; 在泉, 羽蟲育, 介蟲耗不育.

太陰司天, 倮蟲靜, 鱗蟲育, 羽蟲不成; 在泉, 倮蟲育, 鱗蟲耗[184]不成.

少陽司天, 羽蟲靜, 毛蟲育, 倮蟲不成; 在泉, 羽蟲育, 介蟲耗, 毛蟲不育.

陽明司天, 介蟲靜, 羽蟲育, 介蟲不成; 在泉, 介蟲育, 毛蟲耗, 羽蟲不成.

太陽司天, 鱗蟲靜, 倮蟲育; 在泉, 鱗蟲育, 羽蟲耗, 倮蟲不育[185].

---

180) 六氣五類 : "六氣"는 司天·在泉의 六氣를 말하고, "五類"는 다섯 가지 동물 즉 毛·羽·倮·介·鱗蟲을 가리킨다.

181) 同者 : 六氣와 다섯 가지 동물의 五行 속성이 같은 것을 말한다.

182) 靜 : "平靜"을 뜻하는데, 여기에는 生育하지도 감소하지도 않는다는 뜻이 포함되어 있다.

183) 不成 : 생장이나 번식이 적거나 혹은 生育하지 못하는 것을 가리킨다.

184) 耗 : 원문에는 없었으나, 《新校正》《內經評文》에 근거하여 보충하였다.

185) 鱗蟲育, 羽蟲耗, 倮蟲不育 : 원문에는 "鱗蟲耗, 倮蟲不育"으로 적혀 있었으나, 《新校正》에 근

그러므로 厥陰風木司天의 해에는 毛蟲이 平靜을 유지하고, 羽蟲이 生育하며, 介蟲이 生育하지 못합니다[186]. 厥陰風木在泉의 해에는 毛蟲이 生育하고, 倮蟲은 감소하며, 羽蟲은 生育하지 못합니다[187].

少陰君火司天의 해에는 羽蟲이 平靜을 유지하고, 介蟲이 生育하며, 毛蟲은 生育하지 못합니다[188]. 少陰君火在泉의 해에는 羽蟲이 生育하고, 介蟲은 감소하거나 生育하지 못합니다[189].

太陰濕土司天의 해에는 倮蟲이 평정을 유지하고, 鱗蟲이 생육하며, 羽蟲은 생육하지 못합니다[190]. 太陰濕土在泉의 해에는 倮蟲이 생육하고, 鱗蟲이 감소하거나 생육하지 못합니다[191].

少陽相火司天의 해에는 羽蟲이 평정을 유지하고, 毛蟲이 생육하며, 倮蟲은 생육하지 못합니다[192]. 少陽相火在泉의 해에는 羽蟲이 생육하고, 介蟲이 감소하며, 毛蟲은 생육

거하여 교정하였다. 太陽寒水在泉의 해에는 水에 속하는 鱗蟲이 생육하고, 火에 속하는 羽蟲이 감소하는 것이 정상이다(水克火).

186) 厥陰風木司天의 해에는 상반년의 기후가 온화하고 風氣가 盛하여 木에 속하는 毛蟲의 생장조건과 부합하므로 毛蟲이 정상을 유지하고, 司天之氣가 厥陰風木이면 在泉之氣가 少陽相火이므로 火에 속하는 羽蟲이 생육한다. 단 金에 속하는 介蟲은 그 생장조건이 當年과 부합하지 않으므로(火克金) 생육하지 못한다.

187) 厥陰風木在泉의 해에는 상반년의 기후가 온난하고 風氣가 성하여 木에 속하는 毛蟲의 생장조건과 부합하므로 毛蟲이 생육하고, 土에 속하는 倮蟲은 그 생장조건이 當年과 부합하지 않으므로 감소하며(木克土), 火에 속하는 羽蟲은 그 생장조건이 완비되지 못하였으므로 생육하지 못한다.

188) 少陰君火司天의 해에는 상반년의 기후가 무더워 火에 속하는 羽蟲의 생장조건과 부합하므로 羽蟲이 정상을 유지하고, 司天之氣가 少陰君火면 在泉之氣는 陽明燥金이므로 金에 속하는 介蟲이 생육한다. 단 司天之氣가 少陰君火이면 在泉之氣가 陽明燥金이므로 木에 속하는 毛蟲은 생육하지 못한다(金克木).

189) 少陰君火在泉의 해에는 하반년의 기후가 무더우므로 火에 속하는 羽蟲은 생육하고, 金에 속하는 介蟲은 그 생장조건이 當年과 부합하지 않으므로 감소하거나 생육하지 못한다(火克金).

190) 太陰濕土司天의 해에는 상반년의 기후가 燥濕하고 우량이 많으므로 土에 속하는 倮蟲이 정상을 유지하고, 하반년 즉 在泉之氣가 太陽寒水일 때는 水에 속하는 鱗蟲이 생육한다. 단 하반년의 기후가 한랭하므로 火에 속하는 羽蟲이 생육하지 못한다(水克火).

191) 太陰濕土在泉의 해에는 하반년의 기후가 濕에 치우치므로 土에 속하는 倮蟲이 생육하고, 기후가 潮濕하여 겨울이 되어도 춥지 않으므로 水에 속하는 鱗蟲이 감소하거나 생육하지 못한다(土克水).

192) 少陽相火司天의 해에는 상반년의 기후가 무덥고 火氣가 성하며, 하반년 즉 厥陰風木在泉의 기후는 온난하고 風氣가 성하다. 따라서 火에 속하는 羽蟲이 정상을 유지하고, 木에 속하는 毛蟲이 생육하며, 土에 속하는 倮蟲이 생육하지 못한다(木克土).

하지 못합니다[193].

陽明燥金司天의 해에는 介蟲이 평정을 유지하고, 羽蟲이 생육하며, 介蟲은 생육하지 못합니다[194]. 陽明燥金在泉의 해에는 介蟲이 생육하고, 毛蟲은 감소하며, 羽蟲은 생육하지 못합니다[195].

太陽寒水司天의 해에는 鱗蟲이 평정을 유지하고, 倮蟲이 생육합니다[196]. 太陽寒水在泉의 해에는 鱗蟲이 생육하고, 羽蟲은 감소하며, 倮蟲은 생육하지 못합니다[197].

諸乘所不成之運, 則甚也[198]. 故氣主[199]有所制, 歲立[200]有所生, 地氣制己勝[201], 天氣制勝己[202], 天制色, 地制形[203], 五類衰盛, 各隨其氣之所宜也. 故有胎孕不育, 治之不全, 此氣之常也, 所謂中根[204]也. 根于外者亦五, 故生化之別, 有五氣・五味・五色・五類,

---

193) 少陽相火在泉의 해에는 하반년의 기후가 무더우므로 火에 속하는 羽蟲이 생육하고, 金에 속하는 介蟲이 감소하며(火克金), 木에 속하는 毛蟲이 생육하지 못한다.

194) 陽明燥金司天의 해에는 상반년의 기후가 서늘하므로 金에 속하는 介蟲이 정상을 유지하고, 하반년 즉 少陰君火在泉에는 기후가 무더우므로 火에 속하는 羽蟲이 생육하며, 金에 속하는 介蟲은 생육하지 못한다(火克金).

195) 陽明燥金在泉의 해에는 하반녀의 기후가 서늘하므로 金에 속하는 介蟲이 생육하고, 木에 속하는 毛蟲이 감소하며(金克木), 火에 속하는 羽蟲은 생육하지 못한다.

196) 太陽寒水司天의 해에는 상반년의 기후가 한랭하므로 水에 속하는 鱗蟲이 정상을 유지하고, 하반년 즉 太陰濕土在泉에는 기후가 무덥고 燥濕하며 비가 많이 내리므로 土에 속하는 倮蟲이 생육한다.

197) 太陽寒水在泉의 해에는 하반년의 기후가 한랭하므로 水에 속하는 鱗蟲이 생육하고, 火에 속하는 羽蟲이 감소하며(水克火), 土에 속하는 倮蟲이 생육하지 못한다.

198) 諸乘所不成之運, 則甚也 : "諸"는 六氣를, "乘"은 억제를 가리키며, "不成"은 生育하지 못함을, "運"은 五運을 가리킨다.

199) 氣主 : 六氣가 주관하는 司天・在泉을 가리킨다.

200) 歲立 : 甲子를 결합하여 歲運을 확립한 것을 가리킨다.

201) 地氣制己勝 : "地氣"란 在泉의 氣를 말한다. 이는 在泉의 氣가 자신이 이기는 氣를 제약한다는 말이다.

202) 天氣制勝己 : "天氣"는 司天의 氣를 가리킨다. 이는 司天의 氣가 자신을 이기는 氣를 제약함을 말한다.

203) 天制色, 地制形 : "色"은 五色을, "形"은 形體를 가리킨다. 즉 司天之氣는 각종 생물의 색깔과 유관하고, 在泉之氣는 각종 생물의 형체와 유관하다는 뜻이다.

204) 中根 : 高世栻은 注에서 "五運 속에서 만물이 生化하는 것을 '中根'이라 한다."고 하였다. 즉 물질 내부에 존재하는 근원을 가리킨다.

五宜也.

(상술한 六氣) 모두가 생육하지 못하는 五運을 억제할 경우는 (生育하지 못함이 더욱) 심합니다. 그러므로 六氣가 주관하는 것에는 제약하는 바가 있고, 歲運이 확립되면 生化하는 바가 있으며, 在泉의 氣는 자신이 이기는 氣를 제약하고, 司天의 氣는 자신을 이기는 氣를 제약하며, 司天의 氣는 色을 제약하고, 在泉의 氣는 形을 제약하는데, 五蟲의 성쇠는 상응하는 氣의 마땅한 바를 따릅니다. 그러므로 생육함과 생육하지 못함이 있고, 그 다스림이 완전하지 않은데, 이는 運氣의 常規로서 "中根"이라 합니다. (사물의) 외부에서 근원하는 것에도 다섯 가지가 있으므로 生化에 五氣·五味·五色·五類(毛·羽·倮·鱗·介蟲)의 구별이 있는데, (이는) 五運의 마땅함을 얻은 것입니다.

帝曰 : 何謂也?

岐伯曰 : 根于中者, 命曰神機, 神去則機息. 根于外者, 命曰氣立, 氣止則化絕. 故各有制, 各有勝, 各有生, 各有成. 故曰不知年之所加, 氣之同異, 不足以言生化, 此之謂也.

黃帝 : 무엇을 말함입니까?

岐伯 : (사물의) 내부에서 근원하는 것을 "神機"라 하는데, 神機가 빠져나가면 生化가 멈춥니다. 외부에서 근원하는 것을 "氣立"이라 하는데, 氣의 운행이 멈추면 生化가 단절됩니다. 그러므로 (만물에는) 각기 제약함이 있고, 각기 勝함이 있으며, 각기 生함이 있고, 각기 이룸이 있습니다. 따라서 "해당 年에 (歲運과 六氣가) 加해지는 바와 氣의 차이를 알지 못하면 生化를 논하기에 부족하다."고 함은 이를 두고 하는 말입니다.

帝曰 : 氣始而生化, 氣散而有形, 氣布而蕃育, 氣終而象變, 其致一也. 然而五味所資[205], 生化有薄厚, 成熟有少多, 終始不同, 其故何也?

岐伯曰 : 地氣制之也, 非天不生, 地不長也.

黃帝 : 氣가 시작되면 (만물이) 生化하고, 氣가 확산되면 (만물에) 형태가 있게 되며, 氣가 널리 퍼지면 (만물이) 번성하고, 氣가 끝나면 (만물의) 형상이 변하지만 그 다다름은 하나입니다. 그런데 五味가 의지하는 것에는 生化의 厚薄·成熟의 多少가 있고 끝과 시작이 다르니, 그 까닭은 무엇입니까?

---

205) 資 : 여기서는 "의지하다"로 해석한다.

岐伯 : 地氣가 이를 제약한 것인데, 天氣가 없으면 (만물이) 생겨나지 못하고 地氣가 없으면 (만물이) 자라지 못합니다.

帝曰 : 願聞其道.

岐伯曰 : 寒熱燥濕, 不同其化也. 故少陽在泉, 寒毒[206]不生, 其味辛[207], 其治苦酸, 其穀蒼丹[208]. 陽明在泉, 濕毒不生, 其味酸[209], 其氣濕[210], 其治辛苦甘, 其穀丹素[211]. 太陽在泉, 熱毒不生, 其味苦[212], 其治淡鹹, 其穀黅秬[213]. 厥陰在泉, 淸毒不生, 其味甘[214], 其治酸苦, 其穀蒼赤[215], 其氣專, 其味正[216]. 少陰在泉, 寒毒不生, 其味辛[217], 其治辛苦甘[218], 其穀白丹[219]. 太陰在泉, 燥毒不生, 其

206) 寒毒 : "毒"이란 氣味가 偏盛偏衰한 것을 가리킨다. 高世栻은 注에서 "'毒'은 '獨'과 같다. 陰陽이 조화롭지 않아 지나치게 盛한 것이 毒이다."라고 하였다. 따라서 寒毒이란 寒性 약물이나 음식물을 가리킨다.

207) 其味辛 : 辛味는 金에 속하므로 무더운 少陽相火在泉의 해에는 자라지 못한다(火克金).

208) 其穀蒼丹 : 少陽相火在泉이면 司天之氣가 厥陰風木이므로 이와 상응하는 청색(木)과 적색(火)류 곡물의 생장이 양호하다.

209) 其味酸 : 酸味는 木에 속하므로 서늘하고 건조한 陽明燥金在泉에는 자라지 못한다(金克木).

210) 其氣濕 : 陽明燥金在泉의 해에는 金·土의 氣를 겸하고(土生金), 司天之氣가 少陰君火이므로 濕한 기후가 나타나기도 한다. 《新校正》에서 이르길 "여섯 在泉 중에서 陽明과 太陰在泉의 해에만 '其氣濕'·'其氣熱'이라 한 것은 燥하거나 濕한 까닭에 寒溫의 氣가 나타나지 않으므로 재차 그 氣를 말한 것이다."라고 하였다.

211) 其穀丹素 : 陽明燥金在泉이면 司天之氣가 少陰君火이므로 이에 상응하는 적색(火)과 백색(金)류 곡물의 생장이 양호하다.

212) 其味苦 : 苦味는 火에 속하므로 추운 太陽寒水在泉의 해에는 자라지 못한다(水克火).

213) 其穀黅秬 : 高世栻은 注에서 "秬는 검은 기장으로서 水에 속하는 곡물이다."라고 하였다. 여기서는 흑색 곡물을 가리킨다. 太陽寒水在泉이면 司天之氣가 太陰濕土이므로 이와 상응하는 황색(土)과 흑색(水)류 곡물의 생장이 양호하다.

214) 其味甘 : 甘味는 土에 속하므로 木에 해당하는 厥陰風木在泉에는 자라지 못한다(木克土).

215) 其穀蒼赤 : 厥陰風木在泉이면 司天之氣가 少陽相火이므로 이와 상응하는 청색(木)과 적색(火)류 곡물의 생장이 양호하다.

216) 其氣專, 其味正 : "專"은 섞임이 없는 순수한 것을, "正"은 치우침이 없어 바른 것을 말한다. 厥陰風木在泉이면 司天이 少陽相火인데, 상부가 陽이고 하부가 陰이며 木이 火를 生하므로 그 氣가 순수하고, 그 味가 치우치지 않고 바르다. 王冰은 注에서 "그러나 나머지 해는 모두 상하에 勝克하는 氣가 있으므로 모두 間氣나 間味가 있다."고 하였다.

217) 其味辛 : 辛味는 金에 속하므로 무더운 少陰君火在泉의 해에 생성되지 못한다(火克金).

味鹹220), 其氣熱, 其治甘鹹, 其穀黅秬221); 化淳222)則鹹守, 氣專則辛化而俱治.

黃帝 : 그 이치에 대해 듣고 싶습니다.

岐伯 : 寒·熱·燥·濕은 그 氣化作用이 다릅니다. 그러므로 少陽相火在泉의 해에는 (기후가 무더워) 寒性이 생성되지 못하고 (火가 金을 억제하므로 金에 속하는) 매운맛(辛味)이 생성되지 못하며, 쓴맛(苦味)과 신맛(酸味)을 주관하고, 그 (상응하는) 곡물은 청색과 적색류입니다.

陽明燥金在泉의 해에는 (기후가 서늘하여) 濕性이 생성되지 못하고 (金이 木을 억제하므로 木에 속하는) 신맛(酸味)이 생성되지 않으며, 濕한 기후가 나타나기도 하므로 매운맛(辛味)·쓴맛(苦味)·단맛(甘味)을 주관하고, 그 (상응하는) 곡물은 적색과 백색류입니다.

太陽寒水在泉의 해에는 (기후가 한랭하여) 熱性이 생성되지 못하고 (水가 火를 억제하므로 火에 속하는) 쓴맛(苦味)이 생성되지 않으며, 단백한 맛(淡味)·짠맛(鹹味)을 주관하고, 그 (상응하는) 곡물은 황색과 흑색류입니다.

厥陰風木在泉의 해에는 (기후가 따뜻하여) 淸涼한 성질을 띤 것들이 생성되지 못하고 (木이 土를 억제하므로 土에 속하는) 단맛(甘味)이 생성되지 않으며, 신맛(酸味)·쓴맛(苦味)을 주관하고, 그 (상응하는) 곡물은 청색과 적색류이며, 그 氣는 완전하고, 그 味는 바릅니다.

少陰君火在泉의 해에는 (기후가 무더워) 寒性이 생성되지 못하고 (火가 金을 억제하므로 金에 속하는) 매운맛(辛味)이 생성되지 않으며, 매운맛(辛味)·쓴맛(苦味)·단맛(甘味)을 주관하고, 그 (상응하는) 곡물은 백색과 적색류입니다.

太陰濕土在泉의 해에는 (기후가 무덥고 濕하므로) 燥性이 생성되지 못하고 (土가 水를 억제하므로 水에 속하는) 짠맛(鹹味)이 생성되지 않으며, 그 기후가 濕하면서 무덥고, 단맛(甘味)·짠맛(鹹味)을 주관하며, 그 (상응하는) 곡물은 황색과 흑색류입니다. (太陰濕土在泉의) 氣化가 淳厚하면 짠맛(鹹味)이 지켜지고, 氣가 완전하면 매운맛(辛味)도 生化하여 함께

218) 其治辛苦甘 : 少陰君火在泉의 해이면 司天之氣가 陽明燥金인데, 陽明燥金은 金과 土氣를 겸하므로 매운맛(金)·쓴맛(火)·단맛(土)을 주관하는 것이다.

219) 其穀白丹 : 少陰君火在泉이면 司天之氣가 陽明燥金이므로 이와 상응하는 백색(金)과 적색(火)류 곡물의 생장이 양호하다.

220) 其味鹹 : 鹹味는 水에 속하므로 덥고 습한 太陰濕土在泉의 해에 생성되지 못한다(土克水).

221) 其穀黅秬 : 太陰濕土在泉이면 司天之氣가 太陽寒水이므로 이와 상응하는 황색(土)과 흑색(水)류 곡물의 생장이 양호하다.

222) 化淳 : 太陰濕土在泉의 氣化가 淳厚하다는 뜻이다.

다스려집니다.

故曰補上下者從之[223], 治上下者逆之[224], 以所在寒熱盛衰而調之. 故曰上取下取, 內取外取, 以求其過[225]. 能毒[226]者以厚藥, 不勝毒者以薄藥, 此之謂也. 氣反[227]者, 病在上, 取之下; 病在下, 取之上; 病在中, 傍取之. 治熱以寒, 溫而行之[228]; 治寒以熱, 涼而行之; 治溫以淸, 冷而行之; 治淸以溫, 熱而行之. 故消之削之, 吐之下之, 補之瀉之, 久新同法.

그러므로 "司天 · 在泉의 氣가 不及하여 발생한 虛證을 補할 때는 해당 氣의 속성을 따라 치료하고, 司天 · 在泉의 氣가 太過하여 발생한 實證을 치료할 때는 해당 氣의 속성과 반대로 해야 하는데, (이는 司天 · 在泉에) 소재한 氣의 寒熱盛衰에 근거하여 조리하는 것이다."라고 하였습니다. 그러므로 "(질병을 진단할 때는) 上下 · 內外로부터 그 病因(過)을 찾아야 한다. 性味가 극렬한 약물을 견뎌 낼 수 있으면 (性味가) 厚한 약물로써 치료하고, 性味가 극렬한 약물을 이기지 못하면 (性味가) 薄한 약물로써 치료해야 한다."고 한 것은 이를 말합니다.

(증상이) 病氣와 상반되는 경우는 병이 上部에 있으면 하부를 치료하고, 병이 下部에 있으면 상부를 치료하며, 병이 中部에 있으면 그 곁을 치료해야 합니다. 熱病을 치료할 때는 寒性 약물을 사용하되 따뜻하게 해서 복용하고, 寒病을 치료할 때는 熱性 약물을 사용하되 차게 해서 복용하며, 溫病을 치료할 때는 淸凉한 약물을 사용하되 서늘하게

---

223) 補上下者從之 : "上下"는 司天 · 在泉의 氣를 가리킨다. "補"는 司天 · 在泉의 氣가 不及함으로 인해 발생한 虛證을 補하는 것을 가리킨다. "從之"는 상술한 虛證을 치료할 때는 해당 氣의 속성에 따라 치료해야 함을 가리킨다.

224) 治上下者逆之 : "治"는 司天 · 在泉의 氣가 太過함으로 인해 발생한 實證을 치료하는 것을 말한다. "逆之"는 해당 氣의 속성과 상반되는 약물을 사용해야 한다는 뜻이다.

225) 上取下取, 內取外取, 以求其過 : 張介賓은 注에서 "'上取下取'란 병이 상부에 있는지 하부에 있는지를 살피는 것이고, '內取外取'란 병의 表裏를 살피는 것이다. 이 네 가지로부터 그 허물의 소재를 찾는다."고 하였다.

226) 能毒 : 여기서 "能"은 "내"로 읽어야 하며, "견디어 내다"로 해석해야 한다. "毒"은 性味가 극렬한 약물을 가리킨다.

227) 氣反 : 증상과 病氣가 상반되는 것을 가리킨다. 張志聰은 注에서 "'氣反'이란 上下內外의 病氣가 상반되는 것을 말한다."고 하였다.

228) 行之 : "服藥하다"는 뜻이다.

해서 복용하고, 冷病을 치료할 때는 溫性 약물을 사용하되 뜨겁게 해서 복용해야 합니다. 그러므로 (病情에 근거하여) 消法이나 削法, 혹은 吐法이나 下法, 혹은 補法이나 瀉法을 사용하는데, 久病이나 新病할 것 없이 같은 방법을 사용해야 합니다.

帝曰 : 病在中而不實不堅, 且聚且散, 奈何?

岐伯曰 : 悉乎哉問也! 無積者求其臟, 虛則補之, 藥以祛之, 食以隨之, 行水漬之[229], 和其中外, 可使畢已.

黃帝 : 병이 내부에 있으면서 實하지도 단단하지도 않고, 모였다가 흩어졌다 할 경우는 어떻게 해야 합니까?

岐伯 : 상세한 질문이십니다. (이는 氣血이 울결되어 발생하는 瘕病으로서) 積聚物이 없는 경우는 그 臟에서부터 치료해야 하는데 虛하면 補하고, (邪氣가 實하면) 약물로써 이를 제거하며, 음식으로써 이를 調養하고, 목욕요법을 사용하여 그 內外를 조화롭게 하면 모두 낫게 할 수 있습니다.

帝曰 : 有毒無毒, 服有約[230]乎?

岐伯曰 : 病有久新, 方有大小, 有毒無毒, 固[231]宜常制矣. 大毒治病, 十去其六; 常毒治病, 十去其七; 小毒治病, 十去其八; 無毒治病, 十去其九. 穀肉果菜, 食養盡之, 無使過之, 傷其正也. 不盡, 行復如法. 必先歲氣, 無伐天和[232], 無盛盛[233], 無虛虛[234], 而遺人夭[235]殃, 無致邪, 無失正, 絶人長命.

黃帝 : 독성이 있는 약과 독성이 없는 약을 복용하는 데 어떤 규율이 있습니까?

岐伯 : 병에는 오래된 병과 막 발생한 병이 있고, 方劑에는 크고 작음이 있으니, 독

---

229) 行水漬之 : 목욕 요법을 사용하여 치료하는 것을 말한다.

230) 約 : 規則·常規의 뜻이다.

231) 固 : 여기서는 어떤 사실은 먼저 승인하고 다음 문장의 전환을 불러옴을 나타내며, "물론"으로 해석한다.

232) 無伐天和 : "伐"은 "손상시키다"·"해치다"의 뜻이다. "天和"는 자연계의 조화, 즉 天人相應관계를 가리킨다.

233) 盛盛 : 實證에 補法을 사용하여 實한 것을 더욱 實하게 하는 것을 말한다.

234) 虛虛 : 虛證에 瀉法을 사용하여 虛한 것을 더욱 虛하게 하는 것을 말한다.

235) 夭 : 원문에는 "天"으로 되어 있었으나, 《朝鮮刻本》《吳注素問》《類經》 등에 근거하여 교정하였다.

성이 있는 약물과 독성이 없는 약물에도 물론 일정한 제약이 있기 마련입니다. 독성이 강한 약물로 질병을 치료할 때는 (병이) 6할 정도 나으면 복용을 멈추고, 독성이 보통인 약물로 질병을 치료할 때는 (병이) 7할 정도 나으면 복용을 멈추며, 독성이 약한 약물로 질병을 치료할 때는 (병이) 8할 정도 나으면 복용을 멈추고, 독성이 없는 약물로 질병을 치료할 때는 (병이) 9할 정도 나으면 복용을 멈추어야 합니다. (그런 연후에) 곡류・육류・과일・채소 등으로 食養하면 완치되는데, 이를 과도하게 섭취하여 正氣가 손상되는 일이 없도록 해야 합니다. (만약) 완치되지 않으면 다시 상술한 것과 같은 방법을 시행해야 합니다.

(질병을 치료할 때는) 반드시 먼저 歲氣(해당 年의 氣候 정황)를 파악하여 天人相應의 규율을 해쳐서는 안되고, (實證에 補法을 사용하여) 實한 것을 더욱 實하게 하거나 (虛證에 瀉法을 사용하여) 虛한 것을 더욱 虛하게 하여 환자에게 폐해를 가져다주어서는 안되며, 邪氣를 조장하고 正氣를 잃게 하여 사람의 수명이 끊기도록 해서는 안됩니다.

帝曰：其久病者, 有氣從不康, 病去而瘠, 奈何?

岐伯曰：昭乎哉聖人之問也! 化不可代236), 時237)不可違. 夫經絡以通, 血氣以從, 復其不足, 與衆齊同, 養之和之, 靜以待時, 謹守其氣, 無使傾移, 其形乃彰, 生氣以長, 命曰聖王. 故《大要》曰無代化, 無違時, 必養必和, 待其來復, 此之謂也.

帝曰：善.

黃帝：오랫동안 병을 앓는 경우에 氣機는 순조로우나 건강하지 못하고, 병이 제거되었으나 (形體가) 수척할 때가 있는데, 어째서입니까?

岐伯：고명하도다 聖人의 물음이시여! (天地의) 生化는 (사람의 힘으로) 대신할 수 없으며, 四時의 변화규율을 위배해서는 안됩니다. 대저 經脈이 이미 통하고 氣血이 이미 순조로워 그 부족한 것(正氣)이 회복되면 건강한 사람들과 같아지는데, 이를 조양하고 조화롭게 하되 조용히 때를 기다리고 삼가하여 그 眞氣를 지킴으로써 치우침이 없도록 하면 그 形體가 뚜렷해지고 生氣가 이로써 왕성해지니, (이를) "聖王"이라 합니다.

그러므로《大要》에서 "(자연계의 각종) 生化를 해치지 않고, 四時의 변화규율을 위배하

---

236) 化不可代："化"는 자연계의 각종 生化를 가리킨다. 즉 자연계의 각종 生化 현상은 사람의 힘으로 대신할 수 없다는 뜻이다.

237) 時：여기서는 四時의 변화규율을 가리킨다.

지 않아야 하며, 반드시 보양하고 조화롭게 하여 眞氣가 회복되기를 기다려야 한다."고 함은 이를 말함입니다.

黃帝 : 훌륭하십니다.

五運不及勝復表

	五 運	勝 氣	復 氣
委 和 年	木運不及	金 勝 木	火 復 金
伏 明 年	火運不及	水 勝 火	土 復 水
卑 監 年	土運不及	木 勝 土	金 復 木
從 革 年	金運不及	火 勝 金	水 復 火
涸 流 年	水運不及	土 勝 水	木 復 土

五運太過勝復表

	五 運	勝 氣	復 氣
發 生 年	木運太過	木 勝 土	金 復 木
赫 曦 年	火運太過	火 勝 金	水 復 火
敦 阜 年	土運太過	土 勝 水	木 復 土
堅 成 年	金運太過	金 勝 木	火 復 金
流 衍 年	水運太過	水 勝 火	土 復 水

七十一. 六元正紀大論

六氣의 운동에는 정상적인 변화가 있고 비정상적인 변화도 있다. 六氣의 정상적인 변화는 만물의 생성조건이 되는 반면에 六氣의 비정상적인 변화는 재해를 초래하는 중요 원인이 된다. 따라서 六氣의 변화가 정상적인 지의 여부는 五運六氣를 운용하여 추산할 수 있다. 본편의 요점은 다음과 같다.

(1) 六氣가 시행되는 구체적인 정황.

(2) 60년 중에 六氣가 가져오는 生化의 일반적인 규율.

(3) 五運의 氣가 지나치게 울결하여 발설하는 자연계의 현상 및 발병정황.

(4) 六氣의 이상 변화와 정상적인 변화의 일반적인 정황.

(5) 五氣의 울결로 인한 발병을 치료하는 원칙.

黃帝問曰 : 六化六變[1], 勝復淫治[2], 甘苦辛鹹酸淡先後, 余知之矣. 夫五運之化, 或從天[3]氣, 或逆天氣, 或從天氣而逆地氣, 或從地氣而逆天氣, 或相得[4], 或不相得, 余未能明其事. 欲通天之紀, 從地之理[5], 和其運, 調其化[6], 使上下合德, 無相奪倫[7], 天地升降, 不失

---

1) 六化六變 : "六化"는 六氣의 정상적인 변화를, "六變"은 六氣의 이상변화를 가리킨다.

2) 勝復淫治 : "勝"은 勝氣를, "復"은 復氣를, "淫"은 太過 혹은 偏盛을, "治"는 정상을 가리킨다.

3) 天 : 원문에는 "五"로 되어 있었으나, 《新校正》《吳注素問》《素問注證發微》《素問直解》에 근거하여 교정하였다.

4) 相得 : 客氣와 主氣가 부합하는 것을 가리킨다.

其宜, 五運宣行, 勿乖其政, 調之正味8)從逆, 奈何?

岐伯稽首再拜對曰 : 昭乎哉問也! 此天地之綱紀, 變化之淵源, 非聖帝孰能窮其至理歟? 臣雖不敏, 請陳其道, 令終不滅, 久而不易.

黃帝 : 六氣의 정상적인 변화와 비정상적인 변화, 勝氣·復氣·太過·정상, 甘·苦·辛·鹹·酸味의 (생성) 순서에 대해서는 이미 알고 있습니다. 五運의 生化는 어떤 때는 天氣를 따르고, 어떤 때는 天氣를 거스르며, 어떤 때는 天氣는 따르지만 地氣를 거스르고, 어떤 때는 地氣를 따르지만 天氣를 거스르며, 어떤 때는 (主氣와 客氣가) 부합하고, 어떤 때는 부합하지 않는 등 그 事理를 뚜렷하게 알지 못하겠습니다. 天時의 규율을 깨우치고 地理 조건에 근거하여 五運과 生化를 조화롭게 하고, 司天·在泉의 氣로 하여금 德을 합쳐 정상적인 순서에서 벗어남이 없도록 하며, 天地의 升降이 마땅함을 잃지 않도록 하고, 五運이 순조롭게 운행하도록 하여 그 다스림이 어긋나지 않도록 하며, 정상적인 五味로써 (氣化의) 順逆을 조화롭게 하려면 어떻게 해야 합니까?

岐伯 (머리를 조아려 再拜하면서) : 高明한 질문이십니다. 이것은 天地의 綱紀이자 변화의 근원으로서 聖帝가 아니고서 누가 그 지극한 이치를 궁구할 수 있겠습니까? 臣이 비록 총명하지 못하오나 그 이치를 말씀드리겠으니, 영원토록 없애지 말고 오래도록 고치지 않으시길 바랍니다.

帝曰 : 願夫子推而次之9), 從其類序10), 分其部主11), 別其宗司12), 昭其氣數13), 明其正化, 可得聞乎?

---

5) 通天之紀, 從地之理 : "通"은 "깨닫다"는 뜻이고, "天"은 天時를 가리킨다. "從"은 "~근거하다"는 뜻이고, "地"는 地理를 가리킨다.

6) 和其運, 調其化 : "運"은 五運을, "化"는 生化를 가리킨다.

7) 使上下合德, 無相奪倫 : "上"은 司天之氣를, "下"는 在泉之氣를 가리킨다. "奪倫"은 정상적인 순서에서 벗어나는 것을 가리킨다. 《書經·堯典》의 "無相奪倫" 注에 "어지럽혀 그 순서를 잃지 않는 것이다."라고 하였다.

8) 正味 : 정상적인 味를 가리킨다. 《讀素問臆斷》에는 "五味"로 되어 있는데 참고할 만하다.

9) 推而次之 : "推"는 미루어 추측하는 것을, "次"는 차례를 정하여 조리있게 함을 말한다.

10) 類序 : "類"는 종류를, "序"는 순서를 가리키는데, 여기서는 干支의 종류와 순서를 말한다.

11) 部主 : 司天·在泉 및 左右間氣는 각기 일정한 부위가 있어 그 時에 해당하는 氣를 주관함을 가리킨다.

12) 別其宗司 : "宗"은 "총괄하다·통괄하다"는 뜻으로서 한 해를 주관하는 氣를 총괄하는 것을 가리키고, "司"는 나누어 다스리는 것을 말하는데, 여기서는 四時의 氣를 나누어 다스리는 것을 말한다.

岐伯曰：先立其年，以明其氣，金木水火土運行之數，寒暑燥濕風火臨御之化[14]，則天道可見，民氣可調，陰陽卷舒[15]，近而無惑. 數之可數[16]者，請遂[17]言之.

黃帝：선생께서는 이러한 이치를 추단 연역하여 조리있게 하고, 干支의 종류와 순서에 근거하여 司天·在泉 및 左右間氣가 주관하는 부위를 분석하며, 歲運을 주관하는 氣와 四時를 나누어 다스리는 氣를 구별하고, 그 氣數를 밝히며, 그 정상적인 生化를 명확하게 하여 들려주실 수 있겠습니까?

岐伯：먼저 해당 年(의 干支)을 확정함으로써 그 해를 주관하는 氣와 金·木·水·火·土를 운행시키는 數 및 寒·暑·燥·濕·風·火 중의 客氣와 主氣의 氣化를 밝힌다면 天道(자연계의 이치)가 보이고, 인체의 病氣를 조리할 수 있으며, 陰陽의 消長 변화를 가까이 하여도 미혹됨이 없을 것입니다. 그 이치 중에서 헤아릴 수 있는 것을 모두 말씀드리겠습니다.

帝曰：太陽之政奈何?

岐伯曰：辰戌之紀[18]也.

太陽 太角[19] 太陰 壬辰 壬戌 其運風，其化鳴紊啓拆，其變振拉摧拔，其病眩掉目瞑[20].

太角初正 少徵 太宮 少商 太羽終[21]

---

13) 氣數：吳崑은 注에서 "氣數란 六氣에 각기 그 數가 있어, 각 氣의 60日을 주관하는 것을 말한다."고 하였다.

14) 臨御之化："臨"은 降臨을 뜻하는데 여기서는 客氣를 가리키고, "御"는 "제어하다"는 뜻인데 여기서는 主氣를 가리키며, "化"는 氣化를 가리킨다.

15) 陰陽卷舒："卷"은 수렴되어 閉藏되는 것을 가리키고, "舒"는 發散되는 것을 가리킨다. 즉 陰陽의 消長 변화를 뜻한다.

16) 數之可數：앞의 "數"는 명사로서 "이치"·"규율"을 가리키고, 뒤쪽의 "數"는 동사로서 "헤아리다"는 뜻이다.

17) 遂："盡"과 통하며, "모두"·"전부"라는 뜻이다.

18) 辰戌之紀：年支가 辰이나 戌과 결합하는 해를 가리킨다.

19) 太角："角"은 五行의 木에 해당하므로 "太角"은 木運이 太過한 것을 가리킨다.

20) 眩掉目瞑："眩"은 頭暈을, "掉"는 四肢의 떨림을, "目瞑"은 사물이 흐리게 보이는 것이다.

21) 太角初正 少徵 太宮 少商 太羽終：五音 중에서 "角"은 木에, "徵"는 火에, "宮"은 土에, "商"은 金에, "羽"는 水에 속하며, "太"는 太過를, "少"는 不及을 가리킨다. 즉 이는 五音으로써 五

太陽 太徵[22] 太陰 戊辰 戊戌同正徵[23] 其運熱, 其化暄暑鬱燠[24], 其變炎烈沸騰, 其病熱鬱.

太徵 少宮 太商 少羽終 少角初

太陽 太宮[25] 太陰 甲辰歲會同天符 甲戌歲會同天符 其運陰雨[26], 其化柔潤重澤, 其變震驚飄驟[27], 其病濕下重[28].

太宮 少商 太羽終 太角初 少徵

太陽 太商[29] 太陰 庚辰 庚戌 其運凉, 其化霧露蕭飋, 其變肅殺凋零, 其病燥, 背瞀胸滿.

太商 少羽終 少角初 太徵 少宮

太陽 太羽[30] 太陰 丙辰天符 丙戌天符 其運寒, 其化凝慘凓冽, 其變冰雪霜雹, 其病大寒留於谿谷[31].

運의 太過와 不及을 나타낸 것이다. 여기서 "正"은 主運이 "正角"임을 나타내며 客運 중의 "太角"과는 구별된다. "正"이란 四時의 바른 氣를 얻어 太過하지도 不及하지도 않음을 나타낸다. 아래의 각 年에 있는 "正"도 이와 같은 뜻이다.

22) 太徵 : "徵(치)"는 五行의 火에 해당하므로 "太徵"는 火運이 太過한 것을 가리킨다.

23) 同正徵 : "正徵"란 火運이 平氣인 해를 가리킨다. 이는 戊辰·戊戌年이 歲運의 측면에서 보면 火運이 太過한 해에 속하지만, 歲氣의 측면에서 보면 太陽寒水司天에 속하므로 太過한 火運이 司天之氣의 억제를 받아 火運이 平氣인 해와 같아짐을 가리킨다.

24) 暄暑鬱燠 : 張志聰은 注에서 "火의 生化로서 곧 기후가 따뜻한데서 점차 찌는 듯이 무더워지는 것이다."라고 하였다.

25) 太宮 : "宮"은 五行의 土에 해당하므로 "太宮"은 土運이 太過한 것을 가리킨다.

26) 陰雨 : 원문에는 "陰埃"로 되어 있었으나, 《新校正》과 아래의 甲申·子午年의 내용에 근거하여 교정하였다. 《新校正》에서 "헤아려 보건대 '太宮' 세 運 중 두 곳에서 '陰雨'라 하였는데, 유독 이곳에서만 '陰埃'라 하였으니 '埃'는 '雨'로 적어야 할 듯하다."라고 하였다.

27) 震驚飄驟 : "震驚"은 雷聲이 치는 것이고, "飄驟"는 광풍이 불고 폭우가 내리는 것이다.

28) 濕下重 : "濕"은 濕邪가 정체한 것을, "下重"은 下體沈重 혹은 浮腫을 가리킨다.

29) 太商 : "商"은 五行의 金에 속하므로 "太商"은 金運이 太過한 것을 가리킨다.

30) 太羽 : "羽"는 五行의 水에 해당하므로 "太羽"는 水運이 太過한 것을 말한다.

31) 谿谷 : 張介賓은 주에서 "谿谷이란 筋骨肢節이 모이는 곳이다."라고 하였다. 이는 곧 筋肉과 關節의 틈을 가리킨다.

太羽終 太角初 少徵 太宮 少商

黃帝 : 太陽寒水司天의 다스림은 어떠합니까?

岐伯 : (太陽寒水司天의 해는) 辰·戌과 결합하는 해입니다.

太陽寒水司天의 해로서 木運이 太過하고 在泉의 氣가 太陰濕土인 해는 壬辰年과 壬戌年입니다. 그 運은 風이고, 그 生化는 미풍이 불어와 나뭇가지를 흔들고 만물이 싹트는 것이며, 그 변화는 狂風이 불어 만물이 흔들리고 꺾이는 것이고, 그 병은 눈이 아물거리고 四肢가 떨리며 사물이 흐릿하게 보이는 것입니다.

(壬辰·壬戌年의) 主運과 客運은 太角에서 시작하여 少徵·太宮·少商을 거쳐 太羽에서 끝납니다.

太陽寒水司天의 해로서 火運이 太過하고 在泉의 氣가 太陰濕土인 해는 戊辰年과 戊戌年이지만 (司天之氣의 억제를 받아) 火運이 平氣인 해(正徵)와 같습니다. 그 運은 熱이고, 그 生化는 따뜻하다가 찌는 듯이 무더워지는 것이며, 그 변화는 炎熱이 熾盛하여 水氣가 끓어오르는 것이고, 그 병은 熱이 울결되는 것입니다.

(戊辰·戊戌年의) 客運은 太徵에서 시작하여 少宮·太商·少羽를 거쳐 太角에서 끝나며, 主運은 少角에서 시작하여 太徵·少宮·太商을 거쳐 少羽에서 끝납니다.

太陽寒水司天의 해로서 土運이 太過하고 在泉의 氣가 太陰濕土인 해는 甲辰年과 甲戌年(이들 두 해는 同天符[32]에 속함)입니다. 그 運은 굳은 비가 내리는 것이고, 그 生化는 濕하고 비가 많은 것이며, 그 변화는 濕邪가 정체하여 下體가 무거운 것입니다.

(甲辰·甲戌年의) 客運은 太宮에서 시작하여 少商·太羽·少角을 거쳐 太徵에서 끝나며, 主運은 太角에서 시작하여 少徵·太宮·少商·太羽에서 끝납니다.

太陽寒水司天의 해로서 金運이 太過하고 在泉의 氣가 太陰濕土인 해는 庚辰年과 庚戌年입니다. 그 運은 서늘하고, 그 生化는 안개가 끼고 소슬한 가을 바람이 부는 것이며, 그 변화는 肅殺之氣가 유행하여 초목의 잎이 시들어 떨어지는 것이고, 그 병은 각종 乾燥 증상이 나타나고 背部가 그득하며 胸部가 脹滿한 것입니다.

(庚辰·庚午年의) 客運은 太商에서 시작하여 少羽·太角·少徵를 거쳐 太宮에서 끝나며, 主運은 少角에서 시작하여 太徵·少宮·太商을 거쳐 少羽에서 끝납니다.

太陽寒水司天의 해로서 水運이 太過하고 在泉의 氣가 太陰濕土인 해는 丙辰年과 丙戌年(이 두 해는 天符[33]에 속함)입니다. 그 運은 한랭한 것이고, 그 生化는 매섭게 추워

---

32) 同天符 : 年干과 年支의 陰陽 속성이 모두 陽에 속함과 아울러 해당 년의 大運 또한 동년 在泉之氣의 五行屬性과 부합할 때 이를 同天符라 한다.

33) 天符 : 해당 년의 大運과 동년의 司天之氣가 오행 속성상 부합하는 것을 天符라 한다.

얼어붙는 것이며, 그 변화는 얼음 · 눈 · 서리 · 우박으로 나타나고, 그 병은 寒邪가 筋肉과 關節의 틈에 침입하여 머무는 것입니다.

(丙辰年과 丙午年의) 客運은 大羽에서 시작하여 少角 · 太徵 · 少宮을 거쳐 太商에서 끝나며, 主運은 太角에서 시작하여 少徵 · 太宮 · 少商을 거쳐 太羽에서 끝납니다.

太陽司天之政表

紀年	司天	中運	在泉	運	化	變	病	運五步										비고
								初運		二運		三運		四運		終運		
								客	主	客	主	客	主	客	主	客	主	
壬辰 壬戌	太陽	太角	太陰	風	鳴紊 啓折	振拉 摧拔	眩掉 目瞑	太角	太角	少徵	少徵	太宮	太宮	少商	少商	太羽	太羽	
戊辰 戊戌	太陽	太徵	太陰	熱	暄暑 鬱燠	炎熱 沸騰	熱鬱	太徵	少角	少宮	太徵	太商	少宮	少羽	太商	太角	少羽	同正徵
甲辰 甲戌	太陽	太宮	太陰	陰雨	柔潤 重澤	震驚 飄驟	濕下重	太宮	太角	少商	少徵	太羽	太宮	少角	少商	太徵	太羽	歲會 同天府
庚辰 庚戌	太陽	太商	太陰	凉	霧露 蕭飋	肅殺 凋零	燥背瞀 胸滿	太商	少角	少羽	太徵	太角	少宮	少徵	太商	太宮	少羽	
丙辰 丙戌	太陽	太羽	太陰	寒	凝慘 凓冽	氷雪 霜雹	大寒留 於谿谷	太羽	太角	少角	少徵	太徵	太宮	少宮	少商	太商	太羽	天符

凡此太陽司天之政, 氣化運行先天, 天氣肅, 地氣靜, 寒臨太虛, 陽氣不令, 水土合德, 上應辰星鎭星. 其穀玄黅, 其政肅, 其令徐. 寒政大擧, 澤無陽焰[34], 則火發待時. 少陽中治[35], 時雨乃涯[36], 止極雨散[37], 還於太陰, 雲朝北極[38], 濕化乃布, 澤流萬物, 寒敷於上, 雷動

34) 澤無陽焰(택무양염) : 張志聰은 注에서 "陰 중에서 생성되는 陽이 寒水의 억제를 받은 것이다."라고 하였다. 즉 陰 중에서 升發하는 陽氣가 司天의 寒水에 의해 억제 당하는 것인데, 예를 들면 못에서 陽氣가 상승하지 않는 것이다.

35) 少陽中治 : 馬蒔는 注에서 "少陽이 三之氣가 되는 것이 곧 '中治'이다."라고 하였다. 즉 六步(初氣~終氣)의 가운데에 위치하므로 "中治"라 하였다.

36) 涯 : 張介賓은 注에서 "涯는 물가란 뜻인데, (여기서는) 비가 내리는 것을 말한다."고 하였다.

37) 止極雨散 : "止"는 작용이 끝나는 것을 가리키고, "極"은 극에 달한 것을 가리킨다. "雨散"은 비구름이 흩어져 비가 드물게 내리는 것을 말한다.

於下39), 寒濕之氣持於氣交. 民病寒濕, 發肌肉萎, 足痿不收, 濡瀉血溢.

대저 이러한 太陽寒水司天의 다스림은 기후변화가 天時보다 앞당겨 이르는데, 天氣가 맑고 地氣가 고요하며, 寒氣가 우주에 가득하여 陽氣가 令을 행하지 못하고, (司天의) 水氣와 (在泉의) 土氣가 德을 합치며, 하늘에서는 水星과 土星이 상응하여 빛납니다. 그 곡물은 흑색과 황색을 띤 것이고, 그 다스림은 엄숙하며, 그 令은 완만합니다. 寒氣의 다스림이 크게 행해져 (陽氣가 伸張되지 못하는 까닭에) 못에 陽熱의 氣가 솟아오르는 것이 보이지 않으면 (울결된) 火氣가 일정한 시간이 지나야 발산됩니다. 少陽相火가 가운데 (三之氣)에서 다스리면 (울결되었던 火氣가 작용하므로) 때맞춰 비가 내리고, (三之氣가) 극에 달하여 (그 작용을) 멈추면 비가 드물게 내리며, 太陰濕土의 위치로 되돌아가므로 구름이 (雨府인) 北極으로 모이고 濕氣의 生化가 퍼져 만물이 윤택해지며, 太陽寒水의 氣가 상부에서 퍼지고 少陰君火가 하부에서 動하면 寒濕의 기후가 氣交(天地間)에서 지속됩니다. 사람들의 병은 寒濕을 감수함으로 인해 肌肉이 연약해지고 足部가 무력하여 추스르지 못하며, 大便泄瀉와 失血 등의 증상이 발생합니다.

初之氣, 地氣遷40), 氣乃大溫, 草乃早榮, 民乃厲, 溫病乃作, 身熱, 頭痛嘔吐, 肌腠瘡瘍.

初氣는 (主氣가 厥陰風木이고 客氣가 少陽相火인데) 지난해의 在泉之氣가 옮겨온 것이므로 기후가 매우 따뜻하고 초목이 일찌감치 무성해지며, 사람들의 경우는 전염병(疫癘)이 유행하고 溫病이 발생하여 身熱·頭痛·嘔吐·肌膚瘡瘍 등이 발생합니다.

二之氣, 大凉反至, 民乃慘, 草乃遇寒, 火氣遂抑, 民病氣鬱中滿, 寒乃始41).

二氣는 (主氣가 少陰君火이고 客氣가 陽明燥金이므로) 싸늘한 기후가 다시 이르러 사람들이 추위에 떨고, 초목 또한 寒氣를 만나며, 火氣가 곧 억눌려 사람들에게 氣機가 울결하여

---

38) 北極 : 王冰은 注에서 "北極이란 '雨府'이다."라고 하였다.

39) 寒敷於上, 雷動於下 : 張志聰은 注에서 "'寒敷於上'이란 太陽寒水가 상부에 있는 것이고, '雷動於下'란 少陰의 火氣가 太陰의 오른쪽에 있는 것이다."라고 하였다.

40) 地氣遷 : "地氣"는 在泉의 氣를 가리킨다. 太陽寒水司天이면 在泉之氣가 太陰濕土인데, 少陽相火가 初氣이면 이 少陽相火는 전년의 在泉之氣가 옮겨 온 것이다.

41) 寒乃始 : 太陽寒水司天의 해는 上半年의 기후가 지나치게 寒凉하다. 단 初氣가 少陽相火이므로 실제로는 그다지 춥지 않으며, 실질적으로 추워지는 때는 二氣로부터 시작된다는 뜻이다.

中焦가 脹滿한 증상이 발생하고, (太陽司天의) 寒氣가 비로소 시작됩니다.

三之氣, 天政布, 寒氣行, 雨乃降, 民病寒, 反熱中, 癰疽注下, 心熱瞀悶, 不治者死.

三氣는 (主氣가 少陽相火이고 客氣가 太陽寒水이므로) 司天의 다스림이 시행되어 寒氣가 유행하고 비가 내리며, 사람들의 경우는 (외부는) 寒하지만 熱邪가 내부에 있으므로 癰疽·急性下痢·心中煩熱·頭目不淸 등이 발생하는데, (제때에) 치료하지 않으면 죽습니다.

四之氣, 風濕交爭, 風化爲雨, 乃長乃化乃成, 民病大熱少氣, 肌肉萎, 足痿, 注下赤白[42].

四氣는 (客氣가 厥陰風木이고 主氣가 太陰濕土이므로) 風氣와 濕氣가 번갈아 다투는데, 風氣가 변하여 비가 되면 (만물이) 생장·변화·성숙하며, 사람들의 경우는 高熱·少氣·肌肉萎弱·足部軟弱無力·赤白痢疾 증상이 발생합니다.

五之氣, 陽復化, 草乃長, 乃化乃成, 民乃舒.

五氣는 (主氣가 陽明燥金이고 客氣가 少陰君火이므로) 陽氣가 다시 화생하여 초목이 생장·변화·성숙하며, 사람들의 경우는 (병이 없어) 편안합니다.

終之氣, 地氣正, 濕令行, 陰凝太虛, 埃昏郊野, 民乃慘悽, 寒風以至, 反者孕乃死[43].

終氣는 (主氣가 太陽寒水이고 客氣가 太陰濕土이므로) 在泉의 氣가 바로잡히고 濕의 令이 유행하며, (司天之氣는 太陽寒水이므로) 陰寒의 氣가 허공에서 응집하고 흙먼지가 날려 들판이 어두워지며, 사람들의 경우는 추위로 떠는데, (만약) 寒風이 불어오면 도리어 (風이 濕을 억제하므로) 임신을 했을지라도 (胎兒가 자라지 못하고) 죽습니다.

故歲宜苦以燥之溫之[44], 必折其鬱氣, 先資其化源, 抑其運氣, 扶其不勝, 無使暴過而生其疾, 食歲穀[45]以全其眞, 避虛邪以安其正.

---

42) 注下赤白 : 赤白痢疾을 가리킨다.

43) 反者孕乃死 : 吳崑은 注에서 "사람은 倮蟲으로서 土를 따라 生化하는데, 風木이 때가 아닌데도 지나치게 盛하면 土의 生化가 자라지 못한다."고 하였다. 또한 張介賓은 注에서 "濕의 令이 행해지는데 寒風이 이르면 風이 濕을 이기므로 '反'이라 한다."고 하였다.

44) 故歲宜苦以燥之溫之 : 《新校正》에서 이르길 "헤아려 보건대 '故歲宜苦以燥之溫之' 9字는 '避虛邪而安其正' 아래에 있어야 할 것이 이곳에 錯簡되었다."고 하였는데, 참고할 만하다. 여기서 "歲"란 太陽寒水司天의 해를 가리킨다.

適氣同異[46], 多少制之, 同寒濕者燥熱化, 異寒濕者燥濕化, 故同者多之, 異者少之. 用寒遠寒, 用凉遠凉, 用溫遠溫, 用熱遠熱, 食宜同法. 有假者反常[47], 反是者病, 所謂時也.

그러므로 해당 년에는 마땅히 苦味로써 (濕을) 말리고 (寒한 것을) 따뜻하게 해야 하며, 반드시 울결을 야기한 氣를 억눌러 먼저 그 生化의 원천을 돕고, 그 (太過한) 運氣를 억제하여 不及(不勝)한 氣를 도와 太過함으로 인해 질병이 발생하지 않도록 해야 하며, 음식에 있어서도 歲氣와 상응하는 곡물을 섭취하여 眞氣를 보전하고, 虛邪를 피함으로써 그 正氣를 안정시켜야 합니다. (歲運과) 歲氣의 상이함을 참작하여 (藥食氣味의) 많고 적음을 확정함으로써 이를 다스려야 하는데, (歲運과 歲氣의) 寒濕이 같으면 燥熱한 약물로써 다스리고, 寒濕이 다르면 燥濕한 약물로써 다스려야 하므로 (歲運과 歲氣가) 같으면 (그 氣가 지나치게 盛하므로) 상응하는 약물을 많이 사용하고, 다르면 (그 氣가 미약하므로) 상응하는 약물을 적게 사용해야 합니다. 寒性 약물을 사용할 때는 추운 계절을 멀리해야 하고, 凉性 약물을 사용할 때는 서늘한 계절을 멀리해야 하며, 溫性 약물을 사용할 때는 따뜻한 계절을 멀리해야 하고, 熱性 약물을 사용할 때는 무더운 계절을 피해야 하며, 음식으로 조양할 때도 동일한 방법을 사용해야 합니다. (만약) 이상기후(假象)가 나타나면 정상적인 치료 원칙과 어긋남이 있으니 이러한 원칙을 어기면 발병하는데, (이것이) 이른바 "時(四時의 변화에 근거하여 치료하는 것)"입니다.

帝曰：善. 陽明之政奈何?

岐伯曰：卯酉之紀也.

陽明 少角 少陰 淸熱勝復同[48], 同正商[49]. 丁卯歲會 丁酉 其運

---

45) 歲穀：해당 년의 기후특징과 상응하는 곡물로서, 여기서는 흑색・황색을 띤 곡물을 말한다.

46) 適氣同異："適"은 "참작하다"는 뜻이고, "氣"는 歲氣를 가리킨다.

47) 有假者反常："假"란 假象, 즉 비정상적인 기후가 유행하는 것을 가리킨다. 비정상적인 기후가 유행할 때는 邪氣 역시 비정상적인 것이 성하므로 반드시 상술한 치료 원칙을 따를 필요가 없다는 것이다.

48) 淸熱勝復同：金氣(淸氣)와 火氣(熱氣)의 勝復 정도가 같음을 가리킨다. 예컨대 少角, 즉 木運이 不及하면 金이 木을 억제(金克木)하므로 金氣가 偏盛한다. 그러나 木氣의 울결이 극에 달하면 木이 生한 火氣가 來復하여 금을 억제(火克金)한다. 勝氣가 성하면 復氣 역시 성하고, 勝氣가 미약하면 復氣 역시 미약하므로 승복이 같다고 하는 것이다.

49) 同正商："正商"은 金運이 平氣인 해를 가리킨다.

風淸熱[50].

少角初正 太徵 少宮 太商 少羽終

陽明 少徵 少陰 寒雨勝復同[51], 同正商. 癸卯同歲會 癸酉同歲會 其運熱寒雨[52].

少徵 太宮 少商 太羽終 太角初

陽明 少宮 少陰 風凉勝復[53]同. 己卯 己酉 其運雨風凉[54].

少宮 太商 少羽終 少角初 太徵

陽明 少商 少陰 熱寒勝復[55]同, 同正商. 乙卯天符 乙酉歲會 太一天符[56] 其運凉熱寒[57].

少商 太羽終 太角初 少徵 太宮

陽明 少羽 少陰 雨風勝復[58]同, 同少宮[59]. 辛卯 辛酉 其運寒雨

---

50) 其運風淸熱 : 馬蒔는 注에서 "歲運이 不及하면 항상 勝復의 氣를 겸한다. 風은 運氣이고, 淸은 勝氣이며, 熱은 復氣이다."라고 하였다. 즉 運氣는 風氣이고, 勝氣는 金氣(淸氣)이며, 復氣는 火氣(熱氣)임을 말한다.

51) 寒雨勝復同 : 張志聰은 注에서 "寒은 寒水의 氣이고, 雨는 濕土의 氣이다. 寒水가 火氣를 억제하므로 火가 生한 土氣가 來復하는 것이다."라고 하였다.

52) 其運熱寒雨 : 馬蒔는 注에서 "運氣는 熱氣(火氣)이고, 勝氣는 寒氣(水氣)이며, 復氣는 雨氣(土氣)이다."라고 하였다.

53) 風凉勝復 : 少宮, 즉 土運이 不及한 해는 風氣(木氣)가 土를 억제(木克土)하여 風氣가 偏盛하는데, 土氣의 울결이 극에 달하면 土가 生한 凉氣(金氣)가 來復하여 風氣를 억제(金克木)한다, 따라서 風氣(木氣)는 勝氣이고 凉氣(金氣)는 復氣이다.

54) 其運雨風凉 : 즉 運氣는 雨氣(土氣)이고, 勝氣는 風氣(木氣)이며, 復氣는 凉氣(金氣)임을 가리킨다.

55) 熱寒勝復 : 少商, 즉 金運이 不及한 해에는 熱氣(火氣)가 金氣를 억제하는데(火克金), 金의 울결이 극에 달하면 金이 生한 水가 來復하여 火氣를 억제한다(水克火). 따라서 金運이 平氣인 해와 같아지는 것이다.

56) 太一天符 : "太乙天符"라고도 하며, 天府의 해에 해당하면서 歲會에도 해당하는 해를 말한다.

57) 其運凉熱寒 : 張志聰은 注에서 "運氣는 凉氣(金氣)이고, 勝氣는 熱氣(火氣)이며, 復氣는 寒氣(水氣)이다."라고 하였다.

58) 雨風勝復 : 少羽, 즉 水運이 不及한 해에는 雨氣(土氣)가 水氣를 억제하는데(土克水), 水氣의 울결이 극에 달하면 水가 生한 風氣(木氣)가 來復하여 편성한 雨氣(土氣)를 억제한다(木克土).

風[60].

少羽終 少角初 太徵 太宮 太商

黃帝 : 훌륭하십니다. 陽明燥金司天의 다스림은 어떠합니까?

岐伯 : (陽明燥金司天의 해는) 卯·酉와 결합하는 해입니다.

陽明燥金司天의 해로서 木運이 不及하고 在泉의 氣가 少陰君火인 해에는 金氣(淸氣)와 火氣(熱氣)의 勝復이 같아지므로 (그 物候가) 金運이 平氣인 해와 같습니다. 丁卯年(歲會)과 丁酉年이 이에 해당하며, 그 運은 風·淸·熱입니다.

(丁卯·丁酉年의) 客運과 主運은 少角에서 시작하여 太徵·少宮·太商을 거쳐 少羽에서 끝납니다.

陽明燥金司天의 해로서 火運이 不及하고 在泉의 氣가 少陰君火인 해에는 水氣(寒氣)와 土氣(雨氣)의 勝復이 같아지므로 (그 物候가) 金運이 平氣인 해와 같습니다. 癸卯年(同歲會[61])과 癸酉年(同歲會)이 이에 해당하며, 그 運은 熱·寒·雨입니다.

(癸卯·癸酉年의) 客運은 少徵에서 시작하여 太宮·少商·太羽를 거쳐 少角에서 끝나며, 主運은 太角에서 시작하여 少徵·太宮·少商을 거쳐 太羽에서 끝납니다.

陽明燥金司天의 해로서 土運이 不及하고 在泉의 氣가 少陰君火인 해에는 木氣(風氣)와 金氣(凉氣)의 勝復이 같아집니다. 己卯年과 己酉年이 이에 해당하며, 그 運은 雨·風·凉입니다.

(己卯·己酉年의) 客運은 少宮에서 시작하여 太商·少羽·太角을 거쳐 少徵에서 끝나며, 主運은 少角에서 시작하여 太徵·少宮·太商을 거쳐 少羽에서 끝납니다.

陽明燥金司天의 해로서 金運이 不及하고 在泉의 氣가 少陰君火인 해에는 火氣(熱氣)와 水氣(寒氣)의 勝復이 같아지므로 (그 物候가) 金運이 平氣인 해와 같습니다. 乙卯年(天符)과 乙酉年(歲會이자 太乙天符)이 이에 해당하며, 그 運은 凉·熱·寒氣입니다.

(乙卯·乙酉年의) 客運은 少商에서 시작하여 太羽·少角·太徵를 거쳐 少宮에서 끝나며, 主運은 太角에서 시작하여 少徵·太宮·少商을 거쳐 太羽에서 끝납니다.

陽明燥金司天의 해로서 水運이 不及하고 在泉의 氣가 少陰君火인 해에는 土氣(雨氣)와 木氣(風氣)의 勝復이 같아지므로 (그 物候가) 土運이 不及한 해와 같습니다. 辛卯年과

---

59) 同少宮 : 少宮, 즉 土運이 不及한 해와 같다는 뜻이다. 《類經》《黃帝內經素問集注》에는 모두 "辛卯少宮同"으로 적혀 있다.

60) 其運寒雨風 : 運氣는 寒氣(水氣)이고, 勝氣는 雨氣(土氣)이며, 復氣는 風氣(木氣)임을 말한다.

61) 同歲會 : 年干과 年支의 陰陽屬性이 모두 陰에 속함과 아울러 해당 년의 大運과 同年의 在泉之氣가 五行 속성상 일치하는 것을 가리킨다.

辛酉年이 이에 해당하며, 그 運은 寒・雨・風입니다.

(辛卯・辛酉年의) 客運은 少羽에서 시작하여 太角・少徵・太宮을 거쳐 少商에서 끝나며, 主運은 少角에서 시작하여 太徵・少宮・少商을 거쳐 少羽에서 끝납니다.

陽明司天之政表

紀年	司天	中運	在泉	運	勝氣	復氣	運五步										비고
							初運		二運		三運		四運		終運		
							客	主	客	主	客	主	客	主	客	主	
丁卯 丁酉	陽明	少角	少陰	風清熱	清	熱	少角	少角	太徵	太徵	少宮	少宮	太商	太商	少羽	少羽	同正商 丁卯歲會
癸卯 癸酉	陽明	少徵	少陰	熱寒雨	寒	雨	少徵	太角	太宮	少徵	少商	太宮	太羽	少商	少角	太羽	同正商 同歲會
己卯 己酉	陽明	少宮	少陰	雨風涼	風	涼	少宮	少角	太商	太徵	少羽	少宮	太角	太商	少徵	少羽	
乙卯 乙酉	陽明	少商	少陰	涼寒熱	熱	寒	少商	太角	太羽	少徵	少角	太宮	太徵	少商	少宮	太羽	同正商 乙卯天符 乙酉歲會 太一天符
辛卯 辛酉	陽明	少羽	少陰	寒雨風	風	雨	少羽	少角	太角	太徵	少徵	少宮	太宮	太商	少商	少羽	同少宮

凡此陽明司天之政, 氣化運行後天, 天氣急, 地氣明, 陽專其令, 炎暑大行, 物燥以堅, 淳風乃治[62]. 風燥橫運[63], 流於氣交, 多陽少陰[64], 雲趨雨府, 濕化乃敷, 燥極而澤. 其穀白丹, 間穀命太[65]者, 其耗白甲品羽[66], 金火合德, 上應太白熒惑. 其政切, 其令暴, 蟄蟲乃

62) 淳風乃治 : 金氣가 부족하면 木氣가 두려워하지 않으므로 온화한 風氣가 도래하여 다스리는 것이다.

63) 運 : "行"과 같다. 清 咸豐 2년 錢熙祚의 《守山閣校刻本》에는 "逆"으로 되어 있다.

64) 多陽少陰 : 張志聰은 注에서 "二氣의 主氣와 客氣는 君火와 相火이고, 三氣의 主氣와 客氣는 陽明과 少陽이므로 陽이 많고 陰이 적다고 하는 것이다."라고 하였다.

65) 間穀命太 : 張介賓은 注에서 "間穀은 間氣가 化生한 곡물이다. '命'이란 하늘이 부여한 것이며, '太'란 氣가 남아도는 것이다."라고 하였다. 즉 司天・在泉의 좌우 間氣를 받아 여무는 곡류를 間穀이라 한다.

66) 其耗白甲品羽 : 張介賓은 注에서 "'耗'는 손상됨이다. 白과 甲은 金이 化生한 것이며, '品羽'란

見, 流水不冰, 民病咳嗌塞, 寒熱發暴, 振慄癃閟. 淸先而勁, 毛蟲乃死, 熱後而暴, 介蟲乃殃. 其發躁[67], 勝復之作, 擾而大亂, 淸熱之氣, 持於氣交.

대저 이러한 陽明燥金司天의 다스림은 (歲運이 不及하므로) 기후변화가 天時보다 늦게 행해지는데, 天氣가 급하고 地氣가 맑으며 陽氣가 그 令을 전담하므로 무더위가 크게 유행하고 만물이 건조하여 단단해지며 온화한 風氣가 이에 다스립니다. 風氣와 燥氣가 천지간에서 橫行하여 陽氣가 많아지고 陰氣가 적어지는데 (陽氣가 지나치게 성하면 쇠퇴하고 陰氣가 來復하므로 四氣인 太陰濕土와 太陽寒水가 주관하는 시기가 되면) 구름이 雨府로 모여들어 濕氣가 퍼지니 건조함이 극에 달한 후 습윤한 기후로 변합니다. 그 곡물은 백색과 적색이고, 間穀은 太過한 間氣를 받아 여물며, 그 손상되는 것은 백색의 甲蟲類와 (火에 속하는) 羽蟲이고, (陽明司天의) 金氣와 (少陰在泉의) 火氣가 德을 합치므로 하늘에서는 金星과 火星이 상응하여 빛납니다. 그 다스림은 절박하고, 그 令은 급작스러우며, 겨울잠을 자야 할 동물들이 나타나고 흐르는 물이 얼지 않으며, 사람들의 경우는 咳嗽・咽喉閉塞・갑작스런 惡寒發熱・寒戰・大小便不通 등이 발생합니다. 淸凉한 기후가 먼저 이르러 급박하면 (木에 속하는) 毛蟲類가 죽고, 무더운 기후가 뒤이어 급작스럽게 오면 (金에 속하는) 介蟲類가 해를 입습니다. 그 발생이 갑작스럽고, 勝氣와 復氣가 발작하여 (정상적인 기후를) 크게 어지럽히며, (司天의) 淸氣와 (在泉의) 熱氣가 천지간에서 지속됩니다.

初之氣, 地氣遷, 陰始凝, 氣始肅, 水乃冰, 寒雨化. 其病中熱脹, 面目浮腫, 善眠, 鼽衄, 嚏欠嘔, 小便黃赤, 甚則淋.

初氣는 (主氣가 厥陰風木이고 客氣가 太陰濕土인데) 지난해의 在泉之氣가 옮겨온 것이므로 陰氣가 응집하고 天氣가 肅殺을 시작하여 물이 얼어붙고 찬비가 내립니다. 그 병은 內熱脹滿・面目浮腫・耆睡・鼻塞・鼻出血・재채기・하품・嘔吐・小便黃赤, 심하면 小便不利 등이 나타납니다.

二之氣, 陽乃布, 民乃舒, 物乃生榮. 厲大至, 民善暴死.

二氣는 (主氣가 少陰君火이고, 客氣가 少陽相火이므로) 陽氣가 퍼져 사람들이 편안하고 만물

火에 속하는 蟲類와 물품이다."라고 하였다. 즉 金氣와 火氣가 化生한 것이 해를 입는다는 뜻이다.

67) 躁 : 《元刻本》《吳注素問》《素問注證發微》《類經》에는 모두 "暴"으로 되어 있는데, "暴"으로 적는 것이 의미상에서 뛰어나다.

의 생장이 왕성합니다. (또한) 疫病이 유행하여 사람들이 갑자기 죽습니다.

三之氣, 天政布, 凉乃行, 燥熱交合[68], 燥極而澤, 民病寒熱.

三氣는 (主氣가 少陽相火이고, 客氣가 陽明燥金인데) 司天의 다스림이 행해지므로 서늘한 기후가 유행하고, 燥氣와 熱氣가 결합하는데 (三氣인) 燥氣가 극에 달하면 (四氣인 濕氣가 오므로) 윤택해지며, 인체의 경우는 寒熱病이 발생합니다.

四之氣, 寒雨降, 病暴仆, 振慄譫妄, 少氣嗌乾引飮, 及爲心痛, 癰腫瘡瘍, 瘧寒之疾, 骨痿血便.

四氣는 (主氣가 太陰濕土이고 客氣가 太陽寒水이므로) 찬비가 내리고, (인체의 경우는) 갑자기 쓰러져 몸을 떨고 헛소리를 하며 기운이 부족하고 인후가 건조하여 물을 마시려 하며, 心痛·癰腫·瘡瘍·瘧疾·骨痿·血便 등의 병을 앓습니다.

五之氣, 春令反行, 草乃生榮, 民氣和.

五氣는 (主氣가 陽明燥金이고, 客氣가 厥陰風木이므로) 봄기후가 도리어 (가을에) 유행하여 초목이 다시 왕성하게 자라며, 사람들의 경우는 氣가 조화롭습니다.

終之氣, 陽氣布, 候反溫, 蟄蟲來見, 流水不冰, 民乃康平, 其病溫.

終氣는 (主氣가 太陽寒水이고 客氣가 少陰君火이므로) 陽氣가 퍼져 (추워야 할) 기후가 도리어 따뜻해지고, 겨울잠을 자야 할 동물들이 나타나며, 흐르는 물이 얼지 않고, 사람들의 경우는 건강하고 편안한데, (만약 병들면 추워야 할 기후가 따뜻하므로) 그 병은 溫病입니다.

故食歲穀以安其氣, 食間穀以去其邪. 歲宜以鹹以苦以辛, 汗之淸之散之, 安[69]其運氣, 無使受邪, 折其鬱氣, 資其化源. 以寒熱輕重少多其制[70], 同熱者多天化, 同淸者多地化[71], 用凉遠凉, 用熱遠熱, 用寒遠寒, 用溫遠溫, 食宜同法. 有假者反之, 此其道也. 反是者, 亂

---

68) 燥熱交合 : 主氣인 少陽相火와 客氣인 陽明燥金이 결합한 것을 가리킨다.

69) 安 : 여기서는 "적응하다"는 뜻으로 해석한다.

70) 少多其制 : "其制"란 임상에서 사용하는 약물을 가리킨다.

71) 同熱者多天化, 同淸者多地化 : "同熱者"란 運氣와 歲氣가 모두 熱에 속하는 것을, "同淸者"는 運氣와 歲氣가 모두 寒에 속하는 것을 가리킨다. "天化"는 司天의 淸凉한 氣를 받아 자란 약물을 가리키고, "地化"는 在泉의 熱한 氣를 받아 자란 약물을 가리킨다. 전체적인 뜻은 運氣와 歲氣가 모두 熱에 속하면 司天의 金氣와 상응하는 淸凉한 약물을 多用하고, 運氣와 歲氣가 모두 寒에 속하면 在泉의 火氣와 상응하는 熱性 약물을 多用하여 치료해야 한다는 뜻이다.

天地之經, 擾陰陽之紀也.

그러므로 (陽明燥金司天의 해에는) 歲氣와 상응하는 곡물을 섭취하여 正氣를 안정시키고, 間氣의 영향을 받아 생장한 곡물을 섭취함으로써 그 邪氣를 제거해야 합니다. 해당 년에는 鹹味·苦味·辛味로써 發汗·淸熱·散寒하여 그 不及한 運氣에 적응하고, 邪氣의 침입을 받지 않도록 하여 울결한 氣를 억누르고 生化의 원천을 도와야 합니다. 寒熱의 輕重에 근거하여 그 약물의 多少를 정해야 하는데, (만약 歲運과 歲氣가) 다같이 熱에 속하면 司天의 氣를 받고 자란 약물을 多用하고, (歲運과 歲氣가) 다같이 寒에 속하면 在泉의 氣를 받고 자란 약물을 多用해야 하는데, 凉性 약물을 사용할 때는 서늘한 기후를 멀리하고, 熱性 약물을 사용할 때는 무더운 기후를 멀리하며, 寒性 약물을 사용할 때는 추운 기후를 멀리하고, 溫性 약물을 사용할 때는 따뜻한 기후를 멀리해야 하며, 음식으로 조양할 때도 동일한 방법을 사용해야 합니다. 만약 이상기후(假象)가 나타나면 이와 반대로 해야 하는데, 이것이 그 이치입니다. 이를 어기면 天地의 이치와 陰陽의 綱紀를 어지럽히게 됩니다.

帝曰：善. 少陽之政奈何?

岐伯曰：寅申之紀也.

少陽 太角 厥陰 壬寅同天符 壬申同天符 其運風鼓[72], 其化鳴紊啓坼, 其變振拉摧拔, 其病掉眩, 支脇[73], 驚駭.

太角初正 少徵 太宮 少商 太羽終

少陽 太徵 厥陰 戊寅天符 戊申天符 其運暑, 其化暄囂[74]鬱燠, 其變炎烈沸騰. 其病上熱鬱, 血溢, 血泄[75], 心痛.

太徵 少宮 太商 少羽終 少角初

少陽 太宮 厥陰 甲寅 甲申 其運陰雨, 其化柔潤重澤, 其變震驚飄驟, 其病體重, 胕腫, 痞飮[76].

---

72) 風鼓 : 여기서 "鼓"는 "動"으로 해석해야 한다. 즉 風氣가 요동함을 가리킨다.

73) 支脇 : 脇下가 脹滿하여 마치 어떤 물체가 내부에서 떠받치고 있는 듯함을 가리킨다.

74) 暄囂(훤효) : 熱이 盛함을 형용한 것이다.

75) 血溢, 血泄 : "血溢"은 吐血·鼻出血을, "血泄"은 大小便下血을 가리킨다.

76) 痞飮 : 水液이 정체하여 心腹部가 脹滿한 병증을 가리킨다.

太宮 少商 太羽終 太角初 少徵

少陽 太商 厥陰 庚寅 庚申 同正商[77] 其運凉, 其化霧露淸切, 其變肅殺凋零, 其病肩背胸中.

太商 少羽終 少角初 太徵 少宮

少陽 太羽 厥陰 丙寅 丙申 其運寒肅[78], 其化凝慘凓冽, 其變冰雪霜雹, 其病寒浮腫.

太羽終 太角初 少徵 太宮 少商

黃帝 : 훌륭하십니다. 少陽相火司天의 다스림은 어떠합니까?

岐伯 : (少陽相火司天의 해는) 寅·申과 결합하는 해입니다.

少陽相火司天의 해로서 木運이 太過하고 在泉의 氣가 厥陰風木인 해는 壬寅年(同天符)과 壬申年(同天符)입니다. 그 運은 風氣가 요동하는 것이고, 그 生化는 미풍이 불어와 수목의 가지를 흔들고 식물을 싹틔우는 것이며, 그 변화는 狂風이 불어와 만물이 흔들리고 꺾이는 것이고, 그 병은 頭暈目眩·脇下脹滿·驚駭입니다.

(壬寅·壬申年의) 客運과 主運은 太角에서 시작하여 少徵·太宮·少商을 거쳐 太羽에서 끝납니다.

少陽相火司天의 해로서 火運이 太過하고 在泉의 氣가 厥陰風木인 해는 戊寅年(天符)과 戊申年(天符)입니다. 그 運은 무더움이고, 그 生化는 火熱이 성하여 울결되는 것이며, 그 변화는 火熱이 蒸騰하는 것이고, 그 병은 상부에 熱이 울결함으로 인해 발생하는 吐血·鼻出血·大小便下血·心痛 등입니다.

(戊寅·戊申年의) 客運은 太徵에서 시작하여 少宮·太商·少羽를 거쳐 太角에서 끝나며, 主運은 少角에서 시작하여 太徵·少宮·太商을 거쳐 少羽에서 끝납니다.

少陽相火司天의 해로서 土運이 太過하고 在泉의 氣가 厥陰風木인 해는 甲寅年과 甲申年입니다. 그 運은 장마비가 내리는 것이고, 그 生化는 부드럽고 윤택한 것이며, 그 변화는 우레가 치고 폭풍우가 몰아치는 것이고, 그 병은 몸이 무겁고 부으며 水液이 정체하여 心腹部가 창만한 것입니다.

---

77) 同正商 : 金運이 平氣인 해와 같음을 말한다. 즉 庚寅·庚申年은 비록 金運이 太過한 해에 속하지만 이들의 年支인 寅·申은 少陽相火司天에 해당하므로 太過한 金運을 억제하여 平氣인 해와 같아진다.

78) 寒肅 : 嚴寒을 가리킨다.

(甲寅年과 甲申年의) 客運은 太宮에서 시작하여 少商・太羽・少角을 거쳐 太徵에서 끝나며, 主運은 太角에서 시작하여 少徵・太宮・少商을 거쳐 太羽에서 끝납니다.

少陽相火司天의 해로서 金運이 太過하고 在泉의 氣가 厥陰風木인 해는 庚寅年과 庚申年인데, (司天相火의 억제를 받으므로) 金運이 平氣인 해와 같습니다. 그 運은 서늘하고, 그 生化는 안개가 끼고 이슬이 내리며 소슬한 가을바람이 불어오는 것이며, 그 변화는 肅殺之氣가 행해져 만물이 시들어 떨어지는 것이고, 그 병은 肩背과 胸中에서 발생합니다.

(庚寅년과 庚申年의) 客運은 太商에서 시작하여 少羽・太角・少徵를 거쳐 太宮에서 끝나며, 主運은 少角에서 시작하여 太徵・少宮・太商을 거쳐 少羽에서 끝납니다.

少陽相火司天의 해로서 水運이 太過하고 在泉의 氣가 厥陰風木인 해는 丙寅年과 丙申年입니다. 그 運은 嚴寒이 유행하는 것이고, 그 生化는 매섭게 얼어붙는 것이며, 그 변화는 얼음・눈・서리・우박이 내리는 것이고, 그 병은 寒證・浮腫 등입니다.

(丙寅・丙申年의) 客運은 太羽에서 시작하여 少角・太徵・少宮을 거쳐 太商에서 끝나며, 主運은 太角에서 시작하여 少徵・太宮・少商을 거쳐 太羽에서 끝납니다.

少陽司天之政表

紀年	司天	中運	在泉	運	化	變	病	運五步										비고
								初運		二運		三運		四運		終運		
								客	主	客	主	客	主	客	主	客	主	
壬寅 壬申	少陽	太角	厥陰	風鼓	鳴紊 啓折	振拉 摧拔	掉眩 支滿 驚駭	太角	太角	少徵	少徵	太宮	太宮	少商	少商	太羽	太羽	同天符
戊寅 戊申	少陽	太徵	厥陰	暑	暄囂 鬱燠	炎熱 沸騰	上熱鬱 血溢血 泄心痛	太徵	少角	少宮	太徵	太商	少宮	少羽	太商	太角	少羽	天符
甲寅 甲申	少陽	太宮	厥陰	陰雨	柔潤 重澤	震驚 飄驟	體重 浮腫 痞飮	太宮	太角	少商	少徵	太羽	太宮	少角	少商	太徵	太羽	
庚寅 庚申	少陽	太商	厥陰	凉	霧露 淸切	肅殺 凋零	肩背 胸中	太商	少角	少羽	太徵	太角	少宮	少徵	太商	太宮	少羽	同正商
丙寅 丙申	少陽	太羽	厥陰	寒肅	凝慘 凓冽	氷雪 霜雹	寒 浮腫	太羽	太角	少角	少徵	太徵	太宮	少宮	少商	太商	太羽	

凡此少陽司天之政, 氣化運行先天, 天氣正, 地氣擾, 風乃暴擧, 木

偃沙飛，炎化乃流，陰行陽化，雨乃時應，火木同德，上應熒惑歲星．其穀丹蒼，其政嚴，其令擾，故風熱參布[79]，雲物沸騰，太陰橫流[80]，寒乃時至[81]，凉雨並起[82]．民病寒中[83]，外發瘡瘍，內爲泄滿．故聖人遇之，和而不爭．往復之作[84]，民病寒熱瘧泄，聾瞑[85]嘔吐，上怫腫色變[86]．

대저 이러한 少陽相火司天의 다스림은 기후변화가 天時보다 앞당겨 오는데, 天氣가 바르고 地氣가 요동하므로 바람이 갑자기 일어 나무를 쓰러뜨리고 모래가 날리며, 무더위가 유행하고 陰氣(厥陰風木의 氣)가 陽氣(少陽相火의 氣)를 따라 변해 비가 때맞춰 내리며, (少陽司天의) 火氣와 (厥陰在泉의) 木氣가 德을 합치므로 하늘에서는 火星과 木星이 상응하여 빛납니다. 그 곡물은 적색과 청색을 띤 것이고, 그 다스림은 엄하며, 그 令은 요동하므로 風氣(厥陰風木)와 熱氣(少陽相火)가 펴져 熱氣가 끓어오르고 雨濕의 氣가 횡행하며, (火熱이 성한 까닭에 寒氣가 來復하여) 寒氣가 수시로 이르고 寒氣와 雨濕이 동시에 나타납니다. 사람들의 경우는 (찬 것을 즐겨 먹는 까닭에) 내부에 寒邪가 울결하여 외부에서는 瘡瘍이 발생하고 내부에서는 泄瀉·脹滿 증상이 발생합니다. 그러므로 聖人은 이러한 정황을 만나면 그것(寒熱)을 조화롭게 하되 다투지 않습니다. (만약) 寒熱의 氣가 반복하여 발작하면 사람들에게 瘧疾·泄瀉·耳鳴·目瞑·嘔吐가 발생하며, 상

---

79) 風熱參布 : 張志聰은 注에서 "少陽과 厥陰의 氣가 결합하여 氣交 중에서 散布되는 것이다."라고 하였다.

80) 太陰橫流 : "太陰"이란 雨濕의 氣를 가리킨다. 이는 少陽相火司天의 해에 기후가 지나치게 무더움으로 인해 濕이 생기고 비가 비교적 많이 내리는 것을 가리킨다.

81) 寒乃時至 : 火氣가 지나치게 성함으로 인해 寒氣가 來復하여 갑작스럽게 한랭한 기후가 나타나는 것을 가리킨다.

82) 太陰橫流, 寒乃時至, 凉雨並起 : 張琦는《素問釋義》에서 이 12字가 후인들이 끼어 넣은 것이라 하였다.

83) 寒中 : "裏寒'을 가리킨다. 이에 대해서는 두 가지 해석이 있는데, 하나는 少陽相火司天의 해에는 火氣가 지나치게 성하므로 寒氣가 來復하고 寒氣가 來復하면 사람들이 寒邪를 감수한다는 것이고, 다른 하나는 少陽相火司天의 해는 在泉의 氣가 厥陰風木이므로 전반적으로 무더운 기후가 유행하고 무더운 기후가 유행하면 사람들이 찬 것을 즐겨 먹게 됨으로써 外熱內寒證이 발생한다는 해석이다. 본서는 후자를 따라 해석하였다.

84) 往復之作 : 寒熱의 氣가 번갈아 발작하는 것을 가리킨다.

85) 聾瞑 : "聾"은 귀가 잘 들리지 않는 것을, "瞑"은 사물이 흐릿하게 보이는 것을 가리킨다.

86) 上怫腫色變 : 상부에서 氣가 울결하여 腫脹이 발생하고 안색이 변하는 것을 가리킨다.

부에서 울결하면 腫脹·顔色變化가 나타납니다.

初之氣, 地氣遷, 風勝乃搖, 寒乃去, 候乃大溫, 草木早榮, 寒來不殺[87], 溫病乃起. 其病氣怫於上, 血溢目赤, 咳逆頭痛, 血崩, 脇滿, 膚腠中瘡.

初氣는 (主氣가 厥陰風木이고 客氣가 少陽相火인데) 지난해의 在泉之氣가 옮겨 온 것이므로 風氣가 偏盛하여 요동하고 寒氣가 물러가 기후가 매우 온화하며, 초목이 앞당겨 무성해지고 (설령) 寒氣가 온다 하더라도 (그 溫熱한 氣를) 감소시키지 못하며, 溫病이 발생합니다. 그 병은 熱氣가 상부에 울결하여 口鼻出血·目赤·咳嗽氣逆·頭痛·血崩·脇部脹滿·肌膚生瘡 등이 나타납니다.

二之氣, 火反鬱, 白埃[88]四起, 雲趨雨府, 風不勝濕, 雨乃零, 民乃康[89]. 其病熱鬱於上, 咳逆嘔吐, 瘡發於中, 胸嗌不利, 頭痛身熱, 昏憒膿瘡.

二氣는 (主氣가 少陰君火이고 客氣가 太陰濕土인데 主氣인) 火氣가 도리어 울결하여 백색 구름이 사방에서 일어나고 구름이 雨府로 모이며, 風氣가 濕氣를 이기지 못하여 비가 내리고 사람들은 건강합니다. 그 병은 熱이 상부에서 울결하여 咳嗽氣逆·嘔吐가 나고, 내부에서 瘡瘍이 발생하며, 胸部와 咽喉가 不利하고, 頭痛·身熱·神志不淸·膿瘡 등으로 나타납니다.

三之氣, 天政布, 炎暑至, 少陽臨上, 雨乃涯. 民病熱中, 聾瞑血溢, 膿瘡咳嘔, 鼽衄, 渴, 嚏欠, 喉痹目赤, 善暴死.

三氣는 (主氣와 客氣가 모두 少陽相火이므로) 司天의 다스림이 퍼져 무더위가 오고, (客氣인) 少陽相火가 더해지므로 비가 내리지 않습니다. 사람들의 경우는 熱이 내부에 울결하여 耳聾·目瞑·血溢·膿瘡·咳嗽·嘔吐·鼻塞·鼻出血·口渴·재채기·하품·喉痹·目赤 등의 증상을 앓으며, 왕왕 갑자기 죽습니다.

四之氣, 凉乃至, 炎暑間化[90], 白露降, 民氣和平. 其病滿身重.

---

87) 寒來不殺 : 少陽相火司天의 해는 그 기후가 본래 무더우며, 初氣 또한 少陰君火가 加臨하므로 비록 寒氣가 올지라도 溫熱의 氣를 감소시키지 못한다는 말이다. 여기서 "殺(쇄)"는 "덜다·감하다"는 뜻이다.

88) 白埃 : 지면 가까이에 있는 백색 구름을 가리킨다.

89) 民乃康 : 張琦는 《素問釋義》에서 이 3字를 衍文이라 하였는데, 참고할 만하다.

四氣는 (主氣는 太陰濕土이고 客氣는 陽明燥金이므로) 서늘한 기후가 이르고 炎暑가 간헐적으로 나타나며, 이슬이 내리고 사람들의 氣가 조화롭습니다. (만약 主氣인 太陰濕土가 지나치게 성하면) 그 병은 脹滿·身重으로 나타납니다.

五之氣, 陽乃去, 寒乃來, 雨乃降, 氣門乃閉[91], 剛木早凋, 民避寒邪, 君子周密.

五氣는 (主氣가 陽明燥金이고 客氣가 太陽寒水이므로) 陽氣가 물러가고 寒氣가 도래하여 비가 내리며, 天地의 氣가 閉藏되어 단단한 수목이 일찍 시들고, 사람들의 경우는 寒邪를 피해야 하는데, (養生의 도를 깨우친) 君子는 (邪氣를 피하는데 있어) 주도면밀합니다.

終之氣, 地氣正, 風乃至, 萬物反生, 霿霧以行. 其病關閉不禁[92], 心痛, 陽氣不藏而咳. 抑其運氣, 贊所不勝, 必折其鬱氣, 先取化源, 暴過不生, 苛疾不起.

終氣는 (主氣가 太陽寒水이고 客氣가 厥陰風木이므로) 地氣가 바르고 風氣가 도래하여 만물이 도리어 자라고 짙은 안개가 자주 낍니다. 그 병은 二便失禁·心痛이 발생하고, 陽氣가 潛藏되지 않아 咳嗽가 발생합니다. 太過한 運氣를 억누르고 不及한 氣를 도우려면 반드시 그 鬱結한 氣를 억누르고 먼저 生化의 원천을 도와 갑작스럽게 太過한 氣가 발생하지 않도록 해야 엄중한 질병이 발생하지 않습니다.

故歲宜鹹宜[93]辛宜酸, 滲之泄之漬之發之[94], 觀氣寒溫以調其過, 同風熱者多寒化, 異風熱者少寒化. 用熱遠熱, 用溫遠溫, 用寒遠寒, 用凉遠凉, 食宜同法, 此其道也[95]. 有假者反之, 反是者病之階[96]也.

---

90) 炎暑間化 : 張介賓은 注에서 "燥金의 客氣가 主氣인 濕土에 加해지므로 서늘한 기후가 오고 炎暑가 간헐적으로 나타난다."고 하였다. "間化"는 간헐적으로 발생하는 것을 가리킨다. 즉 四氣의 客氣인 燥金이 가해지므로 淸凉한 氣와 濕熱의 氣가 뒤섞여 서늘해졌다 무더워졌다 하는 기후가 나타난다.

91) 氣門乃閉 : 張介賓은 注에서 "'氣門'이란 腠理의 空竅로서, 營衛의 氣를 發泄하는 까닭에 '氣門'이라 한다."고 하였다. 氣門은 "玄府" 혹은 "鬼門"이라고도 하는데, 여기서는 天地의 陽氣가 閉藏되는 현상을 가리킨다.

92) 關閉不禁 : 二便失禁 증상을 가리킨다.

93) 宜 : 원문에는 없었으나, 文例와《道藏本》에 근거하여 보충하였다.

94) 滲之泄之漬之發之 : "滲"은 利尿法, "泄"은 通便法, "漬"은 熱水浸泡法, "發"은 發汗法을 가리킨다.

그러므로 해당 년에는 鹹味·辛味·酸味로써 利尿·通便·熱水浸泡·發汗하고, 기후의 寒溫을 살펴서 그 太過함을 조절해야 하는데, (歲運과 歲氣가) 다같이 風熱에 속할 경우는 寒冷한 기후에서 化生한 약물을 多用하고, (歲運과 歲氣의 속성이) 風熱과 다를 경우는 寒冷한 기후에서 化生한 약물을 적게 사용해야 합니다. 熱性 약물을 사용할 때는 무더운 기후를 멀리하고, 溫性 약물을 사용할 때는 따뜻한 기후를 멀리하며, 寒性 약물을 사용할 때는 추운 기후를 멀리하고, 凉性 약물을 사용할 때는 서늘한 기후를 멀리해야 하며, 음식으로 調養할 때도 동일한 방법을 사용해야 하는데, 이것이 그 이치입니다. (만약) 이상기후(假象)가 나타나면 이와 반대로 해야 하는데, 이를 어기면 병이 발생하는 원인이 됩니다.

帝曰：善. 太陰之政奈何?

岐伯曰：丑未之紀也.

太陰 少角 太陽 淸熱勝復同[97], 同正宮[98]. 丁丑 丁未 其運風淸熱.

少角初正 太徵 少宮 太商 少羽終

太陰 少徵 太陽 寒雨勝復同[99]. 癸丑 癸未, 其運熱寒雨.

少徵 太宮 少商 太羽終 太角

太陰 少宮 太陽 風淸勝復同[100], 同正宮[101]. 己丑太一天符 己未

95) 此其道也：이 4字는 아래의 "有假者反之" 句와 顚倒된 것으로 보이니, 文例에 근거하여 "有假者反之, 此其道也"로 적는 것이 옳은 듯하다.

96) 階：《廣雅》에서 "'階'는 원인(因)이다."라고 하였다.

97) 淸熱勝復同："淸"은 金氣, "熱"은 火氣를 가리킨다. 少角, 즉 木運이 不及하면 金氣가 偏盛해지는데(金克木), 金氣가 지나치게 木을 억제하면 木이 生한 火가 來復하여(木生火) 金을 억제하므로(火克金) 金氣와 火氣의 勝復이 같다고 하는 것이다.

98) 同正宮："正宮"은 土運이 平氣인 해를 가리키며, "少角"은 木運이 不及한 것을 가리킨다. 비록 木運이 不及하나 司天之氣인 太陰濕土의 영향을 받으므로 그 物候가 土運이 平氣인 해와 같아진다.

99) 寒雨勝復同："寒"은 水氣, "雨"는 土氣를 가리킨다. 少徵, 즉 火運이 不及하면 水氣가 이를 틈타 偏盛하는데, 水氣가 火를 지나치게 억제하면(水克火) 火가 生한 土氣가 來復하여 水氣를 억제하므로(土克水) 水氣와 土氣의 勝復이 같다고 하는 것이다.

100) 風淸勝復同："風"은 木氣, "淸"은 金氣를 가리킨다. 土運이 不及한 해에는 木氣가 상대적으로 偏盛하여 土氣를 억제하는데(木克土), 木의 억제가 지나치면 土가 生한 金氣가 來復하여

太一天符 其運雨風淸.

少宮 太商 少羽終 少角初 太徵

太陰 少商 太陽 熱寒勝復同[102]. 乙丑 乙未 其運凉熱寒.

少商 太羽終 太角初 少徵 太宮

太陰 少羽 太陽 雨風勝復同[103], 同正宮[104]. 辛丑同歲會 辛未同歲會 其運寒雨風.

少羽終 少角初 太徵 少宮 太商

黃帝 : 훌륭하십니다. 太陰濕土司天의 다스림은 어떠합니까?

岐伯 : (太陰濕土司天의 해는) 丑·未와 결합하는 해입니다.

太陰濕土司天의 해로서 木運이 不及하고 在泉의 氣가 太陽寒水인 해에는 金氣(淸氣)와 火氣(熱氣)의 勝復이 같아져 (그 物候가) 土運이 平氣인 해와 같습니다. 丁丑年과 丁未年이 이에 해당하고, 그 運은 風·淸·熱氣입니다.

(丁丑·丁未年의) 客運과 主運은 少角에서 시작하여 太徵·少宮·太商을 거쳐 少羽에서 끝납니다.

太陰濕土司天의 해로서 火運이 不及하고 在泉의 氣가 太陽寒水인 해에는 水氣(寒氣)와 土氣(雨氣)의 勝復이 같아집니다. 癸丑年과 癸未年이 이에 해당하고, 그 運은 熱·寒·雨氣입니다.

(癸丑·癸未年의) 客運은 少徵에서 시작하여 太宮·少商·太羽를 거쳐 少角에서 끝나며, 主運은 太角에서 시작하여 少徵·太宮·少商을 거쳐 太羽에서 끝납니다.

木氣를 억제하므로(金克木) 木氣와 金氣의 勝復이 같다고 하는 것이다.

101) 同正宮 : 비록 土運이 不及하기는 하나 司天之氣인 太陰濕土의 영향을 받으므로 그 物候가 土運이 平氣인 해와 같아진다.

102) 熱寒勝復同 : "熱"은 火氣, "寒"은 水氣를 가리킨다. 金運이 不及한 해에는 상대적으로 火氣가 偏盛하여 金氣를 억제하는데(火克金), 火氣의 억제가 지나치면 金이 生한 水氣가 來復하여 火氣를 억제하므로(水克火) 熱氣와 寒氣의 勝復이 같다고 하는 것이다.

103) 雨風勝復同 : "雨"는 土氣, "風"은 木氣를 가리킨다. 水氣가 不及한 해에는 상대적으로 土氣가 偏盛하여 水氣를 억제하는데(土克水), 土氣의 억제가 지나치면 水가 生한 木氣가 來復하여 土氣를 억제하므로(木克土) 土氣와 木氣의 勝復이 같다고 하는 것이다.

104) 同正宮 : 비록 水運이 不及하나 司天之氣인 太陰濕土의 영향을 받으므로 土運이 平氣인 해와 같아진다.

太陰濕土司天의 해로서 土運이 不及하고 在泉의 氣가 太陽寒水인 해에는 木氣(風氣)와 金氣(淸氣)의 勝復이 같아져 (그 物候가) 土運이 平氣인 해와 같아집니다. 己丑年(太乙天符)과 己未年(太乙天符)이 이에 해당하며, 그 運은 雨·風·淸氣입니다.

(己丑·己未年의) 客運은 少宮에서 시작하여 太商·少羽·太角을 거쳐 少徵에서 끝나며, 主運은 少角에서 시작하여 太徵·少宮·太商을 거쳐 少羽에서 끝납니다.

太陰濕土司天의 해로서 金運이 不及하고 在泉의 氣가 太陽寒水인 해에는 火氣(熱氣)와 水氣(寒氣)의 勝復이 같아집니다. 乙丑年과 乙未年이 이에 해당하며, 그 運은 涼·熱·寒氣입니다.

(乙丑·乙未年의) 客運은 少商에서 시작하여 太羽·少角·太徵를 거쳐 少宮에서 끝나며, 主運은 太角에서 시작하여 少徵·太宮·少商을 거쳐 太羽에서 끝납니다.

太陰濕土司天의 해로서 水運이 不及하고 在泉의 氣가 太陽寒水인 해에는 土氣(雨氣)와 木氣(風氣)의 勝復이 같아져서 (그 物候가) 土運이 平氣인 해와 같습니다. 辛丑年(同歲會)과 辛未年(同歲會)이 이에 해당하며, 그 運은 寒·雨·風氣입니다.

(辛丑·辛味年의) 客運은 少羽에서 시작하여 太角·少徵·太宮을 거쳐 少商에서 끝나며, 主運은 少角에서 시작하여 太徵·少宮·太商을 거쳐 少羽에서 끝납니다.

太陰司天之政表

紀年	司天	中運	在泉	運	勝氣	復氣	運五步										비고
							初運		二運		三運		四運		終運		
							客	主	客	主	客	主	客	主	客	主	
丁丑 丁未	太陰	少角	太陽	風清熱	清	熱	少角	少角	太徵	太徵	少宮	少宮	太商	太商	少羽	少羽	同正宮
癸丑 癸未	太陰	少徵	太陽	熱寒雨	寒	雨	少徵	太角	太宮	少徵	少商	太宮	太羽	少商	少角	太羽	
己丑 己未	太陰	少宮	太陽	雨風清	風	清	少宮	少角	太商	太徵	少羽	少宮	太角	太商	少徵	少羽	同正宮
乙丑 乙未	太陰	少商	太陽	涼寒熱	熱	寒	少商	太角	太羽	少徵	少角	太宮	太徵	少商	少宮	太羽	
辛丑 辛未	太陰	少羽	太陽	寒雨風	風	雨	少羽	少角	太角	太徵	少徵	少宮	太宮	太商	少商	少羽	同正宮

凡此太陰司天之政, 氣化運行後天, 陰專其政[105], 陽氣退辟, 大風

時起, 天氣下降, 地氣上騰, 原野昏霿, 白埃四起, 雲奔南極[106], 寒雨數至, 物成於差夏[107]. 民病寒濕, 腹滿, 身䐜憤[108], 胕腫, 痞逆, 寒厥拘急. 濕寒合德, 黃黑埃昏, 流行氣交, 上應鎭星辰星. 其政肅, 其令寂, 其穀黅玄. 故陰凝於上, 寒積於下, 寒水勝火則爲冰雹, 陽光不治, 殺氣乃行. 故有餘宜高, 不及宜下, 有餘宜晩, 不及宜早, 土之利, 氣之化也. 民氣亦從之, 間穀命其太也.

대저 이러한 太陰濕土司天의 다스림은 (歲運이 不及하여) 기후변화가 天時보다 늦게 이르고, 陰氣가 그 다스림을 전담하므로 陽氣가 물러가고 大風이 수시로 일며, 天氣가 하강하고 地氣가 상승하여 벌판에 雲霧가 자욱하고 흰 구름이 사방에서 일며, 구름이 (雨府인) 南極으로 모여 찬비가 자주 내리므로 만물이 여름에서 가을로 넘어가는 시기에 여뭅니다. 사람들의 경우는 寒濕을 감수하여 腹部脹滿·全身腫脹·浮腫·痞滿氣逆·寒厥·拘急 등의 병을 앓습니다. (司天의) 濕氣와 (在泉의) 寒氣가 德을 합치므로 황흑색의 어두운 먼지가 氣交(천지간)에서 유행하고, 하늘에서는 土星과 水星이 상응하여 빛납니다. 그 다스림은 엄숙하고, 그 숚은 고요하며, 그 곡물은 황색과 검은 색을 띤 것입니다. 그러므로 (司天의) 陰氣가 상부에서 응집하고, (在泉의) 寒氣가 하부에서 쌓여 寒水의 氣가 火氣를 이기면 우박이 내리고, (陰氣의 억제를 받아) 陽氣가 다스리지 못하므로 陰寒肅殺의 氣가 유행합니다. 그러므로 (곡물을 파종할 때는 歲氣가) 太過하면 고지대에 파종하고, 不及하면 저지대에 파종하며, 太過하면 늦게 파종하고, 不及하면 일찍 파종해야 하는데, (이는) 땅의 이로움과 기후변화에 근거한 것입니다. 사람들 역시 이를 따라야 하니, (調養할 때) 太過한 氣를 받아 여문 間穀으로써 해야 합니다.

初之氣, 地氣遷, 寒乃去, 春氣正[109], 風乃來, 生布萬物以榮, 民氣條舒, 風濕相薄, 雨乃後[110]. 民病血溢, 筋絡拘强, 關節不利, 身重

105) 陰專其政 : 太陰濕土司天은 陰에 속하고, 太陽寒水在泉 역시 陰에 속하므로 陰이 그 다스림을 전담한다고 하였다.

106) 雲奔南極 : 구름이 雨府로 모이는 것을 말한다. 王冰은 "南極은 雨府이다."라고 하였다.

107) 差夏 : 여름에서 가을로 넘어가는 시기를 가리킨다. 王冰은 注에서 "立秋 후 10일째 되는 날이다."라고 하였다.

108) 䐜憤 : 脹滿함을 가리킨다. 《廣雅·釋詁》에서 "'憤'은 그득함이다."라고 하였다.

109) 春氣正 : 《類經》 卷二十六에는 "正"이 "至"로 되어 있다.

110) 風濕相薄, 雨乃後 : "風"은 風氣, "濕"은 土氣를 가리키며, "薄"은 "迫(핍박하다)"을 뜻한다.

筋痿.

初氣는 (主氣와 客氣가 厥陰風木인데) 지난해의 在泉之氣가 옮겨 온 것이므로 寒氣가 물러가고 봄 기후가 정상적으로 오며, 바람이 불어와 生氣가 퍼지므로 만물이 이로써 무성하고 인체의 氣가 바르고 편안하며, (客氣인) 風氣와 (歲運인) 濕氣가 서로 핍박하므로 雨氣가 늦어집니다. 사람들의 경우는 血溢·筋絡拘急强直·關節不利·身體沈重·筋脈痿軟 등의 병을 앓습니다.

二之氣, 大火正, 物承化[111], 民乃和. 其病溫厲大行, 遠近咸若. 濕蒸相薄, 雨乃時降.

二氣는 (主氣와 客氣가 모두 少陰君火이므로) 火氣가 (氣化의) 바름을 얻고 만물이 이를 받아 生化하며, 사람들 역시 편안합니다. 그 병은 溫疫이 크게 유행하는 것인데 멀거나 가깝거나 간에 모두 같은 병을 앓습니다. 濕氣와 熱氣가 엉기므로 비가 때맞춰 내립니다.

三之氣, 天政布, 濕氣降, 地氣騰, 雨乃時降, 寒乃隨之. 感於寒濕, 則民病身重, 胕腫, 胸腹滿.

三氣는 (主氣가 少陽相火이고, 客氣가 太陰濕土인데) 司天의 氣가 散布되어 濕氣가 하강하고 地氣가 상승하므로 비가 수시로 내리고 寒氣가 이를 따라 이릅니다. (만약) 寒濕을 감수하면 사람들이 身重·浮腫·胸腹脹滿 등을 앓습니다.

四之氣, 畏火[112]臨, 溽蒸化[113], 地氣騰, 天氣否[114]隔, 寒風曉暮, 蒸熱相薄, 草木凝煙, 濕化不流, 則白露陰布, 以成秋令. 民病腠理熱, 血暴溢, 瘧, 心腹滿熱, 臚脹[115], 甚則胕腫.

太陰濕土司天의 해에는 上半年의 기후가 습하고 우량이 많아야 하는데, 初氣는 主氣와 客氣가 모두 厥陰風木이므로 風氣가 유행하며, 風氣가 유행하면 雨量이 많지 않을 뿐만 아니라 도리어 감소한다.

111) 物承化 : "承"은 "이어받다"는 뜻이다. 따라서 이는 만물이 火氣를 받아 생장·발육한다는 뜻이다.

112) 畏火 : 少陽相火를 가리킨다. 少陽相火가 작용하면 기후가 더욱 무더워져 두려워할 만하므로 "畏火"라 한다.

113) 溽蒸化 : 四氣는 主氣가 太陰濕土이고, 客氣가 少陽相火로서 濕熱이 번갈아 작용하므로 "溽蒸化"라 한다. "溽"은 濕을 가리키며, "蒸"은 "烝"과 통하는데 《廣韻》에서 "熱"이라 하였다.

114) 否 : "痞"와 같으며, "가로막히다"는 뜻이다.

四氣는 (主氣가 太陰濕土이고, 客氣가 少陽相火인데) 少陽相火가 (主氣에) 더해지면 濕氣와 熱氣가 번갈아 작용하고, (濕潤한) 地氣가 상승하여 天氣를 가로막으므로 아침저녁으로 찬 바람이 불어오며, 濕熱이 서로 엉겨 초목들 사이로 안개가 자욱하고 濕化의 氣가 流動하지 않으면 白露 節氣가 어렴풋하게 散布되어 秋令이 행해집니다. 사람들의 경우는 병들면 腠理에 熱이 나고, 血溢·瘧疾이 발생하며, 心腹部가 그득하면서 熱이 나고, 腹部가 脹滿하며, 심하면 浮腫이 발생합니다.

五之氣, 慘令[116]已行, 寒露下, 霜乃早降, 草木黃落, 寒氣及體, 君子周密, 民病皮腠.

五氣는 (主氣와 客氣가 모두 陽明燥金이므로) 가을의 令이 이미 행해져 찬이슬이 내리고 서리가 앞당겨 내리며, 초목이 누렇게 시들어 떨어지고 寒氣가 인체에 작용하는데, (養生의 이치를 터득한) 君子는 (이를 피하는데) 주도면밀하며, (보통) 사람들은 병이 皮膚腠理에서 발생합니다.

終之氣, 寒大擧, 濕大化[117], 霜乃積, 陰乃凝, 水堅冰, 陽光不治. 感於寒, 則病人[118]關節禁固, 腰脽痛[119], 寒濕持[120]於氣交而爲疾也.

終氣는 (主氣와 客氣가 모두 太陽寒水이므로) 寒氣가 크게 유행하고 濕氣가 크게 변하여 서리가 쌓이며, 陰氣가 응결되어 물이 얼고 陽氣가 다스리지 못합니다. (만약 인체가) 寒邪를 감수하면 關節이 强直되고 腰部와 臀部에 疼痛이 오는 병을 앓는데, (이는) 寒氣와 濕氣가 氣交(천지간)에서 지속됨으로 인해 발생한 질병입니다.

必折其鬱氣, 而取化源, 益其歲氣, 無使邪勝, 食歲穀[121]以全其眞,

---

115) 臚脹(려창) : 腹部脹滿을 가리킨다. "臚"에 대해《說文解字》에서는 "살갗이다."라고 하였고, 《釋名》에서는 "복부의 앞쪽을 '臚'라 한다."고 하였다.

116) 慘令 : 張琦는《素問釋義》에서 "五氣는 主氣와 客氣가 陽明燥金이니, '慘'은 '燥'로 적어야 옳은 듯하다."라고 하였는데, 이렇게 하는 것이 의미상에서 뛰어나므로 본서는 張琦의 注를 따랐다. 여기서 "燥"는 가을의 燥氣를 가리킨다.

117) 濕大化 : "濕"은 太陰濕土司天의 氣를 가리키고, "大化"란 雨濕의 氣가 終氣인 太陽寒水의 영향을 받아 서리로 변하는 것을 가리킨다. 張琦는 이 3字를 衍文이라 하였다.

118) 人 : 본편의 文例에 비추어 볼 때 이는 衍文으로 보여지므로 해석하지 않았다.

119) 腰脽痛 : 腰部와 臀部의 疼痛을 가리킨다. "脽(수)"는 臀部를 가리킨다.

120) 持 : 원문에는 "推"로 되어 있었으나, 文義가 통하지 않으므로《元刻本》《道藏本》에 근거하여 교정하였다.

121) 歲穀 : 해당 년의 司天·在泉之氣의 영향을 받아 생장한 곡물로서, 상술한 "其穀黅玄"을 가리킨다.

食間穀以保其精. 故歲宜以苦燥之溫之, 甚者發之泄之. 不發不泄則, 濕氣外溢, 肉潰皮拆而水血交流. 必贊[122)]其陽火, 令禦甚寒, 從氣異同, 少多其制[123)]也. 同寒者以熱化, 同濕者以燥化, 異者少之, 同者多之. 用涼遠涼, 用寒遠寒, 用溫遠溫, 用熱遠熱, 食宜同法. 假者反之, 此其道也. 反是者病也.

(太陰濕土司天의 해에는) 반드시 그 울결한 氣를 억눌러서 生化의 원천을 돕고 不及한 歲氣를 북돋아 邪氣가 偏盛하지 않도록 해야 하며, 歲穀을 섭취함으로써 그 眞氣를 온전히 하고, 間穀을 섭취함으로써 그 精氣를 보전해야 합니다. 그러므로 해당 년에는 苦味로써 이를 건조하고 따뜻하게 해야 하며, 심할 경우는 (濕을) 發散·淸泄해야 합니다. (만약) 發散·淸泄하지 않으면 濕氣가 외부로 넘쳐 肌肉이 짓무르고 피부가 갈라져서 진물과 피가 뒤섞여 흘러나옵니다. 모름지기 그 陽火를 도와 嚴寒을 억제하려면 歲運과 歲氣의 차이에 근거하여 그 약물의 多少를 정해야 합니다. (歲運과 歲氣가) 다함께 寒에 속하면 寒氣를 받아 化生한 약물로써 치료하고, 다함께 濕에 속하면 燥氣를 받아 化生한 약물로써 치료해야 하는데, (歲運과 歲氣가) 다르면 소량을 사용하고, 같으면 다량을 사용해야 합니다. 涼性 약물을 사용할 때는 서늘한 기후를 멀리하고, 寒性 약물을 사용할 때는 추운 기후를 멀리하며, 溫性 약물을 사용할 때는 따뜻한 기후를 멀리하고, 熱性 약물을 사용할 때는 무더운 기후를 멀리해야 하며, 음식으로 조리할 때도 동일한 방법을 써야 합니다. (만약) 이상기후(假象)가 나타나면 이와 반대로 해야 하는데, 이것이 그 이치입니다. 이를 어기면 발병합니다.

帝曰 : 善. 少陰之政奈何?

岐伯曰 : 子午之紀也.

少陰 太角 陽明 壬子 壬午 其運風鼓, 其化鳴紊啓拆, 其變振拉摧拔, 其病支滿.

太角初正 少徵 太宮 少商 太羽終

少陰 太徵 陽明 戊子天符 戊午太一天符, 其運炎暑, 其化暄曜鬱

122) 贊 : 여기서는 "돕다"는 뜻으로 해석해야 한다.

123) 制 : 원문에는 "判"으로 되어 있었으나, 上文의 文例와 《吳注素問》《內經評文》에 근거하여 교정하였다. "判"과 "制"는 字形이 비슷하여 혼동하기 쉽다.

燠, 其變炎烈沸騰, 其病上熱血溢.

太徵 少宮 太商 少羽終 少角初

少陰 太宮 陽明 甲子 甲午 其運陰雨, 其化柔潤重澤[124], 其變震驚飄驟, 其病中滿身重.

太宮 少商 太羽終 太角初 少徵

少陰 太商 陽明 庚子同天符 庚午同天符 同正商[125] 其運凉勁[126], 其化霧露蕭飋. 其變肅殺凋零. 其病下淸[127].

太商 少羽終 少角初 太徵 少宮

少陰 太羽 陽明 丙子歲會 丙午 其運寒, 其化凝慘凓冽, 其變氷雪霜雹, 其病寒下[128].

太羽終 太角初 少徵 太宮 少商

黃帝 : 훌륭하십니다. 少陰君火司天의 다스림은 어떠합니까?

岐伯 : (少陰君火司天의 해는) 子·午와 결합하는 해입니다.

少陰君火司天의 해로서 木運이 太過하고 在泉의 氣가 陽明燥金인 해는 壬子年과 壬午年입니다. 그 運은 風氣가 요동하는 것이고, 그 生化는 미풍이 불어와 수목의 가지를

---

124) 重澤 : 원문에는 "時雨"로 되어 있었으나, 《新校正》에 근거하여 교정하였다. 《新校正》에서 이르길 "〈五常政大論〉에서 '柔潤重淖'라고 하였고, 太宮 三運에서도 '雨'가 '柔潤重澤'라 되어 있으니, 여기서의 '時雨' 2字는 잘못된 것이 아닌가 한다."고 하였다. 이른바 "重澤"은 비가 많은 편에 속하고, "時雨"는 비가 알맞은 것을 말하는데, 土運이 太過한 해에는 비가 많은 것이 합리적이므로 《新校正》에 근거하여 교정하였다.

125) 同正商 : "正商"은 金運이 平氣인 해를 가리킨다. 庚子·庚午年은 비록 金運이 太過하지만 司天之氣인 少陰君火가 太過한 金氣를 억제하므로(火克金) 金運이 平氣인 해와 같아진다.

126) 其運凉勁 : 金運과 陽明在泉의 令이 부합하므로 서늘하고 절박한 것이다.

127) 下淸 : "淸"은 淸冷한 것을 가리킨다. 張介賓은 注에서 "'下淸'이란 二便淸泄과 下肢淸冷으로서, 金氣의 병이다."라고 하였다. 상술한 太陽之政에서는 "其病燥, 背瞀胸滿"이라 하였고, 少陽之政에서는 "其病肩背胸中"이라 하였으며, 여기서는 "其病下淸"이라 하였는데, 인체가 凉邪를 감수하여 발병하면 그 病位는 모두 肺와 유관하고, 病性은 모두 凉과 유관하므로 원칙적으로 차이가 없다.

128) 寒下 : 水氣를 감수하여 下部가 한랭한 증상을 가리킨다. 張介賓은 注에서 "'寒下'란 寒邪를 감수하여 下利를 하고 腹部와 足部가 淸冷한 것이다."라고 하였다.

흔들고 식물을 싹틔우는 것이며, 그 변화는 狂風이 불어와 만물이 흔들리고 꺾이는 것이고, 그 병은 脇下가 그득한 것입니다.

(壬子·壬午年의) 客運과 主運은 太角에서 시작하여 少徵·太宮·少商을 거쳐 太羽에서 끝납니다.

少陰君火司天의 해로서 火運이 太過하고 在泉의 氣가 陽明燥金인 해는 戊子年(天符)과 戊午年(太一天符)입니다. 그 運은 炎暑가 유행하는 것이고, 그 生化는 따뜻하다가 찌는 듯이 무더워지는 것이며, 그 변화는 炎熱이 熾盛하여 水氣가 끓어오르는 것이고, 그 병은 상부에서 熱이 울결하여 血이 (외부로) 넘치는 것입니다.

(戊子·戊午年의) 客運은 太徵에서 시작하여 少宮·太商·少羽를 거쳐 太角에서 끝나며, 主運은 少角에서 시작하여 太徵·少宮·太商을 거쳐 少羽에서 끝납니다.

少陰君火司天의 해로서 土運이 太過하고 在泉의 氣가 陽明燥金인 해는 甲子年과 甲午年입니다. 그 運은 궂은 비가 내리는 것이고, 그 生化는 습하고 비가 많이 내리는 것이며, 그 변화는 우레가 치고 폭풍우가 몰아치는 것이고, 그 병은 腹中脹滿·身體沈重 등으로 나타납니다.

(甲子·甲午年의) 客運은 太宮에서 시작하여 少商·太羽·少角을 거쳐 太徵에서 끝나며, 主運은 太角에서 시작하여 少徵·太宮·少商을 거쳐 太羽에서 끝납니다.

少陰君火司天의 해로서 金運이 太過하고 在泉의 氣가 陽明燥金인 해는 庚子年(同天符)과 庚午年(同天符)이며, 金運이 平氣인 해와 같습니다. 그 運은 서늘하고 절박하며, 그 生化는 안개가 끼고 이슬이 내리며 소슬한 가을바람이 불어오는 것이고, 그 변화는 肅殺之氣가 행해져 만물이 시들어 떨어지는 것이며, 그 병은 二便淸泄·下體淸冷 등으로 나타납니다.

(庚子·庚午年의) 客運은 太商에서 시작하여 少羽·太角·少徵를 거쳐 太宮에서 끝나며, 主運은 少角에서 시작하여 太徵·少宮·太商을 거쳐 少羽에서 끝납니다.

少陰君火司天의 해로서 水運이 太過하고 在泉의 氣가 陽明燥金인 해는 丙子年(歲會)과 丙午年입니다. 그 運은 寒氣가 유행하는 것이고, 그 生化는 만물이 얼어붙고 매섭게 추운 것이며, 그 변화는 얼음·눈·서리·우박 등으로 나타나고, 그 병은 下肢가 찬 증상으로 나타납니다.

(丙子·丙午年의) 客運은 太羽에서 시작하여 少角·太徵·少宮을 거쳐 太商에서 끝나며, 主運은 太角에서 시작하여 少徵·太宮·少商을 거쳐 太羽에서 끝납니다.

少陰司天之政表

紀年	司天	中運	在泉	運	化	變	病	運五步										비고
								初運		二運		三運		四運		終運		
								客	主	客	主	客	主	客	主	客	主	
壬子 壬午	少陰	太角	陽明	風鼓	鳴紊 啓折	振拉 摧拔	支滿	太角	太角	少徵	少徵	太宮	太宮	少商	少商	太羽	太羽	
戊子 戊午	少陰	太徵	陽明	炎暑	暄暑 鬱燠	炎熱 沸騰	上熱 血溢	太徵	少角	少宮	太徵	太商	少宮	少羽	太商	太角	少羽	戊子天符 戊午太一 天符
甲子 甲午	少陰	太宮	陽明	陰雨	柔潤 重澤	震驚 飄驟	中滿 身重	太宮	太角	少商	少徵	太羽	太宮	少角	少商	太徵	太羽	
庚子 庚午	少陰	太商	陽明	凉勁	霧露 蕭飋	肅殺 凋零	下淸	太商	少角	少羽	太徵	太角	少宮	少徵	太商	太宮	少羽	同天符 同正商
丙子 丙午	少陰	太羽	陽明	寒	凝慘 凓冽	氷雪 霜雹	寒下	太羽	太角	少角	少徵	太徵	太宮	少宮	少商	太商	太羽	丙子歲會

凡此少陰司天之政, 氣化運行先天, 地氣肅, 天氣明, 寒交暑[129], 熱加燥[130], 雲馳雨府, 濕化乃行, 時雨乃降[131], 金火合德, 上應熒惑太白. 其政明, 其令切, 其穀丹白. 水火寒熱持於氣交而爲病始[132]也, 熱病生於上, 淸病生於下, 寒熱凌犯而爭於中. 民病咳喘, 血溢血泄, 鼽嚏, 目赤眥瘍, 寒厥入胃, 心痛, 腰痛, 腹大, 嗌乾腫上.

대저 이러한 少陰君火司天의 다스림은 (歲運이 太過하므로) 기후변화가 天時보다 먼저

129) 寒交暑 : 張介賓은 注에서 "陽明燥金이 在泉이므로 地氣가 淸肅하고, 少陰君火가 司天이므로 天氣가 밝다. 金은 차가우면서 燥하고, 火는 무더우면서 熱한데, 아래에서 위로 臨하므로 交라 한다(陽明燥金在泉, 故地氣肅. 少陰君火司天, 天氣明. 金寒而燥, 火暑而熱, 以下臨上曰交)."고 하였다.

130) 熱加燥 : 馬蒔는 注에서 "금년은 少陰君火가 상부에 있고 陽明燥金이 하부에 있으므로 '熱加燥'라 한다."고 하였고, 張介賓은 "위에서 아래로 臨하므로 加라 했다."고 하였다.

131) 雲馳雨府, 濕化乃行, 時雨乃降 : 張琦는 注에서 "司天이 熱하고 在泉이 燥하여 濕氣가 유행할 까닭이 없으니, '雲馳雨府, 濕化乃行, 時雨乃降'의 12字는 반드시 誤字이거나 衍文이다."라고 하였고, 高世栻은 注에서 "四氣의 客氣가 太陰濕土이므로 다시 '雲馳雨府, 濕化乃行'이라 한 것이다."라고 하였다.

132) 始 : 여기서는 "원인"·"근본"으로 해석해야 한다.

이르는데, 地氣가 淸肅하고 天氣가 淸明하며, 寒이 暑와 교차하고 (司天의) 熱氣가 (在泉의) 燥氣에 加해지며, 구름이 雨府로 모여들어 濕氣가 유행하고 비가 때맞춰 내리며, 金氣(燥氣)와 火氣(熱氣)가 德을 합치므로 하늘에서는 火星과 金星이 상응하여 빛납니다. 그 다스림은 밝고, 그 令은 절박하며, 그 곡물은 적색과 백색을 띤 것입니다. 水의 寒氣와 火의 熱氣가 氣交(천지간)에서 지속되어 질병을 일으키는 원인이 되는데, 熱性病은 상부에서 발생하고, 凉性病은 하부에서 발생하며, 寒熱이 서로 침범하여 중부에서 相爭합니다. 사람들의 경우는 咳嗽喘息・血溢・大便出血・鼻塞・재채기・目赤・眼角瘡瘍, 寒氣가 厥逆하여 胃部로 들어가고, 心痛・腰痛・腹部脹大・咽喉乾燥・上部腫脹 등의 병을 앓습니다.

初之氣, 地氣遷, 暑133)將去, 寒乃始, 蟄復藏, 水乃冰, 霜復降, 風乃至, 陽氣鬱, 民反周密. 關節禁固, 腰脽痛, 炎暑將起, 中外瘡瘍.

初氣는 (主氣가 厥陰風木이고, 客氣가 太陽寒水인데) 지난해의 地氣가 옮겨 온 것이므로 暑氣가 물러가고 寒氣가 이르기 시작하므로 겨울잠을 자는 동물들이 다시 (땅속으로) 숨고 물이 얼며, 서리가 다시 내리고 (主氣인 厥陰風木의 영향으로) 바람이 불어오며, 陽氣가 울결되므로 사람들은 도리어 (기거함에) 주도면밀해야 합니다. (만약 寒邪를 감수하여 병들면) 關節拘急强直・腰部와 臀部의 疼痛이 발생하고, 炎暑의 氣가 장차 발생하면 내부와 외부에 瘡瘍이 발생합니다.

二之氣, 陽氣布, 風乃行, 春氣以正, 萬物應榮, 寒氣時至, 民乃和. 其病淋, 目瞑, 目赤, 氣鬱於上而熱.

二氣는 (主氣가 少陰君火이고, 客氣가 厥陰風木이므로) 陽氣가 散布되고 風氣가 유행하여 춘氣가 정상적으로 행해지며, 만물이 이에 상응하여 번성하고 寒氣가 때때로 이르지만 (主氣와 客氣가 모두 陽에 속하므로) 사람들이 편안합니다. 그 병은 小便淋瀝・目視不淸・目赤, 氣가 상부에서 울결하여 熱이 나는 것입니다.

三之氣, 天政布, 大火行, 庶類蕃鮮134), 寒氣時至. 民病氣厥心痛, 寒熱更作, 咳喘目赤.

三氣는 (主氣가 少陽相火이고, 客氣가 少陰君火이므로) 司天의 다스림이 행해져 火氣가 크게

---

133) 暑 : 원문에는 "燥"로 되어 있었으나, 《新校正》에 근거하여 교정하였다.

134) 庶類蕃鮮 : "庶類"는 만물을 가리키고, "蕃"은 "무성하다"는 뜻이고, "鮮"은 "아름답다"는 뜻이다. 따라서 이는 만물이 무성하고 아름답다는 뜻이다.

유행하고 만물이 무성하고 아름다우며, 寒氣가 때때로 도래합니다. 사람들의 경우는 병이 들면 氣가 厥逆하여 心痛이 오고, 寒熱이 번갈아 발작하며, 咳嗽喘息·目赤 등이 발생합니다.

四之氣, 溽暑至, 大雨時行, 寒熱互至. 民病寒熱, 嗌乾黃癉, 鼽衄, 飮發[135].

四氣는 (主氣와 客氣가 모두 太陰濕土이므로) 습하고 무더운 기후가 도래하여 큰비가 수시로 내리고 (陽明在泉의 영향을 받아) 서늘함과 무더위가 번갈아 이릅니다. 사람들의 경우는 병이 들면 寒熱往來·咽喉乾燥·黃疸·鼻塞·鼻出血·水飮病이 발작합니다.

五之氣, 畏火[136]臨, 暑反至, 陽乃化, 萬物乃生乃長乃[137]榮, 民乃康. 其病溫.

五氣는 (主氣가 陽明燥金이고, 客氣가 少陽相火인데) 少陽相火가 加臨하므로 (서늘해야 할 가을에) 무더위가 도리어 이르고, 陽熱의 氣가 生化하여 만물이 자라서 무성해지며, 사람들은 건강합니다. (만약 발병하면) 그 병은 溫病(전염병)으로 나타납니다.

終之氣, 燥令行, 餘火內格[138]. 腫於上咳喘, 甚則血溢. 寒氣數擧, 則霿霧翳. 病生皮腠, 內舍於脇, 下連少腹而作寒中[139].

終氣는 (主氣가 太陽寒水이고, 客氣가 陽明燥金이므로) 燥金의 令이 유행하는데, (五氣인 相火의) 餘火가 내부에서 (燥金의 令을) 가로막습니다. (인체의 경우는) 상부가 붓고 咳嗽喘息이 나며, 심하면 血이 (외부로) 넘칩니다. (主氣인 太陽寒水의 영향으로) 寒氣가 자주 유행하면 안개가 자욱하게 끼며, (인체의 경우는) 병이 皮膚腠理에서 발생하고 (邪氣가) 脇部에 머물러 하부의 少腹部에 영향을 미치므로 腹部가 寒冷한 증상이 발생합니다.

必抑其運氣, 資其歲勝[140], 折其鬱發, 先取化源, 無使暴過而生其

135) 飮發 : 水飮病이 발작함을 말한다.

136) 畏火 : 張介賓은 注에서 "'畏火'는 相火이다."라고 하였다.

137) 乃 : 원문에는 없었으나, 文例와《吳注素問》《類經》에 근거하여 보충하였다.

138) 餘火內格 : 五氣인 相火의 火氣가 남아 있어 終氣인 燥金의 收斂之氣를 내부에서 가로막는 것을 가리킨다. 吳崑은 注에서 "'餘火內格'이란 五氣인 相火가 완전히 물러가지 않아 내부에서 燥金의 令을 가로막는 것이다."라고 하였다.

139) 中 : 원문에는 "中"字 아래에 "地將易也" 4字가 있었으나, 衍文이므로《素問釋義》에 근거하여 删去하였다.

140) 歲勝 : 해당 년의 歲氣가 억제하는 氣를 가리킨다.

病也. 食歲穀以全眞氣, 食間穀以辟虛邪. 歲宜鹹以耎之, 而調其上; 甚則以苦發之, 以酸收之, 而安其下; 甚則以苦泄之. 適[141]氣同異而多少之, 同天氣者以寒淸化, 同地氣者以溫熱化. 用熱遠熱, 用凉遠凉, 用溫遠溫, 用寒遠寒, 食宜同法. 有假則反, 此其道也. 反是者病作矣.

(少陰君火司天의 해에는) 반드시 그 太過한 運氣를 억제하고 해당 년의 歲氣가 억누르는 氣를 도와야 하며, 울결되어 발산하려는 氣를 억누르고 먼저 生化의 원천을 도움으로써 갑작스런 太過로 인해 질병이 발생하지 않도록 해야 합니다. 歲穀을 섭취함으로써 眞氣를 온전하게 하고, 間穀을 섭취함으로써 虛邪를 피해야 합니다. 이러한 해에는 마땅히 鹹味로써 부드럽게 하여 상부(에서 울결한 火氣)를 조리하고, 심할 경우는 苦味로써 發散하고 酸味로써 收斂하여 하부(의 燥氣)를 안정시키며, 심할 경우는 苦味로써 (邪氣를) 배출시켜야 합니다. 歲運과 歲氣의 차이에 근거하여 (사용할 약물의) 多少를 정하는데, 歲運과 司天의 氣가 같으면 寒凉한 약물로써 (邪氣를) 제거하고, 歲運과 在泉의 氣가 같으면 溫熱한 약물로써 (邪氣를) 제거해야 합니다. 熱性 약물을 사용할 때는 무더운 기후를 멀리하고, 凉性 약물을 사용할 때는 서늘한 기후를 멀리하며, 溫性 약물을 사용할 때는 따뜻한 기후를 멀리하고, 寒性 약물을 사용할 때는 추운 기후를 멀리해야 하며, 음식으로 조양할 경우도 같은 방법으로 해야 합니다. (만약) 이상기후(假象)가 나타나면 반대로 해야 하는데, 이것이 그 이치입니다. 이를 어기면 발병합니다.

帝曰 : 善. 厥陰之政奈何?

岐伯曰 : 巳亥之紀也.

厥陰 少角 少陽 淸熱勝復同[142], 同正角. 丁巳天符 丁亥天符 其運風淸熱.

少角初正 太徵 少宮 太商 少羽終

---

141) 適 : 여기서는 "따르다"·"근거하다"는 뜻이다. 《漢書·荀爽傳》 李賢 注에서 "'適'은 '從'과 같다."고 하였다.

142) 淸熱勝復同 : 木運이 不及하면 金氣(淸氣)가 이를 틈타 偏盛하는데, 金氣가 木氣를 지나치게 억제하면(金克木) 木이 生한 火氣가 來復하여(木生火) 太過한 金氣를 억제하므로(火克金) 淸氣와 熱氣의 勝復이 같다고 하는 것이다.

厥陰 少徵 少陽 寒雨勝復同[143]. 癸巳同歲會 癸亥同歲會 其運熱寒雨.

少徵 太宮 少商 太羽終 太角初

厥陰 少宮 少陽 風淸勝復同, 同正角. 己巳 己亥 其運雨風淸.

少宮 太商 少羽終 少角初 太徵

厥陰 少商 少陽 熱寒勝復同 同正角. 乙巳 乙亥 其運凉熱寒.

少商 太羽終 太角初 少徵 太宮

厥陰 少羽 少陽 雨風勝復同. 辛巳 辛亥 其運寒雨風.

少羽終 少角初 太徵 少宮 太商

黃帝 : 훌륭하십니다. 厥陰風木司天의 다스림은 어떠합니까?

岐伯 : (厥陰風木司天의 해는) 巳·亥와 결합하는 해입니다.

厥陰風木司天의 해로서 木運이 不及하고 在泉의 氣가 少陽相火인 해에는 金氣(淸氣)와 火氣(熱氣)의 勝復이 같아져 (그 物候가) 木運이 平氣인 해와 같습니다. 丁巳年(天符)과 丁亥年(天符)이 이에 해당하며, 그 運은 風·淸·熱氣입니다.

(丁巳·丁亥年의) 客運과 主運은 少角에서 시작하여 太徵·少宮·太商을 거쳐 少羽에서 끝납니다.

厥陰風木司天의 해로서 火運이 不及하고 在泉의 氣가 少陽相火인 해에는 水氣(寒氣)와 土氣(雨氣)의 勝復이 같은데, 癸巳年(同歲會)과 癸亥年(同歲會)이 이에 해당하고, 그 運은 熱·寒·雨氣입니다.

(癸巳·癸亥年의) 客運은 少徵에서 시작하여 太宮·少商·太羽를 거쳐 少角에서 끝나며, 主運은 太角에서 시작하여 少徵·太宮·少商을 거쳐 太羽에서 끝납니다.

厥陰風木司天의 해로서 土運이 不及하고 在泉의 氣가 少陽相火인 해에는 木氣(風氣)와 金氣(淸氣)의 勝復이 같아져 (그 物候가) 木運이 平氣인 해와 같습니다. 己巳年과 己亥年이 이에 해당하며, 그 運은 雨·風·淸氣입니다.

(己巳·己亥年의) 客運은 少宮에서 시작하여 太商·少羽·太角을 거쳐 少徵에서 끝나

143) 寒雨勝復同 : 火運이 不及하면 水氣(寒氣)가 편성하는데(水克火), 水氣가 火氣를 지나치게 억제하면 火가 生한 土氣(雨氣)가 來復하여(火生土) 太過한 水氣를 억제하므로(土克水) 寒氣와 雨氣의 勝復이 같다고 하는 것이다. 아래의 "風淸勝復同" 등도 이와 같은 이치이다.

고, 主運은 少角에서 시작하여 太徵·少宮·太商을 거쳐 少羽에서 끝납니다.

厥陰風木司天의 해로서 金運이 不及하고 在泉의 氣가 少陽相火인 해에는 火氣(熱氣)와 水氣(寒氣)의 勝復이 같아져 (그 物候가) 木運이 平氣인 해와 같습니다. 乙巳年과 乙亥年이 이에 해당하며, 그 運은 凉·熱·寒氣입니다.

(乙亥·乙巳年의) 客運은 少商에서 시작하여 太羽·少角·太徵를 거쳐 少宮에서 끝나며, 主運은 太角에서 시작하여 少徵·太宮·少商을 거쳐 太羽에서 끝납니다.

厥陰風木司天의 해로서 水運이 不及하고 在泉의 氣가 少陽相火인 해에는 土氣(雨氣)와 木氣(風氣)의 勝復이 같습니다. 辛巳年과 辛亥年이 이에 해당하고, 그 運은 寒·雨·風氣입니다.

(辛巳·辛亥年의) 客運은 少羽에서 시작하여 太角·少徵·太宮을 거쳐 少商에서 끝나고, 主運은 少角에서 시작하여 太徵·少宮·太商을 거쳐 少羽에서 끝납니다.

厥陰司天之政表

紀年	司天	中運	在泉	運	勝氣	復氣	運五步										비고
							初運		二運		三運		四運		終運		
							客	主	客	主	客	主	客	主	客	主	
丁巳 丁亥	厥陰	少角	少陽	風清熱	清	熱	少角	少角	太徵	太徵	少宮	少宮	太商	太商	少羽	少羽	同正角 天符
癸巳 癸亥	厥陰	少徵	少陽	熱寒雨	寒	雨	少徵	太角	太宮	少徵	少商	太宮	太羽	少商	少角	太羽	同歲會
己巳 己亥	厥陰	少宮	少陽	雨風清	風	清	少宮	少角	太商	太徵	少羽	少宮	太角	太商	少徵	少羽	同正角
乙巳 乙亥	厥陰	少商	少陽	涼熱寒	熱	寒	少商	太角	太羽	少徵	少角	太宮	太徵	少商	少宮	太羽	同正角
辛巳 辛亥	厥陰	少羽	少陽	寒雨風	風	雨	少羽	少角	太角	太徵	少徵	少宮	太宮	太商	少商	少羽	

凡此厥陰司天之政, 氣化運行後天, 諸同正歲[144], 氣化運行同天. 天氣擾, 地氣正, 風生高遠[145], 炎熱從之, 雲趨雨府, 濕化乃行, 風火同德, 上應歲星熒惑. 其政撓, 其令速, 其穀蒼丹, 間穀言太者, 其

144) 正歲 : 歲運이 太過하지도 不及하지도 않은 平氣인 해를 가리킨다.

145) 風生高遠 : 厥陰風木이 司天之氣이므로 風氣가 높고 먼 곳에서 발생한다고 한 것이다. 張志聰은 注에서 "風氣가 司天에 있으므로 風이 높고 먼 곳에서 발생한다."고 하였다.

耗文角品羽[146]. 風燥火熱, 勝復更作, 蟄蟲來見, 流水不冰, 熱病行於下, 風病行於上, 風燥勝復形於中.

대저 이러한 厥陰風木司天의 다스림은 (歲運이 不及하므로) 기후변화가 天時보다 늦게 이르지만 여러 平氣에 속하는 해를 만나면 기후변화가 天時와 함께 이릅니다. 天氣가 요동하고 地氣가 정상적이며, 風氣가 높고 먼 곳(司天)에서 발생하고, (在泉의) 炎熱한 氣가 이를 따르므로 구름이 雨府로 모여들어 濕氣가 유행하며, (司天의) 風氣와 (在泉의) 火氣가 德을 합치므로 하늘에서는 木星과 火星이 상응하여 빛납니다. 그 다스림은 요동하고, 그 令은 신속하며, 그 곡물은 청색과 적색을 띤 것이고, 間穀은 太過한 間氣의 영향을 받아 익는 것이며, (동물의 경우) 毛蟲은 생육하지 못하고 羽蟲은 생육이 양호합니다. 風氣·燥氣·火氣·熱氣의 勝復이 번갈아 발생하므로 겨울잠을 자는 동물들이 나타나고 흐르는 물이 얼지 않으며, (사람들의 경우는) 熱病이 하부에서 발생하고 風病이 상부에서 발생하며, 風氣와 燥氣의 勝復이 中部에서 나타납니다.

初之氣, 寒始肅, 殺氣方至. 民病寒於右之下[147].

初氣는 (主氣가 厥陰風木이고, 客氣가 陽明燥金이므로) 寒氣가 매서워지기 시작하고, 肅殺之氣가 도래합니다. 사람들의 경우는 寒氣가 우측의 하부에서 寒病이 발생합니다.

二之氣, 寒不去, 華雪[148]水冰, 殺氣施化, 霜乃降, 名草上焦, 寒雨

---

146) 其耗文角品羽 : 이에 대해 張介賓은 그 의미가 상세하지 못하다고 보았고, 郭靄春은 闕文으로 보았으며, 《黃帝內經素問校釋》에서도 그 의미를 제대로 파악하지 못하였다. 본서는 方藥中의 《黃帝內經素問運氣七篇講解》에 근거하여 다음과 같이 해석하였다. 즉 "耗"는 "손상되다"는 뜻이고, "文角"은 生體에 무늬(文은 紋과 통함)가 있는 毛蟲을 가리키며, "品"은 胎孕과 生長이 양호한 것을 가리키고, "羽"는 羽蟲을 가리킨다. 厥陰風木司天의 해는 在泉이 少陽相火이므로 上半年에는 風氣가 성하여 기후가 지나치게 따뜻하고, 下半年에는 火氣가 성하여 기후가 지나치게 무덥다. 《素問·五常政大論》에서 "厥陰司天, 毛蟲靜, 羽蟲育, 介蟲不成", "少陽……在泉, 羽蟲育, 介蟲耗, 毛蟲不育"이라 한 것에 근거하면 木에 속하는 毛蟲은 그 胎孕과 生長이 온화한 기후조건에서 가능한 까닭에 기후가 지나치게 무더운 少陽相火在泉에서는 자랄 수 없으므로 本篇에서 "其耗文角"이라 하였다. 반면 火에 속하는 羽蟲은 그 胎孕과 生長이 少陽相火在泉의 무더운 기후에서 양호하므로 "品羽"라 하였다.

147) 民病寒於右之下 : 좌측은 동방 風木에 속하고, 우측은 서방 燥金에 속한다. 淸凉한 陽明燥金의 初氣가 加臨하므로 이와 상응하는 인체의 우측 하부에서 寒病이 발생한다. 張琦는 《素問釋義》에서 "於右之下" 4字를 衍文이라 하였고, 郭靄春은 《三因極一病證方論·六氣時行民病證治》에 근거하여 "右" 아래에 "脇"字를 보충해야 한다고 하였다.

148) 華雪 : "華"는 음과 뜻이 "花"와 같으므로 "華雪"이란 雪花를 가리킨다.

數至, 陽復化, 民病熱於中.

二氣는 (主氣가 少陰君火이고, 客氣는 太陽寒水이므로) 찬 기후가 물러가지 않아 눈송이가 날리고 물이 얼며, 肅殺之氣가 행해지므로 서리가 내리고 식물의 윗부분이 시들며 찬비가 자주 내리는데, (만약) 陽氣가 來復하면 사람들이 내부에 熱이 울결하는 병을 앓습니다.

三之氣, 天政布, 風乃時擧, 民病泣出, 耳鳴掉眩.

三氣는 (主氣가 少陽相火이고, 客氣가 厥陰風木이므로) 司天의 다스림이 퍼져 바람이 수시로 불고, 사람들의 경우는 兩目流淚・耳鳴・頭暈目眩 등의 병을 앓습니다.

四之氣, 溽暑濕熱相薄, 爭於左之上149), 民病黃癉而爲胕腫.

四氣는 (主氣가 太陰濕土이고, 客氣가 少陰君火이므로) 濕과 熱이 뒤엉켜 司天의 左間에서 다투며, 사람들의 경우는 (濕熱을 감수하여) 黃疸・浮腫 등의 병을 앓습니다.

五之氣, 燥濕更勝, 沈陰乃布, 寒氣及體, 風雨乃行.

五氣는 (主氣가 陽明燥金이고, 客氣가 太陰濕土이므로) 燥氣와 濕氣가 번갈아 성하고 陰沈한 氣가 퍼지며, 寒氣가 인체에 영향을 미치고 비바람이 잦습니다.

終之氣, 畏火司令, 陽乃大化, 蟄蟲出見, 流水不冰, 地氣大發, 草乃生, 人乃舒. 其病溫厲.

終氣는 (主氣가 太陽寒水이고, 客氣가 少陽相火인데) 少陽相火가 令을 주관하여 陽氣가 크게 化生하고 동면에 들어갔던 동물들이 나타나며, 흐르는 물이 얼지 않고 땅속의 陽氣가 크게 發泄하여 (때아닌) 초목이 싹트며, 사람들은 편안합니다. (만약 발병하면) 그 병은 溫厲(전염병)으로 나타납니다.

必折其鬱氣, 資其化源, 贊其運氣, 無使邪勝. 歲宜以辛調上, 以鹹調下150), 畏火之氣, 無妄犯之. 用溫遠溫, 用熱遠熱, 用凉遠凉, 用寒遠寒, 食宜同法. 有假反常, 此之道也. 反是者病.

(厥陰風木司天의 해에는) 반드시 그 鬱結한 氣를 약화시켜 生化의 원천을 돕고, 不及한

---

149) 爭於左之上 : 吳崑은 注에서 "火는 陽이고, 陽은 왼쪽에 속하며, 위로 치솟는 성질이 있는데, 濕이 熱을 만나서 蒸騰하므로 좌측의 상부에서 다투는 것이다."라고 하였고, 馬蒔는 注에서 "厥陰風木司天의 左間이다."라고 하였다.

150) 歲宜以辛調上, 以鹹調下 : 辛味는 金에서 化生한 것이므로 이를 사용하여 司天의 厥陰風木을 조화롭게 하고(金克木), 鹹味는 水에서 化生한 것이므로 이를 사용하여 在泉의 少陽相火를 조화롭게 한다(水克火).

運氣를 도와 邪氣가 盛하지 않도록 해야 합니다. 이러한 해에는 辛味로써 司天의 風氣를 조화롭게 하고, 鹹味로써 在泉의 火氣를 조화롭게 해야 하는데, 少陽相火의 氣는 (그 성질이 극렬하므로) 함부로 접촉하지 않아야 합니다. 溫性 약물을 사용할 때는 따뜻한 기후를 멀리하고, 熱性 약물을 사용할 때는 무더운 기후를 멀리하며, 凉性 약물을 사용할 때는 서늘한 기후를 멀리하고, 寒性 약물을 사용할 때는 추운 기후를 멀리해야 하며, 음식으로 조양할 때도 같은 방법으로 해야 합니다. (만약) 이상기후가 나타나면 일반적인 규율과 상반되게 해야 하니, 이것이 그 이치입니다. 이를 어기면 발병합니다.

帝曰 : 善. 夫子之言可謂悉矣. 然何以明其應乎?

岐伯曰 : 昭乎哉問也! 夫六氣者, 行有次, 止有位[151], 故常以正月朔日平旦視之, 覩其位而知其所在[152]矣. 運有餘, 其至先, 運不及, 其至後, 此天之道, 氣之常也. 運非有餘非不足, 是謂正歲, 其至當其時也.

帝曰 : 勝復之氣, 其常在也, 災眚時至, 候也奈何?

岐伯曰 : 非氣化[153]者, 是謂災也.

黃帝 : 훌륭하십니다. 그대의 설명은 자세하다고 할 만합니다. 그렇지만 어떻게 運氣가 상응함을 알 수 있습니까?

岐伯 : 高明한 질문이십니다. 대저 六氣는 운행함에 일정한 순서가 있고 머무는 곳에 일정한 위치가 있으므로 항상 정월 초하루 새벽녘에 이를 관찰하는데, 北斗七星의

---

151) 行有次, 止有位 : 張介賓은 注에서 "'次'는 순서이고, '位'는 방위이다."라고 하였다. 즉 이는 六氣의 운행에는 각기 일정한 순서가 있고, 머무는 데도 일정한 위치가 있다는 뜻이다.

152) 覩其位而知其所在 : "覩"는 "보다"는 뜻이고, "位"는 위치를 가리킨다. 여기서의 "位"가 六氣가 소재한 위치와 시간을 가리키는 것이라고 한다면 이는 육안으로 볼 수 없는 것들이다. 그렇다면 "位"는 도대체 무엇을 가리키는가? 이에 대한 注家들의 견해 역시 모호하여 분명치 않다. 《內經》의 "天人相應" 이론과 天象의 관찰을 통하여 時를 알고 기후를 관찰하는 "相應五星"의 기본정신으로 볼 때, 여기서의 "覩其位"란 매년 음력 정월 초하룻날 새벽녘에 北斗七星의 斗柄(표주박 자루 부분)을 관찰함으로써 계절을 정하는 것으로 이해하는 것이 옳을 듯하다. 즉 고대인들은 北斗七星의 자루 부분이 동쪽을 가리키면 봄, 남쪽을 가리키면 여름, 서쪽을 가리키면 가을, 북쪽을 가리키면 겨울이라 여겼다.

153) 氣化 : 정상적인 기후변화를 가리킨다. 張介賓은 이를 "正化"라 하여 注에서 "그 위치가 온당한 것을 '正化'라 하고, 온당치 못한 것을 '邪化'라 하는데, 邪化에 속하면 재해가 발생한다."고 하였다.

斗柄이 가리키는 위치를 관찰하여 六氣의 소재를 파악합니다. 歲運이 太過하면 기후가 天時보다 먼저 이르고, 歲運이 不及하면 기후가 天時보다 늦게 이르는데, 이는 자연계의 이치이자 六氣의 常規입니다. 歲運이 太過하지도 不及하지도 않은 것을 "正歲"라 하는데, 기후가 天時에 알맞게 이릅니다.

黃帝 : 勝氣와 復氣는 항상 존재하는 것인데, 재해가 이르는 시기는 어떻게 예측합니까?

岐伯 : 기후변화가 정상적이지 않은 것을 "재해(災)"라 합니다.

帝曰 : 天地之數, 終始奈何?

岐伯曰 : 悉乎哉問也! 是明道也. 數之始, 起於上而終於下[154], 歲半之前, 天氣主之, 歲半之後, 地氣主之, 上下交互, 氣交主之, 歲紀畢矣. 故曰位明氣月可知乎[155], 所謂氣[156]也.

黃帝 : 天地의 數가 시작하고 끝나는 정황은 어떠합니까?

岐伯 : 상세한 질문이십니다. 이는 명확한 이치입니다. (天地의) 數는 司天에서 시작하여 在泉에서 끝나니, 한 해의 전반기는 司天之氣가 주관하고, 한 해의 후반기는 在泉之氣가 주관하며, 司天과 在泉이 만날 때는 氣交가 주관하는데, (이것이) 일년 중 기후변화 규율의 모든 것입니다. 그러므로 "六氣의 위치를 파악하면 六氣가 주관하는 달을 알 수 있다."고 하였으니, "氣(節氣)"를 두고 하는 말입니다.

帝曰 : 余司其事, 則而行之[157], 不合其數何也?

岐伯曰 : 氣用有多少[158], 化治有盛衰[159], 衰盛多少, 同其[160]化也.

---

154) 起於上而終於下 : "上"은 司天을, "下"는 在泉을 가리킨다. 司天之氣는 한 해의 上半年을 주관하고, 在泉之氣는 한 해의 下半年을 주관하므로 天地의 數가 司天에서 시작하여 在泉에서 끝난다고 한 것이다.

155) 位明氣月可知乎 : "位"는 六氣의 위치와 시간을 가리키고, "氣月"은 六氣가 주관하는 달을 가리킨다.

156) 氣 : 여기서는 "節氣"를 가리킨다.

157) 則而行之 : "則"은 "칙"으로 읽으며, "원칙에 따르다"·"규율을 준수하다"는 뜻이다. 따라서 "則而行之"란 원칙에 따라 행함을 뜻한다.

158) 氣用有多少 : 六氣의 작용에는 太過와 不及이 있다는 말이다. 張志聰은 注에서 "六氣의 작용에는 有餘함과 不足함이 있다."고 하였다.

159) 化治有盛衰 : 六氣와 五運이 결합하여 변화하는 것을 말한다. 張介賓은 注에서 "'治'은 '合(결합)'이다. 일년의 上下左右에서 主運과 客運은 반드시 결합하는 바가 있다. 만약 太過한 것

黃帝 : 제가 그 일을 맡아서 이러한 원칙에 따라 행하였는데도 그 數(天地의 數)에 부합하지 않는 것은 어째서입니까?

岐伯 : 六氣의 작용에는 太過와 不及이 있고, (六氣와 五運이) 결합하여 변화하는 것에는 盛衰가 있는데, 盛衰와 多少는 봄·여름·長夏·가을·겨울의 기후변화와 같습니다.

帝曰 : 願聞同化何如?

岐伯曰 : 風溫春化同, 熱曛昏火夏化同[161], 勝與復同[162], 燥淸煙露秋化同, 雲雨昏暝埃長夏化同, 寒氣霜雪冰冬化同, 此天地五運六氣之化, 更用盛衰之常也.

黃帝 : "同化"는 어떠한지 들려주시겠습니까?

氣伯 : 風·溫은 봄의 기후변화와 같고, 熱·曛·昏·火는 여름의 기후변화와 같으며, 勝氣와 復氣가 같고, 乾燥·淸涼·雲霧·이슬은 가을의 기후변화와 같으며, 구름·비·흐림·어두움은 長夏의 기후변화와 같고, 寒氣·서리·눈·얼음은 겨울의 기후변화와 같은데, 이는 자연계의 五運六氣 변화로서 상호 작용하고 盛衰하는 일반적인 규율입니다.

帝曰 : 五運行同天化[163]者, 命曰天符, 余知之矣. 願聞同地化[164]者, 何謂也?

岐伯曰 : 太過而同天化者三, 不及而同天化者亦三, 太過而同地化者三, 不及而同地化者亦三, 此凡二十四歲也.

黃帝 : 五運의 운행이 司天之氣의 변화와 같은 것을 "天符"라 하는 것은 저도 알고

과 太過한 것이 결합하면 성한 것이 더욱 성해지고, 不及한 것이 不及한 것과 결합하면 쇠약한 것이 더욱 쇠약해지므로 盛衰의 변화는 각기 따르는 바가 있다."고 하였다.

160) 其 : 春·夏·長夏·秋·冬을 가리킨다.

161) 熱曛昏火夏化同 : "熱"은 炎熱, "曛(훈)"은 熏蒸, "昏"은 昏迷, "火"는 火熱을 가리킨다. 이들 네 가지는 비록 상이한 개념들이지만 기본 성질이 火熱과 동일하므로 여름에 귀속시켰다.

162) 勝與復同 : 張琦는 《素問釋義》에서 이르길 "이 句는 마땅히 '冬化同'의 아래에 있어야 한다."고 하였으니, 참고할 만하다.

163) 同天化 : "天"은 司天之氣를 가리킨다. 따라서 "同天化"란 歲運과 司天之氣가 동일한 것을 가리킨다.

164) 同地化 : "地"는 在泉之氣를 가리킨다. 따라서 "同地化"란 歲運과 在泉之氣가 동일한 것을 가리킨다.

있습니다. 원컨대 (五運의 운행이) 在泉之氣의 변화와 같은 것을 무엇이라 하는지 들려주시겠습니까?

岐伯 : (歲運이) 太過하면서 司天之氣의 변화와 같은 것이 셋이고, 不及하면서 司天之氣의 변화와 같은 것 역시 셋이며, 太過하면서 在泉之氣의 변화와 같은 것이 셋이고, 不及하면서 在泉之氣의 변화와 같은 것 역시 셋인데, 이는 모두 24년입니다.

帝曰 : 願聞其所謂也.

岐伯曰 : 甲辰·甲戌太宮下加[165]太陰, 壬寅·壬申太角下加厥陰, 庚子·庚午太商下加陽明, 如是者三. 癸巳·癸亥少徵下加少陽, 辛丑·辛未少羽下加太陽, 癸卯·癸酉少徵下加少陰, 如是者三. 戊子·戊午太徵上臨[162]少陰, 戊寅·戊申太徵上臨少陽, 丙辰·丙戌太羽上臨太陽, 如是者三. 丁巳·丁亥少角上臨厥陰, 乙卯·乙酉少商上臨陽明, 己丑·己未少宮上臨太陰, 如是者三. 除此二十四歲, 則不加不臨[166]也.

黃帝 : 그 말씀하신 바를 듣고 싶습니다.

岐伯 : 甲辰·甲戌年은 土運이 太過한 해(太宮)로서 太陰濕土在泉에 下加한 것이고, 壬寅·壬申年은 木運이 太過한 해(太角)로서 厥陰風木在泉에 下加한 것이며, 庚子·庚午年은 金運이 太過한 해(太商)로서 陽明燥金在泉에 下加한 것인데, 이와 같은 (太過한 歲運이 在泉之氣와 일치하는) 것이 세 가지입니다.

癸巳·癸亥年은 火運이 不及한 해(少徵)로서 少陽相火在泉에 下加한 것이고, 辛丑·辛未年은 水運이 不及한 해(少羽)로서 太陽寒水在泉에 下加한 것이며, 癸卯·癸酉年은 火運이 不及한 해(少徵)로서 少陰君火在泉에 下加한 것인데, 이와 같은 (不及한 歲運이 在泉之氣와 일치하는) 것이 세 가지입니다.

戊子·戊午年은 火運이 太過한 해(太徵)로서 少陰君火司天에 上臨한 것이고, 戊寅·戊申年은 火運이 太過한 해(太徵)로서 少陽相火司天에 上臨한 것이며, 丙辰·丙戌年은

165) 下加·上臨 : 아래에서 위로 가해지는 것을 "加"라 하고, 歲運과 在泉之氣의 속성이 같은 것을 "下加"라 한다. 위에서 아래로 임하는 것을 "臨"이라 하고, 歲運과 司天之氣의 속성이 같은 것을 "上臨"이라 한다.

166) 不加不臨 : "不加"는 在泉之氣와 歲運이 일치하지 않는 것이고, "不臨"은 司天之氣와 歲運이 일치하지 않는 것을 가리킨다.

水運이 太過한 해(太羽)로서 太陽寒水司天에 上臨한 것인데, 이와 같은 (太過한 歲運이 司天之氣와 일치하는) 것이 세 가지입니다.

丁巳·丁亥年은 木運이 不及한 해(少角)로서 厥陰風木司天에 上臨한 것이고, 乙卯·乙酉年은 金運이 不及한 해(少商)로서 陽明燥金司天에 上臨한 것이며, 己丑·己未年은 土運이 不及한 해(少宮)로서 太陰濕土司天에 上臨한 것인데, 이와 같은 (不及한 歲運이 司天之氣와 일치하는) 것이 세 가지입니다.

이상의 24년을 제외하면 加하지도 臨하지도 않습니다.

帝曰 : 加者何謂?

岐伯曰 : 太過而加同天符, 不及而加同歲會也.

帝曰 : 臨者何謂?

岐伯曰 : 太過不及皆曰天符, 而變行有多少, 病形有微甚, 生死有早晏耳.

黃帝 : "加"란 무엇을 말합니까?

岐伯 : (歲運이) 太過하면서 (在泉之氣에) 加해진 것은 "同天符"이고, 不及하면서 (在泉之氣에) 加해진 것은 "同歲會"입니다.

黃帝 : "臨"이란 무엇을 말합니까?

岐伯 : (歲運이) 太過하거나 不及하거나 간에 司天之氣와 일치하는 것을 모두 "天符"라 하는데, 변화에 多少가 있고 病形에 경중이 있으며 生死에 완급이 있을 뿐입니다.

帝曰 : 夫子言用寒遠寒, 用熱遠熱, 余未知其然也. 願聞何謂遠?

岐伯曰 : 熱無犯熱, 寒無犯寒, 從者和, 逆者病, 不可不敬畏而遠之, 所謂時興六位[167]也.

---

167) 時興六位 : 이에 대해서는 두 가지 견해가 있다. ① 張介賓은 "興"을 "與"로 보아 "'時'는 四時이니, 곧 主氣이다. '位'는 六部이니, 곧 客氣이다. 主氣와 客氣는 모두 敬畏하여 어기지 말고 준수해야 하는데, 어기면 어지러워진다."고 하였다. ② 張志聰은 注에서 "'興'은 일어남이다. 이는 결론적으로 일년 중에는 時令에 상응하여 六氣가 일어나는데, 각기 60일과 87.5刻을 주관하고 각기 寒·熱·溫·凉의 네 氣가 있으므로 모두 멀리하여 범하지 말아야 함을 말한다."고 하였다. 헤아려 보건대 《吳注素問》에서도 張介賓과 같이 "興"을 "與"로 적었으며, 日本의 度會常珍도 《素問校訛》에서 古抄本을 인용하여 "興"을 "與"로 적었는데, "與"로 적는 것이 의미상에서 뛰어나다. "興"과 "與"는 字形이 비슷하여 혼동하기 쉽다. 따라서 본서는 "興"을 "與"로 해석하였다.

黃帝 : 선생께서는 寒性 약물을 사용할 때는 추운 기후를 멀리하고, 熱性 약물을 사용할 때는 무더운 기후를 멀리하라고 말씀하셨는데, 저는 그 까닭을 모르겠습니다. 원컨대 무엇을 "遠"이라 하는지 들려주시겠습니까?

岐伯 : 熱性 약물을 사용할 때는 무더위가 침범하지 못하게 하고, 寒性 약물을 사용할 때는 추위가 침범하지 못하게 해야 하는데, 이를 준수하면 조화롭고 거스르면 발병하므로 敬畏하여 멀리하지 않을 수 없으니, 이른바 時令(절기)과 六氣가 함께 함을 말합니다.

帝曰 : 溫涼何如?

岐伯曰 : 司氣以熱, 用熱無犯; 司氣以寒, 用寒無犯; 司氣以凉, 用凉無犯; 司氣以溫, 用溫無犯. 間氣同其主[168]無犯, 異其主則小犯之, 是謂四畏, 必謹察之.

黃帝 : 溫涼함은 어떻게 해야 합니까?

岐伯 : 주관하는 氣가 무더우면 熱性 약물을 사용하여 범하지 말고, 주관하는 氣가 추우면 寒性 약물을 사용하여 범하지 말며, 주관하는 기후가 서늘하면 凉性 약물을 사용하여 범하지 말고, 주관하는 기후가 따뜻하면 溫性 약물을 사용하여 범하지 말아야 합니다. 間氣와 主氣가 일치할 때는 범해서는 안되고, (間氣가) 主氣와 다를 때는 약간 어겨도 되는데, 이것을 "四畏"라 하며 반드시 신중하게 살펴야 합니다.

帝曰 : 善. 其犯者何如?

岐伯曰 : 天氣反時則可依時[169], 及勝其主[170]則可犯, 以平爲期, 而不可過, 是謂邪氣反勝者. 故曰無失天信[171], 無逆氣宜[172], 無翼[173]其勝, 無贊其復, 是謂至治.

---

168) 間氣同其主 : 間氣와 主氣가 일치함을 말한다.

169) 天氣反時則可依時 : 張介賓은 注에서 "'天氣'는 곧 客氣이고, '時'는 主氣이다. 客氣가 主氣에 부합하지 않는 것을 '反時'라 하는데, 反時의 정황이 발생하면 時令에 근거해야 한다."고 하였다. 즉 이는 氣候와 時令이 상반되면 時令에 근거해야 한다는 말이다.

170) 勝其主 : 客氣가 太過하여 主氣를 제약하는 것을 가리킨다.

171) 天信 : 主氣와 客氣가 時令에 응하여 이르는 것이 분명하여 틀림이 없는 것을 말한다.

172) 氣宜 : 기후의 마땅함을 말한다. 예컨대 무더우면 寒性 약물을 사용하고, 추우면 熱性 약물을 사용하며, 따뜻하면 凉性 약물을 사용하고, 서늘하면 溫性 약물을 사용하는 것 등을 가리킨다.

黃帝 : 훌륭하십니다. 그것을 어기면 어떻게 됩니까?

岐伯 : 客氣가 主氣와 어긋나면 主氣에 근거하고, 客氣가 主氣를 억누르면 (상술한 원칙을) 어길 수 있으며, 평형을 유지하는 것을 목적으로 삼아 太過하지 않도록 해야 하는데, 이것은 邪氣가 도리어 (主氣를) 억누르는 경우를 말합니다. 그러므로 "天氣가 이르는 것이 분명함을 잃어서는 안되고, 기후의 마땅함을 어겨서도 안되며, 그 勝氣를 도와서는 안되고, 그 復氣를 도와서도 안된다."고 하였는데, 이를 "지극한 治法(至治)"이라 합니다.

帝曰 : 善. 五運氣行主歲之紀, 其有常數[174]乎?

岐伯曰 : 臣請次之.

黃帝 : 훌륭하십니다. 五運의 氣가 운행하는 것과 일년의 기후를 주관하는 규율에는 常數가 있습니까?

岐伯 : 臣이 순서에 따라 말씀드리겠습니다.

甲子 甲午歲

上[175]少陰火, 中[176]太宮土運, 下[177]陽明金. 熱化二[178], 雨化五[179], 燥化四[180], 所謂正化[181]日也. 其化[182]上鹹寒, 中苦熱, 下酸

---

173) 翼 : 여기서는 "돕다"로 해석한다. 《漢書 · 律曆志上》의 顔師古 注에 "'翼'은 助(돕다)이다."라고 하였다.

174) 常數 : 五行이 생성하는 數를 가리킨다. 즉 水의 生數는 一이고 成數는 六이며, 火의 生數는 二이고 成數는 七이며, 木의 生數는 三이고 成數는 八이며, 金의 生數는 四이고 成數는 九이며, 土의 生數는 五이고 成數는 十이다. 따라서 아래에 "熱化二, 雨化五, 燥化四"라고 하였는데, 熱은 火, 雨는 土, 燥는 木을 가리킨다.

175) 上 : 司天之氣를 가리킨다.

176) 中 : 中運, 즉 歲運을 가리킨다.

177) 下 : 在泉之氣를 가리킨다.

178) 熱化二 : 子 · 午年에는 상부에서 少陰君火司天이 臨하는데, 少陰의 氣는 熱이고, 火의 生數는 二이므로 "熱化二"라고 하였다.

179) 雨化五 : 甲年에는 土運이 太過한데, 雨는 濕土의 氣가 조성한 것이며, 五는 土의 水이므로 "雨化五"라고 하였다.

180) 燥化四 : 子 · 午年에는 하부에서 陽明燥金在泉이 加해지는데, 四는 金의 生數이므로 "燥化四"라고 하였다.

181) 正化 : 王冰은 注에서 "기후변화가 정상적인 것이다."라고 하였다.

182) 其化 : 司天 · 在泉 · 中運의 기후변화로 인해 발병하는 것을 가리킨다.

溫[183]，所謂藥食宜也.

甲子·甲午年은 司天之氣가 少陰君火이고 中運은 太宮으로서 土運이 太過하며, 在泉之氣는 陽明燥金입니다. (司天의) 熱化는 二이고, (中運의) 雨化는 五이며, (在泉의) 燥化는 四인데, (勝氣와 復氣가 나타나지 않을 경우는) "正化日"이라 합니다. 그 기후변화로 인해 병이 들면 상반년에는 鹹寒한 약물이나 음식물로 치료하고, 長夏에는 苦熱한 약물이나 음식물로 치료하며, 하반년에는 酸溫한 약물이나 음식물로 치료해야 하는데, (이것이) 이른바 약물과 음식의 마땅함입니다.

乙丑 乙未歲

上太陰土，中少商金運，下太陽水. 熱化寒化勝復同[184]，所謂邪氣化[185]日也，災七宮[186]. 濕化五，淸化四，寒化六[187]，所謂正化日也. 其化上苦熱，中酸和，下甘熱，所謂藥食宜也.

乙丑·乙未年은 司天之氣가 太陰濕土이고, 中運은 少商으로서 金運이 不及하며, 在泉之氣는 太陽寒水입니다. (金運이 不及한 乙丑·乙未年에는) 熱化의 勝氣와 寒化의 復氣가 모두 나타나는데, (이것을) 이른바 "邪氣化日"이라 하며, (西方인) 七宮에서 재해가 발생합니다.

(司天의) 濕化는 五이고, (中運의) 淸化는 四이며, (在泉의) 寒化는 六인데, (勝氣와 復氣가 나타나지 않을 경우는) "正化日"이라 합니다. 그 기후변화로 인해 병이 들면 상반년에는 苦熱한 약물이나 음식물로 치료하고, 長夏에는 酸和한 약물이나 음식물로 치료하며, 하반년에는 甘熱한 약물이나 음식물로 치료해야 하는데 (이것이) 이른바 약물과 음식의 마땅함입니다.

丙寅 丙申歲

---

183) 下酸溫 : 원문에는 "下酸熱"로 되어 있었으나, 《新校正》에 근거하여 "熱"을 "溫"으로 교정하였다. 아래의 在泉陽明燥金 各年에는 모두 "酸溫"으로 되어 있다.

184) 熱化寒化勝復同 : 金運이 不及하면 火氣가 偏盛하여 熱氣가 유행하는데(火克金), 火氣가 金氣를 지나치게 억제하면 金이 生한 水氣가 來復하여 火氣를 억제한다(水克火). 乙丑·乙未年에는 金運이 不及하므로 熱化의 勝氣와 寒化의 復氣가 함께 나타난다.

185) 邪氣化 : 勝氣와 復氣가 발생하여 기후변화가 정상적이지 못한 것을 가리킨다. 吳崑은 注에서 "'邪化'란 勝復을 가리키는데, 기후변화가 정상적이지 않으므로 '邪'라 했다."고 하였다.

186) 災七宮 : "七宮"은 正西方에 해당한다. 즉 勝復의 邪氣에 손상되는 방위가 서방임을 말한다.

187) 寒化六 : "寒化"는 在泉之氣인 太陽寒水의 작용을 가리킨다. "六"은 水의 生數이다.

上少陽相火, 中太羽水運, 下厥陰木. 火化二[188], 寒化六, 風化三[189], 所謂正化日也. 其化上鹹寒, 中鹹溫, 下辛凉[190], 所謂藥食宜也.

丙寅·丙申年은 司天之氣가 少陽相火이고, 中運은 太羽로서 水運이 太過하며, 在泉之氣는 厥陰風木입니다. (司天의) 火化는 二이고, (中運의) 寒化는 六이며, (在泉의) 風化는 三인데, (勝氣와 復氣가 나타나지 않을 경우는) "正化日"이라 합니다. 그 기후변화로 인해 병이 들면 상반년에는 鹹寒한 약물이나 음식물로 치료하고, 長夏에는 鹹溫한 약물이나 음식물로 치료하며, 하반년에는 辛凉한 약물이나 음식물로 치료해야 하는데 (이것이) 이른바 약물과 음식의 마땅함입니다.

丁卯歲會 丁酉歲

上陽明金, 中少角木運, 下少陰火. 淸化熱化勝復同[191], 所謂邪氣化日也, 災三宮. 燥化九, 風化三, 熱化七, 所謂正化日也. 其化上苦小溫, 中辛和, 下鹹寒, 所謂藥食宜也.

丁卯(歲會)·丁酉年은 司天之氣가 陽明燥金이고, 中運은 少角으로서 木運이 不及하며, 在泉之氣는 少陰君火입니다. (木運이 不及한 丁卯·丁酉年에는) 淸化의 勝氣와 熱化의 復氣가 모두 나타나는데 (이것을) 이른바 "邪氣化日"이라 하며, 재해가 (東方인) 三宮에서 발생합니다.

(司天의) 燥化는 九이고, (中運의) 風化는 三이며, (在泉의) 熱化는 七인데 (勝氣와 復氣가 나타나지 않을 경우는) "正化日"이라 합니다. 그 기후변화로 인해 병이 들면 상반년에는 苦하고 小溫한 약물이나 음식물로 치료하고, 長夏에는 辛和한 약물이나 음식물로 치료하며, 하반년에는 鹹寒한 약물이나 음식물로 치료해야 하는데 (이것이) 이른바 약물과 음식의 마땅함입니다.

戊辰 戊戌歲

---

188) 火化二 : "火化"는 司天之氣인 少陽相火의 작용을 가리킨다. "二"는 火의 生數이다.

189) 風化三 : "風化"는 在泉之氣인 厥陰風木의 작용을 가리킨다. "三"은 木의 生數이다.

190) 下辛凉 : 원문에는 "下辛溫"으로 되어 있었으나 《新校正》에 근거하여 "溫"을 "凉"으로 교정하였다. 아래의 在泉厥陰風木 各年에는 모두 "下辛凉"으로 되어 있다.

191) 淸化熱化勝復同 : 木運이 不及하면 金氣(淸氣)가 偏盛하여 淸氣가 유행하는데(金克木), 金氣가 木氣를 지나치게 억제하면 木이 生한 火氣(熱氣)가 來復하여(木生火) 偏盛한 金氣를 억제한다(火克金). 丁卯·丁酉年에는 木運이 不及하므로 淸化의 勝氣와 熱化의 復氣가 모두 발생한다.

上太陽水, 中太徵火運, 下太陰土. 寒化六, 熱化七, 濕化五, 所謂正化日也. 其化上苦溫, 中甘和, 下甘溫, 所謂藥食宜也.

戊辰·戊戌年은 司天之氣가 太陽寒水이고, 中運은 太徵로서 火運이 太過하며, 在泉之氣는 太陰濕土입니다. (司天의) 寒化는 六이고, (中運의) 熱化는 七이며, (在泉의) 濕化는 五인데, (勝氣와 復氣가 나타나지 않을 경우는) "正化日"이라 합니다. 그 기후변화로 인해 병이 들면 상반년에는 苦溫한 약물이나 음식물로 치료하고, 長夏에는 甘和한 약물이나 음식물로 치료하며, 하반년에는 甘溫한 약물이나 음식물로 치료해야 하는데, (이것이) 이른바 약물과 음식의 마땅함입니다.

己巳 己亥歲

上厥陰木, 中少宮土運, 下少陽相火. 風化淸化勝復同[192], 所謂邪氣化日也, 災五宮. 風化三, 濕化五, 火化七, 所謂正化日也. 其化上辛涼, 中甘和, 下鹹寒, 所謂藥食宜也.

己巳·己亥年은 司天之氣가 厥陰風木이고, 中運은 少宮으로서 土運이 不及하며, 在泉之氣는 少陽相火입니다. 風化의 勝氣와 淸化의 復氣가 모두 나타나는데 (이것을) 이른바 "邪氣化日"이라 하며, 재해가 (중앙인) 五宮에서 발생합니다.

(司天의) 風化는 三이고, (中運의) 濕化는 五이며, (在泉의) 火化는 七인데 (勝氣와 復氣가 나타나지 않을 경우는) "正化日"이라 합니다. 그 기후변화로 인해 병이 들면 상반년에는 辛涼한 약물이나 음식물로 치료하고, 長夏에는 甘和한 약물이나 음식물로 치료하며, 하반년에는 鹹寒한 약물이나 음식물로 치료해야 하는데 (이것이) 이른바 약물과 음식의 마땅함입니다.

庚午同天符 庚子歲同天符

上少陰火, 中太商金運, 下陽明金. 熱化七, 淸化九, 燥化九, 所謂正化日也. 其化上鹹寒, 中辛溫, 下酸溫, 所謂藥食宜也.

庚午(同天符)·庚子年(同天符)은 司天之氣가 少陰君火이고, 中運은 太商으로서 金運이 不及하며, 在泉之氣는 陽明燥金입니다. (司天의) 熱化는 七이고, (中運의) 淸化는 九이

---

192) 風化淸化勝復同 : 土運이 不及하면 木氣가 지나치게 성하여 風氣가 유행하는데(木克土), 木氣가 土氣를 지나치게 억제하면 土가 生한 金氣가 來復하여 木氣를 억제한다(金克木). 己巳·己亥年에는 土運이 不及하므로 風化의 勝氣와 淸化의 復氣가 모두 발생한다.

며, (在泉의) 燥化는 九인데 (勝氣와 復氣가 나타나지 않을 경우는) "正化日"이라 합니다. 그 기후변화로 인해 병이 들면 상반년에는 鹹寒한 약물이나 음식물로 치료하고, 長夏에는 辛溫한 약물이나 음식물로 치료하며, 하반년에는 酸溫한 약물이나 음식물로 치료해야 하는데, (이것이) 이른바 약물과 음식의 마땅함입니다.

辛未同歲會 辛丑歲同歲會

上太陰土, 中少羽水運, 下太陽水. 雨化風化勝復同[193], 所謂邪氣化日也, 災一宮. 雨化五, 寒化一[194], 所謂正化日也. 其化上苦熱, 中苦和, 下甘熱[195], 所謂藥食宜也.

辛未(同歲會)·辛丑年(同歲會)은 司天之氣가 太陰濕土이고, 中運은 少羽로서 水運이 不及하며, 在泉之氣는 太陽寒水입니다. (水運이 不及한 辛未·辛丑年에는) 雨化의 勝氣와 風化의 復氣가 모두 나타나는데 (이것을) 이른바 "邪氣化日"이라 하며, 재해가 (北方인) 一宮에서 발생합니다. (司天의) 雨化가 五이고, (中運과 在泉의) 寒化는 一인데 (勝氣와 復氣가 나타나지 않을 경우는) "正化日"이라 합니다. 그 기후변화로 인해 병이 들면 상반년에는 苦熱한 약물이나 음식물로 치료하고, 長夏에는 苦和한 약물이나 음식물로 치료하며, 하반년에는 甘熱한 약물이나 음식물로 치료해야 하는데, (이것이) 이른바 약물과 음식의 마땅함입니다.

壬申同天符 壬寅歲同天符

上少陽相火, 中太角木運, 下厥陰木. 火化二, 風化八, 所謂正化日也. 其化上鹹寒, 中酸和, 下辛涼, 所謂藥食宜也.

壬申(同天符)·壬寅年(同天符)은 司天之氣가 少陽相火이고, 中運은 太角으로서 木運이 太過하며, 在泉之氣는 厥陰風木입니다. (司天의) 火化는 二이고, (中運과 在泉의) 風化는 八인데 (勝氣와 復氣가 나타나지 않을 경우는) "正化日"이라 합니다. 그 기후변화로 인해 병이 들면 상반년에는 鹹寒한 약물이나 음식물로 치료하고 長夏에는 酸和한 약물이나 음

193) 雨化風化勝復同 : 水運이 不及하면 土氣가 지나치게 성하여 風氣가 유행하는데(土克水), 土氣가 水氣를 지나치게 억제하면 水가 生한 木氣가 來復하여 太過한 土氣를 억제한다(木克土). 辛未·辛丑年에는 水運이 不及하므로 雨化의 勝氣와 風化의 復氣가 모두 발생한다.

194) 寒化一 : 寒은 水에 속하고, "一"은 水의 生數이다. 辛未·辛丑年은 中運과 在泉이 모두 水에 속하므로 "寒化一"이라 한다.

195) 下甘熱 : 원문에는 "下苦熱"로 되어 있었으나, 아래의 在泉太陽寒水 各年에 모두 "下甘熱"로 되어 있는 것에 근거하여 "苦"를 "甘"으로 교정하였다.

식물로 치료해야 하며, 하반년에는 辛凉한 약물이나 음식물로 치료해야 하는데, (이것이) 이른바 약물과 음식의 마땅함입니다.

癸酉同歲會 癸卯歲同歲會

上陽明金, 中少徵火運, 下少陰火. 寒化雨化勝復同[196], 所謂邪氣化日也, 災九宮. 燥化九, 熱化二, 所謂正化日也. 其化上苦小溫, 中鹹溫, 下鹹寒, 所謂藥食宜也.

癸酉(同歲會)·癸卯年(同歲會)은 司天之氣가 陽明燥金이고, 中運은 少徵로서 火運이 不及하며, 在泉之氣는 少陰君火입니다. (火運이 不及한 癸酉·癸卯年에는) 寒化의 勝氣와 雨化의 復氣가 모두 나타나는데, (이것을) 이른바 "邪氣化日"이라 하며, 재해가 (南方인) 九宮에서 발생합니다.

(司天의) 燥化는 九이고, (中運과 在泉의) 熱化는 二인데 (勝氣와 復氣가 나타나지 않을 경우는) "正化日"이라 합니다. 그 기후변화로 인해 병이 들면 상반년에는 苦하면서 小溫한 약물이나 음식물로 치료하고, 長夏에는 鹹溫한 약물이나 음식물로 치료하며, 하반년에는 鹹寒한 약물이나 음식물로 치료해야 하는데, (이것이) 이른바 약물과 음식의 마땅함입니다.

甲戌歲會 同天符 甲辰歲歲會 同天符

上太陽水, 中太宮土運, 下太陰土. 寒化六, 濕化五, 正化日也. 其化上苦熱, 中苦溫, 下苦溫, 藥食宜也.

甲戌(歲會이자 同天符)·甲辰年(歲會이자 同天符)은 司天之氣가 太陽寒水이고, 中運은 太宮으로서 土運이 太過하며, 在泉之氣는 太陰濕土입니다. (司天의) 寒化는 六이고, (中運과 在泉의) 濕化는 五인데, (勝氣와 復氣가 나타나지 않을 경우는) "正化日"이라 합니다. 그 기후변화로 인해 병이 들면 상반년에는 苦熱한 약물이나 음식물로 치료하고, 長夏에는 苦溫한 약물이나 음식물로 치료하며, 하반년에도 苦溫한 약물이 음식물로 치료해야 하는데, (이것이) 약물과 음식물의 마땅함입니다.

乙亥 乙巳歲

上厥陰木, 中少商金運, 下少陽相火. 熱化寒化勝復同[197], 邪氣化

---

196) 寒化雨化勝復同 : 火運이 不及하면 水氣가 盛하여 寒氣가 유행하는데(水克火), 水氣가 火氣를 지나치게 억제하면 火가 生한 土氣가 來復하여 太過한 水氣를 억제한다(土克水). 따라서 火運이 不及한 癸酉·癸卯年에는 淸化의 勝氣와 雨化의 復氣가 모두 발생한다.

日也, 災七宮. 風化八, 淸化四, 火化二, 正化度[198]也. 其化上辛凉, 中酸和, 下鹹寒, 藥食宜也.

乙亥·乙巳年은 司天之氣가 厥陰風木이고, 中運은 少商으로서 金運이 不及하며, 在泉之氣는 少陽相火입니다. (金運이 不及한 乙亥·乙巳年에는) 熱化의 勝氣와 寒化의 復氣가 모두 나타나며, 재해가 (西方인) 七宮에서 발생합니다.

(司天의) 風化는 八이고, (中運의) 淸化는 四이며, (在泉의) 火化는 二인데, (勝氣와 復氣가 나타나지 않을 경우는) "正化度"라 합니다. 그 기후변화로 인해 병이 들면 상반년에는 辛凉한 약물이나 음식물로 치료하고, 長夏에는 酸和한 약물이나 음식물로 치료하며, 하반년에는 鹹寒한 약물이나 음식물로 치료해야 하는데, (이것이) 약물과 음식의 마땅함입니다.

丙子歲會 丙午歲

上少陰火, 中太羽水運, 下陽明金. 熱化二, 寒化六, 淸化四, 正化度也. 其化上鹹寒, 中鹹溫[199], 下酸溫, 藥食宜也.

丙子(歲會)·丙午年은 司天之氣가 少陰君火이고, 中運은 太羽로서 水運이 太過하며, 在泉之氣는 陽明燥金입니다. (司天의) 熱化는 二이고, (中運의) 寒化는 六이며, (在泉의) 淸化는 四인데, (勝氣와 復氣가 나타나지 않을 경우는) "正化度"라 합니다. 그 기후변화로 인해 병이 들면 상반년에는 鹹寒한 약물이나 음식물로 치료하고, 長夏에는 鹹溫한 약물이나 음식물로 치료하며, 하반년에는 酸溫한 약물이나 음식물로 치료해야 하는데, (이것이) 약물과 음식의 마땅함입니다.

丁丑 丁未歲

上太陰土, 中少角木運, 下太陽水. 淸化熱化勝復同[200], 邪氣化度也, 災三宮. 雨化五, 風化三, 寒化一, 正化度也. 其化上苦溫, 中辛

197) 熱化寒化勝復同 : 金運이 不及하면 火氣가 지나치게 盛하여 熱氣가 유행하는데(火克金), 火氣가 金氣를 지나치게 억제하면 金이 生한 水氣가 來復하여 太過한 火氣를 억제한다(水克火). 乙亥·乙巳年에는 金運이 不及하므로 熱化의 勝氣와 寒化의 復氣가 모두 발생한다.

198) 度 : "日"과 같다. 王氷은 注에서 "'度'는 日을 말한다."고 하였다.

199) 中鹹溫 : 원문에는 "中鹹熱"로 되어 있었으나, 太羽水運의 각 대목에 모두 "中鹹溫"으로 되어 있는 것에 근거하여 "熱"을 "溫"으로 교정하였다.

200) 淸化熱化勝復同 : 木運이 不及하면 金氣가 지나치게 盛하여 淸氣가 유행하는데(金克木), 金氣가 木氣를 지나치게 억제하면 木이 生한 火氣가 來復하여 太過한 金氣를 억제한다(火克金). 丁丑·丁未年에는 木運이 不及하므로 淸化의 勝氣와 熱化의 復氣가 모두 발생한다.

溫, 下甘熱, 藥食宜也.

丁丑・丁未年은 司天之氣가 太陰濕土이고, 中運은 少角으로서 木運이 不及하며, 在泉之氣는 太陽寒水입니다. (木運이 不及한 丁丑・丁未年에는) 淸化의 勝氣와 熱化의 復氣가 모두 나타나는데 (이것을) "邪氣化度"라 하며, 재해가 (東方인) 三宮에서 발생합니다.

(司天의) 雨化는 五이고, (中運의) 風化는 三이며, (在泉의) 寒化는 일인데, (勝氣와 復氣가 나타나지 않을 경우는) "正化度"라 합니다. 그 기후변화로 인해 병이 들면 상반년에는 苦溫한 약물이나 음식물로 치료하고, 長夏에는 辛溫한 약물이나 음식물로 치료하며, 하반년에는 甘熱한 약물이나 음식물로 치료해야 하는데, (이것이) 약물과 음식의 마땅함입니다.

戊寅 戊申歲天符

上少陽相火, 中太徵火運, 下厥陰木. 火化七, 風化三, 正化度也. 其化上鹹寒, 中甘和, 下辛凉, 藥食宜也.

戊寅・戊申年(天符)은 司天之氣가 少陽相火이고, 中運은 太徵로서 火運이 太過하며, 在泉之氣는 厥陰風木입니다. (司天과 中運의) 火化는 七이고, (在泉의) 風化는 三인데, (勝氣와 復氣가 나타나지 않을 경우는) "正化度"라고 합니다. 그 기후변화로 인해 병이 들면 상반년은 鹹寒한 약물이나 음식물로 치료하고, 長夏에는 甘和한 약물이나 음식물로 치료하며, 하반년에는 辛凉한 약물이나 음식물로 치료해야 하는데, (이것이) 약물과 음식의 마땅함입니다.

己卯 己酉歲

上陽明金, 中少宮土運, 下少陰火. 風化淸化勝復同, 邪氣化度也, 災五宮. 淸化九, 雨化五, 熱化七, 正化度也. 其化上苦小溫, 中甘和, 下鹹寒, 藥食宜也.

己卯・己酉年은 司天之氣가 陽明燥金이고, 中運은 少宮으로서 土運이 不及하며, 在泉之氣는 少陰君火입니다. (土運이 不及한 己卯・己酉年에는) 風化의 勝氣와 淸化의 復氣가 모두 나타나는데, (이것을) "邪氣化度"라고 하며, 재해가 (中央인) 五宮에서 발생합니다.

(司天의) 淸化는 九이고, (中運의) 雨化는 五이며, (在泉의) 熱化는 七인데, (勝氣와 復氣가 나타나지 않을 경우는) "正化度"라고 합니다. 그 기후변화로 인해 병이 들면 상반년에는 苦하면서 小溫한 약물이나 음식물로 치료하고, 長夏에는 甘和한 약물이나 음식물로 치

료하며, 하반년에는 鹹寒한 약물이나 음식물로 치료해야 하는데, (이것이) 약물과 음식의 마땅함입니다.

庚辰 庚戌歲

上太陽水, 中太商金運, 下太陰土. 寒化一, 淸化九, 雨化五, 正化度也. 其化上苦熱, 中辛溫, 下甘熱, 藥食宜也.

庚辰·庚戌年은 司天之氣가 太陽寒水이고, 中運은 太商으로서 金運이 太過하며, 在泉之氣는 太陰濕土입니다. (司天의) 寒化는 一이고, (中運의) 淸化는 九이며, (在泉의) 雨化는 五인데, (勝氣와 復氣가 나타나지 않을 경우는) "正化度"라고 합니다. 그 기후변화로 인해 병이 들면 상반년에는 苦熱한 약물이나 음식물로 치료하고, 長夏에는 辛溫한 약물이나 음식물로 치료하며, 하반년에는 甘熱한 약물이나 음식물로 치료해야 하는데, (이것이) 약물과 음식의 마땅함입니다.

辛己 辛亥歲

上厥陰木, 中少羽水運, 下少陽相火. 雨化風化勝復同, 邪氣化度也, 災一宮. 風化三, 寒化一, 火化七, 正化度也. 其化上辛凉, 中苦和, 下鹹寒, 藥食宜也.

辛巳·辛亥年은 司天之氣가 厥陰風木이고, 中運은 少羽로서 水運이 不及하며, 在泉之氣는 少陽相火입니다. (水運이 不及한 辛巳·辛亥年에는) 雨化의 勝氣와 風化의 復氣가 모두 나타나는데, (이것을) "邪氣化度"라고 하며, 재해가 (北方인) 一宮에서 발생합니다.

(司天의) 風化는 三이고, (中運의) 寒化는 一이며, (在泉의) 火化는 七인데, (勝氣와 復氣가 나타나지 않을 경우는) "正化度"라고 합니다. 그 기후변화로 인해 병이 들면 상반년에는 辛凉한 약물이나 음식물로 치료하고, 長夏에는 苦和한 약물이나 음식물로 치료하며, 하반년에는 鹹寒한 약물이나 음식물로 치료해야 하는데, (이것이) 약물과 음식의 마땅함입니다.

壬午 壬子歲

上少陰火, 中太角木運, 下陽明金. 熱化二, 風化八, 淸化四, 正化度也. 其化上鹹寒, 中酸和[201], 下酸溫, 藥食宜也.

---

201) 中酸和 : 원문에는 "中酸凉"으로 되어 있었으나, 太角木運의 각 조항에 모두 "酸和"로 되어 있는 것에 근거하여 "凉"을 "和"로 교정하였다.

壬午·壬子年은 司天之氣가 少陰君火이고, 中運은 太角으로서 木運이 太過하며, 在泉之氣는 陽明燥金입니다. (司天의) 熱化는 二이고, (中運의) 風化는 八이며, (在泉의) 淸化는 四인데, (勝氣와 復氣가 나타나지 않을 경우는) "正化度"라고 합니다. 그 기후변화로 인해 병이 들면 상반년에는 鹹寒한 약물이나 음식물을 치료하고, 長夏에는 酸和한 약물이나 음식물로 치료하며, 하반년에는 酸溫한 약물이나 음식물로 치료해야 하는데, (이것이) 약물과 음식의 마땅함입니다.

癸未 癸丑歲

上太陰土, 中少徵火運, 下太陽水. 寒化雨化勝復同, 邪氣化度也, 災九宮. 雨化五, 火化二, 寒化一, 正化度也. 其化上苦溫, 中鹹溫, 下甘熱, 藥食宜也.

癸未·癸丑年은 司天之氣가 太陰濕土이고, 中運은 少徵로서 火運이 不及하며, 在泉之氣는 太陽寒水입니다. (火運이 不及한 癸未·癸丑年에는) 寒化의 勝氣와 雨化의 復氣가 모두 나타나는데, (이를) "邪氣化度"라고 하며, 재해가 (北方인) 九宮에서 발생합니다.

(司天의) 雨化는 五이고, (中運의) 火化는 二이며, (在泉의) 寒化는 一인데, (勝氣와 復氣가 나타나지 않을 경우는) "正化度"라고 합니다. 그 기후변화로 인해 병이 들면 상반년에는 苦溫한 약물이나 음식물로 치료하고, 長夏에는 鹹溫한 약물이나 음식물로 치료하며, 하반년에는 甘熱한 약물이나 음식물로 치료해야 하는데, (이것이) 약물과 음식의 마땅함입니다.

甲申 甲寅歲

上少陽相火, 中太宮土運, 下厥陰木. 火化二, 雨化五, 風化八, 正化度也. 其化上鹹寒, 中鹹和, 下辛凉, 藥食宜也.

甲申·甲寅歲는 司天之氣가 少陽相火이고, 中運은 太宮으로서 土運이 太過한 것이며, 在泉之氣는 厥陰風木입니다. (司天의) 火化는 이이고, (中運의) 雨化는 五이며, (在泉의) 風化는 八인데, (勝氣와 復氣가 나타나지 않을 경우는) "正化度"라고 합니다. 그 기후변화로 인해 병이 들면 상반년에는 鹹寒한 약물이나 음식물로 치료하고, 長夏에는 鹹和한 약물이나 음식물로 치료하며, 하반년에는 辛凉한 약물이나 음식물로 치료해야 하는데, (이것이) 약물과 음식의 마땅함입니다.

乙酉太一天符 乙卯歲天符

上陽明金，中少商金運，下少陰火．熱化寒化勝復同，邪氣化度也，災七宮．燥化四，淸化四[202]，熱化二，正化度也．其化上苦小溫，中酸和[203]，下鹹寒，藥食宜也.

乙酉(太一天符)·乙卯年(天符)은 司天之氣가 陽明燥金이고, 中運은 少商으로서 金運이 不及하며, 在泉之氣는 少陰君火입니다. (金運이 不及한 乙酉·乙卯年에는) 熱化의 勝氣와 寒化의 復氣가 모두 나타나는데, (이를) "邪氣化度"라고 하며, 재해가 (西方인) 七宮에서 발생합니다.

(司天의) 燥化는 四이고, (中運의) 淸化도 四이며, (在泉의) 熱化는 二인데, (勝氣와 復氣가 나타나지 않을 경우는) "正化度"라고 합니다. 그 기후변화로 인해 병이 들면 상반년에는 苦하면서 小溫한 약물이나 음식물로 치료하고, 長夏에는 酸和한 약물이나 음식물로 치료하며, 하반년에는 鹹寒한 약물이나 음식물로 치료해야 하는데, (이것이) 약물과 음식의 마땅함입니다.

丙戌天符 丙辰歲天符

上太陽水，中太羽水運，下太陰土．寒化六，雨化五，正化度也．其化上苦熱，中鹹溫，下甘熱，藥食宜也.

丙戌(天符)·丙辰年(天符)은 司天之氣가 太陽寒水이고, 中運은 太羽로서 水運이 太過하며, 在泉之氣는 太陰濕土입니다. (司天과 中運의) 寒化는 六이고, (在泉의) 雨化는 五인데, (勝氣와 復氣가 나타나지 않을 경우는) "正化度"라고 합니다. 그 기후변화로 인해 병이 들면 상반년에는 苦熱한 약물이나 음식물로 치료하고, 長夏에는 鹹溫한 약물이나 음식물로 치료하며, 하반년에는 甘熱한 약물이나 음식물로 치료해야 하는데, (이것이) 약물과 음식의 마땅함입니다.

丁亥天符 丁巳歲天符

上厥陰木，中少角木運，下少陽相火．淸化熱化勝復同，邪氣化度也，災三宮．風化三，火化七，正化度也．其化上辛凉，中辛和，下鹹

202) 淸化四 : 周學海는《內經評文》에서 "이 3字는 刪去해야 한다. 文例에 비추어 보면 司天과 中運의 氣가 같을 경우는 한 번만 말하면 되는데, 지금 '燥化四'라고 말해 놓고 다시 '淸化四'라고 하였으므로 衍文인 듯하다."라고 하였다.

203) 中酸和 : 원문에는 "中苦和"로 되어 있었으나, 少商金運의 각 조문에 모두 "酸和"로 되어 있는 것에 근거하여 "苦"를 "酸"으로 교정하였다.

寒, 藥食宜也.

丁亥(天符)·丁巳年(天符)은 司天之氣가 厥陰風木이고, 中運은 少角으로서 木運이 不及하며, 在泉之氣는 少陽相火입니다. (木運이 不及한 丁亥·丁巳年에는) 淸化의 勝氣와 熱化의 復氣가 모두 나타나는데, (이를) "邪氣化度"라고 하며, 재해가 (東方인) 三宮에서 발생합니다.

(司天과 中運의) 風化는 三이고, (在泉의) 火化는 七인데, (勝氣와 復氣가 나타나지 않을 경우는) "正化度"라고 합니다. 그 기후변화로 인해 병이 들면 상반년에는 辛凉한 약물이나 음식물로 치료하고, 長夏에는 辛和한 약물이나 음식물로 치료하며, 하반년에는 鹹寒한 약물이나 음식물로 치료해야 하는데, (이것이) 약물과 음식의 마땅함입니다.

戊子天符 戊午歲太一天符

上少陰火, 中太徵火運, 下陽明金. 熱化七, 淸化九, 正化度也. 其化上鹹寒, 中甘和204), 下酸溫, 藥食宜也.

戊子(天符)·戊午年(太一天符)은 司天之氣가 少陰君火이고, 中運은 太徵로서 火運이 不及하며, 在泉之氣는 陽明燥金입니다. (司天과 中運의) 熱化는 七이고, (在泉의) 淸化는 九인데, (勝氣와 復氣가 나타나지 않을 경우는) "正化度"라고 합니다. 그 기후변화로 인해 병이 들면 상반년에는 鹹寒한 약물이나 음식물로 치료하고, 長夏에는 甘和한 약물이나 음식물로 치료하며, 하반년에는 酸溫한 약물이나 음식물로 치료해야 하는데, (이것이) 약물과 음식의 마땅함입니다.

己丑太一天符 己未歲太一天符

上太陰土, 中少宮土運, 下太陽水. 風化淸化勝復同, 邪氣化度也, 災五宮. 雨化五, 寒化一, 正化度也. 其化上苦熱, 中甘和, 下甘熱, 藥食宜也.

己丑(太一天符)·己未年(太一天符)은 司天之氣가 太陰濕土이고, 中運은 少宮으로서 土運이 不及하며, 하반년은 太陽寒水입니다. (土運이 不及한 己丑·己未年에는) 風化의 勝氣와 淸化의 復氣가 모두 나타나는데, (이를) "邪氣化度"라고 하며, 재해가 (중앙인) 五宮에서 발생합니다.

---

204) 中甘和 : 원문에는 "中甘寒"으로 되어 있었으나, 太徵火運의 각 조문에 모두 "甘和"로 되어 있는 것에 근거하여 "寒"을 "和"로 교정하였다.

(司天과 中運의) 雨化는 五이고, (在泉의) 寒化는 一인데, (勝氣와 復氣가 나타나지 않을 경우는) "正化度"라고 합니다. 그 기후변화로 인해 병이 들면 상반년에는 苦熱한 약물이나 음식물로 치료하고, 長夏에는 甘和한 약물이나 음식물로 치료하며, 하반년에는 甘熱한 약물이나 음식물로 치료해야 하는데, (이것이) 약물과 음식의 마땅함입니다.

庚寅 庚申歲

上少陽相火, 中太商金運, 下厥陰木. 火化七, 淸化九, 風化三, 正化度也. 其化上鹹寒, 中辛溫, 下辛凉, 藥食宜也.

庚寅·庚申年은 司天之氣가 少陽相火이고, 中運은 太商으로 金運이 太過하며, 在泉之氣는 厥陰風木입니다. (司天의) 火化는 七이고, (中運의) 淸化는 九이며, (在泉의) 風化는 三인데, (勝氣와 復氣가 나타나지 않을 경우는) "正化度"라고 합니다. 그 기후변화로 인해 병이 들면 상반년에는 鹹寒한 약물이나 음식물로 치료하고, 長夏에는 辛溫한 약물이나 음식물로 치료하며, 하반년에는 辛凉한 약물이나 음식물로 치료해야 하는데, (이것이) 약물과 음식의 마땅함입니다.

辛卯 辛酉歲

上陽明金, 中少羽水運, 下少陰火. 雨化風化勝復同, 邪氣化度也, 災一宮. 淸化九, 寒化一, 熱化七, 正化度也. 其化上苦小溫, 中苦和, 下鹹寒, 藥食宜也.

辛卯·辛酉年은 司天之氣가 陽明燥金이고, 中運은 少羽로서 水運이 不及하며, 在泉之氣는 少陰君火입니다. (水運이 不及한 辛卯·辛酉年에는) 雨化의 勝氣와 風化의 復氣가 모두 나타나는데, (이를) "邪氣化度"라고 하며, 재해가 (北方인) 一宮에서 발생합니다.

(司天의) 淸化는 九이고, (中運의) 寒化는 一이며, (在泉의) 熱化는 七인데, (勝氣와 復氣가 나타나지 않을 경우는) "正化度"라고 합니다. 그 기후변화로 인해 병이 들면 상반년에는 苦하면서 小溫한 약물이나 음식물로 치료하고, 長夏에는 苦和한 약물이나 음식물로 치료하며, 하반년에는 鹹寒한 약물이나 음식물로 치료해야 하는데, (이것이) 약물과 음식의 마땅함입니다.

壬辰 壬戌歲

上太陽水, 中太角木運, 下太陰土. 寒化六, 風化八, 雨化五, 正化度也. 其化上苦溫, 中酸和, 下甘溫, 藥食宜也.

壬辰·壬戌年은 司天之氣가 太陽寒水이고, 中運은 太角으로서 木運이 太過하며, 在泉之氣는 太陰濕土입니다. (司天의) 寒化는 六이고, (中運의) 風化는 八이며, (在泉의) 雨化는 五인데, (勝氣와 復氣가 나타나지 않을 경우는) "正化度"라고 합니다. 그 기후변화로 인해 병이 들면 상반년에는 苦溫한 약물이나 음식물로 치료하고, 長夏에는 酸和한 약물이나 음식물로 치료하며, 하반년에는 甘溫한 약물이나 음식물로 치료해야 하는데, (이것이) 약물과 음식의 마땅함입니다.

癸巳同歲會 癸亥歲[205)]同歲會

上厥陰木, 中少徵火運, 下少陽相火. 寒化雨化勝復同, 邪氣化度也, 災九宮. 風化八, 火化二, 正化度也. 其化上辛凉, 中鹹溫[206)], 下鹹寒, 藥食宜也.

癸巳(同歲會)·癸亥年(同歲會)은 司天之氣가 厥陰風木이고, 中運은 少徵로서 火運이 不及하며, 在泉之氣는 少陽相火입니다. (火運이 不及한 癸巳·癸亥年에는) 寒化의 勝氣와 雨化의 復氣가 모두 나타나는데, (이를) "邪氣化度"라고 하며, 재해가 (南方인) 九宮에서 발생합니다.

(司天의) 風化는 八이고, (中運과 在泉의) 火化는 二인데, (勝氣와 復氣가 나타나지 않을 경우는) "正化度"라고 합니다. 그 기후변화로 인해 병이 들면 상반년에는 辛凉한 약물이나 음식물로 치료하고, 長夏에는 鹹溫한 약물이나 음식물로 치료하며, 하반년에는 鹹寒한 약물이나 음식물로 치료해야 하는데, (이것이) 약물과 음식의 마땅함입니다.

凡此定期之紀[207)], 勝復正化, 皆有常數, 不可不察. 故知其要者, 一言而終, 不知其要, 流散無窮, 此之謂也.

대저 이러한 甲子紀年의 규율에는 勝氣와 復氣 및 正化 등의 변화가 있는데, 모두 常數가 있으므로 살피지 않을 수 없습니다. 그러므로 "그 요체를 알면 한 마디면 다 되지만, 그 요체를 모르면 흩어짐에 끝이 없다."고 함은 이를 말함입니다.

---

205) 歲 : 원문에는 없었으나, 文例에 근거하여 보충하였다.

206) 中鹹溫 : 원문에는 "中鹹和"로 되어 있었으나, 少徵火運의 각 조문에 모두 "鹹溫"으로 되어 있는 것에 근거하여 "和"를 "溫"으로 교정하였다.

207) 定期之紀 : 甲子紀年의 규율을 말한다. "定期"는 일정한 시기, 즉 六十甲子를 가리킨다. 天干은 甲에서 시작되고 地支는 子에서 시작되는데, 甲子가 결합한 것을 "歲立"이라 하며, 30년을 "一世"라 하며, 60년을 "一周"라 한다.

六十甲子五運氣行主歲之紀

紀年		司天	中運	在泉	邪化日		災宮	正化日			藥食宜		
					勝氣	復氣		司天	中運	在泉	司天	中運	在泉
甲子	甲午	少陰火	太宮土運	陽明金				熱化二	雨化五	燥化四	鹹寒	苦熱	酸溫
乙丑	乙未	太陰土	少商金運	太陽水	熱化	寒化	七	濕化五	清化四	寒化六	苦熱	酸和	甘熱
丙寅	丙申	少陽相火	太羽水運	厥陰木				火化二	寒化六	風化三	鹹寒	鹹溫	辛涼
丁卯歲會	丁酉	陽明金	少角木運	少陰火	清化	熱化	三	燥化九	風化三	熱化七	苦小溫	辛和	鹹寒
戊辰	戊戌	太陽水	太徵火運	太陰土				寒化六	熱化七	濕化五	苦溫	甘和	甘溫
己巳	己亥	厥陰木	少宮土運	少陽相火	風化	清化	五	風化三	濕化五	火化七	辛涼	甘和	鹹溫
庚午同天符	庚子同天符	少陰火	太商金運	陽明金				熱化七	清化九	燥化九	鹹寒	辛溫	酸溫
辛未同歲會	辛丑同歲會	太陰土	少羽水運	太陽水	雨化	風化	一	雨化五	寒化一	寒化一	苦熱	苦和	甘熱
壬申同天符	壬寅同天符	少陽相火	太角木運	厥陰木				火化二	風化八	風化八	鹹寒	酸和	辛涼
癸酉同歲會	癸卯同歲會	陽明金	少徵火運	少陰火	寒化	雨化	九	燥化九	熱化二	熱化二	苦小溫	鹹溫	鹹寒
甲戌歲會同天符	甲辰歲會同天符	太陽水	太宮土運	太陰土				寒化六	濕化五	濕化五	苦熱	苦溫	苦溫
乙亥	乙巳	厥陰木	少商金運	少陽相火	熱化	寒化	七	風化八	清化四	火化二	辛涼	酸和	鹹寒
丙子歲會	丙午	少陰火	少羽水運	陽明金				熱化二	寒化六	清化四	鹹寒	鹹溫	酸溫
丁丑	丁未	太陰土	少角木運	太陽水	清化	熱化	三	雨化五	風化三	寒化一	苦溫	辛和	甘熱
丙寅天符	丙申天符	少陽相火	太徵火運	厥陰木				火化七	火化七	風化三	鹹寒	甘和	辛涼

乙卯	乙酉	陽明金	少宮土運	少陰火	風化	清化	五	清化九	雨化五	熱化七	苦小溫	甘和	鹹寒
庚辰	庚戌	太陽水	太商金運	太陰土				寒化一	清化五	雨化五	苦熱	辛溫	甘熱
辛巳	辛亥	厥陰木	少羽水運	少陽相火	雨化	風化	一	風化三	寒化一	火化七	辛涼	苦和	鹹寒
壬午	壬子	少陰火	太角木運	陽明金				熱化二	風化八	清化四	鹹寒	酸和	酸溫
癸未	癸丑	太陰土	少徵火運	太陽水	寒化	雨化	九	雨化五	火化二	寒化一	苦溫	鹹溫	甘熱
甲申	甲寅	少陽相火	太宮土運	厥陰木				火化二	雨化五	風化八	鹹寒	鹹和	辛涼
乙酉太一天符	乙卯天符	陽明金	少商金運	少陰火	熱化	寒化	七	燥化四	清化四	熱化二	苦小溫	酸和	鹹寒
丙戌天符	丙辰天符	太陽水	太羽水運	太陰土				寒化六	寒化六	雨化五	苦熱	鹹溫	甘熱
丁亥天符	丁巳天符	厥陰木	少角木運	少陽相火	清化	熱化	三	風化三	風化三	火化七	辛涼	辛和	鹹寒
戊子天符	戊午太一天符	少陰火	太徵火運	陽明金				熱化七	熱化七	清化九	鹹寒	甘和	酸溫
己丑太一天符	己未太一天符	太陰土	少宮土運	太陽水	風化	清化	五	雨化五	雨化五	寒化一	苦熱	甘和	甘熱
庚寅	庚申	少陽相火	太商金運	厥陰木				火化七	清化九	風化三	鹹寒	辛溫	辛涼
辛卯	辛酉	太陽水	少羽水運	少陰火	雨化	風化	一	清化九	寒化一	熱化七	苦小溫	苦和	鹹寒
壬辰	壬戌	太陽水	太角木運	太陰土				寒化六	風化八	雨化五	苦溫	酸和	甘溫
癸巳同歲會	癸亥同歲會	厥陰木	少徵火運	少陽相火	寒化	雨化	九	風化八	火化二	火化二	辛涼	鹹溫	鹹寒

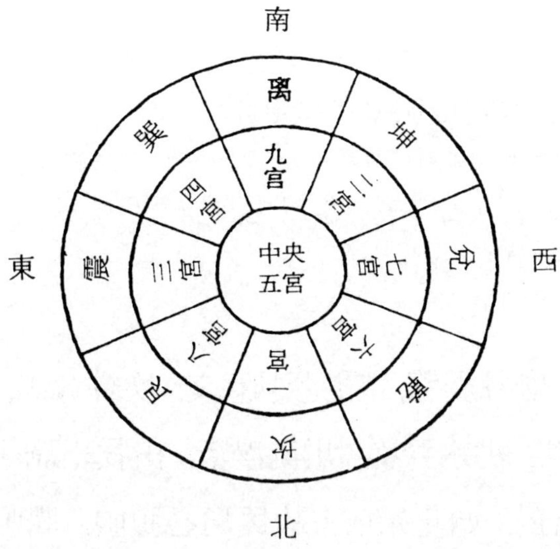

帝曰：善. 五運之氣, 亦復歲[208]乎?

岐伯曰：鬱極乃發, 待時而作也.

帝曰：請問其所謂也?

岐伯曰：五常之氣[209], 太過不及, 其發異也.

黃帝：훌륭하십니다. 五運의 氣에도 報復하는 歲氣가 있습니까?

岐伯：울결이 극에 달하면 (復氣가) 발생하는데, (일정한) 때를 기다려 발작합니다.

黃帝：그 말하는 바에 대해 묻겠사옵니다.

岐伯：五運의 氣에는 太過함과 不及함이 있어 그 발작이 다릅니다.

帝曰：願卒聞之.

岐伯曰：太過者暴, 不及者徐, 暴者爲病甚, 徐者爲病持.

帝曰：太過不及, 其數何如?

岐伯曰：太過者其數成, 不及者其數生[210], 土常以生也.

黃帝：모두 말씀해 주십시오.

---

208) 復歲："復"은 報復을, '歲"는 歲氣를 가리킨다. 張介賓은 注에서 "이는 五運의 氣에도 六氣의 勝復과 같은 해가 나타나는 지의 여부에 대해 물은 것이다."라고 하였다.

209) 五常之氣：여기서는 五運의 氣를 가리킨다.

210) 太過者其數成, 不及者其數生：太過한 해에는 氣化의 數가 五行의 成數이나, 不及한 해에는 氣化의 數가 五行의 生數이다.

岐伯 : 무릇 太過하면 (발작이) 갑작스럽고, 不及하면 (발작이) 완만한데, (발작이) 갑작스러우면 병이 심하고, 완만하면 병이 (오랫동안) 지속됩니다.

黃帝 : 太過와 不及은 그 數가 어떠합니까?

岐伯 : 太過하면 그 數가 成數이고, 不及하면 그 數가 生數인데, 土氣는 (太過·不及을 막론하고) 항상 生數와 상응합니다.

帝曰 : 其發也何如?

岐伯曰 : 土鬱之發, 巖谷震驚, 雷殷[211]氣交, 埃昏黃黑, 化爲白氣, 飄驟高深, 擊石飛空[212], 洪水乃從, 川流漫衍, 田牧土駒[213]. 化氣乃敷, 善爲時雨, 始生始長, 始化始成. 故民病心腹脹, 腸鳴而爲數後, 甚則心痛脇䐜, 嘔吐霍亂, 飮發注下, 胕腫身重. 雲奔雨府, 霞擁朝陽, 山澤埃昏, 其乃發也, 以其四氣[214]. 雲橫天山, 浮游生滅, 怫[215]之先兆也[216].

黃帝 : 울결한 氣가 발작할 때는 어떠합니까?

岐伯 : 土氣가 울결되었다가 발작하면 산골짜기가 뒤흔들리고 우레소리가 천지간(氣交)에서 진동하며, 흙먼지가 일어 (천지가) 어두워지고 (濕氣가 증발하여) 白氣(백색구름)로 변하며, 폭풍우가 高山深谷에 몰아닥쳐 바위가 무너져 내리고 홍수가 이곳에서 비롯되며, 하천이 범람한 후에 土砂가 쌓여 마치 들판에 말이 흩어져 풀을 뜯는 것 같습니다. (復氣가 발작한 후에는) 土氣(化氣)가 퍼져 비가 때맞춰 잘 내리고 (만물이) 생장·변화하기 시작합니다. 그러므로 사람들의 경우는 心腹脹滿, 腸鳴이 나면서 대변이 잦으며, 심하면 心痛·脇部脹滿·嘔吐霍亂·水飮發作·急性下痢·浮腫·身重 등의 병을 앓습니다.

구름이 雨府에 모이고 아침 노을이 지며, 山林과 沼澤 지역의 날씨가 흐려지면 울결한 土氣가 발작하는 것으로 大暑와 秋分 사이에 나타납니다. 구름이 산에 걸려 있어

---

211) 殷 : 여기서는 "진동하다"로 해석해야 한다.

212) 擊石飛空 : 폭풍우로 인해 山石이 하늘에서 떨어져 내리는 것 같음을 형용한 말이다.

213) 田牧土駒 : 홍수가 논밭을 휩쓸고 간 후에 土砂가 쌓여 마치 말이 들판에 흩어져 풀을 뜯는 것과 같음을 형용한 것이다.

214) 四氣 : "四氣"는 四之氣를 가리키는데, 節氣 상으로는 大暑에서 秋分 사이, 즉 음력 6월 중순에서 8월 중순 사이이다.

215) 怫 : 여기서는 "발작하다"는 뜻으로 해석해야 한다.

216) 也 : 원문에는 없었으나, 《內經評文》과 文例에 근거하여 보충하였다.

모였다 흩어졌다 생겼다 없어졌다 하는 것은 (울결된 土氣가) 발작하려는 조짐입니다.

金鬱之發, 天潔地明, 風淸氣切, 大凉乃擧, 草樹浮煙[217], 燥氣以行, 霿霧數起, 殺氣來至, 草木蒼乾, 金乃有聲[218]. 故民病咳逆, 心脇滿引少腹, 善暴痛, 不可反側, 嗌乾, 面塵色惡. 山澤焦枯, 土凝霜鹵, 怫乃發也, 其氣五[219]. 夜零[220]白露, 林莽聲悽, 怫之兆也.

金氣가 울결되었다가 발작하면 天地가 맑고 깨끗하며, 바람이 서늘하고 기후가 절박하며 凉氣가 크게 일어 초목이 옅은 雲霧로 뒤덮이고, 燥氣가 유행하여 안개가 자주 끼며, 肅殺之氣가 도래하여 초목이 시들고 秋風이 불어옵니다. 그러므로 사람들의 경우는 咳嗽氣逆, 胸脇部가 脹滿하여 少腹部가 땅기며, 자주 갑작스런 疼痛이 발생하여 몸을 돌리지 못하고, 咽喉가 건조하며, 먼지가 낀 것처럼 안색이 좋지 않는 등의 병을 앓습니다.

산천이 메마르고 땅이 얼며 소금을 뿌려 놓은 것처럼 서리가 내리면 울결된 金氣가 발작하는 것으로서 秋分에서 小雪 사이에 나타납니다. 야밤에 이슬이 내리고 수풀이 우거진 곳에서 처량한 바람소리가 들리는 것은 울결된 金氣가 발작하려는 조짐입니다.

水鬱之發, 陽氣乃辟[221], 陰氣暴擧, 大寒乃至, 川澤嚴凝, 寒雰[222]結爲霜雪, 甚則黃黑昏翳, 流行氣交, 乃爲霜殺, 水乃見祥[223]. 故民病寒客心痛, 腰脽痛, 大關節不利, 屈伸不便, 善厥逆, 痞堅腹滿. 陽光不治, 空積沈陰, 白埃昏瞑, 而乃發也, 其氣二火前後[224]. 太虛深

---

217) 浮煙 : 옅은 안개를 가리킨다.

218) 金乃有聲 : "金"은 가을을 뜻하고, "聲"은 가을 소리 즉 秋風을 가리킨다. 宋의 歐陽修가 지은《秋聲賦》에는 가을 풍경이 생동감 있게 묘사되어 있다. 諸位들의 一讀을 권하는 바이다.

219) 其氣五 : "氣五"는 "五之氣"를 가리키는데, 節氣로는 秋分에서 小雪 사이, 즉 음력 8월 중순에서 10월 중순 사이이다.

220) 零 : 여기서는 "내리다(降)"로 해석해야 한다.

221) 辟 : "避"와 통하며, "물러가다"는 뜻이다.

222) 寒雰(한분) : 王氷은 注에서 "'寒雰'은 白氣이다. 그 모양이 마치 안개와 같으나 흘러가지 않으며, 땅에 떨어지면 마치 서리나 눈과 같은데 햇볕을 받으면 없어진다."고 하였다. 즉 寒冷하고 濕한 공기를 가리킨다.

223) 祥 : 여기서는 "조짐"·"전조"로 해석해야 한다.

224) 其氣二火前後 : "二火"는 君火와 相火가 주관하는 시기를 가리킨다. 馬蒔는 "二月 중의 氣는 春分에 君火의 二氣와 교체되고, 四月 중의 氣는 小滿에 相火의 三氣와 교체된다. 君火의 뒤, 相火의 앞은 대략 60일 이내인데, 水氣가 울결했다가 발작하는 것이다."라고 하였다.

玄[225], 氣猶麻散, 微見而隱, 色黑微黃, 怫之先兆也.

水氣가 울결되었다가 발작하면 陽氣가 물러가고, 陰氣가 갑자기 일어나므로 큰 추위가 이르러 하천과 호수가 얼어붙고 차고 습한 공기가 응결하여 서리나 눈이 되며, 심하면 어둡고 혼탁한 氣가 천지간에서 유행하고 서리가 내려 (만물을) 해치는데, (이는) 水氣의 발작에서 나타나는 조짐입니다. 그러므로 사람들의 경우는 寒邪가 침입하여 心痛이 오고, 腰部와 臀部가 아프며, 大關節이 不利하여 거동이 불편하고, 厥逆이 잦으며, 腹部가 그득하면서 단단한 등의 병을 앓습니다.

陽氣가 다스리지 않아 공중에 陰氣가 쌓이므로 백색의 혼탁한 氣가 하늘을 가리면 (울결된 水氣가) 발작하는 것으로서, 그 氣가 少陰君火와 少陽相火 전후에 나타납니다. (陰氣가 확산되어) 하늘에서 깊고 어두우며 麻絲가 헝클어진 것처럼 변화무쌍하고 어렴풋하게 보이다가 보이지 않으며 색이 검으면서 옅은 황색을 띠는 氣가 보이면 울결된 水氣가 발작하려는 조짐입니다.

木鬱之發, 太虛埃昏, 雲物以擾, 大風乃至, 屋發折木, 木有變. 故民病胃脘當心而痛, 上支兩脇, 鬲咽不通, 食飮不下, 甚則耳鳴眩轉, 目不識人, 善暴僵仆. 太虛蒼埃, 天山一色, 或爲[226]濁色, 黃黑鬱若[227], 橫雲不起雨, 而乃發也, 其氣無常. 長川草偃[228], 柔葉呈陰[229], 松吟高山, 虎嘯巖岫, 怫之先兆也.

木氣가 울결되었다가 발작하면 하늘에 흙먼지가 날려 어둡고 구름이 요동하며, 大風이 불어와 집이 부서지고 나무가 부러지는데, (이는) 風木의 氣에 변화가 발생한 것입니다. 그러므로 사람들의 경우는 胃脘部에 疼痛이 오고 위로 兩脇部를 치받으며, 咽喉가 막혀서 통하지 않아 음식물이 넘어가지 않고, 심하면 耳鳴·頭暈·눈이 침침하여 사람을 알아보지 못하며, 걸핏하면 갑자기 몸이 뻣뻣해져 넘어지는 등의 병을 앓습니다.

천지가 어두워 하늘과 산이 같은 색으로 보이고, 때때로 혼탁한 흑황색의 氣가 울결

---

225) 深玄 : 王冰은 注에서 "높고 멀어서 어두운 것이다."라고 하였다. "玄"은 흑색을 가리킨다.

226) 爲 : 원문에는 "氣"로 되어 있었으나, 《元刻本》《吳注素問》 등에 근거하여 교정하였다.

227) 若 : 여기서는 語末助詞로서 해석하지 않는다.

228) 長川草偃 : 들판의 풀이 바람에 넘어져 길게 흐르는 하천과 같음을 형용한 것이다.

229) 柔葉呈陰 : "柔葉"은 연약한 잎사귀를 가리키고, "呈"은 "나타나다"는 뜻이며, "陰"은 잎의 뒷면을 가리킨다. 張介賓은 注에서 "대저 연약한 잎사귀는 모두 드리워져 있는데, 바람으로 인해 뒤집혀 잎의 뒷면이 보이는 것이다."라고 하였다.

하며, 구름이 (하늘에) 걸려 있으나 비가 내리지 않으면 (울결한 木氣가) 발작하려는 것으로서 그 시기가 일정하지 않습니다. 들판의 풀이 바람에 쓰러져 냇물이 길게 흐르는 것 같고, (樹木의) 연약한 잎사귀가 (바람에 뒤집혀) 뒷면이 보이며, 높은 산의 松林 사이로 세찬 바람이 불어 맹호가 산굴(山窟)에서 울부짖는 것 같으면 울결된 木氣가 발작하려는 조짐입니다.

火鬱之發, 太虛曛[230]翳, 大明[231]不彰, 炎火行, 大暑至, 山澤燔燎, 材木流津, 廣廈騰煙, 土浮霜鹵, 止水乃減, 蔓草焦黃, 風行惑言[232], 濕化乃後. 故民病少氣, 瘡瘍癰腫, 脇・腹・胸・背・面・首・四支䐜憤, 臚脹[233], 瘍疿, 嘔逆, 瘛瘲骨痛, 節乃有動, 注下溫瘧, 腹中暴痛, 血溢流注, 精液乃少, 目赤心熱, 甚則瞀悶懊憹[234], 善暴死. 刻終大溫[235], 汗濡玄府, 其乃發也, 其氣四. 動復則靜, 陽極反陰, 濕令乃化乃成. 華發水凝, 山川冰雪, 焰陽午澤[236], 怫之先兆也.

火氣가 울결되었다가 발작하면 하늘을 적황색의 氣가 가려 태양이 뚜렷하게 보이지 않으며, 火氣가 유행하여 큰 더위가 오므로 山川이 불타오르는 것 같고 수목에서 津液이 흘러나오며 樓閣 안이 찌는 듯이 무덥고, 땅에 서리와 같은 염분이 나타나며 (연못이나 호수 따위에) 고인 물이 (증발하여) 감소하고 덩굴이나 풀이 (무더위로) 누렇게 타 들어가

---

230) 曛(훈) : 원문에는 "腫"으로 되어 있었으나, 上文의 "熱曛昏火夏化同"과 下文의 "火發而曛昧" 및 張介賓의 注에 근거하여 교정하였다. 張介賓은 注에서 "'腫'字는 잘못된 것이므로 마땅히 '曛'으로 적어야 한다."고 하였다. 여기서 "曛"은 적황색의 氣를 가리킨다.

231) 大明 : 王氷은 注에서 "大明이란 해(日)이다."라고 하였다. 《禮記・禮器》에서 "大明生於東, 月生於西"라고 한 것 역시 같은 의미이다.

232) 風行惑言 : 이에 대해서는 여러 가지 견해가 있는데, 본서는 《黃帝內經素問運氣七篇講解》에 근거하여 "風行"을 流行・流傳으로 해석하였고, "惑言"을 억측으로 해석하였다. 즉 무더위가 너무 심하여 怪變이 발생하거나 흉년이 든다는 등의 온갖 억측이 민간에 유행한다는 말이다.

233) 臚脹 : "臚"는 복부의 앞쪽에 있는 肌肉을 말한다. 따라서 "臚脹"이란 腹部脹滿을 가리킨다.

234) 懊憹(오뇌) : 橫膈膜 사이가 몹시 뜨겁고 답답하며 무엇이 뭉쳐 있는 것처럼 느껴지는 증상으로서, 急性熱病 혹은 胃腸炎에서 나타난다.

235) 刻終大溫 : "刻終"은 丑時 말에서 寅時 초까지의 시간을 가리킨다. 즉 새벽 2시~4시 사이를 말한다. "大溫"은 날씨가 무더운 것을 가리킨다. 즉 새벽 2시~4시 사이에는 마땅히 기온이 내려가야 하는데, 오히려 무덥다는 말이다.

236) 焰陽午澤 : "焰陽"은 陽氣가 蒸騰하는 것을, "午澤"은 남쪽에 위치한 못을 가리킨다.

며, (민간에 怪變이 발생하거나 흉년이 든다는 등의) 갖가지 억측이 떠돌고, 濕의 化氣가 뒤늦게 이릅니다. 그러므로 사람들의 경우는 少氣, 瘡瘍癰腫, 脇部·腹部·胸部·背部·面部·四肢가 부어 오르며, 腹部가 脹滿하고, 皮膚生瘡·땀띠·嘔逆·筋脈抽搐·筋骨疼痛搖動·急性下痢·溫瘧·腹中急痛·血熱妄行·精液減少·目赤·心中煩熱이 발생하며, 심하면 煩悶·懊憹하고 갑자기 죽는 등의 병을 앓습니다.

야밤에 (서늘해야 함에도) 무더위로 인해 땀이 땀구멍을 적시면 火氣가 발작하려는 것으로서 大暑와 秋分 사이에 나타납니다. (만물의) 움직임이 거듭되면 고요해지고 陽이 극에 달하면 도리어 陰이 되므로 (火가 극에 달한 후에는) 濕土의 令이 행해져 (만물이) 성숙합니다. 꽃이 만발할 시기에 水氣가 응결하여 (火氣가 울결되면) 山川에 얼음과 눈이 보이는데, (만약) 남쪽에 위치한 못에서 陽氣가 蒸騰하는 현상이 보이면 울결된 火氣가 발작하려는 조짐입니다.

有怫之應[237]而後報也, 皆觀[238]其極而乃發也. 木發無時, 水隨火也. 謹候其時[239], 病可與期[240], 失時反歲, 五氣不行, 生化收藏, 政無恒也.

울결한 것이 발작할 때는 (어떤) 조짐이 있은 후에 復氣가 발작하는데, 모두 그 極에 달함을 보인 후에 발작합니다. 木氣의 발작은 일정한 시기가 없고, 水氣는 火(君火·相火)를 따라서 발작합니다. 삼가하여 五氣의 발작 시간을 관찰한다면 발병을 예측할 수 있을 것입니다. (만약) 時令과 歲氣가 정상을 잃으면 五行의 氣가 운행되지 못하여 生化와 收藏의 다스림이 일정하지 못할 것입니다.

帝曰 : 水發而雹雪, 土發而飄驟, 木發而毁折[241], 金發而淸明, 火發而曛昧, 何氣使然?

岐伯曰 : 氣有多少[242], 發有微甚, 微者當其氣, 甚者兼其下[243],

237) 應 : 여기서는 어떤 사물에 응하여 나타나는 조짐을 가리킨다.
238) 觀 : 여기서는 "보이다"·"나타내다"로 해석해야 한다.
239) 其時 : 五氣의 발작 시간을 가리킨다.
240) 與期 : "與"는 介詞로서 "以"에 해당하며, "期"는 "예측하다"는 뜻이다.
241) 毁折 : "毁"는 가옥이 부서지는 것을, "折"은 나무가 부러지는 것을 가리킨다.
242) 氣有多少 : 高世栻은 注에서 "'多'는 太過이고, '少'는 不及이다."라고 하였다.
243) 兼其下 : 氣가 울결했다가 발작할 때 해당 氣 외에 그 아래에 이어진 氣를 겸하여 나타난다는 말이다. 즉 水位의 아래에는 土氣가 이어져 있고, 土位의 아래에는 木氣가 이어져 있으

徵其下氣而見可知也[244].

黃帝 : (울결된) 水氣가 발작하면 우박이나 눈이 내리고, 土氣가 발작하면 狂風이 불고 폭우가 내리며, 木氣가 발작하면 가옥이 부서지고 수목이 부러지며, 金氣가 발작하면 서늘하고 맑으며, 火氣가 발작하면 황적색의 氣가 하늘을 어둡게 하는데, 어떤 氣가 그렇게 하는 것입니까?

岐伯 : 氣에는 太過와 不及이 있고, 발작에는 경미함과 엄중함이 있는데, (발작이) 경미하면 그 氣에 해당하고, 엄중하면 그 아래에 이어진 氣가 겸해지니, 그 아래에 이어진 氣를 증거로 삼으면 (울결하거나 발작하여) 나타나는 것을 알 수 있습니다.

帝曰 : 善. 五氣之發, 不當位[245]者何也?

岐伯曰 : 命其差[246].

帝曰 : 差有數[247]乎?

岐伯曰 : 後[248]皆三十度而有奇[249]也.

黃帝 : 훌륭하십니다. 五氣의 발작이 그 節氣와 상응하지 않는 것은 어째서입니까?

岐伯 : 그 차이는 필연적인 것입니다.

黃帝 : 그 차이에는 日數가 있습니까?

岐伯 : 앞뒤 모두 30일과 우수리가 있습니다.

帝曰: 氣至而先後者何?

岐伯曰 : 運太過則其至先, 運不及則其至後, 此候之常也.

며, 木位의 아래에는 金氣가 이어져 있고, 金位의 아래에는 火氣가 이어져 있으며, 火位의 아래에는 水氣가 이어져 있다.

244) 徵其下氣而見可知也 : 張介賓은 注에서 "'徵'은 증거로 삼는 것이다. 아래에 이어진 氣를 증거로 삼아 울결과 발작의 경중을 알 수 있다."고 하였다.

245) 不當位 : 張介賓은 注에서 "'不當位'란 그 節氣에 상응하지 않는 것을 말한다."고 하였다.

246) 命其差 : "命"은 여기서 필연적임을 가리킨다. 즉 氣에는 盛衰가 있고, 그것이 도래하는 데는 先後가 있으므로 필연적인 차이가 있기 마련이라는 뜻이다.

247) 數 : 日數를 가리킨다.

248) 後 : 周學海는 《內經評文》에서 "'後'의 위에는 마땅히 '先'字가 있어야 한다."고 하였다. "先"字가 있는 것이 의미상으로 뛰어나므로 本書는 周學海의 說을 따라 해석하였다.

249) 三十度而有奇 : 張介賓은 注에서 "'度'는 日이다. 30일과 우수리가 있다고 함은 한 달의 일수이다. '奇'는 43刻7.5分을 말한다."고 하였다.

帝曰：當時而至者何也?

岐伯曰：非太過, 非不及, 則至當時, 非是者眚也.

黃帝：기후가 이를 때 앞당겨 오고 뒤늦게 오는 것은 어째서입니까?

岐伯：歲運이 太過하면 기후가 앞당겨 이르고, 歲運이 不及하면 기후가 뒤늦게 이르는데, 이는 기후의 常規입니다.

黃帝：(기후가) 알맞은 시기에 이르는 것은 어째서입니까?

岐伯：太過하지도 不及하지도 않으면 (기후가) 알맞은 시기에 이르는데, 이렇지 않으면 재해가 발생합니다.

帝曰：善. 氣有非時而化者何也?

岐伯曰：太過者當其時, 不及者歸其己勝[250)]也.

帝曰：四時之氣, 至有早晏高下左右, 其候何如?

岐伯曰：行有逆順, 至有遲速, 故太過者化先天, 不及者化後天.

黃帝：훌륭하십니다. 기후에 때가 아닌데도 변화하는 것이 있으니, 어째서입니까?

岐伯：(歲運이) 太過할 경우는 그 계절에 알맞게 이르고, 不及할 경우는 자신을 이기는 氣에 귀속됩니다.

黃帝：四時의 기후가 이를 때는 (시간상의) 늦고 빠름이 있고, (지세의) 높고 낮음이 있으며, (방위에는) 左右(東西)가 있는데, 이를 예측하려면 어떻게 해야 합니까?

岐伯：(氣의) 운행에는 順逆이 있고, (기후가) 이르는 데는 늦고 빠름이 있으므로 (歲運이) 太過하면 기후 변화가 天時보다 앞당겨지고, 不及하면 기후 변화가 天時보다 뒤처집니다.

帝曰：願聞其行, 何謂也?

岐伯曰：春氣西行, 夏氣北行, 秋氣東行, 冬氣南行, 故春氣始於下, 秋氣始於上, 夏氣始於中, 冬氣始於標[251)]. 春氣始於左, 秋氣始

250) 歸其己勝：王冰은 注에서 "겨울에 비가 내리고, 봄에 서늘하며, 가을에 무덥고, 여름에 추운 것들은 모두 '歸其己勝'이다."라고 하였다. '己勝'이란 자신을 이기는 氣를 가리킨다. 예컨대 겨울은 五行의 水에 속하고 그 기후가 차며, 長夏는 五行의 土에 속하고 그 기후변화는 비가 내리는 것인데, 겨울의 氣가 不及하면 土氣가 이를 이기므로(土克水) 비가 내리는 것이다.

251) 標："表"를 가리킨다. 《廣雅 · 釋詁一》에서 "'標'는 表이다."라고 하였다.

於右, 冬氣始於後, 夏氣始於前[252]. 此四時正化之常. 故至高之地, 冬氣常在; 至下之地, 春氣常在, 必謹察之.

帝曰 : 善.

黃帝 : 氣의 운행이 어떠한지 들려주시겠습니까?

岐伯 : 春氣는 (동방에서 발생하여) 서방으로 운행하고, 夏氣는 (남방에서 발생하여) 북방으로 운행하며, 秋氣는 (서방에서 발생하여) 동방으로 운행하고, 冬氣는 (북방에서 발생하여) 남방으로 운행하므로 春氣는 아래에서 시작되고 秋氣는 위에서 시작되며, 夏氣는 裏에서 시작되고, 冬氣는 表에서 시작됩니다. 春氣는 왼쪽에서 시작되고, 秋氣는 오른쪽에서 시작되며, 冬氣는 뒤쪽에서 시작되고, 夏氣는 앞쪽에서 시작됩니다. 이는 四時의 정상적인 기후변화 규율입니다. 그러므로 매우 높은 지역에는 冬氣(한랭한 기후)가 常存하고, 매우 낮은 지역에는 春氣(온난한 기후)가 常存하니, 반드시 신중하게 관찰해야 합니다.

黃帝 : 훌륭하십니다.

黃帝問曰 : 五運六氣之應見[253], 六化之正[254], 六變之紀[255]何如?

岐伯對曰 : 夫六氣正紀, 有化有變, 有勝有復, 有用有病, 不同其候, 帝欲何乎?

黃帝 : 五運六氣에 상응하여 나타나는 것 중에 六氣의 정상적인 변화와 비정상적인 변화 규율은 어떠합니까?

岐伯 : 대저 六氣의 정상적인 변화 규율에는 生化와 變動, 勝氣와 復氣, 作用과 發病 등 정도가 상이한데, 黃帝께서는 어느 것을 알고자 하십니까?

帝曰 : 願盡聞之.

岐伯曰 : 請遂言之. 夫氣之所至也, 厥陰所至爲和平, 少陰所至爲暄[256], 太陰所至爲埃溽, 少陽所至爲炎暑, 陽明所至爲淸勁[257], 太

252) 春氣始於左,……夏氣始於前 : 남쪽을 향하여 위치를 정하면 왼쪽은 동방이고, 오른쪽은 서방이며, 뒤쪽은 북방이고, 앞쪽은 남방이므로 "春氣始於左……夏氣始於前"이라 하였다.

253) 應見 : 運氣變化에 상응하여 나타나는 物象을 가리킨다.

254) 六化之正 : 六氣의 정상적인 변화를 가리킨다.

255) 六變之紀 : 六氣가 비정상적으로 변화하는 要綱을 가리킨다.

256) 暄 : 溫熱함을 가리킨다.

陽所至爲寒雰, 時化之常也.

黃帝 : 모두 듣고 싶습니다.

岐伯 : 모두 말씀드리겠습니다. 무릇 六氣가 도래할 경우, 厥陰風木의 氣가 이르면 (기후가) 온화하고, 少陰君火의 氣가 이르면 溫熱하며, 太陰濕土의 氣가 이르면 濕潤하고, 少陽相火의 氣가 이르면 무더우며, 陽明燥金의 氣가 이르면 서늘하면서 바람이 불고, 太陽寒水의 氣가 이르면 춥고 눈이 내리는데, (이는) 四時 기후변화의 常規입니다.

厥陰所至爲風府[258], 爲璺啓[259]; 少陰所至爲火府, 爲舒榮[260]; 太陰所至爲雨府, 爲員盈[261]; 少陽所至爲熱府, 爲行出[262]; 陽明所至爲司殺府, 爲庚蒼[263]; 太陽所至爲寒府, 爲歸藏; 司化之常也.

厥陰風木의 氣가 이르면 風氣가 모여 만물을 싹틔우고, 少陰君火의 氣가 이르면 火氣가 모여 만물을 잘 자라게 하며, 太陰濕土의 氣가 이르면 濕氣가 모여 만물을 무성하게 하고, 少陽相火의 氣가 이르면 熱氣가 모여 만물을 여물게 하며, 陽明燥金의 氣가 이르면 肅殺之氣가 모여 초목을 시들어 떨어지게 하고, 太陽寒水의 氣가 이르면 寒氣가 모여 만물이 封藏되는데, (이는) 六氣가 주관하는 변화의 常規입니다.

厥陰所至爲生, 爲風搖; 少陰所至爲榮, 爲形見; 太陰所至爲化, 爲雲雨; 少陽所至爲長, 爲蕃鮮; 陽明所至爲收, 爲霧露[264], 太陽所至爲藏, 爲周密, 氣化之常也.

厥陰風木의 氣가 이르면 만물이 생하고 (연약한 새싹이) 바람에 흔들리며, 少陰君火의 氣가 이르면 만물이 무성하고 형태가 나타나며, 太陰濕土의 氣가 이르면 만물이 化育

---

257) 淸勁 : 기후가 서늘하고 바람이 세차게 부는 것을 말한다.

258) 風府 : "府"는 만물이 모이는 곳인데, 여기서는 風氣가 모이는 곳을 말한다.

259) 璺啓(문계) : "璺"과 "啓"는 모두 "갈라지다"는 뜻이다. 따라서 "璺啓"는 식물이 흙을 뚫고 싹트는 모양을 형용한 것이다.

260) 舒榮 : 만물이 무럭무럭 잘 자라는 것을 형용한 것이다.

261) 員盈 : 만물이 충만하고 무성한 것을 형용한 것이다.

262) 行出 : 張介賓은 注에서 "陽氣가 성하여 극에 달하면 외부에 도달하는데, 만물이 이를 얻으면 형태가 완전해진다."고 하였다. 즉 "行出"이란 陽氣가 왕성하여 외부에 도달하는 것을 말하는데, 여기서는 만물이 여무는 것을 뜻한다.

263) 庚蒼 : 張介賓은 注에서 "'庚'은 更(바뀌다)이고, '蒼'은 木의 변화이다."라고 하였다. 이는 가을의 肅殺之氣가 초목을 시들어 떨어지게 함을 말한다.

264) 霧露 : 여기서는 기후가 서늘해지는 것을 가리킨다.

하고 濕이 비구름으로 변하며, 少陽相火의 氣가 이르면 만물이 왕성하게 자라 우거지고, 陽明燥金의 氣가 이르면 만물이 收斂되고 기후가 서늘해지며, 太陽寒水의 氣가 이르면 만물이 潛藏되고 陽氣가 固密해지는데, (이는) 六氣 변화의 常規입니다.

厥陰所至爲風生, 終爲肅265); 少陰所至爲熱生, 中爲寒; 太陰所至爲濕生, 終爲注雨; 少陽所至爲火生, 終爲蒸溽; 陽明所至爲燥生, 終爲凉266); 太陽所至爲寒生, 中爲溫, 德化267)之常也.

厥陰風木의 氣가 이르면 風氣가 生하는데 (厥陰風木 아래에 金氣가 이어져 있으므로 厥陰의 氣가) 끝나면 肅殺之氣가 행해지고, 少陰君火의 氣가 이르면 熱氣가 生하는데 (少陰 중에 太陽이 나타나므로) 중간에 寒冷한 기후가 나타나며, 太陰濕土의 氣가 이르면 濕氣가 生하는데 (太陰濕土의 아래에 風氣가 이어져 있으므로 太陰의 氣가) 끝나면 큰비가 쏟아지고, 少陽相火의 氣가 이르면 火氣가 生하는데 (少陽相火 아래에 水氣가 이어져 있으므로 少陽의 氣가) 끝나면 찌는 듯이 무더우며, 陽明燥金의 氣가 이르면 凉氣가 生하는데 (陽明燥金의 아래에 火氣가 이어져 있으므로 陽明의 氣가) 끝나면 燥氣가 유행하고, 太陽寒水의 氣가 이르면 寒氣가 生하는데 (太陽 중에 少陰이 나타나므로) 중간에 온난한 기후가 나타나니, (이는) 德化의 常規입니다.

厥陰所至爲毛化, 少陰所至爲羽268)化, 太陰所至爲倮化, 少陽所至爲羽269)化, 陽明所至爲介化, 太陽所至爲鱗化, 德化之常也.

厥陰風木의 氣가 이르면 毛蟲類가 化生하고, 少陰君火의 氣가 이르면 날개 달린 동물들이 化生하며, 太陰濕土의 氣가 이르면 倮蟲類가 化生하고, 少陽相火의 氣가 이르면

265) 肅 : 肅殺之氣를 가리킨다.

266) 陽明所至爲燥生, 終爲凉 : 《新校正》에서 이르길 "헤아려 보건대 이들 六氣는 모두 먼저 本氣의 生化를 설명한 다음에 상반되는 氣를 설명하였는데, 유독 陽明의 生化만 '燥生, 終爲凉'이라 하여 상반되는 氣가 보이지 않는다. 다시 상하의 文義를 살펴보건대 마땅히 '陽明所至爲凉生, 終爲燥'라고 해야 여러 氣들과 뜻이 통한다. 대저 金位 아래에 火氣가 이어져 있으므로 陽明은 淸氣를 生하고 (陽明의 氣가) 끝나면 燥氣가 유행한다."고 하였다. 張介賓의 說도 이와 같다. 따라서 본서는 《新校正》에 근거하여 해석하였다.

267) 德化 : 만물이 六氣의 정상적인 生化를 받는 것을 "德化"라 한다.

268) 羽 : 《明綠格抄本》과 《吳注素問》에는 "翮(핵 : 깃촉, 즉 깃의 아래에 있는 단단한 축을 가리킨다)"으로 되어 있다. 王冰은 注에서 "깃촉이 있어서 날아다니는 동물이다."라고 하였다.

269) 羽 : 王冰은 注에서 "얇고 투명한 날개를 가진 벌이나 매미 따위이지, 새의 깃이 아니다."라고 하였다. 따라서 본서는 이를 날개 달린 곤충류로 해석하였다.

날개 달린 곤충류가 化生하며, 陽明燥金의 氣가 이르면 介蟲類가 化生하고, 太陽寒水의 氣가 이르면 鱗蟲類가 化生하는데, (이는) 德化의 常規입니다.

厥陰所至爲生化, 少陰所至爲榮化, 太陰所至爲濡化, 少陽所至爲茂化, 陽明所至爲堅化, 太陽所至爲藏化, 布政[270]之常也.

厥陰風木의 氣가 이르면 만물이 生하고, 少陰君火의 氣가 이르면 만물이 잘 자라며, 太陰濕土의 氣가 이르면 만물이 윤택해지고, 少陽相火의 氣가 이르면 만물이 무성해지며, 陽明燥金의 氣가 이르면 만물이 견실해지고, 太陽寒水의 氣가 이르면 만물이 閉藏되는데, (이는 六氣가 散布되어 만물을 化生하는) 布政의 常規입니다.

厥陰所至爲飄怒, 太凉; 少陰所至爲大暄, 寒; 太陰所至爲雷霆驟注, 烈風; 少陽所至爲飄風[271]燔燎, 霜凝; 陽明所至爲散落, 溫; 太陽所至爲寒雪冰雹, 白埃[272], 氣變之常也

厥陰風木의 氣가 이르면 바람이 거세게 불고 (風木의 氣가 太過하면 金氣가 來復하므로 뒤이어) 서늘해지며, 少陰君火의 氣가 이르면 지나치게 무덥고 (火氣가 太過하면 水氣가 來復하므로 뒤이어) 추위가 오며, 太陰濕土의 氣가 이르면 번개가 치면서 폭우가 내리고 (濕土의 氣가 太過하면 木氣가 來復하므로 뒤이어) 맹렬한 바람이 불며, 少陽相火의 氣가 이르면 회오리바람이 불고 타는 듯이 무더우며 (火氣가 太過하면 水氣가 來復하므로 뒤이어) 서리가 내리고 땅이 얼어붙으며, 陽明燥金의 氣가 이르면 초목의 잎이 떨어지고 (燥金의 氣가 太過하면 火氣가 來復하므로 뒤이어) 따뜻해지며, 太陽寒水의 氣가 이르면 추워져 눈이나 우박이 내리고 (寒水의 氣가 太過하면 土氣가 來復하므로 뒤이어) 안개가 자욱하게 끼는데, (이는) 六氣 변화의 常規입니다.

厥陰所至爲撓動, 爲迎隨[273]; 少陰所至爲高明焰, 爲曛; 太陰所至爲沈陰, 爲白埃, 爲晦暝[274]; 少陽所至爲光顯[275], 爲彤雲[276], 爲曛;

---

270) 布政 : 張介賓은 注에서 "氣가 散布되면 만물이 이를 따라 化生하므로 '政'이라 한다."고 하였다. 즉 六氣가 散布되어 만물이 六氣를 따라 化生하는 것을 가리킨다.

271) 飄風 : 회오리바람을 가리킨다.

272) 白埃 : 土氣의 작용으로 안개가 자욱하게 낀 것을 형용한 것이다.

273) 迎隨 : 초목이 바람을 따라 이리저리 움직이는 것을 가리킨다.

274) 爲沈陰, 爲白埃, 爲晦暝 : "沈陰"은 구름이 짙게 낀 것을 가리키고, "白埃"는 안개가 자욱한 것을 가리키며, "晦暝"은 천지가 어두운 것을 가리킨다.

275) 光顯 : 무지개나 번개 등으로 인해 환하게 빛나는 것을 가리킨다.

陽明所至爲煙埃, 爲霜, 爲勁切, 爲悽鳴; 太陽所至爲剛固, 爲堅芒[277], 爲立[278], 令行[279]之常也.

厥陰風木의 氣가 이르면 만물이 요동하고 초목이 바람을 따라 움직이며, 少陰君火의 氣가 이르면 陽氣가 성해지고 무더워지며, 太陰濕土의 氣가 이르면 구름이 짙게 끼고 안개가 자욱하여 천지가 어두우며, 少陽相火의 氣가 이르면 무지개나 번개 등으로 인해 천지가 환하게 빛나고 적색구름이 일며 무더워지고, 陽明燥金의 氣가 이르면 안개가 끼고 서리가 내리며 소슬한 가을바람이 불고 가을벌레 소리가 처량하게 들리며, 太陽寒水의 氣가 이르면 만물이 단단해지고 날카롭게 얼어붙으며 生化가 멈추는데, (이는 절기와 기후가 六氣를 따라 변화하는) 令行의 常規입니다.

厥陰所至爲裏急; 少陰所至爲瘍胗身熱; 太陰所至爲積飮否隔; 少陽所至爲嚏嘔, 爲瘡瘍; 陽明所至爲浮虛[280]; 太陽所至爲屈伸不利, 病之常也.

厥陰風木의 氣가 이르렀을 때 병이 들면 腹中拘急이 발생하고, 少陰君火의 氣가 이르렀을 때 병이 들면 瘡瘍·皮疹·身熱이 발생하며, 太陰濕土의 氣가 이르렀을 때 병이 들면 水飮積聚·胃脘痞塞이 발생하고, 少陽相火의 氣가 이르렀을 때 병이 들면 재채기·구토·瘡瘍이 발생하며, 陽明燥金의 氣가 이르렀을 때 병이 들면 皮膚浮腫이 발생하고, 太陽寒水의 氣가 이르렀을 때 병이 들면 關節의 屈伸이 不利한데, (이는) 六氣致病의 常規입니다.

厥陰所至爲支痛[281]; 少陰所至爲驚惑, 惡寒, 戰慄[282], 譫妄; 太陰所至爲稸滿[283]; 少陽所至爲驚躁, 瞀昧暴病; 陽明所至爲鼽尻陰股

---

276) 彤雲(동운) : 붉은 구름을 가리킨다.

277) 堅芒 : 얼음이나 눈이 단단하고 날카롭게 얼어붙은 모양을 형용한 것이다.

278) 立 : 정지하여 움직이지 않는 것을 형용한 것이다.

279) 令行 : 張介賓은 注에서 "氣가 운행함에 만물이 감히 위배하지 않으므로 이를 '令'이라 한다."고 하였다. 즉 절기와 기후가 六氣를 따라 변하는 것을 가리킨다.

280) 浮虛 : 水腫이 皮膚·腠理 사이에 머물러 있으므로 누르면 다시 일어나며. "氣腫"이라고도 한다.

281) 支痛 : 脇肋部 사이에 마치 막대가 끼인 것처럼 아픈 것을 가리킨다.

282) 慄 : 원문에는 "慓"로 되어 있었으나, 王冰의 注 및《吳注素問》《素問注證發微》《類經》등에 근거하여 교정하였다.

283) 稸滿 : "稸"은 "畜(쌓이다)"과 통한다. 따라서 이는 飮食積滯로 인해 脹滿한 것을 가리킨다.

膝髀腨䯒足病[284]; 太陽所至爲腰痛, 病之常也.

厥陰風木의 氣가 이르렀을 때 병이 들면 脇肋部에 무엇이 끼인 것처럼 아프고, 少陰君火의 氣가 이르렀을 때 병이 들면 驚駭·惡寒·戰慄·譫語妄言이 발생하며, 太陰濕土의 氣가 이르렀을 때 병이 들면 飮食積滯로 인해 脹滿하고, 少陽相火의 氣가 이르렀을 때 병이 들면 驚駭·躁動·昏迷 등이 갑자기 발생하며, 陽明燥金의 氣가 이르렀을 때 병이 들면 鼻塞, 尾骶骨·外陰部·大腿部·膝關節·大腿上段·少腿部·脛腓骨·발바닥 등이 아프고, 太陽寒水의 氣가 이르렀을 때 병이 들면 腰痛이 발생하는데, (이는) 六氣 致病의 常規입니다.

厥陰所至爲緛戾[285]; 少陰所至爲悲妄, 衄衊[286]; 太陰所至爲中滿, 霍亂吐下; 少陽所至爲喉痹, 耳鳴, 嘔涌[287]; 陽明所至爲皴揭[288], 太陽所至爲寢汗, 痙, 病之常也.

厥陰風木의 氣가 이르렀을 때 병이 들면 筋脈이 오그라들고 신체가 뒤틀리며, 少陰君火의 氣가 이르렀을 때 병이 들면 悲哀·言行妄動·鼻出血過多가 발생하고, 少陰君火의 氣가 이르렀을 때 병이 들면 胃脘脹滿·吐瀉霍亂이 발생하며, 少陽相火의 氣가 이르렀을 때 병이 들면 喉痹·耳鳴·嘔吐 등이 발생하고, 陽明燥金의 氣가 이르렀을 때 병이 들면 피부가 갈라져 일어나며, 太陽寒水의 氣가 이르렀을 때 병이 들면 盜汗·痙病이 발생하는데, (이는) 六氣 致病의 常規입니다.

厥陰所至爲脇痛, 嘔泄; 少陰所至爲語笑; 太陰所至爲重胕腫; 少陽所至爲暴注, 瞤瘛, 暴死; 陽明所至爲鼽嚏; 太陽所至爲流泄[289], 禁止[290], 病之常也.

---

284) 病 : 《內經評文》에는 "痛"으로 되어 있는데, 이렇게 해석하는 것이 의미상으로 뛰어나다.

285) 緛戾(연려) : "緛"은 筋脈이 오그라드는 것을 가리키고, "戾"는 肢體가 뒤틀리는 것을 가리킨다.

286) 衄衊(뉵멸) : "衄"은 鼻出血을, "衊"은 더러운 피를 뜻하나 여기서는 과다함을 가리킨다. 즉 鼻出血이 과다함을 뜻한다.

287) 涌 : 王氷은 注에서 "'涌'은 음식물이 내려가지 않고 넘치는 것이다."라고 하였다.

288) 皴揭(준게) : 피부가 갈라져 일어나는 것이다. 吳崑은 注에서 "피부가 갈라지는 것을 '皴'이라 하고, 피부가 일어나는 것을 '揭'라 하는데, 燥病이다."라고 하였다.

289) 流泄 : 大便泄瀉가 멎지 않는 二便失禁 증상을 가리킨다.

290) 禁止 : 대소변이 막혀서 통하지 않는 二便不通 증상을 가리킨다.

厥陰風木의 氣가 이르렀을 때 병이 들면 脇痛·嘔吐泄瀉 등이 발생하고, 少陰君火의 氣가 이르렀을 때 병이 들면 多語·失笑 등이 발생하며, 太陰濕土의 氣가 이르렀을 때 병이 들면 身重·浮腫이 발생하고, 少陽相火의 氣가 이르렀을 때 병이 들면 극심한 泄瀉·肌肉瞤動·突然死 등이 발생하며, 陽明燥金의 氣가 이르렀을 때 병이 들면 콧물·재채기 등이 발생하고, 太陽寒水의 氣가 이르렀을 때 병이 들면 二便失禁·二便不通이 발생하는데, (이는) 六氣 致病의 常規입니다.

凡此十二變者, 報德以德, 報化以化, 報政以政, 報令以令, 氣高則高, 氣下則下, 氣後則後, 氣前則前, 氣中則中, 氣外則外, 位之常也[291]. 故風勝則動, 熱勝則腫, 燥勝則乾, 寒勝則浮, 濕勝則濡泄, 甚則水閉胕腫. 隨氣所在, 以言其變耳.

대저 이들 열두 가지 변화는 德에는 德으로, 化에는 化로, 政에는 政으로, 令에는 令으로 보답하며, 氣가 위에 있으면 病位도 위쪽에 있고, 氣가 아래에 있으면 病位도 아래에 있으며, 氣가 뒤쪽에 있으면 病位도 뒤쪽에 있고, 氣가 앞쪽에 있으면 病位도 앞쪽에 있으며, 氣가 가운데에 있으면 病位도 가운데에 있고, 氣가 바깥쪽에 있으면 病位도 바깥쪽에 있으니, (이는 六氣로 인해 발병한) 病位의 常規입니다. 그러므로 風氣가 성하면 搖動不安하고, 熱氣가 성하면 腫脹이 발생하며, 燥氣가 성하면 건조해지고, 寒氣가 성하면 浮腫이 발생하며, 濕氣가 성하면 水瀉가 발생하고 심하면 小便不通·浮腫이 발생합니다. (이는) 氣의 소재에 따라 그 病變을 설명한 것입니다.

帝曰 : 願聞其用也.

岐伯曰 : 夫六氣之用, 各歸不勝而爲化. 故太陰雨化[292], 施於太陽; 太陽寒化, 施於少陰; 少陰熱化, 施於陽明; 陽明燥化, 施於厥陰; 厥陰風化, 施於太陰. 各命其所在以徵之也.

---

291) 氣高則高,……位之常也 : 王氷은 注에서 "'高下·前後·中外'는 질병이 발생하는 곳이다. 手의 陰陽은 그 氣가 위에 있고, 足의 陰陽은 그 氣가 아래에 있으며, 足太陽의 氣는 몸의 뒤쪽에 있고, 足陽明의 氣는 몸의 앞쪽에 있으며, 足太陰·少陰·厥陰의 氣는 몸 속에 있고, 足少陽의 氣는 몸의 바깥쪽에 있는데, 각기 소재에 근거하여 말한 것이다."라고 하였다.

292) 雨化 : 張琦는 《素問釋義》에서 "'雨化'는 마땅히 '濕化'로 적어야 한다."고 하였는데, 아래에서 "寒化"·"熱化"·"燥化"·"風化"라고 한 것에 비추어 보면 張琦의 견해가 옳다. 따라서 본서는 이를 "濕化"로 해석하였다.

黃帝 : 六氣의 작용에 대해 들려주십시오.

岐伯 : 대저 六氣의 작용은 각기 不勝之氣에 귀속되어 변화합니다. 그러므로 太陰의 濕化는 太陽에서 시행되고(土克水), 太陽의 寒化는 少陰에서 시행되며(水克火), 少陰의 熱化는 陽明에서 시행되고(火克金), 陽明의 燥化는 厥陰에서 시작되며(金克木), 厥陰의 風化는 太陰에서 시행됩니다(木克土). (이들은) 각기 그 소재를 명명함으로써 그 작용을 밝힐 수 있습니다.

帝曰 : 自得其位何如?

岐伯曰 : 自得其位, 常化也.

帝曰 : 願聞所在也.

岐伯曰 : 命其位而方月[293]可知也.

黃帝 : (六氣가) 본연의 위치에서 작용하면 어떠합니까?

岐伯 : (六氣가) 본연의 위치에서 작용하면 정상적인 변화입니다.

黃帝 : (六氣의) 소재에 대해 들려주십시오.

岐伯 : 六氣가 소재한 위치를 명명하면 (六氣가 주관하는) 방위와 月令을 알 수 있습니다.

帝曰 : 六位之氣[294], 盈虛何如?

岐伯曰 : 太少[295]異也. 太者之至徐而常, 少者暴而亡[296].

黃帝 : 여섯 부위의 氣가 太過·不及한 정황은 어떠합니까?

岐伯 : (이들의) 太過와 不及은 상이한데, 太過하면 갑작스럽게 와서 쉽게 없어지고, 不及하면 완만하게 와서 오랫동안 지속됩니다.

帝曰 : 天地之氣, 盈虛何如?

岐伯曰 : 天氣不足, 地氣隨之, 地氣不足, 天氣從之, 運居其中而

---

293) 方月 : "方"은 방위를, "月"은 月令을 가리킨다. 고대인들은 일년 열두 달을 사방에 나누어 배속시켰으므로 "方月"이라 한다.

294) 六位之氣 : 時令을 주관하는 六氣에는 여섯 곳의 정해진 위치가 있으므로 이렇게 말하였다.

295) 太少 : "太"는 太過를, "少"는 不及을 말한다. 張介賓은 注에서 "六陽年을 태라 하고, 六陰年을 少라 한다."고 하였다.

296) 太者之至徐而常, 少者暴而亡 : 張琦는 《素問釋義》에서 이르길 "상고해 보건대 위에서 '太過者暴, 不及者徐'라고 한 것과 정반대이니 잘못된 듯하다."라고 하였다. 王冰이 注에서 "힘있고 강하게 발작하는 것은 오래가지 못하므로 갑작스럽게 오고 쉽게 없어진다."고 한 것에 따르면 "太者之至暴而亡, 少者徐而常"으로 해야 옳으므로 본서는 이에 근거하여 해석하였다.

常先[297]也. 惡所不勝[298], 歸所同和, 隨運歸從[299]而生其病也. 故上勝則天氣降而下, 下勝則地氣遷而上. 勝[300]多少而差其分, 微者小差, 甚者大差, 甚則位易氣交, 易則大變生而病作矣.《大要》曰甚紀五分, 微紀七分[301], 其差可見, 此之謂也.

黃帝 : 司天之氣와 在泉之氣의 太過·不及은 어떠합니까?

岐伯 : 司天의 氣가 不及하면 在泉의 氣가 이를 따라 상승하고, 在泉의 氣가 不及하면 司天의 氣가 이를 따라 하강하며, 歲運은 이들(司天과 在泉之氣)의 중간에 위치하므로 항상 먼저 움직입니다. (歲運은) 자신이 이기지 못하는 司天·在泉의 氣를 싫어하고, 同和되는 司天·在泉의 氣에 귀속되니, 運의 귀속에 따라 병변이 발생합니다. 그러므로 司天의 氣가 太過하면 天氣가 하강하고, 在泉의 氣가 太過하면 地氣가 상승합니다. 勝氣의 多少에 따라 하강과 상승에 차이가 있는데, (勝氣가) 미약하면 그 차이가 작고, 심하면 그 차이가 크며, 차이가 크면 氣交의 위치가 바뀌고 (위치가 바뀌면) 큰 변화가 일어나고 질병이 발생합니다.《大要》에서 이르길 "(기후변화가) 심한 해에는 (정상적인 기후가) 5할이고, 미약한 해에는 (정상적인 기후가) 7할로서 그 차이를 볼 수 있다."고 하였는데, 이를 말함입니다.

帝曰 : 善. 論言熱無犯熱, 寒無犯寒, 余欲不遠寒, 不遠熱奈何?

岐伯曰 : 悉乎哉問也! 發表不遠熱, 攻裏不遠寒.

帝曰 : 不發不攻而犯寒犯熱何如?

岐伯曰 : 寒熱內賊, 其病益甚.

黃帝 : 훌륭하십니다. 論하시길 "熱性 약물을 사용할 때는 더위(熱)로서 犯하지 말고, 寒性 약물을 사용할 때는 추위(寒)로써 犯하지 말라"고 하셨습니다. (그런데) 저는 추위

---

297) 常先 : 歲運은 司天과 在泉之氣의 중간에 있으므로 항상 司天之氣가 하강하면 먼저 하강하고, 在泉之氣가 상승하면 먼저 상승한다는 뜻이다.

298) 惡所不勝 : 즉 歲運 자신이 이기지 못하는 司天·在泉의 氣를 싫어한다는 말이다.

299) 隨運歸從 : 張介賓은 注에서 "이기지 못하면 司天·在泉의 억제를 받고, 일치하면 司天·在泉의 偏盛을 도와 모두 발병하므로 '隨運歸從'이라 한다."고 하였다.

300) 勝 : 원문에는 없었으나《吳注素問》과《類經》에 근거하여 교정하였다.

301) 甚紀五分, 微紀七分 : "甚紀"는 기후변화가 비교적 심한 해를 가리키고, "微紀"는 기후변화가 비교적 적은 해를 가리킨다. "五分"·"七分"은 정상적이 기후가 차지하는 비율을 가리킨다.

나 더위를 멀리하지 않고자 하는데, 어떻게 해야 합니까?

岐伯 : 상세한 질문이십니다. 表(에 있는 邪氣)를 發汗할 때는 더위를 멀리하지 않아도 되고, 裏(에 있는 邪氣)를 攻下할 때는 추위를 멀리하지 않아도 됩니다.

黃帝 : (만약) 發汗시키거나 攻下시키지 않을 때 더위나 추위로써 범하면 어떻게 됩니까?

岐伯 : 寒邪・熱邪가 내부를 손상하여 그 병이 더욱 심해집니다.

帝曰 : 願聞無病者何如?

岐伯曰 : 無者生之, 有者甚之.

帝曰 : 生者何如?

岐伯曰 : 不遠熱則熱至, 不遠寒則寒至. 寒至則堅否腹滿, 痛急下利之病生矣; 熱至則身熱, 吐下霍亂, 癰疽瘡瘍, 瞀鬱注下, 瞤瘛腫脹, 嘔, 鼽衄頭痛, 骨節變, 肉痛, 血溢血泄, 淋閟[302]之病生矣.

黃帝 : 병이 없는 사람의 경우는 (이러한 방법을 사용하면) 어떠한지 들려주시겠습니까?

岐伯 : 병이 없으면 병이 생기고, 있으면 심해집니다.

黃帝 : (이로 인해) 병이 발생할 경우는 어떠합니까?

岐伯 : 더위를 멀리하지 않으면 熱邪가 이르고, 추위를 멀리하지 않으면 寒邪가 이릅니다. 寒邪가 이르면 腹部腫塊・腹部脹滿・急痛・下利 등이 발생하고, 熱邪가 이르면 身熱・吐瀉霍亂・癰疽・瘡瘍・煩悶・急性水瀉・肌肉瞤動・筋肉抽搐・腫脹・嘔吐・鼻塞・鼻出血・頭痛・關節變形・肌肉疼痛・吐血・便血・小便淋瀝 혹은 不通 등의 질병이 발생합니다.

帝曰 : 治之奈何?

岐伯曰 : 時必順之[303], 犯者治以勝[304]也.

黃帝問曰 : 婦人重身[305], 毒之何如?

---

302) 淋閟(임비) : 小便이 방울방울 떨어지거나 나오지 않는 증상을 가리킨다.

303) 時必順之 : 치료할 때는 반드시 四時의 기후에 따라야 함을 말한다.

304) 治以勝 : 相克關係에 있는 약물로써 치료한다는 말이다. 예컨대 熱邪에 손상되었을 경우는 鹹寒한 약물로 치료하고, 寒邪에 손상되었을 경우는 甘熱한 약물로 치료하는 것 등이다.

305) 重身 : 임신을 가리킨다. 산모의 몸 속에 아기의 몸이 들어 있어 몸이 둘이므로 "重身"이라 하였다.

岐伯曰 : 有故[306]無殞, 亦無殞[307]也.

帝曰 : 願聞其故何謂也?

岐伯曰 : 大積大聚, 其可犯也, 衰其太半而止, 過者死.

黃帝 : 이를 치료하려면 어떻게 해야 합니까?

岐伯 : 四時의 기후에 반드시 따라야 하는데, 이를 어겨 발병하였을 경우는 相克關係에 있는 약물로써 치료해야 합니다.

黃帝 : 부녀자가 임신했을 때 毒한 약물을 사용하려면 어떻게 해야 합니까?

岐伯 : (用藥의) 근거가 있으면 (모체가) 손상되지 않으며, 태아도 손상되지 않습니다.

黃帝 : 그 까닭이 무엇인지 들려주시겠습니까?

岐伯 : 큰 積聚 따위가 있으면 독한 약물로 치료할 수 있지만 그 병이 절반 가량 줄어들었을 때는 복용을 멈추어야 하는데, 과도하면 죽습니다.

帝曰 : 善. 鬱[308]之甚者, 治之奈何?

岐伯曰 : 木鬱達[309]之, 火鬱發[310]之, 土鬱奪[311]之, 金鬱泄[312]之, 水鬱折[313]之. 然調其氣, 過者折之, 以其畏也, 所謂瀉之.

---

306) 故 : 여기서는 病因 혹은 用藥의 근거를 가리킨다.

307) 無殞, 亦無殞 : 王冰은 注에서 "위의 '無殞'은 母體가 온전하다는 말이고, '亦無殞'은 태아 역시 죽지 않는다는 말이다."라고 하였다. "殞"에는 "손상되다"는 뜻이 있다.

308) 鬱 : 五臟의 울결을 가리킨다. 馬蒔는 注에서 "여기서 말한 다섯 가지 鬱結은 인체의 울결이다."라고 하였다.

309) 達 : "통하다"는 뜻이다. 張璐가 이르길 "'達'이란 울결된 것을 通暢케 하는 것이다."라고 하였고, 張介賓은 注에서 "氣를 통행시키는 것을 모두 '達'이라 한다."고 하였다.

310) 發 : 發散시키는 것을 말한다. 張介賓은 注에서 "대저 火가 위치한 곳에 울결하여 잠복한 경우는 가로막아서는 안되며, 마땅히 그 세력을 해소하거나 흩어지게 하거나 띄우거나 날려야 하는데, 창문을 여는 것과 같고 이불을 들추는 것과 같으므로 모두 發이라 하며, 汗法에만 국한되는 것이 아니다."라고 하였다.

311) 奪 : 울결한 邪氣를 뽑아 내는 것으로서 吐法·汗法 등을 가리킨다. 張介賓은 注에서 "土는 壅滯되는 것을 싫어하는데, 壅滯가 上焦에 있을 경우는 上焦를 取하여 그것을 吐하게 하고, 壅滯가 中焦에 있을 경우는 中焦를 取하여 그것을 伐하며, 壅滯가 下焦에 있을 경우는 下焦를 取하여 그것을 瀉해야 한다. 대저 이를 모두 '奪'이라 하며, 下法에만 국한되는 것이 아니다."라고 하였다.

312) 泄 : 주로 肺氣를 宣泄하는 것을 가리킨다.

313) 折 : 水邪를 몰아 내는 것을 가리킨다.

黃帝 : 훌륭하십니다. 울결이 심한 것을 치료하려면 어떻게 해야 합니까?

岐伯 : 肝木이 울결되었으면 疏通시키고, 心火가 울결되었으면 發散시키며, 脾土가 울결되었으면 吐法 혹은 下法을 사용하고, 肺金이 울결되었으면 宣泄하며, 腎水가 울결되었으면 水邪를 몰아내야 합니다. 이처럼 五臟의 氣를 조화롭게 하되 太過하면 억눌러야 하는데, 그것이 두려워하는 것으로써 억누르는 까닭에 瀉法이라 합니다.

帝曰 : 假[314)]者何如?

岐伯曰 : 有假其氣, 則無禁[315)]也. 所謂主氣不足, 客氣勝也.

帝曰 : 至哉! 聖人之道, 天地大化, 運行之節, 臨御之紀, 陰陽之政, 寒暑之令, 非夫子孰能通之! 請藏之靈蘭之室, 署曰《六元正紀》, 非齋戒不敢示, 愼傳也.

黃帝 : 假借之氣가 있을 경우는 어떻게 해야 합니까?

岐伯 : 假借之氣가 있으면 (寒性 약물을 사용할 때는 추위를 피하고, 熱性 약물을 사용할 때는 더위를 피해야 한다는) 禁忌가 필요 없습니다. (假借之氣란) 이른바 主氣가 부족하면 客氣가 太過해짐을 말합니다.

黃帝 : 지극하도다. 聖人의 道여! 天地의 큰 변화, 운행의 규율, 加臨의 綱紀, 陰陽의 다스림, 寒暑의 時令 등은 그대가 아니면 누가 통달할 수 있겠습니까? 청컨대 이를 靈蘭室에 보관하여 "六元正紀"라 이름짓고, 齋戒하지 않고서는 齋戒하지 않고서는 함부로 꺼내 보이지 않았을 것이며 신중하게 전수하겠습니다.

314) 假 : "빌다(借)"는 뜻이다. 主氣가 부족하면 客氣가 반드시 그 氣를 빌어 변화한다. 즉 더워야 함에도 춥고, 추워야 함에도 더운 것을 말한다.

315) 無禁 : "禁"은 寒性 약물을 사용할 때 추위를 피하고 熱性 약물을 사용할 때 더위를 피하는 것을 가리킨다.

七十二. 刺法論(亡)

본편에서는 運氣가 정상을 잃어 비정상적인 기후가 발생하였을 때 형성되는 疫病을 치료하고 예방하는 刺針法에 관해 주로 논술하였으므로 刺法論이라 이름하였다.

(1) 運氣의 升降往來가 정상적으로 이루어지지 못함은 疫癘 발생의 주된 원인이므로 五運六氣의 변화규율을 파악해야 疫癘의 발생을 예방할 수 있으며, 제때에 이와 상응하는 刺針法을 운용하여 예방해야 함을 제시하였다.

(2) 疫癘 발병의 특징을 기술하였으며, 또한 구체적인 刺針法・정신요법・藥浴・내복약물 등으로 疫癘를 예방하는 방법을 제시하였다.

(3) 神은 臟腑機能을 집중적으로 개괄한 것인데, 神이 질병의 발생을 예방하는 관건이 됨을 설명하였다.

黃帝問曰 : 升降[1)]不前, 氣交有變, 卽成暴鬱, 余已知之. 如何預救生靈[2)], 可得却乎?

岐伯稽首再拜對曰 : 昭乎哉問! 臣聞夫子言, 旣明天元[3)], 須窮刺法[4)], 可以折鬱扶運, 補弱全眞, 瀉盛蠲[5)]餘, 令除斯苦.

---

1) 升降 : 六氣의 상승・하강 변화를 가리킨다. 歲氣의 左右間氣는 年支의 변동에 따라 바뀐다. 즉 舊歲의 在泉右間이 상승하여 新歲에는 司天左間이 되므로 이는 "升"이고, 舊歲의 司天右間이 하강하여 新歲의 在泉左間이 되므로 이는 '降'이다. 상세한 것을 본문의 그림을 참조하시오.

2) 生靈 : "生民"과 같은 뜻으로서 일반 백성을 가리킨다.

3) 天元 : 天地六元의 氣를 가리킨다.

黃帝 : (歲氣의 左右間氣가) 升降을 얻지 못하여 氣交에 변화가 생기면 극심한 鬱結이 조성된다는 것을 저는 이미 알고 있습니다. 어떻게 하면 (질병으로부터) 백성들을 구하고 (울결된 邪氣를) 물러가게 할 수 있습니까?

岐伯 (머리를 조아려 再拜하면서 이르길) : 高明한 질문이십니다. 臣이 스승께서 말씀하신 것을 들으니 天元을 명확히 알고 반드시 刺法에 통달해야만 울결된 것을 꺾고 運氣를 도우며, 허약한 것을 보하고 眞氣를 보전할 수 있으며, 그 盛함을 瀉하고 남아 있는 邪氣를 제거하여 그들의 고통을 덜 수 있을 것이라 하셨습니다.

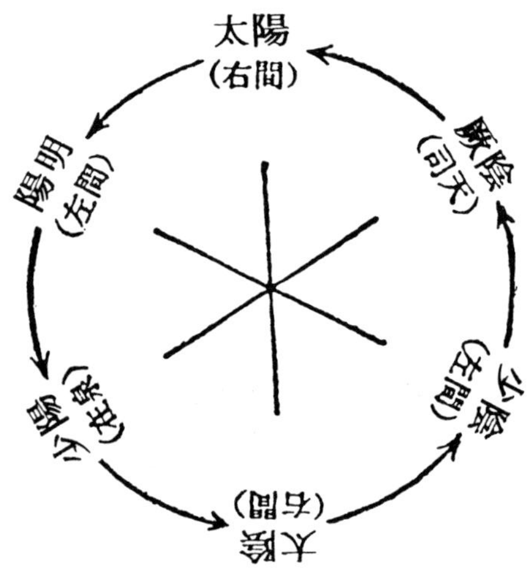

설명 : 客氣는 화살표 방향으로 운행한다. 그림과 같이 厥陰司天·少陽在泉일 경우에는 司天의 右間은 太陽이고 在泉의 右間은 少陰이다. 이러한 해에는 왼쪽으로 상승하여 少陰이 司天이 되고, 陽明이 在泉이 되며, 太陽은 하강하여 在泉의 左間이 되고 太陰은 상승하여 司天의 右間이 된다.

帝曰 : 願卒聞之.

岐伯曰 : 升之不前, 卽有甚凶也. 木欲升而天柱6)窒抑之, 木欲發鬱亦須待時, 當刺足厥陰之井7). 火欲升而天蓬窒抑之, 火欲發鬱亦

---

4) 刺法 : 원문에는 "法刺"로 되어 있었으나, 《素問注證發微》《類經》에 근거하여 교정하였다.

5) 䦆(견) : "제거하다"는 뜻이다.

6) 天柱 : 金星의 별칭이다. 《類經圖翼·天地五星圖》에서 "五星이 司天이나 在泉에 있을 때는 명칭이 각기 다르다. 木星이 司天에 있는 것을 '天衝'이라 하고 在泉에 있는 것을 '地蒼'이라 하며, 火星이 司天에 있는 것을 '天英'이라 하고 在泉에 있는 것을 '地彤'이라 하며, 土星이 司天에 있는 것을 '天芮'라 하고, 在泉에 있는 것을 '地阜'라 하며, 金星이 司天에 있는 것을 '天柱'라 하고 在泉에 있는 것을 '地晶(지효)'라고 하며, 水星이 司天에 있는 것을 '天蓬'이라 하고 在泉에 있는 것을 '地玄'이라 한다."고 하였다. 여기서의 五星은 五運의 氣를 가리킨다.

須待時, 君火相火同刺包絡之滎[8]. 土欲升而天衝窒抑之, 土欲發鬱亦須待時, 當刺足太陰之腧[9]. 金欲升而天英窒抑之, 金欲發鬱亦須待時, 當刺手太陰之經[10]. 水欲升而天芮窒抑之, 水欲發鬱亦須待時, 當刺足少陰之合[11].

黃帝 : 모두 듣고 싶습니다.

岐伯 : (상승해야 함에도) 상승하여 나아가지 않으면 곧 심한 재해가 있게 됩니다. 厥陰風木이 (在泉의 右間에서 司天의 左間으로) 상승하려 할 때 (司天의) 金氣가 막으면 木氣가 억눌리는데, 木의 울결이 풀리려면 반드시 (그 氣가 왕성해지는) 때를 기다려야 하며, (인체의 경우는) 마땅히 足厥陰肝經의 井穴(大敦穴)에 침을 놓아(울결된 肝氣를 瀉해)야 합니다.

少陰君火가 (司天의 左間으로) 상승하려 할 때 (司天의) 水氣가 막으면 火氣가 억눌리는데, 火의 울결이 풀리려면 반드시 (그 氣가 왕성해지는) 때를 기다려야 하며, (인체의 경우는) 君火이건 相火이건 간에 모두 手厥陰心包經의 滎穴(勞宮穴)에 침을 놓아(울결된 心氣를 瀉해)야 합니다.

太陰濕土가 (司天의 左間으로) 상승하려 할 때 (司天의) 木氣가 막으면 土氣가 울결되는데, 土의 울결이 풀리려면 마땅히 (그 氣가 왕성해지는) 때를 기다려야 하며, (인체의 경우는) 足太陰脾經의 腧穴(太白穴)에 침을 놓아(울결된 脾氣를 瀉해)야 합니다.

陽明燥金이 (司天의 左間으로) 상승하려 할 때 (司天의) 火氣가 막으면 金氣가 울결되는데, 金의 울결이 풀리려면 마땅히 (그 氣가 왕성해지는) 때를 기다려야 하며, (인체의 경우는) 手太陰肺經의 經穴(經渠穴)에 침을 놓아(울결된 金氣를 瀉해)야 합니다.

太陽寒水가 (司天의 左間으로) 상승하려 할 때 (司天의) 土氣가 막으면 水氣가 울결되는데, 水의 울결이 풀리려면 마땅히 (그 氣가 왕성해지는) 때를 기다려야 하며, (인체의 경우는) 足少陰腎經의 合穴(陰谷穴)에 침을 놓아(울결된 腎氣를 瀉해)야 합니다.

帝曰 : 升之不前, 可以預備, 願聞其降, 可以先防.

岐伯曰 : 旣明其升, 必達其降也. 升降之道, 皆可先治也. 木欲降

---

7) 井 : 足厥陰肝經의 大敦穴을 가리킨다. 五腧穴을 五行에 배속시키면 合穴은 水에 속하고, 經穴은 金에 속하며, 腧穴은 土에 속하고, 滎穴은 火에 속하며, 井穴은 木에 속한다.

8) 滎 : 手厥陰心包經의 勞宮穴을 가리킨다.

9) 腧 : 足太陰脾經의 腧穴인 太白穴을 가리킨다.

10) 經 : 手太陰肺經의 經渠穴을 가리킨다.

11) 合 : 足少陰腎經의 合穴인 陰谷穴을 가리킨다.

而地畠[12]窒抑之, 降而不入, 抑之鬱發, 散而可得位, 降而鬱發, 暴如天間之待時也, 降而不下, 鬱可速矣, 降可折其所勝也, 當刺手太陰之所出[13], 刺手陽明之所入[14]. 火欲降而地玄窒抑之, 降而不入, 抑之鬱發, 散而可入[15], 當折其所勝, 可散其鬱, 當刺足少陰之所出, 刺足太陽之所入. 土欲降而地蒼窒抑之, 降而不下, 抑之鬱發, 散而可入, 當折其勝, 可散其鬱, 當刺足厥陰之所出, 刺足少陽之所入. 金欲降而地彤窒抑之, 降而不下, 抑之鬱發, 散而可入, 當折其勝, 可散其鬱, 當刺心包絡所出, 刺手少陽所入也. 水欲降而地阜窒抑之, 降而不下, 抑之鬱發, 散而可入, 當折其勝[16], 可散其鬱, 當刺足太陰之所出, 刺足陽明之所入.

黃帝 : (六氣가 마땅히 상승해야 함에도) 상승하여 나아가지 못하는 것은 예방할 수 있는데, 그 하강에 관한 것도 미리 예방할 수 있는지 듣고 싶습니다.

岐伯 : 六氣의 상승을 파악한다면 반드시 六氣의 하강에도 정통할 수 있습니다. 상승과 하강의 이치를 파악하면 (升降이 失調되어 발생하는 재해를) 모두 미리 예방할 수 있습니다.

厥陰風木이 (司天의 右間에서 在泉의 左間으로) 하강하려 할 때 (在泉의) 金氣가 이를 억제하면 (風木의 氣가) 하강하여 제자리로 들어가지 못하는데, 억눌린 氣가 발작하여 퍼져야 제자리로 하강할 수 있습니다. 하강해야 할 것이 (하강하지 못하고) 울결하여 발작하면 그 사나움이 마치 司天의 間氣가 (울결되어 퍼질) 때를 기다리는 것과 같습니다. 하강해야 할 것이 하강하지 못하면 울결됨이 신속한데, (이를) 하강하게 하려면 太過한 金氣를 억

---

12) 畠(㚇) : 《素問注證發微》《類經》《素問直解》에는 모두 "畠"으로 되어 있다.

13) 所出 : 井穴을 가리킨다. 手太陰肺經의 井穴은 少商穴이고, 足少陰腎經의 井穴은 涌泉穴이며, 足厥陰肝經의 井穴은 大敦穴이고, 手厥陰心包經의 井穴은 中衝穴이며, 足太陰脾經의 井穴은 隱白穴이다.

14) 所入 : 合穴을 가리킨다. 手陽明大腸經의 合穴은 曲池穴이고, 足太陽膀胱經의 合穴은 委中穴이며, 足少陽膽經의 合穴은 陽陵泉穴이고, 手少陽三焦經의 合穴은 天井穴이며, 足陽明胃經의 合穴은 足三里穴이다.

15) 入 : 원문에는 "矣"로 되어 있었으나, 《金刻本》 및 아래의 文例에 근거하여 교정하였다.

16) 勝 : 원문에는 "土"로 되어 있었으나, 위의 文例에 근거하여 교정하였다.

제해야 하니, 手太陰肺經의 井穴(少商穴)과 手陽明大腸經의 合穴(曲池穴)에 침을 놓아야 합니다.

少陰君火・少陽相火가 (在泉의 左間으로) 하강하려 할 때 (在泉의) 水氣가 이를 억제하면 하강하여 제자리로 들어가지 못하는데, 억눌린 氣가 발작하여 펴져야 제자리로 들어갈 수 있습니다. (이때는) 마땅히 太過한 水氣를 억눌러야 그 울결을 疏散할 수 있으니, 足少陰腎經의 井穴(涌泉穴)과 足太陽膀胱經의 合穴(委中穴)에 침을 놓아야 합니다.

太陰濕土가 (在泉의 左間으로) 하강하려 할 때 (在泉의) 木氣가 이를 억제하면 하강해야 할 것이 하강하지 못하는데, 억눌린 氣가 발작하여 펴져야 제자리로 들어갈 수 있습니다. (이때는) 마땅히 太過한 木氣를 억눌러야 그 울결을 疏散할 수 있으니, 足厥陰肝經의 井穴(大敦穴)과 足少陽膽經의 合穴(陽陵泉穴)에 침을 놓아야 합니다.

陽明燥金이 (在泉의 左間으로) 하강하려 할 때 (在泉의) 火氣가 이를 억제하면 하강해야 할 것이 하강하지 못하는데, 억눌린 氣가 발작하여 펴져야 제자리로 들어갈 수 있습니다. (이때는) 마땅히 太過한 火氣를 억눌러야 그 울결을 疏散할 수 있으니, 手厥陰心包經의 井穴(中衝穴)과 手少陽三焦經의 合穴(天井穴)에 침을 놓아야 합니다.

太陽寒水가 (在泉의 左間으로) 하강하려 할 때 (在泉의) 土氣가 이를 억제하면 하강해야 할 것이 하강하지 못하는데, 억눌린 氣가 발작하여 펴져야 제자리로 들어갈 수 있습니다. (이때는) 마땅히 太過한 土氣를 억눌러 그 울결을 疏散할 수 있으니, 足太陰脾經의 井穴(隱白穴)과 足陽明胃經의 合穴(足三里穴)에 침을 놓아야 합니다.

帝曰 : 五運之至, 有前後[17]與升降往來, 有所承抑之, 可得聞乎刺法?

岐伯曰 : 當取其化源也. 是故太過取之, 不及資之[18]. 太過取之, 次抑其鬱, 取其運之化源, 令折鬱氣; 不及資之[19], 以扶運氣, 以避虛邪也. 資取之法令出《密語》[20].

---

17) 有前後 : 歲運에는 太過와 不及이 있는데, 陽干에 속하는 해는 歲運이 太過하고, 陰干에 속하는 해는 歲運이 不及하다. 太過한 해의 節氣는 歲運이 平氣인 해보다 반 개월 정도 앞당겨 오고, 不及한 해의 節氣는 平氣인 해보다 반 개월 정도 늦게 온다. 따라서 "五運이 이르는 데는 이르고 늦음이 있다"고 하는 것이다.

18) 太過取之, 不及資之 : "取"는 瀉法을 뜻하고, "資"에는 "돕다"는 뜻이 있으므로 補法을 가리킨다.

19) 資之 : 원문에는 "扶資"로 되어 있었으나, 上文의 文例에 근거하여 교정하였다.

20) 資取之法令出《密語》: 周學海는《內經評文》에서 이 8字를 衍文이라 하였다. 상고해 보건대

黃帝 : 五運이 도래하는 데에는 先後와 升降의 왕래가 있으며, 이어받는 바와 제약하는 바가 있는데, (이러한 정황 하에서 운용하는) 刺針法에 대해 들려주실 수 있습니까?

岐伯 : 마땅히 그 生化의 本源을 取해야 합니다. 그러므로 太過하면 瀉하고, 不及하면 이를 補해야 합니다. 太過한 것을 瀉할 경우는 (六氣의 升降) 순서에 따라 울결된 것을 억누르고 五運의 生化 원천을 瀉하여 울결된 氣를 꺾으며, 不及한 것을 補할 경우는 (不及한) 運氣를 북돋움으로써 虛邪의 침입을 막아야 합니다.

黃帝問曰 : 升降之刺, 以[21]知其要. 願聞司天未得遷正[22], 使司化之失其常政, 卽萬化之或其皆妄, 然與民爲病, 可得先除, 欲濟群生, 願聞其說.

岐伯稽首再拜曰 : 悉乎哉問! 言其至理, 聖念慈憫, 欲濟群生, 臣乃盡陳斯道, 可申洞微[23]. 太陽復布, 卽厥陰不遷正, 不遷正氣塞於上, 當刺[24]足厥陰之所流[25]. 厥陰復布, 少陰不遷正, 不遷正卽氣塞於上, 當刺心包絡脈之所流. 少陰復布, 太陰不遷正, 不遷正卽氣留於上, 當刺足太陰之所流. 太陰復布, 少陽不遷正, 不遷正則氣塞未通, 當刺手少陽之所流. 少陽復布, 則陽明不遷正, 不遷正則氣未通上, 當刺手太陰之所流. 陽明復布, 太陽不遷正, 不遷正則復塞其氣, 當刺足少陰之所流.

《密語》는 《玄珠密語》를 가리키는 것으로서 唐代에 王氷이 지은 것이다. 이는 注로서 岐伯의 말속에 들어가서는 안되는데 후인들이 잘못하여 정문에 넣은 것이므로 刪去해야 옳다. 따라서 본서는 이를 해석하지 않았다.

21) 以 : "已"와 통하며, "이미"로 해석한다.

22) 遷正 : 司天 혹은 在泉의 정위치로 옮겨가는 것을 말한다. 지난해의 司天左間이 올해의 司天正位로 바뀌고, 지난해의 在泉左間이 올해의 在泉正位로 바뀌는 것을 "遷正"이라 한다.

23) 洞微 : 깊고 오묘한 것을 가리킨다.

24) 刺 : 원문에는 "瀉"로 되어 있었으나, 아래의 文例에 근거하여 교정하였다.

25) 所流 : "流"는 "溜"와 같은 뜻이다. 《靈樞 · 九針十二原》에서 "所流爲滎穴"이라 하여 "所流"가 滎穴임을 밝혔다. 足厥陰肝經의 滎穴은 行間穴이고, 手厥陰心包經의 滎穴은 勞宮穴이며, 足太陰脾經의 滎穴은 大都穴이고, 手少陽三焦經의 滎穴은 液門穴이며, 手太陰肺經의 滎穴은 魚際穴이고, 足少陰腎經의 滎穴은 然谷穴이다.

黃帝 : (六氣의) 升降失調로 인한 질병을 치료하는 刺針法에 대해서는 이미 그 요점을 알고 있습니다. 司天之氣가 정위치로 옮겨가지 못하여 司天의 氣化가 정상적인 다스림을 잃으면 만물의 生化 또한 모두 정상에서 벗어나게 되며, 이렇게 되면 백성들에게도 질병이 발생하는데, (그 재앙을) 미리 없애어 백성들의 생명을 구할 수 있겠는지 들려주십시오. 이에 대한 말씀을 듣고 싶습니다.

岐伯 (머리를 조아려 再拜하면서 이르길) : 상세한 질문이십니다. 그 지극한 이치를 말씀하시어 聖王의 자애로운 마음으로 백성들을 구제하려고 하시니, 臣이 그 이치를 상세하게 진술하여 깊고 오묘한 뜻을 밝혀 드리겠습니다.

(前年의 司天之氣인) 太陽寒水가 거듭하여 政令을 행사하면 厥陰風木이 정위치로 옮겨가지 못하는데, (厥陰風木이 司天의) 정위치로 옮겨가지 못하면 木氣가 상부에서 (울결되어) 막히므로 (이때는) 마땅히 足厥陰肝經의 滎穴(行間穴)에 침을 놓아야 합니다.

(前年의 司天之氣인) 厥陰風木이 거듭하여 政令을 행사하면 少陰君火가 정위치로 옮겨가지 못하는데, (厥陰風木이 司天의) 정위치로 옮겨가지 못하면 君火가 상부에서 (울결되어) 막히므로 (이때는) 마땅히 手厥陰心包經의 滎穴(勞宮穴)에 침을 놓아야 합니다.

(前年의 司天之氣인) 少陰君火가 거듭하여 政令을 행사하면 太陰濕土가 정위치로 옮겨가지 못하는데, (太陰濕土가 司天의) 정위치로 옮겨가지 못하면 濕氣가 상부에서 정체하므로 (이때는) 마땅히 足太陰脾經의 滎穴(大都穴)에 침을 놓아야 합니다.

(前年의 司天之氣인) 太陰濕土가 거듭하여 政令을 행사하면 少陽相火가 정위치로 옮겨가지 못하는데, (少陽相火가 司天의) 정위치로 옮겨가지 못하면 相火가 막혀서 통하지 않으므로 (이때는) 마땅히 手少陽三焦經의 滎穴(液門穴)에 침을 놓아야 합니다.

(前年의 司天之氣인) 少陽相火가 거듭하여 政令을 행사하면 陽明燥金이 정위치로 옮겨가지 못하는데, (陽明燥金이 司天의) 정위치로 옮겨가지 못하면 金氣가 상부에서 통하지 않으므로 (이때는) 마땅히 手太陰肺經의 滎穴(魚際穴)에 침을 놓아야 합니다.

(前年의 司天之氣인) 陽明燥金이 거듭하여 政令을 행사하면 太陽寒水가 정위치로 옮겨가지 못하는데, (太陽寒水가 司天의) 정위치로 옮겨가지 못하면 水氣 또한 (울결되어) 막히므로 (이때는) 마땅히 足少陰腎經의 滎穴(然谷穴)에 침을 놓아야 합니다.

帝曰 : 遷正不前, 以[26]通其要. 願聞不退, 欲折其餘, 無令過失, 可得明乎?

岐伯曰 : 氣過有餘, 復作布正, 是名不退位[27]也, 使地氣不得後化,

---

26) 以 : 여기서는 "已"와 통하며, "이미"로 해석한다.

新司天未可遷正, 故復布化令如故也. 巳亥之歲, 天數有餘, 故厥陰不退位也, 風行於上, 木化布天, 當刺足厥陰之所入[28]. 子午之歲, 天數有餘, 故少陰不退位也, 熱行於上, 火餘化布天, 當刺手厥陰之所入. 丑未之歲, 天數有餘, 故太陰不退位也, 濕行於上, 雨化布天, 當刺足太陰之所入. 寅申之歲, 天數有餘, 故少陽不退位也, 熱行於上, 火化布天, 當刺手少陽之所入. 卯酉之歲, 天數有餘, 故陽明不退位也, 金行於上, 燥化布天, 當刺手太陰之所入. 辰戌之歲, 天數有餘, 故太陽不退位也, 寒行於上, 凜水化布天, 當刺足少陰之所入. 故天地氣逆, 化成民病, 以法刺之, 預可平痾[29].

黃帝 : (司天의) 정위치로 옮겨가지 못하는 것에 대해서는 이미 그 요점을 깨달았습니다. (물러가야 할 歲氣가) 물러가지 않으면 그 남아도는 氣를 억눌러서 과실이 없도록 해야 하는데, 이에 대해 설명해 주실 수 있겠습니까?

岐伯 : (前年의) 歲氣가 太過하고 남아돌아 거듭하여 政令을 행사하는 것을 "不退位"라고 하는데, 在泉之氣로 하여금 물러나 間氣로 변화하지 못하게 하고 새로운 司天之氣가 정위치로 옮겨가지 않으므로 (前年의 司天之氣가) 거듭하여 이전과 같이 政令을 행사하는 것입니다.

巳年과 亥年에 司天의 氣數가 남아돌면 이로 인해 (다음해인 午年과 子年에) 厥陰風木이 물러가지 않아 風氣가 상부에서 유행하고 木氣의 生化가 司天에 퍼지므로 마땅히 足厥陰肝經의 合穴(曲泉穴)에 침을 놓아(肝病의 발생을 미리 막아)야 합니다.

子年과 午年에 司天의 奇數가 남아돌면 이로 인해 (다음해인 丑年과 未年에) 少陰君火가 물러가지 않아 熱氣가 상부에서 유행하고 火氣의 生化가 司天에 퍼지므로 마땅히 手厥陰心包經의 合穴(曲澤穴)에 침을 놓아(心病의 발생을 미리 막아)야 합니다.

---

27) 不退位 : 해가 바뀌어 지난해의 司天之氣가 司天의 右間으로 물러나고, 在泉之氣가 在泉의 右間으로 물러가는 것을 "退位"라고 하는데, 마땅히 위치를 바꾸어야 할 司天之氣와 在泉之氣가 계속 물러가지 않는 것을 "不退位"라고 한다.

28) 所入 : 合穴을 가리킨다. 足厥陰肝經의 合穴은 曲泉穴이고, 手厥陰心包經의 合穴은 曲澤이며, 足太陰脾經의 合穴은 陰陵泉穴이고, 手少陽三焦經의 合穴은 天井穴이며, 手太陰肺經의 合穴은 尺澤穴이고, 足少陰腎經의 合穴은 陰谷穴이다.

29) 痾(아) : 질병을 가리킨다.

丑年과 未年에 司天의 氣數가 남아돌면 이로 인해 (다음해인 寅年과 申年에) 太陰濕土가 물러가지 않아 濕氣가 상부에서 유행하고 雨氣(濕氣)의 生化가 司天에 퍼지므로 마땅히 足太陰脾經의 合穴(陰陵泉穴)에 침을 놓아(脾病의 발생을 미리 막아)야 합니다.

寅年과 申年에 司天의 氣數가 남아돌면 이로 인해 (다음해인 卯年과 酉年에) 少陽相火가 물러가지 않아 熱氣가 상부에서 유행하고 火氣의 生化가 司天에 퍼지므로 마땅히 手少陽三焦經의 合穴(天井穴)에 침을 놓아(질병의 발생을 미리 막아)야 합니다.

卯年과 酉年에 司天의 氣數가 남아돌면 이로 인해 (다음해인 辰年과 戌年에) 陽明燥金이 물러가지 않아 金氣가 상부에서 유행하고 燥氣의 生化가 司天에 퍼지므로 마땅히 手太陰肺經의 合穴(尺澤穴)에 침을 놓아(肺病의 발생을 미리 막아)야 합니다.

辰年과 戌年에 司天의 氣數가 남아돌면 이로 인해 (다음해인 巳年과 亥年에) 太陽寒水가 물러가지 않아 寒氣가 상부에서 유행하고 水氣의 生化가 司天에 퍼지므로 마땅히 足少陰腎經의 合穴(陰谷穴)에 침을 놓아(腎病의 발생을 미리 막아)야 합니다.

그러므로 天地(司天·在泉)의 氣가 逆亂하여 사람들에게 질병이 발생하면 상술한 방법에 근거하여 침을 놓음으로써 미리 질병을 다스릴 수 있습니다.

黃帝問曰 : 剛柔二干[30], 失守其位, 使天運之氣皆虛乎? 與民爲病, 可得平乎?

岐伯曰 : 深乎哉問! 明其奧旨, 天地[31]迭移, 三年化疫, 是謂根之可見[32], 必有逃門[33].

黃帝 : 剛干(陽干)과 柔干(陰干)이 그 위치를 지키지 못하면 司天과 中運의 氣가 모두 虛해집니까? (이로 인해) 사람들에게 질병이 발생하면 다스릴 수 있는지요?

岐伯 : 심오한 질문이십니다. 그 오묘한 취지를 파악해야 하니, 司天·在泉의 氣가 번갈아 바뀌면 3년 내외에 疫病으로 변하는데, 이는 "근원을 인식할 수 있으면 반드시 피할 방도가 있다."고 하는 것입니다.

---

30) 剛柔二干 : "干"은 天干을 가리킨다. 天干 중에서 甲·丙·戊·庚·壬은 陽干에 속하고, 乙·丁·己·辛·癸는 陰干에 속한다. 陽干은 그 氣가 굳세므로 剛干이라고도 하고, 陰干은 그 氣가 부드러우므로 柔干이라고도 한다.

31) 天地 : 여기서는 司天·在泉의 氣를 가리킨다.

32) 根之可見 : 여기서 "根"은 "원인"을 가리키고, "見"은 "인식하다"는 뜻이다.《淮南子·修務訓》의 高誘 注에서 "'見'은 '知'와 같다."고 하였다.

33) 逃門 : 여기서는 疫病을 피하는 방법을 가리킨다. "逃"는 "피하다"는 뜻이고, "門"은 어떤 방법이나 경로를 가리킨다.

假令甲子, 剛柔失守, 剛未正, 柔孤而有虧, 時序不令, 卽音律非從[34], 如此三年, 變大疫也. 詳其微深, 察其淺深, 欲至而可刺, 刺之, 當先補腎腧, 次三日, 可刺足太陰之所注. 又有下位己卯[35]不至, 而甲子[35]孤立者, 次三年作土癘[36], 其法補瀉, 一如甲子同法也. 其刺以畢, 又不須夜行及遠行, 令七日潔, 淸淨齋戒. 所有自來腎有久病者, 可以寅時面向南, 淨神不亂思, 閉氣不息七遍, 以引頸咽氣順之, 如咽甚硬物, 如此七遍後, 餌舌下津令無數.

가령 甲子年에 陽干과 陰干이 정위치를 지키지 못하여 司天의 剛干가 정위치로 옮겨가지 못하면 在泉의 柔干 역시 고립되어 공허해지고 四時의 기후가 時令에 따라 오지 않는 것이 마치 音律이 상응하지 않는 것과 같은데, 이렇게 3년이 지나면 大疫으로 변합니다. 그 輕重을 자세하게 헤아리고, 그 深淺을 살펴 (大疫이) 이르려 할 때 침을 놓아야 하는데, (土疫은 쉽게 水臟인 腎을 손상시키므로) 침을 놓을 때는 먼저 (足太陽膀胱經의) 腎腧穴을 補해야 하며, 3일 후에 足太陰脾經의 腧穴(太白穴)에 침을 놓아(土氣를 瀉해)야 합니다.

또한 하부(在泉)에 위치한 己卯의 氣가 정위치로 옮겨가지 못하면 (상부인 司天에 위치한) 甲子의 氣가 고립되므로 3년 내외에 土癘가 발생하는데, 그 補瀉法은 甲子年과 같은 방법으로 합니다. 刺針이 끝난 뒤에는 또한 밤에 돌아다니거나 먼길을 가지 말아야 하며 7일간 청결을 유지하고 정신을 맑게 하며 齋戒해야 합니다. 원래부터 腎에 오랜 병이 있는 사람은 寅時(새벽 3~5시 사이)에 남쪽을 바라보면서 정신을 맑게 하여 잡념이 일어나지 않도록 한 후 (연달아) 일곱 차례 들이쉰 숨을 뱉지 않고 목줄기를 당겨

---

34) 音律非從 : "律"은 고대 音의 표준인데, 六陽律(黃鐘・太簇・姑洗・蕤賓・夷則・無射)과 六陰律(大呂・夾鐘・中呂・林鐘・南呂・應鐘)로 나뉜다. 六陽律은 六律이라 하고, 六陰律은 六呂라고도 한다. 전체적인 뜻은 마치 음률이 상응하지 않는 것처럼 기후가 앞당겨 오거나 늦게 온다는 말이다.

35) 己卯・甲子 : 甲과 己는 土運에 속하고, 子와 午는 少陰司天에 속한다. 少陰君火가 司天이면 반드시 陽明燥金이 在泉이다. 陽明燥金은 卯酉에 속하고 土運과 배합되므로(土生金) 己卯年은 甲子年의 在泉之化가 된다. 따라서 司天이 甲이면 在泉은 己이고, 司天이 剛이면 在泉이 柔인 것이다. 이른바 "剛柔失守"란 上下(司天과 在泉)가 호응하지 못하는 것이다. 이하 丙寅과 辛巳. 庚辰과 己未, 壬午와 丁酉 등도 이와 같이 유추할 수 있다.

36) 土癘 : 土運의 해에 在泉之氣가 정위치로 옮겨가지 못하여 발생하는 疫病을 가리킨다.

서 삼키되 마치 딱딱한 물체를 삼키는 것처럼 하는데, 이와 같이 일곱 차례 한 후에 舌下에 고여 있는 津液을 삼키는데 횟수에 얽매일 필요는 없습니다.

假令丙寅, 剛柔失守, 上剛干失守, 下柔不可獨主之, 中水運非太過[37], 不可執法而定之. 布天有餘, 而失守上正, 天地不合, 卽律呂音異, 如此卽天運失序, 後三年變疫. 詳其微甚, 差有大小, 徐至卽後三年, 至甚卽首三年, 當先補心腧, 次五日, 可刺腎之所入. 又有下位地甲子[38]辛巳柔不附剛, 亦名失守, 卽地運皆虛, 後三年變水癘[39], 卽刺法皆如此矣. 其刺如畢, 愼其大喜欲情於中, 如不忌, 卽其氣復散也, 令靜七日, 心欲實, 令少思.

가령 丙寅年에 陽干과 陰干이 정위치를 지키지 못하여 司天의 剛干이 정위치로 옮겨가지 못하면 在泉의 柔干이 홀로 그 時令을 주관하지 못하는데, 中運인 水運이 太過하지 않으므로 常法에 얽매여서 治法을 확정해서는 안됩니다. 司天之氣가 남아도나 상부에서 정위치를 잃으면 司天·在泉이 배합되지 못하여 律呂의 음이 달리 나는 것과 같은데, 이렇게 되면 天氣의 운행이 차례를 잃게 되어 그 후 3년 내외에 疫病으로 변합니다. 그 輕重과 차이의 大小를 자세하게 헤아려야 하는데, (疫病의) 도래함이 완만할 경우는 3년 후에 발생하고, 도래함이 엄중하면 3년 이내에 발생하므로 먼저 (足太陽膀胱經의) 心腧穴을 補하고[40] 5일 후에 足少陰腎經의 合穴(陰谷穴)에 침을 놓아야 합니다.

또한 하부에 위치한 在泉의 干支인 辛巳柔干이 剛干과 부합하지 않는 것도 "失守"라 하며, 곧 在泉之氣와 中運이 모두 虛해져 3년 후에 水癘로 변하는데, 刺針法은 모두 상술한 바와 같습니다. 그 刺針이 끝난 뒤에는 지나치게 기뻐하거나 欲情이 내부에서 動하지 않도록 삼가해야 하는데, 만일 (이를) 경계하지 않으면 다시 正氣가 흩어지므로 7

37) 中水運非太過 : 丙年은 본래 水運이 太過하나, 司天之氣가 정위치로 옮겨가지 못하여 丙의 水運이 상응하는 氣化를 얻지 못하므로 太過하지 않다. 張介賓은 注에서 "만약 前年의 乙丑司天의 土氣가 물러나지 않으면 丙寅의 水運이 비록 剛하다 할지라도 역시 遷正하지 못하고 그 氣가 오히려 虛해지니, 丙이 遷正하지 못하면 辛柔在泉이 홀로 하부에 위치하게 되어 제 위치를 잃는다. 丙은 비록 陽水이나 만약 억제를 받으면 太過하지 않다."고 하였다.

38) 地甲子 : "地"는 在泉을, "甲子"는 干支를 가리킨다. 따라서 "地甲子"는 在泉之氣를 대표하는 干支를 가리킨다.

39) 水癘 : 水運인 해에 在泉之氣가 정위치로 옮겨가지 못하여 발생하는 疫病을 가리킨다.

40) 水疫은 쉽게 心火를 손상시키므로(水克火) 足太陽膀胱經의 心腧穴을 補하는 것이다.

일 동안 靜養하여 마음을 참되게 하고 생각을 적게 해야 합니다.

假令庚辰, 剛柔失守, 上位失守, 下位無合, 乙康金運, 故非相招[41], 布天未退, 中運勝來, 上下相錯, 謂之失守, 姑洗林鐘[42], 商音不應也, 如此則天運化易, 三年變大疫. 詳其天數[43], 差有微甚, 微卽微, 三年至, 甚卽甚, 三年至, 當先補肝腧, 次三日, 可刺肺之所行. 刺畢, 可靜神七日, 愼勿大怒, 怒必眞氣却散之. 又或在下地甲子乙未失守者, 卽乙柔干, 卽上庚獨治之, 亦名失守者, 卽天運孤主之, 三年變癘, 名曰金癘[44], 其至待時也. 詳其地數之等差, 亦推其微甚, 可知遲速爾. 諸位乙庚失守, 刺法同, 肝欲平, 卽勿怒.

가령 庚辰年에 陽干과 陰干이 정위치를 지키지 못하여 司天之氣가 정위치로 옮겨가지 못하면 在泉之氣가 배합될 곳이 없으며, 乙庚은 金運이므로 (상하가) 호응하지 않습니다. (前年의) 司天之氣가 물러가지 않고 (當年의) 中運이 太過하여 앞당겨 이르면 上下가 뒤섞이게 되는데 이를 "失守"라 하며, 姑洗와 林鐘의 商音이 호응하지 못하는 것과 같습니다. 이와 같으면 天氣의 운행이 쉽게 변화하여 3년 내외에 大疫으로 변합니다. 그 司天의 변화규율을 자세하게 헤아려 보면 경중의 차이가 있는데, (그 차이가) 경미하면 (疫氣도) 경미하여 3년 내외에 이르고, (그 차이가) 심하면 (疫氣도) 심하지만 (역시) 3년 내외에 이르므로 먼저 (足太陽膀胱經의) 肝腧穴을 補하고[45], 3일 후에 肺經의 腧穴(經渠穴)에 침을 놓아(肝氣를 瀉해)야 합니다. 刺針이 끝난 후에는 7일 동안 정신을 안정시키고 삼가하여 크게 화를 내지 말아야 하는데, 화를 내면 반드시 眞氣가 흩어집니다.

또한 하부에 위치한 在泉의 干支인 乙未가 정위치를 지키지 못하면 乙은 柔干이므

41) 乙康金運, 故非相招 : 張介賓은 注에서 "만약 前年의 己卯天數가 남아돌아 陽明燥金이 물러가지 않으면 當年의 庚辰이 상부에서 정위치를 지키지 못하고 乙未가 하부에서 배합되지 못하여 金運이 온전해지지 못하므로 서로 호응하지 않는다."고 하였다.

42) 姑洗林鐘 : 庚辰은 본래 金運이 太過한 것에 속하므로 太商이 되어 陽律인 姑洗와 상응하며, 司天에 배합된다. 乙未는 본래 金運이 不及한 것에 속하며 陰呂인 林鐘과 상응하며, 在泉에 배합된다.

43) 天數 : "天"은 司天을, "數"는 "규율"을 가리킨다. 즉 이는 司天之氣의 변화규율을 가리킨다.

44) 金癘 : 金運인 해에 在泉之氣가 정위치로 옮겨가지 못하여 발생하는 疫病을 가리킨다.

45) 金疫은 쉽게 肝을 손상시키므로(金克木) 먼저 足太陽膀胱經의 肝腧穴에 침을 놓아 肝木을 補하는 것이다.

로 司天의 庚이 홀로 다스리는데, 이 역시 "失守"라고 하며, 司天之氣와 中運이 단독으로 주관하면 3년 내외에 癘氣로 변하니 이를 金癘라고 하며, 그것은 일정한 때가 되어야 이릅니다. 그 在泉 변화규율의 차이를 자세하게 헤아리고 또한 疫氣의 경중을 추측하면 (발병의) 빠르고 느림을 알 수 있습니다. 여러 가지 乙·庚年에 剛干과 柔干이 정위치를 지키지 못한 경우의 刺針法은 모두 같습니다. 肝氣를 안정시키려면 화를 내지 말아야 합니다.

假令壬午, 剛柔失守, 上壬未遷正, 下丁獨然, 卽雖陽年, 虧及不同, 上下失守, 相招其有期, 差之微甚, 各有其數也, 律呂二角, 失而不和, 同音有日, 微甚如見, 三年大疫, 當刺脾之腧, 次三日, 可刺肝之所出也. 刺畢, 靜神七日, 勿大醉歌樂, 其氣復散, 又勿飽食, 勿食生物, 欲令脾實, 氣無滯飽, 無久坐, 食無太酸, 無食一切生物, 宜甘宜淡. 又或地下甲子, 丁酉失守其位, 未得中司, 卽氣不當位, 下不與壬奉合者, 亦名失守, 非名合德, 故柔不附剛, 卽地運不合, 三年變癘, 其刺法, 一如木疫之法.

가령 壬午年에 陽干과 陰干이 정위치를 지키지 못하여 司天의 壬이 정위치로 옮겨가지 못하면 在泉의 丁이 단독으로 주관하며, (壬이) 비록 陽年이지만 不及하여 정상과 다르므로 司天과 在泉이 정위치를 지키지 못하면 (司天과 在泉이) 상응하는 데에 일정한 시기가 있는데, 그 차이의 輕重에는 각기 일정한 數가 있어 마치 太角과 少角의 陽律과 陰呂가 조화를 잃었으나 音이 같아지는 날이 있는 것과 같으며, 경미하건 심하건 간에 만약 나타나면 3년 내외에 大疫이 발생하므로 (足太陽膀胱經의) 脾腧穴에 침을 놓고[46] 3일 후에 肝經의 井穴(大敦穴)에 침을 놓아(肝氣를 瀉해)야 합니다. 刺針이 끝난 후에는 7일 동안 정신을 안정시켜야지 大醉하거나 歌舞와 오락에 빠져서 그 正氣가 다시 흩어지도록 해서는 안됩니다. 또한 음식물을 과식하거나 날것을 먹지 않음으로써 脾氣를 충실하게 하고 氣機가 막혀 飽滿해지지 않도록 해야 하며, 오래 앉아 있어서는 안되고 지나치게 신 것을 먹어서도 안되며, 일체의 날것을 먹어서도 안되며 단 것이나 담백한 것이 마땅합니다.

---

46) 木疫은 쉽게 脾를 손상시키므로(木克土) 먼저 膀胱經의 脾腧穴에 침을 놓아 脾土를 補하는 것이다.

또한 在泉의 干支인 丁酉가 정위치를 지키지 못하면 中運·司天之氣와 상응하지 못하여 곧 運氣의 위치가 온당하지 못하게 되는데, 在泉이 (司天인) 壬과 만나지 못하는 것 또한 "失守"라고 하지 "合德"이라고 하지 않습니다. 왜냐하면 (在泉의) 柔干이 (司天의) 剛干과 부합하지 않으면 곧 在泉과 中運이 부합하지 않아 3년 내외에 疫癘로 변하기 때문입니다. 그 刺針法은 木疫에 刺針하는 방법과 같습니다.

假令戊申, 剛柔失守, 戊癸雖火運, 陽年不太過也, 上失其剛, 柔地獨主, 其氣不正, 故有邪干, 迭移其位, 差有淺深, 欲至將合, 音律先同, 如此天運失時, 三年之中, 火疫至矣, 當刺肺之腧. 刺畢, 靜神七日, 勿大悲傷也, 悲傷卽肺動, 而眞氣復散也. 人欲實肺者, 要在息氣也. 又或地下甲子癸亥失守者, 卽柔失守位也, 卽上失其剛也, 卽亦名戊癸不相合德者也, 卽運與地虛, 後三年變癘, 卽名火癘[47].

가령 戊申年에 陽干과 陰干이 정위치를 지키지 못하면 戊癸年이 비록 火運에 속할지라도 陽年이 太過하지 않는데, 司天의 剛干이 그 위치를 잃고 在泉의 柔干이 홀로 주관하여 歲氣가 바르지 않으므로 邪氣가 요동하고 司天·在泉의 위치가 바뀌며, 그 차이에는 깊고 얕음이 있어 (司天과 在泉이) 장차 상응하려 할 때는 마치 音律이 먼저 상응하여 같아지는 것과 같습니다. 이처럼 司天과 中運이 (정상적인) 때를 잃으면 3년 이내에 火疫이 이르므로 (足太陽膀胱經의) 肺腧穴에 침을 놓아(肺金을 補해)야 합니다[48]. 刺針이 끝난 후에는 7일 동안 정신을 안정시켜 크게 슬퍼하거나 상심해서는 안되는데, (만약) 슬퍼하거나 상심하면 肺氣가 요동하여 眞氣가 다시 흩어집니다. 肺氣를 충실하게 하려는 사람은 호흡을 통해 氣를 조양해야 합니다.

또한 在泉의 干支인 癸亥가 정위치를 지키지 못하는 것은 곧 柔干이 정위치를 지키지 못한 것이자 司天의 剛干이 정위치를 지키지 못한 것으로서, 곧 "戊癸가 서로 合德하지 못하였다."고 하며, 中運과 在泉之氣가 공허해지므로 3년 후에 疫癘로 변하는데, 이를 "火癘"라고 합니다.

是故立地五年, 以明失守, 以窮法刺, 於是疫之與癘, 卽是上下剛柔之名也, 窮歸一體也. 卽刺疫法, 只有五法, 卽總其諸位失守, 故只歸

---

47) 火癘 : 火運인 해에 在泉之氣가 정위치로 옮겨가지 못함으로 인해 발생하는 疫病을 말한다.

48) 火疫은 쉽게 肺를 손상시키므로(火克金) 먼저 膀胱經의 肺腧穴에 침을 놓아 肺金을 補하는 것이다.

五行而統之也.

이런 까닭에 五行을 운용하여 5年으로 나눔으로써 "剛柔失守"를 명확히 하고, 刺針法을 궁구해야 하는데, 이리하여 疫과 癘가 곧 司天과 在泉의 剛柔에 근거하여 명명한 것이자 궁구하면 하나로 귀납됨을 알 수 있습니다. 疫癘에 刺針하는 방법으로는 단지 다섯 가지 방법이 있는데, 바로 여러 剛柔가 제자리를 지키지 못한 것을 총괄한 것이므로 오로지 五行에 귀납시켜 통괄한 것입니다.

黃帝曰 : 余聞五疫之至, 皆相染易, 無問大小, 病狀相似, 不施救療, 如何可得不相移易者?

岐伯曰 : 不相染者, 正氣存內, 邪不可干, 避其毒氣, 天牝[49]從來, 復得其往, 氣出於腦, 卽不邪干. 氣出於腦, 卽室先想心如日[50]. 欲將入於疫室, 先想靑氣自肝而出, 左行於東, 化作林木; 次想白氣自肺而出, 右行於西, 化作戈甲[51]; 次想赤氣自心而出, 南行於上, 化作焰明; 次想黑氣自腎而出, 北行於下, 化作水; 次想黃氣自脾而出, 存於中央, 化作土. 五氣護身之畢, 以想頭上如北斗之煌煌, 然後可入於疫室.

黃帝 : 제가 듣기에 五疫이 이르면 모두 쉽게 전염되어 어른이나 아이를 막론하고 증상이 같다고 하였는데, (상술한) 刺針法으로 치료하지 않고 어떻게 하면 쉽게 전염되지 않도록 할 수 있습니까?

岐伯 : (五疫에) 전염되지 않은 사람은 正氣가 내부에 존재하여 邪氣가 침범하지 못한 것으로서, (이러한 사람들도) 그 毒氣를 피하여 (毒氣가) 鼻孔으로부터 들어오면 다시 鼻孔을 통해 나가게 해야 하는데, 正氣가 腦에서 나오면 邪氣가 침입하지 못합니다. 正氣가 腦에서 나오게 하려면 병실에 들어가기 전에 먼저 마음속으로 마치 태양처럼 陽氣가

---

49) 天牝(천빈) : 코(鼻)를 가리킨다. 張介賓은 注에서 "코는 天氣를 받아들이므로 天牝이라 한다."고 하였다.

50) 先想心如日 : 張介賓은 注에서 "'日'은 太陽의 氣로서 사람의 心과 상응한다. '想心如日'이란 곧 나의 氣가 존재하고 나의 神이 굳센 까닭에 邪氣가 침입하지 못하는 것이다."라고 하였다.

51) 戈甲 : "戈"는 고대의 兵器인 창을 가리키고, "甲"은 갑옷을 가리키는데, 이들은 모두 금속으로 만들어졌으므로 金과 상응한다.

충실하다고 상상합니다. 병실에 들어 갈 때는 먼저 (肝氣가 충실하여) 淸氣가 肝으로부터 나와 동쪽에서 左行하여 무성한 樹林으로 변한다고 상상하고, 그 다음에는 (肺氣가 충실하여) 白氣가 肺로부터 나와 서쪽에서 右行하여 무기와 갑옷으로 변한다고 상상하며, 그 다음에는 (心氣가 충실하여) 赤氣가 心으로부터 나와 상부에서 南行하여 화염과 光明으로 변한다고 상상하고, 그 다음에는 (腎氣가 충실하여) 黑氣가 腎으로부터 나와 하부에서 北行하여 물로 변한다고 상상하며, 그 다음에는 (脾氣가 충실하여) 黃氣가 脾로부터 나와 중앙에 머물러 (만물을 화생하는) 土로 변한다고 상상합니다. (이처럼) 五臟의 氣가 신체를 보호하는 것이 끝나면 머리 위에 北斗七星이 빛난다고 상상한 후에 병실로 들어갑니다.

又一法, 於春分之日, 日未出而吐之[52]. 又一法, 於雨水日後, 三浴以藥泄汗. 又一法, 小金丹方, 辰砂二兩, 水磨雄黃一兩, 葉子雌黃一兩, 紫金半兩, 同入合[53]中, 外固, 了地[54]一尺築地實[55], 不用爐, 不須藥制, 用火[56]二十斤煅之也, 七日終, 候冷七日取, 次日出合子, 埋藥地中七日, 取出順日研之三日, 煉白沙蜜[57]爲丸, 如梧桐子大. 每日望東吸日華氣[58]一口, 冰水下一丸, 和氣咽之, 服十粒, 無疫干也.

또 한가지 방법은 春分日에 해가 떠오르기 전에 吐法을 사용하는 것입니다. 또 한가지 방법은 雨水가 지난 후에 약물로 세 차례 목욕함으로써 땀을 내는 것입니다. 또 한가지 방법으로는 "小金丹方"이 있는데, 辰砂 2兩·물에 간 雄黃 1兩·정제한 雌黃 1兩·紫金 5錢을 함께 항아리 속에 넣고 봉한 다음 1尺 정도의 구덩이를 파서 묻되, 화로나 다른 炮製藥物을 사용하지 않고 땔감 20斤으로 (항아리를 묻은 위쪽을) 7일 동안 태운 후 7일 동안 식히고 다음날 (약물을) 항아리에서 꺼내어 藥을 땅속에 7일 동안 묻어 두

52) 吐之 : 馬蒔는 注에서 "心을 제거한 遠志를 물에 달여 해가 떠오르기 전에 두 잔을 마셔 吐하는데, 吐하면 疫病에 걸리지 않는다."고 하였다.

53) 合 : "盒"과 통하며, 둥글넓적한 항아리를 가리킨다.

54) 了地 : 高世栻은 注에서 "'了地'는 땅에 묻는 것이다."라고 하였다.

55) 地實 : 《素問注證發微》와 《素問直解》에는 모두 "地賓"으로 되어 있다. 高世栻은 注에서 "'地賓'이란 구덩이를 말한다."고 하였다.

56) 火 : 여기서는 땔감을 가리킨다.

57) 白沙蜜 : 蜂蜜, 즉 벌꿀의 異名이다.

58) 日華氣 : 태양이 막 떠오를 때 대기 중에 있는 精氣를 가리킨다.

었다가 7일 후에 꺼내서 곱게 간 다음, 3일 후에 정제한 꿀로 오동나무 씨앗 크기의 丸을 빚어 매일 동쪽을 향하고 서서 해가 떠오를 때의 맑은 공기를 한 입에 들이마신 후 냉수에 1丸씩 입에 넣고 흡입한 공기와 함께 삼킵니다. (이렇게) 열 알을 복용하면 疫氣가 침입하지 못합니다.

黃帝問曰 : 人虛卽神游失守位, 使鬼神[59]外干, 是致夭亡, 何以全眞? 願聞刺法.

岐伯稽首再拜對曰 : 昭乎哉問! 謂神移失守, 雖在其體, 然不致死, 或有邪干, 故令夭壽. 只如厥陰失守, 天以虛, 人氣肝虛, 感天重虛[60], 卽魂游於上, 邪干厥大氣, 身溫猶可刺之, 刺其足少陽之所過, 次刺肝之腧. 人病心虛, 又遇君相二火司天失守, 感而三虛[61], 遇火不及, 黑尸鬼[62]犯之, 令人暴亡, 可刺手少陽之所過, 復刺心腧. 人脾病, 又遇太陰司天失守, 感而三虛, 又遇土不及, 靑尸鬼邪犯之於人, 令人暴亡, 可刺足陽明之所過, 復刺脾之腧. 人肺病, 遇陽明司天失守, 感而三虛, 又遇金不及, 有赤尸鬼干人, 令人暴亡, 可刺手陽明之所過, 復刺肺腧. 人腎病, 又遇太陽司天失守, 感而三虛, 又遇水運不及之年, 有黃尸鬼干犯人正氣, 吸人神魂, 致暴亡, 可刺足太陽之所過, 復刺腎腧.

黃帝 : 인체가 허약하면 神氣가 제 자리를 지키지 못하고 떠돌므로 鬼神(疫邪)이 외부에서 침입하여 요절하게 되는데, 어떻게 하면 眞氣를 보전할 수 있는지요? 그 刺針

---

59) 鬼神 : 여기서는 "疫邪"를 가리킨다.

60) 重虛 : 인체의 臟氣가 이미 허해진데다 자연계의 虛邪를 감수한 것을 가리킨다.

61) 三虛 : 인체의 氣가 본래 虛한데다 司天·在泉이 제 자리를 지키지 못하여 조성된 虛邪가 더해져 땀이 나면서 臟氣가 손상되는 것을 "三虛"라 한다. 馬蒔는 注에서 "이는 인체의 氣와 天氣가 함께 虛한데다 또한 놀람을 당하여 精氣가 빠져나가고, 땀이 心에서 나오는 것이므로 '三虛'라 한다."고 하였다.

62) 黑尸鬼 : "鬼"는 疫邪를 가리킨다. 병을 얻어 사망한 후에 그 邪氣가 다른 사람에게 전염되므로 "尸鬼"라 한다. "黑"은 水에 속한다. 따라서 "黑尸鬼"는 水疫의 邪氣를 가리킨다. 이하 "靑尸鬼"·"赤尸鬼"·"黃尸鬼" 등도 이와 같은 방법으로 유추할 수 있다.

法에 대해 듣고 싶습니다.

岐伯 (머리를 조아려 再拜하면서 이르길) : 고명한 질문이십니다. 神氣가 제 자리를 지키지 못하고 떠돌아다니는 것이 비록 환자의 몸에 나타날지라도 죽지는 않는데, 만약 邪氣가 침입하면 이로 인해 목숨이 꺾이게 됩니다. 예컨대 厥陰風木司天이 제 위치를 지키지 못하면 天氣가 공허해지는데, 인체의 肝氣 역시 虛해져 虛해진 天氣를 감수하면 "重虛"의 정황이 발생하여 곧 魂이 (저장되지 못하고) 상부에서 떠돌며, 邪氣가 침입하므로 인해 大氣가 厥逆하는데, (환자의) 몸이 따뜻하면 아직은 침을 놓아 치료할 수 있으므로 足少陽膽經의 原穴(丘墟穴)에 침을 놓은 다음에 (足太陽膀胱經의) 肝腧穴에 침을 놓아야 합니다.

사람이 병들어 心氣가 虛한 상태에서 다시 君火 혹은 相火司天이 제 위치를 지키지 못하는 시기를 만나 外邪를 감수하면 "三虛"의 정황이 발생하는데, (만일) 火運이 不及한 해를 만나 水疫의 邪氣가 침입하면 사람이 갑자기 죽으므로 手少陽三焦經의 原穴(陽池穴)에 침을 놓고 다시 (足太陽膀胱經의) 心腧穴에 침을 놓아(心氣를 補해)야 합니다.

인체의 脾가 병든 데다 太陰濕土司天이 제 자리를 지키지 못한 때를 만나 外邪를 감수하면 "三虛"의 정황이 발생하는데, 다시 土運이 不及한 해를 만나 木疫의 邪氣가 침입하면 사람이 갑자기 죽으므로 足陽明胃經의 原穴(衝陽穴)에 침을 놓고, 다시 (足太陽膀胱經의) 脾腧穴에 침을 놓아(脾氣를 補해)야 합니다.

인체의 肺가 병든 데다 陽明燥金司天이 제 자리를 지키지 못한 때를 만나 外邪를 감수하면 "三虛"의 정황이 발생하는데, 다시 金運이 不及한 해를 만나 火疫의 邪氣가 침입하면 사람이 갑자기 죽으므로 手陽明大腸經의 原穴(合谷穴)에 침을 놓고, 다시 (足太陽膀胱經의) 肺腧穴에 침을 놓아(肺氣를 補해)야 합니다.

인체의 腎이 병든 데다 太陽寒水司天이 제 위치를 지키지 못한 때를 만나 外邪를 감수하면 "三虛"의 정황이 발생하는데, 다시 水運이 不及한 해를 만나면 濕疫의 邪氣가 침입하여 인체의 正氣를 犯하여 사람의 혼백이 빨려 나가 갑자기 죽으므로 足太陽膀胱經의 原穴(京骨穴)에 침을 놓고 다시 (足太陽膀胱經의) 腎腧穴에 침을 놓아(腎氣를 補해)야 합니다.

黃帝問曰 : 十二臟之相使, 神失位, 使神彩之不圓[63], 恐邪干犯, 治之可刺, 願聞其要.

---

63) 神彩之不圓 : "神彩"란 외부로 나타나는 臟腑機能을 가리키고, "圓"이란 충만함을 가리킨다. 따라서 "神彩之不圓"란 臟腑機能이 완전하지 못하여 외부로 나타나는 神色이 충만하지 못한 것을 가리킨다.

岐伯稽首再拜曰：悉乎哉! 問至理, 道眞宗, 此非聖帝, 焉究斯源? 是謂氣神合道[64], 契符[65]上天.

黃帝：十二臟腑는 서로 쓰임이 되는데, (한 臟器의) 神氣가 제 위치를 잃으면 (외부로 나타나는) 神色이 충만하지 못하여 邪氣가 침입하지 않을까 두려우니, 이를 침으로 치료할 수 있는지 그 요점을 들려주십시오.

岐伯 (머리를 조아려 再拜하면서 이르길)：상세하십니다. 지극한 이치를 묻고 참된 宗旨를 말할 수 있는 이것은 현명한 제왕이 아니고서 어찌 그 근원을 궁구할 수 있겠습니까? 이는 (인체의) 氣와 神이 자연계의 이치와 결합하여 司天之氣와 부합함을 말합니다.

心者, 君主之官, 神明出焉, 可刺手少陰之源[66]. 肺者, 相傅之官, 治節[67]出焉, 可刺手太陰之源. 肝者, 將軍之官, 謀慮出焉, 可刺足厥陰之源. 膽者, 中正之官, 決斷出焉, 可刺足少陽之源. 膻中者, 臣使之官, 喜樂出焉, 可刺心包絡所流. 脾爲諫議之官, 知周出焉[68], 可刺脾之源. 胃爲倉廩之官, 五味出焉, 可刺胃之源. 大腸者, 傳道之官, 變化出焉, 可刺大腸之源. 小腸者, 受盛之官, 化物出焉[69], 可刺小腸之源. 腎者, 作强之官, 伎巧出焉, 刺其腎之源. 三焦者, 決瀆之官, 水道出焉, 刺三焦之源. 膀胱者, 州都之官, 精[70]液藏焉, 氣化則

---

64) 氣神合道：인체의 氣와 神이 자연계의 이치와 부합함을 가리킨다.

65) 契符："부합하다"는 뜻이다. "契"에는 "合"의 뜻이 있다.

66) 源：여기서는 "原"과 통하며, 原穴을 의미한다. 즉 太淵穴(肺)·神門穴(心)·大陵穴(心包)·太白穴(脾)·太衝穴(肝)·太谿穴(腎)·合谷穴(大腸)·腕骨穴(小腸)·陽池穴(三焦)·衝陽穴(胃)·丘墟穴(膽)·京骨穴(膀胱)을 가리킨다.

67) 治節：이는 肺가 心을 보좌하여 전신의 氣血運行을 조절하는 것을 말한다. 肺는 氣를 주관하는데 氣가 조화로우면 臟腑가 모두 안정되므로 治節이 여기에서 나온다고 하였다.

68) 脾爲諫議之官, 知周出焉：脾는 마치 諫議大夫처럼 君主(心)를 보좌하여 意志를 결정하는 작용이 있으므로 諫議之官에 비유한 것이다. "知"는 "智"와 통하며 지혜를 뜻한다.

69) 受盛之官, 化物出焉：胃로부터 초보적인 소화를 거친 음식물을 받아들여 다시 소화시키는 역할을 하므로 "受盛之官"이라 하며, 淸濁을 분별한 후 水液은 前陰으로 배출시키고 糟粕은 後陰으로 배출시키므로 "化物出焉"이라 하였다.

70) 精：《素問·靈蘭秘典論》에는 "津"으로 되어 있다. 膀胱의 생리기능으로 볼 때 마땅히 "津"으로 고쳐야 한다. 여기서 "津"은 소변을 가리킨다.

能出矣，刺膀胱之源.

心은 君主之官으로서 神明이 여기에서 나오는데, (心이 병들어 神明이 실조되면) 手少陰心經의 原穴(神門穴)에 침을 놓아야 합니다.

肺는 相傅之官으로서 治節作用이 여기에서 나오는데, (肺가 병들어 治節이 실조되면) 手太陰肺經의 原穴(太淵穴)에 침을 놓아야 합니다.

肝은 將軍之官으로서 謀慮가 여기에서 나오는데, (肝이 병들면) 足厥陰肝經의 原穴(太衝穴)에 침을 놓아야 합니다.

膽은 中正之官으로서 決斷이 여기에서 나오는데, (膽이 병들어 決斷하지 못하면) 足少陽膽經의 原穴(丘墟穴)에 침을 놓아야 합니다.

膻中은 臣使之官으로서 기쁨과 즐거움이 여기에서 나오는데, (膻中이 병들어 우울해 하면) 手厥陰心包經의 滎穴(勞宮穴)에 침을 놓아야 합니다.

脾는 諫議之官으로서 지혜와 주도면밀함이 여기에서 나오는데, (脾가 병들어 思惟機能이 실조되면) 足太陰脾經의 原穴(太白穴)에 침을 놓아야 합니다.

胃는 倉廩之官으로서 五味가 여기에서 나오는데, (胃가 병들어 受納機能이 실조되면) 足陽明胃經의 原穴(衝陽穴)에 침을 놓아야 합니다.

大腸은 傳導之官으로서 變化가 여기에서 나오는데, (大腸이 병들어 大便이 不利하면) 手陽明大腸經의 原穴(合谷穴)에 침을 놓아야 합니다.

小腸은 受盛之官으로서 화물이 여기에서 나오는데, (小腸이 병들어 水穀의 淸濁을 분별하지 못하면) 手太陽小腸經의 原穴(腕骨穴)에 침을 놓아야 합니다.

腎은 作强之官으로서 伎巧가 여기에서 나오는데, (腎이 병들면) 足少陰腎經의 原穴(太谿穴)에 침을 놓아야 합니다.

三焦는 決瀆之官으로서 수도가 여기에서 나오는데, (三焦가 병들어 水道의 소통·조절기능이 실조되면) 手少陽三焦經의 原穴(陽池穴)에 침을 놓아야 합니다.

膀胱은 州都之官으로서 소변을 저장하고 氣化作用을 통해 배출시키는데, (膀胱이 병들어 小便不利가 발생하면) 足太陽膀胱經의 原穴(京骨穴)에 침을 놓아야 합니다.

◀참고▶ 상술한 내용은《素問·靈蘭秘典論》의 내용과 중복되므로 상세한 注를 달지 않았다. 구체적인 注는《靈蘭秘典論》을 참조하시오.

凡此十二官者，不得相失也. 是故刺法有全神養眞之旨，亦法有修眞之道，非治疾也. 故要修養和神也，道貴常存，補神固根，精氣不散, 神守不分, 然卽神守而雖[71]不去, 亦能全眞, 人神不守, 非達至眞. 至眞之要, 在乎天玄[72], 神守天息[73], 復入本元, 命曰歸宗.

무릇 이들 十二臟器는 실조됨이 없어야 합니다. 그러므로 刺針法은 神氣을 보전하고 眞氣를 조양하는 의미가 있으며, 또한 刺針法에는 眞氣를 다스리는 이치가 갖추어져 있어 단순히 질병만을 치료하지는 않습니다. 따라서 精神을 수양하고 조화롭게 하려면 (이러한) 이치를 귀히 여겨 항상 가슴에 새겨 神氣을 보양하고 (인체의) 근본을 굳건히 함으로써 精氣가 흩어지지 않도록 하고, 神氣를 지켜서 분리되지 않도록 해야 하는데, 이렇게 하면 神氣가 지켜져 떠나가지 않을 것이며 또한 眞氣가 보전될 것이니, (만약) 인체의 神氣가 지켜지지 않으면 지극한 진리에 도달하지 못합니다. 지극한 진리의 요체는 天玄에 있으니, 神氣가 내부를 지켜 대자연의 氣를 호흡하고 本元으로 돌아가는 것을 "歸宗"이라 합니다.

---

71) 雖 : "惟"와 통한다. 예컨대《淮南子·精神訓》"且惟無我而物不備者乎"의 注에서 "'惟'는 '雖'와 같다."고 하였다.

72) 天玄 : 精氣을 가리킨다. 原注에서 이르길 "사람이 어미의 뱃속에 있을 때는 먼저 天玄의 호흡이 통하는데, 이를 '玄牝'이라 하고, '谷神之門'이라 한다."고 하였다.《老子》에서 "谷神不死, 是謂玄牝, 玄牝之門, 是謂天地根"이라 하였는데, 河上公은 注에서 "'玄'은 하늘로서 사람에게 있어서는 코이다. '牝'은 땅으로서 사람에게 있어서는 입이다."라고 하였다. 상술한 것에 근거하면 이는 코로 호흡하는 精氣를 가리키는 것으로 보인다.

73) 天息 : 原注에 이르길 "사람이 욕망을 잊고 감정을 안정시키며, 또한 대자연의 玄牝之息을 따라 움직여 그 상념을 끊으면 마치 어미의 뱃속에 있을 때와 같아지는데, 이를 '返天息'이라 한다."고 하였고, 馬蒔는 注에서 "태아가 어미의 뱃속에서 天元의 氣를 호흡하는 것처럼 사람이 상념을 끊을 수 있는데, 이와 같은 것 또한 '返天息'이라 한다."고 하였다. 따라서 이는 대자연의 氣를 호흡하는 것을 가리킨다.

七十三. 本病論(亡)

"本病"이란 질병이 발생하는 근원을 말한다. 본편에서는 주로 天地氣交의 이상변화로 발생하는 질병과 疫癘의 유행에 관해 기술하였으며, 질병발생의 근본원인은 인체의 氣와 天氣의 盛衰 및 神志의 失守, 즉 三虛가 결합하여 발생하는 것임을 밝혔다.

(1) 五運六氣의 升降이 실조되어 정위치로 옮겨가지 못하거나 물러가지 않아 발생하는 기후의 이상변화와 각종 병증을 기술하였다.

(2) 氣運이 失守하여 疫癘가 유행하는데, 失守의 정도를 근거로 疫癘 발작의 느림과 빠름 및 病情의 輕重을 예측할 수 있다.

(3) 과도한 사려는 心을 손상시키고, 음식과 피로는 脾를 손상시키며, 습지에 오래 머물거나 과로한 한 후에 물에 들어가면 腎이 손상되고, 격심한 분노는 肝을 손상시킴을 기술하였다. 또한 天氣虛·正氣虛·精神失守가 발병의 중요한 원인임을 밝혔다.

黃帝問曰 : 天元九窒[1)], 余已知之, 願聞氣交, 何名失守?

岐伯曰 : 謂其上下升降, 遷正退位, 各有經論, 上下各有不前, 故名失守也. 是故氣交失易位, 氣交乃變, 變易非常, 卽四時失序, 萬化不安, 變民病也.

黃帝 : 六氣의 升降이 억제되는 아홉 가지 정황에 대해 저는 이미 알고 있는데, 氣

1) 天元九窒 : 땅의 六氣가 하늘로 상승하려 하고, 하늘의 六氣가 땅으로 하강하려 할 때 만약 勝氣를 만나면 억제 당하는데, 그 數가 모두 아홉 가지이다. 또한《素問·刺法論》에서는 "木·火·土·金·水가 억제 당하여 막히는 것은 열 가지이다."라고 하였다.

交의 변화를 어째서 "失守"라 하는지 들려주실 수 있겠습니까?

岐伯 : 이는 司天·在泉之氣의 升降·遷正·退位를 말하는 것으로서 각기 經文에서 논한 바 있는데, 司天·在泉之氣가 각기 (제 위치로) 나아가지 못한 것이므로 "失守"라고 합니다. 그러므로 天地의 氣가 교체될 때 그 위치를 바꾸지 못하면 氣交에 변화가 발생하는데, (氣交에) 이상변화가 발생하면 四時가 그 차례를 잃어 온갖 生化가 안정되지 못하며 질병으로 변합니다.

帝曰 : 升降不前, 願聞其故, 氣交有變, 何以明知?

岐伯曰 : 昭乎哉問, 明乎道矣! 氣交有變, 是爲天地機[2], 但欲降而不得降者, 地窒刑之. 又有五運太過, 而先天而至者, 卽交不前, 但欲升而不得其升, 中運抑之, 但欲降而不得其降, 中運抑之. 於是有升之不前, 降之不下者, 有降之不下, 升而至天者, 有升降俱不前, 作如此之分別, 卽氣交之變, 變之有異, 常各各不同, 災有微甚也.

黃帝 : 상승·하강하여 (제 위치로) 나아가지 않는 까닭이 무엇인지, 天地의 氣가 교체될 때 변화가 있는 것을 어떻게 하면 명확하게 알 수 있는지 들려주시겠습니까?

岐伯 : 고명하신 질문이요, 밝으신 이치입니다! 天地의 氣가 교체될 때 변화가 있는 것은 天地가 운행되는 메커니즘인데, (天氣가) 하강하려고 해도 하강하지 못하는 것은 地氣가 가로막아 이를 해치기 때문입니다. 또한 五運이 太過하여 (기후가) 절기보다 먼저 이르는 것은 (天氣와 地氣가) 교차하여 (제 위치로) 나아가지 못했기 때문인데, (地氣가) 상승하려고 해도 상승하지 못하는 것은 中運이 이를 가로막기 때문이며, (天氣가) 하강하려 해도 하강하지 못하는 것도 中運이 이를 가로막기 때문입니다. 이로부터 상승하여 (제 위치로) 나아가지 못하거나 하강하여 내려가지 못하는 경우가 있고, 하강하여 내려가지는 못하지만 상승하여 司天에 이르는 경우가 있으며, 상승과 하강이 모두 (이루어지지 않아 제 위치로) 나아가지 않는 경우가 있는데, 이처럼 구별을 짓는 것이 바로 氣交의 변화입니다. (氣交의) 변화에는 상이함이 있어 항상 각기 다르므로 재해에도 경미함과 엄중함이 있습니다.

帝曰 : 願聞氣交遇會勝抑之由, 變成民病, 輕重如何?

岐伯曰 : 勝相會, 抑伏使然. 是故辰戌之歲, 木氣升之, 主逢天柱[3], 勝而不前. 又遇庚戌, 金運先天, 中運勝之, 忽然不前[4]. 木欲

2) 天地機 : 天地의 氣가 운행되는 메커니즘을 가리킨다.

升天[5], 金乃抑之, 升而不前, 卽淸生風少, 肅殺於春, 露霜復降, 草木乃萎. 民病溫疫早發, 咽嗌乃乾, 四肢滿, 肢節皆痛. 久而化鬱, 卽大風摧拉, 折隕鳴紊, 民病卒中偏痺, 手足不仁.

黃帝 : 天地의 氣가 교체될 때 서로 회합하고 억누르는 이유와 이것이 변하여 사람들에게 병을 일으키는 것 및 그 輕重이 어떠한지 들려주실 수 있겠습니까?

岐伯 : 勝氣가 서로 교체하면서 억눌러 그러한 것입니다. 그러므로 辰年과 戌年에 厥陰風木이 (在泉의 右間에서 司天의 左間으로) 상승할 때 (司天의) 金氣를 만나면 억제 당하여 (제 위치로) 나아가지 못합니다(金克木). 또한 庚戌年을 만나면 金運이 (太過하여) 절기보다 앞당겨 이르므로 中運이 이를 억제하여 갑자기 (제 위치로) 나아가지 않습니다. 木氣가 상승하려는데 金氣가 이를 억제하여 상승하지 못하면 淸凉한 氣가 발생하고 風氣는 감소하며, 肅殺之氣가 봄에 퍼져 이슬과 서리가 다시 내리고 초목이 시듭니다.

사람들의 경우는 溫疫病이 일찌감치 발생하여 咽喉가 건조하고 四肢가 창만하며 전신의 뼈마디가 모두 아픈 병을 앓습니다. (風木의 氣가) 오랫동안 억제 당하여 울결되면 (극에 달한 후에 발작하므로) 大風이 불어와 수목을 쓰러뜨리고 부러진 나뭇가지가 세찬 바람에 소리를 내며, 사람들은 中風을 앓아 半身不遂 · 手足麻痺가 발생합니다.

是故巳亥之歲, 君火升天, 主窒天蓬, 勝之不前. 又厥陰未遷正, 則少陰未得升天, 水運以至其中者. 君火欲升, 而中水運抑之, 升之不前, 卽淸寒復作, 冷生旦暮. 民病伏陽, 而內生煩熱, 心神驚悸, 寒熱間作. 日久成鬱, 卽暴熱乃至, 赤風腫翳[6], 化疫. 溫癘暖作, 赤氣彰而化火疫, 皆煩而躁渴, 渴甚治之以泄之可止.

---

3) 天柱 : 본 구절의 天柱 및 아래의 天蓬 · 天衝 · 天英 · 天芮는 金 · 水 · 木 · 火 · 土의 별칭이다. 여기서는 司天의 金氣 · 水氣 · 木氣 · 火氣 · 土氣를 가리킨다.

4) 又遇庚戌,……忽然不前 : 天干인 庚年에는 金運이 太過하고 地支인 戌年은 太陽寒水司天이다. 厥陰風木의 氣가 在泉의 右間에서 司天의 左間으로 상승할 때 太過한 金運을 만나면 金이 木을 억제하므로 木氣가 상승하지 못한다.

5) 木欲升天 : 원문에는 "木運升天"으로 되어 있었으나, 아래에서 "君火欲升天" · "金欲升天" · "水欲升天"이라 한 것에 근거하여 교정하였다. 본문의 木氣의 升降不前은 木運과 무관하다.

6) 赤風腫翳 : 風火의 氣가 모여서 하늘을 가린다는 뜻이다. 《釋名》에서 "'腫'은 '鍾(모이다)'이다."라고 하였고, 《楊子方言》에서 "'翳'는 '掩(가리다)'이다."라고 하였다. 상하의 문맥에 따르면 이는 기후변화를 설명한 것이 분명하므로 증상으로 해석해서는 안된다.

그러므로 巳年과 亥年에 少陰君火가 (在泉의 右間에서) 司天(의 左間)으로 상승할 때 (司天의) 水氣에 의해 막히면 억제 당하여 (제 위치로) 나아가지 못합니다. 또한 (司天의) 厥陰風木이 제 때에 정위치로 옮겨가지 못하면 (在泉의) 少陰君火 역시 司天(의 左間)으로 상승하지 못하는 것은 水運이 그 중간에 이르렀기 때문입니다. 君火가 상승하려 해도 水運이 중간에서 이를 억눌러 상승하지 못하면 寒冷한 氣가 다시 발작하여 아침저녁으로 추위가 발생합니다.

사람들의 경우는 陽氣가 잠복하여 내부에서 煩熱이 발생하고 잘 놀라며 寒熱이 번갈아 발작하는 병을 앓습니다. (少陰君火의 氣가) 오랫동안 억제 당하여 울결되면 (극에 달한 후에 발작하므로) 갑자기 더위가 이르고 風火의 氣가 하늘을 가리며 疫癘로 변합니다. 溫病癘癘는 따뜻해야 발작하는데, 火氣(赤氣)가 뚜렷하여 火疫으로 변하면 모두 煩躁·口渴이 발생하며, 갈증이 심할 경우는 火熱을 瀉하면 멎습니다.

是故子午之歲, 太陰升天, 主窒天衝, 勝之不前. 又或遇壬子, 木運先天而至者, 中木運[7]抑之也. 升天不前, 卽風埃四起, 時擧埃昏, 雨濕不化. 民病風厥涎潮, 偏痹不隨, 脹滿. 久而伏鬱[8], 卽黃埃化疫也, 民病夭亡, 臉肢府[9]黃疸滿閉. 濕令弗布, 雨化乃微.

그러므로 子年과 午年에 太陰濕土가 (在泉의 右間에서) 司天(의 左間)으로 상승할 때 (司天의) 木氣에 의해 막히면 억제 당하여 (제 위치로) 나아가지 못합니다. 또한 혹 壬子年을 만나면 木運이 (太過하여) 절기보다 앞당겨 이르므로 中運인 木氣가 土氣를 억제합니다. (在泉의 土氣가) 상승하려 해도 상승하지 못하면 風塵이 사방에서 일어나고 때때로 천지가 어두워지며 雨濕의 氣가 펴지지 않습니다.

사람들의 경우는 風厥이 발생하여 침을 흘리고 半身不遂·腹部脹滿 등의 병을 앓습니다. (土氣가) 오랫동안 억제 당하여 울결되면 (극에 달한 후에 발작하므로) 濕土의 氣가 疫病으로 변하여 사람들이 요절하고, 얼굴과 四肢에 황달이 나타나고 六腑가 脹滿하여 막힙니다. 濕氣가 펴지지 못하여 雨量이 미미합니다.

是故丑未之年, 少陽升天, 主窒天蓬, 勝之不前. 又或遇太陰未遷正者, 卽少陽未升天也, 水運以至者. 升天不前, 卽寒雰[10]反布, 凜冽

7) 運 : 원문에는 "遇"로 되어 있었으나, 《素問注證發微》《類經》에 근거하여 교정하였다.

8) 伏鬱 : 전후의 文例에 근거해 볼 때 "成鬱"로 적는 것이 옳다.

9) 府 : 六腑를 뜻하는데, 여기서는 주로 腸胃를 가리킨다.

如冬, 水復涸, 冰再結, 暄暖乍作, 冷復布之, 寒暄不時. 民病伏陽在內, 煩熱生中, 心神驚駭, 寒熱間爭. 以久成鬱[11], 卽暴熱乃生, 赤風氣瞳[12]翳, 化成疫癘[13], 乃化作伏熱內煩, 痺而生厥, 甚則血溢.

그러므로 丑年과 未年에 少陽相火가 (在泉의 右間에서) 司天(의 左間)으로 상승할 때 (司天의) 水氣에 의해 막히면 억제 당하여 (제 위치로) 나아가지 못합니다. 또한 간혹 (司天의) 太陰濕土가 정위치로 옮겨가지 못한 때를 만나면 少陽相火가 司天(의 左間)으로 상승하지 못하는데, (이는) 水運 이미 이르렀기 때문입니다. (少陽相火가) 司天으로 상승해야 함에도 상승하지 못하면 찬 서리가 도리어 내리는 등 겨울처럼 춥고 강물이 다시 마르거나 얼어붙는데, 熱氣가 때때로 펴지다가 寒氣가 다시 펴지므로 추위와 더위가 無時로 옵니다.

사람들의 경우는 陽氣가 내부에 잠복하여 煩熱이 속에서 발생하고 잘 놀라며 寒熱이 번갈아 다투는 병을 앓습니다. (相火가) 오랫동안 억제 당하여 울결되면 (극에 달한 후에 발작하므로) 갑작스런 熱氣가 발생하여 風火의 氣가 모여서 하늘을 가리고 疫癘로 변하며, 이에 잠복해 있던 熱이 발작하여 煩熱이 발생하고 肢體가 마비되면서 차며, 심하면 血이 외부로 넘칩니다.

是故寅申之年, 陽明升天, 主窒天英, 勝之不前. 又或遇戊申戊寅, 火運先天而至, 金欲升天, 火運抑之. 升之不前, 卽時雨不降, 西風數擧, 鹹鹵燥生[14]. 民病上熱, 喘嗽血溢. 久而化鬱, 卽白埃翳霧, 淸生殺氣. 民病脇滿悲傷, 寒鼽嚏嗌乾, 手坼皮膚燥.

그러므로 寅年과 申年에 陽明燥金이 (在泉의 右間에서) 司天(의 左間)으로 상승할 때 (司天의) 火氣에 의해 막히면 억제 당하여 (제 위치로) 나아가지 못합니다. 또한 간혹 戊申·戊寅年을 만나면 火運이 절기보다 앞당겨 이르므로 金氣가 상승하려 해도 火運에 의해 억제 당합니다. (在泉의 金氣가) 상승하지 못하면 때맞춰 내려 할 비가 내리지 않고 서풍이 자주 불며 건조하여 땅에서 염분이 생깁니다.

---

10) 寒雰(한분) : 찬 서리가 내리는 것을 말한다.

11) 以久成鬱 : 원문에는 "以成久鬱"로 되어 있었으나, 상하의 文例와 《金刻本》《道藏本》에 근거하여 교정하였다.

12) 腫 : 원문에는 "瞳"으로 되어 있었으나, 의미가 통하지 않으므로 《素問注證發微》에 근거하여 "腫"으로 교정하였다.

13) 疫癘 : 원문에는 "鬱癘"로 되어 있었으나, 《素問直解》에 근거하여 교정하였다.

14) 鹹鹵燥生 : 기후가 건조하여 염분이 땅에서 생겨나는 것을 가리킨다.

사람들의 경우는 熱이 上焦에 있어 咳嗽와 血이 외부로 넘치는 등의 병을 앓습니다. (金氣가) 오랫동안 억제 당하여 울결되면 (극에 달한 후에 발산되므로) 백색의 氣가 안개처럼 하늘을 가리고, 서늘한 肅殺之氣가 발생합니다. 사람들의 경우는 脇部가 脹滿하고 잘 슬퍼하며 코가 막히고 재채기가 나며 咽喉가 건조하고 손이 갈라지며 피부가 건조한 등의 병을 앓습니다.

是故卯酉之年, 太陽升天, 主窒天芮, 勝之不前. 又遇陽明未遷正者, 卽太陽未升天也, 土運以至. 水欲升天, 土運抑之, 升之不前, 卽濕而熱蒸, 寒生雨間. 民病注下, 食不及化. 久而成鬱, 冷來客[15]熱, 冰雹卒至. 民病厥逆而噦, 熱生於內, 氣痹於外, 足脛痠疼, 反生心悸懊熱, 暴煩而復厥.

그러므로 卯年과 酉年에 太陽寒水가 (在泉의 右間에서) 司天(의 左間)으로 상승할 때 (司天의) 土氣에 의해 막히면 억제 당하여 (제 위치로) 나아가지 못합니다. 또한 陽明燥金이 정위치로 옮겨가지 못한 때를 만나면 太陽寒水가 상승하지 못하는데 (이는) 土運이 이르러 가로막기 때문입니다. 水氣가 상승하려 해도 土運이 이를 억제하여 상승하지 못하면 濕과 熱이 熏蒸하고 寒氣가 左間과 右間에서 발생합니다.

사람들의 경우는 물 같은 泄瀉를 하고 음식을 소화시키지 못하는 등의 병을 앓습니다. (水氣가) 오랫동안 억제 당하여 울결되면 (극에 달한 후에 발작하므로) 寒氣가 熱氣를 제압하여 우박이 갑자기 내립니다. 사람들의 경우는 氣가 上逆하여 딸꾹질이 나고 熱이 내부에서 발생하며, 陽氣가 외부에서 막혀 정강이가 쑤시고 아프며 도리어 가슴이 두근거리고 熱이 나며, 심한 煩熱이 발생하면서 다시 氣가 上逆하는 등의 병을 앓습니다.

黃帝曰 : 升之不前, 余已盡知其旨. 願聞降之不下, 可得明乎?

岐伯曰 : 悉乎哉問! 是之謂天地微旨, 可以盡陳斯道. 所謂升已必降也, 至天三年, 次歲必降, 降而入地, 始爲左間也. 如此升降往來, 命之六紀[16]者矣.

---

15) 客 : 이는 일방이 다른 일방을 침범하는 것을 가리키는데, 여기서는 "제압하다"로 해석한다.

16) 六紀 : 六氣는 司天에서 3년(司天左間 1년, 司天 1년, 司天右間 1년)이 지나면 하강하고, 在泉에서 3년(在泉左間 1년, 在泉 1년, 在泉右間 1년)이 지나면 상승하는데, 六年을 주기로 하므로 "六紀"라 한다.

黃帝：(六氣가) 상승하여 (제 위치로) 나아가지 못하는 것에 대해 저는 이미 그 의의를 모두 알았습니다. (六氣가) 하강하려 해도 하강하지 못하는 것에 대해 듣고 싶은데, 설명해 주실 수 있겠습니까?

岐伯：상세한 질문이십니다. 이는 天地 변화의 미묘한 의미를 말한 것이니, 그 이치를 상세히 설명 드리겠습니다. 이른바 "상승이 끝나면 반드시 하강한다."고 함은 (六氣가 상승하여) 司天에 이른지 3년이 지나면 그 다음 해에 반드시 하강한다는 것인데, 하강하여 在泉으로 들어가면 처음에는 (在泉의) 左間이 됩니다. 이와 같이 升降·往來하는 것을 "六紀"라 합니다.

是故丑未之歲, 厥陰降地, 主窒地晶, 勝而不前. 又或遇少陰未退位, 卽厥陰未降下, 金運以至中. 金運承之, 降之未下, 抑之變鬱, 木欲降下, 金承之, 降而不下, 蒼埃遠見, 白氣承之, 風擧埃昏, 淸燥[17]行殺, 霜露復下, 肅殺布令. 久而不降, 抑之化鬱, 卽作風燥[19]相伏, 暄而反淸, 草木萌動, 殺霜[18]乃下, 蟄蟲未見, 懼淸傷臟.

그러므로 丑年과 未年에 厥陰風木이 (司天의 右間에서) 在泉(의 左間)으로 하강할 때 (在泉의) 金氣에 의해 막히면 억제 당하여 (제 위치로) 나아가지 못합니다. 또한 少陰君火가 정위치로 물러가지 못한 때를 만나면 厥陰風木이 下降하지 못하는데 (이는) 金運이 가운데에 이르러 막기 때문입니다. 金運이 이를 막아 하강하지 못하면 木氣가 억눌려 울결되므로 木氣가 하강하려 해도 金氣가 이를 막아 하강하지 못하여 청색 먼지가 멀리서 보이고 金氣가 이를 이어서 퍼지니, 바람이 일어 흙먼지가 날리고 서늘하고 건조한 氣가 肅殺을 행하여 서리가 다시 내리고 肅殺之氣가 퍼집니다. (木氣가) 오랫동안 하강하지 못하고 억제 당하여 울결되면 風氣가 燥氣에 의해 굴복 당하므로 따뜻해야 함에도 도리어 서늘하고, 초목이 싹터 자라지만 서리가 내려 손상되며, 겨울잠을 자는 동물들이 보이지 않고, (사람들은) 서늘한 기운이 臟氣을 손상시킬까 두려워합니다.

是故寅申之歲, 少陰降地, 主窒地玄, 勝之不入. 又或遇丙申丙寅, 水運太過, 先天而至, 君火欲降, 水運承之, 降而不下, 卽彤雲[19]才見, 黑氣反生, 暄暖如舒, 寒常布雪, 凜冽復作, 天雲慘悽. 久而不降,

17) 燥：원문에는 "躁"로 되어 있었으나,《素問注證發微》《素問直解》에 근거하여 교정하였다.

18) 殺霜：때아닌 서리가 내리면 만물이 손상되므로 "殺霜"이라 하였다.

19) 彤雲(동운)：붉은 구름을 가리킨다.

伏之化鬱, 寒勝復熱, 赤風化疫. 民病面赤心煩, 頭痛目眩也, 赤氣彰而溫病欲作也.

그러므로 寅年과 申年에 少陰君火가 (司天의 右間에서) 在泉(의 左間)으로 하강할 때 (在泉의) 水氣에 의해 막히면 억제 당하여 (在泉으로) 들어가지 못합니다. 또한 丙申・丙寅年을 만나면 水運이 太過하여 정상적인 시기보다 앞당겨 이르므로 火氣가 상승하려 해도 水運이 이를 막아 하강하지 못하면 붉은 구름이 보이기 시작하는데, 검은 구름이 도리어 생겨나 따뜻해야 할 기후가 추워져 눈이 내리고 寒氣가 거듭 발작하여 음산해집니다. (火氣가) 오랫동안 하강하지 못하고 억눌려서 울결되면 寒氣가 太過한 후에 다시 熱氣가 발생하며, 熱風이 疫癘로 변합니다. 사람들의 경우는 面赤・心煩・頭痛・目眩 등의 병을 앓는데, 火氣가 뚜렷해지는 것은 溫病이 발작하려는 것입니다.

是故卯酉之歲, 太陰降地, 主窒地蒼, 勝之不入. 又或少陽未退位者, 卽太陰未得降也. 或木運以至. 木運承之, 降而不下, 卽黃雲見而靑霞彰, 鬱蒸作而大風, 霧翳埃勝, 折損乃作. 久而不降也, 伏之化鬱, 天埃黃氣, 地布濕蒸. 民病四肢不擧, 昏眩肢節痛, 腹滿塡臆.

그러므로 卯年과 酉年에 太陰濕土가 (司天의 右間에서) 在泉(의 左間)으로 하강할 때 (在泉의) 木氣에 의해 막히면 억제 당하여 (在泉으로) 들어가지 못합니다. 또한 少陽相火가 정위치로 물러가지 못한 때를 만나면 太陰濕土가 하강하지 못하고 또한 木運이 이미 이릅니다. 木運이 이를 막아 하강하지 못하면 황색 구름이 나타나고 청색 노을이 뚜렷하게 보이며, (濕氣가) 울결되어 熏蒸하고 大風이 불며 안개가 낀 것처럼 흙먼지가 날리고 만물이 꺾여 손상됩니다. (土氣가) 오랫동안 하강하지 못하고 억눌려 울결되면 (극에 달한 후에 발산되므로) 하늘이 황색 흙먼지로 뒤덮이고 땅에는 濕氣가 熏蒸합니다. 사람들의 경우는 四肢를 추스리지 못하고 현기증이 나며 四肢關節에 疼痛이 오고 腹部와 胸部가 脹滿해지는 등의 병을 앓습니다.

是故辰戌之歲, 少陽降地, 主窒地玄, 勝之不入. 又或遇水運太過, 先天而至也, 水運承之, 降而不下[20], 卽彤雲才見, 黑氣反生, 暄暖欲生, 冷氣卒至, 甚卽冰雹也. 久而不降, 伏之化鬱, 冷氣復熱, 赤風化疫. 民病面赤心煩, 頭痛目眩也. 赤氣彰而熱病欲作也.

---

20) 降而不下 : 원문에는 "水降不下"로 되어 있었으나, 《素問注證發微》《類經》에 근거하여 고쳤다.

그러므로 辰年과 戌年에 少陽相火가 (司天의 右間에서) 在泉의 左間으로 하강할 때 (在泉의) 水氣에 의해 막히면 억제 당하여 (在泉으로) 들어가지 못합니다. 또한 水運이 太過한 해를 만나면 정상적인 시기보다 앞당겨 이르러 水運이 이를 막으므로 하강하지 못하고 붉은 구름이 나타나기 시작하고 黑氣가 도리어 발생하며, 따뜻한 기후가 발생하려는데 冷氣가 갑자기 이르고, 심하면 우박이 내립니다. (相火가) 오랫동안 하강하지 못하고 억눌려 울결되면 (반드시 극에 달한 후에 발산되므로) 冷氣가 발생한 후에 다시 熱氣가 발생하며, 赤風(火氣)이 疫氣로 변합니다. 사람들의 경우는 面赤·頭痛·目眩 등의 병을 앓습니다. 火氣가 뚜렷해지는 것은 熱病이 발작하려는 것입니다.

是故巳亥之歲, 陽明降地, 主窒地彤, 勝而不入. 又或遇太陽[21]未退位, 卽陽明[22]未得降, 卽火運以至之. 火運承之, 降而[23]不下, 卽天淸而肅, 赤氣乃彰, 暄熱反作. 民皆昏倦, 夜臥不安, 咽乾引飮, 懊熱內煩. 大[24]淸朝暮, 暄還復作; 久而不降, 伏之化鬱, 天淸薄寒, 遠生白氣. 民病掉眩, 手足直而不仁, 兩脇作痛, 滿目䀮䀮.

그러므로 巳年과 亥年에 陽明燥金이 (司天의 右間에서) 在泉(의 左間)으로 하강할 때 (在泉의) 火氣에 의해 가로막히면 억제 당하여 (在泉으로) 들어가지 못합니다. 또한 太陽寒水가 정위치로 물러가지 못한 때를 만나면 陽明燥金이 하강하지 못하고 火運이 이미 이릅니다. 火運이 이를 막아 하강하지 못하면 기후가 서늘해야 때에 火氣가 뚜렷해져 더위가 도리어 발생합니다. 사람들의 경우는 모두 정신이 몽롱하고 피곤함을 느끼며 安眠을 취하지 못하고 목이 건조하여 물을 마시려 하며, 懊憹·煩熱 등이 나타납니다. 아침저녁으로 크게 서늘해야 함에도 熱氣가 다시 발작하며, (陽明燥金이) 오랫동안 하강하지 못하고 억눌려 울결되면 (극에 달한 후에 발산되므로) 기후가 맑고 서늘하며 멀리서 白氣(金氣)가 발생합니다. 사람들의 경우는 현기증이 나고 手足이 뻣뻣해지면서 마비되며, 兩脇部에 동통이 오고 두 눈이 흐릿하게 보이는 등의 병을 앓습니다.

是故子午之年, 太陽降地, 主窒地阜勝之, 降而不入. 又或遇土運太過, 先天而至, 土運承之, 降而不入, 卽天彰黑氣, 暝暗悽慘, 才施黃

21) 太陽 : 원문에는 "太陰"으로 되어 있었으나, 《類經》《馬注本》에 근거하여 교정하였다.

22) 陽明 : 원문에는 "少陽"으로 되어 있었으나, 《素問注證發微》《類經》에 근거하여 교정하였다.

23) 降而 : 원문에는 없었으나, 상하의 文例에 근거하여 보충하였다.

24) 大 : 원문에는 "天"으로 되어 있었으나, 《素問注證發微》《類經》 등에 근거하여 교정하였다.

埃而布濕, 寒化令氣, 蒸濕復令. 久而不降, 伏之化鬱, 民病大厥, 四肢重怠, 陰萎少力; 天布沈陰, 蒸濕間作.

그러므로 子年과 午年에 太陽寒水가 (司天의 右間에서) 在泉(의 左間)으로 하강할 때 (在泉의) 土氣에 의해 가로막혀 억제 당하면 하강하여 (在泉으로) 들어가지 못합니다. 또한 土運이 太過한 해를 만나면 정상적인 시기보다 앞당겨 이르러 土運이 이를 막으므로 (太陽寒水의 氣가) 하강하지 못하고, 하늘에 黑氣가 뚜렷해져 어둡고 싸늘하다가 곧 황색 먼지가 만연하면서 濕氣가 퍼지며, 寒氣가 퍼진 후에 濕氣가 다시 熏蒸하는 기후가 옵니다. (太陽寒水의 氣가) 오랫동안 하강하지 못하고 억눌려 울결되면 (극에 달한 후에 발산되므로) 사람들의 경우는 厥逆이 발생하고 四肢가 무겁고 피로하며 陽痿·무기력 등의 병을 앓으며, 날씨가 음침하고 찌는 듯한 濕氣가 반복적으로 발작합니다.

帝曰 : 升降不前, 晰知其宗[25], 願聞遷正, 可得明乎?

岐伯曰 : 正司中位, 是謂遷正位. 司天不得其遷正者, 卽前司天以過交司之日[26]. 卽遇司天太過有餘日也, 卽仍舊治天數, 新司天未得遷正也.

黃帝 : 상승·하강하여 나아가지 않는 것에 대해서는 그 원인을 뚜렷하게 알았으니, 정위치로 옮겨가는 것(遷正)에 대해 설명해 주실 수 있겠습니까?

岐伯 : 司天의 정위치에 이르는 것을 "遷正位"라 합니다. 司天之氣가 그 정위치로 옮겨가지 못하는 것은 바로 前年의 司天之氣가 이미 新舊의 司天之氣가 교체되는 날(大寒)을 넘었기 때문입니다. 즉 司天之氣가 太過하여 日數가 남아도는 때를 만나면 여전히 舊氣가 天數를 다스리므로 새로운 司天之氣가 정위치로 옮겨가지 못하는 것입니다.

厥陰不遷正, 卽風暄不時, 花卉萎瘁. 民病淋溲, 目系轉, 轉筋, 喜怒, 小便赤. 風欲令而寒猶[27]不去, 溫暄不正, 春正失時.

厥陰風木이 정위치로 옮겨가지 못하면 風木의 온난한 기후가 제때에 퍼지지 못하므로 꽃과 초목이 시듭니다. 사람들의 경우는 小便이 방울방울 떨어지면서 잘 나오지 않

---

25) 晰知其宗 : "晰(석)"은 "晳"과 同字로서 "뚜렷하다"는 뜻이고, "宗"이란 일의 근원·근본을 가리킨다.

26) 交司之日 : 大寒日을 가리킨다. 大寒日은 新舊의 司天之氣가 교체되는 날이다.

27) 猶 : 원문에는 "由"로 되어 있었으나, 文義가 잘 통하지 않으므로 《四庫本》에 근거하여 교정하였다. "猶"에는 "아직도·여전히"라는 뜻이 있다.

고 눈동자를 잘 움직이지 못하며 근육에 경련이 오고 화를 잘 내며 소변이 붉어지는 등의 병을 앓습니다. 風木이 그 令을 행하고자 하지만 寒氣가 아직도 물러가지 않아 따뜻한 기후가 정상적으로 행해지지 않으므로 봄 기후가 제때에 펴지지 않습니다.

少陰不遷正, 卽冷氣不退, 春冷後寒, 暄暖不時. 民病寒熱, 四肢煩痛, 腰脊强直. 木氣雖有餘, 位不過於君火也.

少陰君火가 정위치로 옮겨가지 못하면 한랭한 기후가 물러가지 않으므로 봄이 되어도 서늘해진 뒤에 추워지는 등 따뜻한 기후가 제때에 이르지 못합니다. 사람들의 경우는 寒熱往來·四肢煩痛·腰脊部强直 등의 병을 앓습니다. 木氣가 비록 남아돌지만 그 위치를 차지하는 기간은 君火가 주관하는 時令을 초과하지 않습니다.

太陰不遷正, 卽雲雨失令, 萬物枯焦, 當生不發. 民病手足肢節腫滿, 大腹水腫, 填臆不食, 飧泄脇滿, 四肢不擧. 雨化欲令, 熱猶治之, 溫煦於氣, 亢而不澤[28].

太陰濕土가 정위치로 옮겨가지 못하면 비가 내리지 않아 만물이 메마르고 마땅히 자라야 할 것들이 자라지 못합니다. 사람들의 경우는 手足과 四肢關節이 붓고 大腹部에 水腫이 생기며 胃脘部가 창만하여 음식을 먹으려 하지 않고 소화되지 않은 음식물을 설사하며 脇部가 창만하고 四肢를 추스리지 못하는 등의 병을 앓습니다. 雨氣(土氣)가 그 令을 행사하고자 하지만 熱氣가 여전히 司天을 다스리므로 기후가 무덥고 가뭄이 들어 비가 내리지 않습니다.

少陽不遷正, 卽炎灼弗令, 苗莠不榮, 酷暑於秋, 肅殺晩至, 霜露不時. 民病痎[29]瘧骨熱, 心悸驚駭, 甚時血溢.

少陽相火가 정위치로 옮겨가지 못하면 무더위가 그 令을 행사하지 못하여 (식물의) 이삭이 무성하지 않고 酷暑가 가을에 나타나며, 肅殺之氣 또한 늦게 이르러 서리가 제때에 내리지 않습니다. 사람들의 경우는 痎瘧·骨蒸潮熱·心悸·驚駭, 심하면 血이 외부로 넘치는 등의 병을 앓습니다.

陽明不遷正, 則暑化於前, 肅殺於後, 草木反榮. 民病寒熱鼽嚏, 皮毛折, 爪甲枯焦, 甚則喘嗽息高, 悲傷不樂. 熱化乃布, 燥化未令, 卽

---

28) 亢而不澤 : "亢"은 가뭄이 드는 것을 말하고, "不澤"은 비가 내리지 않아 건조하다는 뜻이다.

29) 痎(해) : "痎"와 同字이다.

清勁未行, 肺金復[30]病.

陽明燥金이 정위치로 옮겨가지 못하면 무더위가 앞당겨 이르고 肅殺之氣가 뒤늦게 이르므로 초목은 오히려 무성해집니다. 사람들의 경우는 寒熱이 왕래하고 콧물이 나고 재채기가 나며 피부와 모발이 거칠고 손톱과 발톱에 윤기가 없으며, 심하면 咳嗽喘息으로 숨소리가 거칠고 상심하여 즐거워하지 않는 등의 병을 앓습니다. 熱氣가 펴져 燥氣가 그 令을 행사하지 못하면 淸凉한 氣가 펴지지 않으므로 肺金 또한 병듭니다.

太陽不遷正, 卽冬淸反寒, 易令於春, 殺霜在前, 寒冰於後[31], 陽光復治, 凜冽不作, 雰雲[32]待時. 民病溫癘至, 喉閉嗌乾, 煩燥而渴, 喘息而有音也. 寒化待燥, 猶治天氣, 過失序, 與民作災.

太陽寒水가 정위치로 옮겨가지 못하면 겨울의 청랭한 기후가 바뀌어 봄에 행해지고 서리가 앞당겨 내리며, 얼음이 뒤늦게 어는데, (만약) 陽光이 다시 다스리면 추위가 오지 않고 안개와 같은 구름이 때를 기다렸다가 나타납니다. 사람들의 경우는 溫疫病이 이르러 목구멍이 건조하고 막히며 煩躁하여 갈증이 나고 喘息을 할 때 목이 울리는 등의 병을 앓습니다. 太陽寒水의 氣가 펴지려면 燥氣가 물러가기를 기다려야 하는데, 여전히 (燥氣가) 天氣를 다스리면 時令이 정상적인 규율을 잃어 사람들에게 재해를 안겨 줍니다.

帝曰：遷正早晩, 以命[33]其旨, 願聞退位, 可得明哉?

岐伯曰：所謂不退[34]者, 卽天數未終, 卽天數有餘, 名曰復布政, 故名曰再治天也, 卽天令如故而不退位也.

黃帝：정위치로 옮겨감이 빠르거나 늦은 것에 대해서는 이미 그 의미를 알려 주셨으니, 물러가는 것(退位)에 대해 설명해 주시겠습니까?

岐伯：이른바 "不退"란 바로 司天의 數가 아직 끝나지 않은 것이자, 司天의 數가 남아도는 것으로서 "復布政"이라고 하고 "再治天"이라고도 하는데, 司天의 令이 여전히 물러가지 않았기 때문입니다.

30) 復：여기서는 "부"로 읽으며, "또한·거듭"으로 해석한다.

31) 殺霜在前, 寒冰於後：陽明燥金의 氣가 물러가지 않으므로 서리가 앞당겨 내리고, 太陽寒水가 늦게 이르므로 추위도 늦게 온다.

32) 雰雲：마치 안개와 같은 흰색 구름을 가리킨다.

33) 命："알려주다"는 뜻이다. 《儀禮·士冠禮》 鄭玄 注에 "'命'은 告(알려주다)이다."라고 하였다.

34) 不退："不退位"라고도 하는데, 물러가야 할 기후가 물러가지 않아 봄인데도 겨울처럼 춥고, 겨울인데도 봄처럼 따뜻한 것을 가리킨다.

厥陰不退位, 卽大風早擧, 時雨不降, 濕令不化. 民病溫疫, 疵廢[35]風生, 皆[36]肢節痛, 頭目痛, 伏熱內煩, 咽喉乾引飮.

厥陰風木이 물러가지 않으면 때 이른 大風이 불고 때가 되어도 비가 내리지 않아 濕令이 퍼지지 못합니다. 사람들의 경우는 溫疫·皮膚黑斑·半身不遂가 발생하는데, 風病이 발생하면 모두 四肢關節에 疼痛이 오고 머리와 눈이 아프며, 熱이 내부에 잠복하여 心煩·咽喉乾燥·口渴 등의 병을 앓습니다.

少陰不退位, 卽溫生春冬, 蟄蟲早至, 草木發生. 民病膈熱咽乾, 血溢, 驚駭, 小便赤澀, 丹瘤𤺋瘡瘍留毒.

少陰君火가 물러가지 않으면 따뜻한 기후가 초봄과 늦겨울에 발생하여 겨울잠을 자는 동물들이 일찌감치 나타나고 초목이 앞당겨 싹틉니다. 사람들의 경우는 胸膈에 熱이 나고 목구멍이 건조하며 血이 외부로 넘치고 잘 놀라며 소변이 붉으면서 잘 나오지 않고 丹瘤疹瘡瘍留毒 등의 병을 앓습니다.

太陰不退位, 而取[37]寒暑不時, 埃昏布作, 濕令不去. 民病四肢少力, 食飮不下, 泄注, 淋滿, 足脛寒, 陰痿閉塞, 失溺小便數.

太陰濕土가 물러가지 않으면 추위와 더위가 불시에 이르고 흙먼지가 하늘을 뒤덮으며, 濕氣가 물러가지 않습니다. 사람들의 경우는 四肢에 힘이 없고 음식이 내려가지 않으며, 물을 쏟는 듯한 泄瀉를 하고 소변이 방울방울 떨어지며 腹部가 창만하고 정강이가 차며, 陰莖이 발기하지 않고 대변이 막히며 소변을 참지 못하거나 잦은 등의 병을 앓습니다.

少陽不退位, 卽熱生於春, 暑乃後化, 冬溫不凍, 流水不冰, 蟄蟲出見. 民病少氣, 寒熱更作, 便血上熱, 小腹堅滿, 小便赤沃, 甚則血溢.

少陽相火가 물러가지 않으면 무더위가 봄에 발생하고 (이로 인해) 暑熱이 뒤늦게 퍼지므로 겨울에도 따뜻하여 춥지 않고 물이 얼지 않으며 겨울잠을 자야 할 동물들이 나타납니다. 사람들의 경우는 기력이 부족하고 寒熱이 번갈아 발작하며, 血便이 보이고 上焦에 熱이 나며 少腹部가 단단하면서 그득하고 소변이 붉으며, 심하면 血이 외부로 넘치는 등의 병을 앓습니다.

---

35) 疵廢 : "疵"는 皮膚黑斑을 가리키고, "廢"는 半身不遂를 가리킨다.

36) 皆 : 원문에는 "皆" 앞에 "民病" 2字가 있었으나, 위에서 "民病溫疫"이라 한 것과 중복되므로 《素問直解》에 근거하여 刪去하였다.

37) 取 : 《素問直解》에는 "且"로 되어 있는데, 이렇게 하는 것이 의미상으로 뛰어나다.

陽明不退位, 卽春生淸冷, 草木晩榮, 寒熱間作. 民病嘔吐暴注, 食飮不下, 大便乾燥, 四肢不擧, 目瞑掉眩.

陽明燥金이 물러가지 않으면 봄에 서늘하고 찬 기후가 발생하여 초목이 뒤늦게 무성해지고 추위와 더위가 번갈아 옵니다. 사람들의 경우는 嘔吐가 나고 물을 쏟는 듯한 설사를 하며, 음식물이 내려가지 않고 대변이 건조하며, 四肢를 지탱하지 못하고 현기증이 나는 등의 병을 앓습니다.

太陽不退位, 卽春寒復作, 冰雹乃降, 沈陰昏翳, 二之氣寒猶不去. 民病痹厥, 陰痿失溺, 腰膝皆痛, 溫癘晩發[38].

太陽寒水가 물러가지 않으면 봄에 寒冷한 기후가 다시 발생하여 우박이 내리고 음침한 氣가 하늘을 뒤덮으며, 二氣(少陰君火)가 이르러도 寒氣가 여전히 물러가지 않습니다. 사람들의 경우는 氣가 통하지 않아 上逆하고 陰莖이 발기하지 않으며, 小便을 참지 못하고 허리와 무릎이 모두 아프며, 溫疫이 뒤늦게 발생합니다.

帝曰 : 天歲[39]早晩, 余以知之, 願聞地數[40], 可得聞乎?

岐伯曰 : 地下遷正 · 升天及退位不前之法, 卽地土産化, 萬物失時之化也.

黃帝 : 司天之氣의 (자리 옮김이) 빠르고 늦은 것에 대해 저는 이미 깨달았으니, 在泉의 數에 대해 듣고 싶은데 들려주실 수 있겠습니까?

岐伯 : 在泉之氣의 遷正 · 上升 및 退位가 정상적으로 진행되지 않으면 대지 産物의 生化에 영향을 미쳐 만물이 제때에 生化하지 못합니다.

帝曰 : 余聞天地二甲子[41], 十干十二支. 上下經緯[42]天地, 數有迭移, 失守其位, 可得昭乎?

岐伯曰 : 失之迭位者, 謂雖得歲正, 未得正位之司, 卽四時不節, 卽生大疫. <u>注《玄珠密語》云, 陽年三十年, 除六年天刑, 計有太過二</u>

---

38) 太陽不退位,……溫癘晩發 : 이 41字는 원문에 없었으나, 《金刻本》에 근거하여 보충하였다.

39) 天歲 : 司天을 가리킨다.

40) 地數 : 在泉의 數를 가리킨다.

41) 天地二甲子 : "天地"는 司天 · 在泉의 氣를 가리키고, "甲子"는 歲運을 가리킨다.

42) 經緯 : 여기에서는 "다스리다"로 해석해야 한다.

十四年, 除此六年, 皆作太過之用, 令不然之旨. 今言迭支迭位, 皆可作其不及也[43].

黃帝 : 제가 듣기에 司天·在泉之氣·歲運 및 十干·十二支는 상하에서 天地를 다스리되, 일정한 규율에 근거하여 그 위치가 바뀌기도 하지만 제 위치를 잃는 경우도 있다고 들었는데, (이에 대해) 설명해 주실 수 있겠습니까?

岐伯 : 정위치로 옮겨가지 못하면 비록 歲氣가 바르다 할지라도 司天之氣가 제때에 위치를 옮기지 못하므로 四時가 절기에 따라 변하지 않고 큰 돌림병이 발생합니다.

假令甲子陽年, 土運太窒, 如癸亥天數有餘者, 年雖交得甲子, 厥陰猶尙治天, 地已遷正, 陽明在泉, 去歲少陽以作右間, 卽厥陰之地陽明, 故不相和奉者也. 癸巳相會, 土運太過, 虛反受木勝, 故非太過也, 何以言土運太過? 況黃鍾[44]不應太窒, 木旣勝而金還復, 金旣復而少陰如[45]至, 卽木勝如[48]火而金復微. 如此則甲己失守, 後三年化成土疫, 晩至丁卯, 早至丙寅, 土疫至也, 大小善惡, 推其天地, 詳乎太一[46]. 又只如甲子年, 如甲至子而合, 應交司而治天, 卽下己卯未遷正, 而戊寅少陽未退位者, 亦甲己未合德也[47], 卽土運非太過, 而

43) 注《玄珠密語》云,……皆可作其不及也 : 이는 후인들의 注가 筆寫하는 과정에서 正文으로 잘못 끼여든 것이다. 따라서 본서는 이를 해석하지 않았다. 周學海는 《內經評文》에서 "이 말 위에 '注'字를 앞에 두었으니, 곧 前篇의 '資取之法, 今出《玄珠密語》' 역시 注文이다."라고 하였다.

44) 黃鍾 : 土의 音律로서 太宮을 가리킨다.

45) 如 : 여기서는 "따르다"는 뜻이다. 《說文解字》에서 "從隨也."라고 하였다.

46) 太一 : "太乙" 혹은 "太乙游宮"이라고도 하는데, 北極星을 가리킨다. 冬至日부터 立春 전까지는 북방의 葉蟄宮에 46일간 머무르고, 立春日부터 春分 전까지는 북방의 天留宮에 46일간 머무르며, 春分日부터 立夏 전까지는 동방의 倉門宮에 46일간 머무르고, 立夏日부터 夏至 전까지는 남방의 陰洛宮에 45일간 머무르며, 夏至日부터 立秋 전까지는 남방의 天宮에 46일간 머무르고, 立秋日부터 秋分 전까지는 서남방의 玄委宮에 46일간 머무르며, 秋分日부터 立冬 전까지는 서방의 倉果宮에 45일간 머무르고, 立冬日부터 冬至 전까지는 서북방의 新洛宮에 45일간 머문다. 여덟 宮을 이동하면 일년이 끝나는데, 다시 북방의 葉蟄宮으로 돌아와 같은 방법으로 계속 반복된다. 이는 곧 北極星이 가리키는 月令을 뜻한다.

47) 未合德也 : 원문에는 "下有合也"로 되어 있었는데, 본문에서 논한 것은 上甲과 下己가 결합하지 못한 것이므로 여기에서 "下有合"이라 하면 文義가 통하지 않으므로 下文에 근거하여 교정하였다.

木乃乘虛而勝土也, 金次又行復勝之, 卽反邪化也. 陰陽天地殊異爾, 故其大小善惡, 一如天地之法旨也.

가령 甲子年은 陽年으로서 土運이 太過하여 가로막는데, 만일 (前年인) 癸亥年의 司天之氣가 남아돌면 해가 비록 甲子年으로 바뀌었다 하더라도 厥陰風木이 여전히 司天을 다스리며, (當年의) 地氣가 이미 정위치로 옮겨가 陽明燥金이 在泉이 되고 지난해의 (在泉之氣인) 少陽相火가 이미 在泉의 右間으로 옮겨가 곧 厥陰司天·陽明在泉이 되므로 서로 화합하지 않습니다. 癸와 巳가 서로 만나면 土運이 太過하더라도 그 氣가 虛해져서 오히려 木氣의 억제를 받으니, 어떻게 土運이 太過하다고 말할 수 있겠습니까? 게다가 黃鐘(太宮)은 마땅히 막힘이 없어야 하는데 木氣가 이미 偏盛하여 金氣 또한 來復하고, 金氣가 이미 來復하여 少陰君火가 이를 따라 이르면 木의 勝氣가 少陰君火를 따라 이르므로 金의 來復이 미미해집니다. 이와 같으면 甲己가 제 위치를 지키지 못하여 3년 후에 土疫으로 변하는데, 늦으면 丁卯年에 이르고 빠르면 丙寅年에 이르며, 土疫이 이를 때의 大小와 (예후의) 좋고 나쁨은 當年의 司天과 在泉之氣에 근거하여 추단하고 太一(北極星)을 상세하게 살펴야 합니다.

또한 만약 甲子年에 甲(中運)이 子(司天之氣)와 결합하여 司天에서 天氣를 다스리면 下位의 己卯(陽明在泉)가 아직 정위치로 옮겨가지 못하고 (前年인) 戊寅年의 少陽在泉이 아직 물러가지 않는데, 이 또한 甲己가 合德하지 못한 것이므로 土運이 太過하지 않고 木氣가 虛를 틈타 土를 제약하며, (土가 生한) 金氣가 다시 來復하여 억제하므로 도리어 邪氣로 변합니다. 司天·在泉의 陰陽 속성이 다르므로 그 (疫癘의) 大小와 (예후의) 좋고 나쁨은 司天·在泉의 변화규율과 일치합니다.

假令丙寅陽年太過, 如乙丑天數有餘者, 雖得丙寅, 太陰尙治天也, 地已遷正, 厥陰司地, 去歲太陽以作右間, 卽天太陰而地厥陰, 故地不奉天化也. 乙辛相會, 水運太虛, 反受土勝, 故非太過, 卽太簇之管[48], 太羽不應. 土勝而雨化, 木[49]復卽風. 此者丙辛失守其會, 後三年化成水疫, 晩至己巳, 早至戊辰, 甚卽速, 微卽徐, 水疫至也, 大小善惡, 推其天地數, 及[50]太乙游宮. 又只如丙寅年, 丙至寅且合, 應交司而治天,

---

48) 管 : 音管을 가리킨다. 陰六呂와 陽六律에는 각기 일정한 길이의 音管이 있어 고유의 표준음을 낸다.

49) 木 : 원문에는 "水"로 되어 있었으나, 《金刻本》 및 《類經》에 근거하여 교정하였다.

卽辛巳未得遷正，而庚辰太陽未退位者，亦丙辛不合德也. 卽水運亦小虛而小勝，或有復，後三年化癘，名曰水癘，其狀如水疫，治法如前[51].

가령 丙寅年은 陽年으로서 太過한데, 만약 (前年인) 乙丑年의 司天之氣가 남아돌면 비록 丙寅年이 되었다 하더라도 (前年의) 太陰濕土가 여전히 司天을 다스리며, (當年의) 在泉之氣는 이미 정위치로 옮겨가 厥陰風木이 在泉을 주관하고, 지난해의 (在泉之氣인) 太陽寒水가 이미 (在泉의) 右間으로 물러가 곧 太陽司天·厥陰在泉이 되므로 地氣가 天氣를 따라 同化하지 못합니다. (上位의) 乙과 (下位의) 辛이 만나면 (太過해야 할) 水運이 크게 虛해져서 도리어 土氣의 억제를 받으므로 太過하지 않는데, (이는) 곧 太簇의 音管이 太羽의 音律과 상응하지 못하는 것과 같습니다. (在泉의) 土가 偏盛하여 雨氣가 퍼지면 (水가 生한) 木氣가 來復하여 곧 風氣가 유행합니다. 이처럼 丙辛이 제 위치를 지켜서 만나지 못하면 3년 후에 水疫으로 변하여 늦으면 己巳年에 이르고 빠르면 戊辰年에 이르는데, (水疫이) 엄중하면 (발작이) 신속하고 경미하면 완만하며, 水疫이 이를 때의 大小와 (예후의) 좋고 나쁨은 司天·在泉之氣 및 太乙游宮에 근거하여 추단할 수 있습니다.

또한 만약 丙寅年에 丙(中運)이 寅(司天之氣)과 결합하여 司天에서 天氣를 다스리면 辛巳(厥陰在泉)가 아직 정위치로 옮겨가지 못하고 庚辰年의 太陽在泉이 물러가지 않으므로 이 역시 (上位의) 丙과 (下位의) 辛이 合德하지 못한 것입니다. (이렇게 되면) 곧 水運 역시 다소 虛해져 미약한 勝氣 혹은 復氣가 나타나고 3년 후에 疫癘로 변하는데 이를 "水癘"라 하며, 그 증상이 마치 水疫과 같고 治法은 앞에서 거론한 바와 같습니다.

假令庚辰陽年太過，如己卯天數有餘者，雖交得庚辰年也，陽明猶尙治天，地已遷正，太陰司地，去歲少陰以作右間，卽天陽明而地太陰也，故地不[52]奉天也. 乙巳相會，金運太虛，反受火勝，故非太過也，卽姑洗之管，太商不應. 火勝熱化，水復寒刑. 此乙庚失守，其後三年化成金疫也，速至壬午，徐至癸未，金疫至也，大小善惡，推本年天數及太一也. 又只如庚辰，如庚至辰，且應交司而治天，卽下乙未未得遷正者，卽地甲午少陰未退位者，且乙庚不合德也. 卽下乙未

50) 及 : 원문에는 "乃"로 되어 있었으나,《金刻本》및 아래 문장에 근거하여 교정하였다.

51) 治法如前 : 前篇인《刺法論》에서 열거한 治法을 가리킨다.

52) 不 : 원문에는 "下"로 되어 있었으나,《金刻本》《類經》《內經評文》에 근거하여 교정하였다.

柔[53]干失剛, 亦金運小虛也, 有小勝, 或無復, 後三年化癘, 名曰金癘, 其狀如金疫也, 治法如前.

가령 庚辰年은 陽年으로서 太過한데, 만약 (前年인) 己卯年의 司天之氣가 남아돌면 비록 해가 바뀌어 庚辰年이 되었다 하더라도 陽明燥金이 여전히 司天을 다스리고 在泉之氣가 이미 정위치로 옮겨가 太陰濕土가 在泉을 다스리며, 지난해의 (在泉之氣인) 少陰君火가 이미 (在泉의) 右間으로 물러가 곧 陽明司天·太陰在泉이 되므로 地氣가 天氣를 이어받지 못합니다. (上位의) 乙과 (下位의) 巳가 서로 만나면 (太過해야 할) 金運이 크게 虛해져 도리어 火氣의 억제를 받으므로 太過하지 못하는데, 이는 곧 姑洗의 音管이 太商의 音律과 상응하지 못하는 것과 같습니다. 火가 偏盛하여 熱氣가 퍼지면 (金이 生한) 水氣가 來復하여 몹시 추워집니다. 이처럼 乙庚이 제 위치를 지키지 못하면 3년 후에 金疫으로 변하는데 빠르면 壬午年에 이르고 늦으면 癸未年에 이르며, 金疫이 이를 때의 大小와 (예후의) 좋고 나쁜은 해당 년의 司天之氣 및 太一(이 가리키는 月令)에 근거하여 추단할 수 있습니다.

또한 만약 庚辰年에 庚(中運)과 辰(司天之氣)이 결합하여 司天에서 天氣를 다스리면 下位의 乙未(太陰在泉)가 아직 정위치로 옮겨가지 못하고 (지난해인) 甲午年의 少陰在泉이 아직 물러가지 않으니, 이 또한 (上位의) 乙과 (下位의) 庚이 合德하지 못한 것입니다. (이렇게 되면) 곧 하부의 乙未 柔干이 (상부의) 剛干(庚辰)과 相合하지 못하므로 金運 역시 다소 虛해져 미약한 勝氣가 나타나거나 復氣가 나타나지 않고 3년 후에 疫癘로 변하는데 이를 "金癘"라고 하며, 그 증상은 金疫과 같고 治法은 앞에서 거론한 바와 같습니다.

假令壬午陽年太過, 如辛巳天數有餘者, 雖交得[54]壬午年也, 厥陰猶尙治天, 地已遷正, 陽明在泉, 去歲丙申少陽以作右間, 卽天厥陰而地陽明, 故地不奉天者也. 丁辛相合會, 木運太虛, 反受金勝, 故非太過也, 卽蕤賓之管, 太角不應. 金行燥勝, 火化熱復[55], 甚卽速, 微卽徐. 疫至大小善惡, 推疫至之年天數及太一. 又只如壬午, 如壬至午[56], 且應交司而治天[57], 卽下丁酉未得遷正者, 卽地下丙申少陽未

53) 柔 : 원문에는 없었으나, 아래의 文例에 근거하여 보충하였다.

54) 得 : 원문에는 "後"로 되어 있었으나, 《金刻本》 및 전후 文例에 근거하여 교정하였다.

55) 復 : 상하의 文例에 따르면 "此丁壬不合德也, 其後三年化成木疫也"의 두 句가 빠진 듯하다.

56) 壬午, 如壬至午 : 원문에는 "壬至午"로 되어 있었으나, 상하 文例와 《金刻本》에 근거하여 교정하였다.

得退位者, 且丁壬不合德也. 卽丁柔干失剛, 亦木運小虛也, 有小勝小復, 後三年化癘, 名曰木癘, 其狀如風疫[58], 治法如前.

가령 壬午年은 陽年으로서 太過한데, 만약 (前年인) 辛巳年의 司天之氣가 남아돌면 비록 해가 바뀌어 壬午年이 되었더라도 厥陰風木이 여전히 司天을 다스리고, (當年의) 地氣가 이미 정위치로 옮겨가 陽明燥金이 在泉을 다스리며, 지난해인 丙申年의 (在泉之氣인) 少陽相火가 이미 (在泉의) 右間으로 옮겨가 곧 厥陰司天·陽明燥金이 되므로 地氣가 天氣를 이어받지 못합니다. (下位의) 丁과 (上位의) 辛이 서로 만나면 (太過해야 할) 木運이 크게 虛해져서 오히려 金氣의 억제를 받으므로 太過하지 않는데, (이는) 곧 蕤賓의 音管이 太角의 音律과 상응하지 않는 것과 같습니다. 金氣가 유행하여 燥氣가 偏盛하면 火氣가 化生하여 熱氣가 來復하며 (그 후에 木疫으로 변하는데) 엄중하면 신속하게 발생하고 미약하면 완만하게 옵니다. 木疫이 발작할 때의 大小와 (예후의) 좋고 나쁨은 木疫이 이르는 해의 司天之氣와 太一(이 가리키는 月令)에 근거하여 추단할 수 있습니다.

또한 만약 壬午年에 壬(中運)과 午(司天之氣)가 결합하여 司天에서 天氣를 다스리면 下位의 丁卯가 아직 정위치로 옮겨가지 못하고 (지난해인) 丙申年의 少陽在泉이 아직 물러가지 않는데, 이 또한 (下位의) 丁과 (上位의) 壬이 合德하지 못한 것입니다. (이렇게 되면) 곧 (下位의) 丁柔年이 (上位인) 剛干과 결합하지 못한 것으로서 木運 역시 다소 虛해져 미약한 勝氣나 미약한 復氣가 오고 3년 후에 疫癘로 변하는데, 이를 "木癘"라 하고 그 증상은 風疫과 같으며, 治法은 앞에서 거론한 바와 같습니다.

假令戊申陽年太過, 如丁未天數太過者, 雖交得戊申年也, 太陰猶尙治天, 地已遷正, 厥陰在泉, 去歲壬戌太陽以退位作右間, 卽天丁未, 地癸亥, 故地不奉天化也. 丁癸相會, 火運太虛, 反受水勝, 故非太過也, 卽夷則之管, 上太徵不應. 此戊癸失守其會, 後三年化疫也, 速至庚戌, 大小善惡, 推疫至之年天數及太一. 又只如戊申, 如戊至申, 且應交司而治天, 卽下癸亥未得遷正者, 卽地下壬戌太陽未退位者, 見戊癸未合德也. 卽下癸柔干失剛, 見火運小虛也, 有小勝或無復也, 後三年化癘, 名曰火癘[59]也. 治法如前, 治之法可寒之泄之.

---

57) 天 : 원문에는 "之"로 되어 있었으나, 상하의 文例에 근거하여 교정하였다.

58) 風疫 : 張介賓은 注에서 "木癘風疫은 바로 후세의 溫病類이다."라고 하였다.

가령 戊申年은 陽年으로서 太過한데, 만약 (前年인) 丁未年의 司天之氣가 남아돌면 비록 해가 바뀌어 戊申年이 되었다 하더라도 (前年의) 太陰濕土가 여전히 司天을 다스리고, (當年의) 地氣가 이미 정위치로 옮겨가 厥陰風木이 在泉을 다스리며, 지난해인 壬戌年의 (在泉之氣인) 太陽寒水가 이미 (在泉의) 右間으로 물러가 곧 太陰司天(丁未)·厥陰在泉(癸亥)이 되므로 地氣가 天氣를 따라 同化하지 못합니다. (上位의) 丁과 (下位의) 癸가 서로 만나면 (太過해야 할) 火運이 크게 虛해져 도리어 水氣의 억제를 받으므로 太過하지 않는데, (이는) 곧 夷則의 音管이 太徵의 音律과 상응하지 않는 것과 같습니다. 이처럼 戊癸가 제 자리를 지키지 못하여 會合하지 못하면 3년 후에 疫癘로 변하는데 빠르면 庚戌年에 이르며, (疫癘의) 大小와 (예후의) 좋고 나쁨은 疫癘가 이르는 해의 司天之氣와 太一(이 가리키는 月令)에 근거하여 추단할 수 있습니다.

또한 만약 戊申年에 戊와 申이 결합하여 司天에서 天氣를 다스리면 下位의 癸亥(厥陰在泉)가 아직 정위치로 옮겨가지 못하고, (지난해인) 壬戌年의 太陽在泉이 아직 물러가지 않는데, (上位의) 戊와 (下位의) 未가 合德하지 못한 경우에 나타납니다. (이렇게 되면) 곧 下位의 癸柔干이 (上位인) 剛干과 결합하지 못하므로 火運이 다소 虛해져서 미약한 勝氣가 오거나 復氣가 오지 않고 3년 후에 疫癘로 변하는데, 이를 "火癘"라 합니다. 治法은 앞에서 거론한 바와 같은데, 치료할 때 寒法과 泄法을 사용해도 됩니다.

黃帝曰 : 人氣不足, 天氣如虛, 人神失守, 神光60)不聚, 邪鬼61)干人, 致有夭亡, 可得聞乎?

岐伯曰 : 人之五臟, 一臟不足, 又會62)天虛, 感邪之至63)也. 人憂愁思慮卽傷心, 又或遇少陰司天, 天數不及, 太陰作接間至, 卽謂天虛也, 此卽人氣天氣同虛也. 又遇驚而奪精, 汗出於心, 因而三虛64),

---

59) 火癘 : 張介賓은 注에서 "즉 후세에서 말하는 溫疫熱病類이다."라고 하였다.

60) 神光 : 張介賓은 注에서 "'神光'이란 神明이다."라고 하였다. 혹자는 氣功을 수련한 사람의 몸에서 발산되는 빛을 가리킨다고 한다.

61) 邪鬼 : 여기서는 "病邪"를 가리킨다.

62) 會 : "遇"와 통하며, "만나다"는 뜻이다.

63) 之至 : "之"는 臟氣 부족으로 인한 병을 가리키고, "至"는 병이 깊음을 가리킨다. 《國語·晋語》 韋昭 注에서 "'至'는 '深'이다."라고 하였다.

64) 三虛 : 疫癘의 발생에는 반드시 세 가지 조건, 즉 "天虛" 즉 歲運의 不及함과 精氣의 부족 및 神氣의 失守가 갖추어져야 한다. 여기에 熱邪가 침입하면 疫癘가 발생한다. 이 중에서 神氣의 失守는 疫癘를 일으키는 가장 중요한 요인일 뿐만 아니라, 급작스런 사망을 초래하는 원

神明失守. 心爲君主之官, 神明出焉, 神失守位, 卽神游上丹田[65], 在帝太一帝君泥丸宮[66]下. 神旣失守, 神光不聚, 却[67]遇火不及之歲, 有黑尸鬼見之, 令人暴亡.

黃帝 : 인체의 氣가 부족한데다 天氣가 만약 虛하면 인체의 神氣가 제 위치를 지키지 못하여 神明이 모이지 않고, (이를 틈타) 邪氣가 인체에 침입하면 요절하는데, 이에 대해 들려주실 수 있겠습니까?

岐伯 : 인체의 五臟 중에서 어느 한 臟의 氣가 부족한데다가, 또 天氣가 虛한 때를 만나면 邪氣를 감수하여 병이 깊어집니다. 사람이 근심이나 사려가 과도하여 心이 손상된 데다 또한 少陰君火司天의 해에 天氣가 不及한 경우를 만나면 太陰이 左間의 위치에서 (司天의 자리에) 이르러 곧 이른바 "天虛"를 형성하는데, 이것이 바로 인체의 氣와 天氣가 함께 虛한 것입니다. 게다가 놀라서 心精이 빠져나가면 땀이 心에서 나오는데, 이로 인해 三虛가 야기되면 神明이 제자리를 지키지 못합니다. 心은 君主之官으로서 神明이 여기에서 나오는데, (心이 손상되어) 神明이 제자리를 지키지 못하면 神明이 上丹田인 泥丸宮 아래에서 떠돌게 됩니다. 神明이 이미 제 위치를 지키지 못하여 神明이 모이지 않은데다가, 火運이 不及한 해를 만나면 水疫의 邪氣가 발병하여 사람으로 하여금 갑자기 죽게 합니다(水克火).

人飮食勞倦卽傷脾, 又或遇太陰司天, 天數不及, 卽少陽作接間至, 卽謂天[68]虛也, 此卽人氣虛而天氣虛也. 又遇飮食飽甚, 汗出於胃, 醉飽行房, 汗出於脾, 因而三虛, 脾神失守. 脾爲諫議之官, 智周出焉, 神旣失守, 神光失位而不聚也, 却遇土不及之年, 或己年或甲年失守, 或太陰天虛, 靑尸鬼見之, 令人卒亡[69].

인이 되기도 한다. 따라서 本篇의 말미에 "得神者昌, 失神者亡"이라 한 것이다.

65) 上丹田 : 도가에서는 일반적으로 인체의 배꼽 아래 3寸 부위를 丹田이라 한다. 또한《抱朴子·地眞篇》에서는 "丹田은 세 곳에 있는데, 배꼽 아래에 있는 것은 下丹田이고, 心下에 있는 것은 中丹田이며, 양 眉間 사이에 있는 것은 上丹田이다."라고 하였다. 張介賓은 上丹田을 腦海라고 하였다. 여기서는 張介賓의 說을 따르는 것이 옳은 듯하다.

66) 帝太一帝君泥丸宮 : "帝太一帝君"은 腦神을 가리키고, "泥丸宮"은 腦室을 가리키는데, 이는 腦神이 머무는 곳이다.

67) 却 : 여기서는 "復"과 통하며, "거듭하여"·"또다시"로 해석한다.

68) 天 : 원문에는 "之"로 되어 있었으나, 상하의 文例에 근거하여 교정하였다.

사람이 음식을 무절제하게 섭취하고 피로가 과도하여 脾가 손상된 데다 또한 太陰濕土司天의 해에 天氣가 不及한 경우를 만나면 少陽이 左間의 위치에서 (司天의 위치에) 이르러 곧 이른바 "天虛"를 형성하는데, 이것이 바로 인체의 氣가 虛하고 天氣가 虛한 것입니다. 게다가 음식을 지나치게 배불리 먹어 (胃를 熏蒸함으로 인해) 胃에서 땀이 나오거나, 과음·과식한 상태에서 성교하면 땀이 脾에서 나오는데, 이로 인해 三虛가 야기되면 脾神이 제자리를 지키지 못합니다. 脾는 諫議之官으로서 지혜와 주도면밀함이 여기에서 나오는데, 脾神이 이미 제자리를 지키지 못하고 神明이 제자리를 잃고 모이지 않은데다가, 土運이 不及한 해나 혹은 己年 혹 甲年(의 主運)이 제 위치를 지키지 못하거나 혹은 太陰濕土司天의 氣가 不及한 해를 만나면 木疫의 邪氣가 발병하여 사람으로 하여금 갑자기 죽게 합니다(木克土).

人久坐濕地, 强力入水卽傷腎[70]. 腎爲作强之官, 伎巧出焉. 因而三虛, 腎神失守, 神志失位, 神光不聚, 却遇水不及之年, 或辛不會符, 或丙年失守, 或太陽司天虛, 有黃尸鬼至見之, 令人暴亡.

사람이 濕地에 오랫동안 앉아 있거나 과도하게 힘을 쓴 후에 물에 들어가면 腎이 손상됩니다. 腎은 作强之官으로서 伎巧가 여기에서 나옵니다. 이로 인해 三虛가 야기되어 腎神이 제자리를 지키지 못하고 神志가 제 위치를 잃으며 神明이 모이지 않은데다가, 水運이 不及한 해를 만나거나 辛年 혹은 丙年(의 主運)이 제 위치를 지키지 못하거나 太陽寒水司天의 氣가 不及한 해를 만나면 土疫의 邪氣가 발병하여 사람으로 하여금 갑자기 죽게 합니다(土克水).

人或恚怒, 氣逆上而不下, 卽傷肝也. 又遇厥陰司天, 天數不及, 卽少陰作接間至, 是謂天虛也, 此謂天虛人虛也. 又遇疾走恐懼, 汗出於肝, 肝爲將軍之官, 謀慮出焉, 神位失守, 神光不聚, 又遇木不及年, 或丁年不符, 或壬年失守, 或厥陰司天虛也, 有白尸鬼見之, 令人暴亡也.

---

69) 亡 : 이 단락 뒤에 肺에 관한 條文이 탈락되었음이 분명하다. 張介賓은《類經》注에서 "유독 金이 虛하여 肺가 손상된 것이 빠졌으니, 赤尸鬼證이 脫簡되었음이 틀림없다."고 하였다.

70) 腎 : 文例에 비추어 볼 때 인체의 虛와 天氣의 虛에 관한 글이 빠진 듯하다. 그렇지 않으면 아래의 "三虛"와 이어지기 어렵다. 張介賓은 "다른 臟에서는 모두 間氣가 이르는 것과 땀이 나는 까닭을 말하였는데, 유독 이곳에서만 언급하지 않았으니 틀림없이 누락되었다."고 하였다.

사람이 간혹 화를 내어 氣가 上逆해서 내려가지 않으면 肝이 손상됩니다. 게다가 厥陰風木司天의 해에 天氣가 不及한 경우를 만나면 少陰이 左間의 위치에서 (司天의 자리에) 이르러 곧 이른바 "天虛"를 형성하는데, 이것을 "天虛人虛"라 합니다. 또한 두려움에 쫓기게 되면 肝에서 땀이 납니다. 肝은 將軍之官으로서 謀慮가 여기에서 나오는데, 肝神이 제자리를 지키지 못하여 神明이 모이지 않은데다가, 木運이 不及한 해를 만나거나 丁年 혹은 壬年(의 主運)이 제 위치를 지키지 못하거나 厥陰風木司天의 氣가 不及한 해를 만나면 金疫의 邪氣가 발병하여 사람으로 하여금 갑자기 죽게 합니다.

已上五失守者, 天虛而人虛也. 神游失守其位, 卽有五尸鬼干人, 令人暴亡也, 謂之曰尸厥. 人犯五神易位, 卽神光不圓[71]也. 非但尸鬼, 卽一切邪犯者, 皆是神失守位故也. 此謂得守者生, 失守者死, 得神者昌, 失神者亡.

이상 다섯 가지 제 위치를 지키지 못한 것은 天氣가 虛하고 인체의 氣가 虛한 탓입니다. (이로 인해) 神이 제 위치를 지키지 못하고 떠돌아다니면 곧 五疫의 邪氣가 인체에 침입하여 사람으로 하여금 갑자기 죽게 하는데, 이를 "尸厥"이라 합니다. 인체가 邪氣의 침입을 받아 五臟의 神의 위치가 바뀌면 神明이 부족해집니다. 疫癘 뿐만 아니라 일체의 外邪들이 침입하는 것은 모두 神이 제자리를 지키지 못한 까닭입니다. 이를 일러 "(神이 내부를) 지키는 자는 살고 지키지 못하는 자는 죽으며, 神을 얻으면 건강하고 神을 잃으면 죽는다."고 합니다.

◀참고▶ 상술한 《刺法論》과 《本病論》은 王氷이 注釋을 달기 전에 失傳된 것이다. 따라서 본편의 내용이 참된 《內經》의 원문인지에 대해서는 대부분의 학자들이 부정적인 태도를 취하고 있다. 예컨대 林億은 "文理가 鄙陋하여 취할 것이 없다."고 하였고, 淸代의 周學海 역시 "두 篇의 뜻이 얕고 문장이 유치하여 세상 사람들은 모두 僞作이라 배척하였다. 헤아려 보건대 王氷 이후 劉溫舒 이전에 나온 것이지 결코 劉溫舒가 自作한 것이 아니다."고 하였다.

71) 不圓 : "부족하다"는 뜻이다. "圓"에는 "충만하다"는 뜻이 있다.

七十四. 至眞要大論

"至"는 "지극하다", "眞"은 "심오하다", "要"는 "매우 중요하다"는 뜻인데, 본편의 중요성을 부각시키기 위해 "至眞要大論"이라고 이름하였다. 본편에서는 司天·在泉의 六氣變化가 일으키는 질병 및 六氣勝復의 이치와 勝復으로 인해 발생하는 질병에 대해 논술함으로써 질병과 기후가 불가분의 관계에 있음을 밝혔다. 따라서 질병의 치료는 반드시 六氣의 상이한 변화에 근거하여 치료해야 함을 강조하였다. 또한 19가지의 진단과 치료강령을 총괄하여 귀납하고, 五味가 치료에 미치는 작용을 기술하였다.

黃帝問曰 : 五氣交合, 盈虛更作[1], 余知之矣. 六氣分治, 司天地者, 其至何如?

岐伯再拜對曰 : 明乎哉問也! 天地之大紀[2], 人神之通應[3]也.

黃帝 : 五運이 교합하여 太過와 不及이 번갈아 발생하는 것에 대해서 저는 알고 있습니다. 六氣는 각기 나누어져 司天·在泉을 다스리는데, 그 氣가 이르렀을 때는 어떠합니까?

岐伯 (再拜하면서 이르길) : 고명하신 질문입니다. 天地 변화의 규율은 인체의 神機와

1) 盈虛更作 : 五運의 太過와 不及이 교체하면서 작용하는 것을 가리킨다.

2) 天地之大紀 : 天地 변화의 기본 규율을 가리킨다.

3) 人神之通應 : 王冰은 注에서 "천지변화와 인체 神機의 운동은 안팎이 비록 다르지만 그 통하고 상응함은 한 가지이다."라고 하였다. 여기서 "神"은 "神機"를 가리킨다. 내부에서 근원하는 것을 神機라 하는데, 神機는 비록 내부에 있으나 외부의 운동변화와 끊임없이 상응한다.

상응합니다.

帝曰：願聞上合昭昭, 下合冥冥[4), 奈何?

岐伯曰：此道[5)]之所主, 工之所疑也.

帝曰：願聞其道也.

岐伯曰： 厥陰司天, 其化以風; 少陰司天, 其化以熱; 太陰司天, 其化以濕; 少陽司天, 其化以火; 陽明司天, 其化以燥; 太陽司天, 其化以寒, 以所臨臟位, 命其病者也[6)].

黃帝：(인체가) 위로 司天의 밝음과 상응하고, 아래로 在泉의 深遠함에 상응함이 어떠한지 듣고 싶습니다.

岐伯：이는 자연계의 규율이 주재하는 것으로서 평범한 醫生이 의혹되는 바입니다.

黃帝：그 이치를 듣고 싶습니다.

岐伯：厥陰司天은 그 氣化를 風으로써 하고, 少陰司天은 그 氣化를 熱로써 하며, 太陰司天은 그 氣化를 濕으로써 하고, 少陽司天은 그 氣化를 火로써 하며, 陽明司天은 그 氣化를 燥로써 하며, 太陽司天은 그 氣化를 寒으로써 하니, (六氣가) 下臨한 바의 臟器 위치에 근거하여 질병을 명명합니다.

帝曰：地化[7)]奈何?

岐伯曰：司天同候, 間氣皆然.

帝曰：間氣何謂?

岐伯曰：司左右者, 是謂間氣[8)]也.

---

4) 上合昭昭, 下合冥冥："昭"는 "밝다"는 뜻인데, 하늘에는 日月星辰이 있어 밝게 빛나므로 "昭昭"라 하였다. "冥"은 "어둡다"는 뜻인데, 땅은 깊어 그 변화를 예측할 수 없으므로 "冥冥"이라 하였다. "合"은 "상응하다"는 뜻이다. 이는 인체가 司天·在泉의 변화와 상응하는 것을 가리킨다. 馬蒔는 "'上合昭昭'는 司天의 변화이고, '下合冥冥'은 在泉의 변화이다."라고 하였다.

5) 道：여기서는 자연계의 규율을 가리킨다.

6) 以所臨藏位, 命其病者也：下臨한 六氣와 상응하는 바의 臟器 위치에 근거하여 질병을 명명한다는 뜻이다. "所臨"은 六氣의 下臨을 가리킨다. "臟位"는 主運이 배속되는 五臟 부위인데, 예를 들면 厥陰風木의 위치는 곧 肝臟의 활동 부위이고, 少陰君火의 위치는 心臟의 활동 부위이다. 즉 이는 六氣司天의 偏盛한 氣가 五臟에서 발생하는 病變과 그 病名을 명명하는 데 영향을 미친다는 뜻이다.

7) 地化：在泉의 氣化를 가리킨다.

帝曰：何以異之?

岐伯曰：主歲者紀歲, 間氣者紀步[9]也.

黃帝：在泉의 氣化는 어떠합니까?

岐伯：司天과 같으며, 間氣도 모두 그러합니다.

黃帝：間氣란 무엇을 말합니까?

岐伯：(司天과 在泉의) 左右를 다스리는 것을 "間氣"라 합니다.

黃帝：무엇이 司天·在泉之氣와 다릅니까?

岐伯：歲氣(司天·在泉之氣)는 일년(上半年과 下半年)을 주관하고, 間氣는 一步(60日과 87.5刻)를 주관합니다.

帝曰：善. 歲主奈何?

岐伯曰：厥陰司天爲風化, 在泉爲酸化, 司氣[10]爲蒼化, 間氣爲動化[11]. 少陰司天爲熱化, 在泉爲苦化, 不司氣化[12], 居氣[13]爲灼化[14]. 太陰司天爲濕化, 在泉爲甘化, 司氣爲黅[15]化, 間氣爲柔化.

少陽司天爲火化, 在泉爲苦化, 司氣爲丹化, 間氣爲明化[16]. 陽明

---

8) 司左右者, 是謂間氣：張介賓은 注에서 "六氣는 六步를 나누어 다스리는데, 위를 司天이라 하고, 아래를 在泉이라 하며, 나머지 넷을 間氣라 한다. 위에 있는 것은 司天左間·司天右間이며, 아래에 있는 것은 在泉左間·在泉右間이다."라고 하였다.

9) 主歲者紀歲, 間氣者紀步：司天之氣는 한 해의 上半年을 주관하고, 在泉之氣는 한 해의 下半年을 주관하므로 1년을 주기로 하며, 歲氣라 불린다. 間氣는 步를 주관하는데, 步는 初氣·二氣·三氣·四氣·五氣·終氣로 나누어지는데, 각 步는 60日과 87.5刻에 해당하므로 이들이 모이면 365日과 25刻이 되어 1년을 이룬다. 여기서의 "紀"는 "다스리다"는 뜻이다.

10) 司氣：五運의 氣를 가리킨다. 張介賓은 注에서 "'司氣'란 五運의 氣를 말한다. 司氣가 木運이므로 色化가 청색인데, 丁壬年이 이에 해당한다."고 하였다.

11) 動化：厥陰風木은 잘 움직이는 성질이 있어 만물을 鼓動한다.

12) 不司氣化：六氣에서는 君火와 相火가 합쳐져 六氣가 되고, 五運에서는 단지 一火만이 있다. 六氣가 나누어져 五運을 다스릴 때는 항상 一火가 많으므로 君火는 歲運을 주관하지 않는데, 이른바 "君不司運"이 바로 이것이다.

13) 居氣：間氣를 가리킨다. 少陰은 君火이므로 이를 높여서 "居氣"라 한 것이다. 《新校正》에서 이르길 "상고해 보건대 少陰을 間氣라 하지 않고 居氣라 한 것은 君火가 居하지 않는 바가 없음을 높여서 말한 것이다."라고 하였다.

14) 灼化：火는 燔灼하는 성질이 있으므로 "灼化"라 하였다.

15) 黅(금)：土의 색인 황색을 가리킨다.

司天爲燥化, 在泉爲辛化, 司氣爲素[17]化, 間氣爲清化. 太陽司天爲寒化, 在泉爲鹹化, 司氣爲玄化, 間氣爲藏化. 故治病者, 必明六化分治, 五味五色所生, 五臟所宜, 乃可以言盈虛病生之緒也.

黃帝 : 훌륭하십니다. 歲氣가 주관하는 것은 어떤 것들입니까?

岐伯 : 厥陰은 司天에서는 風化로, 在泉에서는 酸化로, 歲運에서는 蒼化로, 間氣에서는 動化로 나타납니다.

少陰은 司天에서는 熱化로, 在泉에서는 苦化로 나타나는데, 歲運의 氣化를 주관하지 않고, 間氣에서는 灼化로 나타납니다.

太陰은 司天에서는 濕化로, 在泉에서는 甘化로, 歲運에서는 黅化로, 間氣에서는 柔化로 나타납니다.

少陰은 司天에서는 火化로, 在泉에서는 苦化로, 歲運에서는 丹化로, 間氣에서는 明化로 나타납니다.

陽明은 司天에서는 燥化로, 在泉에서는 辛化로, 歲運에서는 素化로, 間氣에서는 淸化로 나타납니다.

太陽은 司天에서는 寒化로, 在泉에서는 鹹化로, 歲運에서는 玄化로, 間氣에서는 藏化로 나타납니다.

그러므로 질병을 치료하는 자는 반드시 六氣의 氣化와 나누어 다스리는 것 및 五味·五色의 생성, 五臟의 마땅한 바를 명확히 해야만 (氣化의) 太過·不及과 질병이 발생하는 단서를 말할 수 있습니다.

帝曰 : 厥陰在泉而酸化, 先余知之矣. 風化之行也何如?

岐伯曰 : 風行於地, 所謂本也, 餘氣同法. 本乎天者, 天之氣也, 本乎地者, 地之氣也[18], 天地合氣, 六節[19]分而萬物化生矣. 故曰謹候氣宜[20], 無失病機[21], 此之謂也.

---

16) 明化 : 少陽相火는 君火를 대신하여 令을 시행하므로 태양처럼 만물을 비추므로 이렇게 말하는 것이다. 《說文解字》에서 "'明'은 照(비추다)이다."라고 하였다.

17) 素 : 燥金의 색인 백색을 가리킨다.

18) 本乎天者,……地之氣也 : 張介賓은 "六氣가 하늘에 있으면 天氣가 되고, 六氣가 땅에 있으면 地氣가 된다. 上下의 위치는 다르나 氣化의 근본은 하나이다."라고 하였다. 《易經》에서 "하늘에 근본을 둔 것은 위와 가깝고, 땅에 근본을 둔 것은 아래와 가깝다."고 한 것은 이를 말한다.

19) 六節 : 六步를 가리킨다.

黃帝 : 厥陰은 在泉에서 酸化로 나타남을 저는 이미 알고 있었습니다. 風의 氣化가 행해짐은 어떠한지요?

岐伯 : 風氣가 땅에서 운행함은 이른바 地氣에 근본을 둔 것이며, 나머지 氣도 같은 원칙입니다. 하늘에 바탕을 둔 것은 天氣이고, 땅에 바탕을 둔 것은 地氣인데, 하늘과 땅이 氣를 합치면 六節로 나누어져 만물이 化生합니다. 그러므로 "六氣의 마땅한 바를 신중하게 살펴서 病機를 놓치는 일이 없어야 한다."고 함은 이를 말함입니다.

帝曰 : 其主病[22]何如?

岐伯曰 : 司歲備物[23], 則無遺主矣.

帝曰 : 司[24]歲物何也?

岐伯曰 : 天地之專精[25]也.

帝曰 : 司氣者何如?

岐伯曰 : 司氣者主歲同, 然有餘不足也.

黃帝 : 질병을 主治하는 약물은 어떠합니까?

岐伯 : 해당 년을 주관하는 歲氣에 근거하여 약물을 준비하면 主治 약물에 누락됨이 없을 것입니다.

黃帝 : 歲運을 주관하는 약물이란 어떤 것입니까?

岐伯 : 天地의 精粹를 얻은 것입니다.

黃帝 : 歲運을 주관하는 약물은 어떠합니까?

岐伯 : 歲運을 주관하는 약물은 歲氣를 주관하는 약물과 같지만 太過와 不及의 차이가 있습니다.

---

20) 氣宜 : 六氣에 알맞게 나타나는 時令을 가리킨다. 高世栻은 注에서 "六節의 氣는 각기 마땅한 바가 있는데, 마땅하지 않으면 병든다."고 하였다.

21) 病機 : 질병이 발생·발전 및 변화하는 메커니즘을 가리킨다.

22) 主病 : 여기서는 질병을 主治하는 약물을 가리킨다.

23) 司歲備物 : 해당 년을 주관하는 歲氣에 근거하여 약물을 준비하는 것을 말한다. 張介賓은 注에서 "天地의 氣는 매년 마다 각기 주관하는 바가 있으므로 그 해를 주관하는 氣에 근거하여 약물을 준비해야 한다."고 하였다.

24) 司 : 원문에는 "先"으로 되어 있었으나, 《新校正》에서 "상고해 보건대 '先歲'는 아마도 '司歲'로 적어야 할 듯하다."라고 한 것과 상하의 文義에 근거하여 "司"로 교정하였다.

25) 專精 : 精粹를 말한다. 張介賓은 注에서 "歲物이란 天地의 精氣를 받아 생겨난 것이라야 氣力이 두텁고 온전하다."라고 하였다.

帝曰：非司歲物何謂也?

岐伯曰：散也. 故質同而異等也. 氣味有薄厚, 性用有躁靜, 治保[26]有多少, 力化[27]有淺深, 此之謂也.

黃帝：해당 년을 주관하는 氣에 근거를 두지 않고 채집한 약물은 어떤 것을 말합니까?

岐伯：藥氣가 흩어집니다. 그러므로 (양자는) 형질은 같으나 등급에서 차이가 납니다. 氣味에는 厚薄의 차이가 있고, 성질과 작용에는 躁靜의 차이가 있으며, 질병을 치료하고 眞氣를 보전하는 것에는 多少가 있고, 藥力이 미치는 바에는 深淺의 차이가 있다고 함은 이를 두고 하는 말입니다.

帝曰：歲主臟害何謂?

岐伯曰：以所不勝[28]命之, 則其要也.

帝曰：治之奈何?

岐伯曰：上淫於下[29], 所勝平之, 外[30]淫於內, 所勝治之.

黃帝：해당 年을 주관하는 氣가 五臟을 해치는 것은 어떻게 설명해야 합니까?

岐伯：(五臟이) 이기지 못하는 氣로써 설명하는 것이 그 요점입니다.

黃帝：이를 치료하려면 어떻게 해야 합니까?

岐伯：司天之氣가 하부에서 太過하여 손상시키면 所勝之氣로써 이를 안정시키고, 在泉之氣가 내부에서 太過하여 손상시키면 所勝之氣로써 이를 치료합니다.

帝曰：善. 平氣何如?

岐伯曰：謹察陰陽所在而調之, 以平爲期. 正者正治, 反者反治[31].

---

26) 治保：질병을 치료하고 眞氣를 보전하는 것을 말한다.

27) 力化：藥力이 미치는 바를 가리킨다.

28) 以所不勝：張介賓은 注에서 "이는 하늘에는 歲氣가 있고 인체에는 臟氣가 있는데, 해당 년을 주관하는 氣가 五臟을 손상시키는 것은 (五臟의 氣가) 이기지 못하는 데에 있다는 말이다. 예컨대 木氣가 성하면 脾가 이를 이기지 못하고, 土氣가 성하면 腎이 이를 이기지 못하며, 金氣가 성하면 肝이 이를 이기지 못하고, 水氣가 성하면 心이 이를 이기지 못하는데, 이는 모두 臟을 해치는 요체이다."라고 하였다.

29) 上淫於下："上"은 司天之氣를, "淫"은 太過하여 손상시키는 것을 말한다.

30) 外：在泉之氣를 가리킨다.

31) 正者正治, 反者反治：질병의 본질과 외재적인 증후가 일치할 경우는 "熱者寒之"·"寒者熱之"·"實則瀉之"·"虛則補之"의 방법으로 치료해야 하는데 이를 "正治"라 하며, 질병의 외재적인

黃帝 : 훌륭하십니다. 歲氣가 조화로울 경우(平氣)는 어떻게 합니까?

岐伯 : 陰陽의 所在를 신중하게 살펴 이를 조리해야 하되, 평형을 이루는 것을 목적으로 해야 합니다. 질병의 본질과 증후가 일치할 경우는 正治法으로 치료하고, 상반될 경우는 反治法으로 치료해야 합니다.

帝曰 : 夫子言察陰陽所在而調之, 論言人迎與寸口相應, 若引繩小大齊等, 命曰平. 陰之所在寸口何如?

岐伯曰 : 視歲南北[32], 可知之矣.

黃帝 : 그대는 陰陽의 소재를 살펴 이를 조리하라 하였고, 醫論에서는 "人迎과 寸口의 脈이 상응하여 마치 밧줄을 끌어당기듯이 크기가 가지런해야 '平脈'이라 한다."고 하였습니다. (그렇다면) 陰이 소재한 寸口는 어떠해야 합니까?

岐伯 : 歲氣의 南政과 北政을 관찰하면 알 수 있습니다.

帝曰 : 願卒聞之.

岐伯曰 : 北政之歲, 少陰在泉[33], 則寸口不應[34]; 厥陰在泉, 則右不應; 太陰在泉, 則左不應. 南政之歲, 少陰司天, 則寸口不應; 厥陰司天, 則右不應; 太陰司天, 則左不應. 諸不應者, 反其診則見矣[35].

증후와 본질이 일치하지 않을 때는 "寒因寒用"·"熱因熱用"·"塞因塞用"·"通因通用"의 방법으로 치료해야 하는데 이를 "反治"라 한다.

32) 南北 : 南政·北政과 유관한 年分을 어떻게 추산하는가에 대해서는 다음과 같은 여러 가지 說이 있다. ① 五運 중에서 土運인 甲己만이 南政이고 나머지는 모두 北政으로 보는 견해. 예컨대 張介賓은《類經·卷二十三》에서 "甲己 두 해는 南政이고, 乙庚·丙辛·丁壬·戊癸의 여덟 해는 北政이다. ……一說에 이르길 '五運은 土를 기준으로 삼으므로 오직 甲己인 土運만이 南政이고 나머지는 모두 北政이다'"라고 하였다. ② 火運인 戊癸만이 南政이고 나머지는 모두 北政이라는 견해. 예컨대 張志聰은《黃帝內經素問集注》에서 "戊癸는 변하여 火가 되므로 戊癸年은 南政이고, 甲·乙·丙·丁·己·庚·辛·壬年은 北政이다."라고 하였다. ③ 歲支의 亥·子·丑·寅·卯·辰은 南政에 속하고, 巳·午·未·申·酉·戌은 北政에 속한다는 견해로서 근대의 任應秋가 주장하였다. 그는《五運六氣》에서 "南은 黃道南緯로서 壽星辰宮에서 시작하여 娵訾亥宮에 이어지므로 歲支의 亥·子·丑·寅·卯·辰은 모두 南政에 속한다. 北은 黃道北緯로서 降婁戌宮에서 시작하여 鶉尾巳宮에 이어지므로 歲支의 巳·午·未·申·酉·戌은 모두 北政에 속한다."고 하였다. ④ 歲運이 太過하면 南政이고, 不及하면 北政이라는 견해도 있다. 결론적으로 한의학에서 南政·北政에 대해 통일된 인식이 없다.

33) 少陰在泉 : 當年의 在泉之氣가 少陰君火임을 가리킨다.

34) 不應 : 脈이 미세하여 손가락에 박동이 잘 느껴지지 않는 것을 말한다.

黃帝 : 이를 모두 듣고 싶습니다.

岐伯 : 北政의 해에 少陰君火가 在泉之氣이면 寸口에서 반응이 나타나지 않고, 厥陰風木이 在泉之氣이면 우측 寸口에서 반응이 나타나지 않으며, 太陰濕土가 在泉之氣이면 좌측 寸口에서 반응이 나타나지 않습니다. 南政의 해에 少陰君火가 司天之氣이면 寸口에서 반응이 나타나지 않고, 厥陰風木이 司天之氣이면 우측 寸口에서 반응이 나타나지 않으며, 太陰濕土가 司天之氣이면 좌측 寸口에서 반응이 나타나지 않습니다. 여러 반응이 나타나지 않을 경우는 그 診脈을 반대로 하면 (반응이) 나타납니다.

帝曰 : 尺候何如?

岐伯曰 : 北政之歲, 三陰在下, 則寸不應; 三陰在上, 則尺不應. 南政之歲, 三陰在天, 則寸不應; 三陰在泉, 則尺不應, 左右同. 故曰知其要者, 一言而終, 不知其要, 流散無窮, 此之謂也.

黃帝 : 尺部의 脈候는 어떠합니까?

岐伯 : 北政의 해에 三陰(厥陰·少陰·太陰)이 하부(在泉)에 있으면 寸口脈에 반응이 나타나지 않고, 三陰이 상부(司天)에 있으면 尺脈에 반응이 나타나지 않습니다. 南政의 해에 三陰이 司天에 있으면 寸口脈에 반응이 나타나지 않고, 三陰이 在泉에 있으면 尺脈에 반응이 나타나지 않는데, 좌우의 脈이 같습니다. 그러므로 "그 요체를 알면 한 마디면 다 되지만, 그 요체를 모르면 흩어짐에 끝이 없다."고 함은 이를 말함입니다.

帝曰 : 善. 天地之氣, 內淫[36]而病何如?

岐伯曰 : 歲厥陰在泉, 風淫所勝, 則地氣不明, 平野昧, 草乃早秀[37]. 民病洒洒振寒, 善伸數欠, 心痛支滿, 兩脇裏急, 飮食不下, 鬲咽不通, 食則嘔, 腹脹善噫, 得後與氣[38]則快然如衰, 身體皆重.

---

35) 諸不應者, 反其診則見矣 : 寸口脈과 尺脈을 바꾸어 진맥함을 말한다. 張介賓은 注에서 "南政의 해에 반응이 寸口脈에 있으면 北政의 해에는 반응이 尺脈에 있고, 北政의 해에 반응이 寸口脈에 있으면 南政의 해에 반응이 尺脈에 있는 까닭에 南北이 상반되게 진맥하면 寸口脈 혹은 尺脈에 반응하지 않던 것이 모두 나타난다."고 하였다.

36) 內淫 : 張介賓은 注에서 "'淫'은 邪氣가 성한 것이다. ……'內淫'이란 외부에서 침입하여 邪氣가 내부에서 성한 것으로서 在泉의 病變을 말한다."고 하였다.

37) 草乃早秀 : "秀"는 꽃이 피는 것을 말한다. 厥陰在泉의 해에는 風氣가 성하므로 겨울에 봄기운이 유행한다. 따라서 봄철에 발아할 식물들이 앞당겨 싹트고 꽃피는 것이다.

38) 得後與氣 : 대변을 보는 것과 방귀를 뀐다는 뜻이다. "後"는 대변을, "氣"는 방귀를 가리킨다.

黃帝 : 훌륭하십니다. 司天·在泉의 氣가 내부에서 偏盛하여 병들면 어떠합니까?

岐伯 : 厥陰風木在泉의 해에 風氣가 지나치게 성하면 地氣가 밝지 않아 대지가 어둡고, 초목이 앞당겨 꽃핍니다. 사람들의 경우는 으슬으슬한 惡寒으로 떨고 기지개와 하품이 잦으며, 心胸部가 아프면서 창만하고 兩脇部가 땅기며 먹은 것이 내려가지 않고 胸膈과 咽喉가 막혀서 통하지 않고 먹으면 토하며, 腹部가 脹滿하고 트림이 자주 나는데 대변을 보거나 방귀를 뀌면 개운하여 病情이 감소하는 듯하며, 전신이 무거운 병을 앓습니다.

歲少陰在泉, 熱淫所勝, 則焰浮川澤, 陰處反明[39]. 民病腹中常鳴, 氣上衝胸, 喘不能久立, 寒熱皮膚痛, 目瞑齒痛, 䪼腫[40], 惡寒發熱如瘧, 少腹中痛, 腹大. 蟄蟲不藏[41].

少陰君火在泉의 해에 熱氣가 지나치게 성하면 하천이나 호수의 물이 熱氣로 인해 끓어오르는 듯하고 그늘진 곳이 도리어 더워지며, 겨울잠을 자야 할 동물들이 동면에 들어가지 않습니다. 사람들의 경우는 腹部에서 항상 소리가 나고 氣가 上逆하여 胸部로 치밀어 오르며, 천식으로 인해 오랫동안 서 있지 못하고 寒熱이 왕래하고 피부에 통증이 오며, 눈이 침침하고 치통이 있으며, 惡寒發熱하여 마치 학질과 같고 하복부에 동통이 오며 腹部가 脹大해지는 병을 앓습니다.

歲太陰在泉, 草乃早榮[42], 濕淫所勝, 則埃昏巖谷, 黃反見黑[43], 至

---

39) 焰浮川澤, 陰處反明 : "川澤"은 하천과 호수 등을 가리키고, "陰處'는 그늘진 곳을 가리킨다. 少陰君火在泉의 해에는 기후가 전반적으로 무더우므로 하천이나 호수의 물이 끓어오르는 듯하고 그늘져서 서늘한 곳도 무더워진다는 뜻이다.

40) 䪼腫(졸종) : 張介賓은 注에서 "눈 아래를 '䪼'이라 한다."고 하였다.

41) 蟄蟲不藏 : 《類經·卷二十七》에는 本句가 "陰處反明" 아래에 있는데, 이렇게 하는 것이 합당하므로 본서는 《類經》에 근거하여 "陰處反明" 아래에 해석하였다.

42) 草乃早榮 : 이에 대한 注家들의 견해가 일치하지 않는다. 예컨대 《新校正》에서는 衍文이라 하였고, 張介賓은 "土는 초목을 자생하므로 초목이 앞당겨 무성해지는 것이다."라고 하였으며, 高世栻 또한 "太陰은 土에 속하는데, 土는 만물을 생성하므로 초목이 앞당겨 무성해진다."고 하였다. 앞 문장과 뒷 문장에서는 "歲厥陰在泉, 風淫所勝"·"歲少陽在泉, 火淫所勝"이라 하였는데, 유독 本節에서만 "歲太陰在泉, 草乃早榮, 濕淫所勝"이라 하였으니, 《新校正》이 옳은 듯하다. 따라서 본서는 이를 衍文으로 보아 해석하지 않았다.

43) 黃反見黑 : 土의 색인 황색이 水氣의 위치인 북방에서 나타난다는 뜻이다. 張志聰은 注에서 "황색의 土의 색이고, 흑색은 水의 색이다. 土氣가 偏盛하여 太過하므로 황색이 흑색의 위치에서 나타나는 것이다(土克水)."라고 하였다.

陰之交[44]. 民病飮積, 心痛, 耳聾渾渾焞焞[45], 嗌腫喉痺, 陰病見血, 少腹痛腫, 不得小便, 病衝頭痛, 目似脫, 項似拔, 腰似折, 髀不可以回, 膕如結, 腨如別[46].

太陰濕土在泉의 해에 濕氣가 지나치게 성하면 산간 계곡에 안개가 자욱하게 끼고 土의 색이 도리어 (水의 위치인) 북방에서 나타나 (水氣가) 土氣와 교합합니다. 사람들의 경우는 飮邪가 쌓이고 心痛이 오며, 耳聾으로 인해 잘 듣지 못하고 목구멍이 부으면서 喉痺가 발생하며, 後陰疾病으로 出血이 보이고 하복부가 붓고 아프면서 부으며 小便이 不利하고 氣가 上逆하여 頭痛이 오며, 눈이 마치 빠지는 듯하고 목이 뽑히는 듯하며 허리가 끊어지는 듯 아프고, 대퇴부를 움직일 수 없으며 오금 부위가 묶인 듯하고 장딴지가 떨어져 나가는 듯한 병을 앓습니다.

歲少陽在泉, 火淫所勝, 則焰明郊野, 寒熱更至[47]. 民病注泄赤白, 少腹痛, 溺赤, 甚則血便. 少陰同候[48].

少陽相火在泉의 해에 火氣가 지나치게 성하면 들판이 타오르는 것처럼 밝고 (火氣가 지나치게 성하여 水氣가 來復하므로) 寒熱이 번갈아 이릅니다. 사람들의 경우는 물을 쏟는 듯한 泄瀉를 하고 적백색의 변이 나오며, 하복부에 동통이 오고 소변이 붉으며, 심하면 血便이 나오는 등의 병을 앓습니다. (나머지는) 少陰君火在泉의 해와 같은 증후가 나타납니다.

歲陽明在泉, 燥淫所勝, 則霿霧清瞑[49]. 民病喜嘔, 嘔有苦, 善太息, 心脇痛不能反側, 甚則嗌乾面塵, 身無膏澤, 足外反熱[50].

---

44) 至陰之交 : "至陰"은 太陰을 가리킨다. 王冰은 注에서 "水土가 함께 나타나므로 '至陰之交'라 하며, 그 氣色이 합해진 것이다."라고 하였다. 즉 濕土의 氣가 水氣와 교합하는 것을 가리킨다.

45) 渾渾焞焞(혼혼돈돈) : "渾渾"은 혼탁하여 흐린 것을 가리키고, "焞焞"은 빛이 흐린 것을 가리킨다. 여기서의 "渾渾焞焞"은 耳聾不聰 증상을 형용한 것이다.

46) 膕如結, 腨如別 : "膕"은 오금 부위를, "結"은 마치 묶어 놓은 듯하여 활동이 자유롭지 못한 것을 가리킨다. "腨"은 장딴지를, "別"은 떨어져 나가는 듯함을 가리키는 말이다.

47) 寒熱更至 : 少陽相火在泉의 해에는 비록 기후가 매우 무덥지만 勝復으로 인해 무덥다가 갑자기 기온이 내려가고 다시 무더워지는 현상이 나타난다.

48) 少陰同候 : "少陰"은 少陰君火在泉의 해를 가리키고, "候"는 증후를 가리킨다. 少陰君火와 少陽相火는 모두 火에 속하므로 少陰君火在泉의 해와 少陽相火在泉의 해에 발생하는 질병 역시 火熱證으로 나타나 양자가 기본적으로 같다.

49) 霿霧清瞑 : "霿霧(몽무)"는 안개가 자욱한 것을 가리키고, "淸"은 기후가 서늘한 것을 가리키며, "瞑"은 어두워서 잘 보이지 않는 것을 가리킨다.

陽明燥金在泉의 해에 燥氣가 지나치게 성하면 안개가 자욱하게 끼고 기후가 서늘하며 어둡습니다. 사람들의 경우는 구토가 잦고 신물을 토하며, 한숨을 잘 쉬고 胸脇部의 통증으로 몸을 돌리지 못하며, 심하면 목구멍이 건조하고 얼굴에 먼지가 낀 듯하며, 전신에 윤기가 없고 발등의 바깥쪽에 도리어 熱感이 느껴지는 병을 앓습니다.

歲太陽在泉, 寒淫所勝, 則凝肅慘慄[51]. 民病少腹控睾, 引腰脊, 上衝心痛, 血見, 嗌痛頷腫.

太陽寒水在泉의 해에 寒氣가 지나치게 성하면 만물이 움츠려 들고 추위가 심합니다. 사람들의 경우는 하복부에 疼痛이 오면서 睾丸과 腰脊部가 땅기고, 寒氣가 上逆하여 心痛이 오며, 出血 증상이 나타나고 咽喉가 아프며 턱이 붓는 등의 병을 앓습니다.

帝曰 : 善. 治之奈何?

岐伯曰 : 諸氣在泉, 風淫[52]於內, 治以辛涼, 佐以苦[53], 以甘緩之, 以辛散之. 熱淫於內, 治以鹹寒, 佐以甘苦, 以酸收之, 以苦發之. 濕淫於內, 治以苦熱, 佐以酸淡, 以苦燥之, 以淡泄之. 火淫於內, 治以鹹冷, 佐以苦辛, 以酸收之, 以苦發之. 燥淫於內, 治以苦溫, 佐以甘辛, 以苦下之[54]. 寒淫於內, 治以甘熱, 佐以苦辛, 以鹹瀉之, 以辛潤之, 以苦堅之.

黃帝 : 훌륭하십니다. 이를 치료하려면 어떻게 해야 합니까?

---

50) 足外反熱 : "足外熱"은 膽과 유관한데, 足少陽膽經은 하행하여 足外踝 앞으로 나와 발등을 순행하여 小指次指 사이로 들어가기 때문이다. 그렇다면 어째서 陽明燥金在泉의 해에 肝膽 병증이 나타나는 것인가? 陽明燥金在泉의 해에 肺氣가 실조되는데 肺가 병들면 肝을 제어하지 못하는 결과를 초래한다. 《新校正》에서 이르길 "대저 陽明在泉의 해에는 金이 왕성하여 木을 억제하므로 병이 이와 같다."고 하였고, 張介賓은 注에서 "이는 金邪가 지나치게 성한 까닭에 肝膽이 손상되어 병이 이와 같은 것이다."라고 하였다.

51) 凝肅慘慄 : "凝肅"은 寒氣가 응결하여 만물이 움츠리는 것을 뜻하고, "慘慄"은 추위가 심한 것을 형용한 것이다.

52) 淫 : "침입하다"는 뜻이다. 《文選 · 陸機〈演連珠〉》 李善 注에 "'淫'은 '侵'과 같다."고 하였다.

53) 苦 : 《吳注素問》《素問注證發微》《類經》《素問直解》에는 모두 "苦" 뒤에 "甘"字가 있는데, 이렇게 하는 것이 의미상에서 뛰어나다.

54) 以苦下之 : 郭靄春은 《黃帝內經素問校注》에서 "헤아려 보건대 '下之' 아래에 한 句가 빠진 듯하다. 아래의 '以鹹瀉之' 句가 마땅히 이곳으로 와야 한다."고 하였는데, 참고할 만하다.

岐伯 : 六氣가 在泉에 있을 때 風氣가 (太過하여) 체내에 침입하면 辛涼한 약물로 치료하되 苦한 약물로써 보좌하고, 甘한 약물로 이를 완화시키며, 辛한 약물로 風氣를 消散시켜야 합니다.

熱氣가 (太過하여) 체내에 침입하면 鹹寒한 약물로 치료하되 甘苦한 약물로써 보좌하고, 酸한 약물로 이를 수렴하며, 苦한 약물로 熱을 발산시켜야 합니다.

濕氣가 (太過하여) 체내에 침입하면 苦熱한 약물로 치료하되 酸淡한 약물로써 보좌하고, 苦한 약물로 濕을 말리며, 淡한 약물로 濕을 배출시켜야 합니다.

火氣가 (太過하여) 체내에 침입하면 鹹冷한 약물로 치료하되 苦辛한 약물로써 보좌하고, 酸한 약물로 陰氣를 수렴하(여 陰氣의 소모를 방지하)며, 苦한 약물로 火氣를 발산시켜야 합니다.

燥氣가 (太過하여) 체내에 침입하면 苦溫한 약물로 치료하되 甘辛한 약물로써 보좌하고, 苦한 약물로 燥氣를 瀉下시켜야 합니다.

寒氣가 (太過하여) 체내에 침입하면 甘熱한 약물로 치료하되 苦辛한 약물로써 보좌하고, 鹹한 약물로 寒氣를 瀉하면서 辛한 약물로 滋潤하며, 苦한 약물로써 陽氣를 堅實하게 해야 합니다.

帝曰 : 善. 天氣之變何如?

岐伯曰 : 厥陰司天, 風淫所勝, 則太虛埃昏, 雲物以擾, 寒生春氣, 流水不冰, 蟄蟲不去[55]. 民病胃脘當心而痛, 上支兩脇, 鬲咽不通, 飮食不下, 舌本强, 食則嘔, 冷泄[56]腹脹, 溏泄瘕水閉, 病本於脾[57]. 衝陽絶[58], 死不治.

黃帝 : 훌륭하십니다. 司天之氣의 변화는 어떠합니까?

岐伯 : 厥陰風木司天의 해에 風氣가 지나치게 성하면 하늘에 먼지가 뒤덮이고 구름이 요동하며, 겨울에 봄기운이 생겨 흐르는 물이 얼지 않고, 겨울잠을 자야 할 동물들이 동

---

55) 蟄蟲不去 : 원문에는 "溏泄瘕水閉" 아래에 있었으나, 文義가 통하지 않으므로 《類經》에 근거하여 이곳으로 옮겼다. 또한 張琦는 《素問釋義》에서 이 4字를 衍文이라 하였다.

56) 冷泄 : 寒性泄瀉를 가리킨다.

57) 病本於脾 : 厥陰風木司天의 해에 風氣가 지나치게 성하면 肝氣 역시 이에 상응하여 성해지는데, 肝氣가 성하면 脾土에 영향을 미치므로(木克土) 임상에서 脾病 증상이 나타나는 것이다.

58) 衝陽絶 : "衝陽"은 足陽明胃經의 穴名이다. 여기서 "衝陽絶"이라 함은 衝陽穴에서 박동을 감지할 수 없는 것을 말하는데, 이는 脾의 眞氣가 이미 빠져나갔다는 것을 의미한다.

면에 들어가지 않습니다. 사람들의 경우는 胃脘部에 疼痛이 오고 兩脇部에 무엇이 끼인 듯하여 치밀어 오르며, 胸膈과 咽喉가 막혀서 통하지 않고 먹은 것이 내려가지 않으며, 舌本이 뻣뻣해지고 먹으면 토하며, 寒性泄瀉를 하고 腹部가 창만하며, 대변이 묽고 腹中에 癥瘕가 형성되며 소변이 막히는 등의 병을 앓는데, 병이 脾에서 근원한 것입니다. 衝陽脈이 끊어지면 (脾의 眞氣가 이미 빠져나간) 死證으로서 치료할 수 없습니다.

少陰司天, 熱淫所勝, 怫熱至[59], 火行其政, 大雨且至[60]. 民病胸中煩熱, 嗌乾, 右胠滿, 皮膚痛, 寒熱咳喘, 唾血血泄[61], 鼽衄嚏嘔, 溺色變, 甚則瘡瘍胕腫, 肩背臂臑[62]及缺盆中痛, 心痛肺䐜, 腹大滿, 膨膨而喘咳, 病本於肺, 尺澤絶[63], 死不治.

少陰君火司天의 해에 熱氣가 지나치게 성하면 비정상적인 熱氣가 도래하여 火氣가 그 다스림을 행하고 (熱氣에 의해 대지의 수분이 증발되므로) 큰비가 머지않아 내립니다. 사람들의 경우는 가슴이 답답하면서 열이 나고 咽喉가 건조하며, 오른쪽 겨드랑이가 脹滿하고 피부에 疼痛이 오며, 惡寒發熱·咳嗽喘息·唾血·便血·鼻出血·재채기·구토가 나고 소변색이 변하며, 심하면 瘡瘍·浮腫이 발생하고, 어깨·등·臂部·臑部 및 缺盆에 疼痛이 오며, 心痛이 오고 胸部가 그득하며, 腹部가 창만하여 팽팽하면서 기침이 나는 등의 병을 앓는데, 병이 肺에서 근원한 것입니다. 尺澤脈이 끊어지면 (肺氣가 끊어진) 死證으로서 치료할 수 없습니다.

---

59) 怫熱至 : 상하의 文例에 비추어 볼 때 "怫" 위에 "則"字가 있어야 한다. "怫"은 "悖"와 통하며, "위배하다"·"어긋나다"는 뜻이다. 따라서 "怫熱至"는 비정상적인 熱氣가 도래한다는 뜻이다. 역대 注家들은 대부분 "怫"을 "鬱"字로 해석하였다. 예컨대 張介賓은 注에서 "'怫'의 音은 佛이고 울결되다는 뜻이다."라고 하였고, 張志聰은 注에서 "'怫'은 鬱이다."라고 하였으며, 高世栻 역시 "'怫'은 鬱과 같다."고 하였다. 비록 "怫"에 울결되다는 뜻이 있으나, 運氣學說의 관점에서 볼 때 "熱"은 寒氣가 지나치게 성한 정황 하에서 울결될 뿐이다. 少陰君火는 본래 熱을 주관하므로 少陰司天의 해에는 일반적으로 熱이 울결되지 않는다.

60) 大雨且至 : 원문에는 "寒熱咳喘" 아래에 있었으나, 文義가 통하지 않으므로 《類經》에 근거하여 이곳으로 옮겼다. 이는 무더위로 인해 지상의 수분이 증발하여 큰비가 장차 내린다는 뜻이다. "且"에는 "장차~하려고 한다"는 뜻이 있다.

61) 唾血血泄 : "唾血"은 痰에 피가 섞여 나오는 것을 말하고, "血泄"은 대변에 피가 섞여 나오는 것을 말한다.

62) 臂臑 : "臂"는 어깨부터 팔꿈치까지를, "臑"는 팔꿈치부터 손목까지를 가리킨다.

63) 尺澤絶 : "尺澤"은 手太陰肺經의 穴名이다. "尺澤絶"이라 함은 尺澤穴에서 박동을 감지할 수 없는 것인데, 이는 肺氣가 끊어졌음을 의미한다.

太陰司天, 濕淫所勝, 則沈陰且布, 雨變枯槁[64]. 胕腫骨痛陰痺[65], 陰痺者按之不得, 腰脊頭項痛, 時眩, 大便難, 陰氣不用, 飢不欲食, 咳唾則有血, 心如懸, 病本於腎. 太谿絶[66], 死不治.

太陰濕土司天의 해에 濕氣가 지나치게 성하면 陰氣가 장차 퍼지고 비가 많이 내려 초목이 자라지 못하고 시듭니다. (사람들의 경우는) 浮腫이 발생하고 뼈마디가 쑤시며 陰痺가 발생하는데, 陰痺는 눌러도 통증 부위를 알 수 없습니다. 腰脊部와 頭項部에 통증이 오며, 수시로 현기증이 발생하고 대변이 잘 나오지 않으며, 陰莖이 발기되지 않고 배는 고프되 식욕이 없으며, 기침을 하면 피가 섞여 나오고 마음이 불안하여 허공에 매달린 것과 같은 등의 병을 앓는데, 병이 腎에서 근원한 것입니다. 太谿脈이 끊어지면 (腎氣가 이미 끊어진) 死證으로서 치료할 수 없습니다.

少陽司天, 火淫所勝, 則溫氣流行, 金政不平[67]. 民病頭痛發熱惡寒而瘧, 熱上皮膚痛, 色變黃赤, 傳而爲水[68], 身面胕腫, 腹滿仰息, 泄注赤白, 瘡瘍咳唾血, 煩心, 胸中熱, 甚則鼽衄, 病本於肺. 天府絶, 死不治.

少陽相火司天의 해에 火氣가 지나치게 성하면 溫氣가 유행하여 金氣의 다스림이 안정되지 못합니다. 사람들의 경우는 頭痛이 발생하고, 發熱・惡寒하면서 학질이 발생하며, 熱氣가 상부에 있고 피부에 疼痛이 오며 안색이 황적색으로 변하고, (熱이 裏로) 전변되어 水氣가 발생하면 얼굴이 붓고 腹部가 脹滿하며, (호흡이 곤란하여) 몸을 뒤로 젖히고 호흡하며, 적백색의 下痢가 나오고 瘡瘍이 생기며, 기침을 하면 침에 피가 섞여 나오고 가슴이 답하고 胸中에서 열이 나며, 심하면 코피를 흘리는 등의 병을 앓는데, 병이 肺에서

---

64) 雨變枯槁 : "雨變"은 비가 지나치게 많이 내려 발생하는 재해를 가리키고, "枯槁"는 초목이 정상적으로 자라지 못하는 것을 가리킨다.

65) 陰痺 : 寒痺를 가리킨다. 寒邪를 감수하여 발생하며, 疼痛을 그 특징으로 한다.

66) 太谿絶 : "太谿"는 足少陰腎經의 穴名이다. "太谿絶"이란 太谿穴에서 박동을 감지할 수 없는 것을 말하는데, 이는 腎氣가 끊어졌음을 의미한다.

67) 溫氣流行, 金政不平 : 이는 少陽相火司天의 해에는 火氣가 유행하여 서늘해야 함에도 서늘하지 않음을 가리킨다. 五行의 관점에서 볼 때 火가 성하면 반드시 金을 억제한다. 張介賓은 注에서 "相火가 상부에서 지나치게 성하면 金이 그 억제를 받는다."고 하였다.

68) 傳而爲水 : 火가 성하면 金을 억눌러 肺氣가 손상되는데, 肺氣가 손상되어 水道를 소통・조절하지 못하면 水氣가 넘쳐 腫脹 등의 병이 발생한다.

근원한 것입니다. 天府脈이 끊어지면 (肺氣가 이미 끊어진) 死證으로서 치료할 수 없습니다.

陽明司天, 燥淫所勝, 則木乃晩榮, 草乃晩生, 筋骨內變, 大凉革候[69], 名木斂生, 菀於下, 草焦上首[70], 蟄蟲來見[71]. 民病左胠脇痛, 寒淸於中感而瘧[72], 咳, 腹中鳴, 注泄鶩溏, 心脇暴痛, 不可反側, 嗌乾面塵腰痛, 丈夫㿗疝, 婦人少腹痛, 目昧眦瘍, 瘡痤癰, 病本於肝. 太衝絶[73], 死不治.

陽明燥金司天의 해에 燥氣가 지나치게 성하면 나무가 뒤늦게 무성해지고 풀이 뒤늦게 생장하며, 筋骨이 내부에서 변하고, 凉氣가 기후를 (서늘하게) 변화시켜 樹木의 生氣가 수렴되어 하부에서 울결되므로 초목의 윗부분이 시들며, 겨울잠을 자야 할 동물들이 나타납니다. 사람들의 경우는 왼쪽 겨드랑이와 옆구리가 아프고, 寒凉한 氣가 침입하여 惡寒發熱하며, 咳嗽·腹中腸鳴, 집오리의 똥처럼 묽은 변을 설사하고, 心脇部가 갑자기 아파 몸을 돌리지 못하며, 목구멍이 건조하고 얼굴에 먼지가 낀 듯하며 허리에 통증이 오고, 남자에게는 㿗疝이 발생하고 부녀자에게는 少腹痛이 발생하며, 눈이 침침하고 눈언저리에 瘡瘍이 생기며, 痤瘡·癰疽 등의 병을 앓는데, 병이 肝에서 근원한 것입니다. 太衝脈이 끊어지면 (肝氣가 이미 끊어진) 死證으로서 치료할 수 없습니다.

太陽司天, 寒淫所勝, 則寒氣反至, 水且冰, 運火炎烈, 雨暴乃雹[74]. 民病[75]血變於中, 發爲癰瘍, 厥心痛, 嘔血, 血泄, 鼽衄, 善悲, 時眩仆. 胸腹滿, 手熱肘攣, 掖腫, 心澹澹大動[76], 胸脇胃脘不安, 面

---

69) 大凉革候 : 원문에는 "感而瘧" 뒤에 있었으나, 《類經》에 근거하여 이곳으로 옮겼다. "大凉"은 서늘한 기후를 가리키고, "革候"는 기후가 변하는 것을 가리킨다.

70) 名木斂, 生菀於下, 草焦上首 : 원문에는 "鶩溏" 아래에 있었으나, 文義가 통하지 않으므로《類經》에 근거하여 이곳으로 옮겼다.

71) 蟄蟲來見 : 원문에는 "瘡痤癰" 아래에 있었으나, 《類經》에 근거하여 이곳으로 옮겼다.

72) 瘧 : 여기서는 寒熱이 번갈아 나타나는 惡寒發熱 증상을 가리킨다.

73) 太衝絶 : "太衝"은 足厥陰肝經의 穴名이다. "太衝絶"이란 太衝穴에서 박동을 감지할 수 없는 것을 말하는데, 이는 肝氣가 이미 끊어졌음을 의미한다.

74) 運火炎烈, 雨暴乃雹 : 원래는 "時眩仆" 아래에 있었으나, 문맥이 통하지 않으므로 《類經》에 근거하여 이곳으로 옮겼다. "運"은 歲運을 가리키므로 "運火炎烈"은 火運이 太過한 해를 가리킨다.

75) 民病 : 원문에는 "發爲癰瘍" 아래에 있었으나, 《類經》에 근거하여 이곳으로 옮겼다.

76) 心澹澹大動 : "澹澹"은 물이 출렁이는 모양을 형용한 것인데, 여기서는 심장의 박동이 뛰는 것을 가리킨다. "大動"은 박동이 심하게 뛰는 것을 가리킨다.

赤目黃, 善噫嗌乾, 甚則色炱[77], 渴而欲飮, 病本於心. 神門絶[78], 死不治. 所謂動氣, 知其臟也.

太陽寒水司天의 해에 寒氣가 지나치게 성하면 (춥지 않아야 할 때인데도) 추위가 오히려 오고, 물이 다시 얼어붙으며, (만약) 火運이 太過한 해를 만나면 (水와 火가 상쟁하므로) 폭우나 우박이 내립니다. 사람들의 경우는 (寒氣를 감수하여) 血이 내부에서 변하여 癰瘍이 발생하고 氣가 上逆하여 心痛이 발생하며, 嘔血 · 便血 · 鼻出血이 나타나고, 잘 슬퍼하고 때때로 현기증으로 쓰러집니다. 胸腹部가 창만하고 손에 열이 나며 팔꿈치 부위에 경련이 오고 겨드랑이가 부으며, 가슴이 심하게 두근거리고 胸脇部와 胃脘部가 불편하며, 얼굴이 붉어지고 눈이 황색을 띠며, 트림이 잦고 인후가 건조하며, 심하면 안색이 잿빛을 띠고 갈증으로 물을 마시려고 하는 등의 병을 앓는데, 병이 心에서 근원한 것입니다. 神門脈이 끊어지면 (心氣가 이미 끊어진) 死證으로서 치료할 수 없습니다.

이른바 "動氣(脈氣의 박동)"로 그 臟氣(의 유무)를 알 수 있습니다.

帝曰 : 善. 治之奈何?

岐伯曰 : 司天之氣, 風淫所勝, 平[79]以辛凉, 佐以苦甘, 以甘緩之, 以酸瀉之. 熱淫所勝, 平以鹹寒, 佐以苦甘, 以酸收之. 濕淫所勝, 平以苦熱, 佐以酸淡[80], 以苦燥之, 以淡泄之. 濕上甚而熱, 治以苦溫, 佐以甘辛, 以汗爲故[81]而止. 火淫所勝, 平以鹹冷[82], 佐以苦甘, 以酸收之, 以苦發之, 以酸復之[83], 熱淫同. 燥淫所勝, 平以苦溫[84], 佐

---

77) 色炱 : "炱(태)"는 검은빛을 띠는 것을 가리킨다. 즉 안색이 잿빛을 띠는 것을 말한다.

78) 神門絶 : "神門"은 手少陰心經의 穴名이다. "神門絶"이란 神門穴에서 박동을 감지할 수 없는 것을 말하는데, 이는 心氣가 끊어졌음을 의미한다.

79) 平 : "치료하다"는 뜻이다. 《新校正》에서 "本論의 윗글에서 이르길 '司天之氣가 하부에서 太過하여 손상시키면 所勝之氣로써 이를 안정시키고, 在泉之氣가 내부에서 太過하여 손상시키면 所勝之氣로써 이를 치료한다(上淫於下, 所勝平之, 外淫於內, 所勝治之)'고 하였으므로 在泉에서는 '治'라 하였고, 司天에서는 '平'이라 하였다."고 하였다.

80) 淡 : 원문에는 "辛"으로 되어 있었으나, 《新校正》에 근거하여 교정하였다. 《新校正》에서 이르길 "헤아려 보건대 濕이 내부에서 성하면 酸淡한 약물로써 보좌해야 한다. 여기에서 '酸辛'이라 하였는데, '辛'은 '淡'으로 적어야 옳다."고 하였다.

81) 爲故 : "故"에는 "원래대로"라는 뜻이 있으므로 이는 원래대로 돌아가게 한다는 뜻이다.

82) 鹹冷 : 원문에는 "酸冷"으로 되어 있었으나, 《吳注素問》《類經》에 근거하여 교정하였다.

83) 以酸復之 : 張介賓은 注에서 "발산시켜 火를 제거하면 氣가 손상되는 것을 면할 수 없으므로

以酸辛, 以苦下之. 寒淫所勝, 平以辛熱, 佐以甘苦, 以鹹瀉之.

黃帝 : 훌륭하십니다. 이를 치료하려면 어떻게 해야 합니까?

岐伯 : 司天之氣에서 風氣가 지나치게 성하면 辛涼한 약물로 치료하되 苦甘한 약물로써 보좌하고, 甘한 약물로 이를 완화시키며, 酸한 약물로 風氣를 瀉해야 합니다.

熱氣가 지나치게 성하면 鹹寒한 약물로 치료하되 苦甘한 약물로써 보좌하고, 酸한 약물로 陰氣를 수렴(하여 陰氣의 소모를 방지)해야 합니다.

濕氣가 지나치게 성하면 苦熱한 약물로 치료하되 酸淡한 약물로써 보좌하고, 苦한 약물로 濕을 말리며, 淡한 약물로 濕을 배출시켜야 합니다. 濕이 상부에서 심하여 熱이 나면 苦溫한 약물로 치료하되 甘辛한 약물로써 보좌하고, 發汗시킴으로써 원래대로 되게 하면 熱이 멎습니다.

火氣가 지나치게 성하면 酸冷한 약물로 치료하되 苦甘한 약물로써 보좌하고, 酸한 약물로 陰氣를 수렴하며, 苦한 약물로 火氣를 발산시키고, (다시) 酸한 약물로 陰氣를 회복시켜야 하는데, 熱氣가 지나치게 성하였을 때의 치료법과 같습니다.

燥氣가 지나치게 성하면 苦溫한 약물로 치료하되 酸辛한 약물로써 보좌하고, 苦한 약물로 濕氣를 瀉해야 합니다.

寒氣가 지나치게 성하면 辛熱한 약물로 치료하되 甘苦한 약물로써 보좌하고, 鹹한 약물로 寒氣를 瀉해야 합니다.

帝曰 : 善. 邪氣反勝[85], 治之奈何?

岐伯曰 : 風司於地, 淸反勝之, 治以酸溫, 佐以苦甘, 以辛平之. 熱司於地, 寒反勝之, 治以甘熱, 佐以苦辛, 以鹹平之. 濕司於地, 熱反勝之, 治以苦冷, 佐以鹹甘, 以苦平之. 火司於地, 寒反勝之, 治以甘熱, 佐以苦辛, 以鹹平之. 燥司於地, 熱反勝之, 治以平寒, 佐以苦甘, 以酸平之, 以和爲制[86]. 寒司於地, 熱反勝之, 治以鹹冷, 佐以甘

다시 酸한 약물로써 그 陰氣를 회복시켜야 한다."고 하였다.

84) 溫 : 원문에는 "濕"으로 되어 있었으나, 《素問注證發微》《類經》에 근거하여 교정하였다. 윗글에서 "燥淫於內, 治以苦溫"이라 하였고, 〈六元正紀大論〉에서도 "苦小溫"이라 하였는데, 다른 문장의 治法에도 "濕"字가 보이지 않으므로 "溫"으로 교정하는 것이 옳다.

85) 邪氣反勝 : 本氣가 부족하여 자신이 이기지 못하는 氣(邪氣)에 의해 손상되는 것을 말한다.

86) 制 : 원문에는 "利"로 되어 있었으나, 王冰의 注와 《內經評文》에 근거하여 교정하였다. "制"에는 "원칙"·"법도"라는 뜻이 있다.

辛, 以苦平之.

黃帝 : 훌륭하십니다. (本氣가 부족하여) 邪氣가 도리어 偏盛할 경우는 어떻게 치료해야 합니까?

岐伯 : 厥陰風木이 在泉을 주관할 때 淸氣(金氣)가 오히려 偏盛하면 酸溫한 약물로 치료하되 苦甘한 약물로 보좌하고, 辛한 약물로 (太過한) 金氣를 안정시켜야 합니다.

少陰君火가 在泉을 주관할 때 寒氣(水氣)가 오히려 偏盛하면 甘熱한 약물로 치료하되 苦辛한 약물로 보좌하고, 鹹한 약물로 (太過한) 寒氣를 안정시켜야 합니다.

太陰濕土가 在泉을 주관할 때 熱氣(火氣)가 오히려 偏盛하면 苦冷한 약물로 치료하되 鹹甘한 약물로써 보좌하고, 苦한 약물로 (太過한) 火氣를 안정시켜야 합니다.

少陽相火가 在泉을 주관할 때 寒氣(水氣)가 오히려 偏盛하면 甘熱한 약물로 치료하되 苦辛한 약물로써 보좌하고, 鹹한 약물로 (太過한) 水氣를 안정시켜야 합니다.

陽明燥金이 在泉을 주관할 때 熱氣가 오히려 偏盛하면 平寒한 약물로 치료하되 苦甘한 약물로써 보좌하고, 酸한 약물로 (太過한) 熱氣를 안정시켜야 하며, 조화롭게 하는 것을 원칙으로 삼아야 합니다.

太陽寒水가 在泉을 주관할 때 熱氣(火氣)가 오히려 偏盛하면 鹹冷한 약물로 치료하되 甘辛한 약물로써 보좌하고, 苦한 약물로 (太過한) 火氣를 안정시켜야 합니다.

帝曰 : 其司天邪勝何如?

岐伯曰 : 風化於天, 淸反勝之, 治以酸溫, 佐以甘苦. 熱化於天, 寒反勝之, 治以甘溫, 佐以苦酸辛. 濕化於天, 熱反勝之, 治以苦寒, 佐以苦酸. 火化於天, 寒反勝之, 治以甘熱, 佐以苦辛. 燥化於天, 熱反勝之, 治以辛寒, 佐以苦甘. 寒化於天, 熱反勝之, 治以鹹冷, 佐以苦辛.

黃帝 : 司天에서 邪氣가 偏盛하면 어떻게 해야 합니까?

岐伯 : 厥陰風木이 司天에서 造化할 때 淸氣(金氣)가 오히려 偏盛하면 酸溫한 약물로 치료하되 甘苦한 약물로써 보좌해야 합니다.

少陰君火가 司天에서 造化할 때 寒氣(水氣)가 오히려 偏盛하면 甘溫한 약물로 치료하되 苦酸辛한 약물로써 보좌해야 합니다.

太陰濕土가 司天에서 造化할 때 熱氣(火氣)가 오히려 偏盛하면 苦寒한 약물로 치료하되 苦酸한 약물로써 보좌해야 합니다.

少陽相火가 司天에서 造化할 때 寒氣(水氣)가 오히려 偏盛하면 甘熱한 약물로 치료하되 苦辛한 약물로써 보좌해야 합니다.

陽明燥金이 司天에서 造化할 때 熱氣(火氣)가 오히려 偏盛하면 辛寒한 약물로 치료하되 苦甘한 약물로써 보좌해야 합니다.

太陽寒水가 司天에서 造化할 때 熱氣(火氣)가 오히려 편성하면 鹹冷한 약물로 치료하되 苦辛한 약물로써 보좌해야 합니다.

帝曰：六氣相勝奈何?

岐伯曰：厥陰之勝, 耳鳴頭眩, 憒憒欲吐[87], 胃鬲如寒; 大風數擧, 倮蟲不滋; 胠脇氣幷[88], 化而爲熱, 小便黃赤, 胃脘當心而痛, 上支兩脇, 腸鳴飧泄, 少腹痛, 注下赤白, 甚則嘔吐, 鬲咽不通.

黃帝：六氣가 서로 偏盛하면 어떠합니까?

岐伯： 厥陰風木이 偏盛하면 (인체의 경우는) 耳鳴・頭眩이 발생하고 가슴이 답답하여 토하려 하며, 胃脘部가 막혀 차갑게 느껴집니다. (자연계에서는) 큰바람이 자주 일어 倮蟲이 滋生하지 못합니다. (사람들의 경우는) 겨드랑이와 옆구리에 氣가 몰려 熱로 변하면 小便이 황적색을 띠고 胃脘部에 疼痛이 오며, 兩脇部에 무엇이 끼인 듯하여 치밀어 오르고 腸鳴・飧泄이 나타나며 하복부가 아프고 적백색의 下痢를 하며, 심하면 嘔吐를 하고 胸膈과 咽喉가 막혀서 통하지 않습니다.

少陰之勝, 心下熱, 善飢, 齊[89]下反動, 氣遊三焦; 炎暑至, 木乃津[90], 草乃萎; 嘔逆躁煩, 腹滿痛, 溏泄, 傳爲赤沃[91].

少陰君火가 偏盛하면 (인체의 경우는) 心下에서 熱이 나고 쉽게 배가 고파지며, 배꼽 아래에 비정상적인 動氣가 있고 熱氣가 三焦에 떠돕니다. (자연계에서는) 무더위가 이르러 수목에서 津液이 흘러나오고 풀들이 시듭니다. (사람들의 경우는) 嘔吐가 나고 초조불안하며 腹部가 창만해지면서 아프고 대변이 묽으며, (熱이 心에서 大腸으로) 傳變되면 血痢

87) 憒憒欲吐：“憒憒(궤궤)”는 가슴이 답답한 것을 형용한 것이다.《莊子・大宗師》成玄英 疏에 “‘憒憒’는 煩亂함이다.”라고 하였다. 즉 “憒憒欲吐”는 가슴이 답답하여 토하려는 것을 가리킨다.

88) 氣幷：“幷”은 “聚”와 같은 뜻으로서, 氣가 한쪽으로 몰리는 것을 가리킨다.

89) 齊：“臍(배꼽)”와 통한다.《莊子・大宗師》의 “頤隱於齊”에 대해 王先謙은 “‘齊’는 ‘臍’와 같다.”고 하였다.

90) 木乃津：수목에서 津液이 흘러나오는 것을 가리킨다.

91) 赤沃：즉 下血・赤痢・尿赤 등의 병을 가리킨다. 張介賓은 注에서 “‘赤沃’이란 血痢・赤尿이다.”라고 하였다. “沃”은 “沫(거품)”과 같은 뜻이다.

· 赤尿가 발생합니다.

太陰之勝, 火氣內鬱, 瘡瘍於中, 流散於外, 病在胠脇, 甚則心痛, 熱格[92], 頭痛, 喉痹, 項强; 獨勝則濕氣內鬱, 寒迫下焦[93], 痛留頂, 互引眉間, 胃滿[94]; 雨數至, 鱗見於陸[95], 燥化乃見[96]; 少腹滿, 腰脽重强, 內不便[97], 善注泄, 足下溫, 頭重, 足脛胕腫, 飮發於中, 胕腫於上.

太陰濕土가 偏盛하면 (인체의 경우는) 火氣가 내부에 울결하여 瘡瘍이 내부에서 발생하고, (火氣가) 외부에서 흩어져 병이 겨드랑이와 옆구리에 발생하는데 심하면 心痛이 발생하며, 熱氣가 (상부에서) 막히므로 頭痛 · 喉痹 · 項部强直이 발생합니다. (만약) 濕氣가 유독 성하면 濕氣가 내부에 울결하고 寒氣가 下焦(腎과 膀胱)를 핍박하여 통증이 頭頂部에 발생하고 양 眉間이 땅기며 胃脘部가 창만해집니다. (자연계에서는) 비가 잦아 (하천이 범람하므로) 물고기가 육지에서 나타나고 濕의 生化가 나타납니다. (사람들의 경우는) 하복부가 脹滿하고 허리와 둔부가 무거우면서 뻣뻣하며, 뱃속이 불편하고 泄瀉가 잦으며 발바닥에서 熱이 나고 머리가 무거우며, 足脛部에 浮腫이 발생하고, 水飮이 내부에서 발생하여 상부에서 浮腫이 발생합니다.

少陽之勝, 熱客於胃, 煩心, 心痛, 目赤, 欲嘔, 嘔酸, 善飢, 耳痛,

---

92) 熱格 : 熱氣가 상부에서 막히는 것을 말한다.

93) 獨勝則濕氣內鬱, 寒迫下焦 : "獨勝"에 대해 張介賓은 "熱氣가 없으면 濕氣가 유독 성하다."라고 하였다. 즉 太陰濕土가 주관하는 해에 상술한 "火氣內鬱" 현상이 나타나지 않으면 자연히 임상에서 濕病이 주로 나타난다. 따라서 "獨勝則濕氣內鬱"이라 하였다. "寒"은 여기서 寒濕邪를 가리키고, "下焦"는 腎과 膀胱을 가리킨다. 五行의 관점에서 볼 때 濕은 土에 속하고, 腎과 膀胱은 水에 속하므로 寒濕邪가 下焦의 腎과 膀胱을 핍박하는 것이다.

94) 痛留頂, 互引眉間, 胃滿 : "痛留頂"은 頭頂部에 疼痛이 발생하여 이동하지 않는 것을 말한다. "眉間"은 攢竹穴 부위에 속한다. 足太陽膀胱經은 "눈 안쪽 모서리에서 시작하여 이마로 올라가 巓頂部에서 교차한다"고 하였으므로 頭頂部와 眉間은 모두 足太陽膀胱經의 순행 부위에 속한다. "胃滿"은 胃脘部가 脹滿한 것을 가리키는데, 대개 寒濕邪가 中焦를 가로막아 발생한다.

95) 鱗見於陸 : 원문에는 없었으나, 王冰과 《新校正》에 근거하여 보충하였다. 《新校正》에서 이르길 "강물이 범람하면 鱗蟲(물고기)가 물을 벗어나게 된다. 王冰은 이에 대해 注를 달았지만 經文에 대해 풀이하지는 않았다. 또한 (六氣의 來復 중의) 太陰의 來復에서 '大雨時行, 鱗見於陸'이라 한 것에 따르면 이곳의 '雨數至' 아래에 '鱗見於陸' 4字가 빠졌다. 그렇지 않으면 王冰이 注에서 풀이하였을 까닭이 없다."고 하였다.

96) 燥化乃見 : 張介賓은 注에서 "'燥'는 마땅히 '濕'으로 적어야 한다."고 하였는데, 그 說이 타당하므로 본서 역시 張氏의 견해를 따랐다.

97) 內不便 : "內"는 腹內(뱃속)를 가리킨다.

溺赤, 善驚, 譫妄; 暴熱消爍, 草萎水涸, 介蟲乃屈[98]. 少腹痛, 下沃赤白.

少陽相火가 偏盛하면 (인체의 경우는) 熱邪가 胃에 침입하여 心煩·心痛·目赤이 발생하고 속이 메스꺼우며, 신물을 토하고 쉽게 허기를 느끼며 귀에 통증이 오고 소변이 적색을 띠며, 잘 놀라고 헛소리를 합니다. (자연계에서는) 무더위가 津液을 졸이므로 초목이 시들고 물이 마르며, 介蟲의 생장이 억제됩니다. (사람들의 경우는) 하복부에 疼痛이 오고 적백색의 下痢가 발생합니다.

陽明之勝, 淸發於中, 左胠脇痛, 溏泄, 內爲嗌塞, 外發㿗疝; 大涼肅殺, 華英改容[99], 毛蟲乃殃. 胸中不便, 嗌塞而咳.

陽明燥金이 편성하면 (인체의 경우는) 淸涼한 氣가 체내에서 발생하여 왼쪽 겨드랑이와 옆구리가 아프고 설사하며, 안으로는 咽喉가 막히고 밖으로는 㿗疝이 발생합니다. (자연계에서는) 서늘한 氣가 肅殺하므로 초목의 꽃이 시들어 모습이 바뀌고 毛蟲이 죽습니다. (사람들의 경우는) 胸中이 편안하지 않고 咽喉가 막혀서 기침이 납니다.

太陽之勝, 凝凓且至, 非時水冰, 羽乃後化; 痔瘧發[100], 寒厥入胃, 則內生心痛, 陰中乃瘍[101], 隱曲不利[102], 互引陰股, 筋肉拘苛[103], 血脈凝泣, 絡滿色變, 或爲血泄, 皮膚否腫, 腹滿食減, 熱反上行, 頭項囟頂腦戶中痛, 目如脫, 寒入下焦, 傳爲濡瀉[104].

---

98) 介蟲乃屈 : "介蟲"은 서늘한 기후 하에서 생장·발육하는 동물을 가리키는데, 少陽相火가 偏盛하여 暴炎이 유행하면 이들 介蟲의 생장·발육이 억제된다. "屈"은 "억눌리다"는 뜻이다.

99) 華英改容 : "華英"은 꽃을 뜻하고, "容"은 "모습"·"자태"를 가리킨다. 따라서 이는 초목의 꽃이 시들어 모습이 바뀌는 것을 말한다.

100) 痔瘧發 : "痔"는 치질을, "瘧"은 학질을 가리킨다. 太陽寒水가 太過한 해에는 寒氣가 유행하여 쉽게 寒邪를 감수하는데, 寒邪가 肌表를 제약하면 陽氣가 외부로 발산되지 못하고 내부에서 울결되므로 임상에서 치질이나 학질 등의 裏熱證이 발생한다.

101) 陰中乃瘍 : 張介賓은 注에서 "太陽經脈은 腎에 絡하고 膀胱에 屬하므로 陰瘍이 발생한다."고 하였다. 즉 陰部에 瘡瘍이 발생하는 것을 가리킨다.

102) 隱曲不利 : 大小便이 잘 통하지 않는 것을 가리킨다. 상세한 것은 〈陰陽別論〉의 "不得隱曲"에 대한 注를 보시오.

103) 拘苛 : "拘"는 땅기는 것을 말하고, "苛"는 통증을 가리킨다. 高世栻은 注에서 "筋이 땅기는 것을 '拘'라 하고, 肉이 갑자기 아픈 것을 '苛'라 한다."고 하였다.

104) 濡瀉 : 泄瀉를 가리킨다.

太陽寒水가 偏盛하면 매서운 추위가 장차 도래하여 때가 아닌데도 물이 얼고 羽蟲이 뒤늦게 化生합니다. (인체의 경우는) 치질이나 학질이 발생하며, 寒氣가 上逆하여 胃에 침입하면 胸中痛이 발생하고 陰部에 瘡瘍이 생기며 대소변이 잘 통하지 않고 넓적다리 안쪽이 땅기며 筋肉이 땅기면서 아프고 血脈이 凝滯되어 통하지 않으므로 絡脈이 충혈되어 색이 변하며, 간혹 대변에 피가 섞여 나오고 피부가 부으며 복부가 脹滿하여 식사량이 줄어드는데, (만약 外寒內熱로 인해) 熱氣가 오히려 上逆하면 頭項·巓頂部·腦戶穴에 疼痛이 발생하고 눈이 빠지는 것처럼 아프며, (만약) 寒氣가 下焦로 들어가면 전변되어 泄瀉가 발생합니다.

帝曰：治之奈何?

岐伯曰：厥陰之勝, 治以甘淸, 佐以苦辛, 以酸瀉之. 少陰之勝, 治以辛寒, 佐以苦鹹, 以甘瀉之. 太陰之勝, 治以鹹熱, 佐以辛甘, 以苦瀉之. 少陽之勝, 治以辛寒, 佐以甘鹹, 以甘瀉之. 陽明之勝, 治以酸溫, 佐以辛甘, 以苦泄之[105]. 太陽之勝, 治以苦[106]熱, 佐以辛酸, 以鹹瀉之.

黃帝：이를 치료하려면 어떻게 해야 합니까?

岐伯：厥陰風木이 偏盛하면 甘淸한 약물로 치료하되 苦辛한 약물로써 보좌하고, 酸한 약물로 風氣를 瀉해야 합니다.

少陰君火가 偏盛하면 辛寒한 약물로 치료하되 苦鹹한 약물로써 보좌하고, 甘한 약물로 火를 瀉해야 합니다.

太陰濕土가 偏盛하면 鹹熱한 약물로 치료하되 辛甘한 약물로써 보좌하고, 苦한 약물로 濕을 瀉해야 합니다.

少陽相火가 偏盛하면 辛寒한 약물로 치료하되 甘鹹한 약물로써 보좌하고, 甘한 약물로 火를 瀉해야 합니다.

陽明燥金이 偏盛하면 酸溫한 약물로 치료하되 辛甘한 약물로써 보좌하고, 苦한 약물로 燥氣를 瀉해야 합니다.

---

105) 以苦泄之：상하의 文例에 비추어 볼 때 "以苦瀉之"로 함이 옳을 듯하다.

106) 苦：원문에는 "甘"으로 되어 있었으나, 《新校正》에서 "상고해 보건대 이를 치료할 때는 모두 먼저 자신을 이기지 못하는 것을 瀉한 후에 자신을 이기는 것을 瀉하는데, 유독 太陽의 偏盛함을 치료하는 것만 甘熱하여 다르니, 아마도 '甘'字는 '苦'의 誤字인 듯하다. 만약 '治以苦熱'이라 한다면 六氣의 偏盛함을 치료하는 것이 모두 일관된다."고 한 것에 근거하여 교정하였다.

太陽寒水가 偏盛하면 苦熱한 약물로 치료하되 辛酸한 약물로써 보좌하고, 鹹한 약물로 寒氣를 瀉해야 합니다.

帝曰：六氣之復[107]何如?

岐伯曰：悉乎哉問也! 厥陰之復, 少腹堅滿, 裏急暴痛; 偃木飛沙, 倮蟲不榮; 厥心痛, 汗發, 嘔吐, 飮食不入, 入而復出, 筋骨掉眩[108]淸厥, 甚則入脾, 食痹[109]而吐. 衝陽絶, 死不治.

黃帝：六氣의 來復은 어떠합니까?

黃帝：상세한 질문이십니다. 厥陰風木이 來復하면 少腹部가 단단하면서 脹滿하고 땅기면서 심한 통증이 옵니다. (자연계에서는 狂風이 불어) 나무가 쓰러지고 모래가 날리며 倮蟲이 번성하지 못합니다. (사람들의 경우는) 氣가 上逆하여 心痛이 오고 땀이 나며, 구토로 인해 음식을 먹지 못하고 먹으면 토하며, 筋骨이 떨리고 현기증이 나며 四肢가 차가워지고, 심하면 (風邪가) 脾에 침입하여 食痹가 발생하므로 토합니다. (만약) 衝陽脈이 끊어지면 死證으로서 치료할 수 없습니다.

少陰之復, 燠熱內作, 煩燥鼽嚔, 少腹絞痛, 火見燔焫, 嗌燥, 分注時止[110], 氣動於左, 上行於右[111], 咳, 皮膚痛, 暴瘖心痛, 鬱冒不知人, 乃洒淅惡寒, 振慄, 譫妄, 寒已而熱, 渴而欲飮, 少氣骨痿, 隔腸不便, 外爲浮腫, 噦噫; 赤氣後化[112], 流水不冰, 熱氣大行, 介蟲不復[113];

107) 六氣之復："復"은 "보복하다"는 뜻이다. 歲氣가 부족하면 間氣가 지나치게 성해지고 間氣가 성해진 후에 歲氣의 子氣가 도래하여 보복하는데, 이를 復氣라 한다. 예컨대 따뜻해야 할 봄에 추위가 유행하면 여름에 무더위가 유행한다. 이는 木氣가 부족함으로 인해 金氣가 지나치게 성해지고 뒤이어 木의 子氣인 火氣가 來復하기 때문이다.

108) 掉眩："掉"는 각종 떨림 증상을 가리키고, "眩"은 眩暈을 가리킨다.

109) 食痹：張介賓은 注에서 "'食痹'란 먹은 것이 소화되지 않는 것인데, 먹으면 속이 답답하면서 아프고 신물을 올리며 반드시 토해야 낫는다."고 하였다. 여기서 "痹"는 "막히다"는 뜻이다.

110) 分注時止：대변을 볼 때 泄瀉가 나고 때로 멈추는 증상을 가리킨다.

111) 氣動於左, 上行於右：吳崑은 注에서 "心氣는 좌측에서 운행하므로 '氣動於左'라고 하는데, 火氣가 자신이 이기는 肺金으로 傳變된다. 肺氣는 우측에서 운행하므로 '上行於右'라 한다."고 하였으며, 張介賓은 注에서 "氣가 좌측에서 動하는 것은 陽氣가 동쪽에서 상승하는 것이고, 우측으로 上行하는 것은 火가 반드시 金을 억누름이다."라고 하였다.

112) 赤氣後化："赤氣"는 火氣를 가리킨다. 즉 火氣가 뒤늦게 도래한다는 말이다. 張介賓은 注에서 "陽明燥金이 먼저 偏盛하므로 少陰君火가 뒤늦게 來復하는 것이다."라고 하였다.

病疿胗[114]瘡瘍, 癰疽痤痔, 甚則入肺, 咳而鼻淵. 天府絶, 死不治.

少陰君火가 來復하면 울결한 熱이 내부에서 발작하므로 煩躁·鼻塞·재채기·少腹絞痛이 발생하고, 火氣가 燔灼하여 咽喉가 건조하고 대변을 볼 때 설사가 나고 때로 멎으며, 火氣가 좌측에서 動하다가 오른쪽으로 상행하여 (肺를 핍박하므로) 기침이 나고 피부에 疼痛이 오며 갑자기 말을 하지 못하고 心痛이 오며 정신이 혼미하여 사람을 알아보지 못하고, 惡寒으로 인해 몸을 떨고 헛소리를 하며, 惡寒이 그치면 熱이 나고 갈증으로 물을 마시려 하며 기운이 없고 뼈가 연약해지며 腸道가 막혀 변이 나오지 않고 외부에 浮腫이 발생하며 딸꾹질과 트림이 납니다. (少陰의) 火氣가 뒤늦게 도래하므로 흐르는 물이 얼지 않고, 熱氣가 크게 유행하여 介蟲의 생장에 이롭지 않습니다. (사람들의 경우는) 疿疹·瘡瘍·癰疽·痔瘡 등이 발생하며, 심하면 (熱邪가) 肺에 침입하여 기침이 나면서 콧물이 나는 등의 병을 앓습니다. (만약) 天府脈이 끊어지면 死證으로서 치료할 수 없습니다.

太陰之復, 濕變乃擧[115], 體重中滿, 食飮不化, 陰氣上厥, 胸中不便, 飮發於中, 咳喘有聲; 大雨時行, 鱗見於陸; 頭項[116]痛重, 而掉瘛尤甚, 嘔而密默[117], 唾吐淸液, 甚則入腎, 竅瀉[118]無度. 太谿絶, 死不治.

太陰濕土가 來復하면 濕으로 인한 병변이 발생하여 몸이 무겁고 中焦가 그득하며 음식물이 소화되지 않고, 陰氣가 上逆하여 胸中이 편안하지 않으며, 水飮이 내부에서 발생하여 기침할 때 痰이 끓는 소리가 납니다. (자연계에서는) 큰비가 수시로 내리므로 (하천이 범람하여) 물고기가 뭍에서 나타납니다. (사람들의 경우는) 頭項部가 아프고 머리가

---

113) 介蟲不復 : 張介賓은 注에서 "復"을 "福"이라 적었는데, "福"에는 "이롭다"는 뜻이 있다. 이는 열기가 뒤늦게 유행하여 서늘해야 할 가을이 서늘하지 않으므로 金에 속하는 介蟲의 생장에 이롭지 않다는 뜻이다. 吳崑 역시 "復"을 "福"으로 보았다. 郭靄春 등은 "復"을 "副"로 訓하여 "潛藏되다"로 해석하였으나, 가을에는 介蟲의 생장·활동이 왕성한 시기이므로 潛藏된다고 함은 억측에 불과하다.

114) 疿胗(비진) : "胗"은 "疹"과 통한다. "疿胗"은 땀띠와 皮疹을 가리킨다.

115) 擧 : "發"과 같다. 張志聰은 注에서 "'擧'는 '發'이다."라고 하였다.

116) 項 : 원문에는 "頂"으로 되어 있었으나, 《新校正》에서 "헤아려 보건대 윗글의 太陰在泉 조항에서 '頭痛이 오고 목이 뽑히는 듯하다'라고 하였고, 太陰司天 조항에서도 '頭項痛'이라 하였으니, 여기에서 말한 '頭頂痛'의 '頂'은 '項'으로 고쳐야 한다."고 한 것에 근거하여 교정하였다.

117) 密默 : 조용한 곳에 혼자 있고 싶어한다는 뜻이다. 張志聰은 注에서 "'密默'이란 문을 닫고 혼자 있고 싶어하는 것이다."라고 하였다.

118) 竅瀉 : 泄瀉를 가리킨다. 여기서 "竅"는 後陰을 가리킨다.

무거우며, 痙攣 증상이 특히 심하고 구토로 인해 조용한 곳에 혼자 있고 싶어하며 멀건 물을 토하고, 심하면 (濕邪가) 腎에 침입하여 泄瀉가 한없이 나옵니다. 太谿脈이 끊어지면 死證으로서 치료할 수 없습니다.

少陽之復, 大熱將至, 枯燥燔爇[119], 介蟲乃耗; 驚瘛咳衄, 心熱煩躁, 便數憎風, 厥氣上行, 面如浮埃, 目乃瞤瘛, 火氣內發, 上爲口糜, 嘔逆, 血溢血泄[120], 發而爲瘧, 惡寒鼓慄, 寒極反熱, 嗌絡[121]焦槁, 渴引水漿, 色變黃赤, 少氣脈萎, 化而爲水[122], 傳爲胕腫, 甚則入肺, 咳而血泄. 尺澤絶, 死不治.

少陽相火가 來復하면 大熱이 장차 도래하여 만물이 말라서 건조해지고 태우는 듯이 무더우며 介蟲이 감소합니다. (사람들의 경우는) 驚厥·瘛瘲·咳嗽·鼻出血·心熱煩躁·小便頻數·惡風 등이 발생하고, 厥逆한 氣가 위로 올라가면 얼굴이 마치 먼지를 뒤집어쓴 것 같고 눈꺼풀에 경련이 일며, 火氣가 내부에서 발생하면 위로 치솟아 입안이 짓무르고 구역질이 나며 각종 상부출혈과 하부출혈이 발생하고, 瘧疾이 발생하여 惡寒으로 몸을 떨고 寒이 극에 달하면 도리어 熱이 나며, 咽喉의 絡脈이 건조해져 갈증으로 물을 마시고 안색이 황적색으로 변하며 기운이 없고 脈이 연약해지며, (少陰元陽의 氣가 내부에서 虛해져) 水病으로 변하고 傳變되어 浮腫이 발생하며, 심하면 (火氣가) 肺에 침입하여 기침이 나고 血便이 나옵니다. 尺澤脈이 끊어지면 死證으로서 치료할 수 없습니다.

陽明之復, 淸氣大擧, 森木蒼乾, 毛蟲乃厲[123]; 病生胠脇, 氣歸於左, 善太息, 甚則心痛否滿, 腹脹而泄, 嘔苦咳噦, 煩心, 病在鬲中, 頭痛, 甚則入肝, 驚駭筋攣. 太衝絶, 死不治.

---

119) 爇(열) : "熱"과 같은 뜻이다.

120) 血溢血泄 : "血溢"은 각종 상부출혈 예컨대 吐血·鼻出血·咳血 등을 가리키며, "血泄"은 각종 하부출혈 예컨대 便血·尿血·陰道出血 등을 가리킨다.

121) 嗌絡 : 咽喉의 絡脈을 가리킨다.

122) 化而爲水 : 吳崑은 注에서 "火가 성하면 陰氣가 하강하지 못하여 水道가 소통되지 못하므로 水氣가 정체한다."고 하였고, 馬蒔는 注에서 "氣가 熏蒸받아 熱로 변하면 水病이 발생한다."고 하였으며, 高世栻은 注에서 "이는 少陰元陽의 氣가 내부에서 虛한 것이다."라고 하였다. 헤아려 보건대 少陽은 相火인데 來復이 극에 달하면 相火가 쇠약해지고 이로 인해 三焦의 氣化가 행해지지 않으면 水氣가 정체하여 水病이 발생하므로 高世栻의 注가 옳다.

123) 厲 : "병들다"는 뜻이다. 《史記·嚴安傳》의 注에서 "'厲'는 병듦이다."라고 하였다.

陽明燥金이 來復하면 淸凉한 氣가 크게 일어나 수목이 시들고 毛蟲이 병듭니다. (사람들의 경우는) 병이 겨드랑이와 옆구리에 발생하는데 邪氣가 왼쪽으로 몰리고 한숨을 잘 쉬며, 심하면 心痛·痞塞脹滿·腹部脹滿·泄瀉가 나고 신물이 올라오며 기침·트림이 나고 心煩이 발생하며, 병이 胸膈에 있으면 頭痛이 오고, 심하면 (燥邪가) 肝에 침입하여 잘 놀라고 筋脈痙攣이 발생합니다. 太衝脈이 끊어지면 死證으로서 치료할 수 없습니다.

太陽之復, 厥氣[124]上行, 水凝雨冰, 羽蟲乃死; 心胃生寒, 胸膈不利, 心痛否滿, 頭痛, 善悲[125], 時眩仆, 食減, 腰脽反痛, 屈伸不便; 地裂冰堅, 陽光不治; 少腹控睾, 引腰脊, 上衝心, 唾出淸水, 及爲噦噫, 甚則入心, 善忘善悲. 神門絶, 死不治.

太陽寒水가 來復하면 寒氣가 상행하여 물이 얼고 눈이 내려 羽蟲이 죽습니다. (사람들의 경우는) 心과 胃에 寒氣가 발생하여 胸膈部가 편안하지 않고 心痛이 오며 胸部가 痞塞脹滿하고 머리가 아프며, 항상 슬퍼하고 자주 현기증으로 쓰러지며 식욕이 감퇴하고 腰部와 臀部가 아파 굴신하기 불편합니다. (자연계에서는) 땅이 갈라지고 얼음이 단단하게 얼며, 陽氣가 (정상적으로) 다스리지 못합니다. (사람들의 경우는) 하복부의 통증으로 睾丸이 땅기고 腰脊部까지 땅기며, 寒氣가 心으로 치솟으면 멀건 물을 토하고 딸꾹질과 트림이 나며, 심하면 (寒邪가) 心에 침입하여 잘 잊어버리고 잘 슬퍼합니다. 神門脈이 끊어지면 死證으로서 치료할 수 없습니다.

帝曰 : 善. 治之奈何?

岐伯曰 : 厥陰之復, 治以酸寒, 佐以甘辛, 以酸瀉之, 以甘緩之. 少陰之復, 治以鹹寒, 佐以苦辛, 以甘瀉之, 以酸收之, 辛苦發之[126], 以鹹耎之[127]. 太陰之復, 治以苦熱, 佐以酸辛, 以苦瀉之, 燥之, 泄之[128]. 少陽之復, 治以鹹冷, 佐以苦辛, 以鹹耎之, 以酸收之, 辛苦

---

124) 厥氣 : 여기서는 "寒氣"를 가리킨다.

125) 善悲 : 이는 아래의 "善忘善悲"와 중복되므로 잘못이 있는 듯하다. 헤아려 보건대《史載之方》의 인용문에는 "悲"가 "恐"으로 되어 있는데, 이것이 옳은 듯하다.

126) 辛苦發之 :《吳注素問》과《類經》에는 모두 "以苦發之"로 되어 있는데, 이것이 옳은 듯하다.

127) 以鹹耎之 : "耎"은 "軟"과 같으며, 부드럽게 함을 말한다. 즉 裏熱이 熾盛하여 발생하는 大便秘結 등의 증상을 해소한다는 뜻이다.

128) 泄之 : 王冰은 注에서 "'泄'은 滲泄하는 것으로서 發汗 및 小便·湯浴 등은 모두 이에 속한

發之; 發不達熱[129], 無犯溫凉, 少陰同法. 陽明之復, 治以辛溫, 佐以苦甘, 以苦泄之, 以苦下之[130], 以酸補之. 太陽之復, 治以鹹熱, 佐以甘辛, 以苦堅之.

黃帝 : 훌륭하십니다. 이를 치료하려면 어떻게 해야 합니까?

岐伯 : 厥陰風木이 來復한 경우는 酸寒한 약물로 치료하되 甘辛한 약물로써 보좌하고, 酸한 약물로 風氣를 瀉하고 甘한 약물로 완화시켜야 합니다.

少陰君火가 來復한 경우는 鹹寒한 약물로 치료하되 苦辛한 약물로써 보좌하고, 甘한 약물로 火氣를 瀉하며, 酸한 약물로 陰氣를 수렴하(여 陰氣의 소모를 방지하)고, 辛苦한 약물로 火氣를 발산시키며, 鹹한 약물로 (단단해진 것을) 부드럽게 해야 합니다.

太陰濕土가 來復한 경우는 苦熱한 약물로 치료하되 酸辛한 약물로써 보좌하고, 苦한 약물로 濕을 瀉하며, 濕한 것을 말리고 滲泄해야 합니다.

少陽相火가 來復한 경우는 鹹冷한 약물로 치료하되 苦辛한 약물로써 보좌하고, 鹹한 약물로 부드럽게 하며, 酸한 약물로 陰氣를 수렴하(여 陰氣의 소모를 방지하)고, 苦辛한 약물로 火氣를 발산시켜야 합니다. 발산시킬 때는 熱藥을 멀리해서는 안되고 辛凉한 약물을 사용해서는 안되며, 少陰君火와 같은 방법을 사용합니다.

陽明燥金이 來復한 경우는 辛溫한 약물로 치료하되 苦甘한 약물로써 보좌하고, 苦한 약물로 燥氣를 발산시키며, 苦한 약물로 滲泄·通下하고, 酸한 약물로 (虛해진 것을) 補해야 합니다.

太陽寒水가 來復한 경우는 鹹熱한 약물로 치료하되 甘辛한 약물로써 보좌하고, 苦한 약물로 腎氣를 굳게 해야 합니다.

治諸勝復, 寒者熱之, 熱者寒之, 溫者淸之, 淸者溫之, 散者收之, 抑者散之, 燥者潤之, 急者緩之, 堅者耎之, 脆者堅之, 衰者補之, 强者瀉之. 各安其氣, 必淸必靜[131], 則病氣衰去, 歸其所宗[132], 此治之大體也.

다."고 하였다.

129) 發不達熱 : 邪氣를 발산시킬 때는 熱性 약물을 사용해야 한다는 뜻이다.

130) 以苦下之 : 《四庫本》에는 "以甘發之"로 되어 있다.

131) 必淸必靜 : 인체의 氣는 반드시 안정되어야지 함부로 요동해서는 안된다. 邪氣를 감수한 후에는 氣機가 요동하므로 반드시 그 氣를 안정된 상태로 회복시켜야 한다.

132) 歸其所宗 : 王冰은 注에서 "'宗'은 '屬'이다. 조리함에 이치에 벗어나지 않으면 나머지 氣가 저절로 그 속한 바로 귀속된다."고 하였다.

각종 勝氣와 復氣로 인한 병을 치료할 때 寒病이면 熱藥을 사용하고, 熱病이면 寒藥을 사용하며, 溫病이면 凉藥을 사용하고, 凉病이면 溫藥을 사용하며, (氣가) 흩어진 경우는 收斂하고, 울결된 경우는 疏散하며, 건조한 경우는 滋潤하고, 急한 경우는 완화시키며, 단단하면 부드럽게 하고, 무르면 굳게 하며, 虛할 경우는 補하고, 强盛할 경우는 瀉해야 합니다. 여러 가지 방법으로 그 氣를 안정시켜 반드시 안정되도록 하면 病氣가 물러가 그들이 속한 곳으로 귀속되는데, 이는 치료의 큰 틀입니다.

帝曰：善. 氣之上下, 何謂也?

岐伯曰：身半以上, 其氣三矣[133], 天之分也, 天氣主之. 身半以下, 其氣三矣[134], 地之分也, 地氣主之. 以名命氣[135], 以氣命處, 而言其病. 半, 所謂天樞[136]也. 故上勝而下俱病者, 以地名之, 下勝而上俱病者, 以天名之[137]. 所謂勝至, 報氣[138]屈伏而未發也, 復至則不以天地異名, 皆如復氣爲法也.

黃帝：훌륭하십니다. 氣에 上下가 있음은 무엇을 말합니까?

岐伯：상반신에는 三氣가 있는데, 하늘에 해당하는 부분으로서 司天之氣가 이를 주관합니다. 하반신에도 三氣가 있는데, 땅에 해당하는 부분으로서 在泉之氣가 이를 주관합니다. 三陰三陽으로써 六氣를 명명하고, 六氣로써 그 상응하는 부위를 명명하여 그 병을 설명합니다. "半"이란 이른바 "天樞"입니다. 그러므로 司天之氣가 偏盛하여 하부가 함께 병들면 在泉之氣로써 이를 명명하고, 在泉之氣가 偏盛하여 상부가 함께 병들

---

133) 身半以上, 其氣三矣：이는 인체와 天氣가 상응한다는 관점에서 말한 것이다. "其氣三"이란 初氣·二氣·三氣를 가리키는 것으로 다음 節의 "初氣終三氣, 天氣主之"와 같은 뜻이다.

134) 身半以下, 其氣三矣：하반신은 地氣와 상응하는 까닭에 在泉之氣가 이를 주관하는 것이다. "其氣三"이란 四氣·五氣·終氣를 가리키는 것으로 다음 節의 "四氣盡終氣, 地氣主之"와 같은 뜻이다.

135) 以名命氣："名"은 三陰三陽을 가리킨다. 따라서 "以名命氣"이란 三陰三陽으로써 六氣를 명명한다는 뜻이다.

136) 天樞：足陽明胃經의 穴名으로서 神闕穴(臍中) 옆 3寸 부위에 위치한다. 天樞穴은 인체의 중앙에 위치하므로 항상 인체의 위치를 정하는 기준이 되어 왔다.

137) 上勝而下俱病者,……以天名之：司天之氣가 偏盛하여 병이 하부에서 발생하면 在泉의 陰陽三氣 및 그와 상응하는 臟腑經絡으로서 병을 명명하고, 在泉之氣가 偏盛하여 상부에서 병이 발생하면 司天의 陰陽三氣 및 그와 상응하는 臟腑經絡으로써 병을 명명한다는 뜻이다.

138) 報氣：보복하는 氣로서 "復氣"를 가리킨다.

면 司天之氣로써 이를 명명합니다. (이상은) 이른바 勝氣가 도래하였으나 復氣가 잠복하여 아직 발생하지 않은 것인데, (만약) 復氣가 도래하면 司天・在泉이라 이름을 달리하지 않고 모두 復氣를 기준으로 삼아야 합니다.

帝曰：勝復之動, 時有常乎, 氣有必乎?

岐伯曰：時有常位, 而氣無必也.

帝曰：願聞其道也.

岐伯曰：初氣終三氣, 天氣主之, 勝之常也. 四氣盡終氣, 地氣主之, 復之常也. 有勝則復, 無勝則否.

黃帝：勝氣와 復氣가 움직일 때 일정한 시기가 있으며, 氣(勝復의 氣)가 반드시 있습니까?

岐伯：四時에는 일정한 위치가 있으나, 氣(勝復의 氣)는 반드시 오는지는 않습니다.

黃帝：그 이치를 들려주십시오.

岐伯：初氣에서 三氣까지는 天氣가 주관하는데, 勝氣가 常見됩니다. 四氣에서 終氣까지는 地氣가 주관하는데, 復氣가 常見됩니다. 勝氣가 있으면 復氣도 있고, 勝氣가 없으면 復氣도 없습니다.

帝曰：善. 復已而勝何如?

岐伯曰：勝至則復, 無常數也, 衰乃止耳. 復已而勝, 不復則害, 此傷生也.

帝曰：復而反病何也?

岐伯曰：居非其位, 不相得也[139]. 大復其勝, 則主勝之, 故反病也, 所謂火燥熱也[140].

---

139) 居非其位, 不相得也：復氣가 올 때 六氣의 위치와 일치하지 않는 것을 말한다. “不相得”은 불일치를 가리킨다. 張志聰은 注에서 “예컨대 火氣가 來復하여 金의 위치에 침입하고, 金氣가 來復하여 火의 위치에 침입하는 것은 모두 ‘居非其位, 不相得’이다.”라고 하였다. 바꾸어 말하면 復氣가 발생한 시간이 六氣가 가진 고유의 시간과 충돌하는 것을 가리킨다. 예컨대 겨울에 火氣가 來復하거나 여름에 寒氣가 來復하면 해당 계절이 가지고 있는 고유의 기후변화 충돌한 것이므로 정상적인 기후와 物候를 해쳐 입혀 각종 재해나 질병이 발생한다.

140) 火燥熱也：少陰君火는 火이고, 陽明燥金은 燥이며, 少陽相火는 熱이다. 예컨대 三氣가 少陽相火이면 終氣는 太陽寒水이다. 만약 客氣인 陽明燥金司天을 만나면 金은 火의 자리에 위치하

黃帝 : 훌륭하십니다. 復氣가 물러갔는데도 勝氣가 발생하는 것은 어째서입니까?

岐伯 : 勝氣가 이르면 復氣가 오기 마련인데 정해진 횟수가 없고, (復氣가) 쇠퇴해야만 멈춥니다. 復氣가 물러가고 勝氣가 발생하였는데도 (상응하는) 復氣가 오지 않으면 (勝氣가 약화되지 않으므로) 재앙이 발생하는데, 이는 生氣가 손상된 까닭입니다.

黃帝 : 復氣가 왔는데도 오히려 발병하는 것은 무엇 때문입니까?

岐伯 : (復氣가) 머무는 것이 六氣의 위치와 일치하지 않기 때문입니다. 勝氣에 대한 來復이 지나치면 (復氣 자체가 쇠약해져) 主氣에 의해 억제 당하므로 도리어 병드니, 이른바 "火氣"·"熱氣"·"燥氣"를 가리키는 말입니다.

帝曰 : 治之何如?

岐伯曰 : 夫氣之勝也, 微者隨之, 甚者制之[141]; 氣之復也, 和者平之, 暴者奪之. 皆隨勝氣, 安其屈伏, 無問其數, 以平爲期, 此其道也.

黃帝 : 이를 치료하려면 어떻게 해야 합니까?

岐伯 : 대저 六氣의 偏盛함이 미약하면 이를 따르고, 심하면 이를 억제해야 합니다. 六氣의 來復함이 미약하면 이를 조화롭게 하고, 사나우면 이를 약화시켜야 합니다. 모두 勝氣(의 경중)에 근거하여 그 억눌린 것을 안정시키되 그 횟수에 상관없이 평형을 회복하는 것을 목적으로 삼아야 하는데, 이것이 그 이치입니다.

帝曰 : 善. 客主之勝復奈何?

岐伯曰 : 客主之氣, 勝而無復也.

帝曰 : 其逆從何如?

岐伯曰 : 主勝逆, 客勝從, 天之道也.

黃帝 : 훌륭하십니다. 客氣와 主氣의 勝復은 어떠합니까?

岐伯 : 客氣와 主氣 사이에는 勝氣만 있고 復氣는 없습니다.

고, 少陰君火·少陽相火在泉을 만나면 火는 金의 자리에 위치하는데, 이러한 상태에서 火·熱·燥氣가 復氣로 변하여 來復하고 극에 달하면 반드시 허해져 主氣가 도리어 偏盛하므로 火가 金을 억제하고 水가 火를 억제하는 결과를 초래한다.

141) 微者隨之, 甚者制之 : "微"는 미약함을 가리킨다. "微者隨之"란 勝氣가 미약할 경우에는 자연의 순리에 따르고 다른 방법을 취하지 않는다는 뜻이다. 勝氣가 미약하면 復氣도 미약하여 인체에 그다지 큰 영향을 미치지 않으므로 별다른 방법을 취하지 않아도 된다. 그러나 勝氣가 매우 심할 경우는 반드시 이를 억제해야 하는데, 이것이 바로 "甚者制之"이다. 勝氣가 심하면 復氣도 심하여 인체에 심각한 영향을 미치므로 반드시 대처 방법을 강구해야 한다.

黃帝 : 그 順逆은 어떠합니까?

岐伯 : 主氣가 偏盛하면 逆이고, 客氣가 偏盛하면 順인 것이 하늘의 이치입니다.

帝曰 : 其生病何如?

岐伯曰 : 厥陰司天, 客勝則耳鳴掉眩, 甚則咳; 主勝則胸脇痛, 舌難以言. 少陰司天, 客勝則鼽嚔頸項强, 肩背瞀熱, 頭痛少氣, 發熱, 耳聾目瞑, 甚則胕腫血溢, 瘡瘍咳喘; 主勝則心熱煩躁, 甚則脇痛支滿. 太陰司天, 客勝則首面胕腫, 呼吸氣喘; 主勝則胸腹滿, 食已而瞀. 少陽司天, 客勝則丹胗[142]外發, 及爲丹熛[143]瘡瘍, 嘔逆喉痹, 頭痛嗌腫, 耳聾血溢, 內爲瘛瘲; 主勝則胸滿咳仰息, 甚而有血, 手熱. 陽明司天, 淸復內餘, 則咳衄嗌塞, 心鬲中熱, 咳不止而白血出[144]者死[145]. 太陽司天, 客勝則胸中不利, 出淸涕, 感寒則咳; 主勝則喉嗌中鳴.

黃帝 : 그 병이 발생할 때는 어떠합니까?

岐伯 : 厥陰風木司天의 해에 客氣가 偏盛하면 耳鳴·四肢떨림·眩暈이 발생하며, 심하면 기침이 납니다. 主氣가 偏盛하면 胸脇部에 疼痛이 오고 혀가 굳어 말하기 어렵습니다.

---

142) 丹胗 : 피부에 발생하는 붉은 색의 丘疹을 가리킨다.

143) 丹熛(단표) : 丹毒의 일종이다.

144) 白血出 : 이에 대한 諸家들의 注가 일치하지 않는다. ① 옅은 홍색을 띤 피가 나오는 것이라는 說. 예컨대 王冰은 注에서 "기침을 할 때 옅은 홍색을 띤 血이 나와 살(肉)이나 肺의 색과 같은 것을 말한다."고 하였다. ② 肺出血이라는 說. 예컨대 張志聰은 注에서 "'白血出'이란 肺에 出血이 있는 것이다."라고 하였다. ③ 백색 涎液이라는 說. 張介賓은 注에서 "血이 肺에서 고갈되면 백색 涎이나 백색 液이 되는데, 涎液이 비록 백색을 띠나 실은 血이 변한 것이다."라고 하였다. ④ 變形된 字가 있다는 견해. 李今庸이 이르길 "상고해 보건대 原文의 '……而白出血者' 중에서 '而'字는 아마도 '面'字의 變形字로 보인다. 만약 그렇다면 原文은 '……面白, 出血者死'가 된다. 또한 어떤 사람은 '白'字를 '鼻'로 訓讀해야 한다고 했다."고 하였다. 본서는 張志聰의 견해를 따라서 해석하였다.

145) 陽明司天,……咳不止而白血出者死 : 陽明燥金이 火의 위치에 머물면 金이 火를 억제하지 못하므로 客氣의 偏盛함을 언급하지 않았다. 《新校正》에서 이르길 "헤아려 보건대 여기서 客氣와 主氣의 偏盛함을 언급하지 않은 것은 金이 火의 자리에 머물러 客氣가 偏盛할 까닭이 없기 때문에 언급하지 않은 것이다."라고 하였다. 한편 吳崑은 注에서 "여기서 主氣와 客氣를 논하지 않은 것은 闕文이 있기 때문이다."라고 하였다.

少陰君火司天의 해에 客氣가 偏盛하면 코막힘・재채기・頸項强直이 발생하고 肩背部에 熱이 나며 頭痛・少氣・發熱・耳聾・目眩이 발생하고, 심하면 浮腫・각종 상부출혈・瘡瘍・咳嗽喘息이 발생합니다. 主氣가 偏盛하면 가슴에 熱이 나고 煩躁하며, 심하면 脇部에 疼痛이 오고 무엇이 끼인 듯 脹滿해집니다.

太陰濕土司天의 해에 客氣가 偏盛하면 頭面部가 붓고 호흡할 때 숨을 헐떡입니다. 主氣가 偏盛하면 胸腹部가 脹滿해지고 음식을 먹은 뒤에는 胸腹部가 답답해집니다.

少陽相火司天의 해에 客氣가 偏盛하면 丘疹이 외부에 발생하고 丹毒・瘡瘍・嘔逆・喉痹・頭痛・咽喉腫脹・耳聾・각종 상부출혈이 발생하며, 內證으로 瘛瘲이 발생합니다. 主氣가 偏盛하면 胸部가 脹滿하고 기침을 하며 숨이 차서 몸을 뒤로 젖혀 숨을 쉬고, 심하면 기침을 할 때 피가 섞여 나오고 손에 熱이 납니다.

陽明燥金司天의 해에 (客氣인 燥金이 主氣인 相火의 자리에 머물러 金이 火를 억제하지 못하므로 客氣가 偏盛하지 않지만) 淸凉한 氣가 내부에 남아 있으면 기침과 코피가 나고 咽喉가 막히며 胸膈에 열이 나는데, 기침이 멎지 않으면서 肺에 出血이 있으면 죽습니다.

太陽寒水司天의 해에 客氣가 偏盛하면 胸中이 편안하지 않고 맑은 콧물이 흐르는데, (만약) 寒邪를 감수하면 기침이 납니다. 主氣가 偏盛하면 咽喉가 울립니다.

厥陰在泉, 客勝則大關節不利, 內爲痙强拘瘛, 外爲不便; 主勝則筋骨繇併146), 腰腹時痛. 少陰在泉, 客勝則腰痛, 尻股膝髀腨䯒足病, 瞀熱以酸, 胕腫不能久立, 溲便變; 主勝則厥氣上行, 心痛發熱, 鬲中衆痹皆作, 發於胠脇, 魄汗147)不藏, 四逆而起. 太陰在泉, 客勝則足痿下重, 便溲不時, 濕客下焦, 發而濡瀉, 及爲腫隱曲之疾; 主勝則寒氣逆滿, 食飮不下, 甚則爲疝. 少陽在泉, 客勝則腰腹痛而反惡寒, 甚則下白溺白148); 主勝則熱反上行而客於心, 心痛發熱, 格中而嘔, 少陰同候. 陽明在泉, 客勝則淸氣動下, 少腹堅滿而數便瀉; 主勝則腰重腹痛, 少腹生寒, 下爲鶩溏, 則寒厥於腸, 上衝胸中, 甚則喘不能久

146) 繇併(요병) : 筋骨이 떨리고 强直되는 것을 형용한 말이다. 張介賓은 注에서 "'併'은 땅기어 펴지지 않는 것이고, '繇'는 '搖'와 통한다."고 하였다.

147) 魄汗 : 땀을 가리킨다. 상세한 것은 〈生氣通天論〉의 관련 注를 참조하시오. 또한 吳崑은 注에서 "'魄汗'이란 陰汗이다."라고 하였다.

148) 下白溺白 : "下"는 대변, "溺"은 소변을 가리킨다. 즉 대소변이 흰색을 띠는 증상을 말한다.

立. 太陽在泉, 寒復內餘, 則腰尻痛, 屈伸不利, 股脛足膝中痛[149].

厥陰風木在泉의 해에 客氣가 偏盛하면 (風邪가 筋脈을 손상시키므로) 大關節을 잘 쓰지 못하는데, 안으로는 强直되고 경련이 일어나며, 밖으로는 거동이 불편합니다. 主氣가 偏盛하면 筋骨이 떨리고 强直되며, 腰腹部에 때때로 疼痛이 옵니다.

少陰君火在泉의 해에 客氣가 偏盛하면 腰痛이 오고, 尾骶骨·外陰部·大腿部·膝關節·大腿上段·少腿部·脛腓骨·발바닥 부위가 병들어 열이 나면서 시큰거리며, 浮腫으로 오랫동안 서 있을 수 없고 대소변의 색깔이 변합니다. 主氣가 偏盛하면 氣가 上逆하여 心痛이 오고 熱이 나며, 胸膈에 각종 痹證이 모두 발작하여 겨드랑이와 옆구리에서 발생하고 땀이 그치지 않고 흐르며 四肢厥冷이 발생합니다.

太陰濕土在泉의 해에 客氣가 偏盛하면 다리가 연약해져 下肢가 무겁고 대소변이 불시에 나오며, 濕邪가 下焦에 침입하여 泄瀉 및 浮腫·大小便不利 증상이 발생합니다. 主氣가 偏盛하면 寒氣가 上逆하여 흉복부가 그득하고 먹은 것이 내려가지 않으며, 심하면 疝痛이 발생합니다.

少陽相火在泉의 해에 客氣가 偏盛하면 腰腹痛이 발생하면서 도리어 惡寒이 나며, 심하면 大小便이 흰색을 띱니다. 主氣가 偏盛하면 熱이 도리어 치솟아 心에 침입하므로 心痛·發熱이 오고 中焦가 막혀서 구토가 나는데, (나머지는) 少陰君火在泉의 증후와 같습니다.

陽明燥金在泉의 해에 客氣가 偏盛하면 淸氣가 하부에서 요동하여 下腹部가 단단하면서 그득하고 泄瀉가 잦습니다. 主氣가 偏盛하면 허리가 무겁고 腹痛이 오며 하복부가 차고 묽은 변을 泄瀉하며 寒氣가 腸에서 上逆하여 胸中으로 치솟는데, 심하면 喘息으로 오랫동안 서 있지 못합니다.

太陽寒水在泉의 해에 寒氣가 다시 내부에서 남아돌면 腰部와 臀部에 疼痛이 발생하여 屈伸이 不利하고, 넓적다리·정강이·발·무릎에 疼痛이 옵니다.

帝曰 : 善. 治之奈何?

岐伯曰 : 高[150]者抑之, 下者擧之, 有餘折[151]之, 不足補之, 佐以所利, 和以所宜, 必安其主客, 適其寒溫, 同者逆之, 異者從之[152].

---

149) 太陽在泉,……股脛足膝中痛 : 《新校正》에서 "여기에서 客氣와 主氣의 偏盛을 언급하지 않은 것은 太陽의 水氣가 水의 위치에 머무는 까닭에 말하지 않은 것이다."라고 하였다. 또한 吳崑은 "여기에서 主氣와 客氣에 관한 말이 없는 것 역시 闕文이 있기 때문이다."라고 하였다.

150) 高 : 氣가 上逆하는 것을 가리킨다.

151) 折 : 沈祖綿은 《讀素問臆斷》에서 "'折'은 마땅히 '泄'이나 '瀉'로 적어야 한다."고 하였다.

152) 同者逆之, 異者從之 : 張介賓은 注에서 "客氣와 主氣가 같으면 逆으로 이를 치료하고, 客氣

黃帝 : 훌륭하십니다. 이를 치료하려면 어떻게 해야 합니까?

岐伯 : (氣가) 上逆하면 억누르고, 가라앉으면 북돋우며, 남아돌면 瀉하고 부족하면 補하며, 이로운 바로써 보좌하고 마땅한 바로써 조리하면 반드시 그 主氣와 客氣가 안정되는데, 약물의 寒溫을 적절하게 하여 主氣와 客氣가 같으면 逆治法을 쓰고, 다르면 從治法을 씁니다.

帝曰 : 治寒以熱, 治熱以寒, 氣相得者逆之, 不相得者從之, 余以知之矣. 其於正味[153]何如?

岐伯曰 : 木位之主[154], 其瀉以酸, 其補以辛. 火位之主[155], 其瀉以甘, 其補以鹹. 土位之主[156], 其瀉以苦, 其補以甘. 金位之主[157], 其瀉以辛, 其補以酸. 水位之主[158], 其瀉以鹹, 其補以苦. 厥陰之客, 以辛補之, 以酸瀉之, 以甘緩之. 少陰之客, 以鹹補之, 以甘瀉之, 以酸[159]收之. 太陰之客, 以甘補之, 以苦瀉之, 以甘緩之. 少陽之客, 以鹹補之, 以甘瀉之, 以鹹耎之. 陽明之客, 以酸補之, 以辛瀉之, 以苦泄之. 太陽之客, 以苦補之, 以鹹瀉之, 以苦堅之, 以辛潤之. 開發腠理, 致津液通氣也.

黃帝 : 寒病은 熱藥으로써 치료하고, 熱病은 寒藥으로써 치료하며, 主氣와 客氣가 같으면 逆治法을 쓰고 다르면 從治法을 쓰는 것은 제가 이미 알고 있습니다. 그것을 五味로써 바로잡으려면 어떻게 해야 합니까?

와 主氣가 다르면 客氣에 따르거나 主氣에 따라 치료한다."고 하였다.

153) 正味 : "正"은 "바로잡다"는 것을, "味"는 五行의 氣化로 말미암아 생성된 五味를 가리킨다.

154) 木位之主 : "木"은 厥陰風木을, "主"는 主氣를 가리킨다. 王冰은 注에서 "木位는 春分 60일 전으로서 初氣이다."라고 하였다.

155) 火位之主 : 王冰은 注에서 "君火의 位는 春分 60일 후로서 二氣이고, 相火의 位는 夏至 30일 전과 30일 후로서 三氣이다."라고 하였다.

156) 土位之主 : 王冰은 注에서 "土位는 秋分 60일 전으로서 四氣이다."라고 하였다.

157) 金位之主 : 王冰은 注에서 "金位는 秋分 60일 후로서 五氣이다."라고 하였다.

158) 水位之主 : 王冰은 注에서 "水位는 동지 30일 전과 30일 후로서 終氣이다."라고 하였다.

159) 酸 : 원문에는 "鹹"으로 되어 있었으나,《新校正》《吳注素問》《類經》에 근거하여 교정하였다.《新校正》에서 이르길 "〈臟氣法時論〉에서 '心苦緩, 急食酸以收之, 心欲耎, 急食鹹以耎之'라고 하였는데, 이곳에서 '以鹹收之'라고 하였으니 잘못된 것이다."라고 하였다.

岐伯 : 厥陰風木이 主氣의 위치에 있을 때에는 酸한 약물로써 瀉하고, 辛한 약물로써 補해야 합니다. 少陰君火와 少陽相火가 主氣의 위치에 있을 때에는 甘한 약물로써 瀉하고, 鹹한 약물로써 補해야 합니다. 太陰濕土가 主氣의 위치에 있을 때는 苦한 약물로써 瀉하고, 甘한 약물로써 補해야 합니다. 陽明燥金이 主氣의 위치에 있을 때는 辛한 약물로써 瀉하고, 酸한 약물로써 補해야 합니다. 太陽寒水가 主氣의 위치에 있을 때는 鹹한 약물로써 瀉하고 苦한 약물로써 補해야 합니다.

厥陰風木이 客氣일 때는 辛한 약물로 補하고 酸한 약물로 瀉하되, 甘한 약물로 완화시켜야 합니다. 少陰君火가 客氣일 때는 鹹한 약물로 補하고 甘한 약물로 瀉하되, 酸한 약물로 수렴해야 합니다. 太陰濕土가 客氣일 때 甘한 약물로 補하고 苦한 약물로 瀉하되, 甘한 약물로 완화시켜야 합니다. 少陽相火가 客氣일 때는 鹹한 약물로 補하고 甘한 약물로 瀉하되, 鹹한 약물로 부드럽게 해야 합니다. 陽明燥金이 客氣일 때는 酸한 약물로 補하고 辛한 약물로 瀉하되, 苦한 약물로 泄해야 합니다. 太陽寒水가 客氣일 때 苦한 약물로 補하고 鹹한 藥物로 瀉하되, 苦한 약물로 堅實하게 하고 辛한 약물로 滋潤해야 합니다. (결론적으로) 腠理를 열어 津液가 이르도록 하고 氣가 통하도록 해야 합니다.

帝曰 : 善. 願聞陰陽之三也[160]何謂?

岐伯曰 : 氣有多少, 異用也.

帝曰 : 陽明何謂也?

岐伯曰 : 兩陽合明[161]也.

帝曰 : 厥陰何也?

岐伯曰 : 兩陰交盡[162]也.

黃帝 : 훌륭하십니다. 陰陽이 셋이라 함은 무엇을 말합니까?

岐伯 : 氣에는 많고 적음이 있어 작용이 다릅니다.

黃帝 : 陽明이란 무엇을 말함입니까?

岐伯 : 兩陽(太陽과 少陽)이 결합하여 밝아 진 것입니다.

---

160) 陰陽之三也 : 陰陽이 각각 셋으로 나뉜다는 말이다. 張介賓은 注에서 "厥陰·少陰·太陰은 三陰이고, 少陽·陽明·太陽은 三陽이다."라고 하였다.

161) 兩陽合明 : "兩陽"은 少陽과 太陽을 가리킨다. 高世栻은 注에서 "少陽의 陽과 太陽의 陽이 있어 두 陽이 결합하면 밝아지는데, 그 속에 陽明이 있다."고 하였다.

162) 兩陰交盡 : "兩陰"은 太陰과 少陰을, "交"는 교류를, "盡"은 극에 달한 것을 가리킨다. 高世栻은 "太陰의 陰과 少陰의 陰이 있어 陰의 교류가 극에 달하므로 厥陰이라 한다."고 하였다.

黃帝 : 厥陰이란 무엇입니까?

岐伯 : 兩陰(太陰과 少陰)이 교류하여 극에 달한 것입니다.

帝曰 : 氣有多少, 病有盛衰, 治有緩急, 方有大小, 願聞其約奈何?

岐伯曰 : 氣有高下, 病有遠近, 證有中外, 治有輕重, 適其至所爲故也. 《大要》曰君一臣二, 奇之制也; 君二臣四, 偶之制也; 君二臣三, 奇之制也; 君二臣六, 偶之制也. 故曰近者奇之, 遠者偶之; 汗者不以偶, 下者不以奇[163]; 補上治上制以緩, 補下治下制以急, 急則氣味厚, 緩則氣味薄, 適其至所, 此之謂也. 病所遠而中道氣味之[164]者, 食而過之[165], 無越其制度也. 是故平氣之道, 近而奇偶, 制小其服也; 遠而奇偶, 制大其服也[166]. 大則數少, 小則數多. 多則九之, 少則二之[167]. 奇之不去, 則偶之, 是謂重方. 偶之不去, 則反佐以取之, 所謂寒熱溫涼, 反從其病也.

黃帝 : 氣에는 많고 적음이 있고, 병에는 盛衰가 있으며, 治法에는 緩急이 있고, 方劑에는 크고 작음이 있는데, 그 요점이 무엇인지 들려주시겠습니까?

岐伯 : 氣에는 상하가 있고, 병에는 멀고 가까움이 있으며, 證에는 안팎이 있고, 치

163) 汗者不以偶, 下者不以奇 : 원래는 "汗者不以奇, 下者不以偶"로 되어 있었으나, 전술한 "近者奇之, 遠者偶之"의 원칙에 부합하지 않으므로《類經》《素問釋義》등에 근거하여 교정하였다.

164) 病所遠而中道氣味之 : "病所遠"은 병변부위가 비교적 먼 것을 가리키며, "之"는 "乏"으로 해석함이 옳으니, 劉衡如는 "'之'는 '乏'으로 적어야 한다."고 하였다. 즉 병변부위가 비교적 멀면 服藥 후에 氣味가 중도에서 작용하는 것을 말한다.

165) 食而過之 : 張介賓은 注에서 "마땅히 식사시간을 조절하여 병변부위가 멀거나 가깝거나 간에 모두 (藥力이) 도달하도록 해야 하는데, 이것이 '過之'이다. 만약 藥力을 멀리 보내고자 하여 약을 食前에 복용하면 음식이 藥力을 촉진하여 멀리 이르게 할 것이요, 藥力을 가까이 보내고자 하여 약을 食後에 복용하면 음식이 藥力을 막아 머물게 할 것이다."라고 하였다.

166) 制小其服也;……制大其服也 : "小其服"이란 약물의 가짓수는 많되 분량이 적은 것을, "大其服"이란 약물의 가짓수는 적되 분량이 많은 것을 말한다. 張志聰은 "'大服'·'小服'이란 양의 輕重을 말한다. '大'란 곧 가짓수는 적되 양이 많아서 氣味가 섞이지 않으므로 멀리 보내기에 적합하며, '小'란 곧 가짓수는 많되 양이 적은 것으로 藥力이 薄하여 멀리 도달할 수 없다."고 하였다.

167) 多則九之, 少則二之 : 이는 약물의 多少를 개략적인 숫자로 설명한 것이지 절대적인 숫자로 나타낸 것은 아니다.

료법에도 輕重이 있으므로 적절하게 藥氣가 병변부위에 이르도록 하는 것을 원칙으로 삼아야 합니다.《大要》에서 이르길 "君藥 하나에 臣藥 둘은 奇方[168]을 조성하는 원칙이고, 君藥 둘에 臣藥 넷은 偶方[169]을 조성하는 원칙이며, 君藥 둘에 臣藥 셋은 奇方을 조성하는 원칙이고, 君藥 둘에 臣藥 여섯은 偶方을 조성하는 원칙이다."라고 하였습니다. 그러므로 "(병변부위가) 가까우면 偶方을 쓰고 멀면 奇方을 쓰며, 發汗시킬 때는 奇方을 쓰지 않고 攻下시킬 때는 偶方을 쓰지 않으며, 상부를 補하거나 상부를 치료하는 方劑는 緩해야 하고, 하부를 補하거나 하부를 치료하는 方劑는 急해야 하는데, 急方에 쓰이는 약물은 氣味가 厚하고 緩方에 쓰이는 약물은 氣味가 薄하니, 적절하게 병변 부위에 이르도록 해야 한다."고 함은 이를 말합니다.

(그러나) 병변부위가 멀어 중도에서 氣味가 결핍되는 경우는 음식으로써 이를 지나도록 해야 하며, 이러한 원칙을 어겨서는 안됩니다. 그러므로 氣를 바로잡는 이치는 (병변부위가) 가까우면 奇方 혹은 偶方을 사용하되 그 복용량이 적도록 (처방을) 짓고, 멀면 奇方 혹은 偶方을 사용하되 그 복용량이 많도록 (처방을) 지어야 합니다. 大方은 (분량은 많되) 약물의 가짓수가 적고, 小方은 (분량은 적되) 약물의 가짓수가 많은 것입니다. (약물의 가짓수가) 많으면 九味에 이르고, 적으면 二味입니다. 奇方을 써서 병이 제거되지 않으면 偶方을 쓰는데, 이를 "重方"이라 합니다. 偶方을 써서 병이 제거되지 않으면 反佐法으로 이를 치료하는데, 이른바 (약물의) 寒熱溫凉을 도리어 그 病情과 같게 하는 것입니다.

帝曰：善. 病生於本[170], 余知之矣. 生於標[171]者, 治之奈何?

岐伯曰：病反[172]其本, 得標之病, 治反其本, 得標之方.

黃帝：훌륭하십니다. 병이 本에서 발생한 것에 대해서는 제가 이미 알고 있습니다. 標에서 발생한 병을 치료하려면 어떻게 해야 합니까?

岐伯：병이 났을 때 반대로 그 本에서 찾으면 標의 질병을 파악할 수 있으며, 치료할 때 반대로 그 本에서 찾으면 標를 치료하는 방법을 얻을 수 있습니다.

---

168) 奇方：단일 方劑 혹은 배합한 약물이 홀수인 方劑를 말한다. 일반적으로 一味의 主藥에 二味의 부수적인 약물을 배합하여 조성되는데, [小承氣湯] 등이 이에 속한다.

169) 偶方：두 개의 單方이 복합되어 조성되거나 약물의 배합이 짝수가 되어 어우러진 方劑를 말한다. 일반적으로 二味의 主藥에 四味의 부수적인 약물을 배합하여 이루어지는데 [八珍湯] 등이 이에 속한다.

170) 本：張志聰은 注에서 "本이란 (병이) 風·熱·濕·火·燥·寒의 六氣에서 발생한 것이다."라고 하였다.

171) 標：張志聰은 注에서 "標란 (병이) 三陰三陽의 氣에서 발생한 것이다."라고 하였다.

172) 反：즉 "反求"로서 "반대로 찾는다"는 뜻이다

帝曰：善. 六氣之勝, 何以候之?

岐伯曰：乘其至也. 淸氣大來, 燥之勝也, 風木受邪, 肝病生焉. 熱氣大來, 火之勝也, 金燥受邪, 肺病生焉. 寒氣大來, 水之勝也, 火熱受邪, 心病生焉. 濕氣大來, 土之勝也, 寒水受邪, 腎病生焉. 風氣大來, 木之勝也, 土濕受邪, 脾病生焉. 所謂感邪而生病也. 乘年之虛[173], 則邪甚也, 失時之和, 亦邪甚也; 遇月之空[174], 亦邪甚也. 重感於邪則病危矣. 有勝之氣, 其必來復也.

黃帝：훌륭하십니다. 六氣의 偏盛함은 어떻게 관찰합니까?

岐伯：勝氣가 이르는 시기를 틈타 관찰합니다. 淸氣가 크게 이르면 燥氣가 偏盛하여 風木이 邪氣를 감수하므로 肝病이 발생합니다. 熱氣가 크게 이르면 火氣가 偏盛하여 燥金이 邪氣를 감수하므로 肺病이 발생합니다. 寒氣가 크게 이르면 水氣가 偏盛하여 火熱이 邪氣를 감수하므로 心病이 발생합니다. 濕氣가 크게 이르면 土氣가 偏盛하여 寒水가 邪氣를 감수하므로 腎病이 발생합니다. 風氣가 크게 이르면 木氣가 偏盛하여 濕土가 邪氣를 감수하므로 脾病이 발생합니다. (이는) 이른바 邪氣를 감수하여 발병한 것입니다.

歲運이 不及한 해를 만나면 邪氣가 심해지고, 四時가 조화로움을 잃어도 邪氣가 심해지며, 달이 기울 때를 만나도 邪氣가 심해집니다. (만약) 邪氣를 중복하여 감수하면 병이 위중해집니다. 勝氣가 있으면 반드시 復氣가 있기 마련입니다.

帝曰：其脈至何如?

岐伯曰：厥陰之至其脈弦, 少陰之至其脈鉤, 太陰之至其脈沈, 少陽之至大而浮, 陽明之至短而濇, 太陽之至大而長. 至而和則平, 至而甚則病, 至而反者病, 至而不至者病, 未至而至者病, 陰陽易[175]者危.

黃帝：六氣와 상응하는 脈象이 올 때는 어떠합니까?

---

173) 年之虛：歲運이 不及한 해를 가리킨다.

174) 遇月之空："空"은 공허하여 부족함이다. 이는 달이 기울어 졌거나 그믐일 때를 말한다. 한의학에서는 인체의 氣血이 달의 차고 기움과 밀접한 관계에 있다고 본다. 즉 달이 차면 인체의 氣血이 충실하고 달이 기울거나 그믐일 때는 氣血도 이를 따라서 쇠약해진다는 것이다.

175) 陰陽易：陽病이 발생하였는데 陽脈이 陽의 위치에 나타나지 않고 陰의 위치에서 나타나며, 陰病이 발생하였는데 陰脈이 陰의 위치에 나타나지 않고 陽의 위치에서 나타나는 것이다.

岐伯 : 厥陰의 氣가 이르면 그 脈이 弦하고, 少陰의 氣가 이르면 그 脈이 鉤하며, 太陰의 氣가 이르면 그 脈이 沈하고, 少陽의 氣가 이르면 (脈이) 大하면서 浮하며, 陽明의 氣가 이르면 (脈이) 短하면서 澁하고, 太陽의 氣가 이르면 (脈이) 大하면서 長합니다.

氣가 이르면서 脈이 조화로우면 정상이고, 氣가 이르면서 脈이 盛하면 病態이며, 氣가 이르되 脈과 상반되면 病態이고, 氣가 이르면서 脈이 이르지 않으면 病態이며, 氣가 아직 이르지 않았는데도 脈이 이르는 것은 病態이고, 陰脈과 陽脈이 바뀌어 나타나면 위중한 것입니다.

帝曰 : 六氣標本, 所從不同[176]奈何?

岐伯曰 : 氣有從本者, 有從標本者, 有不從標本者也.

黃帝 : 六氣에는 標本이 있어 따르는 바가 다른데, 어떻게 해야 합니까?

岐伯 : 六氣에는 本을 따르는 것이 있고, 標本을 따르는 것이 있으며, 標本을 따르지 않는 것이 있습니다.

帝曰 : 願卒聞之.

岐伯曰 : 少陽太陰從本[177], 少陰太陽從本從標[178], 陽明厥陰不從標本, 從乎中也[179]. 故從本者, 化生於本; 從標本者, 有標本之化; 從中者, 以中氣爲化也.

黃帝 : 모두 들려주십시오.

---

176) 六氣標本, 所從不同 : "從"은 질병을 진단하고 치료하는 데 있어서 중점을 두는 것을 말한다. 六氣에는 標와 本이 있다. 예를 들면 風은 本이고 厥陰은 標이며, 熱은 本이고 少陰은 標이며, 火는 本이고 少陽은 標이며, 濕은 本이고 太陰은 標이며, 燥는 本이고 陽明은 標이며, 寒은 本이고 太陽은 標이다. 질병을 진단하고 치료할 때는 本에 중점을 두기도 하고 標에 중점을 두기도 하는데 이를 "六氣標本, 所從不同"이라 한다.

177) 少陽太陰從本 : "少陽"은 少陽相火를 가리키는데, 少陽은 標이고 相火는 本이다. "太陰"은 太陰濕土를 가리키는데 太陰은 標이고, 濕土는 本이다. 陰陽屬性으로 볼 때 少陽은 陽에 속하고 火 역시 陽에 속하며, 太陰은 陰에 속하고 濕 역시 陰에 속하여 標와 本의 陰陽屬性이 일치하므로 이렇게 말하였다.

178) 少陰太陽從本從標 : "少陰"은 少陰君火를 가리키는데 少陰은 標이고, 君火는 本이다. "太陽"은 太陽寒水를 가리키는데 太陽은 標이고 寒水는 本이다. 陰陽屬性으로 볼 때 少陰은 陰이고, 君火는 陽에 속하며, 太陽은 陽에 속하고 寒水는 陰에 속하여 標와 本의 陰陽屬性이 일치하지 않으므로 이렇게 말하였다.

179) 陽明厥陰不從標本, 從乎中也 : 王冰은 注에서 "陽明의 中氣는 太陰이고, 厥陰의 中氣는 少陽이다. 本末(標本)이 中氣와 다르므로 標本을 따르지 않고 中氣를 따르는 것이다."라고 하였다.

岐伯 : 少陽과 太陰은 本을 따르고, 少陰과 太陽은 本과 標를 따르며, 陽明과 厥陰은 標와 本을 따르지 않고 中氣를 따릅니다. 그러므로 本을 따르는 경우는 本에서 化生되고, 標와 本을 (모두) 따르는 경우는 標 혹은 本에서 化生되며, 中氣를 따르는 경우는 中氣로부터 化生합니다.

帝曰 : 脈從[180]而病反者, 其診何如?

岐伯曰 : 脈至而從, 按之不鼓, 諸陽皆然.

帝曰 : 諸陰之反, 其脈何如?

岐伯曰 : 脈至而從, 按之鼓甚而盛也.

黃帝 : 脈이 (병증과) 부합되는 듯하지만 (실제로는) 병증과 상반되는 경우를 진찰할 때는 어떻게 해야 합니까?

岐伯 : 脈이 올 때는 (병증과) 부합하지만 누르면 鼓動하지 않는 경우인데, 각종 陽證이 모두 그러합니다.

黃帝 : 각종 陰證에서 (脈이 병증과) 상반되는 경우의 脈象은 어떠합니까?

岐伯 : 脈이 올 때는 (병증과) 부합하지만 누르면 鼓動이 심하고 힘이 있는 것입니다.

是故百病之起, 有生於本者, 有生於標者, 有生於中氣者; 有取本而得者, 有取標而得者, 有取中氣而得者, 有取標本而得者, 有逆取而得者, 有從取而得者. 逆, 正順也; 若順, 逆也[181].

그러므로 온갖 질병의 발생할 때는 本에서 발생하는 경우, 標에서 발생하는 경우, 中氣에서 발생하는 경우가 있습니다. (치료에 있어서도) 本을 치료하여 낫는 경우, 標를 치료하여 낫는 경우, 中氣를 치료하여 낫는 경우, 標와 本을 (함께) 치료하여 낫는 경우, 逆治(反治)하여 낫는 경우, 從治하여 낫는 경우가 있습니다. (逆治는 병에 있어서는) 逆한 듯하나 (치료에 있어서는) 곧 順治이며, (從治는 병에 있어서는) 順한 듯하지만 (치료에서 있어서는) 逆입니다.

故曰知標與本, 用之不殆, 明知逆順, 正行無問, 此之謂也. 不知是者, 不足以言診, 足以亂經. 故《大要》曰粗工嘻嘻[182], 以爲可知, 言

---

180) 從 : "따르다"는 뜻인데, 여기서는 "부합하다"로 해석해야 文義가 순조롭다.

181) 逆, 正順也; 若順, 逆也 : 張介賓은 "熱病을 寒藥으로 치료하고, 寒病을 熱藥으로 치료하는 것은 병에 대해 逆인 듯하지만 치료에 있어서는 順한 것이므로 '逆, 正順也'라고 하였다. 熱病을 熱藥으로 치료하고, 寒病을 寒藥으로 치료하는 것은 병에 대해 順한 듯하지만 치료에 있어서는 反治에 속하므로 '若順, 逆也'이라 했다."고 하였다. "正"은 부사로서 "곧"으로 해석한다.

熱未已, 寒病復始, 同氣異形, 迷診亂經, 此之謂也.

그러므로 "標와 本을 알면 이를 운용하여도 위험하지 않고, 逆治와 順治을 알면 정확하게 치료할 수 있고 의혹이 생기지 않는다"고 함은 이를 말함입니다. (이를) 모르는 자는 진단을 논하기에 부족하고 (오히려) 經氣를 어지럽히기에 족합니다. 그러므로《大要》에서 "의술이 얕은 醫生은 우쭐거리면서 다 안다고 여기나, 熱病이라 진단한 말이 끝나지도 않아 寒證이 다시 시작되니, 같은 氣라도 (임상에서) 다르게 표현됨에 정확하게 진단하지 못하고 經氣를 어지럽힌다."고 한 것은 이를 말함입니다.

夫標本之道, 要而博, 小而大, 可以言一而知百病之害. 言[183]標與本, 易而勿損, 察本與標, 氣可令調, 明知勝復, 爲萬民式[184], 天之道畢矣.

대저 標本의 이치는 간략하면서도 넓고 작으면서도 커서 한마디 말로써 온갖 병의 危害를 알 수 있습니다. 標와 本을 알면 (질병을) 쉽게 치료하되 손상시키지 않고, 標와 本을 관찰하면 病氣를 조화시킬 수 있으며, 勝復에 대해 명확히 알면 만백성의 귀감이 될 뿐만 아니라 자연계의 이치를 모두 파악할 수 있습니다.

帝曰 : 勝復之變, 早晏何如?

岐伯曰 : 夫所勝者, 勝至已病, 病已慍慍[185], 而復已萌也. 夫所復者, 勝盡而起, 得位[186]而甚. 勝有微甚, 復有少多, 勝和而和, 勝虛而虛, 天之常也.

黃帝 : 勝氣와 復氣의 변화가 빠르거나 느린 것은 어째서입니까?

岐伯 : 대저 勝하는 경우는 勝氣가 오면 이미 발병하고, 病邪가 이미 쌓임에 復氣가 이미 싹틉니다. 來復하는 경우는 勝氣가 끝난 다음에 일어나는데 자신의 본래 위치를 만나면 극렬해집니다. 勝氣에는 輕重이 있고 復氣에는 多少가 있는데, 勝氣가 평온하면 (復氣도) 평온하고 勝氣가 쇠약하면 (復氣도) 쇠약한 것이 자연계의 常規입니다.

帝曰 : 勝復之作, 動[187]不當位, 或後時而至, 其故何也?

---

182) 嘻嘻(희희) : 득의양양하여 우쭐거리는 모양을 형용한 것이다.

183) 言 : 여기서는 "깨닫다"·"알다"는 뜻으로 해석해야 한다.

184) 式 : 여기서는 "본보기"라는 뜻으로 해석해야 한다.

185) 慍慍 : "蘊(온)"과 통하며 "쌓이다"는 뜻이다.

186) 位 : 復氣의 본래 위치를 가리킨다.

岐伯曰：夫氣之生，與其化，衰盛異也. 寒暑溫凉盛衰之用，其在四維[188]. 故陽之動，始於溫，盛於暑；陰之動，始於淸，盛於寒，春夏秋冬，各差其分. 故《大要》曰彼春之暖，爲夏之暑，彼秋之忿，爲冬之怒[189]，謹按四維，斥候[190]皆歸，其終何見，其始可知，此之謂也.

黃帝：勝氣와 復氣가 발생하여 정상적인 위치에서 변화하지 않거나 혹은 때가 지난 다음에 오는 까닭은 무엇입니까?

岐伯：氣의 발생과 그 변화의 盛衰가 다르기 때문입니다. 寒·暑·溫·凉의 盛衰 작용은 사계절에 있습니다. 그러므로 陽氣의 움직임은 따뜻함에서 시작되고 무더운 데서 왕성해지며, 陰氣의 움직임은 서늘함에서 시작되고 추운데서 왕성해지니, 봄·여름·가을·겨울에 각기 일정한 시차가 있습니다. 그러므로《大要》에서 "저 봄의 따뜻함은 여름에 더위로 변하고, 저 가을의 서늘함은 겨울의 추위로 변하니, 신중하게 사계절에 근거하여 모든 귀추를 관찰하면 氣의 결말을 볼 수 있고 氣의 시작을 알 수 있다"고 하였는데, 이를 말함입니다.

帝曰：差有數乎?

岐伯曰：又[191]凡三十度也.

帝曰：其脈應皆何如?

岐伯曰：差同正法[192]，待時而去也.《脈要》曰春不沈，夏不弦，冬不濇，秋不數，是謂四塞[193]. 沈甚曰病，弦甚曰病，濇甚曰病，數甚曰病，參[194]見曰病，復見曰病，未去而去曰病，去而不去曰病，反[195]

187) 動：勝氣와 復氣의 변화를 가리킨다. "動"에는 "변화하다"는 뜻이 있다.

188) 四維：張介賓은 注에서 "辰·戌·丑·未月이다."라고 하였다. 즉 봄의 따뜻함은 3·4월에 있고, 여름의 무더위는 5·6월에 있으며, 가을의 서늘함은 9·10월에 있고, 겨울의 추위는 12월과 정월에 있다는 말이다. 따라서 여기서의 "四維"란 사계절을 가리킨다.

189) 彼秋之忿, 爲冬之怒：여기서 "忿"은 서늘한 기후를 형용한 것이고, "怒"는 한랭한 기후를 형용한 것이다.

190) 斥候："관찰하다"·"살피다"는 뜻이다.

191) 又：周學海는《內經評文》에서 "'又'字가 올 수 없으니, 이는 '差'가 訛傳된 것이다."라고 하였다.

192) 差同正法：이는 寒·熱·溫·凉의 성쇠로부터 脈象과 四時가 어떻게 상응하는가를 논한 것이다. 여기서 "差"는 脈象의 차이를, "正法"은 상술한 寒熱盛衰의 변화과정을 가리킨다.

193) 四塞：王氷은 注에서 "天地 四時의 氣가 막혀서 운행되지 않는 것이다."라고 하였다.

者死. 故曰氣之相守司也, 如權衡之不得相失也. 夫陰陽之氣, 淸靜則生化治, 動[196]則苛疾起, 此之謂也.

黃帝 : (四時 기후의) 차이에는 일정한 常數가 있습니까?

岐伯 : (四時 기후의) 차이는 대략 30일입니다.

黃帝 : 그것이 脈象에 반영되는 것은 모두 어떠합니까?

岐伯 : 脈象의 차이는 寒熱盛衰의 변화과정과 같아 그 때가 지나면 없어집니다. 《脈要》에서 "(脈이) 봄에 沈하지 않고, 여름에 弦하지 않으며, 겨울에 澁하지 않고, 가을에 數하지 않은 것을 四塞이라 한다"고 하였습니다. 지나치게 沈·弦·澁·數한 것은 病脈이고, 고르지 않게 나타나는 것도 病脈이며, 반복적으로 나타나는 것도 病脈이고, (氣가) 물러가지 않았는데 (脈이) 물러가는 것도 病脈이며, (氣가) 물러갔는데 (脈이) 물러가지 않는 것도 病脈이고, (脈이) 四時와 상반되는 것은 死證입니다.

그러므로 "氣와 脈이 상응하여 서로 지켜서 주관함이 저울대와 저울추처럼 조화를 잃지 않아야 한다. 대저 陰陽의 氣가 맑고 안정되면 生化가 (정상적으로) 다스려 지고, 비정상적으로 변화하면 매서운 병이 발생한다"고 하였는데, 이를 말함입니다.

帝曰 : 幽明何如?

岐伯曰 : 兩陰交盡故曰幽, 兩陽合明故曰明. 幽明之配, 寒暑之異也[197].

帝曰 : 分至[198]何如?

岐伯曰 : 氣至之謂至, 氣分之謂分, 至則氣同, 分則氣異[199], 所謂

194) 參(참) : "參"은 가지런하지 않은 모양을 가리키는데, 여기서는 脈氣가 逆亂하여 고르지 않게 나타나는 것을 말한다.

195) 反 : 王冰은 注에서 "여름에 沈脈이, 가을에 數脈이, 겨울에 緩脈이, 봄에 澁脈이 나타나는 것을 '反'이라 한다."고 하였다.

196) 動 : 여기서는 비정상적으로 변화하는 것을 가리킨다.

197) 兩陰交盡故曰幽,……寒暑之異也 : 張志聰은 注에서 "'幽明'이란 陰陽이다. '兩陰交盡'이란 陰이 극에 달한 것이므로 '幽'라 하고, '兩陽合明'이란 陽이 극에 달한 것이므로 '明'이라 한다. 陰이 극에 달하면 陽이 生하고, 陽이 극에 달하면 陰이 生하며, 추위가 가면 더위가 오고, 더위가 가면 추위가 오므로 幽明의 배합에서 寒暑의 차이가 생긴다."고 하였다.

198) 分至 : 張介賓은 注에서 "'分'은 春分과 秋分을 말하고, '至'는 冬至와 夏至를 말한다."고 하였다. 즉 춘분과 추분, 동지와 하지를 가리킨다.

199) 至則氣同, 分則氣異 : "至則氣同"란 기후변화와 계절이 완전히 일치하는 것을 가리키는데,

天地之正紀也.

黃帝：“幽明”이란 어떤 것입니까?

岐伯：兩陰(太陰과 少陰)이 교합하면 (陰氣가) 극에 달하(여 어두워지)므로 “幽”라 하고, 兩陽(太陽과 少陽)이 교합하면 밝아지므로 “明”이라 합니다. “幽”와 ‘明”의 배합으로 寒暑의 차이가 있습니다.

黃帝：“分至”란 어떤 것입니까?

岐伯：氣(陰氣와 陽氣)가 극에 달한 것을 “至”라 하고, 氣가 (반으로) 나누어지는 것을 “分”이라 하는데, “至”일 때는 기후변화가 계절과 동일하나 “分”일 때는 기후변화가 계절과 다르니, 이른바 天地의 정상적인 규율입니다.

帝曰：夫子言春秋氣始於前, 冬夏氣始於後[200], 余已知之矣. 然六氣往復, 主歲不常也, 其補瀉奈何?

岐伯曰：上下所主, 隨其攸利[201], 正其味, 則其要也. 左右同法.《大要》曰少陽之主, 先甘後鹹; 陽明之主, 先辛後酸; 太陽之主, 先鹹後苦; 厥陰之主, 先酸後辛; 少陰之主, 先甘後鹹; 太陰之主, 先苦後甘. 佐以所利, 資以所生, 是謂得氣.

黃帝：선생께서 봄·가을의 氣는 앞에서 시작되고, 겨울과 가을의 氣는 뒤에서 시작된다는 것을 저는 이미 알고 있습니다. 그러나 六氣는 왕복하고 歲氣는 無常한데, 그것을 補瀉하려면 어떻게 해야 합니까?

岐伯：司天과 在泉은 (각기) 주관하는 바가 있으니 그 이로운 바를 따라 藥味를 바르게 운용하는 것이 치료의 요점입니다. 左右間氣(일 때의 치료)도 마찬가지 방법으로 합니다.《大要》에서 “少陽相火가 주관할 때는 甘한 약물을 먼저 쓰고 鹹한 약물을 나중에 쓰며, 陽明燥金이 주관할 때는 辛한 약물을 먼저 쓰고 酸한 약물을 나중에 쓰며, 太

예를 들면 夏至에는 무더위가 극에 달하고, 冬至에는 추위가 극에 달한다. “分則氣異”란 기후변화가 앞 계절과 구분되는 것을 가리키는데, 예를 들면 春分에는 기후가 따뜻한 데서 무더위로 바뀌고, 秋分에는 기후가 서늘한 데서 추위로 바뀐다.

200) 春秋氣始於前, 冬夏氣始於後：春氣는 夏氣의 앞에 시작되고 秋氣는 冬氣의 앞에 시작된다. 夏氣는 春氣의 뒤에 시작되고 冬氣는 秋氣의 뒤에 시작된다. 즉 일년 춘하추동의 기후변화 과정은 溫熱凉寒의 변화과정이다. 溫에서 熱에 이르므로 春氣가 먼저 시작되고 夏氣는 나중에 시작되며, 凉에서 寒에 이르므로 秋氣가 먼저 시작되고 冬氣는 나중에 시작되는 것이다.

201) 攸利：“攸”는 “所”와 같은 뜻이다.

陽寒水가 주관할 때는 鹹한 약물을 먼저 쓰고 苦한 약물을 나중에 쓰며, 厥陰風木이 주관할 때는 酸한 약물을 먼저 쓰고 辛한 약물을 나중에 쓰며, 少陰君火가 주관할 때는 甘한 약물을 먼저 쓰고 鹹한 약물을 나중에 쓰며, 太陰濕土가 주관할 때는 苦한 약물을 먼저 쓰고 甘한 약물을 나중에 써야 한다"고 하였습니다. 利로운 바로써 보좌하고, 生하는 바로써 돕는 것을 "得氣"라 합니다.

帝曰：善. 夫百病之生也, 皆生於風寒暑濕燥火, 以之化之變[202]也. 經言盛者瀉之, 虛者補之. 余錫以方士[203], 而方士用之, 尙未能十全. 余欲令要道必行, 桴鼓相應, 猶拔刺雪汙[204], 工巧神聖[205], 可得聞乎?

岐伯曰：審察病機, 無失氣宜, 此之謂也.

黃帝 : 훌륭하십니다. 대저 온갖 질병의 발생은 모두 風·寒·暑·濕·燥·火에서 비롯되어 化하고 變합니다. 醫經에서 이르길 "盛하면 瀉하고, 虛하면 補하라"고 하였습니다. 제가 (이러한 원칙들을) 의원들에게 전하였으나 의원들이 이를 운용함에 있어 아직 완벽을 기하지 못하고 있습니다. 저는 이 중요한 이치를 반드시 행하여 북채와 북이 상응하여 울리는 듯하고, 가시를 뽑고 더러움을 제거하는 것처럼 하고자 하니, 工·巧·神·聖에 대해 들려주실 수 있겠습니까?

岐伯 : 病機를 자세하게 살펴서 氣가 마땅함을 잃지 않도록 하는 것이니, 이를 말함입니다.

帝曰：願聞病機何如?

岐伯曰：諸風掉眩[206], 皆屬於肝; 諸寒收引[207], 皆屬於腎; 諸氣

---

202) 之化之變 : "之"는 "其"와 같다. 王冰은 注에서 "고요하여 순응하는 것은 化이고, 요동하여 변하는 것은 變이므로 '之化之變'이라 한다."고 하였다. 張介賓은 注에서 "氣가 바른 것은 化이고, 氣가 바르지 않은 것은 變이므로 '之化之變'이라 한다."고 하였다.

203) 錫以方士 : "錫"은 "賜"와 통하며, "주다"는 뜻이다. "方士"는 의원을 가리킨다. 즉 상술한 "盛者瀉之, 虛者補之"의 원칙을 의원들에게 전하였다는 말이다.

204) 雪汙(설오) : "汙"는 "汚"의 異體字이다. 《廣雅·釋詁二》에서 "'雪'은 제거하다는 뜻이다."라고 하였다. 따라서 "雪汙"는 더러운 것을 제거한다는 뜻이다.

205) 工巧神聖 : 《難經·六十一難》에서 "보아서 아는 것을 '神'이라 하고, 들어서 아는 것을 '聖'이라 하며, 물어서 아는 것을 '工'이라 하고, 脈을 짚어서 아는 것을 '巧'라 한다."고 하였다. 즉 望聞問切하는 진단 방법과 그 기교를 가리킨다.

206) 掉眩 : "掉(도)"는 각종 사지 떨림 증상을, "眩(현)"은 眩暈을 가리킨다.

膹鬱208), 皆屬於肺; 諸濕腫滿, 皆屬於脾; 諸熱瞀瘛209), 皆屬於火; 諸痛癢瘡, 皆屬於心; 諸厥固泄210), 皆屬於下; 諸痿喘嘔, 皆屬於上211); 諸禁鼓慄212), 如喪神守, 皆屬於火; 諸痙項强, 皆屬於濕; 諸逆衝上, 皆屬於火; 諸脹腹大, 皆屬於熱; 諸躁狂越, 皆屬於火; 諸暴强直, 皆屬於風; 諸病有聲213), 鼓之如鼓, 皆屬於熱; 諸病胕腫, 疼酸驚駭, 皆屬於火; 諸轉反戾, 水液渾濁214), 皆屬於熱; 諸病水液215), 澄澈淸冷, 皆屬於寒; 諸嘔吐酸, 暴注下迫216), 皆屬於熱.

黃帝 : 病機가 어떤 것인지 들려주시겠습니까?

岐伯 : 風으로 인한 각종 四肢의 떨림과 眩暈 증상은 모두 肝에 속하고, 寒으로 인한 각종 收縮과 拘急 증상은 모두 腎에 속하며, 氣病으로 인한 각종 호흡 촉박과 胸悶 증상은 모두 肺에 속하고, 濕으로 인한 각종 浮腫·脹滿 증상은 모두 脾에 속하며, 熱病으로 인한 각종 神志不淸·手足痙攣 증상은 모두 火에 속하고, 각종 疼痛·搔痒·瘡瘍 증상은 모두 心에 속하며, 각종 厥逆·二便不通·二便失禁 증상은 모두 下焦에 속하고, 각종 痿證·喘息·嘔吐 증상은 모두 上焦에 속하며, 각종 口噤·齒牙 떨림·惡寒

---

207) 收引 : "收"는 수축을, "引"은 拘急(땅기고 뒤틀림)을 가리킨다.

208) 膹鬱 : "膹"은 호흡이 촉박한 것을, "鬱"은 가슴이 막혀서 답답한 것을 가리킨다. 張介賓은 注에서 "'膹'은 喘急이고, '鬱'은 痞悶이다."라고 하였다.

209) 瞀瘛(무계) : "瞀"는 정신이 맑지 못한 것(神志不淸)을, "瘛"는 手足에 경련이 오는 것을 가리킨다.

210) 固泄 : "固"는 대소변 不通을, "泄"은 대소변 失禁을 가리킨다.

211) 諸痿喘嘔, 皆屬於上 : 痿證은 비록 五臟에서 발생하지만 실은 肺熱로 인해 津液을 散布하지 못하여 筋膜을 유양하지 못한 까닭이다. 肺는 上焦에 위치하므로 "屬於上"이라 한 것이다.

212) 禁鼓慄 : "禁"은 "噤"과 통하며 牙關緊閉 증상을 가리키고, "鼓"는 "鼓頷"으로서 이빨을 부딪치는 증상을 가리키며, "慄"은 惡寒으로 몸을 떠는 것을 가리킨다.

213) 諸病有聲 : "有聲"이란 咳嗽·喘息·嘔吐·방귀·딸꾹질·트림·腸鳴 등, 귀로 들을 수 있는 소리를 가리킨다.

214) 諸轉反戾, 水液渾濁 : "轉"은 筋이 뒤틀리는 것을, "反"은 角弓反張을, "戾"는 肢體가 휘어 바로 펴지 못하는 증상을 가리킨다. 여기서 "水液"은 小便으로 이해해야 한다.

215) 水液 : 인체의 각종 배설물을 가리킨다. 王冰은 注에서 "상하에서 나오는 것 및 吐出物과 排泄物이다."라고 하였고, 張介賓은 注에서 "상하에서 나오는 모든 것이다."라고 하였다.

216) 暴注下迫 : "暴注"는 갑자기 설사가 나는 것을, "下迫"은 裏急後重 즉 뒤가 무지근한 것을 가리킨다.

戰慄하고 정신이 불안한 증상은 모두 火에 속하고, 각종 痙攣·頸項强直 증상은 모두 濕에 속하며, 각종 氣가 上逆하여 치솟는 증상은 모두 火에 속하고, 각종 腹部脹大 증상은 모두 熱에 속하며, 각종 煩躁·發狂 증상은 모두 火에 속하고, 여러 가지 갑작스런 强直 증상은 모두 風에 속하며, 각종 소리가 나고 두드리면 북을 치는 듯한 증상은 모두 熱에 속하고, 각종 浮腫·疼痛·驚駭 증상은 모두 火에 속하며, 각종 筋肉痙攣·角弓反張·身曲不直(몸이 휘어서 바로 펴지 못하는 것)·小便混濁 증상은 모두 熱에 속하고, 각종 水液이 맑고 찬 증상은 모두 寒에 속하며, 각종 신물을 토하고 갑자기 泄瀉를 하며 뒤가 무지근한 증상은 모두 熱에 속합니다.

故《大要》曰謹守病機, 各司[217]其屬, 有者求之, 無者求之, 盛者責之, 虛者責之[218], 必先五勝, 疏其血氣, 令其調達, 而致和平, 此之謂也.

그러므로《大要》에서 "삼가 病機 이론을 준수하고 각 증상의 속성을 살펴서 邪氣가 있으면 그 원인을 밝히고 邪氣가 없어도 그 원인을 밝히며, 盛하면 그것을 규명하고 虛해도 그것을 규명하되, 반드시 먼저 五氣의 偏盛을 분석하여 氣血을 소통시켜 조화롭게 함으로서 평형상태에 이르게 해야 한다"고 함은 이를 말함입니다.

帝曰 : 善. 五味陰陽之用何如?

岐伯曰 : 辛甘發散爲陽, 酸苦涌泄[219]爲陰, 鹹味涌泄爲陰, 淡味滲泄爲陽. 六者或收或散, 或緩或急, 或燥或潤, 或耎或堅, 以所利而行之, 調其氣使其平也.

黃帝 : 훌륭하십니다. 五味에서 陰陽의 작용은 어떠합니까?

岐伯 : 辛甘味는 發散하니 陽에 속하고, 酸苦味는 涌吐·瀉下하니 陰에 속하며, 鹹味는 涌吐·瀉下하니 陰에 속하고, 淡味는 滲泄하니 陽에 속합니다. (이상의) 여섯 가지는 어떤 것은 수렴하고, 어떤 것은 발산시키며, 어떤 것은 완화시키고, 어떤 것은 急하게 하며, 어떤 것은 건조시키고, 어떤 것은 滋潤하며, 어떤 것은 부드럽게 하고, 어떤 것은 견실하게 하므로 (病情에 근거하여) 利로운 바로서 운용하면 氣機를 조화롭게 하여 평형을 이루게 할 수 있습니다.

---

217) 司 : "伺"와 통하며, "살피다"는 뜻이다.《周禮·地官·媒氏》의 鄭玄 注에 "'伺'는 '察'과 같다."고 하였다.

218) 盛者責之, 虛者責之 : "盛"은 實證을, "虛"는 虛證을 가리킨다. "責"은 전술한 "求"와 같은 뜻으로서 "밝히다"·"규명하다"는 뜻이다.

219) 涌泄 : 張介賓은 注에서 "'涌'은 吐이고, '泄'은 瀉이다."라고 하였다.

帝曰：非調氣而得者[220], 治之奈何? 有毒無毒何先何後? 願聞其道.

岐伯曰：有毒無毒, 所治爲主, 適大小爲制也.

黃帝：氣機를 조리하여도 치료할 수 없는 경우를 치료하려면 어떻게 해야 합니까? 독성이 있는 약물과 독성이 없는 약물은 어느 것을 먼저 사용하고 어느 것을 나중에 사용해야 합니까? 그 이치를 듣고 싶습니다.

岐伯：독성이 있거나 없거나 간에 치료하는 바를 위주로 하여 大方이나 小方을 적합하게 제정해야 합니다.

帝曰：請言其制.

岐伯曰：君一臣二, 制之小也; 君一臣三佐五, 制之中也; 君一臣三佐九, 制之大也. 寒者熱之, 熱者寒之, 微者逆之, 甚者從之, 堅者削之, 客者除之, 勞者溫之, 結者散之, 留者攻之, 燥者濡之, 急者緩之, 散者收之, 損者溫之[221], 逸者行之[222], 驚者平之, 上之下之, 摩之浴之[223], 薄之劫之[224], 開之發之, 適事爲故.

黃帝：그 원칙에 대해 말씀해 주십시오.

岐伯：君藥 하나에 臣藥 둘은 小方을 짓는 원칙이고, 君藥 하나에 臣藥 셋·佐藥 다섯은 中方을 짓는 원칙이며, 君藥 하나에 臣藥 셋·佐藥 아홉은 大方을 짓는 원칙입니다.

寒病은 熱藥으로 치료하고, 熱病은 寒藥으로 치료하며, (병이) 경미하면 逆治法을 쓰고, 위중하면 從治法을 쓰며, (病邪가) 견실하면 약화시키고, (病邪가) 체내에 머물면 몰아내며, 勞倦으로 인한 병은 溫補하고, 울결되었으면 消散하며, 정체되었으면 攻下하고, 건조하면 滋潤하며, 拘急하면 완화시키고, (眞氣가) 흩어지면 수렴하며, 虛損으로 인한 병이면 溫補하고, 安逸로 인한 병이면 (정체된) 氣血을 운행시키며, 놀란 경우는 안정시

---

220) 非調氣而得者：張介賓은 注에서 "병이 氣로 말미암지 않은 것을 치료하는 것을 말한다."고 하였다.

221) 損者溫之："損"은 虛損을 가리키고, "溫"은 "勞者溫之"의 "溫"과 같은 뜻으로서 溫補를 가리킨다. 일반적으로 虛弱 병증에는 溫補法을 사용한다. 또한《胡本》《吳本》《明綠格抄本》《藏本》《熊本》에는 모두 "溫"이 "益"으로 되어 있는데, 이렇게 해석해도 의미가 통한다.

222) 逸者行之："逸"은 안일함을 가리키는데, 지나치게 안일하면 氣血이 정체되므로 마땅히 이를 운행시켜야 한다.

223) 摩之浴之："摩"는 按摩 요법을 가리키고, "浴"은 沐浴 요법이나 熏洗法을 가리킨다.

224) 薄之劫之："薄"은 경감시키는 것을, "劫"은 강하게 억제하는 것을 가리킨다.

키고, (치료방법으로는) 吐法이나 下法을 사용하고, 按摩法이나 沐浴法을 사용하며, 경감시키거나 억제하고, 開泄하거나 發散하여 病情에 부합되는 것을 원칙으로 해야 합니다.

帝曰：何謂逆從?

岐伯曰：逆者正治, 從者反治[225], 從少從多, 觀其事也.

帝曰：反治何謂?

岐伯曰：熱因寒用, 寒因熱用[226], 塞因塞用[227], 通因通用[228]. 必伏其所主, 而先其所因. 其始則同, 其終則異, 可使破積, 可使潰堅, 可使氣和, 可使必已.

黃帝：무엇을 "逆從"이라 합니까?

岐伯："逆"이란 正治이고, "從"이란 反治인데, (사용 약물의) 多少는 그 病情을 관찰하여 결정해야 합니다.

黃帝："反治"란 무엇을 말합니까?

岐伯：熱이 원인이면 寒性 약물을 쓰고, 寒이 원인이면 熱性 약물을 쓰며, 막혀서 통하지 않으면 補益法을 쓰고, 通利 병증에는 通利法을 써야 합니다. 반드시 그 주된 바(主病)를 제압하되 먼저 病因을 찾아야 합니다. 反治法은 처음에는 (藥性과 질병이) 같은 듯하지만 나중에는 다른데, 積滯를 제거하고 단단한 것을 消散하며 氣機를 조화롭게 하여 반드시 병이 낫게 합니다.

---

225) 從者反治：治法이나 약물을 복용하는 방법에 있어서 비록 질병의 假象을 따르지만 그 실질은 病氣와 상반되므로 反治法이라 한다.

226) 熱因寒用, 寒因熱用：馬蒔는 注에서 "熱性 약물로써 寒證을 치료하되 寒性 약물로 보좌하는 것이 '熱因寒用'이고, 寒性 약물로써 熱證을 치료하되 熱性 약물로 보좌하는 것이 '寒因熱用'이다."라고 하였고, 林億·王氷·張介賓 등은 熱藥은 차게 해서 복용하고, 寒藥은 따뜻하게 해서 복용하는 것으로 해석하여《素問·五常政大論》에서 "治熱以寒, 溫而行之, 治寒以熱, 凉而行之(熱病을 치료할 때는 寒性 약물을 사용하되 따뜻하게 해서 복용하고, 寒病을 치료할 때는 熱性 약물을 사용하되 차게 해서 복용해야 한다)."라고 한 句를 예로 들었다. 그러나 아래 문장 "塞因塞用, 通因通用"을 볼 때 "熱因熱用, 寒因寒用"으로 교정해야 옳을 듯하다.

227) 塞因塞用：中焦가 脹滿하면서 虛한 경우는 이를 通利하면 虛한 것이 더욱 심해지므로 마땅히 그 虛한 것을 補하여 脹滿한 것이 저절로 낫게 해야 하는데, 이것이 "塞因塞用"이다. 즉 補益法을 사용하여 虛性 閉塞不通 증상을 치료하는 것을 가리킨다.

228) 通因通用：내부가 實하여 下利하는 경우는 澁한 약물로 치료하면 實한 것이 더욱 심해지므로 마땅히 그 實한 것을 통하게 하여 下利를 저절로 멎게 해야 하는데, 이것이 "通因通用"이다. 즉 通利法을 사용하여 實性 下利를 치료하는 것을 말한다.

帝曰：善. 氣調而得者何如?

岐伯曰：逆之, 從之, 逆而從之, 從而逆之, 疏氣令調, 則其道也.

黃帝：훌륭하십니다. 氣를 조화롭게 하여 (병을) 낫게 할 경우는 어떻게 해야 합니까?

岐伯：逆治하거나, 從治하거나, 逆治한 후에 從治하거나, 從治한 후에 逆治하여 氣機를 소통시켜 조화롭게 하는 것이 그 이치입니다.

帝曰：善. 病之中外何如?

岐伯曰：從內之外者, 調其內; 從外之內者, 治其外; 從內之外而盛於外者, 先調其內而後治其外; 從外之內而盛於內者, 先治其外而後調其內; 中外不相及, 則治主病.

黃帝：훌륭하십니다. 병이 內因 혹은 外因으로 인해 발생한 경우는 어떻게 해야 합니까?

岐伯：내부에서 발생하여 외부에 이른 경우는 그 내부를 조리하고, 외부에서 발생하여 내부에 이른 경우는 그 외부를 치료하며, 내부에서 발생하여 외부에 이르고 외부에서 盛한 경우는 먼저 그 내부를 조리한 후에 외부를 치료하고, 외부에서 발생하여 내부에 이르고 내부에서 盛한 경우는 먼저 그 외부를 치료한 후에 내부를 조리하며, 內外가 서로 영향을 미치지 않는 경우는 主病을 치료해야 합니다.

帝曰：善. 火熱復, 惡寒發熱, 有如瘧狀, 或一日發, 或間數日發, 其故何也?

岐伯曰：勝復之氣, 會遇之時, 有多少也. 陰氣多而陽氣少, 則其發日遠; 陽氣多而陰氣少, 則其發日近. 此勝復相薄, 盛衰之節, 瘧亦同法[229].

黃帝：훌륭하십니다.

岐伯：火熱의 氣가 來復하여 惡寒發熱하고, 마치 瘧疾과 같은 증상이 있어 어떤 경우는 하루에 한 차례 발작하고 어떤 경우는 수일 간격으로 발작하는데, 그 까닭은 무엇입니까?

229) 火熱復,……瘧亦同法：周學海는《內經評文》에서 "헤아려 보건대 '火熱'에서 이곳까지는 상하의 文義와 그다지 관련이 없으니 아마도 錯簡인 듯하다."라고 하였다.

岐伯 : 勝氣와 復氣가 만날 때 (陰陽에) 많고 적음이 있기 때문입니다. 陰氣가 많고 陽氣가 적으면 (氣의 운행이 늦어지므로) 그 발작 간격이 날로 멀어지고, 陽氣가 많고 陰氣가 적으면 (氣의 운행이 빨라지므로) 그 발작 간격이 날로 가까워집니다. 이는 勝氣·復氣의 상쟁과 盛衰의 節律(리듬)에 따른 것이며, 瘧疾(의 발작) 역시 마찬가지 원리입니다.

帝曰 : 論言治寒以熱, 治熱以寒, 而方士不能廢繩墨[230]而更其道也. 有病熱者寒之而熱, 有病寒者熱之而寒, 二者[231]皆在, 新病復起, 奈何治?

岐伯曰 : 諸寒之而熱者取之陰, 熱之而寒者取之陽[232], 所謂求其屬[233]也.

黃帝 : 醫論에서 이르길 "寒病을 치료할 때는 熱藥을 쓰고, 熱病을 치료할 때는 寒藥을 써야 한다"고 하였는데, 의원들은 이러한 원칙을 버리지도 못하면서 그 이치를 바꾸고 있습니다. 어떤 경우는 熱病을 앓는 사람에게 寒藥을 사용하여도 (여전히) 熱이 나고, 어떤 경우는 寒病을 앓는 사람에게 熱藥을 사용하여도 (여전히) 寒이 있으며, 양자가 모두 있는 상태에서 새로운 병이 다시 발생하는 경우도 있는데, 어떻게 치료해야 합니까?

岐伯 : 무릇 (熱病에) 寒藥을 사용하였는데도 (여전히) 熱이 나는 경우는 陰을 치료하고, (寒病에) 熱藥을 사용하였는데도 (여전히) 寒한 경우는 陽을 치료해야 하니, 이른바 그 근본을 치료한다는 것입니다.

帝曰 : 善. 服寒而反熱, 服熱而反寒, 其故何也?

岐伯曰 : 治其王氣, 是以反[234]也.

---

230) 繩墨 : 원뜻은 "먹줄"인데, 주로 사물의 규칙·법도 등에 비유된다.

231) 二者 : 전술한 熱病과 寒病을 가리킨다.

232) 寒之而熱者取之陰, 熱之而寒者取之陽 : 寒藥으로써 熱病을 치료하였는데도 병이 낫지 않고 오히려 熱이 나는 경우는 眞熱證이 아니고 陰이 부족하여 陽이 성해진 것이므로 마땅히 陰을 滋養해야 한다. 또한 熱藥으로써 寒病을 치료하였는데도 병이 낫지 않고 오히려 寒象이 나타나는 경우는 眞寒證이 아니고 陽이 부족하여 陰이 성해진 것이므로 마땅히 陽을 補해야 한다.

233) 求其屬 : 馬蒔는 注에서 "腎經은 水에 속하고 陰에 해당한다. 만약 寒藥을 사용하였으되 여전히 熱이 날 경우는 陰經을 取해야 하는데, 이른바 '壯水之主, 以制陽光'이라 한 것이 이것이다. 心經은 火에 속하고 陽에 해당한다. 만약 熱藥을 사용하였으되 여전히 寒할 경우는 陽經을 取해야 하는데, 이른바 '益火之源, 以消陰翳'라 한 것이 이것이다."라고 하였다. 張介賓은 注에서 "'屬'이란 근본을 이른 것이다."라고 하였다.

234) 治其王氣, 是以反 : "王"은 "旺"과 통하며 "왕성하다"는 뜻이다. 따라서 "王氣"란 왕성한 氣

黃帝 : 훌륭하십니다. 寒藥을 복용하였는데 오히려 熱象이 나타나고, 熱藥을 복용하였는데 오히려 寒象이 나타나는 까닭은 무엇입니까?

岐伯 : 그 왕성한 氣만을 치료한 까닭에 反象이 나타난 것입니다.

帝曰 : 不治王而然者, 何也?

岐伯曰 : 悉乎哉問也! 不治五味屬也. 夫五味入胃, 各歸所喜. 故酸先入肝, 苦先入心, 甘先入脾, 辛先入肺, 鹹先入腎, 久而增氣, 物化之常也. 氣增而久, 夭[235]之由也.

黃帝 : 왕성한 氣만을 치료하지 않았는데도 그러한 것은 어째서입니까?

岐伯 : 상세한 질문이십니다. 五味의 귀속 관계로써 치료하지 않았기 때문입니다. 무릇 五味가 胃로 들어가면 각기 좋아하는 곳으로 귀속됩니다. 그러므로 酸味는 먼저 肝으로 들어가고, 苦味는 먼저 心으로 들어가며, 甘味는 먼저 脾로 들어가고, 辛味는 먼저 肺로 들어가며, 鹹味는 먼저 腎으로 들어가는데, 오래되면 (각 臟의) 氣를 증강시키니 물질이 生化하는 常規입니다. (만약) 氣의 증강이 오랫동안 지속되면 요절하는 원인이 됩니다.

帝曰 : 善. 方制君臣, 何謂也?

岐伯曰 : 主病之謂君, 佐君之謂臣, 應臣之謂使, 非上下三品[236]之謂也.

帝曰 : 三品何謂?

를 가리킨다. 이는 왕성한 氣의 치료에만 치중하여 虛한 氣를 補하는 데 소홀히 하였으므로 상반된 결과가 나타난 것이다.

235) 夭 : 沈祖綿은 《讀素問臆斷》에서 "'夭'는 '反'이 訛傳된 것이다. 윗글에서는 '反'字가 세 번 나왔다."고 하였고, 王玉川은 "상고해 보건대 윗글에서 '不治王而然者, 何也'라고 하였는데, 이는 '反熱'·'反寒'을 이어서 제시한 질문이다. 그런데 本句에서 '由也'라는 말로써 윗글 '何也'와 상대하도록 하였으니, '夭之' 2字는 윗글의 '反熱'·'反寒'과 부합하지 않는다. 그러므로 '夭'字는 마땅히 沈氏의 說에 따라 '反'字로 교정해야 한다."고 하였는데, 참고할 만하다.

236) 三品 : 《神農本草經》에서 제시한 약물 분류방법으로서 독성의 大小·有無 및 그 작용에 근거하여 약물을 上·中·下로 분류한 것이다. 上品은 君藥으로서 命을 기르고 하늘과 상응하며 毒性이 없으므로 오랫동안 복용이 가능하다. 中品은 臣藥으로서 性을 기르고 인체와 상응하며 毒性이 있는 것과 없는 것이 뒤섞여 있으므로 오랫동안 복용해서는 안된다. 下品은 佐藥과 使藥으로서 질병을 치료하고 땅과 상응하며 毒性이 많으므로 오랫동안 복용해서는 안된다. 이처럼 《神農本草經》의 上·中·下品 속에는 君·臣·佐·使의 의미가 있기는 하지만 《內經》에서 말하는 君·臣·佐·使와 동일하지 않다.

岐伯曰：所以明善惡之殊貫[237]也.

黃帝：훌륭하십니다. 方劑를 지을 때의 君臣은 무엇을 말합니까?

岐伯：질병을 主治하는 약을 "君"이라 하고, 君藥을 보좌하는 약을 "臣"이라 하며, 臣藥과 호응하는 약을 "使"라 하는데, 上·中·下 三品을 말하는 것이 아닙니다.

黃帝："三品"이란 무엇을 말합니까?

岐伯：毒性의 大小有無가 다름을 설명한 것입니다.

帝曰：善. 病之中外何如?

岐伯曰：調氣之方, 必別陰陽, 定其中外, 各守其鄕[238], 內者內治, 外者外治. 微者調之, 其次平之, 盛者奪之, 汗之[239]下之, 寒熱溫涼, 衰之以屬, 隨其攸利. 謹道如法, 萬擧萬全, 氣血正平, 長有天命.

帝曰：善.

黃帝：훌륭하십니다. 병이 내부·외부에 있을 때는 어떻게 해야 합니까?

岐伯：病氣를 조리하는 방법은 반드시 (질병의) 陰陽屬性을 구별하여 질병이 내부에 있는지 외부에 있는지를 확정하고, 그 부위에 근거하여 내부에 있으면 내부를 치료하고 외부에 있으면 외부를 치료해야 합니다. (병이) 경미하면 조리하고, 버금가면 안정시키며, 邪氣가 盛하면 제거하되 汗法이나 下法을 사용하고, (病邪의) 寒·熱·溫·涼 속성에 근거하여 그에 속한 병증을 감퇴해야 하는데, 그 마땅한 바에 따라야 합니다.

삼가하여 상술한 원칙을 준수한다면 백이면 백의 효과를 얻을 수 있어 氣血이 바르게 안정되니 천수를 누릴 수 있습니다.

黃帝：훌륭하십니다.

---

237) 善惡之殊貫："善惡"은 毒性의 大小有無를, "殊貫"은 상이함을 가리킨다. 張志聰은 注에서 "약물에 有毒·無毒의 구분이 있음을 말한 것이다."라고 하였다.

238) 鄕：질병이 소재한 부위를 가리킨다.

239) 之：원문에는 "者"로 되어 있었으나, 王冰의 注 및 상하의 文例에 근거하여 교정하였다.

七十五. 著至教論

"著"는 진술하여 뚜렷하게 밝힌다는 뜻이다. "至教"는 聖人의 遺訓은 지극히 심오하여 여기서 중요한 의학이론을 이끌어 낼 수 있음을 말한다. 본편에서는 지극히 심오한 의학이론을 명확하게 설명하였으므로 篇名을 "著至教論"이라 하였다.

⑴ 醫道는 반드시 위로는 天文을 알고 아래로는 地理에 통달하며, 중앙으로는 人事를 알아야 함을 강조하였다.

⑵ 三陽의 생리기능을 결합하여 "三陽幷至"로 인한 질병의 정황을 토론하였다.

黃帝坐明堂, 召雷公[1]而問之曰 : 子知醫之道乎?

雷公對曰 : 誦而未[2]能解, 解而未能別, 別而未能明, 明而未能彰[3], 足以治群僚[4], 不足治[5]侯王. 願得受[6]樹天之度[7], 四時陰陽合之[8], 別

1) 雷公 : 전하는 바에 따르면 黃帝의 신하로서 醫術에 능하였다고 한다.

2) 未 : 원문에는 "頗"로 되어 있었으나, 상하의 文義와《守山閣本》및《太平御覽 · 方術部》의 인용문에 근거하여 교정하였다.

3) 誦而頗能解,……明而未能彰 : 책을 읽는 것을 "誦"이라 하고, 그 뜻을 이해하는 것을 "解"라 하며, 그 내용을 변별하는 것을 "別"이라 하고, 그 뜻을 깊게 이해하는 것을 "明"이라 하며, 그 뜻을 밝히고 응용하는 것을 "彰"이라 한다.

4) 群僚 : 일반 관리를 가리킨다.

5) 治 : 원문에는 "至"로 되어 있었으나《守山閣本》에 근거하여 교정하였다.

6) 得受 : "得" · "受"는 의미가 중복되니, 아마도 "受"는 "得"의 旁注인 듯하다.《廣雅 · 釋詁三》에서 "'受'는 '得'이다."라고 하였다.

星辰與日月光, 以彰經術, 後世益明, 上通神農, 著至教, 疑於二皇[9].

帝曰 : 善. 無失之, 此皆陰陽表裏上下雌雄相輸應[10]也. 而[11]道上知天文, 下知地理, 中知人事[12], 可以長久, 以教衆庶, 亦不疑殆[13], 醫道論篇, 可傳後世, 可以爲寶.

黃帝 (明堂에 앉아 있다가 雷公을 불러서 묻기를) : 그대는 醫道를 아십니까?

雷公 : 醫書를 通讀하였으나 이해하지 못하고, (설령) 이해하였더라도 변별하지 못하며, 변별하였더라도 명백히 알지 못하고, 명백하게 알았더라도 뚜렷하게 밝히지 못하니, 일반 관리의 병은 치료하기에는 족하지만 王侯를 치료하기에는 부족합니다. 원컨대 천체 운행의 度數를 확립하여 四時陰陽에 이를 결합하고 星辰과 日月의 빛을 변별하도록 함으로써 醫經의 法術을 밝히고 후세에 더욱 빛나도록 하며, 위로는 神農氏와 통할 수 있도록 하옵시고, 지극한 이치를 발양하여 二皇(伏羲・女媧)에 견줄 수 있도록 해주십시오.

黃帝 : 훌륭하십니다. 이를 잊어서는 안될 것입니다. 이는 모두 陰陽・表裏・上下・雌雄이 서로 연관되고 감응함입니다. 醫道는 위로는 天文을 알고 아래로는 地理를 알며 중앙으로는 人事를 알아야 오랫동안 전해질 수 있고 여러 사람을 가르쳐도 의혹되지 않으니, (이러한) 醫學理論은 후세에 전하고 보배로 삼을 만합니다.

雷公曰 : 請受[14]道諷誦用解.

帝曰 : 子不聞《陰陽傳[15]》乎?

---

7) 樹天之度 : "樹"는 "세우다・확립하다"는 뜻이다. "天之度"는 천체 운행의 度數를 가리킨다.

8) 四時陰陽合之 : 《吳注素問》에는 "合之四時陰陽"으로 되어 있다.

9) 疑於二皇 : "疑"는 고대에 "擬"와 통용되었는데, "擬"에는 "견주다"・"비기다"는 뜻이 있다. "二皇"은 伏羲와 女媧를 가리킨다. 《史記・五帝本紀》에서 伏羲・女媧・神農을 三皇이라 하였다. 위에서 이미 "上通神農"이라 하였으므로 여기서는 伏羲와 女媧를 가리킨다.

10) 相輸應 : 서로 연계되고 감응한다는 뜻이다.

11) 而 : 張琦는 《素問釋義》에서 이 字에 착오가 있을 것이라 하였다.

12) 人事 : 환자의 貧富貴賤・飮食起居・形志苦樂・체질의 寒溫厚薄 및 질병의 사회적 요인 등을 포괄적으로 가리킨다.

13) 疑殆 : "의심하다"는 뜻이다. 王引之는 《經義述聞・通說上》에서 《論語・爲政》의 "殆"에 대해 "'殆'는 '疑'와 같다. ……후인들은 단지 殆에 '위태롭다'・'가까이하다'는 뜻만 있는 줄 알았지 '의심하다'는 뜻이 있는 것을 모르니, 古義가 失傳된지 오래되었기 때문이다."라고 하였다.

14) 受 : "授"와 통한다.

15) 陰陽傳 : 古書名으로 이미 失傳되었다.

曰：不知.

曰：夫三陽天爲業[16)], 上下無常[17)], 合而病至, 偏害陰陽.

雷公：醫道를 가르쳐 주시면 암송하고 이해하도록 하겠습니다.

黃帝：그대는《陰陽傳》에 대해 듣지 못하셨소?

雷公：알지 못합니다.

黃帝：대저 三陽은 (體表를 호위하면서) 天氣에 상응하여 작용하는데, 上下經氣의 순행이 常度를 잃으면 (내외의 邪氣가) 결합하여 병이 이르니 陰陽이 偏盛해지는 危害가 발생합니다.

雷公曰：三陽莫當[18)], 請聞其解.

帝曰：三陽獨至者, 是三陽幷至[19)], 幷至如風雨, 上爲巓疾, 下爲漏病[20)]. 外無期, 內無正, 不中經紀, 診無上下[21)], 以書[22)]別.

雷公："三陽莫當(三陽의 氣가 함께 이르면 감당할 수 없다)"이라는 말에 대한 해설

---

16) 三陽天爲業：馬蒔는 注에서 "三陽은 手太陽小腸經과 足太陽膀胱經이다."라고 하였다. "業"은 "작용하다"는 뜻이다. 이는 곧 三陽의 氣는 體表를 호위하면서 天氣에 상응하여 작용한다는 말이다. 또한 郭靄春은《黃帝內經素問校注語譯》에서 "'天'은 마땅히 '之'로 적어야 한다. '之'와 '天'字는 草書에서 형태가 비슷하여 착각하기 쉽다.《爾雅·釋詁》에서 '業은 事이다.'라고 하였는데, '事'에는 작용하다·활동하다는 뜻이 있다."고 하였다.

17) 上下無常："上下"는 手足의 六經을 가리킨다. 따라서 "上下無常"이란 手足經氣의 순행이 常度를 잃은 것을 가리킨다.

18) 三陽莫當：三陽의 氣가 함께 이르면 그 세력을 감당할 수 없다는 말이다. 王冰은 注에서 "'莫當'이란 氣가 함께 이르러 감당할 수 없다는 말이다."라고 하였다.

19) 三陽獨至者, 是三陽幷至：張介賓은 注에서 "여기서 '三陽獨至'란 비록 手足太陽을 함께 말한 것이지만 足太陽이 위주가 되므로 '獨至'라 하였다. 대저 足太陽은 三陽의 綱領이므로 太陽의 邪氣가 홀로 이르면 三陽의 氣가 모여서 모두 이를 따라 함께 이른다."고 하였다.

20) 上爲巓疾, 下爲漏病："漏病"이란 大小便失禁을 가리킨다. 張介賓은 注에서 "足太陽經脈은 상행하여 巓頂部에서 腦로 絡하고, 하행하여 腎에 絡하고 膀胱에 屬한다. 手太陽經脈은 상행하여 頸頰部를 순행하고, 하행하여 胃에 이르고 小腸에 속한다. 그러므로 상부에서는 巓頂의 질병이 발생하고, 하부에서는 漏疾이 발생한다."고 하였다.

21) 外無期,……診無上下："期"는 "期限"의 뜻으로서 病情變化의 시간성을 가리키고, "正"은 "規律"의 뜻으로서 病情變化의 규율을 가리킨다. "綱紀"란 강령 혹은 규율을 가리킨다. 즉 이는 三陽經이 邪氣를 받아 함께 병들면 病情變化가 복잡하여 밖으로는 엄격한 傳變時間이 없고, 안으로는 뚜렷한 변화규율이 없어 일반적인 傳變規律과 부합하지 않으므로 診斷時에도 그 병변이 表裏·上下 어디에 속하는지 확정할 수 없다는 뜻이다.

22) 書：여기서는《陰陽傳》을 가리킨다.

을 듣고 싶습니다.

黃帝 : "三陽獨至"란 三陽의 氣가 함께 이른 것인데, (三陽의 氣가) 함께 이르면 마치 비바람이 몰아치는 것 같고, 위로는 癲疾이 발생하고 아래로는 大小便失禁이 발생합니다. (이러한 병은) 밖으로는 일정한 傳變時間이 없고, 안으로는 뚜렷한 變化規律이 없으며, (일반적인 질병의) 전변규율과도 맞지 않아 진단함에 上下를 알 수 없으므로《陰陽傳》에 근거하여 구별해야 합니다.

雷公曰 : 臣治疏愈, 說意而已[23].

帝曰 : 三陽者, 至陽也. 積并則爲驚, 病起疾風, 至如礔礰[24], 九竅皆塞, 陽氣滂溢, 乾嗌喉塞. 并於陰, 則上下無常, 薄[25]爲腸澼. 此謂三陽直心, 坐不得起, 臥者身重[26], 三陽之病. 且以知天下[27], 何以別陰陽, 應四時, 合之五行.

雷公 : 臣이 치료하여 나은 경우가 드무니, 그 뜻을 설명하시어 의혹이 그치게 해주십시오.

黃帝 : 三陽은 至陽입니다. 陽氣가 쌓이면 驚證이 발생하는데, 병이 질풍처럼 발생하고 벽력처럼 이르러 九竅가 모두 막히며, 陽氣가 넘쳐 咽喉가 건조해지고 막힙니다. (三陽의 氣가) 陰臟에 몰리면 上下가 실조되는데, (만약 三陽의 氣가) 하부를 핍박하면 腸澼(痢疾)이 발생합니다. 이를 三陽의 氣가 心膈에 곧바로 침입한 것이라 하며, 앉으면 일어나지 못하고 누우면 몸이 무거운데, 三陽의 병입니다. 또한 이로써 天下에서 어떻게 陰陽을 변별하고 四時에 상응하며, 이를 五行에 배합하는지를 알아야 합니다.

雷公曰 : 陽言不別, 陰言不理[28], 請起受解, 以爲[29]至道.

---

23) 說意而已 : 여기서 "已"는 의혹이 그치다는 뜻이다.

24) 礔礰(벽력) : "霹靂(벽력)"과 같다.《爾雅 · 釋天》郭璞 注에 "우레가 급작스럽게 치는 것을 '霹靂'이라 한다."고 하였다. 慧琳은《音義》에서 "천둥이 크게 치는 것인데, 간혹 石을 따라서 '礔礰'이라고도 적는다."고 하였다.

25) 薄 : "迫"과 통하며, "핍박하다"는 뜻이다.

26) 身重 : 원문에는 "便身全"으로 되어 있었으나《新校正》에 근거하여 교정하였다. 이에 대해 王冰 · 吳崑은 "몸이 편안하다"로 해석하였고, 馬蒔 · 張介賓 · 張志聰 등은 이 3字를 아래 문장에 연결시켜 "便身全三陽之病"으로 보았다.

27) 且以知天下 : 張琦는《素問釋義》에서 이 句에 착오가 있다고 하였고, 郭靄春은《黃帝內經素問校注》에서 "'且以'는 同義複詞인데, '且'는 '必'과 같다. '天'은 아마도 '上'의 誤字인 듯하다. '上下'로 해야 앞 문장과 상응한다."고 하였는데, 참고할 만하다.

帝曰 : 子若受傳, 不知合至道以惑師教, 語子至道之要. 病傷五臟, 筋骨以消, 子言不明[30]不別, 是世主[31]學盡矣. 腎且[32]絕, 惋惋日暮[33], 從容不出, 人事不殷[34].

雷公 : 명백하게 설명하여도 변별하지 못하고, 어렴풋하게 설명하면 (더욱) 이해하지 못하오니, 청컨대 가르침을 받아 지극한 이치를 배우게 해주십시오.

黃帝 : 그대가 가령 (醫道를) 전수 받았을지라도 지극한 이치를 알지 못하면 스승의 가르침에 대해 의혹이 생겼을 것이니, 그대에게 지극한 이치를 말씀드리겠습니다. 병으로 五臟이 손상되면 (筋骨을 자양하지 못하므로) 筋骨이 쇠약해지는데, 그대가 말하길 깨닫지도 변별하지도 못한다고 하였으니, 이는 세상의 의학이 없어지는 것입니다.

腎氣가 장차 끊어지려고 하면 불안해하는데 저녁 무렵에 심해지고, 조용한 곳에 거처하여 나가려 하지 않으며, 人事에 소홀합니다.

◀참고▶ "腎且絕,……人事不殷"까지는 闕文이 있는 듯하다. 예컨대 吳崑은 注에서 "이 앞에는 반드시 각 經의 衰絕 징후가 있어야 하나 모두 없어지고 지금은 오직 腎絕 한 조항만 남아 있을 뿐이다."라고 하였고, 張琦 역시 《素問釋義》에서 本篇의 文義가 완전하지 않으니 반드시 떨어져 나간 문장이 있을 것이라 하였다. 이밖에 丹波元簡 등의 注家들도 闕文이 있을 것이라 하였으니, 참고해야 한다.

---

28) 陽言不別, 陰言不理 : "陽言"은 명백하게 말하는 것을, "陰言"은 분명치 않게 말하는 것을 가리킨다. 이는 명백하게 설명하여도 분별하지 못하고, 어렴풋하게 설명하면 더욱 이해하지 못한다는 말이다.

29) 爲 : 여기서는 "배우다"는 뜻이다. 《論語·述而》 皇侃 疏에 "'爲'는 '學'과 같다."고 하였다.

30) 明 : 郭靄春은 《黃帝內經素問校注》에서 "'理'로 적어야만 雷公의 질문과 부합한다."고 하였다.

31) 世主 : 張介賓은 注에서 "醫道는 사람의 命을 주관하여 천하가 의지하는 바이므로 '世主'라 한다."고 하였다. 한편 郭靄春은 《黃帝內經素問校注》에서 "'主'는 마땅히 '至'로 적어야 한다. 草書에서 '主'와 '至'는 異字同形인데, '至學'으로 하면 '至道'·'至敎'와 의미가 같아진다. 대저 이 말은 陽病이 陰의 부위에 파급되고 손상이 五臟에까지 미쳐 筋骨이 쇠약해지는 근본 이치를 쉽게 파악할 수 있으나, 雷公이 도리어 스승의 가르침에 의혹을 갖는 까닭에 黃帝가 세상의 지극한 학문이 망실됨을 개탄한 것이다."라고 하였다.

32) 且 : 여기서는 조동사로서 "장차~하려고 하다"는 뜻이다.

33) 惋惋日暮 : "惋惋(완완)"은 불안한 모양을 형용한 것이다. 吳崑은 注에서 "腎은 水臟이고 水는 土를 두려워하는데, 저녁 무렵은 陽明胃土에 속하므로 불안해하는 것이다."라고 하였다.

34) 人事不殷 : "殷"은 "부지런하다"는 뜻이다. 따라서 "人事不殷"이란 정신이 진작되지 않아 人事에 소홀함을 말한다.

七十六. 示從容論

"從容"은 辨證에 관한 옛 醫書이다. 본편에서는 黃帝가 "從容"을 雷公에게 소개하면서 질병을 진찰할 때는 반드시 법도를 지켜 세심하게 脈證을 관찰해야 하며, 또한 사물을 취하여 比類하는 방법을 운용하여 病情을 분석해야 한다고 하였으므로 篇名을 "示從容論"이라 하였다.

⑴ 임상에서 辨證할 때는 반드시 "別異比類"의 방법을 운용해야 함을 강조하였다.

⑵ 구체적으로 腎虛·肝虛·脾虛의 脈證을 분석하고, 失血이 肺에 속하는지 脾에 속하는지를 분석하여 "別異比類"의 방법을 설명하였다.

黃帝燕[1]坐, 召雷公而問之曰 : 汝受術誦書者, 若能覽觀雜學[2], 及於比類, 通合道理, 爲余言子所長. 五臟六腑, 膽胃大小腸脾胞膀胱, 腦髓涕唾, 哭泣悲哀, 水[3]所從行, 此皆人之所生, 治之過失[4], 子務明之, 可以十全, 卽[5]不能知, 爲世所怨.

---

1) 燕 : "燕"은 "晏"과 통하며, "편안하다"는 뜻이다. 《說文解字·宀部》에서 "'晏'은 편안함이다."라고 하였다.

2) 雜學 : 醫學 이외의 여러 가지 학문을 가리킨다.

3) 水 : 吳崑은 注에서 "'水'는 五液을 말한다."고 하였다.

4) 失 : 張志聰의 《素問集注》에는 "矣"로 되어 있다.

5) 卽 : 여기서는 가설이나 양보를 나타내며, "만약"·"가령"으로 해석한다.

雷公曰 : 臣請誦《脈經 · 上下篇》, 甚衆多矣, 別異比類, 猶未能以十全, 又安足以明之?

黃帝 (편안히 앉은 채로 雷公을 불러서 묻기를) : 의술을 배우고 醫書를 通讀한 자로서 여러 가지 학문을 배워 比類(비교분석)함에 이르고 醫學의 이치에 정통한 듯하니, 저를 위해 그대가 잘하는 바를 말해 주십시오.

五臟六腑와 膽 · 胃 · 大小腸 · 脾 · 胞 · 膀胱 및 腦 · 髓 · 涕 · 唾, 울면서 슬퍼하는 것 등은 五液이 운행하는 바를 따르는데, 이들은 모두 사람의 생존에 필요한 것들로서 치료 시에 착오가 일어나기도 하니 그대가 이를 밝히기에 힘써서 만전을 기해야 하며, 만약 파악하지 못하면 세상 사람들의 원망을 들을 것입니다.

雷公 : 臣은 《脈經 · 上下篇》을 아주 많이 通讀하였으나, 상이함을 변별하여 比類하는 것이 아직 완전하지 못한데, 또한 어찌 족히 이를 밝히겠습니까?

帝曰 : 子別試[6]通五臟之過, 六腑之所不和, 針石之敗, 毒藥所宜, 湯液滋味, 具言其狀, 悉言以對, 請問不知.

雷公曰 : 肝虛腎虛脾虛, 皆令人體重煩寃, 當投毒藥刺灸砭石湯液, 或已或不已, 願聞其解.

黃帝 : 그대는 (《脈經 · 上下篇》 외에) 별도로 시험삼아 五臟의 병변 · 六腑의 부조화 · 針石治療의 부작용 · 毒藥의 적합성 · 湯液의 性味에 정통하여 구체적으로 그 증상을 설명하고 자세한 말로써 답변하되, 모르는 것이 있다면 묻도록 하십시오.

雷公 : 肝虛 · 腎虛 · 脾虛는 모두 사람으로 하여금 몸이 무겁고 煩悶하게 하므로 마땅히 藥物 · 침 · 뜸 · 砭石 · 湯液을 써야 하는데, 때로는 낫고 때로는 낫지 않으니 그에 대한 해설을 듣고 싶습니다.

帝曰 : 公何年之長而問之少, 余眞問以自謬也. 吾問子窈冥[7], 子言《上下篇》以對, 何也? 夫脾虛浮似肺, 腎小浮似脾, 肝急沈散似腎, 此皆工之所時亂也, 然從容得之[8]. 若夫三臟, 土木水參居, 此童子之

---

6) 子別試 : 丹波元簡은 《素問識》에서 "무릇 '別試'란 《脈經》 上 · 下篇 외에 별도로 정통한 바가 있어 시험삼아 거론하는 것이다. 아래 글에서 '子言上下以對何也'라고 말한 것으로써 가히 알 수 있다."고 하였다.

7) 窈冥(요명) : 깊고 오묘하다는 뜻이다. 《說文解字》 穴部에서 "'窈'는 深遠함이다."라고 하였고, 冥部에서는 "'冥'은 그윽함이다."라고 하였다.

所知, 問之何也?

黃帝 : 그대는 어찌 나이도 많음에도 질문이 그렇게 유치합니까! 내가 참으로 그대에게 질문한 것이 잘못입니다. 나는 그대가 심오한 것을 질문할 줄 알았는데, 그대는《經脈 · 上下篇》으로써 대답하니 어째서입니까?

대저 脾脈이 虛浮하면 肺脈과 비슷하고, 腎脈이 小浮하면 脾脈과 비슷하며, 肝脈이 急沈散하면 腎脈과 같은데, 이는 모두 평범한 의원들이 항상 혼란스러워 하는 바이지만 침착하게 분석하면 이를 파악할 수 있습니다. 대저 三臟(脾 · 肝 · 腎)은 土 · 木 · 水에 해당하여 나란히 위치하는데, 이는 어린아이도 아는 바이거늘 어찌하여 그것을 묻는 것입니까?

雷公曰 : 於此有人, 頭痛筋攣骨重, 怯然少氣, 噦噫腹滿, 時驚不嗜臥, 此何臟之發也? 脈浮而弦, 切之石堅, 不知其解, 復問所以三臟者, 以知其比類也.

雷公 : 여기에 어떤 사람이 있어 머리가 아프고 筋脈이 오그라들며 뼈마디가 무겁고 겁이 많으며 기력이 없고 딸꾹질과 트림이 나며 腹部가 脹滿하고 자주 놀라 잠을 이루지 못한다면, 이는 어느 臟에 발병한 것입니까? 그 脈이 浮하면서 弦하고 누르면 돌처럼 단단하여 그것을 해석할 방법을 알지 못하는 까닭에 다시 三臟에 대해 물음으로써 그 比類 방법을 알고자 합니다.

帝曰 : 夫從容之謂也. 夫年長則求之於腑, 年少則求之於經, 年壯則求之於臟, 今子所言, 皆失. 八風菀熱[9], 五臟消爍, 傳邪相受. 夫浮而弦者, 是腎不足也; 沈而石者, 是腎氣內著[10]也; 怯然少氣者, 是水道不行, 形氣消索[11]也; 咳嗽煩冤者, 是腎氣之逆也. 一人之氣,

---

8) 從容得之 : "從容"은 침착하다는 뜻이고, "得"은 "파악하다"는 뜻이다. 郭靄春은《黃帝內經素問校注》에서 "'從容' 아래에 '分別而' 3字가 빠졌으므로 마땅히 본서《疏五過論》의 '從容知之' 句의 王冰 注에 근거하여 보충해야 한다."고 하였다.

9) 八風菀熱 : 원문에는 "熱"이 "熟"으로 되어 있었으나,《吳注素問》《素問注證發微》《類經》에 근거하여 교정하였다. "八風"은 인체를 손상시키는 일체의 虛邪賊風을 가리키고, "菀"은 "鬱"과 같은 뜻이다. 전체적인 뜻은 風邪가 인체에 침입하여 울결되고 熱로 변한 것을 말한다.

10) 著 : 머물러서 옮겨가지 않는 것을 말한다.

11) 索 : 여기서는 "散"과 통하며, "흩어지다"는 뜻이다.

病在一臟也, 若言三臟具行[12], 不在法[13]也.

黃帝 : 침착하게 분석해야 함을 이릅니다. 대저 나이가 많으면 六腑에서 病因을 찾고, 나이가 어리면 經絡에서 病因을 찾으며, 나이가 한창때이면 五臟에서 病因을 찾아야 하니, 지금 그대가 (三臟의 脈證으로) 말한 것은 모두 잘못된 것입니다. (자연계의) 虛邪賊風이 (인체에 침입하여) 울결되면 五臟을 손상시키고 邪氣가 전변되어 서로 (邪氣를) 주고받습니다. 무릇 (脈이) 浮하면서 弦한 경우는 腎氣가 부족한 것이고, 沈하면서 돌처럼 단단한 경우는 腎氣가 내부에 머물러서 운행되지 않는 것이며, 겁이 많으면서 기력이 부족한 경우는 水道가 운행되지 않아 形氣가 흩어진 것이고, 咳嗽와 煩悶은 腎氣가 上逆한 것입니다. 한 사람의 病氣는 그 병변이 한 臟(腎)에 있으니, 만약 三臟(肝·脾·腎)에 모두 병이 行해진다고 말한다면 (醫經의) 법도에 없는 것입니다.

雷公曰 : 於此有人, 四肢解墯, 喘咳血泄, 而愚[14]診之, 以爲傷肺; 切脈浮大而緊[15], 愚不敢治. 粗工下砭石, 病愈, 多出血, 血止身輕, 此何物也.

雷公 : 여기에 어떤 사람이 있어 四肢가 권태무력하고 咳嗽喘息이 나며 血便이 나오는 것을 저는 肺가 손상된 것이라 진단하였으나, 脈을 짚어 보니 浮大하면서 緊하므로 제가 감히 치료하지 못하였습니다. (어떤) 의술이 얕은 의원이 砭石으로 치료하여 병이 나았는데, 출혈이 많았지만 출혈이 멎은 후에는 (오히려) 몸이 가벼워졌다고 하였으니, 이는 병입니까?

帝曰 : 子所能治, 知亦衆多, 與此病失矣. 譬以鴻飛, 亦衝於天[16]. 夫聖人之治病, 循法守度, 援物比類, 化之冥冥[17], 循上及下, 何必

---

12) 三臟具行 : 丹波元簡은 《素問識》에서 "'行'字에 대해 諸家들은 해석하지 못하였는데, 이는 병이 行해짐을 말한다."고 하였다.

13) 不在法 : "法"은 법도를 가리킨다. 따라서 "不在法"이란 "醫經의 법도에 없다"는 뜻이다.

14) 愚 : 謙稱으로서 話者 자신을 낮추어 말하는 것이다.

15) 切脈浮大而緊 : 《吳注素問》에는 "切脈浮大而虛"로 되어 있는데, 아래 글에도 "切脈浮大而虛"로 되어 있다.

16) 譬以鴻飛, 亦衝於天 : 王冰은 注에서 "기러기가 날 때 하늘로 치솟는 것은 우연한 것이니, 어찌 그 날개로써 가능하겠는가? 의술이 얕은 의원이 砭石으로 치료하는 것 역시 이와 같다."고 하였다. 이는 의술이 얕은 의원이 질병을 성공적으로 치료하는 것은 마치 기러기가 하늘 높이 나는 것처럼 우연한 것임을 설명한 것이다.

17) 化之冥冥 : 張介賓은 注에서 "'化之冥冥'이란 예측할 수 없는 사이에 변화를 파악하여 신통하

守經[18]? 今夫[19]脈浮大虛者, 是脾氣之外絶, 去胃外歸陽明也[20]. 夫二火不勝三水[21], 是以脈亂而無常也. 四肢解墯, 此脾精之不行也. 喘咳者, 是水氣并陽明也. 血泄者, 脈急, 血無所行也[22]. 若夫以爲傷肺者, 由失以狂[23]也.

黃帝 : 그대가 치료할 수 있는 것과 알고 있는 것 역시 많겠지만 이 병에 대해서는 틀렸습니다. (의술이 얕은 의원이 병을 치료한 것은) 비유하자면 기러기가 날 때 간혹 하늘로 치솟는 경우도 있는 것과 같습니다. 대저 聖人이 질병을 치료함은 法度를 준수하고 사물을 인용하여 比類하며 임기응변에 능하고 상부를 관찰하여 하부에 이르니, 어찌 반드시 經脈에 얽매이겠습니까?

대저 脈이 浮大하면서 虛한 것은 脾氣가 외부에서 끊어져 胃를 떠나 외부의 陽明經으로 歸入한 것입니다. 무릇 二火가 三水를 이기지 못하는 것은 脈이 문란하고 불규칙적이기 때문입니다. 四肢가 권태무력한 것은 脾가 水穀精微를 운행시키지 못한 것입니다. 咳嗽喘息은 水氣가 陽明(胃腑)에 몰리기 때문입니다. 血便이 나오는 것은 脈氣가

기가 비길 데 없는 것이다."라고 하였으니, 곧 임기응변에 능하다는 말이다.

18) 經 : 經脈을 가리킨다. 王冰은 注에서 "'經'은 經脈을 말하는 것이지 經法을 말하는 것이 아니다."라고 하였다.

19) 今夫 : 語氣詞로서 句의 첫머리에 쓰이며 의논을 나타낸다. "夫"와 통하며 일반적으로 해석하지 않는다.

20) 脈浮大虛者,……去胃外歸陽明也 : 吳崑은 注에서 "脈이 올 때 浮大하면서 虛하여 겉은 있으나 속이 없는 것은 脾氣가 외부로 빠져나가 내부에서 이미 끊어지고, 그 胃腑를 떠나 외부의 陽明經으로 歸入한 것이다."라고 하였다. 또한 張琦는《素問釋義》에서 "'外絶去' 3字는 잘못된 것이거나 衍文이다. 오른쪽 關部의 바깥쪽은 胃를 관찰하는 곳이고 안쪽은 脾를 관찰하는 곳이다. 지금 脈이 浮大하면서 虛한 것은 脾氣가 외부의 陽明經으로 歸入한 것이므로 砭石으로 出血시키면 陽明經의 邪氣가 빠져 나오면서 낫는다."고 하였다.

21) 二火不勝三水 : 이에 대해서는 두 가지 견해가 있다. ① 二火는 二陽(胃)이고 三水는 三陰(脾)이라는 說이다. 예컨대 吳崑은 注에서 "二火는 二陽과 같으며 胃를 말한다. 三水는 三陰과 같으며 脾를 말한다."고 하였다. ② 二火는 두 陽臟(心·肺)이고, 三水는 세 陰臟(肝·脾·腎)이라는 說이다. 예컨대 王冰은 注에서 "二火는 두 陽臟이고, 三水는 세 陰臟이다. 두 陽臟은 心·肺인데 胸膈 위에 있기 때문이다. 세 陰臟은 肝·脾·腎인데 胸膈 아래에 있기 때문이다."라고 하였다. 전후 문맥에 비추어 볼 때 前者가 타당하다.

22) 脈急, 血無所行也 : "脈急"이란 脈氣가 逆亂한 것인데, 脈氣가 逆亂하면 血이 經脈으로 돌아가지 못하므로 血脈의 정상적인 운행이 실조된다.

23) 由失以狂 : "由"는 "猶"와 통하며, "같다"는 뜻이다. "狂"은 妄言(헛소리)을 가리킨다.

急亂하여 血이 운행할 바가 없기 때문입니다. 만약 肺가 손상된 것으로 여겼다면 잘못하여 헛소리를 하는 것과 같습니다.

不引比類, 是知不明也. 夫傷肺者, 脾氣不守, 胃氣不淸, 經氣不爲使, 眞臟壞決, 經脈傍絶, 五臟漏泄, 不衄則嘔, 此二者不相類也. 譬如天之無形, 地之無理, 白與黑相去遠矣. 是失, 吾過矣, 以子知之, 故不告子. 明引比類《從容[24]》, 是以名曰診經[25], 是謂至道也.

사물을 인용하여 比類하지 못함은 의학 지식에 밝지 못한 것입니다. 대저 肺가 손상되면 脾氣가 내부를 지키지 못하고 胃氣가 맑지 못하며, 經氣가 쓰이지 못하여 肺臟의 精氣가 손상되고 經脈의 氣가 끊어져 (精氣를 散布하는 작용이 실조되므로) 五臟의 氣가 새어나가 코피가 나지 않으면 (피를) 토하는데, 이 두 가지는 같은 부류가 아닙니다. 비유컨대 (양자는) 하늘에 형태가 없고 땅에 끝이 없는 것처럼 다르고, 흑과 백처럼 차이가 큽니다. 이러한 착오는 나의 잘못으로서 그대가 이를 알고 있다고 여겨 그대에게 말하지 않은 것입니다. (이에) 比類의 방법을 인용하여 《從容》篇의 내용을 밝혔으니, 이러한 까닭에 "診經"이라 하였으며, 이를 지극한 이치라 합니다.

24) 從容 : 王冰은 注에서 "'從容'은 상고의 經典 篇名이다."라고 하였다.

25) 經 : 원문에는 "輕"으로 되어 있었으나, 《新校正》에 근거하여 교정하였다.

七十七. 疏五過論

"疏"는 "열거하다"는 뜻이고, "五過"는 진단과 치료 시에 발생하는 다섯 가지 과실을 가리킨다. 본편에서는 이 五過를 자세히 논술하였으므로 篇名을 "疏五過論"이라 하였다.

(1) 醫道는 지극히 심오하고 오묘한 것이지만 일정한 법칙이 있다. 임상에서 나타나는 다섯 가지 과실을 자세하게 열거하면서 이러한 五過는 의술에 아직 통달하지 못하고 人事에 밝지 못한 것이 주된 원인임을 밝혔다.

(2) 醫者가 반드시 갖추어야 할 네 가지 醫德, 즉 자연계의 변화규율과 인체와의 관계를 이해하고, 臟腑의 생리병리를 파악하여 刺針·方藥 등의 치료법을 정확하게 사용하며, 환자의 지위·생활·정신·체질 등을 전면적으로 파악하고, 色脈의 변화를 구체적으로 살피는 것에 대해 논하였다.

黃帝曰 : 嗚呼遠哉! 閔閔[1]乎若視深淵, 若迎浮雲, 視深淵尚可測, 迎浮雲莫知其際[2]. 聖人之術, 爲萬民式[3], 論裁志意, 必有法則, 循經守數[4], 按循醫事[5], 爲萬民副[6], 故事有五過四德[7], 汝知之乎?

---

1) 閔閔(민민) : 깊고 먼 모양을 가리키는데, 여기서는 醫道의 심오함을 형용한 것이다.

2) 際 : 于鬯이 이르길 "'際'字는 마땅히《六微旨大論》에 근거하여 '極'으로 적어야 한다. '極'과 윗 문장의 '測'字, 아래 문장의 '式'·'則'·'副'·'德'는 押韻이다. 만약 '際'로 적는다면 音韻을 잃게 된다."고 하였는데, 참고할 만하다.

3) 式 : 모범·규범이란 뜻이다.《老子·道德經》王弼 注에 "'式'은 모범이다."라고 하였다.

黃帝 : 오호 심원하도다! 醫道의 깊음은 마치 깊은 연못을 들여다보는 것과 같고 뜬구름을 올려 보는 것과 같은데, 깊은 연못은 (그 깊이를) 헤아릴 수 있으나 뜬구름은 그 끝을 알 수 없습니다. 聖人의 의술은 만백성의 모범이 되고, 뜻과 의미를 논하고 헤아림에는 반드시 법칙이 있었으니, 常規를 따르고 법도를 지키면서 의학에 관한 일을 살펴 만백성을 도울 수 있었습니다. 그러므로 의학에는 "五過"와 "四德"이 있는데, 그대는 이것을 압니까?

雷公避席8)再拜曰 : 臣年幼小, 蒙愚以9)惑, 不聞五過與四德, 比類形名10), 虛引其經, 心無所對.

雷公 (자리에서 일어나 再拜하면서 이르길) : 臣은 나이가 어려 몽매하고 미혹되어서 "五過"와 "四德"에 관해 듣지 못했으며, (단지) 증상과 병명만을 比類하고 헛되이 經文을 인용하였을 뿐이어서 마음으로 대답할 것이 없습니다.

帝曰 : 凡未11)診病者, 必問嘗貴後賤, 雖不中邪, 病從內生, 名曰脫營12); 嘗富後貧, 名曰失精13); 五氣留連, 病有所并14). 醫工診之,

---

4) 循經守數 : "循"은 "따르다"는 뜻이고, "經"은 常規를 가리키며, "數"는 法度를 가리킨다. 따라서 "循經守數"란 常規를 따르고 법도를 지킨다는 뜻이다.

5) 按循醫事 : "按"은 "살피다"는 뜻이고, "循"은 "巡"과 통하며 "시찰하다"는 뜻이다. 즉 이는 의학과 관련된 일을 살피는 것을 말한다.

6) 副 : 여기서는 "돕다"는 뜻이다. 楊上善은 注에서 "'副'는 助(돕다)이다."라고 하였다.

7) 四德 : 郭靄春은《黃帝內經素問校注》에서 "'四德' 2字는 衍文인 듯하다. 본편에서는 '五過'에 대해 논하였을 뿐 '四德'에 대해서는 언급하지 않았으므로《全元起本》에서 본편의 篇名을 '論過失'이라 한 것이다. '四德' 2字는 다음 篇의 篇名인 '四失'에 때문에 착오가 생긴 듯하다."라고 하였다. 또한 張琦는《素問釋義》에서 "德失"을 잘못 쓴 것이라 하였다.

8) 避席 : 자리에서 일어나는 것을 가리킨다. 고대인들은 자리 위에서는 앉았으며, 자리를 벗어나면 서 있었다.

9) 以 : 여기서는 "而"와 같으며, 접속사로서 순접을 나타낸다.

10) 形名 : "形"은 증상을, "名"은 병명을 가리킨다.

11) 未 :《醫心方》卷一第一에서 인용한《太素》에는 "未"字가 없다. 丹波元堅은《素問紹識》에서 "'未'字가 없는 것이 낫다."고 하였다. 본서 역시 이를 해석하지 않았다.

12) 脫營 : 情志鬱結로 인해 血이 부족해지고 脈이 虛해지는 병증이다. 張介賓은 注에서 "일찍이 귀하였다가 나중에 비천해진 자는 그 마음이 굴욕스럽고 神氣가 펼쳐지지 못하여 비록 邪氣가 침입하지 않았더라도 병이 내부에서 발생한다. '營'은 陰氣이다. 陰氣는 脈中에서 운행하고 心이 주관하는 바인데, 心志가 편안하지 못하면 血을 생성하지 못하여 脈이 날로 고갈되므로 '脫營'이라 한다."고 하였다.

13) 失精 : 情志鬱結로 인해 精氣가 손상된 병증이다. 張介賓은 注에서 "일찍이 부유하였다가 나

不在臟腑, 不變軀形, 診之而疑, 不知病名; 身體日減, 氣虛無精, 深甚無氣, 洒洒然時驚[15]. 病深者, 以其外耗於衛, 內奪於榮. 良工所失, 不知病情, 此亦[16]治之一過也.

黃帝 : 무릇 질병을 진단할 때는 반드시 (환자가 지위변화에 대해) 물어 봐야 하는데, 일찍이 귀하였으나 나중에 비천해져 비록 外邪가 침입하지 않았더라도 병이 내부에서 발생하는 것을 "脫營"이라 하고, 일찍이 부유하였으나 나중에 가난해진 (까닭에 질병을 얻은) 것을 "失精"이라 하며, (모두) 五臟의 氣가 (운행되지 않고) 머물러서 쌓인 바가 있어 발병한 것입니다.

의원이 이를 진찰할 때는 병이 臟腑에 있지 않고 형체에도 (뚜렷한) 변화가 없으므로 진단에 의심을 갖게 되고 병명을 알지 못하나, (이러한 병은) 몸이 날로 야위고 氣가 虛해지며 精이 없어지는데, 병이 깊어지면 기력이 없고 (陽氣가 날로 쇠약해져) 으슬으슬 떨고 수시로 놀랍니다. (나날이) 병이 깊어지는 것은 밖으로는 衛氣가 소모되고 안으로는 營氣가 빠져나간 까닭입니다. 뛰어난 의원일지라도 소홀히 하면 病情을 알지 못하니, 이것이 치료의 첫 번째 과실입니다.

凡欲診病者, 必問飮食居處, 暴樂暴苦, 始樂後苦, 皆傷精氣, 精氣竭絶, 形體毁沮. 暴怒傷陰, 暴喜傷陽, 厥氣上行, 滿脈去形[17]. 愚醫治之, 不知補瀉, 不知病情, 精華日脫, 邪氣乃幷[18], 此治之二過也.

무릇 질병을 진단하고자 할 때는 반드시 음식과 거처, 갑작스러운 즐거움이나 갑작

중에 빈곤해진 자는 울화가 날로 심해지고 생활이 날로 곤궁해지므로 五臟의 精氣가 날로 소모되는데, 이를 '失精'이라 한다."고 하였다.

14) 五氣留連, 病有所幷 : 馬蒔는 注에서 "五氣란 五臟의 精氣이다."라고 하였고, 張介賓은 注에서 "精을 잃으면 氣가 쇠약해지고, 氣가 쇠약해지면 운행되지 않는다."고 하였다. 이처럼 氣가 운행되지 않으면 쌓이는 바가 있어 발병한다. 여기서 "幷"은 "쌓이다"로 해석해야 한다. 예컨대《後漢書·張衡傳》의 李賢 注에서 "'幷'은 '聚'와 같다."고 하였다.

15) 洒洒然時驚 : "洒洒然"은 惡寒으로 으슬으슬 떠는 것을 가리킨다. 眞氣가 소모되고 陽氣가 虛해짐으로 인해 으슬으슬 떨고, 腎氣가 부족하므로 수시로 놀라는 것이다.

16) 亦 :《吳注素問》《內經評文》에는 모두 이 글자가 없다. 丹波元簡은《素問識》에서 "아래의 文例에 근거하면 '亦'字는 衍文이다."라고 하였다. 따라서 본서는 이를 해석하지 않았다.

17) 厥氣上行, 滿脈去形 : 王冰은 注에서 "'厥'은 氣가 逆亂한 것이다. 逆亂한 氣가 위로 치솟아 經脈에 가득 차면 神氣가 흩어져 형체를 떠나게 된다."고 하였다.

18) 幷 : 여기서는 "盛하다"는 뜻이다.

스러운 고생, 처음에는 즐거웠다가 나중에 고생스러웠는지를 물어야 하는데, (이러한 것들은) 모두 精氣를 손상시켜 精氣가 고갈되고 형체가 훼손되도록 합니다. 갑작스럽게 화를 내어 陰氣를 손상시키거나 갑작스럽게 기뻐하여 陽氣를 손상시키면 氣가 逆亂하고 위로 치솟아 經脈이 창만해지고 神氣가 형체를 떠나게 됩니다. 어리석은 의원은 이를 치료할 때 補瀉法을 알지 못하고 病情을 알지 못하므로 (환자의) 精氣가 날로 빠져나가고 邪氣는 성해지니, 이것이 치료의 두 번째 과실입니다.

善爲脈者, 必以比類奇恒從容知之[19], 爲工而不知道, 此診之不足貴, 此治之三過也.

진맥을 잘하는 자는 반드시 일반적인 병과 특이한 병을 比類하고 침착하게 분석함으로써 이를 파악하는데, 의원이 되어 이러한 이치를 알지 못한다면 이는 그의 진단을 귀히 여기기에 부족한 것이니, 이것이 치료의 세 번째 과실입니다.

診有三常[20], 必問貴賤, 封君敗傷[21], 及欲侯王. 故貴脫勢, 雖不中邪, 精神內傷, 身必敗亡. 始富後貧, 雖不傷邪, 皮焦筋屈, 痿躄[22]爲攣. 醫不能嚴, 不能動神, 外爲柔弱, 亂至失常, 病不能移[23], 則醫事不行, 此治之四過也.

진찰에는 "三常"이 있으니, 반드시 (환자의) 貴賤과 지위의 하락 및 영달하고자 하는 욕망이 있는지를 물어 보아야 합니다. 그 까닭은 신분이 높았던 사람이 세력을 빼앗기면 비록 外邪가 침입하지 않았을지라도 정신이 내부에서 손상되어 몸을 반드시 망치며, 처음에 부유하였다가 나중에 가난해지면 비록 邪氣에 의해 손상되지 않았을지라도 피부가 거칠어지고 근육이 오그라들며 다리가 연약해져서 痙攣이 오기 때문입니다. (만약) 醫者가 엄숙하지 못하여 (환자의) 마음을 움직이지 못하고, 밖으로는 유약하여 혼란함이 (치료의) 常規를 잃는 데에 이르러 병을 제거하지 못하면 醫療가 행해지지 않으니,

19) 必以比類奇恒從容知之 : "奇"는 특이한 질병을, "恒"은 일반적인 질병을 가리킨다. 따라서 이는 일반적인 질병과 특이한 질병을 比類하고, 침착한 태도로 분석함으로써 病情을 파악한다는 뜻이다. 또한 馬蒔·劉衡如 등은 "比類·奇恒·從容"을 모두 고대의 醫經 篇名으로 보았다.

20) 三常 : 貴賤·貧富·苦樂을 가리킨다.

21) 封君敗傷 : "封君"은 고대에 封爵을 받은 귀족을 가리키고, "敗傷"은 관직에서 쫓겨난 것을 가리킨다. 따라서 이는 과거에는 고관대작이었으나 현재는 관직에서 쫓겨난 경우를 가리킨다,

22) 痿躄(위벽) : 다리가 약해져 걷지 못하는 것을 가리킨다.

23) 移 : 여기서는 "去(제거하다)"로 해석해야 한다.

이것이 치료의 네 번째 과실입니다.

凡診者, 必知終始, 有[24)]知餘緖[25)], 切脈問名[26)], 當合男女[27)]. 離絶菀結[28)], 憂恐喜怒, 五臟空虛, 血氣離守, 工不能知, 何術之語? 嘗富大傷[29)], 斬筋絶脈, 身體復行, 令澤不息[30)]. 故傷敗結, 留薄歸陽, 膿積寒炅[31)]. 粗工治之, 亟刺陰陽, 身體解散, 四肢轉筋, 死日有期, 醫不能明, 不問所發[32)], 唯言死日, 亦爲粗工, 此治之五過也.

무릇 진찰하는 자는 반드시 (질병의) 終始를 알아야 하고 本末도 알아야 하며, 脈을 짚고 증상에 대해 물어 볼 때 마땅히 남녀에 부합되도록 해야 합니다. 이별이나 좌절로 인한 情志鬱結 및 근심·두려움·기쁨·노여움 등은 五臟을 공허하게 하고 氣血이 제자리를 벗어나게 하는데, 醫者가 이를 알지 못하면 어떻게 의술을 말할 수 있겠습니까? 일찍이 부유했던 사람은 (빈곤해지면 몸과 마음이) 크게 손상되어 筋이 잘리고 脈이 끊어진 것 같으니, 몸은 (예전처럼) 다시 움직일 수 있으나 津液이 滋生하지 않습니다. 그러므로 손상된 것이 울결하여 氣血이 (운행되지 않고) 머물다가 陽分으로 들어가면 膿

24) 有 : 여기서는 "又"와 통하며, "또한"으로 해석한다.

25) 餘緖 : 張介賓은 注에서 "그 本을 살피고 그 末을 파악하는 것을 말한다."고 하였다.

26) 問名 : "問證"과 같다.

27) 當合男女 : 脈을 짚고 증상에 대해 물어 볼 때 마땅히 남녀 陰陽의 多少 및 脈象의 順逆 등을 결합해야 한다는 뜻이다. 王冰은 注에서 "남자는 陽氣가 많고 왼쪽 脈이 크게 뛰는 것이 順證이고, 여자는 陰氣가 많고 오른쪽 脈이 크게 되는 것이 順證이니, 마땅히 관찰할 때 항상 먼저 이를 결합해야 한다."고 하였다.

28) 離絶菀結 : "離"는 이별을, "絶"은 좌절을 뜻한다. "菀結"은 情志鬱結을 가리킨다. 吳崑은 注에서 "'離'는 사랑하는 사람과 떨어져 있는 것을 말하고, '絶'은 마음속에 품은 생각을 끊는 것을 말한다."고 하였다.

29) 嘗富大傷 : 이는 원래 부유했던 사람이 곤궁해져 몸과 마음이 손상되는 것을 가리킨다. 張琦는 《素問釋義》에서 "'富'字는 잘못된 것이다."라고 하였고, 周學海는 《內經評文》에서 "富"는 "當"으로 적어야 한다고 하였으며, 郭靄春은 《黃帝內經素問校注》에서 "'富'는 마땅히 '負'로 적어야 될 듯하다. '富'는 '負'와 音이 같아 생긴 착오이다. 《史記·鯨布傳》 索隱에서 '負는 被와 같다'고 하였으니, 이는 '일찍이 크게 손상 당하였다'는 말이므로 아래에서 '斬筋絶脈'으로써 이어받은 것이다."라고 하였는데, 참고할 만하다.

30) 令澤不息 : 張介賓은 注에서 "'澤'은 津液이고, '息'은 生長이다."라고 하였는데, "澤"은 津液으로 해석해야 옳다. 《前漢書·宣帝紀》 顔師古 注에서 "'息'은 生長함이다."라고 하였다.

31) 炅(경) : 熱을 뜻한다.

32) 發 : 吳崑이 이르길 "'發'은 병의 원인을 말한다."고 하였다.

이 쌓여 寒熱이 발생합니다.

의술이 조잡한 의원이 이를 치료할 때는 여러 차례 陰陽經脈을 刺針하므로 몸이 날로 야위고 四肢에 쥐가 나서 죽을 날을 기다리는데, 의원이 이를 밝히지 못하여 발병의 원인을 밝히지도 않고 단지 죽을 날만 말한다면 또한 (의술이) 조잡한 의원이 되니, 이것이 다섯 번째 과실입니다.

凡此五者, 皆受術不通, 人事不明也. 故曰聖人之治病也, 必知天地陰陽, 四時經紀[33], 五臟六腑, 雌雄表裏[34], 刺灸砭石, 毒藥所主, 從容人事, 以明經道[35], 貴賤貧富, 各異品理[36], 問年少長, 勇怯之理, 審於分部[37], 知病本始, 八正九候[38], 診必副[39]矣.

무릇 이 다섯 가지는 모두 전수받은 의술이 정통하지 못하고, 人事에 밝지 못한 것입니다. 그러므로 "聖人이 질병을 치료함에는 반드시 天地의 陰陽, 四時의 규율, 五臟六腑, (經脈의) 陰陽表裏, 針灸·砭石·藥物이 주관하는 바와 人事를 침착하게 분석함으로써 常道를 밝혔고, 빈부귀천에 따라 각기 品類와 條理를 달리하였으며, 연령의 많고 적음과 용감·겁약함을 물었고, 병색이 나타나는 부위를 살펴서 질병의 근본원인과 四時八風의 正氣 및 三部九候를 파악하였으므로 진단이 반드시 합당하였다."고 하였습니다.

治病之道, 氣內爲寶[40], 循求其理, 求之不得, 過在表裏. 守數據治[41], 無失腧理, 能行此術, 終身不殆. 不知腧理, 五臟菀熱[42], 癰發

33) 經紀 : 여기서는 "規律"로 해석해야 한다. 吳崑은 注에서 "四時의 일정함이 변하지 않는 것을 '經'이라 하고, 四時가 각기 그 슈을 주관하는 것을 '紀'라 한다."고 하였다.

34) 雌雄表裏 : 여기서는 經脈을 가리킨다. 예컨대 六陰經을 "雌"라 하고, 六陽經을 "雄"이라 한다. 陽經은 表에서 운행하고, 陰經은 裏에서 운행한다.

35) 經道 : 常道를 가리킨다. 《廣雅·釋詁》에서 "'經'은 '常(일정함)'이다."라고 하였다.

36) 品理 : "品"은 品類를, "理"는 條理를 뜻한다.

37) 分部 : 여기서는 病色이 나타나는 부위를 가리킨다.

38) 八正九候 : "八正"은 四時八風의 正氣를, "九候"는 三部九候의 脈象을 가리킨다.

39) 副 : "합당하다"·"알맞다"는 뜻이다. 《漢書·禮樂志》顔師古에서 "'副'는 稱(합당함)이다."라고 하였다.

40) 氣內爲寶 : "氣內"란 元氣를 가리킨다. 예컨대 張介賓은 注에서 "'氣內'란 氣가 내부에 있는 것이니, 곧 元氣이다."라고 하였다.

41) 守數據治 : 王冰은 注에서 "'守數'는 氣血의 多少 및 刺針 깊이의 度數를 말하고, '據治'란 腧穴을 치료하는 취지에 근거하여 針을 사용하는 것을 말한다."고 하였다.

42) 熱 : 원문에는 "熟"으로 되어 있었으나, 이는 字形이 비슷하여 생긴 착오이므로 《吳注素問》

六腑. 診病不審, 是謂失常, 謹守此治, 與經相明,《上經》《下經》, 揆度陰陽[43], 奇恒五中, 決以明堂[44], 審於終始, 可以橫行.

질병을 치료하는 길은 元氣를 중시하여 그 이치를 구하는 것인데, 이를 구하여도 얻지 못하면 병변이 表裏에 있는 것입니다. (치료 시에는) 氣血의 多少와 刺針 깊이의 度數 및 腧穴을 치료하는 취지에 근거하되 取穴 원칙을 위배해서는 안되니, 이러한 방법에 따라 시행하면 종신토록 위태롭지 않을 것입니다. (만일) 取穴 원칙을 알지 못하면 五臟에 熱이 울결되고 癰瘍이 六腑에서 발생합니다.

질병을 진단함에 있어 자세하지 않은 것을 "失常"이라 하는데, 신중하게 이러한 치료 원칙을 준수하면 經典과 더불어 (醫道를) 밝힐 수 있으니,《上經》《下經》에 근거하여 陰陽의 변화를 헤아리고 특이한 질병과 일반적인 질병 및 五臟의 질병은 明堂(의 색)으로써 결정하여 (질병의) 終始를 살핀다면 마음먹은 대로 치료할 수 있습니다.

《素問注證發微》에 근거하여 교정하였다.

43) 揆度陰陽 : "揆度(규탁)"은 "헤아리다"는 뜻이니, 이는 陰陽의 변화를 헤아린다는 뜻이다.

44) 奇恒五中, 決以明堂 : 특이한 질병과 일반적인 질병 및 五臟의 질병은 明堂의 色으로써 결정한다는 뜻이다. "五中"은 五臟을 가리키고, "明堂"은 코(鼻)를 가리킨다.

七十八. 徵四失論

"徵"는 "경계한다"는 뜻이고, "四失"은 의원들이 임상에서 저지르기 쉬운 네 가지의 과실을 가리킨다.

본편에서는 의원들이 임상에서 저지르기 쉬운 네 가지의 과실을 분석하였고, 이를 빌어서 반드시 진지하고도 자세하게 환자를 진찰해야만 진단에 착오가 생기는 것을 방지할 수 있음을 강조하였다.

黃帝在明堂, 雷公侍坐.

黃帝曰 : 夫子所通書受事[1]衆多矣, 試言得失[2]之意, 所以得之, 所以失之.

雷公對曰 : 循經受業[3], 皆言十全, 其時有過失者, 請聞其事解也.

---

1) 受事 : "事"는 스승을 찾아 학문을 배우는 것을 가리킨다. 예컨대《史記 · 老子韓非列傳》에서 "［非］與李斯俱事荀卿, 斯自以爲不如非(韓非子는 李斯와 함께 荀子에게 학문을 배웠는데, 李斯는 이로부터 韓非子만 못하게 되었다)."고 하였다. 따라서 "受事"란 학문을 배우는 것을 가리킨다.

2) 得失 : "得"은 치료에 성공한 것을, "失"은 치료에 실패한 것을 가리킨다.

3) 循經受業 : 郭靄春은《黃帝內經素問校注語譯》에서 "'經'字는 誤字이므로 마땅히 '學'으로 적어야 한다. 慧琳은《音義》卷三十一에서《廣雅》를 인용하여 이르길 '循은 從이다'라고 하였으니, '循學'은 '從學'이다. 王冰이 注에서 '循學'이라 한 것은 심히 옳으나, '經'이 誤字라는 것을 모르고 다시 '經師'2字를 덧붙였으니 군더더기이다."라고 하였다.

黃帝는 明堂에 있고 雷公은 그 곁에 앉아 있다.

黃帝 : 그대는 醫書에 정통하고 (스승에게) 배운 것이 매우 많으니, 시험삼아 치료의 성패에 대한 견해와 질병을 치료할 수 있었던 까닭과 치료할 수 없었던 까닭에 대해 말해 보십시오.

雷公 : 醫經과 (스승에게) 배운 것을 따르면 모두 완전하다고 하였으나, 때로 과실이 있는 경우가 있으니, 그 일에 대한 풀이를 듣고 싶습니다.

帝曰 : 子年少智未及邪? 將[4]言以雜合耶? 夫經脈十二, 絡脈三百六十五, 此皆人之所明知, 工之所循用也. 所以不十全者, 精神不專, 志意不理, 外內相失, 故時疑殆.

黃帝 : 그대의 나이가 어려 智力이 미치지 못하기 때문입니까? 아니면 뒤섞어 말하기 때문입니까? 무릇 經脈이 열 둘이고, 絡脈이 삼백 육십 다섯이라는 것은 모든 사람들이 명확히 아는 바이고, 의원들이 준수하고 운용하는 바입니다. (질병을 치료할 때) 완전하지 못한 까닭은 정신을 집중하지 않고 의지를 조리있게 하지 못하여 내외가 서로 어긋난 것이므로 때때로 의문이 생기고 위태롭습니다.

診不知陰陽逆從之理, 此治之一失也.

(질병을) 진찰함에 있어 陰陽從逆의 이치를 알지 못하니, 이것이 치료상의 첫 번째 과실입니다.

受師不卒[5], 妄作雜術, 謬言爲道, 更名[6]自功, 妄用砭石, 後遺身咎, 此治之二失也.

스승에게 전수 받기를 마치지 않고서 함부로 잡다한 醫術을 행하고 그릇된 말을 진리라고 여기며, 名目을 바꾸어 스스로 공이 있다고 여기고 망령되이 砭石을 운용하여 나중에 자신의 몸에 허물을 남기니, 이것이 치료상의 두 번째 과실입니다.

不適[7]貧富貴賤之居, 坐之薄厚[8], 形之寒溫, 不適飮食之宜, 不別

---

4) 將 : 접속사로서 선택항목 앞에 쓰이는데 "抑"과 같으며, "아니면"·"또는"으로 해석한다.

5) 卒 : "끝마치다"로 해석해야 한다.

6) 更名 : 于鬯이 이르길 "헤아려 보건대 '更名'이란 前人의 法을 몰래 取하여 그 名目을 바꾸는 것이다."라고 하였다.

7) 不適 : "이해하지 못하다"는 뜻이다. 《廣雅·釋言》에서 "'適'은 '悟'이다."라고 하였는데, 《廣韻·十一暮》에서 "'悟'는 '깨우치다'는 뜻이다."라고 하였다.

8) 坐之薄厚 : "坐"는 거처를 가리키고, "薄厚"는 좋고 나쁨을 가리킨다.

人之勇怯, 不知比類, 足以自亂, 不足以自明, 此治之三失也.

빈부귀천의 환경·거처의 좋고 나쁨·형체의 寒溫을 이해하지 못하고, 음식의 마땅함을 이해하지 못하며, 사람의 용감함과 겁약함을 구별하지 못하고, 比類함을 알지 못하면 스스로 혼란스러워지기에 족하고 스스로 밝히기에 부족하니, 이것이 치료상의 세 번째 과실입니다.

診病不問其始, 憂患飮食之失節, 起居之過度, 或傷於毒[9], 不先言此, 卒持寸口, 何病能中. 妄言作名, 爲粗所窮, 此治之四失也.

진찰할 때 환자의 초기 정황은 물론이고 우환·음식의 무절제·起居의 과도함 혹은 毒에 손상되었는지의 여부 등, 이러한 것을 먼저 말하지 않고 갑자기 寸口脈만을 짚는다면 어떤 병이라도 적중할 수 있으리요? 망령된 말로써 病名을 정하는 것은 의술이 천박한 醫者가 어려움을 겪는 까닭이니, 이것이 치료상의 네 번째 과실입니다.

是以世人之語者, 馳千里之外, 不明尺寸之論, 診無人事[10]. 治數之道, 從容之葆[11], 坐[12]持寸口, 診不中五脈, 百病所起, 始以自怨, 遺師其咎[13]. 是故治不能循理, 棄術於市[14], 妄治時愈, 愚心自得. 嗚呼! 窈窈冥冥, 孰[15]知其道? 道之大者, 擬於天地, 配於四海, 汝

---

9) 毒 : 吳崑은 注에서 "草木·金石·禽蟲 등의 毒이다."라고 하였다.

10) 不明尺寸之論, 診無人事 : 郭靄春은 《黃帝內經素問校注》에서 "'論'과 '診' 2字는 顚倒된 것이므로 마땅히 王冰의 注에 근거하여 '不明尺寸之診, 論無人事'로 교정해야 한다. '論無人事'란 의술이 천박한 의원이 질병을 진찰할 때 貧富貴賤·飮食寒溫에 대해 이따금 잊어버리고 묻지 않는 것을 말한다."고 하였는데, 참고할 만하다.

11) 從容之葆 : "葆(보)"는 "중요하다"·"귀중하다"는 뜻이다. 《史記·留侯世家》의 "取而葆祠之"에 대해 裴駰은 集解에서 徐廣의 말을 인용하길 "《史記》에서는 '珍'·'寶'字를 모두 '葆'로 적었다."고 하였다.

12) 坐 : 여기서는 "단지"라는 뜻으로 해석해야 한다. 《廣雅·釋詁三》에서 "'坐'는 '止'이다."라고 하였다. "止"에는 "단지"라는 뜻이 있다.

13) 遺師其咎 : 郭靄春은 《黃帝內經素問校注》에서 "'師'·'咎' 2字는 순서가 뒤바뀐 것이니, 마땅히 '遺咎其師'로 적어야 한다. 王冰은 注에서 '遺過咎於師氏者'라고 하였는데, 王冰이 注에서 근거한 本이 옳다."고 하였다.

14) 棄術於市 : "市"는 저잣거리를 가리킨다. 따라서 이는 저잣거리의 많은 사람들에게 醫術을 버림받게 된다는 말이다.

15) 孰 : 원문에는 "熟"으로 되어 있었으나, 王冰의 注 및 《吳注素問》《素問直解》에 근거하여 교정하였다.

不知道之諭, 受以明爲晦.

이러한 까닭에 세상 사람들의 말은 천리 밖으로 달려가지만 아주 짧은 이론조차 알지 못하고 진찰할 때도 人事를 고려하지 않습니다. 질병을 치료하는 이치는 침착하게 분석하는 것이 중요한데, 단지 寸口脈만을 진맥하면 五臟의 脈과 온갖 병이 발생하는 까닭을 진단할 수 없으니, 처음에는 자신을 원망하다가 그 허물을 스승에게 돌립니다. 그러므로 질병을 치료할 때 醫道를 따르지 않으면 사람들에게 醫術이 버림받게 되는데, 망령되이 치료하다가 때때로 (환자의 병이) 나으면 어리석은 마음에 득의양양해 합니다. 아! 심오하고 아득하니 누가 그 이치를 알리요?

醫道의 원대함은 天地에 비길 만 하고 四海에 견줄 수 있으니, 그대가 醫道의 깨우침을 알지 못한다면 명확한 이론을 전수 받더라도 모호할 것입니다.

七十九. 陰陽類論

"陰陽"은 인체의 三陰·三陽經脈을 말하고, "類"는 분류한다는 뜻이다. 본편에서는 三陰三陽經脈의 기능특징·脈象·병증·사망시기 등에 관해 논하였다.

(1) 三陰三陽經의 기능특징을 설명하였다. 즉 三陽은 經으로서 父와 같고, 二陽은 維로서 衛와 같으며, 一陽은 游部로서 紀와 같다. 三陰은 陰中의 表로서 母와 같고, 二陰은 裏로서 雌와 같으며, 一陰은 朔晦로서 獨使라 한다.

(2) 三陰三陽의 合病 정황을 논하여 그들이 상호 제약함을 밝혔다.

(3) 질병의 예후를 판단하려면 반드시 병정과 계절에 근거해야만 추측할 수 있다.

孟春始至[1), 黃帝燕坐, 臨觀八極[2), 正八風之氣[3), 而問雷公曰 : 陰陽之類, 經脈之道, 五中所主[4), 何臟最貴?

雷公對曰 : 春甲乙靑, 中主肝, 治七十二日, 是脈之主時, 臣以其臟最貴.

帝曰 : 却念《上·下經》陰陽·從容[5)! 子所言貴, 最其下也.

---

1) 孟春始至 : "孟春"이란 음력 정월달을 가리킨다. "孟春始至"란 立春日을 말한다.

2) 八極 : "八"은 팔방을, "極"은 끝을 말한다. 따라서 이는 八方의 끝을 가리킨다.

3) 正八風之氣 : "正"은 "살피다"는 뜻이고, "八風"은 팔방에서 불어오는 바람을 가리킨다.

4) 五中所主 : 五臟이 주관하는 時를 가리킨다. "五中"이란 五臟을 말한다.

5) 却念《上·下經》陰陽·從容 : 張介賓은 注에서 "《上·下經》은 옛 경전이고, 陰陽·從容은 그

立春日에 黃帝가 편안하게 앉아 팔방의 끝을 바라보면서 八風의 氣를 살피다가 雷公에게 묻는다 : 陰陽의 比類와 經脈의 이치 및 五臟이 주관하는 時에 따르면 어느 臟이 가장 중요합니까?

雷公 : 봄은 甲乙木으로서 청색에 속하고 五臟 중에 肝을 주관하며 72일간을 다스리는데, 이는 肝脈이 주관하는 시기이므로 臣은 肝臟이 가장 중요하다고 봅니다.

黃帝 : 물러가서《上·下經》의 陰陽·從容篇을 생각해 보시오! 그대가 중요하다고 말한 것은 최하입니다.

雷公致齋七日, 旦復侍坐.

帝曰 : 三陽爲經[6], 二陽爲維[7], 一陽爲游部[8], 此知五臟終始. 三陰[9]爲表, 二陰爲裏[10], 一陰至絶作朔晦[11], 却[12]具合以正其理[13].

雷公曰 : 受業未能明.

雷公이 7일 동안 齋戒하고 아침에 다시 黃帝를 모시고 곁에 앉았다.

篇名이다."라고 하였다. 또한 胡天雄은《素問補識》에서 "아마도 '陰陽'은《上經》의 篇名인 듯하고,……'從容'은《下經》의 篇名인 듯하다."라고 하였다.

6) 三陽爲經 : "三陽"은 足太陽經을 가리키는데, 인체의 後部로 직행하여 홀로 陽分을 통괄하므로 "經"이라 한다.

7) 二陽爲維 : "二陽"은 足陽明經을 가리키는데, 인체의 胸腹部로 운행하고 앞쪽에서 묶어 주므로 "維"라 한다.

8) 一陽爲游部 : "一陽"은 足少陽經을 가리킨다. 인체의 측면에서 운행하는데, 앞으로는 陽明에서 모이고 뒤로는 太陰에서 모이며, 太陽·陽明 두 脈 사이에서 出入하므로 "游部"라 한다.

9) 三陰 : 원문에는 "三陽"으로 되어 있었으나,《類經》에 근거하여 교정하였다. 張介賓은 注에서 "'三陽'은 誤記이니, 마땅히 '三陰'으로 적어야 한다. '三陰'은 太陰이다."라고 하였다.

10) 三陰爲表, 二陰爲裏 : 張介賓은 注에서 "三陰은 太陰이다. 太陰은 모든 陰의 表이므로 三陰을 表라 하였다. ……二陰은 足少陰腎經이다. 腎은 水에 속하고 그 氣가 가라앉아 있으며 骨을 주관하므로 二陰을 裏라 한다."고 하였다.

11) 一陰至絶作朔晦 : "一陰"은 厥陰經을 가리키는데, 厥陰은 陰의 끝이므로 "至絶"이라 한다. "朔"은 초하루를, "晦"는 그믐을 가리킨다. 이는 초하루와 그믐으로써 陰氣가 다하여 陽氣가 生하는 厥陰經의 기능적인 특징을 설명한 것인데, 陽이 生하는 것은 초하루이고, 陰이 다하는 것은 그믐이므로 "作朔晦"라고 하였다. 또한《素問札記》에서 이르길 "'作'字는 衍文인 듯하다."라고 하였다.

12) 却 : 副詞로서 중복을 나타내며, "또한"으로 해석한다.

13) 至絶作朔晦, 却具合以正其理 : 張琦는《素問釋義》에서 "'至絶' 이하 12字는 잘못된 것으로서 풀이할 수 없다. 옛 經典은 (내용이) 불완전하고 뒤섞여 있는데, 이 篇은 심하다. 注家들은 견강부회하여 도리어 잘못을 남겼다."고 하였는데, 참고할 만하다.

黃帝 : 三陽(太陽經)은 經이고, 二陽(陽明經)은 維이며, 一陽(少陽經)은 游部이니, 이로써 五臟의 終始를 알 수 있습니다. 三陰(太陰經)은 表이고, 二陰(少陰經)은 裏이며, 一陰(厥陰經)은 至絶로서 그믐이 지나면 초하루가 오는 것과 같으니, 또한 모두 天地陰陽의 이치에 부합합니다.

雷公 : 가르침을 받았으나 아직 명확하지 않습니다.

帝曰 : 所謂三陽者, 太陽爲經[14], 三陽脈[15]至手太陰[16], 弦浮而不沈, 決以度, 察以心, 合之陰陽之論. 所謂二陽者, 陽明也, 至手太陰, 弦而沈急不鼓, 炅至以病皆死[17]. 一陽者, 少陽也, 至手太陰, 上連人迎, 弦急懸不絶, 此少陽之病也, 專陰則死.

黃帝 : 이른바 三陽이란 太陽經을 말하는데, (그 脈이) 手太陰의 寸口脈에 이르러 弦浮하면서 沈하지 않으면 常度에 근거하여 결단하고 세심하게 관찰하여 陰陽理論을 결합시켜야 합니다.

이른바 二陽이란 陽明經을 말하는데, (그 脈이) 手太陰의 寸口脈에 이르러 弦하면서 沈急하고 박동이 느껴지지 않으면 (陰氣가 陽을 제압한 病脈으로서) 熱病이 올 때 이러한 病脈이 보이면 모두 죽습니다.

一陽은 少陽인데, (그 脈이) 手太陰의 寸口脈에 이르러 위로 人迎脈에 이어지고 弦急하고 매달려 있는 듯하면서도 끊어지지 않으면 이는 少陽經의 病脈으로서 오로지 陰脈(眞臟脈)만 나타나면 죽습니다.

三陰者, 六經[18]之所主也, 交於太陰, 伏鼓不浮, 上空志心[19]. 二陰至肺[20], 其氣歸膀胱, 外連脾胃[21]. 一陰獨至, 經絶氣浮不鼓, 鉤而

---

14) 爲經 : 《明綠格抄本》과 《甲乙經》에는 "也"로 되어 있는데, 이렇게 하는 것이 옳다.

15) 三陽脈 : 《甲乙經》에는 이 3字가 없다. 郭靄春은 《黃帝內經素問校注》에서 "아래의 '陽明'·'少陽'의 句律에 비추어 보면 이 3字는 衍文이다."라고 하였다. 본서는 이를 따라 해석하지 않았다.

16) 手太陰 : 手太陰의 寸口脈을 가리킨다.

17) 所謂二陽者,……炅至以病皆死 : 王冰은 注에서 "'炅'은 熱이다. 陽明經의 脈이 浮大하면서 短해야 하는데, 지금 弦하면서 沈急하고 박동이 느껴지지 않는 것은 陰氣가 陽氣를 제압한 것으로서 木氣가 와서 土에 침입한 것이다. ……도리어 熱病이 이르는 것은 陽氣가 쇠약해진 것으로서, 마치 등불이 꺼지려고 할 때 잠깐 밝아지는 것과 같으므로 모두 죽는다."고 하였다.

18) 六經 : 王冰은 注에서 "'六經은 三陰三陽의 經脈을 말한다."고 하였다.

19) 上空志心 : 心은 君主의 官으로서 인체의 精神情志 활동을 주관한다. 여기서의 "志心"이란 心을 가리킨다. 따라서 "上空志心"이란 위로 心氣가 공허해진다는 뜻이다.

滑. 此六脈者, 乍陰乍陽, 交屬相幷[22], 繆通五臟, 合於陰陽, 先至爲主, 後至爲客[23].

三陰은 三陰三陽 經脈을 주관하는 바로서 (그 脈은) 手太陰의 寸口에서 交會하는데, 가라앉아서 鼓動하며 浮하지 않으면 위로 心氣가 空虛해집니다.

二陰의 脈은 肺(寸口)에 이르는데, 그 氣는 (안으로) 膀胱에 귀속되고 밖으로는 脾胃에 이어집니다.

一陰의 脈이 홀로 (寸口脈에) 이르면 經氣가 끊어져 脈氣는 부하지만 鼓動하지 않으며, 鉤하면서 滑합니다.

이들 여섯 가지 脈은 때로는 陰脈이 나타나고 때로는 陽脈이 나타나며, (寸口에서) 교차하고 모여 五臟과 통하고 陰陽(의 이치)에 부합하는데, 먼저 이르는 것이 主가 되고, 나중에 이르는 것이 客(부차적인 것)이 됩니다.

雷公曰 : 臣悉盡意, 受傳經脈, 頌得從容之道, 以合《從容》, 不知陰陽, 不知雌雄.

帝曰 : 三陽爲父[24], 二陽爲衛[25], 一陽爲紀[26]; 三陰爲母[27], 二陰

---

20) 二陰至肺 : "二陰"은 腎을, "肺"는 寸口를 가리킨다.

21) 其氣歸膀胱, 外連脾胃 : 姚止庵은 《素問經注節解》에서 "腎과 膀胱은 表裏로서 그 氣가 서로 통하고, 腎 또한 胃의 關門으로서 脾胃의 氣는 사실 命門에서 근원하므로 腎脈이 寸口脈에서 나타나는 것은 그 氣가 안으로는 膀胱에 귀속되고, 밖으로는 脾胃에 이어져 經脈의 氣가 서로 통함을 말한다."고 하였다. 또한 張琦는 《素問釋義》에서 "脈을 언급하지 않았으니, 缺文이 있음을 알 수 있다."고 하였다.

22) 交屬相幷 : "屬"은 "連(연결되다)"의 뜻이고, "幷"은 "모이다"는 뜻이다. 따라서 "交屬相幷"은 六經의 脈이 寸口에서 교차하고 모인다는 말이다.

23) 先至爲主, 後至爲客 : 張介賓은 注에서 "陽脈이 먼저 이르고 陰脈이 나중에 이르면 陽이 主가 되고 陰은 客이 되며, 陰脈이 먼저 이르고 陽脈이 나중에 이르면 陰이 主가 되고 陽은 客이 되는데, 이것이 '先至爲主, 後至爲客'이다."라고 하였다. "至"는 脈이 寸口에 이르는 것을 말한다.

24) 三陽爲父 : "父"란 존귀하다는 뜻이다. 太陽經은 모든 經의 으뜸이므로 "父"라 한 것이다.

25) 二陽爲衛 : "衛"는 "호위하다·보호하다"는 뜻이다. "二陽" 즉 陽明經은 외부에서 각부를 보호하는 작용이 있음을 말한다.

26) 一陽爲紀 : 《禮記·月令》 鄭玄 注에서 "'紀'는 '會'이다."라고 하였다. "一陽"은 少陽으로서 太陽經과 陽明經의 사이에서 出入하므로 "紀"라 한 것이다. 張介賓은 注에서 "두 陽 사이에서 出入함은 곧 《陰陽離合論》의 '少陽爲樞'의 의미이다."라고 하였다.

27) 三陰爲母 : "三陰"은 太陰經으로서 어머니처럼 모든 經을 자양하므로 "母"라 하였다.

爲雌28), 一陰爲獨使29).

雷公 : 臣은 그 뜻을 모두 파악하여 전수해 주셨던 經脈 이론과 通讀하였던 從容의 이치를《從容》에 결합하였지만, 陰陽을 알지 못하고 雌雄을 알지 못하겠습니다.

黃帝 : 三陽은 父이고, 二陽은 衛이며, 一陽은 紀입니다. 三陰은 母이고, 二陰은 雌이며, 一陰은 獨使입니다.

二陽一陰, 陽明主病, 不勝一陰30), 耎而動, 九竅皆沈. 三陽一陰, 太陽脈勝, 一陰不能止, 內亂五臟, 外爲驚駭. 二陰二陽, 病在肺, 少陰脈沈, 勝肺傷脾, 外傷四肢31). 二陰二陽皆交至, 病在腎32), 罵詈妄行, 巓疾爲狂. 二陰一陽, 病出於腎, 陰氣客遊於心, 脘下空竅, 堤閉塞不通, 四肢別離33).

二陽과 一陰이 함께 병들면 陽明이 主病인데, (二陽이) 一陰을 이기지 못하므로 (脈이) 軟하면서 動하고 九竅의 氣가 모두 침체됩니다.

三陽과 一陰이 함께 병들면 太陽脈이 勝하여 一陰이 이를 제지하지 못하므로 안으로는 五臟의 氣가 逆亂하고, 밖으로는 놀람증(驚駭)이 발생합니다.

二陰과 二陽이 함께 병들면 병이 肺에 있는데, 少陰脈이 沈하고 (手少陰의 氣가) 肺를

---

28) 二陰爲雌 : 앞 문장의 "二陽爲衛"와 같은 뜻이다. "雌"는 "衛"와 상대되는 말로서 "내부를 지킨다"는 뜻이다.

29) 一陰爲獨使 : "使"는 使者를 가리킨다. 楊上善은 注에서 "厥陰脈은 오로지 홀로 운행하므로 '獨使'라 한다."고 하였다. 厥陰은 陰이 다하고 陽이 生하는 단계로서, 마치 使者가 陰陽을 왕래하는 것과 같으므로 이렇게 말하였다.

30) 二陽一陰, 陽明主病, 不勝一陰 : 二陽은 陽明이고 一陰은 厥陰인데, 陽明胃經은 土에 속하고 厥陰肝經은 木에 속한다. 二陽과 一陰이 함께 발병하면 木이 土를 克制하여 肝邪가 胃를 손상시키므로 陽明이 主病이 된다.

31) 二陰二陽,……外傷四肢 : 張介賓은 注에서 "'二陰'은 手太陰이고, '二陽'은 足陽明이다. 少陰은 心火의 臟으로서 火邪가 金을 손상시키므로 병이 肺에 있는 것이다. 陽明의 胃土의 腑로서 土邪는 반드시 腎水를 손상시키므로 足少陰脈이 沈하다. '沈'이란 氣가 쇠약하여 부진한 것을 말한다. 胃는 脾의 腑이고 脾는 四肢를 주관하는데, 火가 이미 肺를 억제하고 胃 또한 脾에 연계되므로 脾가 병들면 四肢 또한 병든다."고 하였다.

32) 二陰二陽皆交至, 病在腎 : "二陰"은 腎이고 腎은 水에 속하며, "二陽"은 胃이고 胃는 土에 속한다. "二陰二陽皆交至"란 水土의 邪氣가 번갈아 이르는 것인데, 水는 土를 이기지 못하므로 병이 腎에 있는 것이다.

33) 四肢別離 : 이는 四肢가 몸에 떨어져 나간 것처럼 자유자재로 움직일 수 없는 것을 말한다.

제약하고 脾를 손상시키므로 외부의 四肢가 손상됩니다.

二陰과 二陽이 모두 교대로 이르면 (土邪가 腎水를 억제한 것으로서) 병이 腎에 있는데, 함부로 욕하고 망령되이 행동하는 癲疾이 발생하여 發狂합니다.

二陰과 一陽이 함께 병들면 (水邪가 火를 억제하여) 병이 腎에서 나오는데 (腎에서 나온) 陰氣가 心에 침입하고, (胃의 土氣가 水를 제약하지 못하므로) 胃脘 아래의 空竅가 막혀서 통하지 않으며 四肢가 따로 떨어져 나간 것 같습니다.

一陰一陽代絶, 此陰氣至心, 上下無常, 出入不知[34], 喉咽乾燥, 病在土脾. 二陰三陽, 至陰皆在, 陰不過陽, 陽氣不能止陰, 陰陽幷絶, 浮爲血瘕, 沈爲膿胕; 陰陽皆壯, 下至陰陽[35]. 上合昭昭, 下合冥冥[36], 診決死生之期, 遂合歲首[37].

一陰과 一陽이 함께 병들면 脈이 박동하다가 중간에 끊어지는데, 이는 陰氣가 心에 이른 것이므로 상하에서 일정하지 않게 나타나고 大小便失禁과 음식 먹어도 맛을 알지 못하며 咽喉가 건조하니, 병이 脾土에 있는 것입니다.

二陰(胃腑)·三陽(肺臟) 및 至陰(脾土)에 모두 병이 있으면 陰氣가 陽分으로 들어가지 못하고 陽氣가 陰分에 머물지 못하며, 陰陽이 서로 끊어져 (脈과 證이 상반된 현상이 나타나므로) 脈이 浮한 경우는 血瘕이고, 脈이 沈한 경우는 膿腫입니다. (만약) 陰氣와 陽氣가 모두 성하면 (병이) 하부의 陰陽(남녀의 性器)에 이릅니다.

(脈의 陰陽은) 위로는 하늘의 陽과 부합하고 아래로는 땅의 陰과 부합하니, 진단을 통해 죽고 사는 시기를 결정하고 歲首를 결합해야 합니다.

---

34) 一陰一陽代絶,……出入不知 : "一陰"은 厥陰이고, "一陽"은 少陽이니, 이는 厥陰·少陽이 함께 병든 것이다. "代絶"은 脈이 뛰다가 중간에서 끊어지는 것을 말한다. 厥陰과 少陽은 모두 木에 속하므로 발병하면 木이 火를 生하지 못하여 心火不足을 초래하고 陰氣가 心에 이르게 된다. 木氣(肝膽의 氣)는 위로는 頭部에 이르고 아래로는 腰部와 足部에 이르며 가운데로는 腹部와 脇部에 이르므로 상하로 일정하지 않게 발병하는 것이다. "出"은 대소변을 가리키고, "入"은 음식을 먹는 것을 가리킨다.

35) 下至陰陽 : "陰陽"이란 남녀의 性器를 가리킨다. 王冰은 注에서 "'陰陽'이란 남자의 陽道와 여자의 陰器이다."라고 하였다.

36) 上合昭昭, 下合冥冥 : 吳崑은 注에서 "'昭昭'는 하늘의 陽이고, '冥冥'은 땅의 陰이니, 脈의 陰陽은 天地와 부합한다는 말이다."라고 하였다.

37) 遂合歲首 : 丹波元簡은 《素問識》에서 "'陰陽皆壯' 이하 여섯 句는 아래의 문장과 부합하지 않고, 또한 의미가 모호하여 파악하기 어려우니 아마도 다른 篇의 錯簡으로 보인다."고 하였는데, 이에 대한 諸賢들의 고견을 기다린다. 본서는 잠정적으로 "合"을 "결합"으로 해석하였다.

雷公曰：請問短期[38]. 黃帝不應, 雷公復問.

黃帝曰：在《經論[39]》中.

雷公：사망시기에 대해 여쭙겠습니다.

黃帝가 대답하지 않자 雷公이 다시 묻는다.

黃帝：《經論》 중에 있습니다.

雷公曰：請聞短期.

黃帝曰 ： 冬三月之病, 病合於陽者, 至春正月脈有死徵, 皆歸出春[40]. 冬三月之病, 在理已盡[41], 草與柳葉皆殺, 春陰陽皆絶, 期在孟春. 春三月之病曰陽殺[42], 陰陽皆絶, 期在草乾. 夏三月之病, 至陰不過十日[43], 陰陽交, 期在溓水[44]. 秋三月之病, 三陽俱起, 不治者已; 陰陽交合者, 立不能坐, 坐不能起; 三陽獨至, 期在石水; 二陰獨至, 期在盛水[45].

---

38) 短期：여기서는 사망 시기를 가리킨다.

39) 經論：고대의 醫書를 가리킨다.

40) 皆歸出春：郭靄春은 《黃帝內經素問校注》에서 "《甲乙經》 卷六第七에는 '出'이 '於'로 적혀 있다. ……헤아려 보건대 '歸'에는 '死'의 뜻이 있다. 《爾雅·釋訓》에서 '귀신이 되는 것을 歸라 한다'고 하였고, 鄭玄은 注에서 '《尸子》가 이르길 옛날에는 死人을 歸人이라 했다'고 하였다. '皆歸出春'은 '皆死於春'과 같다."고 하였다.

41) 在理已盡：張介賓은 注에서 "'在理已盡'이란 그 脈證의 理를 살필 때 이미 생기가 없는 것을 말한다."고 하였다.

42) 陽殺(양쇄)：張介賓은 注에서 "봄에는 陽氣가 바야흐로 상승해야 하지만 병이 陽分에 있으므로 '陽殺'라 한다."고 하였다. "殺(쇄)"는 "쇠퇴하다"는 뜻이다.

43) 至陰不過十日：병이 脾에 있고 사망 징후가 나타날 경우는 사망 시기가 열흘을 넘지 않는다. "至陰"이란 脾이다. 여름철 3개월은 陽이 극에 달할 때인데 至陰인 脾에 발병하면 단기간 내에 사망한다.

44) 溓水(렴수)：이에 대한 注家들의 견해가 일치하지 않는다. ① 7월이라는 說. 《新校正》에서 "全元起本에서 이르길 '溓水'란 7월이다."라고 하였다. ② 음력 9월에 물이 차가워질 때라는 說. 吳崑은 注에서 "'溓水'란 음력 9월에 물이 차가워질 때이다."라고 하였고, 張介賓도 "溓은 淸이다."라고 하였다. ③ 물이 얼기 시작할 때라는 說. 《集韻》에서 "'溓'은 薄冰이라고도 한다."고 하였다. 본서는 ③에 근거하여 초겨울에 물이 막 얼기 시작할 때로 해석하였다.

45) 盛水：雨水를 가리킨다. 張介賓은 注에서 "盛水란 정월달의 雨水 때이다."라고 하였다. 이는 陰만 있고 陽은 없는 증후이므로 陽氣가 盛한 때를 만나면 죽는 것이다.

雷公 : 사망시기에 대해 들려주십시오.

黃帝 : 겨울철 3개월의 질병 중에 병증이 陽에 부합되는 경우는 春正月이 되면 脈에 死證의 징후가 나타나는데, 모두 봄에 죽습니다. 겨울철 3개월의 질병 중에 脈證의 理를 살펴서 생기가 없으면 풀이 자라고 버드나무 잎이 싹틀 때 모두 죽으며, (만일) 立春 뒤에 (脈의) 陰陽이 모두 끊어지면 사망 시기는 正月입니다.

봄철 3개월의 질병을 "陽殺"라고 하는데, (脈의) 陰陽이 모두 끊어지면 사망 시기는 초목이 시들 때입니다.

여름철 3개월의 질병 중에 脾病이 있으면 10일을 넘기지 못하고, (脈에) 陰陽이 뒤섞여 나타나면 사망 시기는 살얼음이 얼기 시작할 때입니다.

가을철 3개월의 질병 중에 三陽脈이 함께 나타나면 치료하지 않아도 낫고, 陰陽脈이 뒤섞여 나타날 경우는 일어서면 앉지 못하고 앉으면 일어서지 못하며, 三陽脈만 홀로 이르면 사망 시기는 물이 돌처럼 단단하게 얼 때이고, 二陰脈만 홀로 이르면 사망 시기는 雨水입니다.

八十. 方盛衰論

"方"은 진단 방법을, "盛衰"는 陰陽氣血의 많고 적음을 가리킨다. 본편에서는 陰陽盛衰의 逆從 이치를 기술하였고, 天地四時를 빌어 인체 陰陽의 逆從變化를 설명하였으며, 五診十度 등의 방법을 통해 전면적으로 진찰해야 한다고 하였다.

(1) 陰·陽氣의 盛衰를 진단하는 방법과 四時·연령의 관계를 논술하였고, 질병을 진찰 할 때는 반드시 脈證과 四時陰陽이 상응하면 "順"이고 이와 반대이면 "逆"임을 이해해야 함을 밝혔다.

(2) 五行歸類法을 운용하여 五臟의 陰虛로 인해 발생하는 여러 가지 꿈에 대해 분석하였다.

(3) 五診十度의 진단방법을 제시함으로써 의사들이 진단할 때 반드시 질병의 정황을 전면적으로 파악하고 분석해야 할 것을 요구하였다.

雷公請問：氣之多少[1), 何者爲逆? 何者爲從?

黃帝答曰：陽從左, 陰從右, 老從上, 少從下[2), 是以春夏歸陽爲生, 歸秋冬爲死, 反之, 則歸秋冬爲生[3), 是以氣多少, 逆皆爲厥.

1) 多少：盛衰를 가리킨다.

2) 老從上, 少從下：張介賓은 注에서 "노인의 氣는 먼저 하부에서 쇠약해지므로 상부를 따르는 것이 順이고, 젊은이의 氣는 먼저 하부에서 성하므로 하부를 따르는 것이 順이다."라고 하였다.

3) 是以春夏歸陽爲生,……則歸秋冬爲生：봄·여름은 陽에 속하며 陽氣가 생성되어 왕성할 때이므로 봄·여름의 질병에 만약 順에 해당하는 陽證·陽脈이 나타나면 살고, 만약 逆에 해당하는 陰證·陰脈이 나타나면 죽는다. 가을·겨울은 陰에 속하여 陰이 점차 성해지고 陽이 쇠퇴

雷公 : 氣에는 多少가 있는데, 어떤 것이 "逆"이고 어떤 것이 順(從)입니까?

黃帝 : 陽氣는 (왼쪽에서 오른쪽으로 상승하므로) 왼쪽을 따르고, 陰氣는 (오른쪽에서 왼쪽으로 상승하므로) 오른쪽을 따르며, 노인의 氣는 (먼저 하부가 쇠약해져 상부로부터 下行하므로) 상부를 따르고, 젊은 사람의 氣는 (먼저 하부가 盛해져 하부로부터 上行하므로) 하부를 따르니, 이러한 까닭에 봄·여름에는 (질병이) 陽에 귀속되면 살고, (陰에 해당하는) 가을·겨울에 귀속되면 죽으며, 이와 반대로 (가을·겨울의 질병이 陰에 해당하는) 가을·겨울에 귀속되면 삽니다. 이런 까닭에 氣의 多少를 물문하고 逆에 해당하면 모두 厥證이 발생합니다.

問曰 : 有餘者厥耶?

答曰 : 一上不下[4], 寒厥到膝, 少者秋冬死, 老者秋冬生[5]. 氣上不下, 頭痛巓疾[6], 求陽不得, 求陰不審[7], 五部[8]隔無徵, 若居曠野, 若伏空室, 緜緜乎屬不滿日[9].

雷公 : 氣가 남아돌 경우에도 厥證이 발생합니까?

黃帝 : 氣가 상승하여 하강하지 않으면 寒氣가 上逆하여 膝部에 파급되는데, 젊은 사람일 경우는 가을·겨울에 죽고, 늙은이일 경우는 가을·겨울이 되어도 삽니다. 氣가 상승하여 하강하지 않으면 頭痛 등의 巓頂部 질환이 발생하는데, (이러한 질병은) 陽에서 찾아도 파악할 수 없고 陰에서 찾아도 알 수 없으며, 五臟의 氣가 막혀서 (관찰할 수 있는) 징후가 없으니, 마치 광야에 있는 것 같고 빈방에 엎드려 있는 것 같아 (들리거나 보이는 것이 없으므로) 동작과 호흡이 미약해져 하루를 채우지 못합니다.

하는 시기이므로 가을·겨울의 병에 陰證·陰脈이 나타나면 산다.

4) 一上不下 : 文義가 통하지 않는데, 아래에서 "氣上不下"라고 한 것에 비추어 볼 때 "一"은 "氣"의 誤字인 듯하다. 물론 "一"에 "일단"·"만약"이란 뜻이 있어 이를 "일단 상승하여 하강하지 않으면"으로 해석할 수 있지만 對句를 중시하는 漢文의 특징에 부합하지 않으므로 본서는 "一"을 "氣"로 해석하였다. 〈譯者〉

5) 少者秋冬死, 老者秋冬生 : 張介賓은 注에서 "젊은 사람의 陽氣는 쇠약해져서는 안되므로 陰氣가 盛한 시기를 조심해야 하며, 노인의 陽氣는 본래 쇠약하므로 가을·겨울에 근심할 필요가 없다."고 하였다.

6) 頭痛巓疾 : 張志聰은 이 句 아래에 "少者春夏生, 老者春夏死"가 빠진 것으로 보았다.

7) 審 : 여기서는 "알다"는 뜻이다. 《說文解字·采部》에서 "'宷'는 悉로서, 살펴서 아는 것이다."라고 하였다. "宷"는 "審"의 本字이다.

8) 五部 : 五臟을 가리킨다. 王冰은 注에서 "五臟의 부위를 말한다."고 하였다.

9) 緜緜乎屬不滿日 : 王冰은 注에서 "'緜緜乎'는 움직임과 호흡이 미약한 것을 말한다."고 하였다. 이는 빈사 상태에 빠져 하루를 채우지 못하고 죽는다는 말이다.

是以少氣之厥, 令人妄夢, 其極至迷. 三陽絶, 三陰微, 是爲少氣.

이런 까닭에 氣가 부족하여 厥逆하면 사람으로 하여금 망령된 꿈을 꾸게 하고, 厥逆이 극에 달하면 혼미해집니다. 三陽脈이 끊어지려 하고 三陰脈이 미약한 것은 氣가 부족한 것입니다.

是以肺氣虛, 則使人夢見白物, 見人斬血藉藉10), 得其時11)則夢見兵戰. 腎氣虛, 則使人夢見舟船溺人, 得其時則夢伏水中, 若有畏恐. 肝氣虛, 則夢見菌香生草12), 得其時則夢伏樹下不敢起. 心氣虛, 則夢救火陽物13), 得其時則夢燔灼. 脾氣虛, 則夢飮食不足, 得其時則夢築垣蓋屋. 此皆五臟氣虛, 陽氣有餘, 陰氣不足, 合之五診14), 調之陰陽, 以15)在《經脈》16).

따라서 肺氣가 虛하면 사람으로 하여금 꿈에 흰색 물건이 보이거나 사람이 베임을 당해 유혈이 낭자한 것이 보이게 하는데, 金氣가 왕성한 때를 만나면 꿈에 전쟁을 하는 것이 보입니다. 腎氣가 虛하면 사람으로 하여금 꿈에 배와 사람이 물에 빠지는 것이 보이게 하는데, 水氣가 왕성한 때를 만나면 물 속에 잠수하여 마치 두려워함이 있는 듯한 꿈을 꿉니다. 肝氣가 虛하면 꿈에 草木이 보이고, 木氣가 왕성한 때를 만나면 나무 아래에 엎드려 감히 일어나지 못하는 꿈을 꿉니다. 心氣가 虛하면 火을 救하는 것과 벼락이 치는 꿈을 꾸며, 火氣가 왕성한 때를 만나면 큰 불길이 타오르는 꿈을 꿉니다. 脾氣가 虛하면 음식이 부족한 꿈을 꾸며, 土氣가 왕성한 때를 만나면 담을 쌓고 지붕을 얹는 꿈을 꿉니다.

이는 모두 五臟의 氣가 虛하여 陽氣가 남아돌고 陰氣가 부족하기 때문이니, 五臟의 병

---

10) 藉藉 : "籍籍"과 통하며, 어지럽게 흩어져 있는 모양을 형용한 것이다. 張志聰은 注에서 "狼藉한 것이다."라고 하였다.

11) 得其時 : 해당 氣가 왕성해지는 때를 만나는 것을 가리킨다.

12) 菌香生草 : 王冰은 注에서 "草木의 종류이다. 肝은 초목과 상응하므로 꿈에 초목이 나타나는 것이다."라고 하였다. 《廣雅・釋草》에서 "'菌'은 香草인데, 그 잎을 蕙라 한다."고 하였다.

13) 陽物 : 張志聰은 "'陽物'이란 龍이니, 龍雷(벼락)의 火가 돌아다니는 것이다."라고 하였다.

14) 五診 : 五臟의 병증을 가리킨다.

15) 以 : "已"와 통하며, "이미"로 해석한다.

16) 以在《經脈》 : 王冰은 "經脈은 《靈樞》의 篇名이다."라고 하였다. 한편 吳崑은 "'在'는 察(살핌)이고, '經脈'은 十二經脈이다."라고 하였으며, 馬蒔・高世栻・丹波元簡 등도 이를 따랐다.

증을 결합하여 陰陽을 조화롭게 해야 하는데, (이는)《經脈》篇에 이미 기술되어 있습니다.

◀참고▶ 《內經》 중에 꿈에 관한 내용은 本篇 외에《素問·脈要精微論》과《靈樞·淫邪發夢》에도 있는데, 주로 陰陽五行에 臟腑를 배합하여 꿈의 病因病機를 분석한 것으로서 그 중에서는 견강부회에 불과한 것도 있다. 그렇다고 해서 꿈과 질병의 관계가 모두 허구라는 것은 아니다. 연구에 따르면 체내의 병리성 자극이 몇몇 꿈에 반영되어 인체가 병든 것을 예고하며, 꿈이 어떤 부위의 病變을 반영하기도 한다고 한다.

따라서 임상에서 만약 꿈과 병변을 결합하여 구체적인 정황을 분석할 수 있다면 꿈 역시 病機를 분석하는 증거가 될 수 있다.

診有十度[17], 度人脈度·臟度·肉度·筋度·腧度, 陰陽氣盡, 人病自具[18]. 脈動無常, 散陰頗陽[19], 脈脫不具, 診無常行, 診必上下, 度民君卿. 受師不卒, 使[20]術不明, 不察逆從, 是爲妄行, 持雌失雄, 棄陰附陽[21], 不知幷合[22], 診故不明, 傳之後世, 反論自章[23].

診法에는 五度가 있어 인체의 脈度·臟度·肉度·筋度·腧度를 가늠할 수 있는데, (五度에는) 陰陽의 이치가 모두 들어 있으므로 인체의 질병을 저절로 알 수 있습니다.

---

17) 十度 : 郭靄春은《黃帝內經素問校注》에서 "'十'은 '五'로 적어야 할 듯하다. 아래의 '定五度之事'란 句로써 이를 증명할 수 있다."고 하였다. 한편 王冰은 注에서 "度는 각각 둘이 있으므로 二 곱하기 五는 十이다."라고 하였다. 본서는 郭氏의 注를 따라 "十"을 "五"로 해석하였다.

18) 陰陽氣盡, 人病自具 : 郭靄春은《黃帝內經素問校注》에서 "헤아려 보건대 '陰陽氣盡'은 아래의 '人病自具'와 文義가 이어지지 않는다. ……王冰이 注에서 '診備盡(〈胡本〉과 〈讀本〉에 근거하여 蓋를 盡으로 교정하였음)陰陽虛實之理, 人病自具知之'라고 한 것의 의미를 자세히 풀어 보면 本句는 마땅히 '診備陰陽'으로 해야 한다. ……본편은 診法을 논한 것으로서 첫째는 '調之陰陽'을, 둘째는 '先後陰陽而持之'를, 그 다음에 '追陰陽之變'을 말하였으니, 여기에서 '診備陰陽'이라 하면 앞뒤의 文義가 바르게 통한다."고 하였다. 또한 張介賓은 注에서 "인체 陰陽의 이치가 모두 들어 있으므로 인체의 질병 역시 여기에 나타나지 않는 것이 없다."고 하였다. 본서는 張介賓의 說에 따라 해석하였다.

19) 散陰頗陽 : 脈의 陰陽이 散亂하거나 치우친 것을 가리킨다. "頗"는 "치우치다"는 뜻이다.

20) 使 : 접속사로서 "만약"이란 뜻이다.

21) 持雌失雄, 棄陰附陽 : "雌雄"은 陰陽의 비유이다. 따라서 "持雌失雄"은 陰에 치중하여 陽을 손상시킨다는 말이다. "棄陰附陽"은 "持雌失雄"과 상대되는 말이다.

22) 不知幷合 : "幷合"은 陰陽이 평형을 이루는 것을 가리킨다. 張琦가 이르길 "陰陽이 相齊하는 것을 幷合이라 한다."고 하였다.

23) 反論自章 : "反論"이란 그릇된 이론을 가리키고, "章"은 "드러나다"는 뜻이다.

脈의 박동은 변화무상하여 陰陽이 散亂하여 치우치거나 脈氣가 빠져나가 脈形이 갖추어지지 않으므로 진찰 시에 정해진 규칙이 없습니다. 진찰할 때는 반드시 (신분의) 高下, 즉 평민이지 임금인지 公卿大夫인지를 파악해야 합니다.

스승에게 전수 받기를 끝마치지 않아 만약 의술이 밝지 않고 順逆을 살피지 못하면서도 망령되이 의술을 행하여 陰에 치중하여 陽을 손상시키거나 陰을 등한히 하고 陽에 치중하여 陰陽이 평형을 이루게 할 줄 모르면 진단이 이로 인해 명확하지 못하니, 이를 후세에 전하면 잘못된 이론임이 저절로 드러날 것입니다.

至陰虛, 天氣絕; 至陽盛, 地氣不足[24]. 陰陽幷交, 至人之所行. 陰陽幷交者, 陽氣先至, 陰氣後至[25]. 是以聖人持診之道, 先後陰陽而持之,《奇恒之勢》乃六十首[26], 診合微之事[27], 追[28]陰陽之變, 章五中之情[29], 其中之論, 取虛實之要, 定五度之事, 知此乃足以診.

地氣가 虛하면 天氣가 끊어지고, 天氣가 盛하면 地氣가 부족해집니다. 陰陽을 융합시켜 교류하도록 하는 것은 "至人"만이 할 수 있습니다. 陰氣와 陽氣가 융합되어 교류하면 陽氣가 먼저 이르고 陰氣는 나중에 이릅니다. 이러한 까닭에 聖人은 진단의 이치를 파악하되 陰陽의 先後로써 이를 파악합니다.《奇恒之勢》六十首는 진찰을 통해 얻은 미세한 정황을 결합하여 陰陽의 변화를 궁구하고 五臟의 病情을 밝히는데, 그 속에 들어 있는 이론은 虛實의 요강을 取하고 五度에 관한 내용을 정하는 것이니, 이를 알

---

24) 至陰虛, 天氣絕; 至陽盛, 地氣不足 : "至陰"은 地氣를, "至陽"은 天氣를 가리킨다. 馬蒔는 注에서 "땅은 아래에 위치하여 至陰이 되는데, 만약 至陰이 虛하면 天氣가 끊어져 하강하지 못하니 어째서인가? 地氣가 상승하지 못했기 때문이다. 하늘은 위에 위치하여 至陽이 되는데, 만약 至陽이 성하면 地氣가 스스로 넉넉해질 수 없으니 어째서인가? 天氣가 하강하지 못했기 때문이다."라고 하였다.

25) 陽氣先至, 陰氣後至 : 張介賓은 注에서 "대저 陰陽의 이치는 陽은 動的이고 陰은 靜的이며, 陽은 굳세고 陰은 부드러우며, 陽은 부르고 陰은 따르며, 陽은 주고 陰은 받으며,……빠른 것은 陽이고 느린 것은 陰이며,……그러므로 陰陽이 융합하여 교류하면 반드시 陽이 먼저 이르고 陰이 나중에 이른다."고 하였다.

26)《奇恒之勢》乃六十首 : 王冰은 注에서 "《奇恒勢》六十首는 세상에 전해지지 않는다."고 하였다.

27) 診合微之事 : 진단을 통해 얻은 미세한 정황을 결합하는 것을 가리킨다. "合"은 "결합하다"는 뜻이고, "微之事"는 미세한 정황을 가리킨다.

28) 追 : "궁구하다"는 뜻이다.《廣雅·釋詁三》에서 "'追'는 逐(쫓다)이다."라고 하였는데, 轉義하면 "窮(궁구하다)"의 뜻이 있다.

29) 章五中之情 : "章"은 "彰"과 통하며 "밝히다"는 뜻이고, "五中"은 五臟을 가리킨다.

아야만 족히 (질병을) 진단할 수 있습니다.

是以切陰不得陽30), 診消亡31), 得陽不得陰, 守學不湛32), 知左不知右, 知右不知左, 知上不知下, 知先不知後, 故33)治不久. 知醜知善, 知病知不病, 知高知下, 知坐知起, 知行知止, 用之有紀, 診道乃具, 萬世不殆.

이런 까닭에 陰만 알고 陽을 알지 못하면 診法이 (후세에 전해지지 않고) 없어질 것이고, 陽만 알고 陰을 알지 못하면 배움이 깊지 못한 것이며, 왼쪽은 알면서 오른쪽은 알지 못하고, 오른쪽은 알면서 왼쪽을 알지 못하며, 위는 알고 아래는 알지 못하고, 先은 알면서 後를 알지 못하면 곧 치료가 오래가지 않습니다.

醜한 것을 알고 善한 것도 알아야 하며, 병을 알고 병이 아닌 것도 알아야 하며, 높은 곳을 알고 낮은 곳도 알아야 하며, 앉을 곳을 알고 설 곳도 알아야 하며, 행함을 알고 멈추는 것도 알아야 이를 운용함에 조리가 있고 診法이 갖추어져 萬世가 되어도 위태롭지 않을 것입니다.

起所有餘, 知所不足34), 度事上下, 脈事因格35). 是以形弱氣虛死; 形氣有餘, 脈氣不足死; 脈氣有餘, 形氣不足生. 是以診有大方36), 坐起有常, 出入有行37); 以轉神明38), 必淸必淨, 上觀下觀, 司八正

30) 切陰不得陽 : 郭靄春은 《黃帝內經素問校注》에서 "'切'은 마땅히 '得'으로 적어야 한다. '得陰不得陽'은 아래의 '得陽不得陰'과 對句가 된다."고 하였다. 그 說이 타당하므로 이를 따랐다.

31) 診消亡 : 《內經摘誤補正》에서 "마땅히 '診道消亡'으로 적어야 한다. 그 文義를 헤아려 보건대 '道'字가 빠진 듯하다. 이를 보충하면 아래의 '診道乃具'와 맞아떨어진다."고 하였는데, 이렇게 해석하는 것이 옳다.

32) 湛(담) : "깊다"는 뜻이다. 《文選 · 高唐賦》 李善 注에 "'湛'은 깊은 모양이다."라고 하였다.

33) 故 : 副詞로서 "곧" · "바로"라고 해석한다.

34) 起所有餘, 知所不足 : 吳崑은 注에서 "'起'는 질병의 초기이다. '有餘'는 邪氣가 남아도는 것이고, '不足'은 正氣가 부족한 것이다. 이는 질병 초기에 비록 邪氣가 남아돈다 하더라도 正氣가 虛하여 邪氣를 감수한 측면을 알아야 함을 말한다."고 하였다.

35) 度事上下, 脈事因格 : "度(탁)"은 "헤아리다"는 뜻이고, "格"은 "궁구하다" · "밝히다"는 뜻이다. 吳崑은 注에서 "'格'이란 궁구하여 그 이치에 도달하는 것이다."라고 하였다. 전체적인 뜻은 환자의 上下 각부에 나타나는 病情을 헤아려 診脈하면 病因을 궁구할 수 있다는 말이다.

36) 大方 : 大法 가리킨다. 《荀子 · 大略》 楊注에 "'方'은 法이다."라고 하였다. 張介賓은 注에서 "'大方'이란 醫家의 大法이다."라고 하였다.

37) 坐起有常, 出入有行 : "坐起"와 "出入"은 擧動을 가리킨다. "常"과 "行"은 對句로서 "常"은

邪39), 別五中部; 按脈動靜, 循尺滑澁, 寒溫之意; 視其大小40), 合之病能41). 逆從以得, 復知病名, 診可十全, 不失人情42). 故診之或視息視意43), 故不失條理. 道甚明察, 故能長久. 不知此道, 失經絶理. 亡言妄期44), 此爲失道.

질병 초기에 邪氣가 남아돌면 正氣가 부족하다는 것을 알아야 하며, 상하의 病情을 헤아려 진맥하면 病因을 밝힐 수 있습니다. 이러한 까닭에 신체가 허약하고 正氣가 쇠약하면 죽고, 形氣가 남아돌고 脈氣가 부족하면 죽으며, 脈氣가 남아돌고 形氣가 부족하면 (臟氣가 아직 쇠퇴하지 않았으므로) 삽니다.

그러므로 진찰에는 大法이 있으니, 거동함에 일정함이 있어야 하고, 精神를 운용하되 반드시 머리를 맑게 하여 (환자의) 상부와 하부를 관찰함으로써 四時八節의 邪氣를 살피고 五臟에 邪氣가 침입한 부위를 변별해야 하며, 脈象의 動靜을 診脈하고 尺部 피부가 滑澁한지를 어루만져 寒溫의 의미를 파악하고, 환자의 大小便을 관찰하여 이를 病態와 결합함으로써 (질병의) 順逆을 파악하고 또한 病名을 알면 진단이 완전하고 환자의 情에 어긋나지 않을 것입니다. 그러므로 질병을 진단할 때는 때로는 호흡을 살피고 때로는 정신을 살펴야만 곧 條理를 잃지 않고, 醫道를 매우 자세히 관찰해야만 곧 (醫道가) 오래 갈 것입니다. 이러한 이치를 알지 못하면 원칙과 원리를 잃어 멋대로 논하고 멋대로 (生死의 시기를) 예측하는데, 이를 "失道"라 합니다.

"法度"를 가리키고, "行"은《詩經・卷耳》傳에서 "'行'은 '列'이다."라고 하였는데 轉義되어 "規律"을 뜻한다. 전체적인 뜻은 擧動함에 일정함이 있어야 한다는 말이다.

38) 以轉神明 : "轉"에는 "운용하다"는 뜻이 있다. "神明"은 醫者의 정신사유를 가리킨다.

39) 司八正邪 : "司"는 "관찰하다"는 뜻이고, "八正"은 四時八節을 가리킨다.

40) 大小 : 大小便을 가리킨다. 吳崑과 張介賓은 이를 "大小便"으로 풀이하였고, 張志聰・高世栻은 이를 "脈의 大小"로 풀이하였는데, 본서는 吳崑과 張介賓의 注를 따랐다.

41) 病能 : 病態와 같다. 胡澍가 이르길 "'能'은 '態'로 訓해야 한다."고 하였다.

42) 人情 : 吳崑은 注에서 "'人情'이란 환자의 情이다."라고 하였고, 張介賓은 注에서 "人情의 뜻에는 세 가지가 있는데, 첫째는 환자의 情을 말하고, 둘째는 곁에 있는 가족들의 情을 말하며, 셋째는 醫者의 情을 말한다."고 하였다.

43) 視息視意 : 張介賓은 注에서 "'視息'이란 호흡을 살핌으로써 환자의 氣를 관찰하는 것이고, '視意'란 형체와 안색을 살핌으로써 환자의 情을 관찰하는 것이다."라고 하였다.

44) 亡言妄期 : "期"는 生死를 예측하는 것을 가리킨다. 吳崑의《吳注素問》에는 "亡"이 "妄"으로 되어 있는데, "亡"은 "妄"과 통한다. 高亨은《諸子新箋・莊子・庚桑楚》에서 "亡을 假借하면 妄이 되니, 고대에는 통용되었다."고 하였다.

八十一. 解精微論

> "解"는 "풀이하다"는 뜻이다. 본편에서는 사람의 정신이 격동하여 발생하는 울음이나 눈물의 精微한 원리를 풀이하였으므로 "解精微論"이라 하였다.
>
> ⑴ 울음이나 눈물이 발생하는 원인을 기술함과 아울러 정신적인 격동이 心腎의 기능활동과 유관함을 밝혔다.
>
> ⑵ 陽이 상부에 몰리고 陰이 하부에 몰려 上熱下寒할 경우에 바람을 맞으면 눈에서 눈물이 나는데, 그 메커니즘을 자연계의 風雨에 비유하여 설명하였다.

黃帝在明堂, 雷公請曰 : 臣授1)業傳之, 行敎以經論, 從容形法, 陰陽刺灸, 湯藥所滋, 行治有賢不肖, 未必能十全. 若2)先言悲哀喜怒, 燥濕寒暑, 陰陽婦女, 請問其所以然者. 卑賤富貴, 人之形體所從, 群下通使3), 臨事4)以適道術, 謹聞命矣. 請問有毚愚仆漏之問5), 不在

---

1) 授 : 《太素》 卷二十九 水論에는 "受"로 되어 있는데, "授"와 "受"는 통한다.

2) 若 : 助詞로서 句의 첫머리에 쓰이며, 일반적으로 해석하지 않는다.

3) 群下通使 : "群下"란 雷公이 가르치는 학생을 뜻하고, "通使"란 그들로 하여금 통달하게 한다는 뜻이다. "下"에는 "아랫사람"이란 뜻이 있다.

4) 臨事 : 임상에서 환자를 다루는 것을 말한다.

5) 有毚愚仆漏之問 : 《新校正》에서 "全元起本에는 '仆'가 '朴'으로 되어 있다."고 하였고, 《吳注素問》도 이와 같은데, "朴"으로 적는 것이 타당하다. 張介賓은 注에서 "'毚'은 '妄'의 뜻이고, '漏'는 마땅히 '陋'로 적어야 한다. 의문에 대한 답이 經典에 없으므로 '毚愚朴漏'라 하였는데, 스스

經者, 欲聞其狀[6].

帝曰 : 大[7]矣.

黃帝가 明堂에 있는데 雷公이 청하여 묻는다.

雷公 : 臣이 (黃帝께) 전수 받은 것을 (다른 사람에게) 전할 때 經典에서 논했던 從容形法·陰陽刺灸·湯藥으로 滋潤하는 바에 대해 가르쳤으나, 치료를 행할 때는 현명하거나 우매한 차이가 있어 반드시 완전하지는 않았습니다. 먼저 悲哀喜怒·燥濕寒暑·陰陽婦女를 말씀하신 것에 대해 그것이 그러한 까닭을 묻사옵니다. 貧富貴賤과 사람의 形體가 좇아야 할 바에 대하여 많은 아랫사람들이 통달하게 하고 임상에서 醫術과 부합하게 함을 삼가 들었습니다. 어리석은 의문이 있사온데 經典에 없으니, 바라옵건대 그 정황을 들려주십시오.

黃帝 : 훌륭하십니다.

公請問 : 哭泣而淚不出[8]者, 若出而少涕, 其故何也?

帝曰 : 在經有也[9].

雷公 : 울 때 눈물이 나오지 않거나 혹은 눈물은 나오되 콧물이 적게 나오는 것은 무슨 까닭입니까?

黃帝 : 醫經에 기재되어 있습니다.

復問 : 不知水[10]所從生, 涕所從出也.

帝曰 : 若[11]問此者, 無益於治也, 工之所知, 道之所生也. 夫心者, 五臟之專精也[12], 目者其竅也, 華色者其榮也. 是以人有德[13]也, 則

로를 낮춘 말이다."라고 하였다.

6) 黃帝在明堂,……欲聞其狀 : 本節은 앞뒤의 文義가 이어지지 않으므로 錯簡이나 闕文이 있는 듯하다.

7) 大 : "훌륭하다"는 뜻이다.

8) 哭泣而淚不出 : 張琦는《素問釋義》에서 "아래 문장을 헤아려 보건대 마땅히 '哭泣而涕淚皆出'로 해야 한다. 이는 아래의 '淚不出若出而少涕' 때문에 생긴 인한 착오이다."라고 하였는데, 참고할 만하다.

9) 在經有也 : 王冰은 注에서 "《靈樞經》에 悲哀涕泣의 의미가 실려 있다."고 하였다.

10) 水 : 여기서는 눈물을 가리킨다. 아래의 "目之生水也"의 "水"도 이와 같은 뜻이다.

11) 若 : 여기서는 이인칭 대명사로서, "그대"·"너" 등으로 해석한다.

12) 心者, 五臟之專精也 : 心이 五臟의 精氣를 통괄함을 가리킨다. 王冰은 注에서 "'專'은 任(맡다)이다."라고 하였다.

氣和[14]於目，有亡[15]，憂知於色[16]．是以悲哀則泣下，泣下水所由生．水宗[17]者積水也，積水者至陰也，至陰者腎之精也．宗精[18]之水，所以不出者，是精持之也，輔之裹之，故水不行也．

雷公 (다시 묻기를) : 눈물이 나오는 바와 콧물이 나오는 바를 모르겠습니다.

黃帝 : 그대의 이러한 질문은 치료에는 무익하나 의원으로서 알아야 할 바이고, 道가 生하는 바입니다.

대저 心은 五臟의 精氣를 통괄하는데, 눈은 心의 竅이고 안색은 心의 외재적 표현입니다. 때문에 사람에게 얻는 것이 있으면 氣가 눈에서 모이고, 잃는 것이 있으면 근심이 안색에 나타납니다. 때문에 슬퍼하면 눈물이 나는데, 눈물은 水에서 생깁니다. 水의 원천은 (체내에) 축적되어 있는 水液이고, 축적된 水液이란 至陰이며, 至陰은 腎의 精입니다. 腎에서 근원한 水液이므로 (평소에) 흘러나오지 않는데, 이는 腎精이 水液을 주관하여 바로잡고 억제하기 때문에 水液이 함부로 운행하지 않는 것입니다.

夫水之精爲志，火之精爲神，水火相感，神志俱悲，是以目之水生也．故諺言曰心悲名曰志悲[19]．志與心精，共湊於目也．是以俱悲則神氣傳於心，精上不傳於志而志獨悲，故泣出也[20]．泣涕者腦也，腦

---

13) 德 : 《太素》에는 "得"으로 되어 있는데, 여기서 "德"은 "얻다(得)"는 뜻이다. 《釋名 · 釋言語》에서 "'德'은 '得'으로서 일에 마땅함을 얻는 것이다."라고 하였다.

14) 和 : "모이다"는 뜻이 있다.

15) 有亡 : "亡" 아래에 "也"字가 빠진 듯하다. 위의 "有德也"와 "有亡也"는 對句이다.

16) 憂知於色 : "知"는 "나타나다"로 해석해야 한다. 于鬯이 이르길 "'知'는 마땅히 '見'으로 訓해야 한다. 《呂氏春秋 · 自知》 高注에서 '知는 見과 같다. 憂知於色이란 憂見於色이다.'라고 했다."고 하였다.

17) 水宗 : 水의 원천을 가리킨다. 楊上善은 注에서 "'宗'은 근본이다. 水의 근본은 腎의 精이다."라고 하였다.

18) 宗精 : 腎精을 가리킨다. 水液은 모두 腎에서 근원하므로 腎精을 宗精이라 한다. 張介賓은 注에서 "五液은 모두 腎에서 근원하므로 宗精이라고도 한다. 腎精은 水道를 주관하여 水液이 함부로 운행하지 않도록 한다."고 하였다.

19) 心悲名曰志悲 : 腎水와 心火는 서로 감응하여 心이 슬퍼하면 반드시 腎志에 영향을 미치므로 "心悲名曰志悲"라 한 것이다.

20) 俱悲則神氣傳於心,……故泣出也 : 張介賓은 注에서 "슬퍼하면 心系가 急해지므로 神氣가 心으로 전해지고, 神氣가 心으로 전해지면 精은 하부로 전해지지 못하고 상부에서 모이는데, 志가 하부에서 虛해지면 志가 홀로 슬픔을 유발하나 精이 주관하는 바가 없다. 이처럼 水液이

者陰也, 髓者骨之充也, 故腦滲爲涕[21]. 志者骨之主也, 是以水流而涕從之者, 其行類也. 夫涕之與泣者, 譬如人之兄弟, 急則俱死, 生則俱生, 其志以早悲, 是以涕泣俱出而橫行[22]也. 夫人涕泣俱出而相從者, 所屬之類也.

대저 水의 精은 志이고, 火의 精은 神인데, 水와 火가 서로 감응하면 神과 志가 모두 슬퍼지니, 이런 까닭에 눈에서 눈물이 나옵니다. 그러므로 속담에 이르길 "心悲를 志悲라 한다."고 하였습니다. 腎의 志와 心의 精은 모두 눈에 모입니다. 때문에 (神과 志가) 모두 슬퍼하면 神氣는 心으로 전해지나 精氣는 상행하여 志(腎을 가리킴)로 전해지지 않아서 腎志만 홀로 슬퍼하므로 (腎이 水液을 주관하지 못하여) 눈물이 나옵니다. 울 때 콧물이 나오는 것은 腦와 유관한데, 腦는 陰에 속하고 髓는 骨을 충실하게 하므로 腦髓가 스며 나오면 콧물이 됩니다. 腎志는 骨을 주관하니, 이러한 까닭에 눈물이 흐를 때 콧물이 따라 나오는 것은 그 운행함이 같기 때문입니다.

대저 콧물과 눈물은 마치 형제와 같아서 위급하면 함께 죽고 살면 함께 사는데, 腎志가 먼저 슬퍼하는 까닭에 (腦髓가 이를 따라나와) 콧물과 눈물이 함께 흐릅니다. 사람에게 콧물과 눈물이 함께 나와 相從하는 경우는 그들이 同類에 속하기 때문입니다.

雷公曰 : 大矣. 請問人哭泣而淚不出者, 若出而少, 涕不從之, 何也?

帝曰 : 夫泣不出者, 哭不悲也[23]. 不泣者, 神不慈[24]也. 神不慈則志不悲, 陰陽相持[25], 泣安能獨來.

하부에서 저장되지 못하는 까닭에 눈물이 상부에서 나온다."고 하였다.

21) 泣涕者腦也,……故腦滲爲涕 : 鼻竅는 상부의 腦로 통하고 콧물은 鼻로부터 나온다. 腦는 髓海이고 髓는 陰精으로서 骨을 충실하게 하므로 "泣涕者腦也,……故腦滲爲涕"라고 한 것이다.,

22) 橫行 : 王冰은 注에서 "'行'은 '流'로 적는 것이 옳을 듯하다."라고 하였다.

23) 哭不悲也 : 郭靄春은《黃帝內經素問校注》에서 "'哭'은 마땅히 '志'로 적어야 한다. 前文에서 '志獨悲故泣出'이라 한 句가 이를 傍證한다."고 하였는데, 그 說이 옳으므로 이를 따랐다.

24) 慈 : 원래는 두터운 사랑을 뜻하나, 여기서는 "感動"으로 해석해야 한다.

25) 陰陽相持 : "陰"은 腎志를 가리키고, "陽"은 心神을 가리킨다. 神이 감동하지 않으면 心神이 상부에서 지켜지고, 志가 슬퍼하지 않으면 腎志가 하부에서 지켜지니, 陰陽이 서로 지켜져 어긋남이 없다. 서로 교감하지 않으므로 비록 눈물이 나더라도 콧물이 나지 않는다.《呂氏春秋·愼大》高注에서 "'持'는 '守'와 같다."고 하였다.

夫志悲者惋, 惋則沖陰[26], 沖陰則志去目, 志去則神不守精[27], 精神去目, 涕泣出也.

雷公 : 훌륭하십니다. 어떤 사람은 울어도 눈물이 나오지 않거나, 혹은 나오더라도 적고 콧물이 따라 나오지 않으니, 어째서입니까?

黃帝 : 대저 울어도 눈물이 나지 않는 것은 내심으로 슬퍼하지 않기 때문입니다. 눈물이 나오지 않는 것은 神이 감동하지 않은 것입니다. 神이 감동하지 않으면 志가 슬퍼하지 않아 陰陽(腎志와 心神)이 서로 지켜지니, 눈물이 어떻게 혼자 나올 수 있으리요?

대저 志가 슬퍼하는 것은 사무치는 것이 있기 때문이고 사무치는 것이 있으면 腦部에서 上逆하며, 腦部에서 上逆하면 腎志가 눈에서 떠나가고, 腎志가 떠나가면 腎이 精을 지키지 못하는데, 精과 神이 눈에서 떠나면 콧물과 눈물이 나옵니다.

且子獨不誦不念[28]夫經言乎? 厥則目無所見. 夫人厥則陽氣幷於上, 陰氣幷於下. 陽幷於上則火獨光[29]也; 陰幷於下則足寒, 足寒則脹[30]也. 夫一水不勝五火[31], 故目眥[32]盲. 是以衝[33]風, 泣下而不止. 夫風之中目也, 陽氣內守於精, 是火氣燔目, 故見風則泣下也. 有以

---

26) 沖陰 : 吳崑은 注에서 "腦部에서 上逆하는 것이다."라고 하였다.

27) 志去則神不守精 : 志는 腎에 저장되어 있고 腎은 心에 저장되어 있다. 腎水는 陰에 속하고 心火는 陽에 속하는데, 心腎이 서로 조화로우면 陰陽이 협조를 유지하여 精神이 다스려진다. 志가 떠나면 腎이 水를 주관하지 못하고 水가 혼란해지면 火가 그 위치를 지키지 못하므로 "志去則神不守精"이라 한 것이다.

28) 不念 : 張琦는 《素問釋義》에서 이 2字를 衍文이라 했고, 《太素》 卷二十九 · 水脹論에는 "不"字가 없다.

29) 火獨光 : 陽氣가 상부에서 亢盛하여 마치 燈燭이 빛나는 것과 같다는 뜻이다.

30) 足寒則脹 : 張介賓은 注에서 "陰 중에 陽이 없으므로 脹滿한 병이 생기기도 한다."고 하였다.

31) 一水不勝五火 : 이에 대해서는 두 가지 견해가 있다. ① 눈의 精이 五臟의 火를 이기지 못하는 것을 가리킨다는 견해. 예컨대 王冰은 "'一水'는 目이고, '五火'는 五臟의 陽氣가 厥逆한 것이다."라고 하였다. ② 太陽一水가 三焦 · 君 · 相의 五火를 이기지 못하는 것을 가리킨다는 견해. 예컨대 高世栻은 "이는 太陽一水가 三焦 · 君 · 相의 五火를 이기지 못하는 것이다."라고 하였고, 張志聰 역시 "一水란 太陽의 水이고, 五火란 五臟의 陽氣이다."라고 하였다. 《靈樞 · 大惑論》에서 "五臟六腑의 精氣는 모두 눈으로 모여 사물을 보는 작용을 한다."고 한 것에 따르면 王冰의 注가 옳다. "一水"란 눈의 精이다.

32) 眥 : 王冰과 張介賓은 注에서 "視"라 하였고, 《甲乙經》《吳注素問》에는 모두 "眥"字가 없다. 두 說이 모두 통하나, 《甲乙經》의 說이 타당하므로 본서는 이를 해석하지 않았다.

33) 衝 : 여기서는 "향하다" · "마주하다"는 뜻으로 해석한다.

比之, 夫火疾風生[34]乃能雨, 此之類也.

그대는 혼자 經典에서 말한 것을 읽어보지도 생각해 보지도 않았습니까? 氣가 厥逆하면 눈에 보이는 바가 없습니다. 대저 사람에게 厥證이 발생하면 陽氣는 상부에서 몰리고 陰氣는 하부에서 몰립니다. 陽氣가 상부에서 몰리면 陽氣가 亢盛하고, 陰氣가 하부에서 몰리면 足部가 차가워지는데, 足部가 차가워지면 脹滿해집니다.

대저 一水가 五火를 이기지 못하므로 눈이 보이지 않는 것입니다. 이러한 까닭에 바람을 만나면 눈물이 그치지 않습니다. 대저 風邪가 눈에 침입하면 陽氣는 내부에서 精을 지키는데, 이렇게 되면 火氣가 눈을 자극하므로 바람을 만나면 눈물이 납니다. 이와 비유할 만한 것이 있으니, 질풍이 불어야 비가 내리는 것이 이러한 부류입니다.

---

34) 夫火疾風生 : 《太素》 卷二十九 · 水脹論에는 "天之疾風"으로 되어 있고, 《甲乙經》에는 "火"字가 없다. 본서는 《甲乙經》에 근거하여 "火"字를 해석하지 않았다.

參 考 文 獻

黃帝內經辭典 : 郭靄春 主編, 天津科學技術出版社, 1991년.
黃帝內經素問校釋(上・下) : 山東中醫學院・河北醫學院 編, 人民衛生出版社, 1980년.
黃帝內經素問校注(上・下) : 郭靄春 主編, 人民衛生出版社, 1992년.
黃帝內經素問校注語譯 : 郭靄春 編著, 天津科學技術出版社, 1980년.
黃帝內經素問譯釋 : 南京中醫學院 編著, 上海科學技術出版社, 1993년.
黃帝內經素問運氣七篇講解 : 方藥中・許家松 著, 人民衛生出版社, 1984년.
黃帝內經譯解 : 楊維傑 編, 成輔社, 1980년.
黃帝內經太素 : 隋・楊上善注, 中國書店, 1993년.
古醫籍復音虛辭選譯 : 嚴振海 編著, 上海科學技術出版社, 1991년.
古漢語多用通假字典 : 張軍・劉乃叔 主編, 東北師範大學出版社, 1991년.
古漢語虛辭用法詞典 : 陝西師範大學詞典編寫組 編, 陝西人民出版社, 1991년.
今釋 黃帝內經靈樞 : 裵秉哲 譯, 成輔社, 1995년.
難經語譯 : 凌耀星 主編, 人民衛生出版社, 1990년.
內經 : 程士德 主編, 知音出版社.
內經講義 : 程士德 主編, 上海科學技術出版社, 1993년.
內經詞典 : 張登本 외 主編, 人民衛生出版社, 1990년.
內經語言研究 : 錢超塵 著, 人民衛生出版社, 1990년.
內經知要 : 李中梓 輯注 文 棣 校注, 中國書店, 1994년.
圖註難經・脈訣 : 晋・王叔和 著, 大孚書局, 1977년.
辭源 : 商務印書館 編輯部編, 商務印書館, 1987년.
素問今釋 : 王奇 等 編著, 貴州人民出版社, 1981년.
素問補識 : 胡天雄 著, 中國醫藥科技出版社, 1991년.
素問紹識 : (日本) 丹波元堅 編, 人民衛生出版社, 1984년.
素問識 : (日本) 丹波元簡 編, 人民衛生出版社, 1984년.
素問注釋匯粹(上・下) : 程士德 主編, 人民衛生出版社, 1982년.
類經圖翼 : 明・張介賓(張景岳) 編著, 人民衛生出版社, 1965년.
類經 : 明・張介賓(張景岳) 編著, 人民衛生出版社, 1965년.
爾雅・廣雅・方言・釋名 : 淸疏四種合刊, 上海古籍出版社, 1989년.
臟象學 : 朴贊國 編譯, 成輔社, 1992년.
中醫大辭典 : 中國中醫研究院・廣州中醫學院 主編, 人民衛生出版社, 1995년.
針灸甲乙經校釋(上・下) : 山東中醫學院 編, 人民衛生出版社, 1980년.
漢語大詞典 : 漢語大詞典 編輯委員會, 漢語大詞典出版社, 1993년.
經穴學叢書 : 安榮基 編著, 成輔社 1986년.
한의학사전 : 傳統醫學研究所 編譯, 成輔社, 1994년.
한의학원론 : 金完熙 編著, 成輔社, 1993년.
虛辭辭典 : 金元中 編著, 玄岩社, 1994년.

譯者略歷

裵 秉 哲

1947년 충북 제천군 봉양면에서 출생
1978년 한의학 전문 출판사 成輔社 창설
1993년 成輔社 부설 전통의학연구소 설립
1993년 남녀 성기능장애와 불임증 共編
1994년 今釋 황제내경 · 소문 譯
1995년 표준림상방제학 編
1995년 今釋 황제내경 · 영추 譯
1996년 상한론총강 編著
1997년 기초한의학 編
1997년 실용중풍치료학 共編
2000년 동양의학대사전 共編

今釋黃帝內經《素問》

1994년 6월 10일 印刷
1994년 7월 25일 發行
2012년 10월 26일 訂正3刷

譯 者 : 裵 秉 哲

발행인 : 裵 秉 哲
발행처 : 成輔社 부설 傳統醫學硏究所
등록일 : 1978년 5월 17일
등 록 : 제 1-226호
전 화 : 031-702-9498
경기 성남 분당구 야탑동 150 A-605

정 가 : 70,000원